U0305632

临床检验医学基础进展

王志强　主　编

云南出版集团公司
云南科技出版社

图书在版编目（CIP）数据

临床检验医学基础与进展 / 王志强主编. -- 昆明 : 云南科技出版社, 2018.4

ISBN 978-7-5587-1308-8

Ⅰ. ①临… Ⅱ. ①王… Ⅲ. ①临床医学－医学检验 Ⅳ. ①R446.1

中国版本图书馆CIP数据核字(2018)第098106号

临床检验医学基础与进展

王志强 主编

责任编辑：王建明 蒋朋美

责任校对：张舒园

责任印制：蒋丽芬

装帧设计：庞甜甜

书 号：978-7-5587-1308-8

印 刷：廊坊市海涛印刷有限公司

开 本：889mm×1194mm 1/16

印 张：36.5

字 数：1176千字

版 次：2020年6月第1版 2020年6月第1次印刷

定 价：189.00元

出版发行：云南出版集团公司云南科技出版社

地址：昆明市环城西路609号

网址：http://www.ynkjph.com/

电话：0871-64190889

前　言

随着医学的发展和科技的进步，检验医学有了飞速的发展。新技术、新方法、新的检测项目不断涌现，个体化诊断和个体化治疗等技术的新需求也促使检验医学加速发展。检验医学在发展的同时更加注重检验质量，检验质量是检验医学的生命线。把检验质量做得更好，使检验结果更稳定、更准确、更符合临床需要，是每个检验工作者的需求。为了将医学检验与临床医学紧密结合、相互渗透，我们特组织了一批具有丰富临床实践经验的专家编写了这本《临床检验医学基础与进展》。

全书整合了临床检验基础的检验项目，详细阐述了医学检验所涉及的基础知识，重点介绍了现代临床检验的基础理论、临床意义等内容，力求反映检验医学现状和趋势，体现医学检验学的基础知识和临床应用。本书内容简明扼要，方便实用，指导性强，不仅适用于医学检验的专业人员，也可以作为其他临床医师、科研人员的参考书，对广大疾病患者也颇具参考价值。

本书编者大多来自临床一线，均在百忙的工作中抽出时间参与编写，尽管在编撰过程中各位编者都做出了巨大的努力，对稿件进行了多次认真的修改，但由于编写经验不足，加之编写时间有限，书中恐存在疏漏或不足之处，敬请广大读者提出宝贵的批评意见及修改建议，不胜感激！

目　录

第一章　检验科管理概论

现代检验医学是在现代医院发展专科化，以利于对疾病做细致诊断和治疗的基础上发展的。人体是由各种组织、器官和系统构成的有机整体，因此，检验科发展应该注意检验项目之间的互相联系与协同应用，更加深入地明确检验项目的敏感性、特异性，开展对各组织、器官、系统疾病具特异性的检验项目，在高度专业化的基础上更加精细的分工。一般来说有多少临床专业分科，就应当有多少针对性的检验内容，如医院有癌症治疗中心，就应有敏感或特异的癌标志物检测内容；有心血管疾病治疗中心，就应有心酶、凝血因子、溶栓和纡溶等检验内容；有器官移植中心，就应有组织配型、药物监测、移植后监测的内容等。为适应医院专业细化的发展和需要，就必须将常规检验项目与特殊专科检验项目相结合，并不断充实、更新，形成合理的新型检验技术结构，完善医院检验中心，为各临床科室提供有力支持。

目前检验设备正向大型化和小型化两个方向发展，一方面是自动化、高通量的大设备不断更新，另一方面是床边检验设备和快捷诊断试剂的快速发展和应用。现代临床检验科，只有适应发展，走应用自动化高新技术的道路，才可能实现准确、快速的检测目标。手工、慢速、简单的检测已经远远不能满足人们日益增长的健康和医疗需求，更不能满足临床科室对疾病诊断、治疗需要更多科学数据和准确结果的要求。因此，应用自动化高新技术为促进人们身心健康的恢复和生命质量进一步提高而服务的目的是我们今后发展的方向之一。

分子生物学是检验医学未来发展的亮点，同属于高新技术范畴，其临床应用可以使疾病发生后的应证检验变成前瞻性的检验，将来很多疾病都可以在分子水平上实现早期发现。另外生物芯片技术的发展，可以同时检测出肿瘤等多种疾病早期变化的特异性标记物，提醒患者接受早期治疗或增加检验内容。还可以通过检测个体基因上存在的与药物作用的不同靶点分子，来指导患者服用适合他的治疗药物，同时可以对疗效进行评价，为临床个体化诊断和个性化治疗奠定基础。这些都将使检验医学由被动变为主动。

随着医疗体制的完善，患者对检验科的要求不再仅仅满足“及时得到检验结果”，而对科室的效率、环境、医疗行为、医德医风、服务及费用、仪器型号、试剂档次、操作标准等表现出前所未有的关切，这对检验科的工作既是机遇也是挑战。因此对检验科来说，应该以人为本，在提高技术质量和服务质量的同时，建立和完善人性化服务的办法和措施、为患者提供优质、高效、人性化的服务。

现代临床检验科必须采用现代管理的技术和方法，做到科学管理。科学管理首先是标准化、规范化管理。引入国际标准用于检验科管理将成为当今和未来检验科发展的方向。目前临床检验科管理和建设中涉及两项国际标准，和三项国家标准。国际标准中一项是《ISO 15189:2007 医学实验室质量和能力的专用要求》，另一项是《ISO 15190:2007 医学实验室安全要求》。国家标准第 1 项为等同采用 ISO 15189:2007(E)制定的《GB/T 22576-2008 医学实验室质量和能力的专用要求》，第 2 项无相同的 ISO 标准可转化，是我国自主制定的《GB 19489-2004 实验室生物安全通用要求》，第 3 项等同采用 ISO 15190:2003 制定的《GB 19781-2005 医学实验室安全要求》。在 3 项国标中 2 项等同采用 ISO 标准，因此用 GB 建设科室也就是用 ISO 标准建设科室，这对下一步实验室的考核验收、认可，实现同国际交流与合作奠定了基础，也统一了标准。

在为患者服务中应贯彻“质量是根本、标准是依据、检测是手段”。谁坚持和执行标准，谁就从根本上引领了发展的潮流，谁就掌握了市场竞争以至国际竞争的主动权，也就保证了医疗活动中的质量和规范。近几年在世界生物医学界共同抵抗各种疾病，特别是传染病，如艾滋病和SARS的国际合作中，检验科起到了重要的作用。因此贯彻GB和ISO标准对检验科更有不可低估的必要性和紧迫性。

信息是检验科进行医疗工作和管理活动最基本的要素之一，是科室的重要资源。随着各类先进仪器设备应用以及信息交流的飞快发展，临床医师和患者对检验要求的不断提高，检验科应该及时准确地收集、分析、处理各种信息，才能进行有效的决策与管理。因此，检验科信息系统（LIS）的建设与应用将成为检验科发展重点之一，检验信息系统与医院信息系统（HIS）的联网应用也将成为必然趋势。

仪器自动化、试剂商品化是检验科运行的物质基础，也是检验人员手中的“武器”，但是仪器和试剂的研发是我国的弱项，长期以来基本跟着国外走。要实现仪器、试剂、临床使用一体化，实际上要依靠科研院所-企业-医院的三位一体化，要达到这个目的，必须形成仪器制造、试剂配制、检验科使用的良性互动。如果总是跟在别人后面或只会分装别人的原料，缺少自己的原创产品，就永远没有出路或只是低水平的重复。在全球化背景下的中国检验医学，推进科研、企业、临床使用的协调一致，实现检验学科产业化，才能全面有效地提升检验医学的水平。

实验室自动化系统（LAS）也是近年逐步引起检验科重视的一项技术。它与医院信息系统（HIS）、实验室信息系统（LIS）3者的关系是：HIS的应用是医院信息化必然趋势，LIS的应用是检验科信息化的必然趋势，而LAS的应用要依托HIS+LIS的存在与应用，LAS配合HIS、LIS的使用，将使医院和科室的信息系统更合理更极致的发挥作用。

LAS目前在美国、日本、韩国等国家有专业制造商和相当数量的用户。在国内也已经有部分医院的检验科使用了LAS专业。

LAS在分析前阶段对样本进行识别、离心、开盖、分杯和运送；在分析中阶段通过智能连接轨道连接前处理系统和检测仪器，对样本进行放行、回运、缓冲处理，帮助仪器接收和检测样本；在分析后阶段，通过仪器与系统的数据交换对报告实施打印或传输形成电子报告，对检测后的标本进行回收便于储存管理，还可以进行质控、统计、完成检测数据的存储和打印。对需要复查的结果，电脑可发出警告提示，同时可以对标本溶血指数进行分析，对溶血结果进行校正。LAS由于自动化程度高，工作人员接触标本少，不但提高了工作效率，而且提高了实验室的生物安全防护。LAS的应用要求检验科培养有综合能力的、检验技术人员（既懂检验专业又懂自控技术的复合型人才），要求科主任要了解LAS的技术性能，便于实施管理。同时LAS系统的应用将促进实验室的标准化、自动化建设，带来工作流程和管理模式的改变。

（高　鹏）

第二章　检验科的质量管理

质量管理的概念最早应用于企业和商品的生产活动，那时人们对什么是质量管理还存在模糊认识，具体的管理行为和内容都比较简单。随着社会的发展进步，质量管理的理论和实践也在发展进步，大家对质量管理的认识逐步达成共识，国际标准化组织在 ISO 8402 文件和 ISO 9000：2000 文件中对质量管理都有规范的解释，指出：质量管理不仅包括了质量控制（QC）、质量保证（QA）、质量改进（QI）还包括制定质量方针，树立质量目标和进行质量策划。医学实验室引用质量管理，开始于 20 世纪 40 年代的美国。经过半个多世纪的探索发展，医学实验室质量管理由单一到系统，由残缺到逐步完善，对医学实验室特别是对医院检验科提升检验质量，维护科室信誉，树立科室形象起到了重要作用，现在已经成为检验科生存与发展不可缺少的保证之一。

第一节　医学实验室质量管理的起源与历史沿革

1.20 世纪 40 年代　美国宾夕法尼亚洲对各个实验室之间的结果准确性和可行性进行调查，发现同一标本差异很大，从而认识到必须要加强实验质量。美国纽约卫生局开始对实验室进行现场检查，督促改正缺点。

2.20 世纪 50 年代　欧美管理学者提出了一系列实验室质量管理的方法，措施和概念，首先是 Levy 和 Jennings 将工厂中使用的控制产品质量的方法引入实验室质量控制。当时最通行的做法是在每 20 个标本后加一个质控品，以质控品是否合格作为这 20 个标本是否发送报告的标准和依据。1958 年 Freier 和 Rauch 将此法应用到每日常规检验工作中。现习惯将此法称为室内质量控制（IQC）。此法还引用了计算、统计方法确定质控品结果是否符合标准，如使用±1SD、±2SD、±3SD 作为在控或失控的标准，故又称此法为统计质量控制法。

3.20 世纪 60 年代　1967 年美国通过了“临床实验室改进法案”简称 CLIA67，第一个将现场检查法制化。法案规定由“CDC”（疾病控制中心）派检验员每年对州级实验室进行现场检查，检查员根据此法案制定的检查表检查实验室的下列项目。

（1）标本的申请和报告是否合适。

（2）申请和报告是否具所需信息：患者姓名、标本收集、实验室收到标本的日期和时间。

（3）实验室报告保存完好并包括必要信息。

（4）有实验方法手册。

（5）有质量控制和仪器维护记录。

（6）实验室环境安排适宜，包括有安全和预防生物危害措施。

（7）检验人员资格符合要求。

4.20 世纪 70 年代　1972 年美国病理学会开会决定将同样标本分送不同实验室，并将回报的结果用统计学的方法处理，以对每个实验室检测能力进行客观评价。欧洲把这种活动称为室间质量评价，美国则称之为能力验证(PT)。至此室内质控 IQC 和室间质控 EQA 正式确立。

5.20 世纪 80 年代　1988 年美国提出实验室改进修正案，简称 CLIA88，明确地将质量保证(QA)活动分为 11 个方面。这 11 个方面规定比较具体，实验室易于执行，也容易检查，但不足之处在于对质量改进 QI 没有给予足够的重视，也没有提到质量体系这个先进概念。1987 年，国际标准化组织(ISO)颁布了编号 ISO 9000:198 的质量管理和质量保证标准文件。当时 ISO 总结了世界各国特别是西方工业发达国家全面质量管理的实践经验，总结并着重参照依据英国 BS 5750 文件，形成了 ISO 9000 系列标准，它提高了全面质量管理水平，统一了各国 GMP(良好实践准则)，形成了国际统一的 GMP 标准(GMP 标准是 1973 年由 EFTA 首先提出，是指导工业化国家企业全面质量管理的一个标准)是各国进行全面质量管理的统一的规范性文件。因为 ISO 9000 是一系列标准文件，因此常有人称为 9000 族文件或 9000 族标准。1986 年，国际标准化组织发布了第一个国际标准 ISO 8402:1986，规定了质量管理和质量保证的相关术语并解释了术语的意思。

6.20 世纪 90 年代　1994 年 ISO 对 ISO 8402:1986 文件进行了修改，颁布了新的“质量管理和质量保证”术语，称 ISO 8402:1994，同时颁布了 ISO 9000:1994 文件，内容是“质量管理和质量保证标准”新版 ISO 9000 系列标准问世，标志着世界规模的质量体系认证工作进入了一个新的时期。1991 年颁布 ISO/IEC 标准化及相关活动的基本术语和定义，对什么是实验室、校准、验证等作了定义。

7.20 世纪末期至 21 世纪初期　2000 年 ISO 对 ISO 9000:1994 文件系列作了很大改动，并改名为“质量管理体系”代号为 ISO 9000:2000，在此新标准文件中除了引入质量控制(QC)、质量保证(QA)、质量改进(QI)概念外，还引入了一些新的质量管理理念，如质量方针、质量目标、质量策划等，总之，就是质量管理体系，并在全世界形成一个质量体系认证活动。2003 年，我国实验室认可委员会组织专家，为医学实验室量身定做了并等同采用了 ISO/GB 15189 文件，使医学实验室质量和能力的评定有了专用标准。

（王永乐）

第二节　质量管理的概念

一、质量管理定义

国际标准化组织 ISO 8402 文件中将质量管理定义为“确定质量方针、目标和职责”，并在质量体系中通过诸如：质量策划、质量控制、质量保证和质量改进，使其实施的全部管理职能的所有活动。在新的 ISO 9000:2000 文件中又将其定义为：在质量方面指挥和控制组织的协调的活动。

二、质量管理目的和意义

检验科以检测病人标本，提供实验信息为己任。检验质量直接关系到病人疾病的诊断、治疗、预后，甚至生命。检验质量的优劣直接反映了科室管理水平、技术水平和服务水平的高低。科室管理众多内容中，质量管理是核心，是科室的主题，并且随着形势的变化将不断赋予新的内容。目前，在市场经济和医疗保险的大环境下,医院和科室从非经营型管理向经营型管理模式转变。在这种转型中,科室要取得社会信誉,占有相当的医疗服务市场份额,必须提高并保证服务质量,作为科室管理者,只有加强全面质量管理,才能适应质量-效益型经营模式的根本转变。

过去的医疗服务是以疾病为中心的服务模式,现在根据世界卫生组织的要求改变为以病人为中心的服务模式,以病人为中心就是要全面满足病人的医疗服务需求,只有加强全方位的医疗服务质量管理,才能让病人满意,在市场竞争中做到质量和效益,质量和信誉双赢。

三、质量管理的主要内容

质量管理在不同领域不同行业有不同的内容。对于医院检验科来说,主要工作是为临床诊断和治疗提供实验数据,其最终成果主要体现在检验报告上,所以能否向临床提供准确、及时、可靠的检验报告,得到临床和病人的依赖与认可,满足临床和病人的要求,是检验科质量管理的核心问题。围绕这一核心问题,检验科的质量管理内容主要体现在以下6个方面。

1.确定科室质量方针、目标和职责。

2.建立质量体系。

3.坚持质量控制。

4.实施质量保证。

5.持续质量改进。

6.强化质量管理。

质量管理的理论与实践从20世纪40年代至今在不断发展,管理内容在不断丰富,上述6项内容以后可能还会发展,但就目前来说它们相辅相成,缺一不可。

四、与质量管理相关的文件与名词代码

随着标准化、规范化和质量需要的不断深入扩大,在科室质量管理方面,我们常接触以下文件与术语。

1.文件

(1)CLLA88:1988年美国提出实验室改进修正案,简称CLIA88。

(2)GP26-A:美国保健的质量体系模式文件。

(3)ISO 8402:1986:国际标准化组织关于质量管理和质量保证术语的文件。

(4)ISO 9001:1994:设计、开发、生产、安装和服务的质量保证模式。

(5)ISO 9002:1994:生产、安装和服务的质量保证模式。

(6)ISO 9003:1994:最终检验和试验的质量保证模式。

(7)ISO 9004:1994:质量管理和质量体系要素。

(8)ISO 9000:2000:质量管理体系。

(9)ISO 17025:1999:检测和校准实验室能力的通用要求。

(10)GB/T 15481-2000:检测和校准实验室能力的通用要求(等同采用ISO 17025)。

(11)ISO/GB 15189-2003:医学实验室质量和能力的专用要求。

2.术语

(1)QC——质量控制,为满足质量要求新做的附合规章的作业技术和活动。

(2)QA——质量保证。

(3)QS——质量体系,为达到质量目的的全面和协调的工作。

(4)QI——质量改进。

(5)IQC——室内质量控制,为监测和本室检验质量和结果所采取的一系列检查控制手段。

(6)EQA——室间质量评价,多家实验室分析同一标本并由外部独立机构收集和反馈实验室上报结果,评价实验室测试结果的活动。

(7)QM——全面质量管理,管理范围含 QC、QA、QS、QI 等。

(8)TQM——质量管理,长期、全面、成功的管理途径。

五、质量管理策划

1.领导重视　科室主任负责组织成立质量管理领导小组,主任为组长,各专业组长任组员。主任带头学习并掌握质量管理的理论、方法与要求,然后带领全科去实践质量管理。

2.教育培训全员参与　通过学习使全科人员理解质量管理的目的和意义,提高认识,统一行动。介绍质量管理发展的历史、进程、内容,讲解质量管理体系要素,明确领导和科员在质量管理中的各自地位和作用等,使全科人员树立牢固的质量意识,积极参与科室质量管理,才能在各自的岗位上把住质量关。

3.全过程质量管理　领导小组制定科室质量方针和目标,总体规划质量要求,按组进行质量职能分解,从标本采集到报告发出均有质量管理措施,达到全过程质量管理,保证检测结果的准确可靠。

4.全方位质量管理　对科室现状进行调查和分析,掌握人员情况、质量基础情况、技术状况、科室管理现状等,使与检查相关的各种因素和环节都纳入管理和控制中。

5.理清关系　质量管理涉及多项内容,如 QC(质量控制)、QA(质量保证)、QS(质量体系)、QM(质量管理)等。弄清它们之间的关系,抓紧要的先做,然后扩展开来,例如先做好质量控制(QC)和质量保证(QA),有了踏实的 QC 和 QA 阶段工作基础就可以建立一个好的质量体系(QS),最终达到有效的质量管理(QM)。

6.做好质量统计和保存　运用统计图表和质控规则以及计算机,统计分析并且保存打印质量控制数据和资料。

7.投入质量成本　质量成本包括质控费、复查费、证明费,以及质量管理投入的其他费用等。

8.注意预防和改进　不断发现新情况解决新问题,预防和改进检验中的质量问题,不断完善和修改质量控制和质量管理规章制度,把工作做在前面可以起到事半功倍的效果。

(王永乐)

第三节　质量管理体系的建立

一、确定科室质量方针、目标和职责

质量方针和目标是进行全面质量管理的灵魂,职责是落实质量管理的人的行动。

1.质量方针　质量方针只能根据自己科室的能力和工作目标而定,不必照搬照抄别人的方针。要保证

自己能够做到。既然是方针，就要用精练简洁的语言表达质量管理的精髓思想。例如：用科学准确及时6个字表达一个科室的质量方针。

2.质量目标　质量目标是科室总目标中的一个子目标。质量目标的确立不能太大也不能太小，太大难以实现，太小又浪费人力物力。目标定到“跳一步能够着”是最好的。例如质量目标中的检验报告准确率如果定为100%很难做到，定到80%又太低，订到90%～95%比较符合实际。又如一年的检验差错率定为5%就太宽，100个检测出5个差错是不应该的，定到零差错又太严，不符合实际，要工作就会有错误，因此定为1%～2%比较合适。把差错降到最低始终是检验人员努力的方向。

3.明确职责　有了质量方针和目标，就要明确人的职责。规定各人该做的工作以达到质量方针和目标的要求。主任要负责组织、指挥和控制，监督与检查，组长要负责本组质量管理方案建立以及布置、分工和指定质量监督员，各组成员要各司其职按科室质量管理要求执行质量控制及质量保证的各明细条款。完成方针和目标主要靠执行者的自我控制，组长的带头作用和主任的检查督促。

二、建立质量管理体系

（一）质量管理体系的概念

GB/T 15481-2000《检测与校准实验室能力的通用要求》中对质量管理体系定义为“为实施质量管理所需的组织结构、程序、过程和资源”。

（二）质量管理体系建立的依据

1.国际标准ISO 15189:2007　《医学实验室——质量和能力的专用要求》，ISO/IEC 17025《检测和校准实验室能力的通用要求》。

2.国家标准ISO/GB 15189　《医学实验室——质量和能力的专用要求》是在等同采用ISO 15189的基础上，我国国家标准委员会组织专家针对我国医学实验室情况制定的专用要求，更贴近国内医学实验室情况，理解和执行起来均比较明确。

3.国家标准GB/T 15481-2000　《检测和校准实验室能力的通用要求》(等同采用ISO 17025形成国家标准)。

（三）建立质量管理体系的要素

科室是医院的一级组织，各类人员融于科室中，质量管理工作是要通过人去完成的。检验科质量管理体系包括四大要素。

1.组织结构　组织结构就是组织机构加职能。建立质量管理体系针对检验科的组织结构表现是科室层→各专业组层→工作人员层。其本质是科室各类工作人员的分工协作，目的是为实现质量方针和目标保证各级各类工作人员在岗位-责任-权力方面的对等，这种对等赋予了每个人相应的责任和权限，明确了管理层次和管理幅度，从整体的角度明确了全科及各专业组(室)上下级和同级之间的职权关系，把职权合理分配到各个层次及部门，建立起集中统一、步调一致、分工合作、协调配合的质量管理结构，为质量管理奠定组织基础和责任基础。

2.检验过程　将输入转化为输出的一组彼此相关的资源和活动称为过程。检验科接收标本到发出报告的过程就是将输入转化为输出的过程，与这个过程相互关联的资源有人、仪器、设备、试剂、操作手册、规章制度、检测方法、室内质控品、校准物等。其活动有验收标本、编号、离心、操作仪器、添加试剂、质控品检测、输入病人信息、检验标本、形成报告等一系列动作。除此外，过程中还存在由外部环境引起的对检测结果有影响的各种因素，例如实验室温度、湿度、灰尘、光照、电磁干扰等。因此，不论是资源方面、人的活动方面和外部环境影响方面任何一个环节的质量都会影响检查全过程的最终质量，造成检验结果质量问题，所以要对所有相关物质(资源)、活动(人的行为)和影响因素进行全过程控制。

3.程序及程序文件　为进行某项活动或过程所规定的途径称之为程序。程序用书面形式规定下来称之为“书面程序”或“程序性文件”。程序性文件是检验科人员工作的行为规范和准则。它规定某一检验项目或某一项工作由谁做，怎样做，注意什么等，程序文件有管理性的和技术性的两种，管理性程序文件多为各种规章制度，各级人员职责、岗位职责等，技术性程序文件也称作业指导书，操作规程或称 SOP 文件。技术性程序文件编制每一检测项目应该包含 CILA88 要求的 11 项内容，无论是管理性程序文件还是技术性程序文件的编制均需要实事求是，照搬其他科室的文件因情况不同，执行起来易与实际产生差异。文件制定、批准、使用按 GB 15189 要求进行，重要的是要使科室全体人员明白和了解，对不同专业组的工作人员要进行与其工作相关的程序文件的学习和培训，对管理性程序文件要组织全科人员学习了解，共同遵守。程序性文件来源于科室实际，是科室客观工作的反映，对科室人员有约束力，对保证质量能起到重要作用。

4.资源　资源统指人、财、物、技术及信息等，对检验科而言这些是保证具有高质量检测报告的必要条件。

(四)建立质量管理体系的 21 项基本工作

形成质量管理体系并不是一件容易的工作，要使与质量相关的各种因素处于受控状态，需要科主任组织力量做很多相关的事情，由于各科室的规模和实际情况不同要做的事情也不尽相同，但根据我们的体会，大致有以下 21 项基本工作要做。

1.确定科室的组织结构

(1)建立质量管理体系要明确科室与医院的关系，这通常是医院行政关系中确定好的，科室在建立质量体系的时候把这种关系用隶属图或文字表达出来，成为体系文件的一部分即可。

(2)确定科室本身的组织结构，划分不同的专业组，指定组长，设立每组的技术负责人和质量负责人，明确各组工作人员岗位责任。

(3)成立科室质量管理组织，组成一个小组，负责监督科室整个质量体系的运行情况，指定一名质量主管直接对科主任负责，可以直接检查各组质量情况，不受专业组和个人的干扰。

2.确认科室工作人员的从业资格　科室技术人员应持有专业院校毕业证、上岗证或职称证书，防止人员使用中的作弊行为，资格证件应复印一份由科室保存，确认后还要定期对检验人员进行业务考核、培训及资格验证。

3.制定规章制度　制定行政和医、教、研等各种规章制度，形成科室的制度体系，用制度行使管理，减少各种干扰，使人员专心工作，避免精力分散造成质量问题。医院已有的规章制度可以直接收录应用。

4.法律依据的收集、保存和应用　国家法律法令作为科室依据性文件收集、保存和使用，树立依法保护病人和自己的利益的观念。与检验工作有关，应该基本收集，经常应用的法律法令性文件大致有：新的《医疗事故处理条例》和举证责任倒置新规则等；《传染病防治法》，因为检验科涉及传染病、性病、艾滋病检测内容；《药品管理法》，因为检验科使用的试剂、试药均属化学药品范畴；国家有关医学教育、科学研究管理的法律规定；医学伦理学相关法律法规；公民义务献血有关法律制度等。

5.统计清理科室当前开展的检验项目　逐项落实科室当前开展的检验项目，把本科检验项目分门别类地进行登记形成文件，检测项目应该不是被国家卫生部明令淘汰的，并且检测项目有可靠和公认的检验方法。如果是认可实验室，其检测项目按照 ISO 17025 文件规定必须经过认可部门的逐项审核批准。

6.检验方法的确认及建立检验项目 SOP 文件　检验项目 SOP 文件是最基本、最重要的程序性文件，它能保证操作过程的规范化和检验方法的标准化。检验方法应尽量采用国际或国家标准的方法，方法性能规格的确认在使用商品化试剂盒时要确认方法的准确度、精密度、特异性和灵敏度报告范围(线性)等,还要考虑参考值是否符合本科(本地区)的服务人群。

编写SOP文件按照中华人民共和国卫生行业标准(编号WS/T 227-2002),临床检验操作规程编写要求进行编写,也可按照CILA88关于SOP文件编写的12项内容逐项编写。

(1)标本收集和处理的要求,以及标本拒收的标准。

(2)方法的操作步骤,包括检验的计算和结果的解释。

(3)用于检验的溶液、试剂、校准品、质控品、染色液和其他用品的来源和制备。

(4)校准和校准验证的方法。

(5)检验结果的报告范围。

(6)室内质控规则和失控限。

(7)当校准或质控结果达不到实验室预设的标准时所采取的纠正步骤。

(8)方法的有限性,干扰因素的影响。

(9)参考值范围。

(10)威胁生命的"紧急值"及报告规定。

(11)标本储存的条件应保证在完成检验前标本的完整性。

(12)当检验系统不能工作时,所采取的补救措施。

SOP文件由科主任批准签字并注明日期,更换主任时手册由新主任再批准签字并注明日期;改变项目、新增项目、改变方法均应形成新的SOP文件并重复上述程序;SOP文件均要有正本和副本,停止使用的SOP正本和副本保存至停用两年后销毁;每个工作人员不仅要熟悉SOP文件的操作步骤,而且必须严格遵守执行每个操作步骤。

7.确认检验仪器的合法性 我国于1995年颁布法令,规定凡从国外进口的仪器、试剂必须在SDA注册登记方可销售,国内生产的仪器必须有生产许可证,并定期换证,使用不合法的仪器,管理者要负法律责任,因此在建立质量管理体系时要先确认本科仪器的合法性。

8.建立仪器的SOP文件和使用保养记录 仪器的合法性确认后,根据厂家提供的操作说明书编写仪器的SOP文件,其中包括:①开机程序;②关机程序;③常规操作程序;④特殊操作程序(如急诊、复检等);⑤仪器维护程序等。另外每台仪器配一本使用登记,使用者每天登记使用情况,使用登记一年一本,年底入库保存;每台仪器建立日保养、月保养记录本,记录仪器维护、保养、维修情况,一年一本,年底入库保存。

9.确认试剂的合法性并严格管理 科室使用的试剂如果是进口的要有SDA注册登记,国产的要有国家器械管理委员会和食品、药品管理委员会注册登记证,试剂管理中要建立试剂定购、保管、请领和应用规定,设立试剂耗材库专人保管试剂耗材,建立入库和出库登记,请领试剂由各小组长负责或由组长指定组内专人负责;年终主任公布各组试剂消耗与工作量情况,形成试剂应用和管理的有效机制。

10.制定校准程序和校准验证 校准是对检验系统的测试和调整过程,目的是提供检验反应和所测物质之间的准确关系。校准仪器用配套校准品进行校准,保证量值的最终溯源性,仪器厂家应提供并保证校准品的来源,仪器安装时、搬动后、大故障维修后、正常使用半年和一年时都要进行校准,校准后的仪器或检验系统要验证(CILA88要求),验证的方法可用已知浓度的样品,稀释成不同浓度进行检测,观察所测浓度是否准确,是否呈线性,以此来判断校准结果;校准的记录十分重要,每次校准均应有记录,可自制仪器校准记录表、试剂校准记录表等,详细记录校准数据和情况。

11.仪器设备和容器的计量年检 向当地计量部门提出申请对现用的仪器设备和容器进行计量年检,包括分光光度计年检、天平年检、计数、计量分析仪年检(血细胞分析仪、生化分析仪等);采血管、吸管、量杯、量筒年检、定量加样器年检等；年检后做详细记录、合格的使用、不合格的淘汰处理并做记录。

12.冰箱、温箱的温度记录　检验科常用25℃、37℃、56℃不等的恒温箱以及2～8℃或－20℃、－86℃不等的冰箱，这些均要建立温度记录对其进行监控，当发现超出规定温度时要进行处理，如何处理要有措施并保留处理记录。

13.实验室的温度和湿度记录　温度、湿度、电压、电磁波、振动、空间、气压和灰尘光照等一起构成实验室的环境条件，温度、湿度受自然界影响很大，对实验的影响也很大，因此实验室除了配置温、湿度计外，还要建立温度、湿度记录本，对实验室温度、湿度进行监控，当温度、湿度超出标准时要有处理措施和处理记录。

14.实验室分区及安全隔离(实验室设施与环境)　不相容活动的区域或实验室要进行隔离，采取措施防止交叉感染。实验室应该分清洁区、缓冲区和实验区，清洁区提供工作人员休息或办公，实验区为标本检测区，原则上不允许无关人员进入，缓冲区供工作人员换工作鞋、工作衣、工作帽，戴手套，必要时戴口罩，然后才能进入实验区。(工作鞋用皮制的而不用棉制或布制)；实验区装挡光窗帘，防止过分日照，特殊实验室装空调或换气扇、抽风机，微生物试验室和分子生物实验室等配生物安全柜或净化工作台。保证环境条件不会对化验结果产生不良影响。

15.确定蒸馏水应用标准　检验科试验用水不仅量大而且要求高，所用蒸馏水的质量如何直接影响试验的准确性，通常蒸馏水的质量标准为：电阻＞1兆欧，比电阻＞60万欧·厘米，有些试验还要用双蒸水，绝对不能使用超标的蒸馏水，另外要注意贮水器的定期清洗，保持干净，避免杂质和细菌污染。

16.做好室内质控工作　室内质控已经成为检验科的常规和习惯，但要把它做好而不流于形式，还是要下功夫。首先制定各小组室内质量控制规定，坚持不懈，以此验证试剂仪器和工作质量，保证病人样本检测的可靠性；每天于检查病人标本前进行质控品检测，检测值±2SD为在控，可以进入病人标本检测程序，检测值±3SD为出控，要查明原因，纠正出控情况后才能进入病人标本检测；建立每日质控记录表、每月质控报表、每年质控汇总表和失控处理汇总表，每月还要形成L-J质控图，便于分析研究质控情况，年终以上资料全部归入科室库房统一保管2年以上。

17.参加室间质量评价　室间质评是卫生行政部门统一地区结果的科学依据，每个科室根据情况和需要可选择参加卫生部临检中心和省级临检中心组织的室间质评。室间质评样本的检测用常规仪器和试剂由常规工作人员进行，才能反映实验室的实际水平；因为质评结果是权威机构发布的客观报告，是科室检验结果从众性、准确性的反映，是各专业组工作质量的重要依据，所以科室主任对回报结果应及时审阅，并有针对性的给出评语；质评成绩不及格证明检测过程中出了问题，必须采取处理措施；质评成绩和处理纠正记录年终全部归入科室库房统一保存2～3年。

18.制定检验结果报告制度　实行检验申请单与报告单分开制，申请单由检验科保存2年，报告单或书面形式或电子形式发给临床。因检验报告具有法律效力，是医疗事故和纠纷处理的重要依据，因此检验报告录入病人信息要准确，检验者和审核者签名要完整，报告时间要完整正确，报告单要整洁干净，所有检验报告要留存根2～3年，异常检验结果应有标示，如H(高)、L(低)等，报告单最好有检验项目的中英文对照和参考值；建立危急值报告制度，提示患者可能有生命危险的检验结果称危急值，危急值往往不是急诊发现而是平诊发现，必须随时发现随时报告，提醒临床进行紧急处理。危急值报告与急诊报告不同，急诊报告只要申请单写“急”字，在半小时至2小时之内无论结果正常与否全部报告，危急值只需哪项危急报哪项不必全报，如果电话报告危急值和急诊结果，要建立报告记录表，报告时间是否准确及时往往是医疗纠纷焦点，报告者应完整记录报告时间，包括某年某月某日某时某分，同时要记录报告的检测项目、临床接收报告人姓名，最后报告者自己签名，记录保存2年。

19.*制定保护病人医密规定*　患者有隐私保护权，认知同意权和上诉权，科室要制定保护患者医密的规定，维护患者利益，博得病人信任，对涉及病人医密的报告单要按规定处理。

20.*制定废弃物处理和生物安全防护规定*　废弃物处理对保护环境、保护工作人员安全非常重要，检验科的废弃物以血、尿、便等人体物质为主，其公开和隐性的传染因素很多，因此要参照国家标准建立废弃物处理规定。生物安全防护意识自2003年“非典”发生以来越来越受到各级各类人员和机构的重视，检验科更加需要生物安全防护，因此要参照国家规定和行业标准建立生物安全防护规定。

21.*质量管理体系文件的形成*　前面20项工作做到了，质量管理体系文件的内容就大致成形了，接下来要把管理体系内容文件进行整理，编制质量体系文件。质量体系文件一般分为四个层次：第一层次是质量手则，供领导层使用，属于质量管理的纲领性文件，第二层次是程序性文件，供科室各实验组(室)使用，第三层次是作业指导书即SOP文件，供具体工作人员检测标本时使用，这两个层次文件属于支持性文件，第四层次是质量记录(表格、报告、记录等)用于质量管理、监督和改进时使用。质量管理体系文件的编制要注意以下方面。

(1)文件的系统性：文件与文件间应做到层次清楚，结构合理，协调有序，剪切恰当形成系统文件。

(2)适宜性：各种规定在制定时应考虑科室的规模、特色和实际情况，考虑科室服务对象的特点及范围，主要是为了满足临床和病人的需求。

(3)见证性：管理体系文件可以作为科室质量管理有效运行及持续改进的客观证据，可以作为向法律机构、认可机构、患者和临床证实质量管理体系有效运行的客观依据。因此措辞要恰当，分寸要掌握好，文件中的规定注意合理性和正确性。

(4)法规性：体系文件是科室质量管理和保证的行为准则。体系文件应在总体上遵循国家和上级政府机构的有关法规和管理条例的要求，同时结合本实验室的特点。对科室内部而言，质量管理体系文件是必须执行的法规文件。

质量管理体系4大要素和21项具体化工作的关系是框架与砖瓦的关系，4大要素既相对独立又相互联系，缺一不可。21项具体工作把与检验质量相关的各种要素联系起来并处于受控状态，4大要素是纲领和方向，21项具体内容是措施和方法途径，涉及检验质量相关的方方面面，因此形成了质量管理体系。

(王永乐)

第四节　质量控制

质量控制是质量管理的一部分，也是质量管理体系的具体内容，但因为它的重要性和特殊性，因此质量控制要做专门的介绍。质量控制是为了达到质量要求所采取的作业技术和活动。质量控制又包括室间质量评价和室内质量控制，二者都要经过由技术人员在常规工作状态下检测定值质控品的含量浓度，来评价科室与多家实验室检测水平的比较，评价每天、每月检测标本结果的可靠程度，它是质量管理中非常重要的内容，是科室必须坚持的重要工作和活动。

一、室内质量控制(IQC)

(一)定义

由实验室工作人员，在日常常规工作的基础上，采取一定的方法和步骤监测检验方法和检测系统的稳定性,连续评价实验室工作的可靠程度和常规工作的精密度,提高本室常规工作中批内、批间样本检验的一致性,以确定报告是否可靠,可否发出的一项工作。

(二)目的

室内质控的主要目的是:提高常规测定工作的批间、批内标本检测结果的一致性;检测、控制本室测定工作的精密度;检测本室测定工作准确度的改变,保证每个样本测定结果的可靠性。

(三)步骤

1.选择质控品　质控品选择应当注意以下几点要求:用人血清或动物血清做基质,分布均匀,无传染性,添加剂和调制物数量少,瓶间变异小,冻干品复溶后稳定,有效期在1年以上,质控品所含物质满足本实验室要求。最少应选2个或3个浓度水平的质控品,比如高、低或高、中、低浓度水平。

2.选择校准品　不同检测系统应选择不同的校准品,因为校准品存在基质效应,所以应该选择与仪器配套的校准品,也不能把定值质控血清和非定值质控血清用做校准品,因为在制作质控血清以及在对质控血清定值的时候,不同的厂家其方法、仪器、规格、用途不统一。校准品选择后遵守校准规则,发挥校准品作用,通过定期校准、更换试剂时校准等工作,来纠正仪器、试剂造成的偏差。

3.质控品的正确使用　如果是冻干质控品其复溶的时候要注意溶剂的质量,比如蒸馏水的质量,加量要准确,复溶的过程严格按说明书要求进行。如果是液体质控品如血液分析质控品、尿沉渣检测质控品,要注意使用前按说明书要求充分摇匀再进行测定。

4.用校准品或质控品监视分析方法的稳定性　当定性检验时,在进行患者标本一次检测时,使用一个阳性和一个阴性质控品跟随检测以监视方法的稳定性。当定量检验时,每天进行一次质控测定,至少测定两个浓度的质控品,以监视方法的稳定性。培养鉴定检验时,每周用3个标准菌株培养鉴定一次,检验培养基和微生物生化试验的合格性(标准菌株常用金黄色葡萄球菌菌、大肠埃希菌、铜绿假单胞菌)。

5.实验室的常规实验条件验证　验证方法可以用最佳条件下的变异(OCV)和常规条件下的变率(RCV)进行比较,具体方法如下:

(1)先做质控品最佳条件下的变异评价(OCV),在人员、仪器、试剂、实验室、环境等因素处于最佳条件下对同一批号质控血清连续测定20d,每天一次,共获20个数据,求这20个数据的平均值、SD和CV%。

(2)再做质控品常规条件下的变率评价(RCV),在上述因素处于常规条件下对同一批号质控品连测20次,每天一次,求此20个数据的平均值、SD和CV%。

(3)常规条件下CV如果接近最佳条件下的CV,说明常规条件良好,测试结果可以接受,否则说明常规条件存在问题需要改进,工作人员应该查找原因,使常规条件尽量保持良好状态。平均值、SD和CV的计算公式如下:

$$\overline{X}=\frac{\sum X}{n},SD=\sqrt{\frac{\sum(X-\overline{X})^2}{n-1}},CV=\frac{S}{X}\times 100\%$$

6.设定靶值　靶值由实验室自行设定,可用定值或非定值质控血清,靶值分为暂定靶值和常用靶值,暂定靶值一方面为常用靶值打基础,另一方面在常用靶值未出来前供实验室暂时用做室内质控的靶值,常用靶值在暂定靶值的数据基础上形成,作为实验室不更换质控品且质控品在有效期内的常用靶值。2种靶值的设定如下。

(1)暂定靶值设定:室内质控工作开始的首月,把本室选用的质控品测定20次,每天一次,将每一项目的检测结果计算平均值,作为暂定靶值。以此靶值作为下一个月室内质控的靶值,一个月结束后将该月的在控结果与前20个质控检测结果汇总计算累计平均值,作为下一个月的质控靶值,以此类推连续5个月。

(2)常用靶值的设定:用首月的20个检测结果和后边5个月的在控检测结果汇总计算累计平均值,此平均值就作为本实验室质控品有效期内的常用靶值。需要注意的是，个别在有效期内浓度有变化的项目，需要根据情况调整靶值。

7.制作质控图　取相同的质控品连续测定20d，得到20个数据，计算平均值和SD，在方格纸上构建本实验室的质控图：在水平方向画出均值线和±1SD线、±2SD线和±3SD线，形成LevenJeni质控图，每天检测质控样品并在质控图上标出相关结果，当质控结果在允许范围内时，进入病人标本检测并发出报告，当质控结果超出允许范围内时，停止工作分析原因，确认并解决相关问题后再进入检测程序，如更换试剂批号和质控物批号需做新的质控图。

8.建立质控规则　通常采用Weisdgard规则配合L-J质控图的应用来建立质控规则。

(1)在控规则：当质控品结果在均值±2S范围内时为在控。

(2)12s规则：当质控品结果超过均值±2S时为警告规则。

(3)13s规则：当一个质控品结果超过±3S时为失控，实验无效，说明存在随机误差。

(4)R4s规则：同批两个结果之差超过4S，既一个质控品结果超过均值+2S，另一个结果超过均值-2S为失控，提示存在随机误差，第二批实验无效。

(5)22s规则：质控品连续两个结果超过均值+2S或均值-2S为失控，提示存在系统误差，第二批实验无效。

(6)41s规则：一个质控品连续4次检测结果超过均值+1S或均值-1S为失控，提示系统误差。最后一批实验无效。

(7)7T规则：7个连续的质控检测结果呈现向上或向下的趋势，提示系统误差，最后一批实验无效。

(8)10×规则：10个连续的质控检测结果在均值一侧为失控，提示存在系统误差，最后一批实验无效。

9.失控处理及原因分析

(1)处理：①质控结果超出实验室确立的控制限，及时检查原因或复检质控品，换另一瓶质控品，检查试剂、仪器状态，测试过程有无问题，直到质控在控；②校准结果与上次不符合或超出仪器规定数据要求，及时找维修工程师或厂家代表，确实校准合格后方能进入病人标本检测；③填写失控记录和失控报告单，上交专业室组长，由组长做出是否发出与失控质控品相关的那批患者标本检验报告的决定。组长要正确有效地分析原因，如果假失控可以发出报告，如果真失控，要全部重测质控品，测定合格后再测定标本签发报告。另外组长要及时报告主任相关的处理情况、措施和结果，并做记录入档备案。

(2)原因分析：操作失误，如取错试剂、用错校准品、质控品失效没发现；仪器维护不良；所采用的质控规则、控制范围、质控标本数测定不当等。

(3)纠正办法：出现失控立即重测同一质控品，排除人为误差和偶然误差。如仍失控则打开新质控品，重测失控项目，如在控，可证明原质控品过期、变质、污染。如不在控则检查仪器、查明光源是否需要更换，比色杯是否需要清洗或更换，维护确认后再测质控品。如仍失控则检查试剂，可更换试剂后再测质控品。如不是试剂问题则用新的校准液重校仪器，重测失控项目。如仍失控则请专家和工程师帮助。因为上述5步纠正仍失控，可以推断仪器出现了重大故障，应与仪器厂商联系请求技术支援。

10.室内质控数据的管理　每个月对当月所有质控数据汇总并进行如下处理。

(1)每天将各个项目的质控品检测值点在Levey-Jeninggc图上并判断是否失控。

(2)每月对每个项目原始质控数据计算$\overline{X}$、SD和CV，含失控数据。

(3)当月每个测定项目去除失控数据后再计算$\overline{X}$、SD和CV以及当月和以前每个测定项目所有质控数据的累计$\overline{X}$、SD和CV。

(4)当月所有项目的质控数据汇总整理成一本、一图、一表，一本即当月所有质控项目原始数据含$\overline{X}$、

SD和CV,一图即当月每项目质控图,一表即当月失控累计报告表,含失控原因和纠正措施等。

(5)每年各小组将质量控制的一本、一图、一表交科室库房保存,保存时间2～5年。

(6)科主任要定期检查各组质控记录是否完整合乎要求,并按完成质控工作的情况给予评价、鼓励或提出改进要求。

11.周期性评价　实验室负责人(组长)应定期对室内质控数据和结果进行评价,查看以往各月 $\overline{X}$、SD 和CV之间是否明显不同,如发现显著性变异,应对质控图的 $\overline{X}$、SD和CV进行修改或重新设计质控方法。

以上质控方法只适用于定量检测。定性检测尚无成熟的质控方法,通常是在检测标本同时带测阴性、阳性质控品。

二、室间质量评价(EQA)

(一)室间质量评价定义

由卫生行政机构,采取一定的办法,连续、客观地评价实验室检测结果,发现误差并校正结果。提供各实验室的能力比对值(PT),使各室之间的结果具有可比性。EQA是对实验室操作和实验方法的回顾性评价,是利用实验室间的比对来确定实验室能力的活动,也是对实验室维持较高检测水平进行考核、监督和确认的一种验证活动,对评价实验室所出具的数据是否可靠和有效提供客观证据。

(二)室间质量评价的作用

1.评价实验室是否具有胜任所从事检测工作的能力,由组织EQA的权威机构评价。

2.作为实验室的外部措施,来补充实验室内部的质量控制程序。

3.室间质量评价是权威机构进行实验室现场检查的内容,也是实验室证明实验质量的依据。

4.增加患者对实验室的信任度,为医疗举证提供实验证据,这种信任和证据对实验室的生存与发展是非常重要的。

(三)室间质量评价的目的

1.EQA用相同或类似被测物对多个实验室测量结果进行对比,对确定实验室测量能力和质量进行持续监控。

2.识别实验室存在问题,为实验室查找问题原因,制定补救措施,了解人员的操作能力和仪器的校准提供依据。

3.确定某种检测方法的性能特征并进行方法学评价,从结果的PT值对试剂质量进行评价并为选用、更换试剂提供依据。

4.增加实验室工作人员的信心。

5.识别实验室间的差异。

(四)PT的含义及计算

室间质评定量成绩用PT反映,PT的含义为定量分析的能力验证。验证标准:单项PT≥80%为满意的室间质评成绩,<80%为不合格成绩,总项目PT≥80%也为满意的室间质评成绩。

PT的计算:

$$\text{单项 PT 成绩}=\frac{\text{某项目合格数}}{\text{某项目总数}}\times 100\%$$

$$\text{总 PT 成绩}=\frac{\text{所在项目合格数}}{\text{所有项目总数}}\times 100\%$$

PT 成绩要求：

1.单项 PT≥80％(满意 EQA 成绩)。

2.总 PT≥80％(满意 EQA 成绩)。

3.连续两次活动 PT 合格(成功 EQA 成绩)。

4.三次活动中有两次 PT 合格(成功 EQA 成绩)。

(五)室间质评的活动流程

每年国家卫生部临床检验中心和各省卫生厅临床检验中心向各医院或其他实验室发出 EQA 通知。各实验室根据情况选择参控项目并将质控费用寄至临床检验中心。临床检验中心定期将质控物寄至各实验室。参控实验室检测后将结果回报临床检验中心。临床检验中心对结果进行分析统计与评价，然后将结果评价成绩以 Web 方式或邮寄方式返回参控实验室。参控实验室接到成绩后，主任要签字并将成绩通报相关专业组，各组对不合格成绩进行分析，采取纠正措施并做记录。实验室保存成绩通知和记录。

(六)失控原因及纠正措施

容易发生问题的常见原因如下。

1.物质原因　主要是仪器状态和校准，其他参与设备的性能，试剂的质量，质控物质量。

2.人的原因　主要是操作者的技术状况和责任心，是否按规定使用质控物并按 SOP 文件规范的按常规工作程序检测质控物。

3.其他原因　主要是检测方法的优劣，数据上报填写错误等。

制定纠正措施是为了维护实验室有准确可靠的检验结果，纠正措施分预防性措施和即时性措施，预防性措施主要根据实践经验对容易出问题的地方事先制定相应的措施，让大家遵照执行，防止发生问题。即时性措施针对临时出现的问题，实施解决并进行记录。

室间质评成绩出控实际反映的是实验室常规检测系统存在问题，因此除了针对临时出现的问题实施解决和注意，在下一次室间质评活动中避免类似问题发生以外，其他纠正措施和方法同室内质控。

4.质控记录和保存

(1)凡与质控相关内容均应记录，记录应清晰明了，当记录中出现错误时，对错误应划改，留下原来的数据痕迹，不可擦掉或涂改，欲修改内容填写在旁边，改动人也要签名在旁边。

(2)保管中注意防止损坏、变质和丢失。并规定各种记录的保存期，给予安全保护和保密。

(3)电子记录应备份，防止未经授权的侵入或修改。

(王永乐)

第五节　质量保证

一、定义

ISO 8402-1994 文件对质量保证(QA)的定义是这样描述的：为了提供足够的信任表明实体能够满足质量要求，而在质量体系中实施并根据需要进行证实的全部有计划和有系统的活动。

二、目的

科室(实验室)通过质量保证工作的规划和实施来评价其措施和程序的有效性,识别并纠正问题,保证报告的检测结果准确和及时,保证工作人员水平和能力。用所建立的QA措施和程序来监测和评价整个检测过程,也就是分析前、分析中、分析后的质量。

三、主要内容

(一)分析前阶段质量保证

分析前阶段指从临床医师选择检验项目提出检测申请到采集标本将标本送至实验室这一阶段。这一阶段过去常被忽略,但现在其重要性已经得到了临床和检验科的认识,是保证检测结果准确可靠的先决条件。这一环节的质量如得不到保证,即使检验科有最好的技师、最好的仪器、最好的方法、试剂、最“准确”的检测,但它不能真实地反应患者当前的病情,只能起误导作用。

1.检验项目申请中的质量保证　检验项目选择和申请是医师的职责,选择检验项目注意掌握适当的原则,选好用好,不但能保证结果的有用有效,而且可以正确体现检验质量。

(1)注意有效性:选择前医生应当了解各项检验项目的临床价值,尽量选择对疾病诊断具有灵敏度高和特异性强的项目进行检查。有时二者不能兼顾,采取筛查时考虑敏感度高的项目,筛出可疑者后选特异性强的项目,如果是排除性检查,也应该选择特异性强的项目。

(2)注意经济性:选项时认真详尽的询问病史和体格检查,在得到初步诊断的基础上,从实际需要出发选择项目,做到有的放矢避免浪费。另外检验项目繁多,通常单项能明确诊断的选单项,如疟原虫检查、大便寄生虫检查等,单项不足以说明问题的选组合项目,既便于协同和优化结果,又能从多方面提供理化参数辅助诊断和治疗。也便于合理支出检查费用。

(3)注意时效性:根据检验内容的不同和检验过程简繁的区别,拿到检测结果的时间不一。了解报告发出的时间,如有的检验当天发报告,急诊检验30min或2h可发报告,有些检查需要较长时间才能出结果,如细菌培养,有的项目标本少,不可能天天检测,只能在规定时间内进行等,了解报告发出的时间,方便根据病情和住院时间长短决定先检查什么项目后检查什么项目。

(4)正确分析检验结果:有的检验结果可帮助明确诊断,有的只能辅助诊断,医生应结合临床资料综合分析应用检验结果,有利于下一步的选择。

(5)检验科的帮助:当临床医师不了解检验科有多少项目有诊断或鉴别诊断作用时,可向检验人员咨询。检验科有责任对于新的、临床医师还没有完全了解的检验项目进行介绍和推荐,同时对于临床医师忽略而病情需要做的某些项目,进行及时提醒。在检验标本过程中,发现检查内容以外的情况,如血清黄色过深,应建议医师做胆红素检查。有的临床医师对检验指标的应用不恰当,如肿瘤标志物应用于早期诊断灵敏度不是很高,不易得到理想结果,检验人员可以提出其他的检测建议等。

2.标本采集中的质量保证　包括病人方面各种因素的保证和护士方面各种因素的保证。

(1)病人方面各种因素的保证:鉴于标本来自患者的前提,标本采集前告诉患者进行必要的准备和控制,才能保证质量。

1)患者的年龄、性别、民族不同,检测的结果也不同,开申请单和留取标本时不能搞错性别、年龄,避免张冠李戴。

2)患者的状态控制:在平静和休息状态下采集标本。激动、兴奋、恐惧可使 WBC、Hb 等结果升高,运动后由于能量消耗,体液丢失,剧烈呼吸,可造成许多结果变化,如谷丙转氨酶、乳脱酶、肌酸激酶等一时性升高,血 K^+、Na^+、Ca^+、蛋白、血糖等变化不定。乘公共汽车到医院看病由于劳累、受冷、热空气刺激,也常使 WBC 升高,影响结果的真实性。容易造成错误判断。

3)患者的饮食控制:通常,一顿标准餐后,可以使 TG 增高 50%,血糖上升 15%;而高糖饮食情况下,血糖结果会升高;摄入高蛋白或高核酸会导致血尿酸升高;高脂肪饮食、饱餐后采血,血清乳糜等都会影响许多结果的正确性;饮料和咖啡往往可使淀粉酶、AST、ACP 等升高。因此空腹采血的原则要坚持,只有急诊、特殊试验和不受饮食影响的项目例外。空腹以 12h 为宜,空腹过长则血糖、蛋白质降低,胆红素增高。

4)患者的药物控制:所有药物对检测结果都有或大或小的影响,影响方式有:药理作用影响,比如甲状腺素类制剂治疗甲减的同时,可促进糖吸收和糖原的分解及糖异生作用使血糖增高,还可使胆固醇降解成胆酸,由粪便排出体外而造成体内胆固醇降低;毒性反应影响,有的药物对肝、肾、造血功能有影响,可以引起相关检测指标的变化;对测定方法的影响,有的药物带有颜色,容易干扰检验方法中的显色而使结果不准确;化学影响,有的药物可以参与检测过程中的化学反应,如抗坏血酸具有还原性,对氧化还原法的尿糖测定带来影响,有的药物可以抑制酶活性使酶结果降低等。

为了得到患者方面的质量保证,对患者要多作解释工作,消除其紧张和恐惧心理,对于尿、痰、便等多由病人自己进行采集的标本,医务人员要告知留取方法和注意事项,保证高质量标本能得到。

(2)护士方面各种因素的保证:护士采集标本是关键步骤,要控制很多环节。

1)采样时间的控制:首先要在最具代表性的时间采样,原则上是晨起空腹时采集标本,因为可减少昼夜节律带来的影响,而且此时病人处于平静状态,便于组织日常工作等;其次要在检出阳性率最高的时间采样,例如细菌培养尽可能在使用抗生素以前,尿常规尽量取晨尿,早孕试验应在孕后 35d 送检等;再有要在对诊断最有价值的时间采样,例如急性心肌梗死免疫蛋白测定于发病 4~6h 采样较好,病毒性感染抗体检查于急性期和恢复期采双份血清意义较大,药物监测根据药物峰值效应,在药物分布期结束后监测,通常输液结束后 2~4h 进行,地高辛、洋地黄毒苷在输液后 6~8h 采样最好等。

2)样本质量的控制:样本质量一方面指样本是否具有代表性,例如大便的脓、血部分,骨髓、脑脊液标本没有血液混入,痰标本没有唾液混入等;另一方面包括抗凝药的正确应用,防溶血、防污染(器械污染、化学物质污染、非病原菌污染、空气污染如血气标本等),防过失性采样,如在输液的同肢体抽血做生化检验等。

3)标本的标识:不同检测项目的容器应有不同的标识,目前真空采血管不同的颜色大体可满足这一点。

4)标本的保存及输送:标本采集后应立即送检,切忌在室温放置过久,放置过久会造成某些血液成分的变化如血糖降低,水分蒸发血液浓缩导致结果不准确,另外细菌培养的标本如不及时送检,也易引起病原菌死亡,污染自然界中的细菌或标本中的正常细菌大量繁殖造成虚假结果。标本应有专人负责送至实验室,运送途中要防止标本容器的破碎和标本丢失,确保不污染环境和保护工作人员安全。

3.检验科接收标本时的质量保证　检验科要严格执行标本验收和拒收制度。检验人员对影响标本质量的诸因素要十分熟悉,例如饮食、药物、溶血等的影响,对各种标本的采集要求也要十分熟悉,要主动走出实验室,深入临床科室了解标本采集情况,必要时进行帮助指导,还要及时把送检标本发生缺陷的情况反馈给相关临床科室,以便及时进行纠正或弥补。

分析前阶段质量保证从医师提出检验申请-患者准备-护士采集标本-护工传送标本-检验科验收标本这

5个环节,涉及多种人员多种工作,因此存在质量缺陷的隐蔽性和责任的难确定性,一旦发生质量问题,追查原因和责任时往往比较困难,容易影响科间团结或引发纠纷,为此除了每个环节认真做好以外,积极主动分析原因,加强沟通是最重要的。

分析前阶段的质量保证不仅是一个技术问题,更多的是管理问题,因此医院质量管理部门应参与管理,对这项工作给以理解和重视并积极协调各科间关系,制定每一环节的质量保证措施、检查评比考核制度及办法等。

(二)分析中的质量保证

分析中质量保证指检验样品经过验收合格进入检测程序到形成报告的这一系列活动。这一系列活动包括:

1.血液标本的编号、离心、分离血清或血浆,然后上机待检;全血标本的混匀,其他标本的涂片、接种、纯化等。

2.根据申请单要求将检测项目输入计算机或分析仪。

3.按SOP文件进入样本分析检测程序,在这之前,科室的检测方法要已经被确认并验证,SOP文件已经做好,质量控制已经证明质控物在控,参考值已确定等。

4.检验中出现过高过低或不好解释的结果要及时分析原因,再次检测,必要时与临床沟通询问标本留取、用药和病人状况,尽量查明原因,最终形成可靠的检测报告。

(三)分析后阶段的质量保证

分析后质量保证指的是病人标本经过检测已经有了结果,对结果进行审核,然后发出报告直到临床应用这一阶段的工作。检测结果是检验科为临床提供的诊疗信息,检验报告是这些信息传递的载体,检验报告的形式常用书面检测报告单或计算机网络发送的电子报告。检验结果报告必须保证"完整、正确、及时、有效"。

检测结果的正确发出可以说是检验工作质量保证的最后一个环节,但从检验医学及服务质量来说应该延伸到检测结果合理解释及其为临床医师所应用这一环节。因为检测结果在初诊时的目的是确诊,确诊后即使同一个项目可能检测目的将转化为观察病情、判断预后或疗效。因此分析后质量保证主要进行以下工作:

1.按照科室建立的报告签发审核制度,报告单发出前除操作者签名外,还应由资深检验人员进行审核并签名;审核报告单要注意有无漏项,结果填写是否清楚、正确,有无异常的难以解释的结果,结果书写有无错误,是否需要复查,结果是否可靠,最终决定报告可否发出等。

2.特殊项目检测报告单及关系重大的检测报告,如HIV阳性报告、白血病报告、恶性肿瘤报告、发现罕见病原体报告等。须检验科主任或由主任授权的人员审核无误并签名后方可发出。

3.危重患者和疑难患者的检测结果复核报告要及时、正确,疑难患者结果应做前后对比,慎重检查,并与临床资料结合分析。异常结果应明确复查限制,如血钾高于6.5mmol/L,低于3.0mmol/L,血小板$<50\times10^{12}$/L等均应该慎重复查。

4.按照危急值和紧急值报告制度及时报告危急值和紧急值,并记录报告时间,报告人及结果接收者。

5.报告单发送:常规检查结果24h内发送书面报告,6h内发送电子报告,急诊检查2h内电话报告结果,后追送电子或书面报告,细菌培养初报为电话报告,终报为书面报告等。为了防止检测报告单丢失或发错科室,为了替病人保守医秘,注意报告单保管,实行报告单发送签收制度。另外报告单上要申明检测结果仅对当次标本负责。

6.结果疑问处理:临床医师接到报告后,如对检验结果有疑问应在48h内询问检验科,以便在标本存留期复查或分析原因。

7.标本检测后的保存:这也是分析后质量保证的内容之一,对复查结果,处理短期内纠纷很重要。通常一般标本保存2d,特殊标本如乙肝阳性保存7d(冰箱),骨髓标本保存3~5年,细菌培养原始标本保存到报告发出为止。大小便和痰常规标本检完即处理,特殊情况放干净容器内于冰箱保存,精液、白带、脑脊液、胸腔积液、腹水标本保存2d。

（王永乐）

第六节　持续质量改进

检验科的质量管理必须长期坚持,并在不断巩固质量管理的成果,同时注意新情况,解决新问题。持续质量改进主要是通过有目的、系统化地调查和评价每个质量环节存在的问题并加以改进,使科室不断向优质高效的方向发展。

一、持续质量改进的目的及意义

1.提高服务质量　实验室必须根据质量管理中发现的问题,制定改进方案,实施改进计划,有的放失地实施改进,从而更有效地提高服务质量。

2.推进科室全面发展,提升科室信誉和地位　在开展专题立项的质量改进研究中,在科室范围内明确“质量管理,人人参与”的意识。在实施质量管理中开展群众性的研究改进活动,强化全员的质量意识和质量管理参与能力,才能高效地持续质量保证,从而推进科室全面发展,提升科室信誉和地位。

3.完善质量体系　通过持续质量改进,不断完善质量体系。质量体系会随着社会、医院总目标的改变而有所变化,持续改进才能废旧立新,坚持有用的,摒弃空虚的内容,使质量体系在科室运行和医疗行为,医疗法律和医疗道德中发挥重要作用,最终可以有效地提供高水平、高质量的医疗服务。

4.减少医院纠纷　持续质量改进对保证医疗安全、防范医疗事故、减少医院纠纷有重要作用。尽管医疗事故是极少数,医疗纠纷也不经常发生,但事故或纠纷一旦发生,对医院影响很大,而且背后必然隐藏着严重的质量问题。因此质量管理与医疗安全密切相关,过去处理事故与纠纷着重对当前事件的处理,缺乏有效的防范措施,质量管理和持续改进有利于不断完善有关预防措施,把事故和纠纷降至最低。

5.持续质量改进才能与国际接轨　目前国际国内各行各业把质量视如生命,宏观的质量管理来自各级国际和国内权威组织,他们以社会化的形式控制着行业质量,微观的质量管理体现在基层科室以及个人行为,形成了多层次的质量管理结构。检验科把本科的质量管理与各级卫生行政部门的质量管理相结合,形成积极参与社会化高层次质量管理的制度和程序,持续改进,逐步适应新时期的医疗工作,促进科室内涵发展,努力与国际标准接轨,完成质量体系认证。

二、持续质量改进的措施

(一)坚持“三全”管理

“三全”管理是指全员质量管理、全过程质量管理、全部工作的质量管理。

1.全员质量管理　对全科人员实施质量教育并强化质量意识，落实全员岗位质量控制职责；落实全员质量考核，加强质量约束。

2.全过程质量管理　检验科的全过程质量管理就是质量管理体系中列出的从组织-过程-结果-资源的全面质量管理。

3.全部工作的质量管理　虽然质量管理是医疗检验的重中之重，但检验质量管理不是孤立的，它与科室科研、教学、后勤保障、职业道德，各级各层医疗关系和服务、预防保健等密切相关。因此，全部工作的规范化管理实际最终体现的是品德和质量，只有全部工作质量管理才能强化医疗工作质量管理。

(二)坚持“三级”规范

“三级”规范包括基础质量规范、环节质量规范和终末质量规范。

(三)坚持“四严”要求

“四严”要求是指要求质量管理组织的严密性、质量管理制度的严肃性、医疗技术操作规程的严格性、管理思维的严谨性。

三、持续质量改进的四大支柱

持续质量改进的四大支柱是指质量管理的标准化、质量教育的经常化、质量管理小组活动的权威化、质量管理工作系统化。

1.质量管理标准化　实现科室全面质量管理必须有一套完整的标准化体系，包括基础质量标准，工作环节质量标准，终末质量标准(ISO/GB 15189、17025、15481)。

2.质量教育的经常化　教育内容包括质量意识、质量管理、质量控制基本知识和技能、职业道德修养及教育的经常化、系统化，有利于建立质量管理的思想基础。

3.质量管理小组活动权威化　质量管理小组渗透在各专业组中，其中质量控制是技术性工作，它可解决许多质量攻关或质量改进课题，而且是建立质量管理的支柱性工作。

四、质量管理工作的循环体系

检验科的质量管理循环体系涉及医院、临检中心(国家级、省级)和科室本身。国家卫生部临检中心、省临检中心的室间质评及各种行业标准要求对科室质量管理和质量水平有统筹评价作用。医院经常检查科室检验和服务质量，并促其发扬成绩，纠正错误。科室内部的质量管理体系则能深入细节，管理科室医疗服务的方方面面。这种三层管理体系成为科室质量管理的指挥系统和循环体系。

五、质量改进与咨询服务

检验科提供咨询服务责无旁贷，利用会诊、查房、下科走访、学术会议等机会回应咨询可以增进检验与临床的沟通，对持续质量改进有积极的作用。为了提供良好的咨询服务，检验人员应该具备良好的业务知识。在咨询服务中经常碰到以下问题。

1.正常参考值和临床意义的解释　了解检验项目的正常参考值范围和临床意义是病人最关心的问题之一。因此检验人员应了解掌握生物属性不同对检验结果影响不同；性别、年龄、民族、居住地及妊娠等原因引起的检验结果差异；检测方法不同参考值可以不同，如乳酸脱氢酶(LDH)测定 P-L 法成人参考值范围为280～460U/L,L-P法为190～245U/L;各实验室有各自的参考值范围以及同一项目在方法、仪器、试剂不同的情况下参考范围可以不同。

2.注意假阳性和假阴性错误　因为正常参考值制定有3种方法,一为正态分布原理法,即±2S为参考值上、下限;二为百分位数法;三为接受器工作特征曲线(ROC曲线)。不论何种方法,总有少数正常人的测定值落在异常范围内,也有少数病人的测定值落在正常参考值范围内,如正态分布法95%区间参考值确定法,则有2.5%左右的正常人测定值大于正常参考值上限,此为假阳性错误,同时有2.5%的人群测定值小于正常参考值下限,此为假阴性错误,尽管这两类错误发生的概率小,属小概率事件,但解释结果时必须注意说明。由于这两类错误基本发生在正常参考值范围上、下限附近,因此当标本检测结果在正常参考值上、下限附近时,不能轻易下正常或有病的判断,最好告知过一段时间复查后,再做对比分析。

3.注意临界值问题的解释　在定性测定中,阴性、阳性的判断有一个临界值问题,也就是测定方法的敏感度问题,不同厂家生产的试纸条,胶体金免疫分析法试纸条或板,其灵敏度不同,因此判断阴、阳性的临界值有差异。如粪隐血化学法试纸条灵敏度为0.2mg/L,胶体金免疫层析法可达5μg/L;尿十项检测由于不同的仪器,试条检出限不同,有的尿蛋白"+"检出限为300mg/L,有的为250mg/L;HBSAg胶体金法敏感度为2ng/ml,ELISA法敏感度可达0.5ng/ml或更低。在目前临界值无法统一规定时,解释结果时务必注意。各科室使用的试剂不同其临界值不同,捕捉到标本的阴、阳性也会不同,容易出现各医院间的报告结果差异,如乙肝五项检测时,同一科室在换试剂前后也容易出现前后结果的不同。

4.了解敏感度和特异度的问题　这两个问题是评价检验方法的指标。敏感度指的是某病患者该试验阳性的百分率,如乙肝表面抗原检测,只要携带者90%能被ELISA法检出说明该法敏感度为90%,真阳性90%,假阴阳10%。特异度指的是非该病患者该试验阴性的百分率,如有10个人是乙肝阴性,用ELISA法检测本应10个全呈阴性,但有2个被检为阳性,只有8个检为阴性,其特异性就为80%(真阴性)。当前还没有一个检测方法的敏感度和特异度均达100%,都存在一定的假阴性或假阳性。

5.注意"窗口期"问题　"窗口期"在病毒感染疾病中比较明显,其含义为感染了某种病毒,但标志物的检测在一定时间内,可能出现阴性,也可能出现阳性但不强。遇此情况,要注意病程,采取每间隔一定时间后,再进行复查的办法予以核实。

6.注意标本质量问题　如采集标本时间及病人状态,是否正在输液或在输液的同肢体抽血;标本有无溶血、乳糜血或凝块;病人正在用什么药,对检测结果有何影响;采样的容器,抗凝剂、防腐剂、真空管是否有问题等。

7.医学决定水平的意义和解释　医学决定水平指的是临床上必须采取措施时的检测水平,它是一个阈值,不是参考值,高于或低于这个阈值,决定对病人应采取某种治疗措施(表2-1)。以血清钙为例:

正常参考值为2.25～2.65mmol/L。检测值低于1.75mmol/L,易发生低钙性抽搐,临床应及时补钙治疗。检测值高于2.75mmol/L以上,对诊断甲亢有意义,要采取相应措施。检测值高于3.375mmol/L,可能出现高钙昏迷,应立即做出诊断和治疗。因此,1.75、2.75、3.375mmol/L就成为3个医学决定水平,应提醒临床采取相应措施。

表2-1　重要生化项目的医学决定水平

项目	参考值	医学决定水平	临床意义及措施
血糖	3.9～6.1mmol/L	≤2.5mmol/L(空腹)	低糖血症,补糖
		≥7.0mmol/L(空腹)	糖尿病可能,监测
		11.0mmol/L(餐后)	高度指示糖尿病,治疗

续表

项目	参考值	医学决定水平	临床意义及措施
K^+	3.7～5.0mmol/L	≤3.0mmol/L	周身麻痹
		≥5.8mmol/L	进一步查清原因
		≥7.5mmol/L	心律失常
Na^+	138～146mmol/L	≤115mmol/L	昏迷、半昏迷、神志不清
		≤135mmol/L	考虑引起低血钠的原因
Cl	98～109mmol/L	≤90mmol/L	考虑引起血 Cl^- 过少的原因
		≥112mmol/L	考虑引起高 Cl^- 的原因
Cr	62～133μmol/L	≥141.6μmol/L	进一步检查弄清 Cr 增高的原因
		≥531μmol/L	严重肾功能损伤

8.了解检测项目联合应用的意义　检测项目联合应用有为提高疾病诊断率采取的序列试验，如 γ-GT（谷氨酰氨基转移酶）、AFU（岩藻糖苷酶）、AFP（甲胎蛋白）的联合应用可提高原发性肝癌的诊断率；为多方位了解疾病的变化采取的平行试验，如泌尿系感染诊断可同时检测真菌、滴虫、支原体、衣原体、细菌培养等，能又快又准地反映感染情况，还为病人减轻负担；为了解某一器官功能的状况采取的联合检测，了解肝功检查酶学、胆色素、蛋白等项目，了解肾功检查尿素、尿酸和肌酐等。

联合应用和组合应用有一定的区别，联合应用表示不同标本、不同专业工作室，甚至包括其他科室检查，如放射，磁共振成像、检验，病理等不同专业检查项目的共同使用；组合应用表示同一标本在同一专业工作室中所做的各种试验的联合检测，如常规生化、常规血液分析、尿液分析等。

六、持续质量改进与循证检验医学

循证医学是以科学证据为基础的临床医学，其本质是发现证据并严格遵循证据来指导临床思路以达到最佳的治疗效果。循证医学要具备三个要素，一是患者就诊的目的和愿望；二是医师的临床经验，专业技能及工作能力；三是有说服力的临床试验证据。循证医学的主要任务是用严格的评价方法和评价标准去发掘文献中有价值的科研成果、新的治疗经验、新的知识方法、吸取精华而达到提高医疗水平的目的。

循证检验医学是在大量可靠的临床资料和经验的基础上研究检测项目应用的价值，为临床不断提供有价值的，可靠的，实用而经济的检测项目，为诊断和治疗的决策服务，为临床提供理化指标证据，也就是检测数据和结果。数理证据的特性具有科学、可靠、有说服力的特点，有质量的检测数据和结果才是科学的、可靠的、有说服力的，因此才能叫做实验诊断证据。持续质量改进坚持循证检验医学就是为了保证实验诊断证据的以下两点。

1.真实性　工作中使用的方法要与标准诊断方法（金标准）做对比试验。金标准主要指活体组织检查、病原检查、细胞检查、影像检查、外科手术发现、尸检、长期随访结果、临床医学专家共同制定的公认的综合诊断标准以及实验室经典方法。采用盲法将诊断性试验与金标准进行对比，证明方法的可靠性，才能保证结果客观、准确、避免发生偏差。对比方法，采用病例组标本（包括各型病例如典型、不典型病例、轻、中、重型病例、治疗前及治疗后病例），对照组标本（包括标准方法确诊该病病例各 30 例以上进行比较）。

2.适用性　该试验可否推广应用，能否合理估算患者临床上的验前概率（有多少人，多少标本做该项目检测），验后概率是否有助于患者处理和治疗，也就检测结果在临床上应用价值的大小。

循证检验医学为了保证实验诊断证据（检验报告的数据和结果）的可靠，通常进行5项工作：①确定问题，包括检验项目的临床价值问题和检验方法学评价问题；②寻找最佳证据，利用期刊和电子检索系统查阅有关文献；③评价证据，按标准从真实性、可靠性、实用性及适用性方面评价；④将最佳证据用于临床决策；⑤通过实践，提高学术水平和医疗质量。

（王永乐）

第三章 临床实验室安全管理

临床实验室是进行诊断、预防、治疗任何人类疾病、损伤，或者为了人体健康检查而对人体的物质进行生物、微生物、血清、化学、血液、生物物理、细胞、病理或其他检验的重要场所。由于从业人员参差不齐、实验目的不同、行为不够规范等原因，实验室具有特殊的危险性和风险不可预见性。如果个别人员安全意识淡薄，安全技术素质较低，安全管理不到位，将会存在一些潜在安全隐患，直接威胁着实验室工作人员的生命财产安全，所以必须强化从业人员安全责任意识，丰富其安全技术知识，凡开始任何新的或更改过的操作程序前，要先了解所有物理、化学、生物方面潜在的危险及相应的安全措施，以防止和减少安全事故的发生，保障工作人员生命财产安全。

第一节 临床实验室一般安全

临床实验室安全是极为重要的，发生了事故不仅损害个人的健康，还要危及周围的人们，并使国家的财产受到损失，影响实验正常进行。因此，首先需要从思想上重视安全工作，决不能麻痹大意。其次，在实验前应了解药品的性质和仪器的性能以及实验中的安全注意事项。在实验过程中，应集中注意力，认真小心地进行操作和观察现象，并应严格遵守操作规程。

一、化学试剂的安全使用

临床实验室存有许多腐蚀性、毒性、易燃和不稳定试剂，属化学危险物品。若需使用化学危险物品，应向有关机构备案，并遵守相应管理规定。所有化学危险物品的容器都应标记清晰。目前，广泛应用配制好的试剂和试剂盒，致使有些化学危险物品不易被识别，对这些试剂和试剂盒的成分应予复审并给予适当标记。实验室管理人员有责任向工作人员介绍化学危险物品。每一种化学危险物品应有材料安全数据表显示它的特性。实验室技术人员有责任熟悉并向同事介绍化学危险物品和安全操作的流程。化学危险物品可分为：腐蚀品、毒害品、致癌物、可燃烧物（易燃液体、可燃液体、易爆化学物品）。购进可能有危害的化学物品都必须附有材料安全数据表。所有危险化学品都需要以易于识别的形式进行标记，使专业和非专业人员很容易警觉其潜在的危险性。化学试剂的正确储存、使用无疑是临床实验室管理的重点。在保管和使用中应注意以下几点。

1.一般化学试剂的使用注意事项

（1）所有试剂、溶液的包装瓶上必须有标签：标签要完整、清晰，绝对不能在容器内装入与标签不相符的物品。无标签的试剂必须取小样检定后才可使用。不能使用的化学试剂要慎重处理，不能随意乱倒。

（2）试剂应分类存放，以便使用：例如，无机试剂可分为酸类、碱类、盐类等。盐类可按阳离子分类，如钠盐、钾盐、铵盐、镁盐等。一般试剂溶液可按分类情况和浓度大小顺序排列,专用试剂溶液可按分析项目分组存放。

(3)配制的溶液应装在有塞的细口瓶或者蓝盖瓶中,需要滴加使用的可装在滴瓶中,见光易分解变质的应装在棕色瓶中。试剂瓶上必须贴有标签。标签大小应与瓶子相称。标签书写要工整,写明名称、浓度、配制日期等。长期使用的试剂,标签上可涂一层蜡,以防腐蚀、磨损。

另外必须指出的是,虽然化学试剂必须按照国家标准进行检验合格后才能出厂销售,但不同厂家、不同原料和工艺生产的试剂在性能上有时有显著差异。甚至同一厂家,不同批号的同一类试剂,其性质也很难完全一致。因此,在某些要求较高的分析中,不仅要考虑试剂的等级,还应注意生产厂家、产品批号等。必要时应作专项检验和对照实验。有些试剂由于包装或分装不良,或放置时间太长,可能变质,使用前应作检查。

2.危险化学试剂使用注意事项

(1)易燃易爆化学试剂:一般将闪点在25℃以下的化学试剂列入易燃化学试剂,它们多是极易挥发的液体,遇明火即可燃烧,闪点越低,越易燃烧,如乙醚、汽油、苯、乙酸乙酯等。闪点又称闪燃点,是指可燃性液体表面上的蒸气和空气的混合物与火接触而初次发生闪光时的温度。对这类化学试剂要轻拿、轻放,并应存放在阴凉通风处,现场绝对不能有明火,也不能直接用加热器加热,一般不能用水浴加热。放在冰箱中时,一定要使用防爆冰箱,曾经发生过将乙醚存放在普通冰箱而引起火灾,烧毁整个实验室的事故,所用电器一定要采用防爆电器。

使用易燃化学试剂的实验人员,要穿戴好必要的防护用具,戴上防护眼镜。

(2)有毒化学试剂:一般的化学试剂对人体都有毒害,使用时应避免大量吸入,使用后要及时洗手,吸入少量即中毒的试剂,称为剧毒化学试剂,如氰化钾、氰化钠等氰化物,砷化物等。此类药品要由专人保管,现用现领,用后剩余药品,不论是固体或液体都应交回保管人,并作使用登记。放毒品的试剂室应通风良好,防止挥发和分解出的毒气在室内积聚;盛放毒品的试剂瓶要密封良好,移动时轻拿轻放,以杜绝人与毒品的接触。

(3)腐蚀性化学试剂:任何化学试剂碰到皮肤、黏膜、眼睛、呼吸器官时都要及时清洗,特别是接触腐蚀性极强的化学试剂,如各种酸(H_2SO_4、HCl、HNO_3等)和碱(NaOH、KOH等)。强腐蚀品一定要放置在牢固的试剂柜内,不要放在顶层或内层等取用困难的位置。和其他危险品一样,强腐蚀品也要确保安全管理、安全取用、杜绝外流。

(4)强氧化性化学试剂:它们都是过氧化物或是含有强氧化能力的含氧酸及其盐,如高氯酸及其盐、高锰酸及其盐、重铬酸及其盐(重铬酸钾)、五氧化二磷等。这类药品不得与易燃品、易爆品一起存放。

二、用电安全

随着临床科研的发展,临床实验室的设备不断更新,各种大型精密仪器和电子仪器陆续进入实验室,且临床实验室仪器种类繁多,实验室中还有易燃、易爆的危险品化学试剂,因此实验室用电安全成为不可忽视的重要问题。

1.临床实验室电器事故的主要原因

(1)线路短路:由于线路安装不正确或使用不当.绝缘层破损,火线与零线相碰。如导线被金属铁钉磨破。过墙、过楼板导线被挤压、擦伤、受潮等而引起的短路。短路时,电流比正常时大出几十倍,电流在短时间内将产生大量的热量,温度急剧上升使绝缘层起火或引燃可燃物而造成事故。

(2)线路超负荷供电:供电线路铺设时容量考虑不足,或增加了负载,使导线超负荷过热而引起事故。

(3)插头、插座容量考虑不足:安装时插头、插座容量考虑不足,使插头、插座过负荷工作,或者由于插座不够用,随便买个活动的插排使用,容量不足而发热引起事故。应使用有地线的双联插座,同时注意间距。

(4)接头接触不良,造成接头处跳火,如线路中导线的接头,导线与开关的接头,插头与导线的连接处,插座与导线连接处等,未接牢固,或长期使用后腐蚀氧化,使接触电阻增大,就有可能引起接头处跳火,使接头处发热而引起事故。

(5)保险丝选用过粗或用铜丝代替保险丝而引起事故。如果不按标准而选用过粗的保险丝,一旦线路过负荷或短路,保险丝没有被熔断,电路就不能被切断,从而无法起到保护作用。

(6)空开或漏电保护器选用不当:由于空开容量选择不正确,漏电保护器选用低劣的产品等,致使出现故障不跳闸而引起事故。

2.实验室用电安全注意事项

(1)检查供电线路安全状况

1)要定期检查供电线路安全状况。开关和熔断器是否装在火线上,开关、插座及电器周围是否存有易燃物,供电线路是否有供电隐患等。

2)必须安装漏电保护器,作为末级漏电保护,额定漏电动作电流不应大于 30mA。额定漏电动作时间应小于 0.1s。遇触电或火灾时就能在最短的时间内切断电源。

3)检查三孔插座接线是否正确,插座顶端是否有接地保护线,插座左侧为零线,右侧为火线,是否有错。防止外线改动使火线与零线接反。

4)检查保护接地线。保护接地线的线径不低于相线线径,并常检查接地电阻是否小于 4Ω。

5)选用合格的三孔插座和活动插座板。一定要选用经过国家质量认证的合格产品。还要特别注意活动插座板的线径较细,只适应连接功率小的电器,插座要经常检查,看看是否有烧焦变形的迹象,发现异常就要立即更换,不能延误。

6)漏电保护器要经常试跳,以防止工作不正常。

7)不要在原线路上私拉乱接线路,或随意接插大功率用电器。

8)禁止不接插头就将裸头导线直接插入插座中使用。

(2)使用电器的安全措施

1)购买电器设备应有准入制,妥善保管操作手册等。而且安装、使用、维修必须由专人负责,定期检查资质并进行培训、考核与监督。

2)建立定期检查记录的制度。如经常检测电器外壳是否带电。用测电笔检测时先要确认测电笔是好的,因为测电笔氖管损坏时,就会将有电误判为无电。

3)电器设备应可靠接地,以便电器设备发生碰壳接地时漏电保护器能迅速切除,同时也是预防剩余电荷触电、感应电压触电、静电触电的好方法。

4)电器在使用时,人员不能离开电器并需注意电器运行状况,一旦有异常声响、气味、打火、冒烟等现象出现时,就要立即关机停止使用,待查明原因、排除故障后再继续使用。

5)进实验室要穿绝缘鞋,电器的周围要铺绝缘垫,特别是经常使用的或容易漏电的电器要铺绝缘垫,以防止触电。

6)电器使用完毕要随手切断电源,拔下电源插头,禁止用拉导线的方法拔下电源插头。

7)搬动或维修电器时一定要先拔掉电源插头后,方可进行。

8)做好电器设备的超前维修工作。要定期检修电器设备，从中发现问题并及时处理，把一切事故隐患消灭在萌芽状态。

9)实验室要配置不导电的灭火剂。如喷粉灭火器使用的二氧化碳、四氯化碳或干粉灭火剂等，以防带电灭火时触电。在出入拥挤的楼道及有险情的地方要安装应急灯。

三、常用仪器设备的安全使用

仪器设备是临床实验室的重要资产，也是进行检验工作的先决条件之一。随着统计学方法、电子技术、生物技术和计算机技术等在临床医学中的广泛应用，使得检验仪器设备向着精密化、自动化、智能化和综合化的方向发展，大大提高了临床检验的速度与精密度以及对资料的处理能力。临床实验室如检验科是精密贵重仪器较多且比较集中的地方，仪器设备的正常运行状态直接关系到临床检验的质量，加强检验仪器设备的安全管理是检验科全面质量管理工作中一项十分重要的工作。

1.低温离心机使用注意事项　低温离心机是临床实验室分子生物学相关实验研究中必不可少的仪器。基因的分离、蛋白提取以及其他生物样品的分离制备实验中，都离不开低温离心机。下面简单介绍其注意事项。

(1)离心机在预冷状态时，离心机盖必须关闭，离心结束后取出转头(要倒置于实验台上)，擦干腔内余水，离心机盖处于打开状态。

(2)转头在预冷时转头盖可摆放在离心机的平台上，或摆放在实验台上，不可不拧紧浮放在转头上，因为一旦误启动，转头盖就会飞出，造成事故。

(3)转头盖在拧紧后一定要用手指触摸转头与转盖之间有无缝隙，如有缝隙要拧开重新拧紧，直至确认无缝隙方可启动离心机。

(4)在离心过程中，操作人员不得离开离心机室，一旦发生异常情况操作人员不能直接关电源要按“STOP”键。

(5)不得使用伪劣的离心管，不得用老化、变形、有裂纹的离心管。

2.液氮罐使用注意事项

(1)液氮是低温制品，在使用过程中应戴防冻手套，防止冻伤。

(2)在液氮中操作及存取冷冻物品时速度要快，要注意轻拿轻放，以免内容物解冻，造成不必要的损失。

(3)在使用和储存液氮的房间内，要保持通风良好，以避免空间缺氧，造成窒息。

(4)使用液氮罐长期储存物品时，要注意及时补充液氮。液氮液面以不低于冷藏物品为宜。

(5)检查液氮储存量时，可使用称重法或手电筒照射法，亦可用细木棍、竹竿插入液氮罐中观察其结霜高度(等于液面高度)的方法。但切勿用空心管插入，以免液氮从管内冲出伤人。

3.高压灭菌器使用注意事项

(1)待灭菌的物品放置不宜过紧。

(2)必须将冷空气充分排除，否则锅内温度达不到规定温度，影响灭菌效果。

(3)灭菌完毕后，不可放气减压，否则瓶内液体会剧烈沸腾，冲掉瓶塞而外溢甚至导致容器爆裂。须待灭菌器内压力降至与大气压相等后才可开盖。

(4)装培养基的试管或瓶子的棉塞上，应包油纸或牛皮纸，以防冷凝水入内。

(5)为了确保灭菌效果，应定期检查灭菌效果，常用的方法是将硫黄(熔点为115℃)粉末或苯甲酸(熔点为 120℃)置于试管内,然后进行灭菌实验。如上述物质熔化,则说明高压蒸气灭菌器内的温度已达要求,灭菌的效果是可靠的。也可将检测灭菌器效果的胶纸(其上有温度敏感指示剂)贴于待灭菌的物品外包装上,如胶纸上指示剂变色,亦说明灭菌效果是可靠的。

(6)现在已有微电脑自动控制的高压蒸气灭菌器,只需放去冷气后,仪器即可自动恒压定时,时间一到则自动切断电源并鸣笛,使用起来很方便。

4.电泳仪使用注意事项

(1)电泳仪通电进入工作状态后,禁止人体接触电极、电泳物及其他可能带电部分,也不能到电泳槽内取放东西,如需要应先断电,以免触电。同时要求仪器必须有良好的接地端,以防漏电。

(2)仪器通电后,不要临时增加或拔除输出导线插头,以防短路现象发生,虽然仪器内部有保险丝,但短路现象仍有可能导致仪器损坏。

(3)由于不同介质支持物的电阻值不同,电泳时所通过的电流也不同,其电泳速度及电泳至终点所需时间也不同,故不要同时在同一电泳仪上进行不同介质支持物的电泳。

(4)在总电流不超过仪器额定电流时(最大电流范围),可以多槽并联使用,但要注意不能超载,否则容易影响仪器寿命。

(5)某些特殊情况下需检查仪器电泳输入情况时,允许在稳压状态下空载开机,但在稳流状态下必须先接好负载再开机,否则电压表指针将大幅度跳动,容易造成不必要的人为机器损坏。

(6)使用过程中发现异常现象,如较大噪声、放电或异常气味,须立即切断电源,进行检修,以免发生意外事故。

四、常用玻璃器皿的安全使用

临床实验室常用的玻璃器皿有试管、刻度吸管、培养皿、三角烧瓶、烧杯、量筒、量杯、漏斗等。

1.在容易引起玻璃器皿破裂的操作中,如减压处理、加热容器等,要戴上安全眼镜。

2.用“柔和”的本生灯火焰加热玻璃器皿,可避免因局部过热而使玻璃破碎。移取热的玻璃器皿时应戴上隔热手套。

3.不要使用有缺口或裂缝的玻璃器皿,因为这些器皿轻微用力就会破碎,应弃于破碎玻璃收集缸中。

4.取大的试剂瓶时,不要只取颈部,应用一只手托住底部,或放在托盘架中。

5.连接玻璃管或将玻璃管插在橡胶塞中时,要戴厚手套。

6.塞子不要塞得太紧,否则难以拔出。如果需要严格密封,可使用带有橡胶塞或塑料塞的螺口瓶。

7.破碎的玻璃器皿要小心地彻底清除,戴上厚手套用废纸包起来,丢在指定的废弃物缸里。

五、电离辐射的安全防护

能使其所通过的任何介质的原子产生电离的一类辐射,称为电离辐射。核射线就是一种常见的电离辐射。核射线在医学上得到了广泛的应用,核射线的应用已成为医学生物学现代化的重要标志,但核射线所引起的电离辐射,对人类兼有利、弊。如何确保放射防护与安全,以有效防止电离辐射可能对人类与环境的潜在辐射危害,越来越显示其重要性和迫切性。常用的电离辐射标志见图 3-1 至图 3-3。

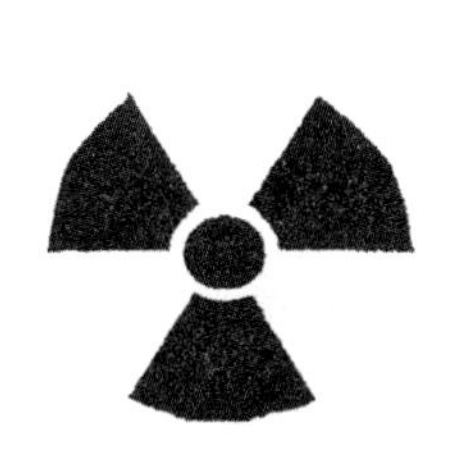

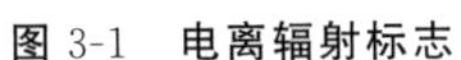

图 3-1　电离辐射标志

图 3-2　电离辐射警告标志

图 3-3　电离辐射防护警示标志

1.电离辐射对人体的影响

(1)对身体的影响:暴露人员可以观察到临床症状。辐射对身体的影响包括癌症(如白血病、骨癌、肺癌及皮肤癌),并可能在辐射暴露后许多年才发生。对身体不很严重的影响还包括轻度的皮肤损伤、脱发、贫血、胃肠系统损伤以及白内障。

(2)对遗传的影响:可在暴露人员的后代中观察到症状。生殖腺辐射暴露对遗传的影响包括染色体损害或基因突变。生殖腺的生殖细胞在受到高剂量辐射时能引起细胞死亡,从而对人生育能力造成损害,对女性还造成月经改变。发育期胎儿(特别是 8～15 周龄胎儿)暴露时,可能增加先天性畸形的危险,或增加以后发生精神损害或癌症的危险。

2.电离辐射保护原则　为了限制电离辐射对人体的有害影响,应该控制使用放射性同位素,并遵守相应的国家标准。辐射防护的管理需要遵循以下四项原则。

(1)尽可能减少辐射暴露的时间。

(2)尽可能增大与辐射源之间的距离。

(3)隔离辐射源。

(4)用非放射测量技术来取代放射性核素。

3.保护性措施

(1)减少暴露时间:可以通过下列方法来减少放射性物质操作过程中实验暴露的时间。

1)不使用放射性核素来进行新的技术和不熟悉的技术工作,直到操作熟练为止。

2)操作放射性核素要从容、适时,不能急躁。

3)确保在使用完毕后立即将所有放射源回收并储藏好。

4)清除实验室内放射性废弃物的周期要短。

5)在辐射区或实验室停留尽可能少的时间。

(2)安全防护和屏蔽:在辐射源与实验室的操作人员或其他人员之间放置用于吸收或减弱辐射能量的装置,有助于控制人员的辐射暴露。防辐射装置材料和厚度的选择取决于辐射的穿透能力(类型和能量)。1.3～1.5cm 厚的丙烯酸树脂屏障、木板或轻金属可以对高能量的 β 粒子提供屏障保护,而高能量的 γ 线和 X 线则需要高密度铅才能提供保护。

(3)寻找替代方法:当有其他技术可用时,不应使用放射性核素物质。如果没有替代方法,则应使用穿透力或能量最低的放射性核素。

(房翠云)

第二节 临床实验室生物安全管理

临床实验室在诊断、预防、治疗人体疾病或评价健康时以提供信息为目的，对取自人体的材料进行生物学、微生物学、免疫学、化学、生物物理学、细胞学等的检验中，面对就诊者和未知疾病的标本，无法判断标本所带的致病微生物。因此，加强临床实验室安全管理，首先要有一个完整的、整体的生物安全管理的概念。也就是说，既要有一个清醒的认识，又要高度重视。具体要落实好临床实验室生物安全管理的各项制度和措施，具备如何防止事故的发生和一旦发生事故所采取的应急措施，真正做到临床实验室安全使用的有效管理，建立生物安全制度，提高临床实验室生物安全管理水平。

一、实验室生物安全相关概念

1.生物因子　生物因子是一切微生物和生物活性物质。

2.病原体　病原体是可使人、动物和植物致病的生物因子。

3.危险废弃物　危险废弃物是有潜在生物危险、可燃、易腐蚀、有毒、有放射和起破坏作用的对人和环境有害的一切废弃物。

4.危害　危害是伤害发生的概率及其严重性的综合。

5.气溶胶　气溶胶是悬浮于气体介质中的粒径一般为0.001～100μm的固态或液态微小粒子形成的相对稳定的分散体系。

6.生物安全　避免危险生物因子造成实验室人员暴露，向实验室外扩散并导致危害的综合措施。

7.高效空气过滤器　高效空气过滤器通常以滤除直径大于等于0.3μm微粒为目的，它是滤除效率符合相关要求的过滤器。

8.安全罩　安全罩是置于实验室工作台或仪器设备上的负压排风罩，可减少实验室工作者的暴露危险。

9.生物安全柜　生物安全柜是负压过滤排风柜。可防止操作者和环境暴露于实验过程中产生的生物气溶胶。

10.个人防护装备　个人防护装备是防止人员受到化学和生物等有害因子伤害的器材和用品。

11.缓冲间　缓冲间设置在清洁区、半污染区和污染区相邻两区之间，具有通风系统，其两个门具有互锁功能，且不能同时处于开启状态。

12.气锁　气压可以调节的气密室，用于连接气压不同的两个相邻区域，其两个门具有互锁功能，不能同时处于开启状态。在实验室中用做特殊通道。

13.定向气流　定向气流是在气压低于外环境大气压的实验室中，从污染概率小且相对压力高处向污染概率高且相对压力低处受控制的气流。

14.材料安全数据单　材料安全数据单是提供详细的危险和注意事项信息的技术通报。

15.危害程度分级　根据生物因子对个体和群体的危害程度将其分为如下4级。

(1)危害等级Ⅰ(低个体危害，低群体危害)：不会导致健康工作者和动物致病的细菌、真菌、病毒和寄生虫等生物因子。

(2)危害等级Ⅱ(中等个体危害，有限群体危害)：能引起人或动物发病，但一般情况下对健康工作者、群体、家畜或环境不会引起严重危害的病原体。实验室感染不导致严重疾病，具备有效的治疗和预防措施，并且传播风险有限。

(3)危害等级Ⅲ(高个体危害，低群体危害)：能引起人或动物严重疾病，或造成严重经济损失，但通常不能因偶然接触而在个体间传播，或能用抗生素抗寄生虫药治疗的病原体。

(4)危害等级Ⅳ(高个体危害，高群体危害)：能引起人或动物非常严重的疾病，一般不能治愈，容易直接、间接或因偶然接触在人与人，或动物与人，或人与动物，或动物与动物之间传播的病原体。

16.一级隔离　一级隔离也称一级屏障，是操作对象和操作者之间的隔离。通过生物安全柜、个人防护装备等防护设施来实现。

17.二级隔离　二级隔离也称二级屏障，是生物安全实验室和外部环境的隔离。通过建筑技术(如建筑结构、平面布局，通风空调和空气净化系统、污染空气及污染物的过滤除菌和消毒灭菌直至无害排放)达到防止有害生物微粒从实验室散逸到外部环境的目的。

二、生物因子的等级分类标准及危险度评估依据

美国国立卫生研究院(NIH)和疾病控制预防中心(CDC)将生物危害物质规定的防护措施分为四级：Ⅰ级涉及非致病生物物质；Ⅱ级涉及致病生物物质，但无传染性；Ⅲ级涉及那些易形成气溶胶因而能通过空气传播的致病病原物质；Ⅳ级涉及的病原物质在性质上同Ⅲ级，但无疫苗或特效药可控制。

1.生物安全等级一级(BSL-1)　进行实验研究用的物质都是所有特性已知并且已证明不会导致疾病的多种微生物物质。研究通过日常的程序在公开的实验台面上进行。不需要有特殊需求的安全保护措施。操作人员只需经过基本的实验室实验程序培训并且通常由科研人员指导，在这样的环境下并不需要生物安全柜的存在。代表病原体有麻疹病毒、腮腺炎病毒等。

2.生物安全等级二级(BSL-2)　进行实验研究用的物质是一些已知的、中等程度危险性的并且与人类某些常见疾病相关的物质。操作者必须经过相关研究的操作培训并且由专业科研人员指导。对于易于污染的物质或者可能产生污染的情况进行预先的处理。一些可能涉及或者产生有害生物物质的操作过程都应该在生物安全柜内进行，在这些条件下最好使用二级的生物安全柜。代表病原体有流感病毒等。

3.生物安全等级三级(BSL-3)　进行实验研究的物质一般都是本土或者外来的通过呼吸传染使人们致病或者有生命危险的物质。我们需要保护一切在周围环境中的操作者免于暴露于这些有潜在危险的物质中。通常使用二级或者三级的生物安全柜是必需的。代表病原体有炭疽芽孢杆菌、鼠疫杆菌、结核分枝杆菌、狂犬病毒等。

4.生物安全等级四级(BSL-4)　进行实验研究的物质是一些高危险性并且可以致命的有毒物质，可以通过空气传播并且现今并没有有效的疫苗或者治疗方法来处理。操作者必须经过熟练的关于进行这种高危险性物质研究的培训，并且应该很熟悉一些保护设施。同时也必须由在此研究领域非常有经验的科研人员进行指导。对于实验室的进出应当严格地进行控制，实验室一定要单独建造或者建造在一栋大楼中独立的房间内，并且要求有详细的关于研究的操作手册进行参考。在这样的实验研究中三级的生物安全柜是必需的。代表病原体有埃博拉病毒、马尔堡病毒、天花病毒等。

三、生物安全实验室的等级及相应的要求

实验室的结构和设施、安全操作规程、安全设备能够确保工作人员在处理含有致病微生物及其毒素的

物质时，不受实验对象侵染，周围环境不受污染。根据微生物及其毒素的危害程度不同分为四级，其中一级危害程度最低，四级危害程度最高。

生物安全一级实验室一般适用于对健康成年人无致病作用的微生物；生物安全二级实验室适用于对人和环境有中等潜在危害的微生物；生物安全三级实验室适用于主要通过呼吸途径使人感染上严重的甚至是致死疾病的致病微生物或其毒素；生物安全四级实验室适用于对人体具有高度的危险性，通过气溶胶途径传播或传播途径不明、目前尚无有效疫苗或治疗方法的致病微生物或其毒素。详见表 3-1。

表 3-1　生物安全实验室的分级

级别			处理对象的生物危害性	
中国	NIH	CDC	中国	美国
一级	P_1	BSL-1	对人体、动植物或环境危害较低，不具有对健康成人、动植物致病的致病因子	不会经常使健康人发生疾病
二级	P_2	BSL-2	对人体、动植物或环境具有中等危害或具有潜在危险的致病因子，对健康成人、动物和环境不会造成严重危害，有有效的预防和治疗措施	人类病原菌，因皮肤伤口、吸入或黏膜暴露而发生危险
三级	P_3	BSL-3	对人体、动植物或环境具有高度危险性，主要通过气溶胶使人感染上严重的甚至是致命性疾病，或对动植物和环境具有高度危害的致病因子，通常有预防治疗措施	内源性和外源性病原体，可通过气溶胶传播，能导致严重后果或生命危险
四级	P_4	BSL-4	对人体、动植物或环境具有高度危险性，通过气溶胶途径传播或传播途径不明，或未知的、危险的致病因子，没有预防治疗措施	对生命有高度危险性的病原体或外源性病原体，致命，通过气溶胶感染；或未知传播风险的有关病原体

1.BSL-1 实验室设计要求

(1)无须特殊选址，普通建筑物即可，但应有防止节肢动物和啮齿动物进入的设计。

(2)每个实验室应设洗手池，宜设置在靠近出口处。

(3)在实验室门口处应设置挂衣装置，个人便装与实验室工作服分开设置。

(4)实验室的墙壁、天花板和地面应平整、易清洁、不渗水、耐化学品和消毒剂的腐蚀。地面应防滑，不得铺设地毯。

(5)实验台面应防水，耐腐蚀、耐热。

(6)实验室中的橱柜和实验台应牢固。橱柜、实验台彼此之间应保持一定距离，以便于清洁。

(7)实验室如有可开启的窗户，应设置纱窗。

(8)实验室内应保证工作照明，避免不必要的反光和强光。

(9)应有适当的消毒设备。

2.BSL-2 实验室设计要求

(1)满足 BSL-1 实验室要求。

(2)实验室门应带锁并可自动关闭。实验室的门应有可视窗。

(3)应有足够的存储空间摆放物品以方便使用。在实验室工作区域外还应当有供长期使用的存储空间。

(4)在实验室内应使用专门的工作服；应戴乳胶手套。

(5)实验室工作区域外应有存放个人衣物的地方。

(6)在实验室所在的建筑物内应配备高压蒸汽灭菌器，并按期检查和验证，以保证符合要求。

(7)应在实验室内配备生物安全柜。

(8)应设置洗眼设施,必要时应有喷淋装置。

(9)应通风,如使用窗户自然通风,应有防虫纱窗。

(10)有可靠的电力供应和应急照明。必要时,重要设备如培养箱、生物安全柜、冰箱等设备有备用电源。

(11)实验室出口应有在黑暗中可明确辨认的标志。

3.BSL-3 实验室设计要求

(1)选址:应在建筑物中自成隔离区(如出入控制)或为独立建筑物。

(2)布局

1)由清洁区、半污染区和污染区组成。污染区和半污染区之间设缓冲间。必要时,半污染区和清洁区之间应设缓冲间。

2)在半污染区应设供紧急撤离使用的安全门。

3)在污染区与半污染区之间、半污染区和清洁区之间设置传递窗,传递窗双门不能同时处于开启状态,传递窗内应设物理消毒装置。

(3)围护结构

1)实验室围护结构内表面光滑、耐腐蚀、防水,以易于消毒清洁;所有缝隙应密封可靠,防震、防火。

2)围护结构外围墙体应有适当的抗震和防火能力。

3)天花板、地板、墙间的交角均为圆弧形且可靠密封。

4)地面应防渗漏、光洁、防滑。

5)实验室内所有的门应可自动关闭,实验室出口应有在黑暗中可明确辨认的标识。

6)外围结构不应有窗户;内设窗户应防破碎、防漏气及安全。

7)所有出入口处应采用防止节肢动物和啮齿动物进入的设计。

(4)送排风系统

1)应安装独立的送排风系统以控制实验室气流方向和压力梯度。应确保在实验室时气流由清洁区流向污染区,同时确保实验室空气只能通过高效过滤后经专用排风管道排出。

2)送风口和排风口的布置应该是对面分布,上送下排,应使污染区和半污染区内的气流死角和涡流降至最小。

3)送排风系统应为直排式,不得采用回风系统。

4)由生物安全柜排出的经内部高效过滤的空气可通过系统的排风管直接排出。应确保生物安全柜与排风系统的压力平衡。

5)实验室的送风应经初、中、高三级过滤,保证污染区的静态洁净度达到 7 级至 8 级。

6)实验室的排风应经高效过滤后向空中排放。外部排风口应远离送风口并设置在主导风的下风向,应至少高出所在建筑 2m,应有防雨、防鼠、防虫设计,但不应影响气体直接向上空排放。

7)高效空气过滤器应安装在送风管道的末端和排风管道的前端。

8)通风系统、高效空气过滤器的安装应牢固,符合气密性要求。高效过滤器在更换前应消毒,或采用可在气密袋中进行更换的过滤器,更换后应立即进行消毒或焚烧。每台高效过滤器安装、更换、维护都应按照经确认的方法进行检测,且每年至少进行一次检测以确保其性能。

9)在送风和排风总管处应安装气密型密闭阀,不要时可完全关闭以进行室内化学熏蒸消毒。

10)安装风机和生物安全柜,启动自动连锁装置,确保实验室内不出现正压和确保生物安全柜内气流不倒流。排风机一备一用。在污染区和半污染区内不应另外安装分体空调、暖气扇和电风扇等。

(5)环境参数

1)相对室外大气压,污染区为－40Pa(名义值),并与生物安全柜等装置内气压保持安全合理压差。保持定向气流并保持各区之间气压差均匀。

2)实验室内的温度、湿度符合工作要求且适合于人员工作。

3)实验室的人工照明应符合工作要求。

4)实验室内噪声水平应符合国家相关标准。

(6)特殊设备装置

1)应有符合安全和工作要求的Ⅱ级和Ⅲ级生物安全柜,其安装位置应离开污染区入口和频繁走动区域。

2)低温高速离心机或其他可能产生气溶胶的设备应置于负压罩或其他排风装置(通风橱、排气罩等)之中,应将其可能产生的气溶胶经高效过滤后排出。

3)污染区内应设置不排蒸气的高压蒸气灭菌器或其他消毒装置。

4)应在实验室入口的显著位置设置带报警功能的室内压力显示装置,显示污染区、半污染区的负压状况。当负压值偏离控制区间时应通过声、光等手段向实验室内、外的人员发出警报。还应设置显示高效过滤器气流阻力的装置。

5)应有备用电源以确保实验室工作期间有不间断的电力供应。

6)应在污染区和半污染区出口处设洗手装置。洗手装置的供水应为非手动开关。供水管应安装防回流装置。不得在实验室内安设地漏。下水道应与建筑物的下水管线完全隔离,且有明显标志。下水应直接通往独立的液体消毒系统集中收集,经有效消毒后处置。

(7)其他

1)实验台表面应防水、耐腐蚀、耐热。

2)实验室中的家具应牢固。为便于清洁,实验室设备彼此之间应保持一定距离。

3)实验室所需压力设备(如泵等)不应影响室内负压的有效梯度。

4)实验室应设置通信系统。

5)实验记录等资料应通过传真机、计算机等发送至实验室外。

6)清洁区设置淋浴装置。必要时,在半污染区,设置紧急消毒淋浴装置。

4.安全柜型 BSL-4 实验室设计要求 BSL-4 实验室根据使用的生物安全柜的类型和穿着防护服的不同,可以分为安全柜型、正压服型和混合型实验室。

(1)选址:实验室应建造在独立建筑物内或建筑物中独立的完全隔离区域内,该建筑物应远离城区。

(2)布局

1)由清洁半污染区和安放有Ⅲ级生物安全柜的污染区组成。清洁区包括外更衣室、淋浴室和内更衣室。相邻区由缓冲间连接。

2)应在半污染区和清洁区墙上、半污染区和污染区墙上设置不排蒸气的双扉高压灭菌器和浸泡消毒槽或熏蒸消毒室或带有消毒装置的通风互锁传递窗,以便传递和消毒不能从更衣室携带进出的材料、物品和器材。

3)污染区和半污染区墙上设置的不排蒸气的双扉高压灭菌器应与Ⅲ级生物安全柜直接相连。

4)半污染区应设紧急出口,紧急出口通道应设置缓冲间和紧急消毒处理室。

(3)围护结构:同 BSL-3 规定。

(4)送排风系统:排风系统应连续经过两个高效过滤器处理。其他要求按 BSL-3 规定。

(5)环境参数:同 BSL-3 规定。

(6)安全装置及特殊设备:应有符合安全和工作要求的Ⅲ级生物安全柜。其他要求按 BSL-3 规定。

5.正压服型 BSL-4 实验室设计要求　由 BSL-4 级实验设施、Ⅱ级生物安全柜和具有生命支持供气系统的正压防护服组成。

(1)选址:同安全柜型 BSL-4 实验室设计要求。

(2)布局

1)由清洁区、半污染区和安放有Ⅱ级生物安全柜的污染区组成,相邻区由缓冲间连接。清洁区包括外更衣室、淋浴室、内更衣室(可兼缓冲间),污染区、半污染区之间的缓冲间应设化学淋浴装置,工作人员离开实验室时,经化学淋浴对正压防护服表面进行消毒。

2)其他要按安全柜型 BSL-4 实验室的规定。

3)围护结构:按安全柜型 BSL-4 实验室的规定。

4)送排风系统:按安全柜型 BSL-4 实验室的规定。

5)环境参数:按安全柜型 BSL-4 实验室的规定。

(6)安全装置及特殊设备

(1)应使用 E 级外排风型生物安全柜。

(2)进入污染区的工作人员应穿着正压防护服。生命保障系统包括提供超量清洁呼吸气体的正压供气装置、报警器和紧急支援气罐。工作服内气压相对周围环境应为持续正压,并符合要求,生命保障系统应有自动启动的紧急电源供应。

(3)按安全柜型 BSL-4 实验室的规定。

6.混合型 BSL-4 实验室设计要求　在本级实验设施基础上,同时使用Ⅲ级生物安全柜和具有生命支持的供气系统(正压防护服)。

四、不同生物安全实验室的操作规程

1.BSL-1 和 BSL-2 实验室操作规程

(1)实验室工作人员的防护要求

1)在实验室工作时,必须穿着合适的工作服或防护服。

2)工作人员在进行可能接触到体液以及其他具有潜在感染性的材料或感染性动物的操作时,应戴上合适的手套。手套用完后,应先消毒再摘除,随后必须洗手。

3)在处理完感染性实验材料和动物后,以及在离开实验室工作区域前,都必须洗手。

4)为了防止眼睛或面部受到喷溅物的污染、碰撞或人工紫外线辐射的伤害,必须戴合适的安全眼镜、面罩(面具)或其他防护设备。

5)严禁穿着实验室防护服离开实验室工作区域。

6)不得在实验室内穿露脚趾的鞋。

7)禁止在实验室工作区域进食、饮水、吸烟、化妆和处理角膜接触镜。

8)禁止在实验室工作区域储存食品和饮料。

9)在实验室内用过的防护服不得和日常服装放在同一柜子内。

(2)生物实验室有关操作的指导原则

1)严禁用口吸移液管,严禁将实验材料置于口内,严禁舔标签。

2)所有的实验操作要按尽量减少气溶胶和微小液滴形成的方式来进行。

3)应限制使用注射针头和注射器。除了进行腔道外注射或抽取实验动物体液外,注射针头和注射器不能用于移液操作或用做其他用途。

4)实验室应制订并执行处理溢出物的标准操作程序。出现溢出事故以及明显或可能暴露于感染性物质时,必须向实验室负责人报告。实验室应如实记录有关暴露和处理的情况,保存相关记录。

5)污染的液体在排入到生活污水管道以前必须清除污染。根据所处理的微生物因子的危险度评估结果准备专门的污水处理系统。

6)只有保证在实验室内没有受到污染的文件纸张才能带出实验室。

(3)实验室工作区的管理原则

1)实验室应保持清洁整齐,严禁摆放与实验无关的物品。

2)每天工作结束后应清除工作台面的污染。若发现具有潜在危害性的材料溢出应立即清除污染。

3)所有受到污染的材料、标本和培养物在废弃或清洁再利用之前,必须先清除污染。

4)感染性材料的包装和运输应遵循国家和/或国际的相关规定。

5)如果窗户可以打开,则应安装防止节肢动物进入的纱窗。

2.BSL-3 实验室操作规程 BSL-3 实验室的防护服应为长袖、背面开口的隔离衣或连体衣,应穿着鞋套或专用鞋。实验室防护服不能在实验室外穿着,且必须在清除污染后再清洗。最好使用一次性连体防护服。其他规程同 BSL-1 实验室和 BSL-2 实验室。

五、生物安全柜的分类及使用

生物安全柜是一种对操作人员、样品和环境提供局部高洁净工作环境、通过性较强的安全防护设备,是实验室生物安全一级防护屏障中最基本的安全防护设备。生物安全柜可提供样品和工作人员的双重保护。过滤后的洁净气流从安全柜顶部吹下,通过工作区域,在到工作人员的呼吸区域前被俘获。气流在放空前将被过滤,一般情况下过滤后的空气将被排回实验室。

1.生物安全柜分类

(1)Ⅰ级生物安全柜:至少安装一个高效空气过滤器对排气进行净化,工作时,安全柜正面玻璃推拉窗打开一半,上部为观察窗,下部为操作窗口。外部空气由操作窗口吸进,而不可能由操作窗口逸出。工作状态时保证工作人员不受侵害,但不保证实验对象不受污染。

(2)Ⅱ级生物安全柜:至少安装一个高效空气过滤器对排气进行净化,工作空间有经高效过滤器净化的无涡流的单向流空气。工作时正面玻璃推拉窗打开一半,上部为观察窗,下部为操作窗口。外部空气由操作窗口吸进,而不可能由操作窗口逸出。工作状态下遵守操作规程时既保证工作人员不受侵害,也保证实验对象不受污染。

(3)Ⅲ级生物安全柜:至少装置一个高效空气过滤器对排气进行净化,工作空间有经高效过滤器净化的无涡流的单向流空气。正面上部为观察窗,下部为手套箱式操作口。箱内对外界保持负压。可确保人体与柜内物品安全隔绝。

2.生物安全柜使用注意事项

(1)工作前先让生物安全柜启动运行 5min 或更长时间。

(2)不能在生物安全柜内使用酒精灯,柜内尽量不要使用明火,因为在明火使用过程中产生的细小颗粒杂质将被带入滤膜区域,这些高温杂质会损伤滤膜。无法避免一定需要使用的时候,宜使用低火苗的本生灯。

(3)缓慢移动,为了避免影响正常的风路状态,柜内操作时手应该尽量平缓移动。

(4)物品平行放置,为了避免物品和物品之间的交叉污染现象产生,在柜内摆放的物品应该尽量呈横向一字摆开,避免回风过程中造成交叉污染。一般情况下,右手放置清洁物品,左手放置污染物品。同时避免堵塞背部回风隔栅影响正常风路。

(5)工作前后要使用消毒剂(含氯消毒剂或70%乙醇)对工作台面进行清洁、消毒。

(6)工作结束后,要继续运行2~3min进行内部清洁。

(7)操作时,如果有标本溅出应立即进行消毒和清洁。

六、实验室生物安全管理

实验室生物安全管理是指当操作具有潜在感染力的微生物时,为防止实验人员的感染和防止感染因子的外泄,采取恰当的实验室操作和实验程序,使用一定的实验室安全装备,对实验室的设施及结构提出特定要求,并将上述诸因素综合起来进行应用的过程。

实验室生物安全管理的目的除了上述防止实验人员感染和防止感染因子外泄而污染环境外,还在于保护操作者的同事、家人以及实验室的服务人员,如果实验室生产某种产品则实验室安全管理的目的还包括保证产品的安全。

1.实验室生物安全管理一般规定

(1)实验室负责人应限制人员进入实验室。未经批准,任何人不得进入实验室工作区域。儿童不得进入实验室工作区域。对可以增加获得性感染的危险性或感染后可能引起严重后果的人员不允许进入实验室或动物房。

(2)实验室门上应标有国际通用的生物危害警告标志,包括通用的生物危险性标志,标明传染因子、实验室负责人或其他人姓名、电话以及进入实验室的特殊要求。

(3)实验室的门应保持关闭。

(4)工作人员进入动物房应当经过特别批准。

(5)与实验室工作无关的动物不得带入实验室。

(6)实验室废弃物处理相关规定如下。

1)黑色塑料袋用来收集未被污染或经高压处理的废弃物。

2)废纸篓用来收纳未被污染的废纸、用过的纸巾等。

3)所有可能传染的物质必须高压处理或焚化。

4)所有丢弃的标本、培养基和实验室废弃物必须放在专门容器里。

5)用白色聚丙烯罐盛装2%新鲜配制的次氯酸液,以供临时处理丢弃的标本,被污染的吸头,棉拭子,待一天工作结束之后,再经高压处理。

6)黄色塑料袋用来处理被污染的实验室废弃物,应封口后再由工人拿去焚烧。

7)带盖,带标签的硬质容器用来盛装有针头的锐器。

(7)实验室传染性物质的消毒相关规定如下

1)所有培养基的传染性物质都要经高压处理,除非是准备焚烧的,高压的最大好处是使传染性物质离开实验室,可保证安全。

2)用做此目的的高压设备应在医学技师监督下由实验室工人操作。

3)医院设备组应定期测试,检修高压设备。多个高压设备应有使用记录,并自使用之日起由医学技师连续记录。任何不符合的情况都要向安全人员报告。

(8)实验室离心机使用的相关规定如下

1)离心机用的试管应是厚管或塑料的,离心前应仔细检查是否有缺损。

2)离心机需放置在合适的位置,操作都应能看见离心缸,以便能正确地将离心架放在转子上。

3)离心桶和离心架配对使用,负载后需仔细平衡。

4)为避免脱架和试管内溶液溅出,开始采用低转速,然后逐渐升高。

4)离心机内缸应由高级人员定期检索,内壁必须用戊二醛定期清洁,去污染。

5)在对含有或怀疑含有生物安全操作3级标本离心时,必须加盖密封,密封盖只有在一级生物安全操作台内才能打开。

2.BSL-3实验室管理规定　在BSL-3实验室除了以上规定外还应遵守下列规定。

1)涉及各种潜在感染性物质的操作均必须在生物安全柜或其他类似的防护设施中进行。

2)有些实验室操作,或在进行感染了某些病原微生物的动物操作时,必须配备呼吸装备。

3)实行双人工作制,严禁任何人单独在实验室内工作。

4)实验记录未经可靠消毒不得带出实验室。为保证安全,通常使用传真进行原始记录的传输。

5)工作人员应开展健康监测。在开始工作前应收集并妥善保存工作人员的基线血清。

七、国内外实验室生物安全相关指南、标准

1.国外有关实验室生物安全的相关规定

(1)世界卫生组织(WHO)有关实验室生物安全的相关规定:世界卫生组织的《实验室生物安全手册》第一版于1983年公布,该手册鼓励各国接受和执行生物安全的基本概念,鼓励针对本国实验室如何安全处理致病微生物来制订具体的操作规程,并为制订这类规程提供专家指导。它是第一本具有国际适用性的实验室生物安全手册,从此生物安全实验室在世界范围内有了一个统一的基本原则。自1983年以来,许多国家已经参考该手册所提供的条款制订了本国的生物安全操作规程。

WHO组织了来自美国、加拿大、俄罗斯、瑞典、英国、澳大利亚、苏格兰和WHO的生物安全专家和官员,于1993年编写完成并发布了《实验室生物安全手册》第二版。该手册是以微生物实验室的生物安全为主要内容,针对对人有致病性或有潜在致病性的微生物而言的。该版对微生物的危害等级、实验室防护等级、标准实验室操作、感染性物质的处理、个人防护、生物安全柜的使用等做出了明确的规定。

2003年4月WHO又在国际互联网上发布了《实验室生物安全手册》第二版的网络修订版,该版实际上是第三版的征求意见稿。该版与1993年的第二版相比,新增了两个章节,分别介绍了危害评估和重组DNA技术。此外,该版在实验室生物安全管理、实验室的硬件(实验室设施、设备和个人防护)和软件(标准操作规程以及管理和培训)方面的要求都十分具体、明确,既富有科学性,又具备良好的可操作性,是各国制订相应的标准和操作规程的最佳参考。WHO这一版本的《实验室生物安全手册》包括以下主要内容:生物安全一般原则、不同等级防护实验室安全指南(包括实验室设计、设备、人员培训等)、微生物操作技术(包括标准微生物操作技术、感染性样本材料的包装运输、消毒灭菌以及突发事件预案等)、实验室设备、安全组织和培训等。

WHO《实验室生物安全手册》第三版于2004年11月在WHO的官方网站发布。第三版包括了《实验室生物安全手册》第二版(修订版)与《卫生保健实验室安全》两部分内容。该版在危害评估、重组DNA技术的安全利用以及消毒与灭菌等章节根据最新的研究成果进行了修订,并自始至终强调了工作人员个人责任心的重要作用。

(2)美国有关实验室生物安全的相关规定

1)《微生物和生物医学实验室的生物安全手册》:该手册是参考《病原体危害程度分类》编写的。Pike等人长期对微生物实验室相关感染进行了大量的统计和研究,1979年Pike在他的评论中指出:我们已经具备了防止大部分实验室感染的知识、技术和设备。然而当时美国并没有任何关于这些操作的标准、指南或其他文件,为实验室常规操作提供详细的技术、设备介绍以及其他意见或建议。《病原体危害程度分类》这本小册子,在当时被作为传染病实验室的一般参考。这本小册子将传染病病原体和实验室行为分为4个等级,构成了《微生物和生物医学实验室的生物安全手册》早期版本的基本形式。到1993年,由CDC/NIH有关专家编写的《微生物和生物医学实验室的生物安全手册》的第三版着重描述了微生物实验室标准操作、实验室设计和设备安全的不同组合,形成四级的实验室生物安全防护等级,并依据微生物对人的危害程度分为4个危险级别,在实验室实际操作中加以应用。

1999年ABSA、CDC和NIH的生物安全专家,根据近年发生的一些新情况,如新出现的传染病、生物恐怖活动、三级和四级生物安全实验室的设计、感染性微生物的国际运输等问题,在第三版的基础上进行了必要的修改和新的补充,出版了第四版《微生物和生物医学实验室的生物安全》。

2)《涉及重组DNA研究的生物安全指南》(NIH指南):该指南的目的是要详细说明重组DNA分子的特殊操作,对含有重组DNA分子的生物体和病毒的特殊操作。

NIH指南包括了所有设计重组DNA的研究活动,把实验室内进行重组DNA的研究分为微生物的、植物的和动物的3类,按规模分为实验室级的和大规模的。在NIH指南中,无论是哪一类型的研究,其实验室生物安全的分类标准、操作标准、防护等级都与CDC/NIH《微生物和生物医学实验室的生物安全手册》相一致。在NIH指南中,对涉及生物安全的研究,都要经过生物安全委员会或生物安全负责人的危害评估,制订出相应的生物安全防护措施后,才可以开题研究。

(3)加拿大有关实验室生物安全的相关规定:《实验室生物安全指南》:该指南是参考《处理重组DNA分子和动物病毒及细胞的指南》编写的。1977年2月,加拿大医学研究委员会(MRC)出版了《处理重组DNA分子和动物病毒及细胞的指南》。MRC的这部指南比美国和英国有关这方面的类似指南更进了一步。由于新的遗传学技术的应用,加拿大的指南中提出了动物病毒和细胞培养中的实验室安全以及潜在的安全问题。加拿大自然科学和工程研究委员会(NSERC)、加拿大国立研究委员会(NRC)均采纳并执行了这些指南,许多地方和私立研究机构也采纳并执行了这些指南。而且,加拿大国家健康和社会福利部部长规定,由联邦政府进行的或支持的所有研究应使用这些指南。同样,在没有正式法律机关或条文规定的情况下,许多行业采纳了这些指南。

在MRC生物危害委员会的建议下,MRC在1979年和1980年又分别出版了两个新的版本,其主要目的是为了适应重组DNA技术快速发展中危害的变化,并显著降低了该技术的防护要求。MRC生物危害委员会和实验室疾病控制中心于1990年出版了《实验室生物安全指南》第一版,并成立了联合工作组,专门为那些从事与人类病原体相关的研究或开发的单位提供相应等级的实验室设计、建设以及工作人员培训的技术资料,这些技术资料的重点是有关细菌、病毒、寄生虫、真菌和其他对人类有致病作用的感染性病原体的实验室生物安全防护措施。分离一种微生物病原体或怀疑有微生物病原体存在的某一样本时,必须在适当防护等级的实验室中进行,分离每一种病原体必须依据其危害进行处理。工作组在他们对第一版评论的基础上进行了必要的修订后，把这份报告提交到MRC和加拿大卫生部。编委会在分析了公众的反应后，再次做了必要的修改。这些修改内容，反映出当时公认的防护要求和操作要求，与世界其他国家和国际组织的操作要求相一致。另外，与加拿大立法相关的微生物实验室也包括在这个版本中。

2001年的《实验室生物安全指南》第三版的主要内容包括：生物安全（包括危害等级、防护等级、危害评估、生物安全负责人和生物安全委员会）、感染材料的处理、实验室设计和物理要求、试运行认可和再认可、微生物大规模生产的操作标准和物理要求、实验室动物的生物安全、从事特殊危害工作的生物安全指南的选择、消毒、生物安全柜的使用、操作感染性病原体的法规情况等。

(4)欧洲有关实验室生物安全的相关规定

1)欧盟法规(Directive 2000/54lEC)：由欧洲议会和理事会2000年发布的关于保护工人在工作中免受生物制剂暴露危险的指令(2000/54/EC)适用于整个欧盟，也被认为是欧盟法规，其前身是Council Directive 93/88/EC等欧盟理事会法规。在Directive 2000/54/EC中，用“生物因子”来代替原来“微生物”这一术语，并涵盖了遗传修饰生物体、细胞培养物以及人体寄生虫。而Directive 2000/54/EC所讨论的仅限于那些可能引起人体感染、变态反应或毒性的生物因子，此外也不包括那些仅对植物和动物有致病性的生物因子。此外，在将生物因子归入四个不同危害等级时，仅根据生物因子的感染危险来进行分类。Directive 2000/54/EC的主要内容包括：一般规定（目的、定义、范围——危害检查和评估、危害评估中的例外情况）、实验室所在单位责任（替代、降低危害、咨询专家、卫生与个人防护、信息和培训、工作手册、操作不同危害生物因子人员名单、协商、向专家通报情况）以及各种规定（健康监测、除诊断实验室以外的保健机构、各种监测、资料利用、对生物因子分类、附加内容、通报委托方、废止、生效）。

Directive 2000/54/EC已经在欧盟的各成员国实施，但允许不同国家可以有自己的人病原体分类表。

2)英国的《生物因子危害程度及防护分类》：英国危险病原体咨询委员会(ACDP)根据对各种致病微生物的危害性的认识和其他国家的分类结果，1995年修订了《生物因子危害程度及防护分类》。新的分类方法重点强调了生物因子对人的致病性和潜在的致病性，提出了各生物安全防护水平实验室的物理防护要求、危害评估、健康监测和人员培训等。在病原体危害等级分类中，它与别的国家不同的是，把危害等级中的肠道细菌单独列出，并强调其防护要求和危害评估等。

3)德国的《病原体分类》：其主要内容是对致病微生物进行分类。

4)法国、比利时和荷兰的《感染因子的危害等级分类》：上述三个国家对生物因子危害等级的分类标准是一致的，主要依据病原体的危害程度来对病原体进行分类。除了将对人、动物以及植物无害的生物因子归入危害等级Ⅰ级以外，将人和动物的致病因子分别归入危害等级Ⅱ～Ⅳ级，而植物有害因子则分别归入危害等级Ⅱ～Ⅲ级。

5)瑞士的《基于对人和环境危险性的生物因子分类》：瑞士生物技术联邦协调中心(FCBS)在对生物因子进行分类时，其标准包括两个方面。第一是根据生物体（细菌）对人和环境的危害程度，第二是在生物防护系统中可识别的受体生物体和载体之间的组合。这个列表的目的是促进和协调防护法令的执行，以及生物技术职业法令和防护法令之间的协调。

2.我国与实验室生物安全有关的规定　以前，我国在实验室生物安全方面，没有任何法规、法律或安全指南、手册等具体规定，只有一些与病原体有关的法规，包括《中华人民共和国传染病防治法》、《中华人民共和国传染病防治法实施办法》、《中华人民共和国国境卫生检疫法》、《中华人民共和国进出境动植物检疫法》等。直到2002年12月，卫生部才颁布了卫生行业标准《微生物和生物医学实验室生物安全通用准则》(WS 233-2002)，这在我国是一个开创性工作。2003年8月，在国家科技部、卫生部、农业部和质检总局等有关部门的支持下，国家认证认可监督管理委员会委托中国实验室国家认可委员会(CNAL)组织生物安全专家开始编写《实验室生物安全通用要求》，并于2004年5月作为国家强制性标准正式颁布。该标准的发布是我国实验室生物安全管理、公共卫生体系和认证认可体系建设具有里程碑意义的一件大事，它标志着我国实验室生物安全管理进入了科学、规范和发展的新阶段。该标准的实施为我国预防控制传染病、应对缓急卫生事件和抗击生物恐怖夯实了基础。经过近5年的实践，国内对生物安全实验室建设、运行和管理的需求及相应要求有了更深入的理解和新的共识。为适应我国生物安全实验室建设和管理的需要，促进发展，对GB 19489-2004进行了修订，颁布了《实验室生物安全通用要求》(GB 19489-2008)。2004年8月3日发布了中华人民共和国国家标准《生物安全实验室建筑技术规范》，2004年8月28日全国人民代表大会常务委员会通过了新的《中华人民共和国传染病防治法》，2004年11月5日国务院第69次常务会议通过了《病原微生物实验室生物安全管理条例》。一系列法规的出台与实施体现了我国政府对生物安全的高度重视，也标志着我国生物安全的管理正越来越科学化、标准化、法制化。

(1)中华人民共和国传染病防治法：《中华人民共和国传染病防治法》于1989年2月21日第七届全国人民代表大会常务委员会第六次会议通过，并于2004年8月28日第十届全国人民代表大会常务委员会第十一次会议修订通过，自2004年12月1日起施行。

《中华人民共和国传染病防治法》修订后共分9章43条。为了预防、控制和消除传染病的发生与流行，保障人体健康和公共卫生(1989年版为“保障人民的健康”)，该法规定国家对传染病实行预防为主的方针，防治结合、分类管理、依靠科学、依靠群众(两个依靠为新增内容)。该法把我国流行的传染病分为甲类、乙类和丙类等三类，甲类的危害程度最高，依次递减。2004年版的传染病防治法在乙类传染病中新增了传染性非典型肺炎和人感染高致病性禽流感，并将1989年版里的肺结核、新生儿破伤风和血吸虫病三种丙类传染病调整为乙类传染病，将1989年版中的流行性和地方性斑疹伤寒、黑热病两种乙类传染病调整为丙类传染病，同时规定对乙类传染病中传染性非典型肺炎、炭疽中的肺炭疽和人感染高致病性禽流感，采取该法所称甲类传染病的预防、控制措施。2004年版对现行传染病疫情报告和公布制度做了完善，并新设立了传染病疫情信息通报制度；规定了疾病预防控制机构、医疗机构的实验室和从事病原微生物实验的单位，应当符合国家规定的条件和技术标准，建立严格的监督管理制度，对传染性病原体样本按照规定的措施实行严格监督管理，严防传染性病原体的实验室感染和病原微生物的扩散，并且明确了违反规定将受到处罚。此外，2004年版与1989年版相比，对疫情控制的要求更加具体，使隔离措施有了法律依据；规定了要严防医院成为传染源，医院不得拒收传染病患者；同时对传染病患者的权利保护和尊重个人隐私给予了法律保障。

新的传染病防治法更加完善，更具人性化，更加体现时代特色。同时，随着新的传染病防治法颁布实施，其实施办法及相应的传染病诊断标准也必然要进行修订。这些新的法律、法规将给今后的传染病防治带来深远而又实在的变化。

(2)中华人民共和国传染病防治法实施办法：该实施办法于1991年10月4日由国务院批准，1991年12月6日卫生部令第17号发布施行。

该实施办法是依据1989年版《中华人民共和国传染病防治法》的规定而制定的，共七章七十六条。从第十五条到第二十七条，对病原体的管理做出了一些明确的要求。其中，把我国主要流行病的病原体分为一类、二类和三类等，一类危害性最大，依次递减。并对卫生防疫机构和从事致病微生物实验的科研、教学、生产等单位提出了三个宏观要求。对菌(毒)种的保藏、携带、运输实行严格管理，一类和二类菌毒种由国务院卫生行政部门指定单位保藏，三类菌毒种由设有专业实验室的单位保藏，但对菌毒种保藏单位的建筑设施、安全防护措施和人员操作等没有做规定。在菌毒种携带和运输方面规定得还比较模糊。

(3)《中华人民共和国传染病防治法》规定的传染病诊断标准：该标准于1990年8月4日由卫生部

发布。

该标准具体规定了甲类、乙类和丙类共 35 种传染病的诊断标准。诊断标准包括临床症状、实验室检测标准等。但对临床和实验室诊断过程中的实验室安全等级标准、操作标准和个人防护措施等没有做出规定。

(4)中华人民共和国国境卫生检疫法:《中华人民共和国国境卫生检疫法》于 1986 年 12 月 2 日第六届全国人民代表大会常务委员会第十八次会议通过,并于 1986 年 12 月 2 日中华人民共和国主席令第 46 号发布施行。

该法对由国外传入或由国内传出的传染病种类、出入境检测对象、发现可疑线索采取的措施、各级行政主管部门和职能部门的职责等做出了相应的规定。

(5)中华人民共和国进出境动植物检疫法:该法对检疫对象(动物传染病、寄生虫病和植物危险性病、虫、杂草以及其他有害生物)、检疫制度、检疫单位、过境检疫、携带和邮寄物检疫、发现检疫对象后的处理方法等做出了规定,并根据危害性将检疫对象分成一类和二类,具体检疫办法由农业行政主管部门制定实施。

(6)《微生物和生物医学实验室生物安全通用准则》(WS 233-2002):该卫生行业标准是参考美国 CDC/NIH《微生物和生物医学实验室的生物安全》第四版制定的,规定了微生物和生物医学实验室生物安全防护的基本原则、实验室的分级、各级实验室的基本要求。作为最低要求,该标准适用于我国疾病预防控制机构、医疗保健、科研机构。其基本内容包括以下几点。

1)范围。

2)规范性引用文件。

3)定义。

4)实验室生物安全防护的基本原则。

5)实验室的分类、分级及适用范围。

6)一般生物安全防护实验室的基本要求。

7)实验脊椎动物生物安全防护实验室。

8)生物危险标志及使用。

9)新建三级和四级生物安全防护实验室的验收和现有生物安全防护实验室的评价。

10)现用三级和四级生物安全实验室的使用和维护。

(7)《实验室生物安全通用要求》(GB 19489-2008):本标准代替《实验室生物安全通用要求》(GB 19489-2004)。

本标准与 GB 19489-2004 相比,主要变化如下。

1)对标准要素的划分进行了调整,明确区分了技术要素和管理要素。

2)删除和修订了 2004 年版的部分术语和定义。

3)增加了新的术语和定义。

4)删除了危害程度分级。

5)修订和增加了风险评估和风险控制的要求。

6)修订了对实验室设计原则、设施和设备的部分要求。

7)增加了对实验室设施自控系统的要求。

8)增加了对从事无脊椎动物操作实验室设施的要求。

9)增加了对管理的要求。

10)删除了部分与GB 19781-2005重复的内容。

该标准在编制中参考了大量的国际有关标准、文件，考虑了在国外实际考察的收获，充分体现了与国际接轨的基本原则。同时，该标准也结合了国内多年的生物安全工作经验，特别是抗击"非典"过程中有关实验室生物安全的经验，具有可靠的实践基础，具备符合国情、可操作性强的特点。

(8)《生物安全实验室建筑技术规范》(GB 50346-2004)：该规范于2004年8月3日发布，2004年9月1日起实施。

为使生物安全实验室在设计、施工和验收方面满足实验室生物安全防护的通用要求，切实遵循物理隔离的建筑技术原则，经过广泛、深入的调查研究，在认真总结了多年以来生物安全实验室建设的实践经验，积极采纳了最新科研成果，并在参照有关国际和国内技术标准的基础下，制定了该规范。该规范适用于微生物学、生物医学、动物实验、基因重组以及生物制品等使用的新建、改建、扩建的生物安全实验室的设计、施工和验收。生物安全实验室的建设应以生物安全为核心，确保实验人员的安全和实验室周围环境的安全，同时应满足实验对象对环境的要求。在建筑上应以实用、经济为原则。生物安全实验室所用设备和材料必须有符合要求的合格证、检验报告，并在有效期之内，属于新开发的产品、工艺，应有鉴定证书或实验证明材料。

主要内容是：规定了生物安全实验室建筑平面、装修和结构的技术要求；实验室的基本技术指标要求；对作为规范核心内容的空气调节与空气净化部分，则详尽地规定了气流组织、系统构成及系统部件和材料的选择方案、构造和设计要求；规定了生物安全实验室的给水、排水、气体供应、配电、自动控制和消防设施配置的原则；最后对施工、检测和验收的原则、方法做了必要的规定。具体包括以下几点。

1)总则。

2)术语。

3)生物安全实验室的分级和技术指标。

4)建筑、结构和装修。

5)空调、通风和净化。

6)给水、排水和气体供应。

7)电气和自控。

8)消防。

9)施工要求。

10)检测和验收。

(9)病原微生物实验室生物安全管理条例：该条例于2004年11月5日国务院第69次常务会议通过，并于2004年11月12日发布实施。

《病原微生物实验室生物安全管理条例》适用于中华人民共和国境内的病原微生物实验室及其从事实验活动(指病原微生物实验室从事与病原微生物菌/毒种、样本有关的研究、教学、检测、诊断等活动)的生物安全管理，其目的是为了加强病原微生物实验室生物安全管理，保护实验室工作人员和公众的健康。国务院卫生主管部门主管与人体健康有关的病原微生物实验室及其实验活动的生物安全监督工作；国务院兽医主管部门主管与动物有关的病原微生物实验室及其实验活动的生物安全监督工作；国务院其他有关部门在各自职责范围内负责病原微生物实验室及其实验活动的生物安全管理工作。该条例规定，国家对病原微生物(指能够使人或者动物致病的微生物)实行分类管理(根据病原微生物的传染性、感染后对个体或者群体的危害程度，将病原微生物分为四类，其中一、二类病原微生物统称为高致病性病原微生物)，对病原微生物实验室实行分级管理(根据病原微生物实验室对病原微生物的生物安全防护水平，并依照病原微生物实验室生物安全国家标准的规定，将病原微生物实验室依次分为一至四级），并由病原微生物实验室的设立单位及其主管部门负责病原微生物实验室日常活动的管理，承担建立健全的安全管理制度，检查、维护实验设施、设备，控制病原微生物实验室感染的职责。

条例分为七章，依次为总则、病原微生物的分类与管理、实验室的设立与管理、实验室感染控制、监督管理、法律责任以及附则。条例明确了病原微生物的分类和管理，特别是对病原微生物样本的采集、运输、储存和保管以及分发均做了具体的规定，同时还规定了上述过程中应遵守的安全保障措施。条例对四级实验室的建设与管理、实验室的感染控制措施提出了明确的要求，对病原微生物实验室的各级主管部门的职责进行了具体规定，并对违反该条例规定的情况，根据其性质与后果明确了相应的法律责任，根据该条例规定，所有在该条例施行前设立的实验室，应当自该条例施行之日（2004 年 11 月 12 日）起 6 个月内，依照该条例的规定办理有关手续。

（房翠云）

第四章　检验标本采集

第一节　血液学检验标本采集

一、全血细胞分析检查标本的采集

（一）病人要求

患者应处于平静状态，减少运动，避免在输脂肪乳过程中或其后采血，禁止在输液手臂同侧采集血液，冬天从室外进入室内，应等患者体温暖和后再采血，采血时一般取坐位或卧位。

（二）标本采集

1.末梢血采集

(1)采血部位的选择：成人选择左手环指，1岁以下婴儿选择大拇指或足跟部两侧采血。

(2)轻轻按摩采血部位，使其自然充血，用75%乙醇棉球消毒局部皮肤，待干。

(3)操作者用左手拇指和示指捏紧采血部位两侧，右手持无菌采血针迅速刺入采血部位。

(4)用消毒干棉球擦去第一滴血后，用微量吸管采集标本。

(5)采血完毕，用消毒干棉球压住穿刺点几分钟至止血为止。

2.静脉血采集　用普通采血法或真空采血法抽取肘前静脉、手背、手腕和外踝静脉，或幼儿的颈外静脉处静脉血2ml注入含EDTA・K_2抗凝剂的抗凝管中，立即轻轻将试管颠倒混匀5～8次，使其充分抗凝，并在试管上贴好标识。该管血液标本除用于全血细胞分析检查外，还可用于ABO血型测定、网织红细胞计数、微量元素和疟原虫涂片的检测。

（三）标本保存

1.使用末梢血做细胞检查时采集标本后应及时检测，最好在2h内完成，且不要放在冰箱内冷藏。

2.抗凝静脉血室温中可稳定8～12h，如不能及时检测，可置于4℃冰箱中，上机检测前须将其取出平衡至室温，混匀后再测定。

（四）注意事项

1.一般要求用抗凝的静脉血，尽可能不用皮肤穿刺采集末梢毛细血管血进行全血细胞分析检测。因为末梢血采集时，易受组织液的稀释，细胞成分和细胞与血浆的比例同静脉血有差别。末梢毛细血管采血量较少，特别对一些全自动分析的仪器，不易采到足够量，更不能在有疑问时重复检查。因此，除了少数不易取得静脉血，如婴儿、大面积烧伤等患者，以及某些需要经常采血检查的病例，如血液病、肿瘤化疗或放疗的病人等，均应采静脉血进行检测。

2.采静脉血时止血带压迫不能时间过长或过紧,应<1min,避免造成血红蛋白和血细胞比容增高。

3.末梢采血时,挤压力不能过大,以免过多组织液混入;同时要避开冻疮、发炎、水肿等部位,以避免影响结果;每个病人换新的薄膜手套。所以,为了保证结果的准确性,尽可能使用静脉采血方法,而不用毛细血管采血方法。

4.当标本同时用于血涂片分析时,应在采集后4h内制备血涂片,以免引起中性粒细胞和单核细胞形态的改变,同时标本亦不能冷藏。

5.静脉采血如不注意,常易使血样溶血,影响检验,常见溶血的技术因素有注射器或试管潮湿,或有表面活性剂污染,或抽血后未卸下针头,强力将血液排入试管管内有许多气泡,或抽血时负压过大,或止血带结扎过久又不能一针见血等。严重溶血标本原则上不能使用,应通知临床重新采血,或在报告单上注明"溶血"字样,提醒临床医师注意。

二、红细胞沉降率(血沉)检查标本的采集

1.病人要求　患者应处于平静状态,避免在输入脂肪乳过程中或其后采血。

2.标本采集　抽取静脉血1.6ml,加入到含0.4ml浓度为109mmol/L枸橼酸钠溶液的(1∶4)抗凝试管中,并轻轻颠倒5～8次使之充分混匀与抗凝,并在试管上贴好标识。

3.标本保存　采血后及时送检,尽快检测,室温中保存不得超过3h。

4.注意事项　血液和抗凝剂的比例要准确,标本总量2.0±0.1ml,<1.8ml或>2.2ml为不合格标本。采血过程须顺利,溶血或有细小凝块的血液标本,均影响血沉结果。

三、血栓与止血检验标本采集

(一)病人要求

1.病人采血的环境温暖,病人状态放松,避免剧烈运动,对于多次反复采血的病人最好在同一条件下采血。

2.进行血小板聚集功能试验的病人采血前1周,不能服用阿司匹林、双嘧达莫(潘生丁)、肝素、双香豆素等含抑制血小板聚集的药物,采血当天禁饮牛奶、豆浆和脂肪性食品。

(二)标本采集

1.收集静脉血,采血前不应拍打前臂。

2.采血时止血带不宜扎得过紧,压迫时间不应超过5min。

3.抗凝剂首选枸橼酸钠,抗凝剂的浓度为109mmol/L,其与血液的比例为1∶9。

4.用清洁塑料管或硅化玻璃试管采集血液标本,避免表面激活。

5.通常采集第2管血液标本用于凝血方面的检测,第1管血液用于其他的化学检测。

6.在血细胞比容(Hct)<20%或>55%时,需按以下推荐的公式来调整抗凝剂与血液的比例,公式如下:抗凝剂用量(ml)=0.00185×血量(ml)×[1-Hct(%)]。

(三)标本保存

1.原则上取血后即送检,凝血因子(特别是Ⅷ因子)分析必须立即检测或分离血浆置于-20～-40℃条件下待测。

2.全部试验最好在采集标本4h内完成,室温保存不超过4h,不能按时完成的标本应分离血浆贮

于－20℃或－70℃冰箱中，复融过的标本不能再次冷冻。

3.冰箱保存血浆要放在塑料管内，防止冷激活。

4.运送标本应避免受阳光直射，减少震动。

5.标本在室温（15～25℃）保存为宜，低温会使血小板激活，高温会使血小板聚集力减弱。

6.标本保存必须加盖，以防外源污染及 CO_2 的丢失，使标本 pH 升高，使试验结果受到影响，例如会使凝血酶原时间（PT）或活化部分凝血活酶时间（APTT）结果延长。

（四）注意事项

1.采血技术要熟练，最好"一针见血"，防止组织损伤而激活凝血系统，影响试验结果，例如凝血因子活性增高、血小板数量假性降低等。

2.抽血后迅速将血液和抗凝剂轻轻颠倒混匀，不能用力振荡使凝血蛋白受到破坏。

3.不能从输液三通管取血，防止样品中可能含有的小凝块及污染的组织对实验结果造成影响。

4.注射器选用，国际上推荐用 21G1.5 或 20G1.5 号针头。

5.采血时，血液要平稳地进入试管，防止产生气泡，避免纤维蛋白原、凝血因子Ⅴ和因子Ⅷ变性。

6.拒绝溶血的标本。

7.不能使用过期变质的枸橼酸盐抗凝剂抗凝，否则会使 PT、APTT 试验的结果缩短。

四、血流变学标本采集

（一）病人要求

需空腹 12h 以上，采血前 1 天晚上低脂饮食。在采血前 3 天，停用具有溶栓抗凝作用的药物、降脂药物等。运动和体位对血黏度有影响，采血时病人应取坐位，清晨空腹安静状态下进行。女性应避开月经期。

（二）标本采集

抗凝剂宜选用肝素或乙二胺四乙酸二钠盐（$EDTA \cdot Na_2$），其抗凝浓度范围为 10～20U/ml 血及 1.5g/L 血，液体状的抗凝剂会稀释血液，降低其黏度，故多用固体抗凝剂。采血后立即慢速颠倒，充分混匀，防止产生泡沫及血液凝固，并在试管上贴好标识。

（三）标本保存

采血后尽快检测，标本一般于室温密封保存，时间不应超过 4h，尽可能不存放于冰箱，以免影响血液的生理状态和流变特性。受实验条件限制时，标本可保存于 4℃冰箱中 12h，但不能在 0℃以下存放，因为红细胞在冰冻条件下会发生破裂。

（四）注意事项

1.采血要求"一针见血"，顺利取血，否则换一个部位重新采血。

2.采血针头的内径以较大为好（最好为 7 号以上），在较大处静脉（肘静脉）采血为宜，采血过程中若用到压脉带时，压脉时间要尽可能短，应在压脉带撤除至少 5s 后才开始抽血。

3.抽取血样时负压不宜过大，必须缓缓抽吸，以免造成血液流经针头时受到异常高的剪切力。

4.血黏度有昼夜节律性变化，与生活饮食习惯有关，一般在 11:00 及 20:00 最高，病人在治疗前后应统一采血时间，确保结果的可比性；进食会引起血细胞比容（Hct）和血浆成分的变化，采血时间以清晨空腹为宜。

五、溶血检查试验标本的采集

(一)病人要求

患者应处于平静状态,避免在输入脂肪乳过程中或其后采血。

(二)标本采集

1.大部分试验的抗凝剂选择以肝素为主,部分试验可有其他选择,如高铁血红蛋白还原试验首选枸橼酸钠抗凝,血红蛋白电泳可以 ACD 液、肝素、草酸盐、EDTA 等抗凝,G-6-PD 检测可选用 $EDTA \cdot Na_2$、ACD 液或肝素抗凝。

2.采血要顺利,防止溶血,抽取血液标本置于抗凝试管中立即轻轻颠倒摇匀,充分抗凝。

3.酸溶血标本不用抗凝血,要采集脱纤维血,方法为抽取血液标本后,取下针头将血液慢慢注入放有几个清洁小玻璃珠的小烧瓶内,不断地轻轻摇动 10～15min,直至纤维蛋白出现并附着于玻璃珠上为止,避免造成溶血。

(三)标本保存

1.G-6-PD 检测标本,4℃保存,可稳定 1 周。

2.血红蛋白异常检测的标本采集后应尽快分离血浆,尽量减少红细胞与血浆接触,避免产生高铁血红蛋白。

3.制作成的血红蛋白溶液置 4℃冰箱保存不能超过 1 周,冰冻保存可几个月,不宜反复冻融而引起血红蛋白变性。若需长期保存,可通入 CO,制成碳氧血红蛋白(COHb),然后密封或冻干保存。

4.所有贫血检测的标本都应尽快送检,保证用新鲜标本进行检测。

(四)注意事项

1.采样及分离血浆过程不能发生溶血。

2.酸溶血试验要用脱纤维血,不能用抗凝血,因为抗凝剂会影响血液的 pH。

六、骨髓细胞检查标本的采集

骨髓检查是诊断许多疾病,特别是血液系统疾病的重要手段之一,可以进一步了解骨髓中血细胞的生成、成熟、释放的程度,以及病理细胞形态或异常细胞出现的意义,从而诊断或协助诊断、观察疗效、测知预后或排除某些疾病,因此,骨髓标本的采集、接收及处理在整个骨髓分析过程中显得尤其重要。

(一)骨髓检查的适应证

患者多次检查外周血异常,出现原因不明的肝、脾、淋巴结肿大;不明原因的发热、骨痛和恶病质;诊断一些造血系统疾病,如各种类型的白血病、再生障碍性贫血、多发性骨髓瘤、巨幼细胞性贫血、恶性组织病等具有肯定诊断意义,也可通过复查骨髓象来评价疗效和判断预后;用于提高某些疾病的诊断率,如疟原虫、黑热病原虫、红斑狼疮细胞检查等。

(二)骨髓穿刺禁忌证

某些出血性疾病如血友病;晚期妊娠的孕妇做骨髓穿刺术应慎重;局部皮肤有弥散性化脓性病变或局部骨髓炎。

（三）标本采集

1.骨髓取材

（1）髂后上棘穿刺技术：①病人侧卧，幼儿则俯卧（腹下放一枕头），侧卧时上面的腿向胸部弯曲，下面的腿伸直，使腰骶部向后突出，髂后上棘一般明显突出臀部之上，可用手指在骶椎两侧摸知，此处骨髓腔大，骨皮质薄，骨面平而大，容易刺入，多被选用。②局部用碘酒、乙醇消毒，盖上已消毒的孔巾。③麻醉局部皮肤、皮下组织及骨膜，按摩注射处至药液扩散为止。④左手固定局部皮肤，右手持穿刺针与骨面垂直转刺而入，达骨髓时有阻力消失感（或落空感），深度为针尖达骨膜后再刺入1cm左右。⑤取出针芯，用5ml干燥注射器，轻轻抽取，待红色骨髓液标本出现于针管底部即止。抽取骨髓量一般不超过0.2ml，过多则容易混血稀释。⑥立即取下注射器，制作骨髓液涂片。因骨髓液容易凝固，动作应快。⑦拔下穿刺针，敷以消毒纱布，压迫数分钟使其止血，然后贴上胶布，3天内禁止洗澡。⑧同时取末梢血制作血涂片。⑨特点：该部位骨质较薄，刺针容易，骨髓液丰富；很少被血液所稀释，抽出量较多，可利用其做细菌培养及查找LE细胞，其次对再生障碍性贫血有重要早期诊断价值。

（2）髂前上棘穿刺技术：①病人仰卧，穿刺点在髂前上棘顶端后约1cm，常规消毒。②穿刺时左手固定髂前上棘，右手持针与骨面垂直转刺而入，凭落空感探知骨髓腔；然后再用注射器抽取骨髓，方法同前。③特点：该部位较安全，但此部位骨骼较硬，不如髂后上棘易穿，但对早期再障诊断价值较大。

（3）胸骨穿刺技术：①病人仰卧，并将胸部稍垫高，取胸骨中线，相当第2肋间水平，胸骨体上端为穿刺点。②用碘酒、乙醇常规消毒。局部麻醉，然后用手按摩使药液扩散。③左手固定穿刺点两旁胸骨缘，右手将针头斜面向上，针向头部75°斜方向徐徐转动刺入，达骨髓腔时有落空感，此时轻摇穿刺针不倒，穿刺时注意用左手固定胸腔，勿过猛用力，以免不慎刺入胸腔。④特点：该部位骨髓细胞增生旺盛，尤其对早期白血病诊断价值极大。但风险较大，稍有不慎刺入胸腔容易引起气胸。

（4）脊突穿刺技术：①病人取坐位，双手伏在椅背上，使上身向前弯曲，或卧于左侧，右臂抱着大腿，使腰椎明显暴露，取第3、4腰椎脊突为穿刺点。②穿刺时左手固定皮肤，右手持针自脊突定点垂直刺入。③特点：痛苦较少，穿刺时病人不易看到，可减轻病人的恐慌心理。其次该部位的骨髓细胞增殖较好，仅次于胸骨。

2.骨髓涂片　制作涂片的数量为3～5张，若要进行细胞学染色检查，可再推3～5张骨髓片。用推片蘸取骨髓液少许，置于载玻片右端1/3处，使推片和骨髓液接触，当骨髓液扩散成一均匀的粗线，然后使推片与载玻片呈30°～45°（骨髓液较浓时，角度要小，推的速度要慢；骨髓液较稀时，角度要大，推速要快），自右向左，均匀地向前推，在载玻片的左侧1/6处结束。推好的玻片平放，让其自然干燥后在涂片边膜上用铅笔标记上患者姓名。涂片后将其在空气中快速摇动，使其快干，以免细胞皱缩而形态变异。涂片不宜太厚，要头、体、尾分明，取材良好的骨髓，涂片片膜粗糙，易见骨髓小粒。

（四）标本保存

涂片要新鲜，及时染色，特殊情况可在1周内染色，否则会影响染色质量。

（五）注意事项

1.术前向病人说明穿刺的必要性与安全性，解除病人的顾虑。一般选择髂后上棘进行穿刺，因为该位置骨皮质薄，骨髓腔大，骨髓量多而容易穿取，且又在身后，患者不易产生恐慌心理，故列为首选。

2.穿刺时部位要固定，勿随意移动，抽不出时可采取以下措施：把穿刺针稍稍拔出或深入或变动方向再抽；或抽不出时也可将注射器向玻片上推射几次，常可获微量骨髓液。

3.对于有出血倾向的患者，穿刺后应压迫穿刺点稍久，以免术后出血不止。

4.穿刺成功的标志：骨髓抽出量一般不超过0.2ml，抽吸瞬间病人有特殊的痛感，骨髓液中可见到淡黄色骨髓小粒或油珠，涂片检查时有骨髓特有细胞，如浆细胞、巨核细胞、组织嗜碱细胞等，分类时中性杆状核粒细胞多于分叶核粒细胞。

5.骨髓穿刺结果，一次获得性不能代表全骨髓状态，只能代表此部位该次骨髓检查结果。

6.骨髓细胞在机体死亡后相继发生自溶，尤以红、粒、巨、淋巴细胞较明显，一般超过2～3h无诊断价值。不易穿刺原因：多见于骨髓疏松、坏死、软骨症、肿瘤或恶性贫血。

7.用作涂片的玻片要洁净、无油腻，处理好的玻片，手指不要接触玻片面。

8.骨髓液抽取后应立即推片5张以上。一张好的涂片应该厚薄均匀，分头、体、尾3部分，尾部呈弧形，上下两边整齐(最好留出1～2mm的空隙)。显微镜下观察时，各类有核细胞分布均匀，红细胞互不重叠，而又不太分散者为佳。

9.涂片染色时，先染2张，方法基本与血片相同，但染色液应稍淡，染色时间应稍长。其余的涂片留作细胞化学染色用。备骨髓涂片的同时，应同时制备血涂片2张，一并送检。

七、血液寄生虫检查标本的采集

(一)疟原虫检查

1.采血时间　间日疟及三日疟应在发作数小时至10h左右采血，恶性疟患者应在发作后20h左右采血。

2.采血方法　可用毛细血管采血法和静脉采血法采集标本，用EDTA·K_2抗凝。

3.薄血片法　取血液1滴于载玻片上，以常规方法推制成薄片。

4.厚血片法　在洁净玻片上，取血液2滴，用推片角将血液由内向外转涂成直径约为1cm厚薄均匀的血膜，在室温中自然干燥。

(二)微丝蚴检查

1.采血时间　以21:00～24:00前后为宜。

2.采血方法　采血前让患者躺卧片刻，对夜间采血有困难的病人，可在白天按每千克体重口服枸橼酸乙胺嗪(海群生)2～6mg，15min后取血检查。标本可以采集耳垂血或用109mmol/L枸橼酸钠0.4ml抗凝1～2ml的静脉血。

3.鲜血片法　采耳垂血1滴置于玻片中央，用一张盖玻片覆盖于鲜血上进行检测。

4.厚血片法　取耳垂血2～3滴，置于玻片中央，用推片角将血液由内向外回转涂成2cm×3cm长椭圆形厚薄均匀的血膜，自然干燥。

八、红斑狼疮细胞检查标本采集

1.标本采集　抽取患者静脉血2～3ml，注于干燥洁净试管中，立即送检。

2.注意事项　送检要及时，因整个操作时间不能超过3h，时间过长，红斑狼疮细胞会溶解，检出率下降。

(吴　园)

第二节　体液学检验标本采集

一、尿液采集

（一）患者准备

医护人员应该根据尿液检验项目的目的，口头或书面指导患者如何正确收集尿液及其注意事项。

1.清洁标本采集部位　收集尿液前应用肥皂洗手、清洁尿道口及其周围皮肤。

2.避免污染　应该避免月经、阴道分泌物、包皮垢、粪便、清洁剂等各种物质的污染，不能从尿布或便池内采集标本。

3.使用合格容器　应用透明、不与尿液成分发生反应的惰性环保材料制成的一次性容器，容器必须干燥、清洁、防渗防漏，可密封运送，而且标明患者姓名、性别、年龄、科别、住院号、标本种类等信息。

4.特殊要求　若需采集清洁尿，如中段尿、导尿标本或耻骨上段尿，一般应由医护人员操作，并告知患者及家属有关注意事项。若采集幼儿尿，一般由儿科医护人员指导，使用小儿尿袋收集。

（二）尿液标本种类

根据临床不同的检查目的及留取尿液标本的时间及方式，尿液标本主要有以下几种。

1.晨尿　即清晨起床后第1次排尿收集的尿液标本。这种标本比较浓缩，有形成分形态结构比较完整，化学成分如hCG浓度较高，可用于尿液常规分析、尿沉渣分析、尿hCG定性或定量检查、尿液红细胞位相检测等。晨尿一般不受饮食或运动等影响，检验结果相对比较稳定，有利于临床判断疾病的进展及疗效；但也有人提出由于晨尿在膀胱内停留时间较长，偏酸，不利于检出酸性环境中易变的物质，比如葡萄糖或硝酸盐，因而建议采集第2次晨尿代替首次晨尿。

2.随机尿　即随时留取的尿液标本。这种标本新鲜易得，最适合用于门诊、急诊患者尿液筛查试验，但因其受影响因素偏多，如运动、饮食、情绪和用药等，易造成结果假阳性或假阴性，导致临床结果对比性差。

3.24h尿　患者排空膀胱后连续收集24h排出的全部尿液，充分混匀，测量并记录总尿量（体积数），取适量标本送检，一般50ml，尿沉渣分析或结核杆菌检查可按要求留取尿沉淀部分送检。适合尿肌酐、尿总蛋白定量、尿微量白蛋白定量、尿儿茶酚胺、尿17-羟皮质类固醇、17-酮类固醇、电解质等检查。

4.12h尿　即患者正常进食，20:00排空膀胱的尿液，于容器中加入约10ml甲醛作为防腐剂，再收集以后12h内所有尿液标本。曾常用于细胞、管型等有形成分的计数，如尿Addis计数等，因患者标本采集烦琐和有形成分长时间保存困难，现已少用，建议使用3h尿标本。

5.3h尿　即收集上午3h的尿液标本。具体的做法是：嘱病人于留尿前1天多进高蛋白质食物，少饮水，使得尿液浓缩呈偏酸性，不含晶形或非晶形盐类。留尿日早晨8:00排空膀胱的尿液，然后卧床3h，至11:00收集所有尿液标本。此标本适用于病人每小时或每分钟细胞排泄率。

6.尿三杯试验　按照尿液排出的先后顺序，分别用3个容器采集，主要检查尿液的有形成分，多用于男性下尿路及生殖系统疾病的定位判断。

7.耐受性试验尿　经前列腺按摩后排尿收集的尿液标本，通过观察尿液变化了解耐受性。

8.菌尿液收集　多用于有肾或尿路感染的患者，需做尿液病原微生物学培养、鉴定及药物敏感试验。

(1)中段尿清洗外阴及尿道口后，在不间断排尿过程中，弃去前、后时段的尿液，以无菌容器接留中间时段的尿液。

(2)导管尿、耻骨上穿刺尿患者发生尿潴留或排尿困难时,必须采用导尿术或耻骨上穿刺术取尿。征取患者或家属同意后,由临床医师无菌采集。

9.尿胆原检测 以留取14:00～16:00时间段的尿液为好。

(三)标本送检

尿液一般应在采集后2h内及时送检,最好30min内完成检验。尿胆红素和尿胆原等化学物质可因光解或氧化而减弱。标本送检时应注意避光。

(四)标本保存

标本如不能及时检验,或需要另存时,应正确保存,包括冷藏和加防腐剂。

1.冷藏 多保存于2～8℃冰箱内,或保存于冰浴中,但冷藏时间最好不要超过6h。因为冷藏时间太久,尿液中有些成分可自然分解、变质等,而且磷酸盐或尿酸盐等易析出结晶沉淀,影响有形成分的镜检。

2.防腐 临床常用的化学防腐剂有:

(1)甲醛又称福尔马林,对尿液中的细胞、管型等有形成分的形态结构有较好的固定作用。一般每升尿液中加浓度为400g/L的甲醛溶液5～10ml。

(2)甲苯常用于尿糖、尿蛋白等化学成分的定性或定量检查,一般每升尿液中加甲苯5～20ml。

(3)麝香草酚可用于尿液显微镜检查,尤其是尿浓缩结核杆菌检查及化学成分分析的标本保存。一般每升尿液中加麝香草酚0.1g。

(4)浓盐酸用作定量测定尿17-羟、17-酮、肾上腺素、儿茶酚胺等标本的防腐。一般每升尿液加浓盐酸1ml。

二、粪便采集

(一)标本容器

应清洁、干燥、有盖、无吸水或渗漏,如做细菌学检查,应采用无菌有盖容器。

(二)标本采集

1.粪便常规检测 医护人员应告知患者应取新鲜粪便标本的异常成分送检,如含有黏液、脓、血等病变成分的标本部分,外观无异常的粪便则应从其表面、深处等多处取材送检,标本量一般3～5g。

2.化学法隐血试验 应试验前3日禁食肉类、动物血及某些蔬菜类食物,并禁服铁剂及维生素C等干扰试验的药物。

3.寄生虫检查标本

(1)血吸虫孵化毛蚴:标本不应少于30g;如做寄生虫虫体及虫卵计数时,应采集24h粪便。

(2)连续送检:未查到寄生虫和虫卵时,应连续送检3d,以避免因某些寄生原虫或蠕虫的周期性排卵现象而漏检。

(3)蛲虫卵检查:须用透明薄膜拭子或玻璃纸拭子于深夜12时或清晨排便前自肛门周围皱襞处拭取粪便,立即送检。

(4)阿米巴滋养体检查:挑取粪便的脓血部分和稀软部分,立即保温送检。

4.脂肪定量试验 先定量服食脂肪膳食,每日50～150g,连续6d,从第3天起开始收集72h内的粪便,混合称重,取60g送检。

5.粪胆原定量试验 连续收集3d的粪便,每日将粪便混匀称重后取20g送检。

6.无粪便排出而又必须检查时　可经直肠指检或采便管拭取标本。

7.采集时间　腹泻病人在急性期用药前采集；沙门菌感染、肠热症在2周以后；胃肠炎病人在急性期采集新鲜标本。

三、浆膜腔积液的检查

（一）胸腹膜腔和心包积液的检查

1.标本采集　一般由临床医师根据需要在无菌条件下，对各积液部位进行穿刺而收集。理学检查、细胞学检查和化学检查各留取2ml，厌氧菌培养留取1ml，结核杆菌检查留取10ml。

2.抗凝及保存　所得标本应分装两个容器内，1份添加抗凝剂用于检查，另1份不加抗凝剂，用以观察有无凝固现象。理学检查和细胞学检查宜采用EDTA·K_2抗凝，化学检查宜采用肝素抗凝。如做细胞学检查，最好抗凝后立即离心浓集细胞；否则应在标本内加入乙醇至10%浓度，并置冰箱内保存。

（二）关节腔积液

1.抗凝剂　肝素。

2.标本采集　一般由临床医师采用关节腔穿刺术获取，抽出液体后要记录液体数量，穿刺标本应分装入3支试管，每管2～3ml，第1管做理学和微生物学检查；第2管加肝素抗凝做化学检查和细胞学检查；第3管不加抗凝剂用于观察积液的一般性状和凝固性。必要时置无菌管内进行细菌培养。如果标本量很少，只有1～2滴，也应放置玻片上镜检，观察有无结晶，并做革兰染色检查，必要时可做细菌培养。

四、脑脊液检查

1.标本采集　一般由临床医师通过腰椎穿刺采集脑脊液，操作严守无菌原则。穿刺成功后先做压力测定，再将抽出的脑脊液分别收集于3支无菌试管中，每管1～2ml，第1管做细菌培养，第2管做化学检查和免疫学检查，第3管做理学和显微镜检查。如疑有恶性肿瘤，再留一管做脱落细胞学检查。

2.标本送检　脑脊液标本采集后应立即送检。放置过久可因细胞破坏或细胞包裹于纤维蛋白凝块中导致细胞数降低及分类不准。

五、精液标本采集

（一）标本采集

1.手淫法　采精者由本人手淫将一次射出的全部精液收集于洁净、干燥的容器内。如需微生物培养标本，则注意无菌操作。

2.体外排精法　仅适用于手淫法或电按摩采集法不成功者。

（二）注意事项

1.标本采集的时机　在采集精液标本前，必须禁欲3～5d，一般不超过5d。

2.标本采集的次数　一般应间隔1～2周检查1次，连续检查2～3次。

3.标本运送　标本应装在洁净、消毒的塑料试管内，加盖，但不能用乳胶或塑料避孕套盛标本。精液采集后应立刻保温送检，送检时间不超过1h。

六、前列腺液标本采集

1.标本采集　通常由临床医师用前列腺按摩法采集前列腺液标本，弃去第1滴标本液，直接将标本滴于干净载玻片上。

2.注意事项　立即送检，以防干涸。

七、阴道分泌物采集

1.标本采集　通常由妇产科医务人员采集。采用消毒棉拭子自阴道深部或阴道穹隆后部、宫颈管口等处取材，取材后的棉拭子置于试管内，常规检验加入2ml生理盐水，BV检验直接送检。

2.注意事项　取材前24h内，禁止性交、盆浴、阴道灌洗和局部上药等。如在冬天，标本采集后应立即保温送检。

八、痰液标本采集

1.标本采集　主要用自然咳痰法，一般检查以清晨第1口痰作标本最适宜，做细胞学检查则以9:00～10:00留痰最好，因为痰液在呼吸道停留时间过长，细胞可能发生自溶破坏或变性而结构不清。留痰时，患者先用清水漱口数次，然后用力咳出气管深处的痰，盛于灭菌容器中，注意勿混入唾液或鼻咽分泌物，立即送检。也可做环甲膜穿刺术吸痰送检，可避免口及咽部杂菌污染，但技术要求高，不常规使用。

2.注意事项　测24h痰量或观察分层情况时，可加少量苯酚防腐。标本不能及时送检时，可暂时冷藏保存，但不宜超过24h。微生物培养取样应在抗生素等药物治疗开始之前，如已用药，则应选血液药物浓度最低水平时采样。

九、支气管肺泡灌洗液标本采集

一般由临床医师经纤维支气管镜检查时采集。先用单层纱布过滤除去黏液，再将滤液每分钟800转离心10min，上清液供生化和免疫检测，沉淀物做细胞学检查。用于微生物检查的标本应严格遵守无菌操作。

十、胃液标本采集

1.标本采集　采用插胃管法。插管成功后，抽空全部空腹胃液，供理学检查、显微镜检查。然后连续抽取1h胃液放入同一瓶中，测定基础胃酸排量(BAO)，然后再给予刺激剂，连续采集胃液1h，每15分钟为1份，共4份，用于测定最大胃酸排量(MAO)与高峰胃酸排量(PAO)。

2.注意事项　检验前1天患者只能进清淡的流质饮食，检查前12小时内禁食、禁水和禁服抗酸分泌的药物等。

十一、十二指肠引流液标本采集

在空腹12h状态下，由临床医师插入十二指肠引流管首先引流出十二指肠液，然后给予330g/L温硫酸镁刺激Oddi括约肌使之松弛，依次引流出胆总管液、胆囊液和肝胆管液。怀疑感染时应尽早在用药前或停止用药1～2d后采集标本。

十二、胆汁标本的采集

胆汁采取的方法有3种：十二指肠引流法、胆囊穿刺法及手术采取法。

1.十二指肠引流法　本法较常用，即在无菌操作下用导管做十二指肠引流采取胆汁。所采取的胆汁分A、B、C三部分，A液来自胆总管，为橙黄色或金黄色；B液来自胆囊，为棕黄色；C液来自胆道，为柠檬色。因采取时通过口腔，常易混入口腔内的正常菌群，一般认为B液作细菌培养意义较大。

2.胆囊穿刺法　行胆囊造影术时，可同时采取胆汁。本法所采之胆汁不易污染，适宜做细菌培养。

3.手术采取法　在进行胆囊及胆管手术时可由胆总管、胆囊直接穿刺采取胆汁。本法所采集之胆汁也不易污染，适于做细菌学检验。

以上采集之标本应立即送检，否则应保存于4℃冰箱中。

（吴　园）

第三节　免疫学检验标本采集

免疫学检验要注重分析前的标本采集和处理，因不同试验对标本的要求不同，但大多数检验取病人血清，其采集血标本在清晨未进食前进行最佳，非空腹亦可，但脂血需重新采样，并要求及时送检。如需保存，短时间可置于2～8℃冰箱内，保存时间长应在－20℃或－70℃冰冻，但避免反复冻融而影响结果。

一、病毒学检查、血清肿瘤标志物、肺炎支原体抗体、结核抗体、梅毒血清学检查标本采集要求

1.病人要求　建议空腹采血，非空腹亦可。

2.标本采集　静脉采血3ml，无需抗凝。

3.标本保存　标本分离血清后待测。如不当天测量，可将样本密封后，1周内置于2～8℃保存，超过1周在－20℃保存，长期保存可在－70℃。

4.注意事项

(1)避免标本溶血，病人可不空腹，但脂血需重新采样。标本不宜反复冻融，以免影响结果。

(2)梅毒血清学检测时，甲苯胺红不加热血清试验(TRUST)的待测血清须新鲜、无污染，否则可能出现假阳性或假阴性结果。

二、激素检查标本采集要求

(一)垂体激素、人绒毛膜促性腺激素(hCG)、性腺激素测定标本采集要求

1.病人要求　垂体激素、人绒毛膜促性腺激素、性腺激素血液检查建议空腹采血,非空腹亦可。尿液定性检测 hCG 时,留晨尿最佳。

2.标本采集　垂体激素、人绒毛膜促性腺激素、性腺激素检查采静脉血 3ml,不抗凝。尿液定性检测 hCG,留尿 10～20ml。

3.标本保存　标本分离血清后待测,如不当天测量,可将样本密封后,1 周内置于 2～8℃保存,超过 1 周在－20℃保存,长期保存可在－70℃。

4.注意事项

(1)避免标本溶血,病人可不空腹,但脂血需重新采样。标本不宜反复冻融,以免影响结果。在自动化仪器上检测时,应避免过度振摇产生泡沫影响测试。用电化学发光法检测时,标本不能用叠氮钠防腐。

(2)病人若使用激素类药物,检验申请单上需注明。

(3)妇女怀孕或流产后检测 hCG 时,检验申请单上注明怀孕天数或流产日期。

(4)女性患者进行内分泌检测时,因在卵泡期、排卵期、黄体期或绝经期的不同时期激素分泌有所变化,采血时应按临床医师要求采样,避免提前或延迟抽血。

(5)检测泌乳素(PRL)时,如口服避孕药、西咪替丁对测定结果产生一定的影响。

(6)睾酮(T)测定应注意病人在采集标本前,不得接受放射性治疗或体内核素检查。口服避孕药与睾酮有交叉反应。妊娠或服用卵磷脂、达那唑、19-去甲睾酮等均影响测定结果。正常情况下,血清睾酮受促性腺激素释放激素(GnRH)脉冲式分泌的调控和影响,每 12 小时出现 1 次峰值。如果睾酮水平异常,应多次检测一天中不同时间的睾酮水平。

(7)检测促甲状腺激素(TSH)时,如服用硫脲类药物或注射促甲状腺激素释放激素(TRH)以及低碘饮食可使 TSH 升高;服用皮质类固醇激素则下降。

(二)甲状腺素、甲状旁腺素测定标本采集要求

1.病人要求　甲状腺素、甲状旁腺素血液检查建议空腹采血,非空腹亦可。

2.标本采集　甲状腺素、甲状旁腺素测定采静脉血 3ml,不抗凝。

3.标本保存　标本分离血清后待测。如不当天测量,可将样本密封后,1 周内置于 2～8℃保存,超过 1 周在－20℃保存,长期保存可在－70℃。

4.注意事项

(1)避免标本溶血,病人可不空腹,但脂血需重新采样,标本不宜反复冻融,以免影响结果。在自动化仪器上检测时,应避免过度振摇产生泡沫影响测试。用电化学发光法检测时,标本不能用叠氮钠防腐。

(2)甲状腺素测定时,凡能影响甲状腺结合球蛋白增减的药物都能影响结果。病人服用苯妥英钠、柳酸制剂等时血清中 T_4 值显著降低。病人服用苯妥英钠、多巴胺等药物治疗时亦可引起 FT_3 降低。

(三)胰岛素、C-肽耐量试验测定标本采集要求

1.病人要求　一般采用口服葡萄糖 100g(也可静脉注射 50%葡萄糖 50ml)或进食 100g 馒头。

2.标本采集　在服糖前(空腹)及服糖后 30min、1h、2h、3h 的不同时刻采血或按临床医师要求采样,避免提前或延迟抽血。每次采静脉血 3ml,不抗凝。

3.标本保存　标本分离血清后待测。如不当天测量,可将样本密封后,1 周内置于 2～8℃保存,超过 1

周在－20℃保存，长期保存可在－70℃。

4.注意事项 避免标本溶血，标本不宜反复冻融，以免影响结果。在自动化仪器上检测时，应避免过度振摇产生泡沫影响测试。用电化学发光法检测时，标本不能用叠氮钠防腐。

三、肾上腺激素测定标本采集要求

（一）皮质醇测定标本采集要求

1.病人要求 皮质醇的分泌有明显的昼夜节律变化。一般在早晨8:00分泌最多，以后逐渐下降，夜间24:00至次日2:00最低。血皮质醇浓度测定，应在早上7:00～9:00、下午15:00～17:00、午夜24:00～2:00三个时间段采血，或按临床医师要求采血，避免提前或延迟抽血。

2.标本采集 采静脉血3ml，不抗凝。

3.标本保存 标本分离血清后待测。如不当天测量，可将样本密封后，1周内置于2～8℃保存，超过1周在－20℃保存，长期保存可在－70℃。

4.注意事项

(1)避免标本溶血，病人可不空腹，但脂血需重新采样。标本不宜反复冻融，以免影响结果。在自动化仪器上检测时，应避免过度振摇产生泡沫影响测试。用电化学发光检测时标本不能用叠氮钠防腐。

(2)采血前不宜服用苯妥英钠、水杨酸钠等，因其可使皮质醇水平降低。

(3)24h尿皮质醇检测留尿方法：准备清洁干燥带盖的广口容器，容量为3000～5000ml，在集尿瓶内加浓盐酸5～10ml防腐。病人于早晨7:00将尿全部排净后弃去，然后开始留尿，将24h内历次所排尿液均留于容器中，包括次晨7:00所排最后一次尿，测量尿液总量(ml数)并记录在检验单上，然后将全部尿液充分混匀后，取出10～20ml尿液，置于清洁干燥有盖容器中，随检验单立即送检。整个留尿过程中，留尿容器须置冰箱内。

（二）醛固酮测定标本采集要求

1.病人要求 醛固酮测定时，病人早晨7:00取卧位、上午8:00取立位、中午12:00取卧位采血，或按临床医师要求采血，避免提前或延迟抽血。

2.标本采集 采静脉血3ml，不抗凝。

3.标本保存 标本分离血清后待测。如不当天测量，可将样本密封后，1周内置于2～8℃保存，超过1周在－20℃保存，长期保存可在－70℃。

4.注意事项

(1)避免标本溶血，病人可不空腹，但脂血需重新采样。标本不宜反复冻融，以免影响结果。在自动化仪器上检测时，应避免过度振摇产生泡沫影响测试。

(2)醛固酮的分泌是立位比卧位增多，故每次采血时，一定要按体位要求采血。

（三）尿液17-羟类固醇检测标本采集要求

1.病人要求 尿17羟皮质类固醇(17-OH)检测留尿前2天停服中药、维生素B_2及四环素。测定前3天，应停用甲丙氨酯(眠尔通)、肾上腺皮质激素、睾酮、副醛、碘化物、磺胺类或氯丙嗪等药物，以免影响测定结果。

2.标本采集 准备清洁干燥带盖的广口容器，容量为3000～5000ml，在集尿瓶内加浓盐酸5～10ml防腐。病人于早晨7:00将尿全部排净后弃去，然后开始留尿，将24h内历次所排尿液均留于容器中，包括次晨7:00所排最后一次尿，测量尿液总量(ml数)并记录在检验单上，然后将全部尿液充分混匀后，取出

10～20ml 尿液，置于清洁干燥有盖容器中，随检验单立即送检。整个留尿过程中，留尿容器须置 2～8℃冰箱内。

3.标本保存　如尿液不能及时检测，应置于冰箱中，以免 17-羟皮质类固醇(17-OH)破坏而使测定数值减低。1 周内置于 2～8℃保存，超过 1 周在－20℃保存。

4.注意事项　当人体注射促肾上腺皮质激素(ACTH)后，正常人尿液中 17-羟类固醇可显著增高。

(四)尿液 17-酮类固醇检测标本采集要求

1.病人要求　尿 17-酮皮质类固醇(17-KS)测定前，患者应停服带色素的药物，如金霉素、四环素类抗生素。测定前 3 天，应停用甲丙氨酯、肾上腺皮质激素、睾酮、副醛、碘化物、安乃近、降压灵、普鲁卡因胺、中草药、磺胺类或氯丙嗪等药物，以免影响测定结果。

2.标本采集　准备清洁干燥带盖的广口容器，容量为 3000～5000ml，在集尿瓶内加浓盐酸 5～10ml 防腐。病人于早晨 7:00 将尿全部排净后弃去，然后开始留尿，将 24h 内历次所排尿液均留于容器中，包括次晨 7:00 所排最后一次尿，测量尿液总量(ml 数)并记录在检验单上，然后将全部尿液充分混匀后，取出 10～20ml 尿液，置于清洁干燥有盖容器中，随检验单立即送检。整个留尿过程中，留尿容器须置 2～8℃冰箱内。

3.标本保存　如尿液不能及时检测，应置于冰箱中，以免 17-酮类固醇破坏而使测定数值减低。1 周内置于 2～8℃保存，超过 1 周在－20℃保存。

4.注意事项　给予促肾上腺皮质激素(ACTH)、促性腺激素及甲吡丙酮可出现酮类固醇升高，给予皮质类固醇、雌激素、口服避孕药、吗啡、苯妥英钠、丙磺舒、吡嗪酰胺和地塞米松后尿 17-酮皮质类固醇下降。

(五)尿香草扁桃酸(VMA)检查标本采集要求

1.病人要求　尿液中香草扁桃酸(VMA)测定前 3 天不进食巧克力、咖啡、香蕉、茄子、西红柿、柠檬以及阿司匹林和一些降压药物，否则可使结果呈假性升高。并停用四环素、水杨酸、维生素 B_2、胰岛素。

2.标本采集　在昼夜过程中，VMA 的分泌率有波动，推荐收集 24h 尿液。用一个大的具塞干净玻璃瓶，加入 6mol/L 盐酸 10ml 作为防腐剂，收集 24h 尿液于瓶内，混匀，测量与记录尿液总体积。取 50ml 尿液送检。整个留尿过程中，留尿容器须置 2～8℃冰箱内。

3.标本保存　尿样需放 4℃冰箱或冰冻保存。

4.注意事项　①如果收集短时期尿液，VMA 的测定结果用每毫克肌酐表示；②送检尿标本时应用棕色瓶，并且尿标本应新鲜。

四、免疫球蛋白、循环免疫复合物与补体检查标本采集要求

(一)免疫球蛋白、循环免疫复合物检查标本采集要求

1.病人要求　建议空腹采血，非空腹亦可。

2.标本采集　静脉采血 3ml，无需抗凝。

3.标本保存　标本分离血清后待测。如不当天测量，可将样本密封后，1 周内置于 2～8℃保存，超过 1 周在－20℃保存，长期保存可在－70℃。

4.注意事项

(1)避免标本溶血，病人可不空腹，但脂血需重新采样。标本不宜反复冻融，以免影响结果。

(2)用聚乙二醇沉淀法检测循环免疫复合物时，标本反复冻融或血脂过高会造成假阳性。

(二)冷球蛋白检查标本采集要求

1.病人要求　空腹采血。

2.标本采集　静脉采血 10ml,无需抗凝或用 EDTA 抗凝皆宜。

3.标本保存　标本分离血清(或血浆)后待测。

4.注意事项　用在 37℃预温的注射器抽取静脉血 10ml(血用预温 EDTA 抗凝),置 37℃水浴 2h。于 37℃下离心分离血清(或血浆)。离心机可空转 20～30mim 达到预温目的(或在套管中加入温水)。操作中直至血清(或血浆)置 4℃之前,所有注射器、试管、毛细滴管以及离心过程均应尽量预温,保持 37℃,否则会影响结果。

(三)补体 C_3、C_4,补体经典途径溶血活性(CH_{50})、补体旁路途径溶血活性(AP_{50})标本采集要求

1.病人要求　空腹采血。

2.标本采集　采静脉血 3ml,不抗凝。

3.标本保存　补体容易失活、降解。待测血清在室温(18～25℃)不得超过 6h,2～8℃不得超过 24h,故应于抽血分离血清后立即测定。否则于－20℃冻存,并避免标本反复冻融。

4.注意事项　待测血清须新鲜,不得溶血。

五、新生儿筛查标本采集要求

1.病人要求　新生儿采血时间为出生 72h 后,7d 天之内,并充分哺乳(6 次以上);对于各种原因(早产儿,低体重儿,提前出院者等)没有采血者,最迟不宜超过出生后 20d。

2.标本采集　采末梢血,穿刺部位选择足跟内、外侧缘,但最好为足跟外侧缘。针刺前,最好用热湿毛巾(不超过 42℃)敷住婴儿足跟,使其局部的血液循环加快。用乙醇消毒后,用左手指将取血部位的皮肤绷紧,右手持一次性采血针在足跟采血部位刺入深度约 2.0mm,然后在刺点周围适当施压,血液自行流出,用棉签拭去第一滴血,随后血液继续流出,血滴足够大时,用载血滤纸轻触血滴,血滴即被吸入滤纸并渗透至背面,形成直径大于 8mm 的圆形血斑,为确保血液对滤纸的渗透和饱和性一致,绝不允许双面滴入血滴。每个新生儿用 S&S903 或 S&S2992 滤纸至少采集 3 个血斑。

3.标本保存　将滤纸以水平位置在室内让血斑自然晾干,通常在 15～22℃空气中至少暴露 3h,不可弄脏、加热干燥血片。将检验合格的血片用塑料袋封好,保存于冷藏温度为 2～8℃的冰箱或冷库中。

4.注意事项

(1)绝不许在新生儿足跟中心部位采血,因该部位皮肤靠近骨头,也易导致新生儿的神经、肌腱和软骨损伤。在足跟后缘部位、足弓部位、肿胀或水肿部位、曾经用过的针眼部位、手指均不能用于筛查采血。

(2)血片应置于清洁空气中,避免阳光直射,自然晾干呈深褐色,并登记造册。

(3)血滴要自然渗透,使滤纸片正反面血斑一致。

(4)晾干的血片应在采集后 5 个工作日内递送,3d 内必须到达筛查检测机构。

(5)初检后的检测血片应保存 5 年以上,备日后复检。

(6)样品应保存在 2～8℃的冰箱或冷库中,并定期记录有关参数,且制定一旦保存条件达不到要求时,如何采取应急措施以保证样品的不变质或损坏。样品保存场所,应有安全措施,且要专人专管。

六、产前筛查标本采集要求

1.病人要求　空腹采血。孕早期筛查采血时间:8～13 周;孕中期筛查采血时间:14～20 周。

2.标本采集　采静脉血3ml,不抗凝。

3.标本保存　标本分离血清后待测。如不当天测量,可将样本密封后,1周内置于2～8℃保存,标本检测完毕应置于-70℃至少保存1年。

4.注意事项

(1)避免标本溶血,病人可不空腹,但脂血需重新采样。标本不宜反复冻融,以免影响结果。在自动化仪器上检测时,应避免过度振摇产生泡沫影响测试。

(2)以下情况应建议孕妇进行产前诊断。羊水过多或过少;胎儿发育异常或者胎儿可疑畸形;孕早期接触过可能导致胎儿先天缺陷的物质;有遗传病家族史或者曾经分娩过严重先天性缺陷婴儿的;有2次以上不明原因流产、死胎或新生儿死亡的;初产孕妇年龄在35岁以上的。

(3)产前筛查服务对于孕妇应有知情选择权和自愿原则,不得以强制手段要求孕妇进行产前筛查。

七、血浆肾素活性(简称PRA)检测标本采集要求

1.病人要求　空腹采血。β受体阻断药、血管扩张药、利尿药及甾体激素、甘草等影响体内肾素水平,一般要在停药后2周测定PRA,利血平等代谢慢的药物应在停药后3周测定。不适合停药的病人改服胍乙啶等影响PRA较小的降压药。钠摄入量影响PRA水平,故病人测定PRA3d前应适当减少食盐摄入量。需做激发试验时,病人清晨不起床或空腹平卧2h,可在6:00～8:00抽取基础状态标本,然后肌内注射呋塞米0.7mg/kg体重,总剂量不大于50mg,保持立位2h(可以走动),即坐位采集激发态血标本。

2.标本采集　肘静脉取血5ml,拔除针头后注入酶抑制剂抗凝管中(采血管应有盖或塞),将管口封好后上下颠倒数次。

3.标本保存　标本混匀后即刻放入冰水浴中或4℃冰箱中1～2h,取出后每分钟2500转,离心7min(最好在4℃离心),分离血浆。将血浆密封后放入低温冰箱保存(-15℃以下),可保存2个月。

4.注意事项

(1)如果采血分离血浆后样品不能立即检测,应将样品尽快冰冻保存。

(2)病人取血前应检测24h尿钠含量,以供分析PRA结果时参考。

(3)注射呋塞米2h内随尿排出的水和电解质的量较多,如病人血钾过低,试验前应适当给予补充。试验过程中病人可能会出现口渴、无力、出汗等,一般不重。如过重,应酌情终止试验,让病人平卧,并给予糖盐茶水。

八、白细胞介素、γ干扰素(IFN-γ)、可溶性白细胞介素-2受体(sIL-2R)标本采集要求

1.病人要求　空腹采血。

2.标本采集　采静脉血3ml,不抗凝或用EDTA抗凝。

3.标本保存　标本分离血清后及时检测,如不当天测量,可将样本密封后,血清于2～8℃保存应在2d内完成测定,否则应冻存于-20℃,并避免标本反复冻融。

4.注意事项　采集血液必须用不含致热原、内毒素的清洁试管。用血浆时最好用EDTA抗凝。待测血清(血浆)应澄清,溶血、黄疸、脂血标本会干扰测定结果。

九、自身抗体检测标本采集要求

1.病人要求　建议空腹采血,非空腹亦可。

2.标本采集　静脉采血3ml,无需抗凝。

3.标本保存　标本分离血清后待测。如不当天测量,可将样本密封后,1周内置于2～8℃保存,超过1周在-20℃保存,长期保存可在-70℃。

4.注意事项

(1)避免标本溶血,病人可不空腹,但脂血需重新采样。标本不宜反复冻融,以免影响结果。

(2)类风湿因子(RF)检测标本要求:血清须新鲜、标本于2～8℃应在48h内检测,保存时间过长须置-20℃冷冻保存。不得使用血浆,不得反复冻融。

(3)抗核抗体(ANA)测定标本要求:待检血清在2～8℃时应在3d内完成检测,保存时间过长须置-20℃冷冻保存。不得使用血浆,不得反复冻融。

十、天然免疫功能检测标本采集要求

1.病人要求　建议空腹采血,非空腹亦可。

2.标本采集　静脉采血3ml,不抗凝;免疫细胞及其功能检测标本用肝素抗凝管采血。

3.标本保存　标本分离血清后待测。如不当天测量,可将样本密封后,1周内置于2～8℃保存,超过1周在-20℃保存,长期保存可在-70℃;做免疫细胞及其功能检测的标本,要求新鲜,并立即送检。

4.注意事项

(1)避免标本溶血,病人可不空腹,但脂血需重新采样。标本不宜反复冻融,以免影响结果。

(2)C反应蛋白(CRP)标本若脂血、含类风湿因子及含人抗鼠IgG抗体时,会使结果假性升高。

(3)溶菌酶测定时,标本采集后应在8h内完成检测,2～8℃可保存6d。

(4)免疫细胞及功能检测标本,要求用新鲜的淋巴细胞或白细胞,一般都用无菌的肝素抗凝管,无菌操作采血、抗凝并立即送检。

十一、轮状病毒检测标本采集要求

1.病人要求　粪便标本应在病人症状出现后3～5d(粪便中排毒高峰期)收集。

2.标本采集　留取指头大小(约5g)新鲜粪便,放入干燥、清洁、无吸水性的有盖容器内送检。

3.标本保存　粪便标本2～8℃可贮存3d,在-20℃条件下可长期贮存,避免反复冻融。

4.注意事项　粪便标本不应接触动物血清或洗涤剂,否则将干扰试验。

十二、β_2微球蛋白检测标本采集要求

1.病人要求　建议空腹采血,非空腹亦可。

2.标本采集　静脉采血3ml,无需抗凝。

3.标本保存　标本分离血清后待测。如不当天测量,可将样本密封后,置于-20℃存放,避免反复

冻融。

4.注意事项

(1)避免使用严重溶血或脂血标本。

(2)检测尿液 β_2 微球蛋白时,收集尿液应弃晨尿,喝 500ml 水 60min 后留尿。

十三、普乐可复(FK506)检测标本采集要求

1.病人要求　大多数患者口服普乐可复后,3d 内可达到血药浓度稳定状态。故药物浓度检测宜在移植后的 2～3d 开始。

2.标本采集　取服药 12h 后的全血,测定其谷浓度。即于服药前 30min,采静脉血 2ml,用 EDTA 抗凝。

3.标本保存　标本如不当天测量,可放入－20℃冰箱中保存。

4.注意事项

(1)为调整好患者的血药浓度,移植后的前 2 周,每周可进行多次测定,以后则根据患者的反应逐步延长测定时间。

(2)测定全血 FK506 浓度方法有 5 种:微粒子酶免疫测定法、受体结合法、生物测定法、高压液相法及酶联免疫吸附法。不同方法提取的过程不同,对代谢物的识别不一样,其检测结果也不相同,因此无可比性。

十四、环孢素 A(CsA)检测标本采集要求

1.病人要求　移植术后的患者口服环孢素 A 3d 后,即可采血检测药物浓度。

2.标本采集　于服药前 30min,用风干肝素抗凝管采静脉血 2ml。

3.标本保存　标本如不当天测量,可放入－20℃冰箱中保存。

4.注意事项　为调整好患者的血药浓度,移植后的前 2 周,每周可进行多次测定,以后则根据患者的反应逐步延长测定时间。

(吴　园)

第五章　临床输血须知

一、输血申请

第一条　申请输血应由主治医师逐项填写《临床输血申请单》，有主治医师核准签字，连同受血者血样于预定输血日期前送交血库备血。

第二条　决定输血治疗前，主治医师应向患者或其家属说明输同种异体血的不良反应和输血传播疾病的可能性，征得患者或家属的同意，并在《输血治疗同意书》上签字。《输血治疗同意书》入病历。无家属签字的无自主意识患者的紧急输血，应报医院职能部门或主管领导同意，备案，并记入病历。

二、受血者血样采集与送检

第一条　确定输血后，医护人员持输血申请单和贴好标签的试管，当面核对患者姓名、性别、年龄、病案号、病房/门急诊床号、血型和诊断，采集血样，严禁在输液侧静脉采血。

第二条　由医护人员或专门人员将受血者血样与输血申请单送交血库，双方进行逐项核对。

第三条　受血者配血试验的血标本必须是输血前 3 天之内的。

三、发血

第一条　配血合格后，由医护人员到血库取血。

第二条　取血与发血的双方必须共同查对患者姓名、性别、病案号、门急诊/病房床号、血型、血液有效期及配血试验结果，以及保存血的外观等，准确无误时，双方共同签字后方可发出。

第三条　凡血袋有下列情形之一的，一律不得发出：

1.标签破损、字迹不清。

2.血袋有破损、漏血。

3.血液中有明显凝块。

4.血浆呈乳糜状或暗灰色。

5.血浆中有明显气泡、絮状物或粗大颗粒。

6.未摇动时血浆层与红细胞的界面不清或交界面上出现溶血。

7.红细胞层呈紫红色。

8.过期或其他须查证的情况。

第四条　血液发出后，受血者和供血者的血样保存于 2～6℃冰箱至少 7 天，以便对输血不良反应追查原因。

第五条　血液发出后不得退回。

四、输血

第一条　输血前由两名医护人员核对交叉配血报告单及血袋标签各项内容，检查血袋有无破损渗漏，血液颜色是否正常。准确无误方可输血。

第二条　输血时，由两名医护人员带病历共同到患者床旁核对患者姓名、性别、年龄、病案号、门急诊/病房床号、血型等，确认与配血报告相符，再次核对血液后，用符合标准的输血器进行输血。

第三条　取回的血应尽快输用，不得自行贮血。输用前将血袋内的成分轻轻混匀，避免剧烈震荡。血液内不得加入其他药物，如需稀释只能用静脉注射生理盐水。

第四条　输血前后用静脉注射生理盐水冲洗输血管道。连续输用不同供血者的血液时，前一袋血输尽后，用静脉注射生理盐水冲洗输血器，再接下一袋血继续输注。

第五条　输血过程中应先慢后快，再根据病情和年龄调整输注速度，并严密察看受血者有无输血不良反应，如出现异常情况应及时处理：

1.减慢或停止输血，用静脉注射生理盐水维持静脉通路。

2.立即通知值班医师和血库值班人员，及时检查、治疗和抢救，并查找原因，做好记录。

第六条　疑为溶血性或细菌污染性输血反应，应立即停止输血，用静脉注射生理盐水维护静脉通路，及时报告上级医师，在积极治疗抢救的同时，做以下核对检查：

1.核对用血申请单、血袋标签、交叉配血试验记录。

2.核对受血者及供血者 ABO 血型、Rh(D)血型。用保存于冰箱中的受血者与供血者血样、新采集的受血者血样、血袋中血样，重测 ABO 血型、Rh(D)血型、不规则抗体筛选及交叉配血试验(包括盐水相和非盐水相试验)。

3.立即抽取受血者血液加肝素抗凝剂，分离血浆，观察血浆颜色，测定血浆游离血红蛋白含量。

4.立即抽取受血者血液，检测血清胆红素含量、血浆游离血红蛋白含量、血浆结合珠蛋白测定、直接抗人球蛋白试验并检测相关抗体效价，如发现特殊抗体，应作进一步鉴定。

5.如怀疑细菌污染性输血反应，抽取血袋中血液做细菌学检验。

6.尽早检测血常规、尿常规及尿血红蛋白。

7.必要时，溶血反应发生后 5～7 小时测血清胆红素含量。

第七条　输血完毕后，医护人员将输血记录单(交叉配血报告单)贴在病历中，并将血袋送回血库至少保存 1 天。

(赵卫国)

第六章　临床血液学检验

第一节　临床血液学与检验

一、血液学与临床

血液通过血管不断循环于全身，与各组织、器官密切接触。血液系统疾病可影响其他组织和器官的功能，全身各系统疾病也可通过血液检查反映出来。

（一）血液病合并非血液系统疾病

某些血液病可出现其他脏器的特异性表现，在就诊于其他科室时而发现血液病，如巨幼细胞贫血，可因神经系统和消化系统症状而就诊于神经科和消化科。轻型血友病因关节出血可能首次就诊于骨科。骨髓瘤可因肾功能衰竭就诊于肾内科，也可因骨痛或神经症状就诊于骨科或神经科。皮肤性淋巴瘤，如Sezary综合征(SS)和蕈样肉芽肿(MF)，多因瘙痒性、浸润性或剥脱性皮肤病的皮损表现被皮肤科医师诊断。白血病可因出血等多种皮肤表现被皮肤科医师发现。粒细胞缺乏症和白血病常因伴有严重喉头感染和水肿而急诊入五官科。有经验的眼科医师可从眼底检查中发现巨球蛋白血症典型的眼底变化。

（二）非血液系统疾病合并血液病

许多非血液系统疾病也可出现血液系统并发症，如红细胞异常增高可见于呼吸系统疾病，也可见于某些肿瘤(如小脑肿瘤、肾肿瘤等)。贫血可见于消化系统疾病、肾功能衰竭、肝炎、自身免疫性疾病、恶性肿瘤及全身衰竭等。白细胞增高可见于绝大多数的感染，白细胞显著增高可出现“类白血病反应”。白细胞减少提示革兰氏阴性杆菌(伤寒杆菌)和某些病毒性感染，白细胞显著减少见于应用某些药物(如应用抗癌药物、解热镇痛药或药物过敏等)。出血可见于肝脏病、肾功能衰竭等。肺外科、心血管外科、肝胆外科手术和妇产科的妊娠分娩前后、死胎、胎盘早剥，以及内科严重感染等均可出现弥散性血管内凝血(DIC)。

许多非血液系统疾病可同时存在血液系统疾病。外科脾切除后血小板显著增高，可潜在骨髓增生性疾病。妊娠可伴有自身免疫性血小板减少性紫癜，许多遗传性血液病常因其他疾病就诊或住院时发现，血液系统肿瘤患者有时也会因其他疾病而收入非血液科病室。

二、血液学检验

（一）血液学检验的任务

检验医学已成为一门独立的学科，在医院是独立的科室，在医学教育中也单独立系(检验系)。血液学检验是检验医学的一个重要分支，其任务是利用血细胞检验、超微结构、病理学、生物化学、免疫学、遗传学、细胞生物学和分子生物学技术等，对血液系统疾病和非血液系统疾病引起的血液学异常进行基础理论研究和临床诊治观察，从而推动和促进临床血液学的发展和提高。因此，血液学检验是不可缺少的重要学科。

（二）检验技师的责任

血液学的基础与临床研究，不仅要有血液学研究人员和专科医师，还要有检验技师的参与，他们之间只有相互联系、共同合作，才能圆满完成研究、诊治血液病的任务。检验技师需要经过基础医学、临床医学和实验医学的专门学习和培养，不仅要有扎实、全面的基础医学和临床医学知识，还要熟练掌握实验技能，具有与临床医师沟通的能力。许多血液病的症状相同或相似，如急性白血病、再生障碍性贫血和骨髓增生异常综合征均有贫血、出血、感染等表现，而血液和骨髓细胞检查结果却相差甚远。因此，检验技师的任务艰巨，责任重大。

血液学检验技师应掌握诊断各种血液病和反映病情的有关试验，适应血液学的发展，创新检验项目，能从事血液学研究的实验工作，具有一定程度血液病的临床知识，为疾病作出准确诊断。正如从事血液病的专家必须具有一定程度的实验室经验一样，血液检验专家也应具有一定程度的血液病临床知识。新型的查房制度不仅需要临床医师参加，还需要有从事检验学、放射学、药物学、营养学和护理学的专家共同讨论诊断或治疗的相关问题。现代医学科学的发展日新月异，某一学科的专家不可能全面掌握所有的知识，各学科之间相互交叉和渗透，促进了医学水平的不断提高。血液学检验专家也应起到积极的作用，即使在日常检验工作中考虑问题也常需要与临床知识结合，否则容易得出错误结论。

三、血液检验与循证医学

（一）循证医学

循证医学（EBM）是指“遵循证据的医学”，加拿大著名流行病学专家 David Sackett 和他的同事将 EBM 定义为“慎重、准确而明智地应用当前可获得的最佳研究证据来确定患者的治疗方法”，是寻求和应用证据的医学，目的是使临床医疗决策科学化，且这种新的医学模式在临床医学领域迅速发展并逐渐得到广泛应用。寻找证据包括证据查询和新证据探索，应用证据找到最新、最佳的证据指导临床实践，并验证这些证据的可靠性，是新证据探索的基础，故 EBM 的基本要素是证据，其核心思想是任何医疗干预都应建立在新近最佳临床科学研究证据的基础之上。

EBM 与传统医学模式的经验医学不同，要求在疾病的诊疗过程中，将个人的临床专业知识与现有最好的证据结合起来进行综合考虑，为每个患者作出最佳的医疗（诊断、预防和治疗）决策，是对经验医学的挑战。EBM 强调以国际公认的大样本随机对照实验（RCT）和 RCT 的系统评价（SR）及荟萃分析的结果作为评价诊断和某种治疗的正确性、有效性和安全性的最可靠依据。临床医师应在医学信息的海洋中迅速、有效地查寻所需要的证据，使医疗实践从经验医学向循证医学转化，为患者的诊治作出最佳、最科学的决策。

（二）血液检验与循证医学的关系

随着血液学的进展及高新技术的应用，血液学检验不断被赋予新的内涵，实验项目的逐渐增多、检验项目的不断拓展、检测手段的日新月异和信息数量的成倍增加，使医学检验在血液病的诊疗过程中发挥着越来越重要的作用。国内外学者对当今实验诊断在医疗实践中的意义及地位给予很高的评价，明确“检验医学”而非“医学检验”在现代医学中的重要地位。如何从众多的资料中有效地搜索出需要的且符合实际的证据？如何明确各实验项目对诊断的特异性和敏感性，以筛选有效而经济的检测指标，避免误用和滥用？如何选择高质量的诊断方法？这就需要按照循证医学“以当今最好的证据为基础”的原则。用临床流行病学的方法，规范检验医学的研究设计和文献评价；用当今最好的检测技术和质量控制体系对检测结果进行严格的质量控制和评价；深入认识和评价诊断实验的科学性、诊断价值及临床适用性，以提供大量、充分、现今最佳的证据，结合每个患者的表现，谨慎而明确地予以应用，为早期正确诊断和有效地治疗决策提供可靠的、最佳的证据。这就是循证实验医学(EBLM)。循证实验医学具有循证医学的共同特点，即在临床上选用何种诊断实验，采用什么诊断标准，必须建立在当前最佳的研究结果所获得的证据和最佳的临床专业基础之上。临床血液学是研究造血系统疾病诊断、治疗和预后估计的临床学科，要提高临床血液学的水平，就必须在造血系统疾病诊断、治疗和预后估计中实践循证医学，因此，循证实验医学与临床血液学的关系更为密切。通过开展循证实验医学，评价诊断实验方法的科学性，筛选诊断疾病的最佳决策，指导检验新技术和新方法的应用。要求检验人员在从业过程中始终学习检验基础理论，不断更新知识并提高操作技能，用最先进、最可靠的检验结果(证据)为患者服务。

循证血液检验医学(EBHLM)是对血液学检验的循证，其核心思想即为临床血液病医师的专业技能应与现代系统研究所获得的最佳证据及患者的意愿、利益有机结合，常用于指导临床实践。在EBHLM中最佳证据来自于对诊断检验项目的系统性回顾研究。血液检验实践循证的步骤如下：①循证问题，提出临床实践中需要解决的问题；②寻求依据，进行系统的文献查阅，全面收集并进行所有相关、可靠的大样本随机对照试验(RCT)，即设立对照、随机分组、盲法试验高效率寻求解决问题的最好科学依据；③评价证据，应用荟萃分析方法对文献、资料、数据进行严格的评价，得出全面、真实的评价结果，表明证据的真实性和可行性；④临床实践，将评价结果进行调整，确定最佳方案进行临床实践；⑤后效评价，在实践中发现新问题，对进行的临床实践作出后效评价，发布新的结论与实践结果，指导临床实践。循证医学的证据来自医学研究，并为临床实践服务，在这种循证基础上得出的结论，才能真正指导临床诊断和治疗，提高医学水平，这标志着血液学检验发展的新阶段。尽快地学习并努力实践循证血液检验医学是检验技师、检验人员的迫切任务。

(李剑瑜)

第二节 血细胞分析

一、血细胞常规检验

(一)理论性问题

1.*电阻抗法检测白细胞的原理和方法* 电阻抗法检测白细胞计数的原理是根据血细胞的非传导性质，以电解质溶液中悬浮颗粒在通过计数小孔时引起的电阻变化进行检测，并进行白细胞计数和体积测定。把用等渗电解质溶液(稀释液)稀释的细胞悬液倒入一个不导电的容器中，将小孔管(板)插到细胞悬液中，其内侧充满了稀释液，并有一个内电极，其外侧细胞悬液中有一个外电极。检测期间，当电流接通后，位于小孔两侧的电极产生稳定的电流，稀释液通过有固定直径和厚度的小孔向小孔内部流动。因血细胞与稀释液相比是相对不良导体，当一个细胞通过小孔时，在电路中小孔感应区内短暂电阻增加，并瞬间引起了电压变化而出现一个脉冲信号。细胞体积越大，引起的电压变化越大，产生的脉冲振幅越高；脉冲的数量与细胞的数量成正比。脉冲信号经放大、阈值调节、甄别、整形后,送入计数系统进行处理,得出细胞计数结果。

2.细胞直方图　许多仪器除给出细胞数外,还提供细胞体积分布图形,这些可以表示细胞群体分布情况的图形被称为直方图。它可以显示出某一特定细胞群的平均细胞体积、细胞分布情况及是否存在明显的异常细胞群。直方图是由测量通过感应区的每个细胞脉冲累积得到的,根据库尔特原理可以在计数的同时进行分析测量。

3.电阻抗法中白细胞的直方图　在进行白细胞分析时,仪器将体积范围从35~450fl分为256个通道,每个通道约为1.64fl;并将每个白细胞的脉冲信息根据其体积大小分类储存在相应的体积通道中,再由计算机拟合成一条平滑曲线,从而得到白细胞体积分布直方图,纵坐标为白细胞的相对数量,横坐标为白细胞的体积。

电阻抗法得到的白细胞分类值是根据各群细胞在白细胞直方图上所占面积的大小计算得来的。由于白细胞计数池中除加入一定量的稀释液外还加入了溶血剂,此溶血剂一方面使红细胞溶解,另一方面使白细胞浆经胞膜渗出,胞膜紧裹在细胞核或存在的颗粒周围,使白细胞成为“膜包核”状态。仪器将体积在35~450fl范围内的颗粒认定为白细胞,并根据其体积大小在直方图上从左至右初步确认其相应的3个细胞群。在正常白细胞直方图上,小细胞群是位于左侧又高又陡的峰,分布在35~90fl范围,以成熟淋巴细胞(LYM)为主要特征细胞;大细胞群是位于右侧较低且分布宽的峰,跨越160~450fl,以中性粒细胞为主要特征细胞;位于大、小细胞群之间的较平坦的区域,分布在90~160fl范围,是单个核细胞(MONO),也被称为中间细胞(MID),以单核细胞为主要特征细胞。仪器根据各细胞群占总体的比例计算出相应的百分比,如果与该标本的白细胞总数相乘,即得到各类细胞的绝对值。

4.电阻抗法测定红细胞数和红细胞压积的原理　绝大多数血细胞分析仪使用电阻抗法进行红细胞(RBC)计数,其原理同白细胞检测相同。即当红细胞通过小孔时,形成相应大小的脉冲,脉冲的多少代表红细胞的数量,脉冲的高度代表单个细胞的体积。脉冲高度叠加,经换算即可知红细胞压积。有的仪器先以单个细胞高度计算出红细胞平均体积(MCV),再乘以红细胞数,得出红细胞压积。仪器根据所测单个细胞体积及相同体积细胞占总体的比例,可打印出红细胞体积分布直方图。

稀释的血液进入红细胞检测通道时,其中含有白细胞,红细胞检测的各项参数均含有白细胞因素。由于正常血液有形成分中白细胞比例很少(红细胞∶白细胞约为750∶1),故白细胞因素可忽略不计。在某些病理情况下(如白血病),白细胞数明显增加而又伴严重贫血时,均可使所得各项参数产生明显误差,需要校正后方可发出检验报告。

5.常见血细胞分析仪检测血红蛋白的原理　在稀释的血液中加入溶血剂后,红细胞被溶解,释放出血红蛋白(Hb),后者与溶血剂中的有关成分结合形成Hb衍生物,进入Hb测试系统,在特定波长(一般在530~550nm)下比色,吸光度的变化与液体中Hb的含量成正比,仪器便可显示其浓度。不同系列血细胞分析仪配套溶血剂配方不同,形成的Hb衍生物亦不同,其吸收光谱各异但最大吸收均接近540nm。校正仪器必须以HiCN值为标准。大多数系列血细胞分析仪溶血剂内均含有氰化钾,与Hb作用后形成氰化Hb(注意不是HiCN),其特点是显色稳定,最大吸收接近540nm,但吸收光谱与HiCN有明显不同。此点在仪器校正时应十分注意。

6.电阻抗法对红细胞相关指数的检测原理　根据仪器直接检测的红细胞、红细胞压积(Hct)和血红蛋白的数据,通过仪器换算出红细胞平均体积(MCV)、红细胞平均血红蛋白的含量(MCH)和红细胞平均血红蛋白浓度(MCHC)。

计算公式为：MCV＝Hct/RBC

MCH＝Hgb/RBC

MCHC＝Hgb/Hct

红细胞体积分布宽度（RDW）由血细胞分析仪测量获得，是反映外周血红细胞体积异质性的参数。当红细胞通过小孔的一瞬间，计数电路得到一个相应大小的脉冲，不同大小的脉冲信号分别贮存在仪器内计算机的不同通道，计算出相应的体积及细胞数，经统计学处理而得 RDW。由于 RDW 来自十几秒内近万个红细胞的检测数据，所以不但可以克服测量红细胞直径时人为制片条件和主观因素的影响，而且能直接、客观、及时地反映红细胞的大小程度，对贫血的诊断有重要意义。多数仪器用所测红细胞体积大小的变异系数表示，即 RDW-CV；也有的仪器采用 RDW-SD 报告方式。

7.电阻抗法检测血小板的原理　血小板（PLT）和红细胞是在一个检测系统中进行分析的，根据不同的阈值，计算机分别给出血小板与红细胞数目。血小板分别贮存于 64 个通道内，其体积分布直方图范围通常为 2～20fl（不同型号的仪器其血小板直方图显示范围不完全一样）。为了提高血小板计数的准确性，有的仪器还专门增设了其他有关技术，如鞘流技术、浮动界标和拟合曲线等。平均血小板体积（MPV）是指血小板直方图曲线所含的群体算术平均体积，所以，MPV 也是 PLT 体积分布直方图的产物，正常人的 MPV 值与血小板数量呈非线性负相关。

8.用光散射与细胞化学技术检测白细胞　细胞化学技术检测白细胞是依据嗜酸性粒细胞（强）、中性粒细胞（较强）和单核细胞（较弱）具有的过氧化物酶活性不同，而淋巴细胞和嗜碱性粒细胞又无此酶的特性。将血液经过氧化物酶染色处理，白细胞胞浆内即可出现不同的酶化学反应。当这类白细胞通过激光测量区时，由于酶反应强度不同（阴性、弱阳性、阳性、强阳性）和白细胞体积大小的差异，激光束照射到细胞上的前向角和散射角不同；以 X 轴为吸光率（酶反应强度），Y 轴为光散射（细胞大小），每个细胞产生两个信号结合定位在白细胞散射图上，仪器每秒钟可测上千个细胞。计算机对存储的资料进行分析处理，并结合嗜碱性粒细胞/分叶核通道的结果计算出白细胞总数和分类值。

9.体积、电导、光散射综合技术在白细胞分类检测中的应用　体积（V）、电导率（C）、光散射（S）综合技术简称 VCS 技术。VCS 技术可以对保持原态下的血细胞形态进行测定和区分，体积的测量采用电阻法，当电解质溶液中悬浮颗粒在通过计数小孔时引起电阻变化，电阻的变化与细胞的体积呈正比；此法能将不同体积大小的细胞分开，但对相近体积的细胞如小淋巴和嗜碱细胞则不能准确区分。电导的测量是根据细胞壁能产生高频电流的特性而采用高频电磁探针来测量白细胞内部结构，即能检测细胞核细胞浆的比例；此方法能区分体积相近而核浆比例不同的白细胞。光散射则是利用激光束对每个通过检测区的白细胞进行扫描，获得细胞结构及光散射的信息。细胞内粗颗粒的光散射信号要比细颗粒强，以此来帮助识别粒细胞。所以通过使用 VCS 技术能有效地将白细胞进行分类。

10.阻抗与射频技术联合的白细胞分类法的原理　血细胞分析仪通过嗜酸性粒细胞检测系统、嗜碱性粒细胞检测系统、淋单粒（淋巴细胞、单核细胞和粒细胞）检测系统和幼稚细胞检测系统等 4 个不同的检测系统完成对白细胞的分类。嗜酸性粒细胞与嗜碱性粒细胞检测系统的计数原理相同，即在特定的温度和时间内，由各自专一的溶血剂将非类细胞溶解后，采用电阻抗法进行计数。淋单粒检测系统采用电阻抗与射频联合检测方式，主要利用射频电流来测量核的大小及核质密度，根据淋巴细胞、单核细胞及粒细胞的细胞大小、胞浆含量、浆内颗粒的大小与密度、细胞核的形态与密度不同等信息，经计算机甄别处理后得出各类细胞的比例。幼稚细胞的检测原理是基于幼稚细胞膜上脂质较成熟白细胞少的特性，在细胞悬液中加入硫化氨基酸。由于结合在幼稚细胞膜上的氨基酸较多，形态不受溶血剂破坏，可通过电阻抗法检测出幼稚细胞的数量。

11.多角度偏振光散射白细胞分类法的原理　将一定体积的全血标本用鞘流液按适当比例稀释，其白细胞内部结构近似于保持自然的状态，因嗜碱性粒细胞颗粒具有吸湿的特性，因此嗜碱性粒细胞的结构有轻微改变。因红细胞内部的渗透压高于鞘液的渗透压，使血红蛋白从红细胞内游离出来，鞘液内的水分进入红细胞中，红细胞膜的结构虽然完整但其折光系数与鞘液相同，此时的红细胞不干扰白细胞的检测。标本在水动力系统的作用下，细胞单个通过测量区，仪器从4个角度分别测定散射光的密度，所得的数据经仪器内的计算机处理后可得到白细胞分类结果。

12.光散射法检测红细胞和血小板的原理和方法　血细胞分析仪以二维激光散射法检测红细胞和血小板。将全血与红细胞/血小板稀释液混合，使自然状态下双凹盘状扁平圆形的红细胞成为球形并经戊二醛固定，此种处理并不影响红细胞的平均体积。红细胞无论以何种方位通过测量区时，被激光束照射后所得的信号是相同的。激光束以低角度前向光散射和高角度光散射同时测量每个红细胞，根据低角度光散射转换能量大小，测量单个红细胞的体积与总数；根据高角度光散射得出单个红细胞内血红蛋白浓度，也可准确得出红细胞平均体积及红细胞相关参数，如平均血红蛋白的含量和红细胞平均血红蛋白浓度等。

血小板也经戊二醛固定处理，血小板的体积为1～30fl。仪器通过2个角度来测定血小板被激光扫描后的散射强度：高角度主要测细胞的折射指数(RI)，它与细胞的密度有关；低角度主要测细胞体积的大小。RI为1.35～1.40。由于红细胞含有高浓度的血红蛋白，其折射系数较高(RI为1.35～1.44)，因此，大血小板虽然可能与小红细胞、红细胞碎片、红细胞残骸以及其他细胞碎片的体积相似，但因其内容物不同，RI相差较大，在血小板二维散射图上可被区分并分别计数。

13.血小板比率　大血小板多为年轻型，可以较好地完成其生理功能；而小血小板功能则明显减低，因此有的仪器可给出小血小板比率。其计算方法如下：仪器将体积在2～30fl的脉冲全部计数为血小板(X1)，2～12fl的脉冲计数为小血小板(X2)，小血小板的比率为X2/X1，仪器可自动对每个标本进行计算。当结果≥88％时，该标本为小血小板过多；当结果≤59％时，结果为大血小板过多。

（二）实验性问题

1.抽血前应注意　避免在患者情绪激动或剧烈运动后采血；要消除患者的恐惧心理，让患者采血前保持安静状态；采血时环境温度不能过高或过低；注意是否存在药物因素对血细胞检验结果的影响。

2.血常规分析采用方式抗凝　要求用真空采血管，或带盖的塑料试管，或硅化玻璃试管贮血。国际血液学标准化委员会(ICSH)推荐使用乙二胺四乙酸二钾(EDTA·K_2·$2H_2O$)作为抗凝剂。抗凝剂加入血液后的终浓度要求为(1.85 ± 0.35)mg/ml或$(4.45\pm0.85)\mu$mol/ml。虽然目前仍有较多的实验室使用乙二胺四乙酸三钾(EDTA·K_3)为抗凝剂，但EDTA·K_3会使红细胞发生皱缩，红细胞压积测定结果下降。

3.血液分析标本的采集方法　血细胞检验标本的采集方法根据采血部位不同可分为静脉采血法和毛细血管采血法两种。使用血液分析仪时，一般要求用静脉采血法，尽可能不用毛细血管采血法。因为对不同部位的皮肤穿刺采血所获得的细胞成分以及细胞与血浆的比例常不稳定，所以毛细血管与静脉采血法的测定结果有一定差别。另外，毛细血管法的取血量少，往往不能充分满足血液分析仪检测用血量的要求，也无法在必要时进行重复检测。故除少数取静脉血有困难的患者如婴儿、大面积烧伤的患者，或需频繁采血进行检查的病例如白血病、肿瘤化疗或放疗患者外，均应使用静脉采血法进行血细胞的检验，以保证检验结果的稳定和准确。

4.血液分析标本保存的要求　抗凝全血标本应在室温条件下(一般血液分析仪要求的室温条件是18～25℃)保存。红细胞、白细胞和血小板各项参数可稳定24h，白细胞分类可稳定6～8h，血红蛋白可稳定6～8d。但用显微镜做白细胞分类检查时，2h后粒细胞形态可出现变化；如果不能在有效时间内及时用仪器进行检测时，须尽快推制血涂片，以便必要时用显微镜对血涂片进行复查。虽然在2～8℃条件下保存会延长血液标本的保存期，但血小板的体积会逐渐发生改变，因此不宜在低温条件下长时间保存血细胞检验的标本。

另外血液与EDTA盐抗凝剂混合后血小板形态逐渐变为球形，体积有所增大(研究表明可增大20%左右)，在1h后才趋于稳定，1～6h后的变化小于3%，故使用血液分析仪对红细胞比容进行检测时应在采血1h后进行。

5.血细胞分析采用静脉血还是末梢血　大量文献表明，采用静脉血检测其结果的精密度、准确度均优于末梢血。采用末梢血检测，由于采血过程中影响因素较多，造成结果的重复性较差，准确度容易受干扰，这也就是为什么绝大多数五分类血液分析仪要求采用静脉血进行检测的原因。因此我们推荐使用静脉血。但对于一些特殊情况，例如新生儿患者、化疗患者等取静脉血不容易或需要经常取血检测的患者，用末梢血也未尝不可，只是要重视采血方法和过程，使影响因素降到最低，以提高结果的准确度。

6.根据检测技术和白细胞分类参数的多少可将血细胞分析仪分为以下几种：

(1)两分类血细胞分析仪：只能给出淋巴细胞和粒细胞2项百分比和绝对值。

(2)三分类血细胞分析仪：能给出淋巴细胞、单核细胞和粒细胞3项百分比和绝对值。

(3)五分类血细胞分析仪：能给出淋巴细胞、单核细胞、嗜酸粒细胞、嗜碱粒细胞和中性粒细胞5项百分比和绝对值。

(4)六分类血细胞分析仪：能给出淋巴细胞、单核细胞、嗜酸粒细胞、嗜碱粒细胞、中性粒细胞和不明大体积细胞6项百分比和绝对值。

7.分析前主要有7个方面的因素会对分析结果产生影响　①静脉血和末梢血；②容器的种类；③抗凝剂；④稀释标本；⑤溶血标本；⑥存放时间；⑦溶血剂的用量及溶血时间。

8.血小板直方图的作用　由于红细胞与血小板在一个系统中进行测定，小红细胞和大血小板的存在对血小板数及MPV有很大的干扰。当待测标本中小细胞增多，出现细胞碎片或血小板聚集时，会影响测定结果，而血小板直方图能反映这些变化。因此，在发出血小板报告之前，需要先观察其图形是否正常；如为异常图形，应涂片检查是否出现上述异常情况。

9.目前白细胞五分类分析出现多技术方法综合应用的趋势，主要有以下技术组合　①体积、电导和光散射技术；②阻抗与射频技术结合法；③光散射与细胞化学技术联合法；④多角度偏振光散射技术。

10.目前血液分析仪常采用哪些技术来保证血小板计数的准确性　在血液分析仪的分析中，血小板计数准确性一直受到关注。目前常采用以下技术来保证血小板计数的准确性：

①扫流技术；②防反流装置vonBehrens感应器；③鞘流技术；④延时计数；⑤浮动界标；⑥拟合曲线；⑦小血小板比率技术。

11.血小板扫流技术的主要作用　血小板扫流技术的作用是减少回流的红细胞对血小板计数的干扰。由于血小板和红细胞同在一个计数池内计数，红细胞在经过小孔后若发生回流，只要稍微触及小孔感应区，电极就可能感应到相当于血小板大小的小脉冲，使血小板计数假性增多。扫流技术即是在进行红细胞和血小板计数的同时，在红细胞计数小孔的后面有一个稳定的液流通过。这样可使计数后的红细胞立即被冲走，以防止其回流到感应区被计数为血小板。

12.防反流装置vonBehrens感应器　为了防止已被计数的红细胞又返回到感应区，在红细胞计数池小孔的内侧安装一个带孔的挡板，板上小孔的直径比红细胞计数孔略大，正好位于计数孔的后方、感应区之外。当进行计数时，由于负压的作用细胞快速通过感应区并穿过挡板小孔，即使挡板外侧产生涡流，红细胞也会被阻挡在感应区之外，不影响血小板计数。

13.鞘流技术的特点　为了避免计数中血细胞从小孔边缘处流过及湍流、涡流的影响，发明了鞘流技术。用一毛细管对准小孔管，细胞混悬液从毛细管喷嘴中喷出，同时与四周流出的鞘液一同流过敏感区，保证细胞混悬液在中间形成单个排列的细胞流，四周被鞘液围绕。

14.*延时计数*　红细胞计数池中体积相当于2～20fl的脉冲被计数为血小板。根据体积大小，血小板的脉冲被分为64个通道，以此得到血小板体积分布直方图。当标本中血小板计数明显降低时，仪器会自动再计数1次，即进行延时计数，以保证统计量，减少统计学误差。

15.*浮动界标的含义*　仪器利用计算机在直方图上寻找不同细胞群间的最低点，并以其作为细胞群间的分界线，称为浮动界标。确定浮动界标可减少相邻细胞群间的干扰。

16.*在血小板计数中应用拟合曲线作用*　血小板计数时，为了排除电子噪声与杂质和小红细胞及其他细胞对血小板计数的干扰，库尔特公司设计在2～20fl范围内计数血小板，然后再根据正常人血小板体积分布符合对数正态分布的理论，通过0～70fl的电子拟合曲线，将没有被直接计数的大血小板计入结果，使血小板计数既少受红细胞干扰又没有遗漏。

17.*影响白细胞检验的因素*　血小板聚集、冷球蛋白血症、有核红细胞、抗溶性红细胞和疟原虫等均会影响白细胞结果。如果白细胞计数出现异常报警，必须涂片检查。

18.*影响红细胞系统的因素*　影响红细胞系统的因素主要有：冷凝集综合征、白血病、高脂血症、高胆红素血症和大量巨大血小板。

19.*影响血小板的因素有哪些？何为假性血小板减少？*　影响血小板的因素主要有小红细胞、血小板凝集和假性血小板减少等。极少数患者的血小板在EDTA抗凝剂的作用下会发生聚集，导致血小板假性减少症；此时可改用枸橼酸盐作抗凝剂重新测定。

（三）临床性问题

1.*血液学一般检查的基本作用*　血液学一般检查结合临床资料与其他检查（如骨髓细胞学检查、X线、B超、CT等）结果，进行综合分析后能起到下述作用：

（1）为原发性造血系统疾病的诊断、疗效观察和预后判断提供依据：血液系统疾病的病理变化主要发生在骨髓造血组织，但外周血的检查易于进行，且常可得到对诊断有价值的依据。例如外周血中检测出原幼细胞对白血病的诊断有重要价值；小细胞低色素性红细胞比例的增高对缺铁性贫血的诊断颇有价值；在化疗过程中对白血病患者外周血细胞数量和形态的监测对疗效观察有重要意义。贫血患者用药后要定期观察血红蛋白、红细胞及网织红细胞的变化，如果网织红细胞增加，随之有血红蛋白及红细胞值的上升，说明疗效及预后较好，反之说明疗效欠佳；在更换抗贫血药物治疗后，如仍无疗效，提示造血功能低下，预后较差。

（2）为非造血系统疾病的诊断和治疗提供依据：非造血系统疾病引起继发性的血液成分改变在临床上更为多见，例如大多数细菌感染可使白细胞增多或出现中性粒细胞型类白血病反应，而病毒感染或药物的作用常使白细胞计数值减低；消化系统的疾病可因影响造血物质的吸收或丢失而导致红细胞减少；呼吸系统疾病可因缺氧引起红细胞增多；长期使用某些抗生素时，需对外周血中的白细胞进行监测。

2.*正常白细胞三分群直方图的特点与临床意义*　正常白细胞直方图见图6-1A。血细胞分析仪通常在35～450fl的范围内分析白细胞。根据正常白细胞在溶血剂作用后体积的大小，在直方图上从左至右可确认其相应的3个细胞群：小细胞群是位于左侧又高又陡的峰，分布在35～90fl范围，以成熟淋巴细胞为主要特征细胞；大细胞群是位于右侧较低且分布宽的峰，跨越160～450fl，以中性粒细胞为主要特征细胞；位于大、小细胞群之间的较平坦的区域，分布在90～160fl范围，是单个核细胞，也被称为中间细胞，以单核细胞、嗜酸粒细胞、嗜碱粒细胞为主要特征细胞。

3.*异常白细胞三分群直方图的特点与临床意义*　正常外周血中的白细胞以淋巴细胞、单核细胞和中性粒细胞为主，白细胞直方图显示为有3个峰的光滑曲线，在这3群细胞分布区域的交界处均存在一个低谷

(即报警监测点)。当白细胞分类的比例异常或出现异常细胞时,白细胞直方图曲线峰的高低、数量和低谷区的特征将会出现一些变化,并显示相应的报警。

(1)中性粒细胞比例增高或淋巴细胞比例降低(图6-1B):白细胞直方图表现为粒细胞峰明显变大,淋巴细胞峰明显变小。在严重的细菌感染时,如果中性粒细胞发生中毒性改变,粒细胞峰可向左移动或向右延伸,有的可显示"R3"或"R4"报警提示。

(2)中性粒细胞比例降低或淋巴细胞比例增高(图6-1C):白细胞直方图表现为粒细胞峰明显变小,淋巴细胞峰明显变大。

(3)单核细胞比例增高(图6-1D):白细胞直方图表现为在单个核细胞区出现1个明显的峰,其大小与单核细胞比例增高的程度有关,常显示"R3"报警提示。值得注意的是,仪器显示的"MO"或"MID"增高仅表示可能是单核细胞增高,也可能是嗜酸性粒细胞或幼稚细胞等,因此必须涂片染色后经显微镜确认。

(4)嗜酸粒细胞比例增高(图6-1E):白细胞直方图上也在单个核细胞区出现1个明显的峰,其大小也与嗜酸粒细胞增高的程度有关,可显示"R2"或"R3"报警提示。注意事项与单核细胞比例增高相同。

(5)急性淋巴细胞白血病(图6-1F):白细胞直方图表现为淋巴细胞峰向单个核细胞区扩展变宽,其程度与原始及幼稚淋巴细胞的比例高低有关,常伴有"R2"报警。

(6)急性非淋巴细胞性白血病(图6-1G):白细胞直方图常以单个核细胞峰增高为主,并向淋巴细胞区和粒细胞区扩展,常显示"R2"、"R3"及"Rm"报警提示。其异常峰的高低及扩展的程度与原始及幼稚细胞的比例高低有关。

(7)慢性淋巴细胞白血病(图6-1H):白细胞直方图与正常淋巴细胞比例增高时相似,但淋巴细胞峰底略宽,有时可显示"R2"报警。

(8)慢性粒细胞白血病(图6-1I):白细胞直方图表现为多区异常,为形状单一而分布广泛的图形,淋巴细胞峰可有可无,随淋巴细胞所占的比例大小而异。

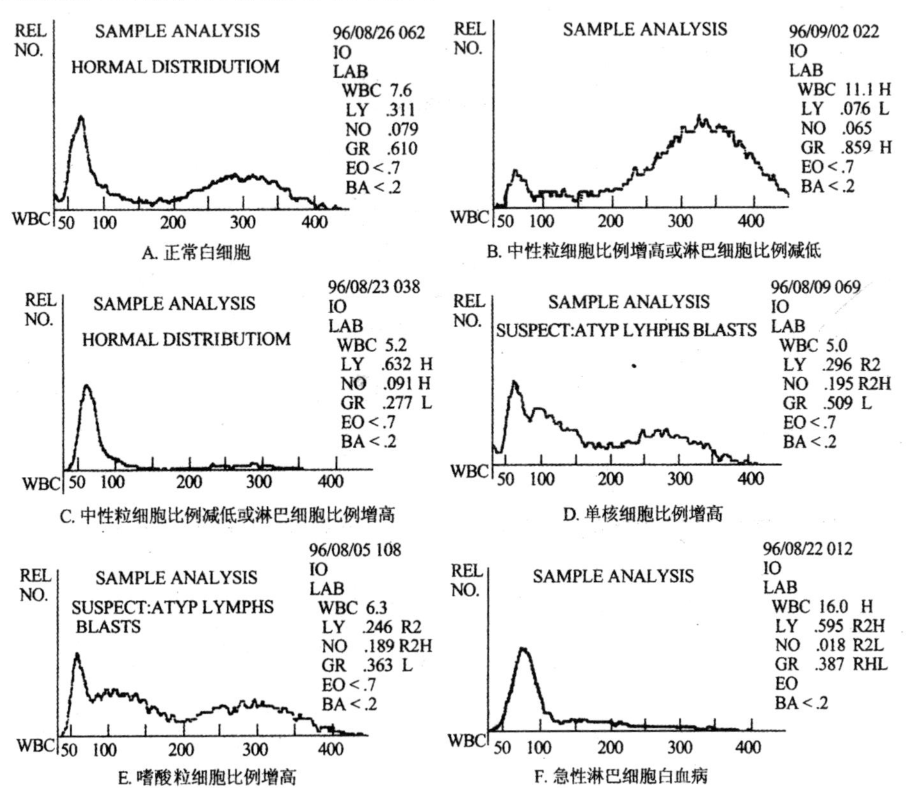

A. 正常白细胞　B. 中性粒细胞比例增高或淋巴细胞比例减低

C. 中性粒细胞比例减低或淋巴细胞比例增高　D. 单核细胞比例增高

E. 嗜酸粒细胞比例增高　F. 急性淋巴细胞白血病

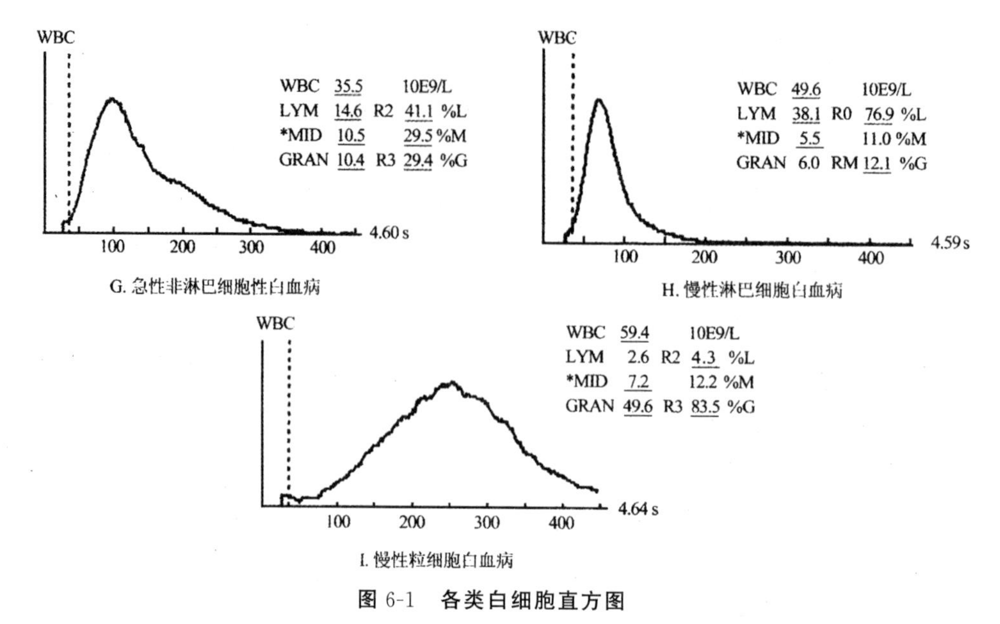

图 6-1　各类白细胞直方图

A～F.Coulter JT-TR 测试；G～I.Cell-Dyn 700 测试

4.白细胞直方图变化与“涂片复检”的关系

(1)判断白细胞计数时是否受到其他因素的干扰：白细胞计数时先加入溶血剂，使红细胞破坏，保留的“膜包核”状的白细胞进行计数，但下列因素均可误计数为白细胞等，此时白细胞直方图也可发生相应的改变：①某些贫血的病理红细胞及新生儿红细胞对溶血剂有较强的抵抗力，使之不溶解或不完全溶解；②有核红细胞；③血小板聚集成团。因此，当实验结果出现如图 6-2 所示的图形时，提示白细胞计数和分群结果均不准确，需要复查。

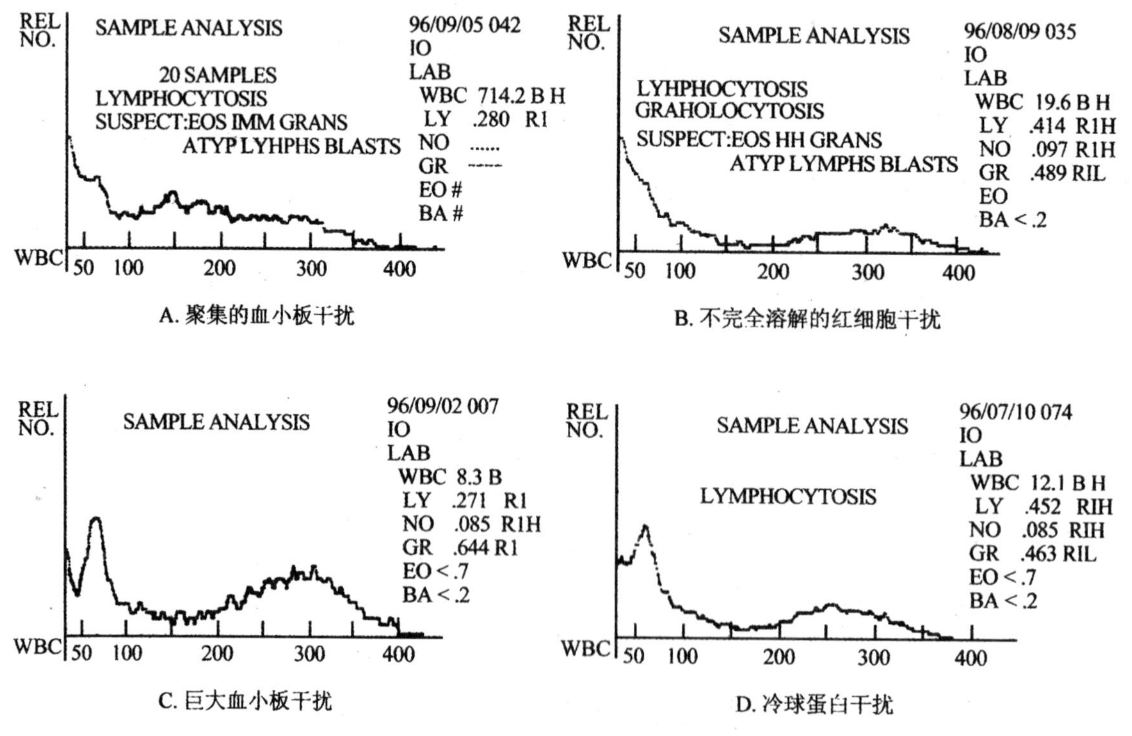

图 6-2　各种干扰因素引起的白细胞直方图变化(Coulter JT-IR 测试)

(2)判断白细胞直方图是否符合白细胞分类筛选标准,以决定涂片镜检:经过溶血剂处理后的"膜包核"白细胞体积与其自然体积无关。含有较多颗粒的粒细胞经溶血剂处理后的体积比颗粒细、少的单核细胞和淋巴细胞的体积要大些,但其真实体积与单核细胞相等或更小。白血病细胞、异形淋巴细胞、浆细胞、嗜酸粒细胞和嗜碱粒细胞等多出现在单个核细胞区域,少数也可见于淋巴细胞或粒细胞区。在一个细胞群中,可能以某种细胞为主,但由于细胞体积间的交叉,可能还存在其他细胞;也可能存在与白细胞体积大小相近,而实际上并非细胞的颗粒(如聚集的血小板)。由此可见,电阻法仪器只是根据"膜包核"颗粒体积的大小,将白细胞分成几个群体,这是比较粗糙的分类,很难正确地反映患者血样中各类白细胞比例的真实情况,只能用于健康体检或无明显血液学异常且白细胞体积分布直方图正常的患者。准确的白细胞分类不能完全脱离显微镜检查。

(3)不能仅根据白细胞直方图的变化进行某种疾病的诊断:图 6-3 显示了一组图形相似、报警提示相同,但白细胞种类不同的白细胞直方图变化,由此可见,尽管引起血液学变化的病因不同,白细胞种类的变化不同,但其直方图变化很相似。而图 6-4 显示了一组细胞种类相同,但图形和报警提示不同的白细胞直方图变化,说明白细胞直方图形变化无特异性。图 6-5 则显示了同一例白血病患者治疗过程中外周血中白血病细胞比例不同,而呈现的白细胞直方图变化。因此,异常的直方图只是提示检查者粗略判断各类白细胞细胞比例变化或有无明显异常细胞出现,进而在利用显微镜复检时注意这些变化的真正病理意义,或在正常人体检中筛选是否需要进一步做血涂片检查,而不能仅根据白细胞直方图的变化来进行临床诊断。那种认为白细胞直方图的某种变化即可代表某种疾病的说法是不正确的。

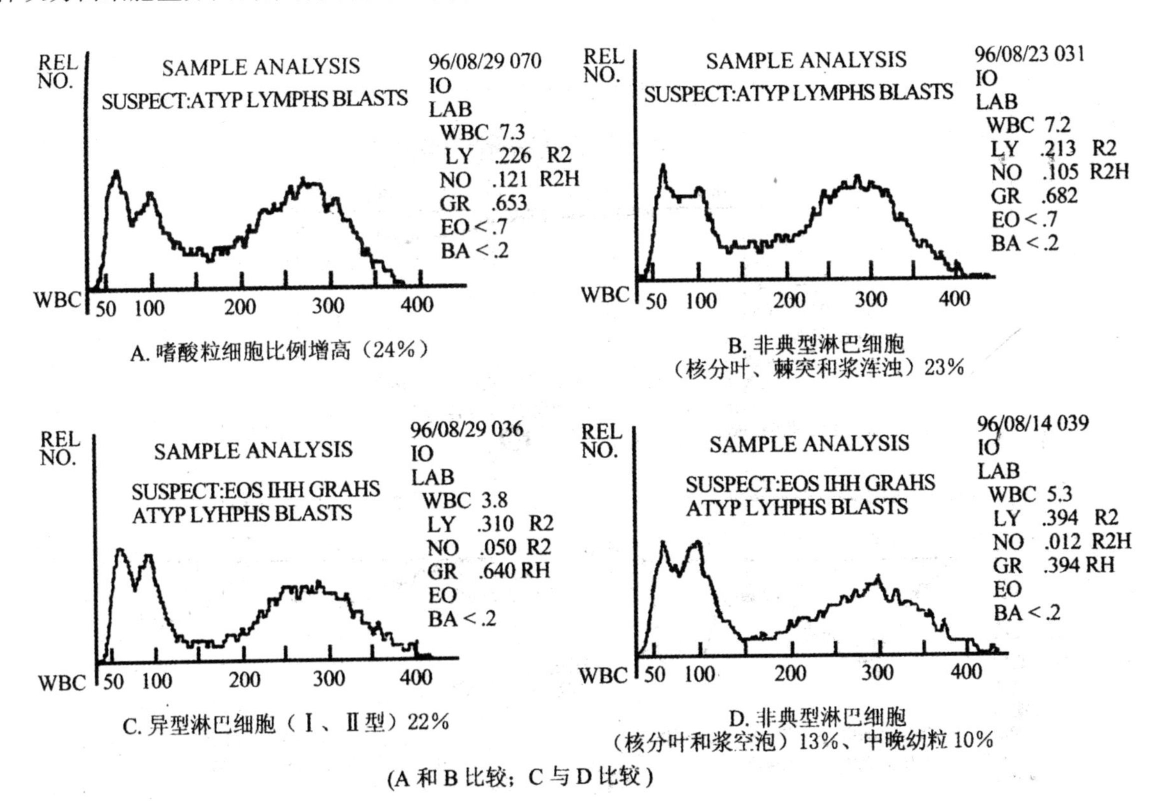

图 6-3　图形和报警提示相同、细胞种类不同的细胞直方图变化(Coulter JT-IR 测试)

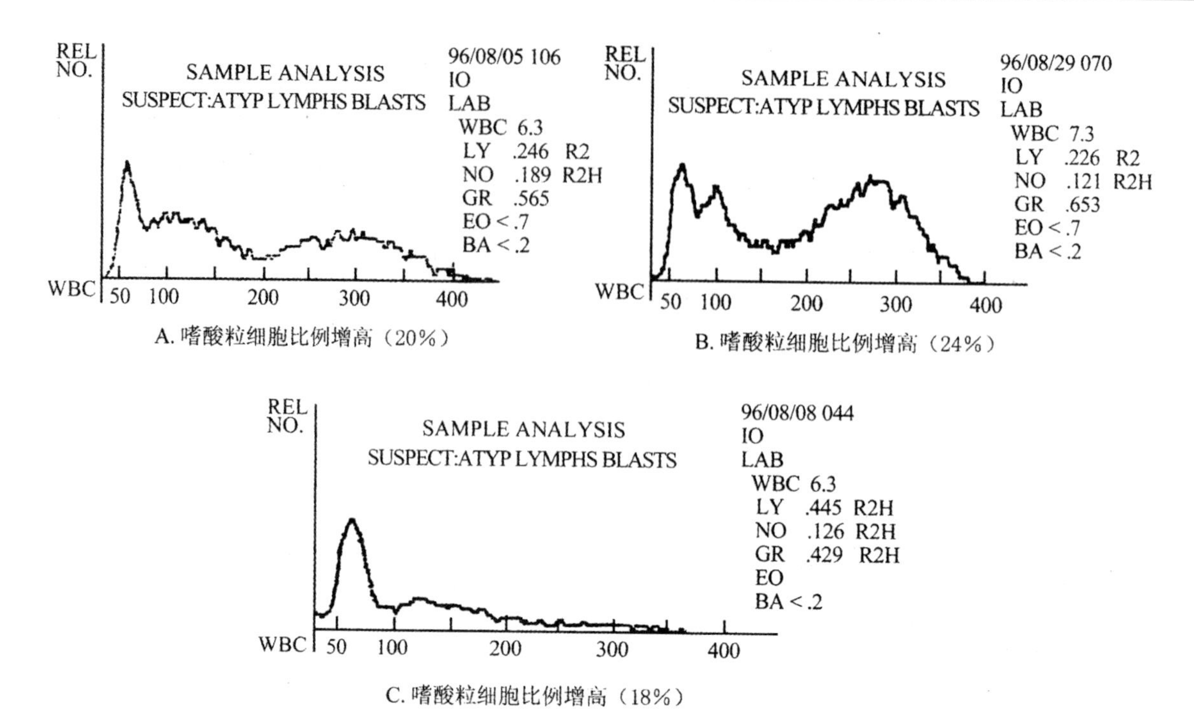

A. 嗜酸粒细胞比例增高（20%）

B. 嗜酸粒细胞比例增高（24%）

C. 嗜酸粒细胞比例增高（18%）

图 6-4　细胞种类相同、图形和报警提示不同的白细胞直方图变化(Coulter JT-IR **测试**)

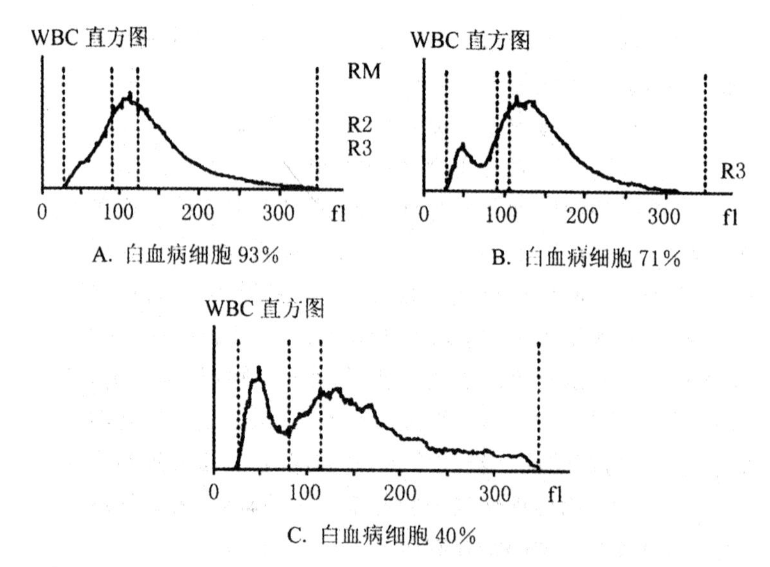

A. 白血病细胞 93%

B. 白血病细胞 71%

C. 白血病细胞 40%

图 6-5　同一例白血病患者不同比例白血病细胞的白细胞直方图变化

5.红细胞直方图的特点与临床意义

(1)正常红细胞直方图(图 6-6A:仪器在 35～250fl 的范围内分析红细胞。红细胞直方图的显示范围为 25～250fl,25～35fl 用于监测是否有小红细胞或干扰物质存在。正常红细胞主要分布在 50～150fl 范围内,从红细胞直方图上看好似两侧对称的正态分布曲线。应注意不同型号的仪器,红细胞分析范围不完全一致,直方图曲线的特点也有差异。

(2)异常红细胞直方图:如果红细胞的体积大小发生改变,均可见红细胞直方图左移(MCV 变小)或右移(MCV 变大),或出现双峰(存在 2 个细胞群),RDW 值也呈相应的变化。与白细胞直方图不同,某些贫血的红细胞体积直方图有其特点,此种图形变化再与其他红细胞参数结合分析,对贫血鉴别诊断具有重要的价值。分析时，应注意观察直方图峰的位置、峰底的宽度、峰顶的形状及有无双峰现象。

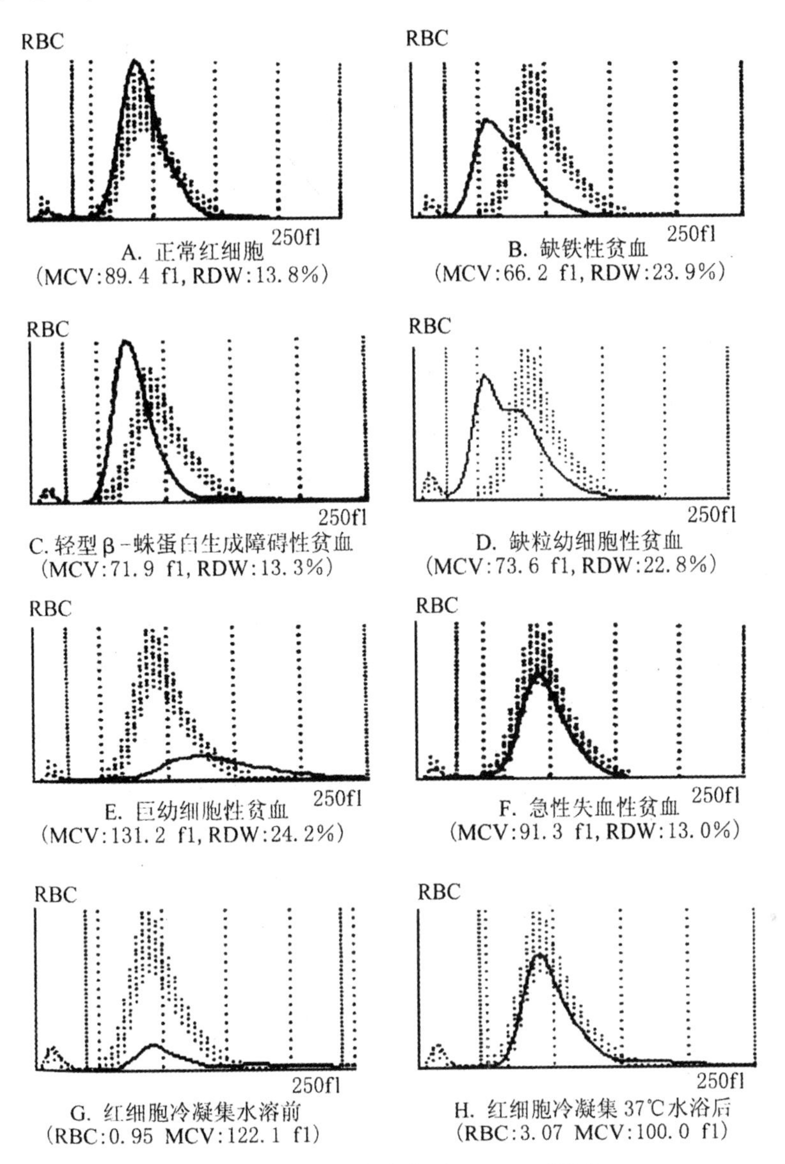

图 6-6 各类红细胞直方图(SF-3000 测试)

(3)缺铁性贫血的直方图(图 6-6B)：其特点为曲线峰左移，峰底变宽，显示小细胞不均一性。

(4)轻型β-珠蛋白生成障碍性贫血的直方图(图 6-6C)：图形表现为曲线峰左移，峰底变窄，显示小细胞均一性。

(5)铁粒幼细胞性贫血的直方图(图 6-6D)：图形表现为曲线峰左移，可呈"双峰"形，峰底明显变宽。缺铁性贫血经铁剂治疗有效，在 3 周左右时也可出现类似的"双峰"状图形，但峰底更宽。

(6)叶酸或维生素 B_{12} 缺乏引起巨幼红细胞贫血的直方图(图 6-6E)：治疗前的直方图曲线峰变低、右移，峰底明显变宽，显示明显的大细胞不均一性，是叶酸或维生素 B_{12} 缺乏引起巨幼细胞性贫血的重要直方图特征。经叶酸或 B_{12} 治疗后，正常红细胞群逐步释放进入外周血，而病理性红细胞并未完全消亡，检测的红细胞直方图可呈"双峰"形，说明治疗有效。

(7)急性失血性贫血的直方图(图 6-6F)：直方图的曲线峰变低，其他特点与正常红细胞直方图一致。

(8)红细胞冷凝集干扰的直方图：作为一个特例，该类标本在 37℃水浴前，红细胞直方图的曲线峰明显变低，而且在150～250fl可见一个很低的大细胞峰(图6-6G)。此时，红细胞和红细胞压积值明显减低，红细胞平均血红蛋白的含量(MCH)和红细胞平均血红蛋白浓度(MCHC)值明显增高。从收集的临床病例图形分析，冷凝集素效价越高，红细胞凝集越显著，红细胞数值和直方图曲线峰越低。MCV在红细胞重度凝集时变化不明显，而在一般凝集时通常增大。这类标本在37℃水浴30min后测试，红细胞各参数值和直方图恢复到实际状态(图6-6H)。

应该指出，因应用不同型号的仪器及使用不同稀释液，红细胞分布曲线的形状亦有差异，但反映病理变化的基本特征是相同的，上述内容描述的只是某一型号仪器的图形变化。在实际工作中，不同实验室应根据自身仪器的特点进行对比分析。

6.缺铁性贫血治疗过程中红细胞直方图的动态变化的临床意义　缺铁性贫血(IDA)治疗前，由于外周血中主要是病理红细胞，红细胞直方图显示为波峰左移、峰底较宽。治疗后22d，由于外周血中出现了较多的正常红细胞，使血中存在2群红细胞，但仍以病理红细胞为主，导致红细胞直方图显示左高右低的双峰。治疗后49d，由于外周血中出现了大量的正常红细胞，尽管血中仍存在2群红细胞，但以正常红细胞为主，导致红细胞直方图显示左低右高的双峰。治疗后120d，外周血中主要是正常红细胞，红细胞直方图恢复正常。因此，观察IDA治疗过程中红细胞直方图的动态变化并结合其他红细胞参数的变化，对评价IDA铁剂治疗后的疗效具有重要临床意义。

7.红细胞体积分布宽度的临床意义　红细胞体积分布宽度(RDW)是由血细胞分析仪测量获得的，反映外周血红细胞体积异质性的参数。RDW的临床应用主要体现在下列3个方面：

(1)用于缺铁性贫血和轻型地中海贫血的鉴别诊断：由于Hb合成障碍，这2种贫血均可表现为小细胞低色素性贫血，但前者RDW增高，后者大多数(88%)病例RDW正常。

(2)用于缺铁性贫血的早期诊断和疗效观察：绝大多数(96%)IDA时RDW均增高，特别是MCV尚处于正常参考值范围时，RDW增高是缺铁性贫血的早期诊断的重要指标；当MCV减低时，RDW增高更明显。给予铁剂治疗有效时，RDW先增高，随着正常红细胞的增多和小红细胞的减少，RDW逐渐降至参考范围。

(3)用于贫血的形态学分类：Bassmen提出了MCV/RDW分类法(1983年)，根据MCV和RDW这2个参数，将贫血分为小细胞均一性(MCV减低，RDW正常)、小细胞不均一性(MCV减低，RDW增高)、正细胞均一性(MCV正常，RDW正常)、正细胞不均一性(MCV正常，RDW增高)、大细胞均一性(MCV增高，RDW正常)和大细胞不均一性(MCV增高，RDW增高)等6类。

8.红细胞计数和血红蛋白测定结果增高的临床意义

(1)RBC及Hb增多：是指单位容积血液中红细胞数及血红蛋白量高于参考范围的高限。RBC及Hb增多在临床上分为相对性增多和绝对性增多2大类。

1)相对性增多：是由于血浆容量减少，使血液中有形成分相对增多的一种暂时性假象。多见于脱水血浓缩时，常由严重呕吐、多次腹泻、大量出汗、大面积烧伤、尿崩症、大剂量使用利尿药等情况引起。

2)绝对性增多：临床上称为红细胞增多症，是一组由各种生理、病理原因引起红细胞绝对值有所增多的症状。按发病原因可分为继发性和原发性增多2类，后者即真性红细胞增多症。

(2)继发性红细胞增多症：属于非造血系统疾病，发病的主要原因是某些因素导致血中促红细胞生成素呈代偿性或非代偿性增高。

1)促红细胞生成素代偿性增高：由于血氧饱和度减低，组织缺氧引起促红细胞生成素浓度代偿性增高。红细胞增多的程度与缺氧的程度成正比。生理情况见于生活在高原地区的居民、胎儿及初生儿、健康人进行剧烈体力劳动时等；病理情况见于严重的慢性心、肺疾患，如肺源性心脏病、阻塞性肺气肿、发绀型先天性心脏病及携氧能力低的异常血红蛋白病等。

2)促红细胞生成素非代偿性增高：此类疾病的患者并无血氧饱和度减低和组织缺氧，其促红细胞生成素的增高与某些肿瘤和肾脏疾患有关，如肾癌、肝细胞癌、子宫肌瘤、卵巢癌、肾胚胎瘤和肾积水多囊肾、肾移植后等，此外还见于家族性自发性促红细胞生成素增高，药物（如雄性激性、皮质类固醇等）引起的红细胞增多。

(3)原发性红细胞增多症即真性红细胞增多症：为慢性骨髓增生性疾病，临床上较为常见，其特点为红细胞及全血容量增加导致皮肤黏膜暗红，脾脏增大的同时伴有白细胞和血小板增多。本症的发病机制尚未明了，可能与以下因素有关：①造血干细胞增生失控出现不依赖促红细胞生成素的红系克隆而呈肿瘤性增生；②红系祖细胞对促红细胞生成素的反应性增强而导致红细胞生成增多。真性红细胞增多症的特点是红细胞持续性显著增多，红细胞计数值大多在$(6\sim10)\times10^{12}/L$，甚至高达$(12\sim15)\times10^{12}/L$，Hb值可达180～260g/L，Hct值可达60%～80%，全身总血容量也增加，可达120～240ml/kg体重，白细胞和血小板数也有不同程度的增多。真性红细胞增多症虽属良性骨髓增生性疾病，但有潜在恶性倾向，部分病例可转变为白血病。

9.红细胞计数和血红蛋白测定结果降低的临床意义　红细胞及血红蛋白减少：指单位容积血液中RBC数及Hb量低于参考范围的低限。临床上最常利用RBC和Hb检查结果来确诊贫血，判断贫血的严重程度和进行疗效的预后观察。引起RBC、Hb减少的原因可概括为2类：

(1)生理性减少：出生3个月的婴儿至15岁以前的儿童，由于身体生长发育迅速而RBC生成相对不足，RBC和Hb值可较正常成人低10%～20%；妊娠中、后期的孕妇为适应胎盘血循环的需要，血容量尤其是血浆容量明显增加（约增加25%）而引起血浆稀释，使RBC、Hb值减少。上述原因引起的贫血常统称为生理性贫血。

(2)病理性减少：见于各种贫血，可因骨髓造血功能障碍、造血物质缺乏或利用障碍导致RBC生成减少、RBC破坏过多和急、慢性失血等原因引起。贫血时，RBC和Hb值均见减低，但由于病因不同，二者下降的程度不完全平行。如在小细胞低色素性贫血时，RBC的减少往往比Hb下降的程度轻；反之在大细胞性贫血时，RBC的减少比Hb下降的程度明显。根据Hb减低的程度和临床表现可对贫血进行分级：①轻度贫血：成年男性Hb值为91～参考范围下限g/L，成年女性Hb值为81～参考范围下限g/L，临床症状轻微；②中度贫血，男性Hb值为61～90g/L，女性Hb值为61～80g/L，体力劳动后感心慌、气短；③重度贫血，男性和女性患者的Hb值均为31～60g/L，休息时也感心慌、气短；④极重度贫血，Hb值在男性和女性患者均低于30g/L，常合并贫血性心脏病。

10.对红细胞与血红蛋白测定结果进行判断时应注意的问题　红细胞与血红蛋白测定只是体现单位容积血液中被测物质数量的多少，在对检测结果进行判断时要注意如下一些问题：①患者的性别、年龄以及居住地海拔的差异等因素对RBC、Hb测定结果有影响；②注意全身血浆容量有无改变，如各种原因引起的失水或水滞留使血浆容量减少或增加，造成血液浓缩或稀释，均可使RBC和Hb值增高或减低；③急性大出血的时相会影响Hb及RBC测定的结果，如大量失血的早期，由于应激性的血管收缩导致Hb和RBC的测定结果暂时仍属正常，数小时后才见Hb和RBC值的降低而表现出贫血且逐渐加重。

11.红细胞血红蛋白分布宽度的临床意义　红细胞血红蛋白分布宽度（HDW）参数临床应用的报道不多。缺铁性贫血时，HDW和RDW值均增高；轻型海洋性贫血时，HDW值增高，RDW值正常；溶血性贫血时，HDW、RDW和MCV值均增高；遗传性球形细胞增多症时HDW和RDW值明显增高，故HDW对贫血的诊断和鉴别诊断有一定的参考价值。

12.正常血小板直方图的临床意义　正常血小板直方图：血细胞分析仪通常在2～30fl范围分析血小

板,正常血小板主要集中在2～20fl范围内,一般在25～30fl之间的某一点与横坐标重合,直方图是一条呈对数正态分布的光滑曲线。

13.异常血小板直方图的临床意义　由于血小板与红细胞在同一个通道内测量,而二者在体积上有明显的差异,故仪器设定了特定的阈值,将高于阈值者定于红细胞,反之为血小板。但红细胞群体中的小红细胞或细胞碎片可落在血小板的阈值内,巨大血小板或聚集的血小板可被误认为红细胞,这些均可从血小板直方图上反映出来。另外,乳糜微粒、冷球蛋白颗粒和红细胞冷凝集等也可干扰血小板计数结果,但血小板直方图无明显的变化。

(1)大血小板直方图:曲线峰右侧右移,在大于30fl的某一点与横坐标重合,MPV值明显增高。如果血小板数减低,可见于ITP及体外循环时;如果血小板数升高,可见于脾切除术后;如果血小板数正常,可见于慢性髓性白血病、骨髓纤维化等。

(2)小血小板直方图:曲线峰右侧左移,在小于20fl的某一点与横坐标重合,MPV值明显减低。如果血小板数减低,可见于HIV感染和脾功能亢进等;如果血小板数正常,可见于慢性再障;如果血小板数升高,可见于反应性血小板增多症。

(3)聚集的血小板直方图:曲线峰变低,如果标本中血小板以轻度聚集为主,曲线峰右侧抬高呈拖尾状,不与横坐标重合。此时血小板计数值高低不一,通常与未发生聚集时血小板数有关。在MDS、急性心肌炎和冠心病等疾病有时也可见到类似的血小板直方图。如果标本中血小板以重度聚集为主,则曲线峰变低、变平,右侧抬高不明显,此时血小板数极度减低。在肿瘤化疗后骨髓抑制期、肝硬化和部分白血病等也可见到类似的血小板直方图。但在血小板聚集时,不仅血小板数减低,而且在白细胞直方图的35fl处还可见一个较明显的小峰。常见于标本采集不当、血栓前高凝状态、EDTA依赖性血小板聚集等。

(4)小红细胞干扰的血小板直方图:在曲线峰的右侧抬起并上扬,不与横坐标重合。可见于IDA或发生溶血的标本。

14.平均血小板体积的临床意义

(1)MPV值增高见于:①血小板破坏增加而骨髓代偿功能良好有新生血小板出现时,见于ITP;②对于化疗患者,MPV值可作为观察骨髓造血功能恢复的早期指标,当MPV增高时,说明对造血功能的抑制已解除;③在妊娠晚期、巨幼红细胞性贫血、血栓病等情况下MPV值也可增高。

(2)MPV值减低见于:①骨髓造血功能不良,血小板生成减少的疾病,如AA、急性白血病化疗期等;骨髓造血功能衰竭时,MPV值可持续下降;②急性感染性疾病,如有50%的败血症患者的MPV值减低。

(3)MPV与血小板数值关系密切,正常人的MPV值与血小板计数值呈非线性负相关,但在病理情况下二者的关系却无此规律。临床上常联合使用MPV值和血小板计数值对疾病的诊疗作出判断,MPV和血小板的变化情况主要有如下几种:①MPV值升高,免疫性血小板减少性紫癜患者的血小板因受其自身抗体的破坏而减少,致使血小板的生成加快,MPV值升高;各种类型子痫发作前2～5周会出现MPV升高和血小板值减低;此外还可见于体外循环时;②MPV值与血小板计数值均升高见于反应性血小板增多症,如脾切除术后;③MPV值升高、血小板计数值正常见于慢性白血病、骨髓纤维化时骨髓增生异常,MPV有增大且可伴有大小不均的变化;半数α型和β型珠蛋白生成障碍性贫血的患者也可见MPV值升高而血小板正常;脾切除后短期内MPV值增高,血小板计数值会升高,较长时间后由于骨髓生成血小板的反馈机制的作用,血小板计数可正常,但因丧失了脾脏的滤过功能,使大血小板无法去除,故MPV持续升高;④MPV和血小板计数值均减低可见于HIV直接影响巨核细胞并导致2/3的患者出现血小板减低，92%的患者MPV下降;骨髓纤维化或肿瘤浸润骨髓影响正常造血时,也会出现MPV和血小板均减低;此外还见于单纯巨核细胞发育不全时、AA及脾功能亢进时;⑤MPV下降而血小板计数值增高主要见于反应性血小板增多症。

二、血细胞染色及形态检验

(一)理论性问题

1.国际血液学标准化委员会推荐的血细胞标准染色法 自 Romanowsky(1891)发现陈旧的亚甲蓝液可使白细胞染为不同颜色后,Wright、Giemsa、Leishman 等对 Romanowsky 染色的原配方进行了修改,即将伊红加入亚甲蓝的氧化物中,形成伊红、亚甲蓝、天青复合物-Romanowsky 效应。Marshall(1975)提出的标准 Romanowsky 染色(罗氏染色)配方包括亚甲蓝、天青和伊红。Witterkind 等(1978)提出纯天青 B 及伊红 Y 即能使罗氏染色得到满意结果,可省去亚甲蓝,后经一些学者证实。1984 年国际血液学标准化委员会(ICSH)推荐 Romanowsky 染色为参考染色法。1986 年美国临床实验标准化委员会(NCCLS)也公布了罗氏染色为血细胞标准染色法。

2.Romanowsky 染色的特点 罗氏染色的独特作用是生物学底物在与蓝色阳离子染料天青 B 和橘红色阴离子染料伊红 Y 作用后,不仅呈现蓝色和橘红色,还可以呈现其他各种颜色。其重要特点是可以令人满意地将细胞核染为紫色,而把胞质中 RNA 染为与细胞核易于对比的蓝色,而且这种染色效应和染色图像是可以重复的,因此被 ICSH 列为标准染色法。

3.Wright 染色的原理 瑞氏染料中含有碱性亚甲蓝和酸性伊红 2 种主要成分,它们与细胞内的各种物质具有不同的亲和力,而使其显现不同的色调,以利分辨。血红蛋白、嗜酸性颗粒是碱性蛋白质,这种碱性物质与瑞氏染料中的酸性染料伊红有亲和力,故染成红色;淋巴细胞的胞质和细胞核的核仁含有酸性物质,与亚甲蓝有亲和力,故染成蓝色;当酸碱性物质各半时则染成蓝红色或灰红色,即所谓的多嗜性。

4.Romanowsky 染色与常用的 Wright 染色有何不同 2 种染色方法近似,但天青 B 的含量相差较大。Romanowsky 染色选用纯品天青 B,后来生物学染色委员会限定天青 B 最低含量为 80%,应用这种商品的天青 B 能得到满意的染色效果。瑞氏染色中天青 B 的含量低。生物学染色委员会曾调查 9 个厂家的瑞氏染色剂,其中 8 种商品中天青 B 的含量仅占 35%,亚甲蓝占 30%,天青 A 占 25%,天青 C 占 10%;另一种商品中天青 B 的含量为 74%,均达不到天青 B 含量 80%的要求。

5.影响 Romanowsky 染色法在世界范围内推广的原因 ICSH 推荐的 Romanowsky 染色法要求纯品天青 B。一般认为 94%的天青 B 可以生产,但其可溶性差,需加增溶剂,而且制作成本高,从经济实用方面考虑不太实际,目前多用于科学研究,尚难在常规工作中应用。同时商品天青 B 价格较高,在市场上很难购到,致使这种参考方法在各国推广起来进展不快。

6.目前国内使用的血红细胞染色与 ICSH 接轨 国内常使用的染色法有瑞氏染色和姬氏染色,2 种染色剂的天青 B 含量都不符合 ICSH 要求。但 2 种染色法各有优缺点,瑞氏染色对细胞质成分及中性颗粒着色好,而对细胞核的染色不如姬氏染色;采用瑞氏-姬氏复合染色液染色,兼取二者之长,可使血细胞的胞质、颗粒及胞核等获得较为满意的染色效果。若能再提高国产瑞氏、姬氏染料中天青 B 的含量,可逐步达到与 ICSH 接轨。

7.中性粒细胞的产生 中性粒细胞是在骨髓中生成和发育的,骨髓粒-单系祖细胞在集落刺激因子调控下分化为原粒细胞,后者经数次有丝分裂后最终生成 8～32 个成熟粒细胞。上述动力学过程被人为地划分为分裂池、成熟池、贮备池、循环池等。骨髓贮备池中的杆状及分叶核粒细胞仅约 1/20 释放入血,其余仍留在贮备池内以不断补充损耗。成熟粒细胞进入血液后构成总粒细胞池,其中约半数游离运行于血液中构成循环粒细胞池(CGP),另一半黏附于微静脉壁构成边缘粒细胞池(MGP)。2 池之间保持着动态的平衡，白细胞计数仅反映CGP内粒细胞的多少。CGP和MGP中的粒细胞可一过性地从一方转向另一方，从而导致白细胞分类计数(DC)结果呈较大幅度的变化。

8.中性粒细胞的作用　中性粒细胞具有趋化性、变形能力和黏附作用，还具有吞噬和杀菌等功能，在机体防御和抵抗病原菌侵袭过程中起重要作用。引起中性粒细胞趋化作用的物质有C_{3a}、C_{5a}、C_{567}、细菌释放的代谢产物、组织分解产物、活化的淋巴细胞释放的淋巴因子、中性粒细胞吞噬作用后释放的蛋白酶、胰舒血管素等。当病原菌感染时，成熟的中性粒细胞在趋化物质的作用下，以手镜形移动方式趋向炎性病灶区。与病原菌接触后，中性粒细胞的胞膜向内陷入，病原菌被逐渐陷入细胞内，形成吞噬体。吞噬体与粒细胞胞浆中的溶酶体颗粒接触后相互融合，溶酶体所释放的蛋白分解酶等杀灭病原菌。此外，化脓性细菌入侵时，产生的内素毒还可刺激骨髓中的基质细胞等产生G-CSF，以促进粒系祖细胞增殖、分化、发育而产生更多的中性粒细胞。后一过程有助于进一步解释病理性中性粒细胞增多的原因。衰老的中性粒细胞主要在单核-巨噬细胞系统中被破坏，但也由唾液腺、气管、消化道、泌尿生殖道排出一部分。外周血中消亡的中性粒细胞由骨髓贮备池中成熟粒细胞的释放加以补充，从而维持循环血液中白细胞数量的相对恒定。

9.嗜酸性粒细胞的产生和作用　嗜酸性粒细胞由骨髓干细胞产生，其集落形成因子主要由受抗原刺激的淋巴细胞产生，故嗜酸性粒细胞与免疫系统关系密切。嗜酸性粒细胞的增殖和成熟过程与中性粒细胞相似。

嗜酸性粒细胞有吞噬作用，可吞噬细菌、抗原抗体复合物等多种物质。异物被细胞吞噬后形成吞噬体，与嗜酸性颗粒接触并融合，嗜酸性颗粒中含有较多的过氧化物酶，可将异物氧化分解。嗜酸性粒细胞的趋化因子主要有：①由补体而来的C_{3a}、C_{5a}、C_{567}，其中以C_{5a}最为重要；②由肥大细胞或嗜碱细胞而来的组胺；③由致敏淋巴细胞而来的嗜酸性粒细胞趋化因子；④来自寄生虫或某些细菌的嗜酸性粒细胞趋化因子；⑤由肿瘤细胞而来的嗜酸性粒细胞趋化因子。

10.嗜碱性粒细胞的产生和生理功能　嗜碱性粒细胞也由骨髓干细胞产生。嗜碱性粒细胞表面有IgE的Fc受体，在与IgE结合后即被致敏，再受相应抗原攻击时引起嗜碱性粒细胞内的嗜碱性颗粒释放。嗜碱性颗粒中含有肝素、组胺、慢反应物质等。肝素有抗凝作用；组胺具有使小动脉和毛细血管扩张的作用，并可使小静脉和毛细血管的通透性增加，其反应快而作用时间短，故又称快反应物质。慢反应物质与前列腺素有关，具有改变血管通透性，使平滑肌(特别是支气管和细支气管的平滑肌)收缩的作用。嗜碱性粒细胞对各种血清因子、细菌、补体和激肽释放酶等物质有趋化作用。

11.核左移与Pelger-Huet核异常　核左移是指血象中杆状核粒细胞或杆状粒细胞以前阶段更幼稚的粒细胞超过正常范围，但细胞核的形状及核染色质可无明显改变。Pelger-Huet核异常时，绝大多数中性粒细胞的核不能分叶，有的类似两叶、哑铃状或落花生状，核染色质明显聚集而粗糙，剐染色质明显。

12.Alder-Reilly畸形与中毒性颗粒的区别　两者均可在中性粒细胞中出现粗大颗粒。Alder异常颗粒在Wright或Giemsa染色后为深染的嗜天青颗粒，呈深紫色，颗粒多，常掩盖细胞核。此异常颗粒与中毒性颗粒的区别是颗粒较大，不伴有白细胞数增高、核象左移和空泡等中毒性变化。而中毒性颗粒为蓝黑色，较中性颗粒大，大小不一，分布不均。根据感染程度可将中毒性颗粒分为轻度到严重等不同等。

13.Jardan畸形与中性粒细胞空泡的区分　两者均为粒细胞空泡形成。

形态学：Jardan畸形不伴有中毒性颗粒，NAP染色积分值在正常范围；中性粒细胞空泡多伴有中毒性颗粒，NAP染色积分值常明显增高。

家族史：Jardan畸形的家系成员中也可有类似血象；中性粒细胞空泡无家族成员异常。

意义：Jardan畸形患者常无任何症状，有的可与肌营养不良、鱼鳞癣并存；中性粒细胞空泡多发生于严重感染、中毒、恶性肿瘤等。

14.不同教科书对Chediak-Higashi异常颗粒描述不同 Chediak-Higashi综合征(CHS)外周血和骨髓中不同系列、不同阶段的细胞在Wight染色情况下形态学是不同的;即使是同一种细胞,在不同时间染色情况下描述也不一样。一般骨髓中早幼粒细胞胞质中的包涵体为紫红色,认为系嗜天青颗粒融合而成。骨髓中中幼粒细胞以下粒细胞及血涂片中粒细胞的胞质中含数个至数十个直径2~5μm的淡紫色至灰蓝色包涵体。淋巴细胞可出现1个或2个巨大紫红色嗜天青颗粒。粒细胞系的异常颗粒过氧化物酶为阳性反应,淋巴细胞系异常颗粒过氧化物酶则为阴性反应。另外取材后立即染色,中性粒细胞常为淡紫色至灰蓝色,放置过久再染色则为灰褐色至灰黑色。

15.淋巴细胞的产生和生理功能 淋巴细胞来源于骨髓造血干细胞,造血干细胞分化为淋巴祖细胞,淋巴细胞祖细胞依发育和成熟的途径不同,可进一步分化为胸腺依赖的淋巴细胞和骨髓依赖的淋巴细胞,即T淋巴细胞和B淋巴细胞;此外还有非T、非B淋巴细胞,如NK细胞(自然杀伤细胞)等。T淋巴细胞有介导细胞免疫反应和免疫调节作用;B淋巴细胞有参与体液免疫和免疫调节作用。NK细胞,如绝大多数大颗粒淋巴细胞(LGL)能不经预先致敏即杀伤肿瘤细胞及病毒和寄生虫感染的细胞。

16.异型淋巴细胞(Ⅰ型)与淋巴样浆细胞在血片中的区 异型淋巴细胞(Ⅰ型):细胞大小不一,核多呈圆形,核染质粗糙,胞质少或较丰富,嗜碱性强,呈深蓝色,含有大小不等的空泡而呈泡沫状,无颗粒或有少数颗粒。

淋巴样浆细胞:细胞大小较一致,核圆形、椭圆形或凹陷形,染色质致密或凝聚,胞质较丰富,呈淡灰蓝色,周边浓染,无颗粒。

另外,血片中淋巴样浆细胞常与缗钱状红细胞并存,而血片中有异型淋巴细胞时则无此特点。

17.绒毛淋巴细胞与毛细胞白血病细胞形态的区别 伴有绒毛淋巴细胞的脾淋巴瘤(SLVL)是原发于脾脏的慢性B淋巴细胞增殖性疾病,其外周血及骨髓中可出现数量不等的绒毛状淋巴细胞,应注意与毛细胞白血病中的毛细胞进行鉴别。前者胞体较大,胞质量少至中等量,呈灰蓝色,大多数细胞胞质具有短毛状突起,常集中于胞体的一端,偶见嗜天青颗粒及空泡,核圆形、椭圆形或有切迹,核染质粗细不均,半数细胞可见核仁;后者细胞大小较均一,核卵圆形或有凹陷,染色质较疏松,可有核仁,胞质较丰富,蓝或淡蓝色,有的胞质可见典型"毛发"状突出物,长短数量不一,有的胞质边界不规则,呈锯齿状或被撕扯。

18.光镜下Sezary细胞的典型形态 Sezary细胞大小不一,胞体8~20μm,核圆形、椭圆形,有的有切迹,核染质较粗,核内结构呈脑回状、核桃纹状或蟠蛇状,一般不见核仁,胞质量少呈浅蓝或蓝色,偶见嗜天青颗粒及空泡。血涂片中Sezary细胞大于10%有诊断意义。

19.针状包涵体与棒状小体(Auer小体)的不同 针状包涵体与棒状小体在Wright或Giemsa染色后的细胞中均为紫红色细而长的物质。光镜下针状包涵体出现在骨髓瘤患者浆细胞的胞质中,形状似细针,一条或多条;棒状小体出现在急性髓系白血病患者白血病细胞的胞质中,有的为短粗棒状,有的为细长棒状,数目不定,M_3型可见成束的棒状小体。两者最大不同点为针状包涵体髓过氧化物酶染色阴性,而棒状小体则染色阳性。

20.红细胞的产生和生理功能 红细胞起源于骨髓造血干细胞分化而来的红系祖细胞,后者在红细胞生成素的作用下,继续增殖和分化为原红细胞。原红细胞再经3~5次分裂至中幼红细胞阶段,晚幼红细胞已丧失分裂能力,通过脱核成为网织红细胞,由网织红细胞进而发育为完全成熟的红细胞,以上全过程约需5d。一个原红细胞最终可生成8~16个成熟红细胞。红细胞的生成除主要受促红细胞生成素影响外,睾酮也可直接或间接地促进红细胞的生成,维生素B_{12}和叶酸有助于DNA合成,胸腺及T淋巴细胞对正常造血也有调节作用。

红细胞的主要生理功能是作为呼吸载体从肺部携带氧气输送至全身各组织,并将组织中的二氧化碳运送到肺而呼出体外。这一功能主要是通过红细胞内所含的 Hb 来完成的。红细胞的平均寿命约为120d,因此成人每天约有 1/120 的红细胞因衰老而被破坏,同时又有相应数量的红细胞生成,使血循环中的红细胞和 Hb 数量能保持相对的恒定。衰老红细胞破坏后释放出的血红蛋白在单核-巨噬细胞系统内降解为铁、珠蛋白并最终形成胆色素;其中铁进入全身铁代谢池供机体重新利用,珠蛋白肽链被分解为氨基酸参与氨基酸代谢,胆色素则经肝代谢通过粪便和尿液排出体外。

21.Wright 染色后红细胞周边着色深中心着色浅　红细胞内主要是血红蛋白,每个红细胞内约含 2.8 亿个 Hb 分子,占红细胞湿重的 32%～36%,或占红细胞干重的 96%。在电镜下可观察到成熟红细胞内充满直径约为 6.5nm 的细小颗粒,每个颗粒相当于 1 个 Hb 分子,血红蛋白分子的分布特点是颗粒在近红细胞膜处分布最多,越往中心部越少,这一情况与 Wright 染色血涂片上红细胞周边部位着色较深、中心区域淡染的现象是一致的。

22.大红细胞的形成　巨幼红细胞贫血时,由于叶酸和(或)维生素 B_{12} 缺乏,使由脱氧尿嘧啶核苷酸(dUMP)转为脱氧胸腺嘧啶核苷酸(dTMP)的生成减少,从而使 DNA 合成的必需物质胸腺核苷三磷酸(dTTP)减少。这样使 DNA 合成速度减慢,致细胞增殖的 S 期延长,细胞核的 DNA 含量虽多于正常,但未能达到倍增可分裂的程度,导致细胞核不能迅速分裂而增大。但 RNA 和蛋白质的合成相对较好,致使细胞核、质发育不平衡,呈现"核幼质老"的变化。从原巨幼红细胞发育至晚巨幼红细胞,其体积均较正常为大;晚巨幼红细胞核较小,胞质多,脱核后所形成的红细胞体积也大,经瑞氏染色后多为大红细胞,着色也深。

23.小红细胞的形成　缺铁性贫血时,由于体内贮存铁耗尽,又不能得到足够的补充,致使血红蛋白合成不足,从原红细胞发育至晚幼红细胞,其体积均较正常为小,胞质也少。晚幼红细胞脱核后所形成的红细胞体积也小,经瑞氏染色后多为小红细胞且中心浅染区扩大,甚至呈环形。

24.裂红细胞的形成　当已有病理改变的红细胞通过阻塞或狭窄的微血管时,由于挤压使红细胞黏附于纤维蛋白丝上,随着血流不断拉伸已被束缚的红细胞,最终使红细胞破碎成各种形态。

25.棘形红细胞与棘球样红细胞的区别　这 2 种细胞在教科书和参考书中常介绍不清楚。Williams《血液学》第 6 版将其列为 1、2 类中。棘形红细胞为不规则棘刺状红细胞,棘刺长度和形状不一;常见于 β-脂蛋白缺乏病、酒精性肝病、脂质代谢紊乱及脾切除术后。棘球样红细胞也称锯齿状红细胞,有等间距而规则的短刺状突起,常有盘形锯齿状、球形锯齿状及刺状几乎完全消失 3 种形态;见于尿毒症、丙酮酸激酶缺乏症、红细胞内低钾、胃癌与消化性溃疡出血等。

(二)实验性问题

1.测定染色剂中天青 B 的含量　采用定量薄层色谱法可对染色剂中天青 B 的含量进行测定。天青 B 层析谱迁移率为 646nm,而天青 A 为 633nm,天青 C 为 619nm,硫堇为 608nm,亚甲蓝为 663nm。

2.ICSH 血细胞染色标准　ICSH 推荐的标准染色法应使细胞核染色质染为紫色,核仁染为浅蓝色,嗜碱性胞质染为蓝色,中性颗粒染为紫色,嗜酸性颗粒染为红至橘红色,嗜碱性颗粒染为紫至黑色,血小板颗粒染为紫色,红细胞(血红蛋白化)染为红至橘黄色,中毒性颗粒染为黑色,Auer 小体染为紫色,Dohle 小体染为浅蓝色,Howell-Jolly 小体染为紫色。

3.我国 Romanowsky 染色法　Romanowsky 染色法推荐有 Witterkind(1987)配方,其储备液为天青 B 750mg 溶于二甲亚砜(DMSO)75ml,伊红 Y 120mg 溶于 DMSO 25ml,混合后深色瓶保存,应用时以 HHEPES(pH6.5)缓冲液稀释。Schenk(1988)配方的储备液为天青 B 130mg、伊红 Y 65mg 分别溶于 50ml 甲醇中,同时以 2 种储备液各 1 份和 0.033moI/L 磷酸盐缓冲液(pH6.8)10 份稀释。后者更适合我国一般实验室选用。

4.血涂片染色的注意

(1)制备良好的血涂片:要求涂抹的血膜薄厚适宜,头、体、尾分明。

(2)高质量的染色液:染色剂可选用 Wright、Giemsa 或 Wright-Giemsa。配置染色液必须用优质甲醇(无丙酮),稀释液必须用缓冲液。

(3)重视染色液贮存环境:血细胞染色液置于棕色瓶中,室温保存;染色液贮存过程中必须密封,以防甲醇挥发,或被氧化为甲酸。

(4)严格控制染色条件:应根据染料质量、染色液成熟程度、室内温度、有核细胞数量等摸索最佳染色条件。

(5)建立试染制度:每批新染色液均需试染,以利掌握染色时间和加缓冲液的比例。

5.瑞氏染色液有没有失效期　瑞氏染色液配置后应放入棕色中性玻璃瓶内,盖紧瓶塞可保存 6 个月以上。一般认为严密封存的染液储存愈久,染色愈好。储存过程中若有真菌生长或强酸、强碱等气体侵蚀,都可影响染液质量。瑞氏染色液贮存过程中未加塞或加塞不严密,使甲醇挥发或被氧化为甲酸,以致影响染色效果时,可废弃不用。

6.瑞氏染色法中,嗜酸粒细胞颗粒不明显的原因　瑞氏染色后,嗜酸粒细胞颗粒着色不明显可能由于染色时间过短、染色液少而缓冲液过多、染色液或缓冲液偏酸、室内环境为酸性物质污染、染色液贮存不当等原因所致。纠正办法是严格按正规操作程序进行染色,调整染色液及缓冲液的 pH 值,密封染色瓶,防止甲醇挥发或被氧化为甲酸等。

7.人为原因造成的红细胞形态异常　涂片不当可形成棘形红细胞、皱缩红细胞及红细胞缗钱状排列等;非疏水性玻片可形成口形红细胞;染色不当可形成嗜多色红细胞;抗凝剂 EDTA 浓度过高,或长时间放置血液,可形成锯齿状红细胞;涂片干燥过慢,或由于固定液中混有少许水分,可出现面包圈形红细胞;涂片末端附近,可见长轴方向一致的假椭圆形红细胞等。

8.在血涂片上鉴别人为的异形红细胞　日常工作中,由于抗凝剂浓度、血标本放置时间过长或涂片时其他技术问题,在血涂片局部区域可出现一些假异形红细胞。缺乏经验的检验人员常将这些假异形红细胞当作真正的异形红细胞报告给临床,从而误导临床医生。只要从事形态学检验人员认真浏览全片,就能做出判断,一般真的异形红细胞全片都可见到同样异常,而假异形红细胞常局限于个别区域。

9.血液病患者的血常规检查包括　高质量的血常规检查包括:红细胞总数(RBC)、血红蛋白含量(Hb)、红细胞压积(HCT)、红细胞体积分布宽度(RDW)、血红蛋白含量分布宽度(HDW)、平均红细胞体积(MCV)、平均红细胞血红蛋白浓度(MCHC)、平均红细胞血红蛋白含量(MCH)、平均血小板体积(MPV)、白细胞总数(WBC)、白细胞分类计数(DC)、白细胞分叶指数(LI)、粒细胞过氧化酶指数(MPXI)、网织红细胞计数(Ret)以及涂片形态检查。

10.血液涂片检查时要注意观察

(1)红细胞:①红细胞大小和血红蛋白含量:小红细胞、大红细胞、巨红细胞、红细胞大小不均、低色素、正色素、高色素欠多嗜色性等;②红细胞形态改变:靶形红细胞、球形红细胞、椭圆形红细胞、口形红细胞、镰形红细胞及各种畸形红细胞;③红细胞中的异常结构:碱性点彩红细胞、Howell-Jolly 小体、Cabot 环、Pappenhe-imer 小体等。

(2)白细胞:①粒细胞有无中毒性变化,如中毒颗粒、空泡变性、核凝集、核溶解、Dohle 小体;②中性粒细胞有无核左移、核右移甚至分叶过多现象;③涂片中有无异常细胞和幼稚细胞,如白血病细胞及其形态变化(如 Auer 小体)、异形淋巴细胞、胞体巨大异常细胞,有无 Pelger-Huet 核异常,胞质内含 Alder-Reilly 颗粒或 Chediak-Higashi 颗粒等。

(3)血小板形态:观察其大小、颗粒的分布,是否成簇成堆分布,寻找有无巨大血小板及小巨核细胞。

11.血涂片染色镜检出现异常细胞时的提示

(1)红细胞中发现大量小红细胞伴中心浅染区扩大,可提示缺铁程度;多数大红细胞伴粒细胞分叶过多,可提示有叶酸或维生素 B_{12} 缺乏;大量球形红细胞、椭圆形红细胞、口形红细胞等,提示相应的遗传性疾病;多数有核红细胞提示溶血性疾病;血涂片出现幼粒细胞、幼红细胞伴泪滴状红细胞可提示髓外造血等。

(2)白细胞中发现白血病细胞或有 Auer 小体可提示白血病;出现原始细胞伴多系病态造血提示骨髓增生异常综合征(MDS);浆细胞多可提示反应性浆细胞增多症或骨髓瘤;异常组织细胞可提示恶性组织细胞病;中性粒细胞毒性颗粒、空泡和 Dohle 小体提示感染性疾病;异形淋巴细胞提示病毒性疾病等。

(3)血小板数量、大小、分布等的描述,可为临床提供许多重要信息。

12.血涂片染色镜检发现幼稚细胞的报告　血涂片染色镜检遇到幼稚阶段细胞时,应尽量分出原始及不同阶段的幼稚细胞,以利于让临床医生确定是急性还是慢性白血病。另外,外周血出现幼稚细胞也可见于一些良性疾病,如感染、术后、使用升白细胞药物、应激反应等。有些血涂片原始细胞和幼稚细胞确实很难区分,也可合并在一起报告。遇有难以分清类别的细胞,可以“分类不明细胞”报告。

(三)临床性问题

1.裂红细胞的形态特点及临床意义　裂红细胞常呈三角形、盔形、刺形、逗点形或扭转形等,常出现在微血管病性溶血性贫血、弥散性血管内凝血、血栓性血小板减少性紫癜、尿毒症、恶性高血压、严重烧伤及行军性血红蛋白尿症等。

2.角形红细胞的形态特点及临床意义　角形红细胞在专业参考书中曾有介绍,近年教科书很少提到。Williams《血液学》第 6 版将红细胞分为 12 类 17 种,角形红细胞被列为 12 类中最后者。其形态特点是红细胞突出部分似角状,有的为半月形,有的为纺锤形。扫描电镜下所见多为双角形。此种细胞见于弥散性血管内凝血、血管内纤维沉积症或血管修复术、某些肾小球肾炎、肾移植排异期、海绵状血管瘤及溶血性贫血等。

3.球形红细胞在血象中大于诊断价值　球形红细胞常被用于遗传性球形红细胞增多症(HS)的诊断与鉴别诊断。教科书和参考书多以球形红细胞大于 20%或 25%作为诊断 HS 的参考值。由于球形红细胞在整个血片中分布不均一,同时有 20%~25%的 HS 患者缺乏典型球形红细胞,因此不能以形态学作为诊断依据。文献报道,小球形红细胞大于 10%,红细胞渗透脆性试验阳性,有家族史,不论有无临床症状均可诊断为 HS。

4.典型骨髓增生(白细胞计数不高),成人偶见极少数幼稚白细胞,没有贫血等其他表现,如何做进一步检查或诊断?　白细胞计数不高且没有贫血等其他表现,若成人偶见极少数幼稚白细胞时,白血病、骨髓增生异常综合征(MDS)的可能性不大,应考虑是否有感染、中毒、肿瘤或外伤等情况,尤其是伤寒、败血症等严重的疾病。应建议临床在实验室及影像学方面进一步查找原因。必要时可动态观察血象中幼稚细胞变化情况,为临床医生提供更多的检验信息。

5.骨髓液颜色变化的临床意义　正常骨髓呈灰黄色,病理情况下可出现:①红色(要排除穿插中的混血),增生性贫血,主要是大细胞性贫血;②灰色,见于各种类型的白血病。

6.白细胞分类计数时遇到不典型形态细胞,有时怀疑为某些疾病的预兆,如何向临床医生解释?　白细胞分类计数时遇到不典型形态细胞,应在报告单上描述细胞特征,并提出具体建议,发送到临床科室,供临床医生参考。若这种不典型形态细胞被怀疑为某些疾病的预兆且不宜写在报告单上时,可向医生说明自己的想法,请医生在诊治过程中进一步检查确诊。

7.诊断伴绒毛淋巴细胞的脾淋巴瘤时，绒毛淋巴细胞的标准是多少？其与慢性淋巴细胞白血病在诊断治疗及预后方面有无不同？　综合国外文献，多数作者认为绒毛淋巴细胞应大于0.30。国内尚无统一标准。国内曾报道过1例血象为0.22，骨髓象0.34；另一血象为0.77，骨髓象为0.15。SLVL与慢性淋巴细胞白血病(CLL)均属于进展缓慢的血液病。SLVL外周血轻度淋巴细胞增多，无中性粒细胞减少者，可以不治疗；有脾功能亢进，病情进展快速者，首选脾切除；若不能手术或老年患者，可采用脾放疗，也可试用化疗。CLL早期可密切观察，暂不化疗，一旦病情进展再治疗。

8.有的医生认为小儿血液中中性杆状核粒细胞达到0.15以上就可以怀疑为败血症，这种分析正确吗？　小儿血液中中性杆状核粒细胞的参考值与成人参考值基本上是一致的。由于杆状核粒细胞与分叶核粒细胞的识别界限尚不统一，导致国内杆状核粒细胞百分率相差较大，教科书的参考值多为0.01～0.05，但有的文献为0.12～0.18，一般认为达到0.15应属于粒细胞核左移。核左移可以出现在败血症，但不一定都是败血症，外伤、肿瘤、心肌梗死等也可以核左移，有的并无败血症表现。

9.外周血中性粒细胞内的中毒颗粒占多少才能报告？才算感染？　一般认为中性粒细胞内出现中毒性颗粒时，可按中毒性中性粒细胞占中性粒细胞总数的百分数，将中毒程度分为轻度(0.25)、中度(0.50)、重度(0.75)及严重(1.00)4级。轻度以上都应写入检验报告单，供临床医生参考。中性粒细胞重度中毒性颗粒并伴有明显空泡变化等中毒性改变时，应考虑有感染之可能。

10.有时白细胞总数在正常范围以下或正常，出现中毒性颗粒，同时骨髓中性粒细胞也出现中毒性颗粒，能报告感染吗？　严重感染可出现中毒性颗粒，尽管白细胞总数在正常范围以下或正常，只要血象和骨髓象中的中性粒细胞出现重度中毒性颗粒及空泡变化，即可为临床提供感染性骨髓象的信息，请医生进一步检查确诊。

11.巨大血小板常出现的疾病　自身免疫性血小板减少症可见巨大血小板增多，血小板胞质内颗粒增粗，也有的颗粒数量减少。巨大血小板综合征(Bernard-Soulier综合征)血象中也出现巨大血小板，直径可达8μm，嗜天青颗粒多集中在血小板中央，形成假核状。May-Hegglin畸形患者除粒细胞的形态学特点外，易伴随有巨大血小板。

12.小血小板常出的疾病　骨髓增生受到抑制或脾功能亢进时，血片中常见小血小板，如再生障碍性贫血、白血病、脾功能亢进及败血症，有的缺铁性贫血也可见小血小板。

13.血小板无力症患者的血小板形态学的特点　由于血小板无力症患者血小板膜上缺乏血小板正常聚集时所必须的糖蛋白GPⅡb/Ⅲa，造成血片上血小板分散存在，无任何聚集现象。骨髓涂片中血小板也分散存在。

14.网织红细胞有何形态学的特点　网织红细胞是没有完全成熟的红细胞。网织红细胞体积稍大于正常红细胞体积。用煌焦油蓝作活组织染色，可见胞浆中有灰蓝色点状和网状物(是线粒体或核小体残存的嗜碱性RNA物质)。一般将网织红细胞分为4型：Ⅰ型(丝球型)，嗜碱性物质位于红细胞中央，如同浓密的线团状。Ⅱ型(鱼网型)，红细胞中央的线团状结构渐变松散。以上2型均存在于骨髓中。Ⅲ型(破网型)，网状结构开始减少，呈不规则的枝点状散在于红细胞浆内。Ⅳ型(点粒形)，红细胞浆内的嗜碱性物质进一步减少，呈少量单独的点状或短丝状。后2型在末梢血内可见到。

三、血液检验质量控制

(一)理论性问题

1.血细胞分析室间质量评价的靶值　先按照血液分析仪的仪器类型对参评实验室进行分组，以各组的加权均值作为靶值。为了保证组均值作为靶值的可靠性，还须定出各组的参考值，将组均值与参考值进行比较，若组均值与参考值差别较大时，需对可能引起靶值偏离的原因进行分析。

2.全国血细胞计数室间质评回报结果的统计评价指标 分别用各组的加权均值(剔除均值±3倍标准差范围以外的回报数据后重新计算的各组均值和标准差)为靶值，以质评物测定结果与靶值的偏差为评价指标，偏差的计算公式如下：偏差％＝(某室结果－本组靶值)/本组靶值×100％。

3.全国血细胞计数室间质评回报结果的允许偏差范围和评分方法(表6-1)

表6-1

项目	允许范围
WBC	靶值±15％
RBC	靶值±6％
Hgb	靶值±7％
Hct	靶值±6％
Plt	靶值±25％

每一项目每一批号结果在允许范围内时，测定结果合格，得分为100％；若在允许范围外时，测定结果不合格，得分为0％。单个项目的得分计算公式为：

$$\frac{\text{该项目的及格结果数}}{\text{该项目的总的检测样本数}}\times 100\%$$

测定成绩≥80％为合格，＜80％时不合格。

Hb、WBC、RBC、HCT和PLT共5个检测项目的总分计算公式为：

$$\frac{\text{5个项目及格结果总数}}{\text{5个项目总的检测样本数}}\times 100\%$$

5个检测项目的总分≥80％为合格，＜80％时不合格。

4.新鲜血作为校准物的定值方法 直接溯源至国际标准的定值方法：可使用血细胞分析的参考方法定值，但建立参考方法的难度较大，在一般临床实验室难以实施。

间接溯源至国际标准的定值方法：取新鲜血用二级标准检测系统或规范操作的检测系统对其进行定值，用定值的新鲜血作为常规校准物。要求在8h内(温度条件为18～25℃)完成定值及仪器的校准。

5.二级标准检测系统 检测系统包括仪器及配件、与仪器配套使用的校准物、质控物、消耗品以及对应的操作方法。直接溯源至参考方法、具备较完善的质量保证措施、与具有权威性的参考实验室定期进行比对的检测系统为二级标准检测系统。

6.规范操作的检测系统 使用配套试剂；用配套校准物定期进行仪器校准；规范地开展室内质量控制；参加室间质量评价成绩优良；人员经过培训。

待二级标准检测系统在局部地区建立后，将取消使用规范操作的检测系统定值的模式。

(二)实验性问题

1.如何做好血细胞分析仪检测的全面质量控制 血细胞分析仪虽然提高了检验结果的准确性和精密度，但欲获得准确的检测结果，必须做好分析前、分析中和分析后的质量控制。

(1)分析前质量控制：①做好操作人员上岗前的培训，选择高素质的专业技术人员，这是获得准确结果的关键；②按仪器说明书的要求，做好仪器的安装和校正；③按照ICSH公布的评价方案，对仪器测试标本的总变异性、精密度、携带污染率、线性范围、可比性和准确性进行测试、评价；④注意标本的采集和贮存要求：选用ICSH推荐用EDTA·K_2作为静脉血的抗凝剂，其含量为1.5～2mg/ml；抗凝血在室温下，WBC、

RBC、PLT 可稳定 24h，白细胞分类可稳定 6～8h，血红蛋白可稳定数日，但 2h 后粒细胞形态即有变化，故需做镜检分类者，应及早推血片；⑤注意受检者生理状态对实验结果的影响，避免由于生理状态不同引起的偏差是质量控制的重要环节。

（2）分析中质量控制：①了解试剂与血细胞分析仪细胞计数与白细胞分类的关系，选用原装试剂和经国家鉴定的合格试剂；②注意测试时试剂的温度和溶血剂的用量及溶血时间对结果的影响，最适温度为 18～22℃，低于 15℃或高于 30℃均对结果有影响；③对送检的血标本必须按其接收标准进行检查，对出现溶血、凝集等现象的不合格标本必须拒收；④了解仪器半堵孔对血细胞检测结果的影响，及时对仪器进行有效的维护保养；⑤做好室内质控，注意冷球蛋白、红细胞冷凝集和高脂血症等病理因素对仪器检测结果的影响。

（3）分析后质量控制：①做好回顾性质量控制，有效地控制本室工作的精密度，保证日间、批间检测结果的一致性；②根据白细胞直方图及参数变化，确定白细胞分类是否需要显微镜检查；对有报警或疑问的标本，必须经显微镜复检后再发出报告；③注意分析实验结果各参数之间的关系，必要时进行复查；④注意对实验中出现的异常结果必须与临床资料进行相关分析，或分析是否与其他实验参数相关；⑤经常听取临床医生的意见，及时纠正潜在引起实验偏差的趋势，不断改进实验室的工作，提高检验质量。

2.*进口血液分析仪的校准物少，仪器种类多，如何保证血液分析结果的标准化？*　血液分析仪的校准只能使用配套的校准物，校准物的定值只适用于特定类型的血液分析仪。一些血液分析仪无配套的校准物，这种情况下，实验室只能使用经二级标准血液分析仪或规范操作的检测系统定值的新鲜血作为校准物对仪器进行校准。

3.*实验室有数台血球仪，报告室间质评结果只用 1 台，是否能完全反映该实验室的报告准确性？如何保证数台仪器检测结果的准确性？*　实验室在参加室间质量评价时，选择 1 台仪器回报结果是较普遍的做法，质评的成绩只能反映该仪器的检测结果与同类型其他仪器检测结果的可比性。为了保证不同仪器间检测结果的可比性和准确性，需对每台仪器进行室内质量控制、仪器校准等，以保证检测质量的措施；此外，还需定期用新鲜血标本在实验室内不同型号的仪器上进行结果的比对。

4.*厂家提供的室内质控物与配套的校准物是否相同？配套的校准物是定值的，而室内质控物是非定值的，这种提法对吗？很多室内质控物都有一个相对的值及范围，如果我们检测后的值落在它标注的范围内，是否就意味着可以不进行校准？*　质控物和校准物是不同的，主要表现在二者的作用不同、敏感性和稳定性不同、使用方法也不同。校准物均有定值，同一校准物用于配套的不同型号仪器的定值是不完全相同的，即不同型号仪器有不同的定值；而质控物根据是否定值，被分为定值质控物和非定值质控物，不论是何种质控物，实验室在使用时都应定出适用于某一特定仪器的靶值，实验室定出的靶值应在定值质控物的允许范围内。靶值落在质控物的允许范围内仍须定期对仪器进行校准。，室内质控的结果只能监测检测系统的精密度，要保证检测结果的准确性仍必须对仪器进行校准。

5.*进行室间质评统计分组时采用 10 例以上分组，可统计学原理要求要达到 20 例以上，这样有可比性吗？*　由于质评物的特性与新鲜血不同，决定了只有使用相同检测系统的实验室的质评物检测结果才有可比性。参照美国临床病理学会的分组方法，全国血细胞计数室间质评活动采用同类仪器 10 例以上分为 1 组的分组方法对结果进行评价。

6.*参加全国血细胞计数室间质量评价活动的实验室存在的主要问题和改进意见*　使用无配套校准物、质控物血液分析仪仪器组的检测结果普遍欠佳；一些实验室测定正常水平质评物的成绩较好，检测异常水平质评物，特别是低值质评物的成绩较差；未开展室内质控或使用非配套试剂实验室的质评成绩较差（主要表现为检测结果的 CV 值偏大，及格率较低）；“其他组”实验室的 CV 值偏大，及格率也较低，评价结果可能存在不客观的情形。

针对上述存在的问题，建议参评实验室尽可能使用有配套校准物、质控物和配套试剂的检测系统；若使用非配套试剂，须进行比对试验。有必要对仪器的主要性能指标进行评价，以确认仪器的线性和精密度等参数是否在仪器说明书标示的范围内。建议有条件的实验室用仪器生产厂家推荐使用的配套校准物进行仪器校准，对于经济条件较差的实验室或使用无配套校准物仪器的实验室可取新鲜血用经配套校准物校准后的仪器（最好是使用配套试剂，正确开展室内质控的仪器）定值后，将定值的新鲜血作为校准物进行仪器校准。有条件的实验室同时用正常和异常水平的质控物开展室内质量控制。

7.血液分析仪校准物的来源 来自本仪器的配套校准物或来自新鲜人血，新鲜血的定值要求直接或间接溯源至国际标准。配套校准物由血液分析仪的生产厂家提供，定值新鲜血可由卫生部临床检验中心或具备条件的各地临床检验中心提供。

8.选择血液分析仪的校准物 使用经国家食品药品监督管理局注册登记、国际公认质量可靠的检测系统的实验室，可使用制造商规定的配套校准物，也可使用新鲜血作为校准物。对于使用无配套校准物检测系统的实验室，必须使用新鲜血进行仪器校准。

9.何种情况下需对血液分析仪进行校准 血液分析仪在投入使用前；更换部件进行维修后，可能对检测结果的准确性有影响时；室内质量控制显示系统的检测结果有漂移时（排除仪器故障和试剂的影响因素后）；比对结果超出允许范围；开展常规检测的实验室，要求每半年至少进行1次校准。

（三）临床性问题

1.建立血细胞分析溯源体系的必要性 血细胞分析（血红蛋白测定、红细胞计数、白细胞计数、红细胞比积、血小板计数等）是临床最常用的实验室检测指标，其结果的准确性直接影响对患者的诊断和治疗。根据ICSH颁布文件的要求，血细胞分析的检测结果只有直接或间接地溯源至参考方法，才能保证结果的准确性和不同实验室检测结果的可比性。但由于血细胞分析检测系统配套校准物的价格高、办理进口入关手续较难、效期短且难以及时获得等特点，决定了校准物的使用难以得到推广。此外，一些检测系统无配套的校准物，致使用户无法进行校准。为了解决血细胞分析的校准难以实施的问题，卫生部临床检验中心拟在全国范围内建立血细胞分析的溯源体系。

2.建立血细胞分析溯源体系的作用 血细胞分析溯源体系的建立，主要可发挥以下4个方面的作用：可用于血细胞分析检测系统的校准；在室间质量评价活动中，可用于质评物靶值的确定；有助于规范地开展仪器和试剂的质量检定和评价工作；配合2002年国务院令第351号《医疗事故处理条例》，为血细胞分析的仲裁鉴定提供依据。

3.建立血细胞分析溯源体系的初步计划 卫生部临床检验中心在广泛征求有关机构和专家（ICSH委员、中华医学会检验分会、临床检验标准专业委员会、各省临床检验中心、业内知名专家）意见的基础上，根据ICSH文件的要求，拟分阶段在部中心建立血细胞分析不同项目的参考方法，使血细胞分析的检测结果可直接溯源至国际标准。在局部地区使用直接或间接溯源至国际标准的检测系统来解决局部地区血细胞分析溯源困难的问题。卫生部临床检验中心负责组织局部地区实验室的结果比对工作，同时可提供定值的新鲜血作为校准物，用于局部地区比对实验室的仪器校准。

为了保证各比对实验室检测结果的准确性，卫生部临检中心将制定血细胞分析参考实验室的暂行技术要求。按照"暂行技术要求"的规定，有关机构须对拟开展校准服务的实验室进行验收、监督和抽查。只有合格的参考实验室才能对其他常规检测实验室开展校准服务。

4.血细胞分析的参考方法 红细胞/白细胞计数的参考方法采用电阻抗原理的半自动血细胞计数仪进行检测，标本的稀释过程使用精密吸管进行手工操作；血红蛋白测定的参考方法使用分光光度计，用氰化

高铁血红蛋白法进行检测;红细胞压积的参考方法为微量离心方法;血小板的参考方法用CD41和CD61通过流式细胞法检测血小板和红细胞的比率。

(李剑瑜)

第三节 血栓与止血

一、血管损伤检验

(一)理论性问题

1.参与止血作用的血管有哪些?血管壁基本结构分几层? 参与止血作用的血管主要有小动脉、小静脉、毛细血管和微循环血管。血管壁基本结构分为内膜层、中膜层和外膜层。

2.血管内皮细胞含有 内膜层由(Fn)细胞(Ln)它含有血管性血友病因子(vWF)、纤维粘连蛋白(Fn)、层素(Ln)、组织型纤溶酶原激活物(t-PA)、尿激酶型纤溶酶原激活物(U-PA)、纤溶酶原激活物抑制物-1(PAI-1)、血栓调节蛋白(TM)和组织因子(TF)等。内皮细胞表面有糖萼,它是多种受体所在的部位。内皮细胞之间由黏合性物质连接,这是内皮细胞信息传递和维持血管通透性的物质基础。

3.血管壁中膜层的结构和作用 它是介于内皮细胞和外膜层之间的血管壁结构,包括基底膜、微纤维、胶原、平滑肌和弹力纤维等。基底膜是一种胶原蛋白,起支撑内皮细胞及诱导血小板黏附的作用;微纤维和胶原能促使血小板黏附和聚集,并启动内源凝血途径;平滑肌及弹力纤维参与血管的舒缩功能,尤其是小动脉含量丰富。此外,内皮细胞和中膜层还含有组织因子、前列环素(PGI_2)合成酶和ADP酶等。

4.机体的调控血管的舒张和收缩 血管的收缩和舒张受神经和体液调控。

(1)神经调控:血管壁中的平滑肌受神经支配,当神经张力增强时,血管收缩;张力减弱时,血管舒张,这些都是通过神经轴突反射来实现的。

(2)体液调控:主要有内皮细胞产生的内皮素-1(ET-1)、血管紧张素等活性物质可导致血管收缩;内皮细胞产生的PGI_2、内皮细胞衍生的舒张因子(EDRF)可导致血管舒张。此外,还有其他调控血管舒缩反应的体液活性物质。

5.血管受损后主要通过血管止血功能

(1)强收缩反应:当小血管受损时,通过神经轴突反射和收缩血管的活性物质如ET-1、儿茶酚胺、血管紧张素、血栓烷A_2(TXA_2)和5-羟色胺(5-HT)等的释放使受损的血管收缩,损伤的血管壁相互贴近,伤口缩小,血流减慢,凝血物质积累,局部血黏度增高而有利于止血。

(2)激活血小板:小血管损伤后,血管内皮下组分暴露,致使血小板发生黏附、聚集和释放反应,结果在损伤的局部形成血小板血栓,堵塞伤口。

(3)激活凝血系统:小血管损伤后,血管内皮下组分暴露,激活凝血因子Ⅻ,启动内源性凝血系统;释放组织因子,启动外源性凝血系统。最后在损伤局部形成纤维蛋白凝血块,堵塞伤口,有利于止血。

(4)增高局部血黏度:血管壁损伤后,通过激活凝血Ⅻ和激肽释放酶原,生成激肽,激活的血小板释放出血管通透性因子。激肽和血管通透性因子使局部血管通透性增加,血浆外渗,血液浓缩,血黏度增高,血流减慢,有利于止血。

6.血管内皮细胞的功能

(1)调节血管张力:内皮细胞既产生血管舒张物质,又产生血管收缩物质。如前列环素是内皮细胞花生四烯酸代谢的主要产物,具有强烈的血管扩张作用与抑制血小板聚集的作用;内皮细胞舒张因子是另一种内皮细胞释放的血管舒张物质。内皮素的功能与 PGI_2 和 EDRF 相反,是一种迄今发现的最强的缩血管物质。

(2)调节血液凝固:内皮细胞既产生又分泌促凝物质,也产生抗凝物质。例如 TF 和 TM 等。血浆 vWF 主要来自内皮细胞,vWF 促进血小板在内皮下的黏附,起桥联作用,并与因子Ⅷ形成复合物,防止因子Ⅷ的降解。内皮细胞还合成血栓调节蛋白,是凝血酶激活蛋白 C(PC)所必需的辅因子。此外,内皮细胞膜表面肝素样物质可以加速抗凝血酶对凝血酶的灭活。

(3)调节纤溶系统:内皮细胞能合成 2 种不同的纤溶酶原激活物,即 u-PA 和 t-PA。内皮细胞还合成与分泌 PAI-1,PAI-1 能与 u-PA、t-PA 结合,从而抑制了 t-PA 与 u-PA 的活性。因此内皮细胞一方面具有纤溶酶原激活物的活性,另一方面又具有抑制纤溶活性的功能,维持了止血过程的生理性平衡。

(4)调节血小板功能:内皮细胞合成 PGI_2,可抑制血小板的聚集,并可使已聚集的血小板解聚。内皮细胞膜 ADP 转化为 AMP 和腺苷,抑制血小板聚集。另一方面,内皮细胞合成的血小板活化因子(PAF)有引起血小板聚集的作用。

(5)参与细胞-细胞与细胞-细胞外基质的黏附过程:内皮细胞生成 vWF,纤黏蛋白与层素等。这些物质相互作用构成错综复杂的基质网,促进内皮细胞之间的相互作用,调节细胞的生长与分化,同时促进血小板在内皮下的黏附以及血小板与纤维蛋白的结合。内皮细胞表面有免疫蛋白家族黏附分子,在调节白细胞黏附或穿越内皮细胞过程中起作用。内皮细胞表面还有选择素,促进白细胞滚动性黏附在内皮细胞上,这是炎症过程的最初现象,白细胞-内皮细胞黏附在炎症反应、动脉粥样硬化等病理过程中具有重要意义。

(二)实验性问题

1.用出血时间测定器测定出血时间(BT)的具体操作方法和注意事项　操作方法:

(1)血压计袖带缚于上臂,加压维持成人为 5.3kPa、儿童为 2.6kPa 水平。

(2)在肘前窝凹下两横指处常规消毒,轻轻绷紧皮肤,放置出血时间测定器,使之贴于皮肤表面,不要过分用力,揿压按钮,使刀片由“测定器”内刺入皮肤,见出血即启动秒表。

(3)每隔 0.5min,用干净滤纸或消毒棉球吸取流出血液,直至出血自然停止,按停秒表并计时。

注意事项:

(1)刀片的方向与前臂应平行,这样符合前臂神经与血管的解剖。

(2)操作部位要避开血管、瘢痕、水肿、溃疡等。

(3)吸取流出的血液时应避免与伤口接触,更不能挤压。

2.在做出血时间的测定时,停止了大于 20min 的测定,报告为>20min,避免了人力和时间的浪费,这样做行吗?关于执行出血时间测定的合适标准,目前普遍的看法是什么?　关于第一个问题。20min 是太长了。在一份没有发表的研究报告中,在 1300 例 BT 测定中,3.5%大于 12min,1.3%大于 20min。根据临床病情观察和其他实验室对这些患者的研究,我们规定 20min 作为停止这个实验的界限,正常参考范围设在 3～10min。另一家多至 1900 例的试验也使用 20min 作为终点。

关于第 2 个问题。人们关注这个很麻烦的实验,已经有 2 篇文章调查了 BT 的情况。一篇文章认为,用 BT 作为术前常规检查是不妥当的;第二篇文章指出,这个实验对出血性疾病是有用的,一次性出血时间测定装置对标化这个方法是很有帮助的,参考范围在各实验室是相同的。例如 vonWillebrand 病。但是,作者认为对于没有出血史和家族史的患者。这个实验不能提供有用的临床资料和结论。

3.用免疫火箭电泳法测血管性血友病因子抗原(vWF:Ag)，测定的结果如何测量和计算？　火箭电泳完毕后，可见火箭样沉淀线，用两分规测量火箭峰的高度，从加样上缘到峰顶。用标准血浆的5个读数通过回归得出标准曲线，然后用同样的方法测量受检样品火箭峰的高度，由标准曲线可以求得vWF：Ag的含量，再乘以2(稀释倍数)，读数为百分率(%)。

4.血管性血友病(vWD)可分为哪几型？各型中vWF：Ag含量和vWF多聚体的结果有何不同？

(1)1型:vWF：Ag含量下降，为5%～30%，血浆、血小板多聚体结构均正常。

(2)2A亚型:vWF：Ag含量下降或正常，血浆中缺乏大的和中等大小的多聚体，表示多聚体的合成有缺陷或多聚体对蛋白溶解的敏感性增加。

(3)2B亚型:vWF：Ag含量下降或正常，血浆中缺乏大的多聚体，血小板中多聚体类型正常，血浆中大的多聚体与血小板自发结合，清除加速。

(4)2M亚型:多聚体分布正常，微卫星条带类型可异常，vWF结构中的A1区域突变影响与血小板糖蛋白Ⅰb(GPIb)结合的亲和力。

(5)2N亚型:vWF：Ag含量正常，血浆、血小板中多聚体结构均正常。vWF与因子Ⅷ结合的区域发生错义突变。

(6)3型:vWF：Ag缺乏或很少，血浆或血小板中无或有少量多聚体。

5.检查血管壁与血小板相互作用的试验和参考值

(1)毛细血管脆性试验(束臂试验)，参考值在受检测前臂肘关节下方内侧直径为2.5cm的圆圈内，新出血点女性在10个以下，男性在5个以下，超过此数为束臂试验阳性。

(2)BT测定(出血时间测定器法)，正常值为6.9±2.1min。

(3)阿司匹林耐量试验，参考值为服阿司匹林后2、4h检测BT的结果均比服药前延长2min以上者为阳性，反之为阴性。

(三)临床性问题

1.一期止血缺陷和筛选试验的内容　一期止血缺陷是指血管壁和血小板异常所引起的止血功能缺陷。建议选用出血时间(BT)和血小板计数(BPC)作为筛选试验。

2.一期止血缺陷筛选试验在临床应用时的种情况　其检查结果在临床应用时可出现4种情况：

(1)BT延长，BPC减少:多数为血小板减少症，常见于特发性或继发性2种情况。

(2)BT延长，BPC增多:常见于原发性和继发性血小板增多症。

(3)BT延长，BPC正常或减低:多见于血小板功能异常或某些凝血因子缺乏所引起的出血性疾病，如血小板无力症、巨大血小板综合征或血管性血友病、低(无)纤维蛋白原血症等。

(4)BT正常，BPC正常:见于血管壁通透性或脆性增加所致出血性疾病，如过敏性紫癜、遗传性出血性毛细血管扩张症和其他血管性紫癜。

3.vWF：Ag测定的临床意义

(1)vWF：Ag含量减低:见于vWD，是诊断vWD的筛选指标之一。

(2)vWF：Ag含量增高:见于剧烈运动、肾上腺素受体被兴奋、妊娠中后期、气脑造影、电休克、胰岛素所致低血糖、心肌梗死、心绞痛、脑血管病变、肾小球疾病、尿毒症、肺部疾病、肝脏疾病、糖尿病、妊娠高血压综合征、大手术后、周围血管病变等。

4.血管性血友病的筛选试验　门、出血时间:本试验是诊断vWD的重要筛选指标之一。在3型和大部分2型vWD中，BT均有明显延长，而在1型vWD中BT可正常或接近正常。

(2)APTT 和凝血因子Ⅷ促凝活性(FⅧ:C)检测:vWD 患者常有 APTT 延长和 FⅧ:C 降低。文献报道异常率达 70%左右。在重型 vWD 患者,FⅧ:C 可减至 3%~5%,而部分 2 型患者 FⅧ:C 可正常。

(3)vWF:Ag 含量检测:vWF:Ag 在 1 型患者多为中度降低,3 型患者可以缺如或极度降低。

(4)血小板黏附试验(PAdT):由于 vWF 是连接血小板表面糖蛋白Ⅰb-Ⅸ(GPⅠb-Ⅸ)与内皮下成分之间的桥梁,因此当 vWF 有质或量的缺陷时,可以导致血小板的黏附功能降低。

5.血管性血友病的确诊试验

(1)vWF 瑞斯托霉素辅因子检测(vWF:Rcof):本试验是利用 vWF 与 GPⅠb-Ⅸ相互作用后,加入瑞斯托霉素使正常人血小板发生凝聚,用以检测 vWF 的功能。多数 vWD 患者有 vWF 的缺陷,故在加入瑞斯托霉素后,患者 vWF:Rcof 降低,异常率可达 50%以上。

(2)瑞斯托霉素诱导的血小板凝聚试验(RIPA):大部分 vWD 患者 RIPA 减少或缺如,但大约 30%的 1 型患者 RIPA 可以正常。有人报道 2B 型 vWD 患者低浓度瑞斯托霉素(0.5mg/ml)可以引起血小板凝聚,故对疑有质异常的 2 型 vWD 患者还应做低浓度的(0.2mg/ml 起)RIPA 检测。

(3)交叉免疫电泳:vWF 是由相对分子质量不等的多聚体组成的大分子物质。交叉免疫电泳的第一相为琼脂糖凝胶电泳,vWF 分子按其相对分子质量的大小泳动到相应位置;第二相为电泳后的 vWF 与抗体反应形成的可见沉淀线。以正常血浆为对照,观察待测者出现电泳峰的形态、时间,用以判断 vWF 多聚化的程度及用于 vWD 的分型。

(4)多聚体分析:是 vWD 分型的主要依据。1 型 vWD 患者的 vWF 多聚体结构一般正常;2 型 vWD 患者的 vWF 大分子多聚体缺失,小分子多聚体部分正常或增多;3 型 vWD 患者的 vWF 多聚体一般无区带显示。除此之外,利用高分辨率技术,可以在 2 型 vWD 患者中区分 2A、2B、2M、2N 等亚型。

6.血管内皮细胞检测在出血性疾病中的意义

(1)出血时间测定反映了毛细血管与血小板的相互作用。在血管异常导致的出血性疾病中,如血管性血友病多数患者的出血时间延长。如出血时间延长不明显,可做阿司匹林耐量试验,以提高检测的敏感性。

(2)甲襞毛细血管镜检查可发现在某些血管性疾病,如遗传性毛细血管扩张症与过敏性紫癜,甲襞部位微血管的排列、形态和对刺激的反应异常,但该项检查缺乏特异性和敏感性。

(3)vWF 在血管性血友病减少或缺如。vWF 测定是血管性血友病的筛选指标之一。但在血管性血友病 2A 和 2B 型 vWF 含量正常,在 SDS-琼脂糖凝胶电泳中缺乏高分子多聚体,瑞斯托霉素诱导的血小板聚集也有异常(在 2A 型减低,在 2B 型增加)。此外,尚有一种 Normandy 型 vWD,为 vWF 与因子Ⅷ结合位点的基因突变所引起,患者的 vWF 量及多聚体均正常,但 vWF 与因子Ⅷ结合能力降低。

二、血小板激活的检验

(一)理论性问题

1.血小板在止血过程中的作用 血小板是一个多功能的细胞,在止血过程中起重要作用:

(1)血小板能维持正常血管壁的完整性,使其通透性减低。

(2)通过黏附、聚集和释放反应在创口局部形成血小板栓子。

(3)释放血小板第 3 因子(PF_3)参与血液凝固。

(4)释放血栓烷 A_2、5-羟色胺等,使血管进一步收缩。

(5)释放 β-血小板球蛋白(β-TG)、血小板第 4 因子(PF_4)和 P-选择素(GMP140)等活性物质,间接促进血栓形成。

(6)激活血小板收缩蛋白，使血块收缩，有利于止血。

2.血小板的促凝功能　血小板的促凝功能主要是通过下述反应实现的：

(1)PF_3 的促凝活性：血小板激活时，原处于血小板质膜内侧的磷脂酰丝氨酸转向外侧面，可能成为PF_3，PF_3 参与因子Ⅸa-Ⅷa-Ca^{2+} 复合物和因子Ⅹa-Ⅴa-Ca^{2+} 复合物的形成，这 2 种复合物分别参与因子Ⅹ的活化和凝血酶原酶的形成。

(2)接触产物生成活性(CPFA)：血小板受 ADP 或胶原刺激时，CPFA 从血小板膜磷脂成分中释出，促进因子Ⅻ的活化，参与始动凝血反应。

(3)胶原诱导的凝血活性(CICA)：血小板受胶原刺激时，CICA 从血小板膜磷脂成分中释出，激活因子Ⅺ，参与内源性凝血途径。

(4)α-颗粒中凝血因子的释放：血小板激活时，α-颗粒中所含的因子Ⅴ、纤维蛋白原和因子Ⅺ等均可释出至血浆，参与凝血过程。

3.血小板是如何实现血块收缩功能　血小板具有使血凝块收缩的功能，其机制为：激活的血小板由于肌动蛋白细丝和肌球蛋白粗丝的相互作用，使血小板伸出伪足，伪足的前端连接到纤维蛋白束上。当伪足向心性收缩，纤维蛋白束弯曲，存留在纤维蛋白网间隙内的血清被挤出，血凝块缩小并得以加固。血凝块的收缩，有利于伤口的缩小和愈合。

4.血小板 α-颗粒中含有哪些主要活性成分和主要功能　血小板 α-颗粒内含下列活性成分：

(1)β-血小板球蛋白：是血小板特异的蛋白质，它抑制血管内皮细胞产生前列环素，间接促进血小板聚集和血栓形成，促进平滑肌细胞收缩。

(2)血小板第 4 因子：也是血小板特异的蛋白质，它可以中和肝素的抗凝活性，促进血栓形成；抑制胶原酶，增强白细胞弹性蛋白酶的活性。

(3)凝血酶敏感蛋白(TSP)：不是血小板特异蛋白质，有促进血小板聚集的作用。

(4)血小板衍生生长因子(PDGF)：刺激 DNA 合成和细胞增殖，促进细胞生长；促进细胞内胆固醇脂化，增强细胞对低密度脂蛋白的反应性，最终可导致动脉粥样硬化斑块的形成。

(5)凝血因子Ⅰ、Ⅴ、Ⅺ、ⅩⅢα 亚基和 vWF 等，参与血液凝固过程。

5.血小板膜糖蛋白Ⅰb-Ⅸ-Ⅴ复合物和糖蛋白Ⅱb-Ⅲa 复合物的主要功能　血小板膜糖蛋白Ⅰb-Ⅸ-Ⅴ(GPⅠb-Ⅸ-Ⅴ)复合物是血小板最主要的糖蛋白之一。GPⅠb 与 GPⅨ和 GPV 形成复合物，是 vWF 的受体，参与血小板的黏附和聚集反应，对维持血小板膜结构的完整性及血小板形态有重要作用，缺乏或减少时血小板黏附功能减低，见于巨大血小板综合征。血小板膜糖蛋白Ⅱb-Ⅲa(GPⅡb-Ⅲa)复合物是纤维蛋白原的受体，参与血小板聚集反应，缺乏或减少时血小板聚集功能减低，见于血小板无力症。

6.血小板的 2 种特殊膜系统　血小板有 2 种特殊膜系统。

(1)开放管道系统(OCS)：是血小板膜凹陷于血小板内部形成的管道系统。它是血小板内与血浆中物质交换的通道，在释放反应中血小板贮存颗粒内容物经 OCS 排至细胞外。

(2)致密管道系统(DTS)：是血小板质内与外界不连通的管道系统，是血小板 Ca^{2+} 的贮存部位，其膜上的 Ca^{2+}-Mg^{2+}-ATP 酶(钙泵)能将血小板收缩蛋白中的 Ca^{2+} 转送至 DTS 内，Ca^{2+} 也可从.DTS 内释放至胞质中，从而调控着血小板收缩蛋白的收缩活动和血小板的释放反应。

7.血小板激活的分子标志物　血小板活化的分子标志物主要有特异性的 β-血小板球蛋白、血小板第 4 因子、以及非特异性的 P-选择素(GMP-140)、5-羟色胺、血栓烷 B_2 等。在血栓前状态和血栓病时，这些分子标志物可能增高。

8.血小板聚集诱导剂　激活血小板的物质称为致聚剂或诱导剂，主要有：ADP、肾上腺素、胶原、凝血酶、花生四烯酸、TXA_2、血小板活化因子和A23187等。

9.血小板释放诱导剂和作用强弱分类　血小板释放诱导剂与血小板聚集诱导剂相同。按诱导剂的作用强度不同，可分为弱作用：ADP、肾上腺素、血管加压素和5-HT等；中度作用：TXA_2；强作用：凝血酶、胶原和A23187等。

10.影响血液黏度的血小板因素　血小板数量的增加、黏附性和聚集性的增高以及释放产物的增多，均使血黏度增高。影响血小板聚集性的因素主要有血小板膜性质、结构的异常以及血浆蛋白成分、血浆渗透压和pH的改变等。在低切变状态下，血小板更易聚集。此外，血管内皮受损以及免疫复合物均可使血小板聚集性增强，导致血黏度增高。

11.应用流式细胞术检测血小板钙流的意义　细胞内游离钙离子在血小板及其他细胞中起着第二信使的作用，是细胞功能的重要调节因子。血小板胞质内游离钙离子浓度的升高决定着血小板的形状变化、聚集与释放反应。流式细胞仪可精确测定血小板内钙离子变化，用于血小板活化过程信号传递以及多种疾病的血小板活化状态的研究。

12.流式细胞术在血小板的基础研究和临床检测的应用价值　在血小板的基础研究和临床检测中，流式细胞术具有重要的应用价值。血小板活化后可发生黏附、聚集和释放反应，伴随血小板膜表面活化标志物的改变和细胞内钙离子的变化，用流式细胞术可以对这些指标进行检测，评价血小板的功能状态。这些评价主要包括2个方面，一是在不加外源性致聚剂下，可以测定体内血小板活化状态，即所谓的循环活化血小板；在分析中加入外源性致聚剂或其他活化因素，就可以分析体外血小板的反应性，即血小板对致聚剂的特异生理功能反应。

13.应用流式细胞术检测血小板功能的缺陷　虽然流式细胞术评价血小板功能是一种新的有效的方法，具有检测速度快、测量指标多等优越性，但是在应用中也存在一定的缺陷：仪器及试剂昂贵、操作技术要求高、标本必须及时处理以避免体外活化等。另外，流式细胞术也存在方法学问题：它只能检测循环中的血小板，如果活化血小板迅速被清除或黏附到血管壁上或溢出到循环外，就检测不到血小板活化的证据，此时必须结合测定血小板活化标志物如血浆β-TG、PF_4以及TXA_2等才能完整地反映血小板活化状态。

（二）实验性问题

1.血小板无力症实验室检查的特点　血小板无力症实验室检查的特点为：血小板计数及血小板形态正常；出血时间延长；血涂片上血小板呈离散不堆积状态；血小板对各种诱导剂不起反应，但对瑞斯托霉素凝集反应正常，血小板黏附率降低；80%的病例血块收缩不良；血小板膜GPⅡb-Ⅲa缺乏。

2.特发性血小板减少性紫癜实验诊断的主要依据

(1)周围血液内血小板数减少，血小板形态基本正常。

(2)可能有BT延长、束臂试验阳性和血块收缩不良。

(3)骨髓增生，巨核细胞计数正常或增加，且有成熟障碍现象。

(4)血小板相关抗体(PAIgG、PAIgA、PAIgM)和血小板相关补体(PA-C3、PA-C4)增高。

3.测定血小板功能的实验有哪些？可用血小板相关抗体PAIgG、PAIgA和PAIgM检测吗？　因为血小板在止血过程中的主要作用是黏附功能、聚集功能、释放反应和促凝活性，所以测定血小板功能的实验主要包括血小板黏附实验、血小板聚集实验、血小板释放实验等。而PAIgG、PAIgA和PAIgM试验属于血小板抗体的检测，是血小板减少性紫癜的诊断、疗效及预后估计的有用指标，血小板PAIgG、PAIgA和PAIgM增高可以导致血小板破坏增多，并不能准确反映血小板的功能。

4.血小板促凝活性检测常用的实验的临床意义　血小板促凝活性检测常用血小板第3因子有效性测定，其原理是PF_3是血小板膜的磷脂组分，当血小板聚集时，由于膜磷脂的重新排列，磷脂组分表露于膜表面，为活化的凝血因子提供催化表面。PF_3减低见于先天性PF_3缺乏、血小板无力症、肝硬化、尿毒症、弥散性血管内凝血、异常蛋白血症和血小板减少等。

5.血小板计数需要结合血小板平均体积加以判断　现代血液自动分析仪常同时提供红细胞、白细胞和血小板多项参数，包括血小板计数、血小板平均体积（MPV）等，各项参数组合应用、相互参照，有助于了解血小板减少的病因。例如，当血小板计数（Plt）减少时，观察到：

（1）MPV值升高，提示骨髓造血功能正常，血小板减少系外周血血小板破坏增加造成，因骨髓反应性增生，新生的血小板体积增大；

（2）MPV值降低，提示骨髓造血功能受抑制，如白血病，血小板体积减少；若同时伴有红细胞、白细胞减少，病因则可能为造血功能低下。

6.血细胞分析仪常见故障，如血小板质控物计数在允许范围内而血小板计数结果偏高或偏低如何排除？

（1）血小板质控物计数在允许范围内，而血小板计数结果偏高，应如下排除：①体内或体外溶血会产生大量红细胞碎片，碎片的体积在20～30fl范围内者会落入血小板计数范围中，需重新采集标本或目测计数核对；②冷球蛋白或冷纤维蛋白原聚集，需将标本置于37℃水浴30min后立即稀释测定；③血样中可能存在较多的小红细胞，需目测计数核对。

（2）血小板质控物计数在允许范围内，如血小板计数结果偏低，应如下排除：①将肝素抗凝改为用$EDTA \cdot K_2$抗凝；②采血技术欠佳导致血小板凝集成凝块，可从白细胞直方图上看到，需重新采血；③由于抗凝剂EDTA盐启动了免疫球蛋白导致血小板聚集成团，需用枸橼酸钠抗凝重新采血；④存在大量的大血小板时，需目测计数；⑤血样中有血凝块时，血小板计数结果异常低，需重新采血。

7.反映血小板减少或破坏增多的实验　反映血小板减少或破坏增多的实验有：①血小板生存时间检测，常用丙二醛法或血栓烷B_2法。血小板破坏增多，血小板生存时间缩短；②血小板相关抗体，如PAIgG、PAIgM和PAIgA检测，或血小板相关补体PA-C3、PA-C4检测，检测结果增高提示免疫性因素导致血小板破坏引起血小板的减少，如ITP；③骨髓细胞学检查，用于明确血小板生成减少病因和发病机制。

8.利用血涂片大致判断血小板的数量　利用红细胞与血小板数量之间的关系，可以大致判断血涂片中血小板数量的增高或减低。正常情况下红细胞数为$(4.0 \sim 5.0) \times 10^{12}/L$，血小板数为$(100 \sim 300) \times 10^9/L$，即15～20个红细胞对应1个血小板，以此可以大致判断血小板数量是增加、正常还是减少。

8.枸橼酸钠是血栓与止血检测中常用的抗凝剂，请问此枸橼酸钠是2个分子水还是5个分子水？　血栓与止血检测中所用的枸橼酸钠抗凝剂常用2种浓度：0.109mol/L（32.08g/L）和0.129mol/L（38g/L），二者均用蒸馏水配制。所使用的枸橼酸钠含2分子结晶水，其分子式为$Na_3C_6H_5O_7 \cdot 2H_2O$。

10.使用血细胞计数仪时ICSFI推荐使用的抗凝剂　1993年ICSH推荐使用$EDTA \cdot K_2$作为血细胞分析仪的抗凝剂，其含量规定为1.5～2.2mg/ml或（4.45±0.85）mol/ml。此抗凝剂不影响白细胞计数及体积的变化，对红细胞形态影响也最小，而且可以抑制血小板的自发性聚集。

11.测定血小板聚集功能时使用抗凝剂的注意事项　钙是血小板聚集中的重要因素，EDTA螯合Ca^{2+}作用强，使ADP不能诱导血小板聚集，故而不以EDTA作抗凝剂；肝素本身有诱导血小板聚集的作用，也不宜作为抗凝剂。应选用枸橼酸钠作抗凝剂，因为血小板聚集反应随血浆中枸橼酸钠浓度的降低而增高，枸橼酸钠在血中的浓度非常重要，应注意红细胞比容（Hct）和抗凝剂之间的比例。如果患者Hct正常，全血与抗凝剂（0.129mol/L的枸橼酸钠）比例应为9∶1；如果患者为贫血（Hct＜20％）或红细胞增多（Hct＞

50%），应按 0.00185×血量(ml)×(100－患者 Hct%)公式计算所用抗凝剂的用量。

12.显微镜目测法计数血小板的注意事项

(1)血小板稀释液要清洁，防止酸、碱、微粒和细菌污染，配制后应多次过滤。

(2)经常用未加血液的稀释液作为空白对照计数，计数结果应为零。

(3)血小板应完全沉降后再进行计数。

(4)针刺应稍深，使血流流畅，拭去第一滴血后首先采血作血小板计数，采取标本后应尽快计数。

(5)计数时应注意区分有折光性的血小板与其他无折光性的杂质和灰尘。

13.血细胞分析仪检测血小板时干扰血小板计数结果的因素

(1)如标本中存在冷球蛋白、小红细胞增多、大量红细胞碎片或杂质等，可导致血小板假性增高。

(2)如 EDTA 依赖性血小板聚集、末梢血挤压过度、稀释倍数减低等会导致血小板在稀释液中聚集，以及静脉采血时血液抗凝不佳等致血小板假性降低。

14.常见的异常血小板形态的变化 异常血小板形态变化主要有：

(1)小血小板：直径小于 2μm，小于成熟红细胞的 1/4；见于各种贫血，尤其是缺铁性贫血、再障及白血病。

(2)大血小板：直径 5～7.5μm，接近成熟红细胞大小；见于各种血小板减少性紫癜、恶性贫血、慢粒及骨髓纤维化。

(3)巨血小板：直径大于 7.5μm，大于成熟红细胞；见于巨核细胞白血病和巨大血小板综合征。

(4)幼稚血小板：体积较大，深蓝色，不透明，颗粒细少或无颗粒；见于各种血小板减少性紫癜、巨核细胞白血病。

(5)衰老血小板：大小不一，灰红色，界限不清，有空泡；多见于老年人和再障。

(6)大小不均血小板：常见于多种癌症。

15.什么是血小板的释放反应？检测释放反应常用哪些实验？ 在诱导剂作用下，血小板贮存颗粒中的内容物通过开放管道系统释放到血小板外的过程称为释放反应。血小板释放常用的试验有血小板 ATP 释放试验、5-HT 测定、血浆 β-TG 和 PF_4 测定、P-选择素(GMP-140)测定和血小板敏感蛋白(TSP)测定等。

16.为什么卫生部规定手术前患者须作 APTT、PT 和血小板计数 3 项检查作为出血倾向的筛选试验？ 为了避免术中或术后的异常出血，手术前进行出血倾向的筛选是非常必要的。以往常规用出血时间(Duke 法)和凝血时间(玻片法或毛细管法)作为筛选试验，很不敏感，难以标准化和质量控制，故被废止。APTT 对因子Ⅻ、Ⅺ、Ⅸ、Ⅷ敏感；它们可用仪器检测，适合多数标本同时操作，且易于标准化和质量控制。在标本量少，仪器条件不允许的情况下，也可以使用手工试管法。APTT 和 PT 联合应用可以筛选整个凝血系统所有凝血因子的情况。PT 能较敏感地检出凝血酶原、因子Ⅴ、Ⅶ、Ⅹ缺乏而引起的出血倾向。血小板计数能反映血小板数量的变化；必要时还须做出血时间(出血时间测定器法)。因此卫生部规定手术前以 APTT、PT 和血小板计数 3 项检查作为出血倾向的筛选试验。

17.血小板减少与出血的关系 临床上，一般血小板计数越低，出血的危险性越大。通常情况下，若 Plt＜50×10^9/L 时，常见创伤或手术时可发生出血；当 Plt＜20×10^9/L 时，常可发生自发性出血，须进行预防性血小板输注。有时血小板减少与出血程度并不完全一致，如个别再障病例当 BPC＜5×10^9/L 时才发生大出血；然而有时轻度血小板减少却有明显出血，这些病例血小板功能常有缺陷，如巨大血小板综合征。当有出血症状时，还应考虑：①血管壁是否完整；②凝血因子的质和量有无异常。

18.血小板聚集试验的原理 血小板聚集试验的原理是在富血小板血浆中加入致聚剂，使血小板发生聚集，血浆浊度减低，透光性增加，将此光浊度变化记录于图纸上，形成血小板聚集曲线。故此，根据该曲线中的透光度变化可以了解血小板聚集反应。聚集增高见于血栓前状态和血栓性疾病，如心肌梗死、静脉血栓形成等；减低见于血小板无力症、肝硬化、尿毒症、抗血小板药物等。

19.在做血小板聚集试验中，怎样进行定标和质控？　虽然血小板聚集试验尚未列入质控范围，但是可以肯定它也要求合适的检测和质量保证。报告结果之前，要在1临床实验室内进行评价，包括试验的准确性、精密度和敏感性。

因为血小板聚集试验没有标准化和参考物，所以必须严格遵守厂家制定的试剂、仪器和操作方法的要求，力求将影响因素减少到最低。

20.血小板膜糖蛋白Ⅱb-Ⅲa自身抗体检测的原理及意义　免疫性血小板减少性紫癜（ATP）是一种自身免疫性疾病，主要由抗血小板糖蛋白Ⅱb-Ⅲa（GpⅡb-Ⅲa）抗体所引起。以抗GpⅡb-Ⅲa单克隆抗体包被于酶标反应板，加入待测血清，再加入酶标抗人IgG，底物显色。如待测血清中有抗GpⅡb-Ⅲa自身抗体则呈阳性反应。本试验可作为免疫性血小板减少性紫癜辅助诊断指标之一，有助于诊断和判断ATP患者的疗效和预后。如患者抗GpⅡb-Ⅲa持续阳性则提示疗效差或易复发，发病半年内不能转阴者多为慢性ATP；亦可用于血小板同种抗体的检测，也是诊断新生儿同种免疫性血小板减少症与输血后紫癜的主要指标之一。

21.何谓同种抗血小板抗体？如何检测？　同种抗血小板抗体是由于不同个体间血小板抗原特异性的不同而导致同种免疫所产生的抗体。用一系列已知血小板同种抗原的血小板分别包被酶标反应板，加待测血清，再分别与酶标抗人IgG及抗人IgM作用，根据阳性反应的血小板组合情况即可鉴别出该抗体所针对的同种抗原。

22.正常情况下血小板直方图的形态　正常人的血小板体积分布直方图是不对称的，而是明显的向后延伸，即都存在一定量的大血小板，故正常情况下图线是一条光滑的、峰偏向左侧的偏态曲线，分布在2～20fl范围内，与血小板大小相当的其他颗粒也可出现在此范围内，应予鉴定。

23.影响血小板计数的生理因素

（1）午后血小板高于晨间，冬季高于夏季，动脉血高于静脉血，静脉血高于末梢血。

（2）妇女月经早期血小板降低，经期后升高，分娩后1～2d降低。

（3）新生儿血小板较高，3个月后降到成人水平。

（三）临床性问题

1.原发性血小板增多症的诊断　诊断原发性血小板增多症一般采取排除法：①排除非骨髓增生性血小板增多的疾病；②排除引起血小板增多的其他骨髓增生性疾病。

有关诊断标准如下：①原因不明的持续性血小板增多，$>800\times10^9$/L；②有血小板形态异常和功能障碍；③血红蛋白浓度<130g/L；红细胞比容<0.54；红细胞计数$<6.0\times10^{12}$/L；白细胞计数$<50\times10^9$/L；④有出血和血栓形成的临床表现；⑤有脾肿大；⑥骨髓呈全髓增生，以巨核细胞增生最为显著；⑦骨髓铁染色显示铁缺乏；铁治疗1周后，血清铁<10g/L；⑧骨髓活检无胶原纤维增多；⑨无PH染色体；⑩排除继发性血小板增多症。

2.检测血小板相关抗体的临床意义

（1）作为ITP诊断指标之一。90%以上ITP患者的PAIgG增高，如同时测定PAIgM、PAIgA及PAC，阳性率可达100%。

（2）作为观察疗效的指标。经肾上腺皮质激素治疗后的ITP，PAlg降低，复发患者的PAIg增高。

（3）作为估计预后的指标。经治疗后的ITP，其PAIg减低且不再复发者，其预后也较好，反之预后较差。

(4)作为脾切除的指征。经肾上腺皮质激素治疗后,PAIg 不降低的患者均是切脾的指征。

(5)有助于研究某些血小板减少症的发病机制。如系统性红斑狼疮、免疫复合物病等。

(6)有助于某些瘤性疾病的免疫机制观察。如 IgG 型多发性骨髓瘤、恶性淋巴瘤、慢性淋巴细胞白血病等。

3.血小板平均体积测定的临床意义　血小板平均体积(MPV)测定可以帮助:

(1)鉴别血小板减少的病因。周围血小板破坏增多导致血小板减少者 MPV 增高;由于骨髓病变使血小板减少者 MPV 降低。

(2)提示骨髓功能恢复的预后指标:白血病化疗后病情开始缓解时,MPV 增高是骨髓恢复的象征;败血症时有半数病例 MPV 减低,如果 MPV 随血小板数持续下降,则为骨髓衰竭的征兆,MPV 越小,提示骨髓抑制越严重。

(3)MPV 与血小板体外功能明显相关,对胶原和凝血酶诱导的血小板聚集速度及程度随 MPV 增大而增加。

4.抗心磷脂抗体测定的意义

(1)在各种自身免疫性疾病(系统性红斑狼疮、特发性血小板减少性紫癜、风湿性关节炎)、病毒感染、肝硬化、恶性肿瘤、冠心病、高血压、脑梗死等疾病中升高。

(2)某些药物,如氯丙嗪、吩噻嗪等治疗时,血浆中抗心磷脂抗体浓度升高。

(3)少数正常老年人也能检出抗心磷脂抗体。

5.血小板分布宽度的临床意　血小板分布宽度(PDW)的临床意义:

(1)PDW 在原发性血小板增多症时增高,反应性血小板时增多症则减低。

(2)巨幼细胞贫血的 PDW 和 MPV 均减低,治疗后则均恢复正常。

(3)特发性血小板减少性紫癜、慢性粒细胞白血病的 PDW 和 MPV 均增高。

(4)再障的 MPV 减低,PDW 增高。

6.血小板比容检测的临床意义　血小板比容(PCT)是血细胞分析仪的一项测量指标,它与 Plt 和 MPV 呈正相关。Plt 增高见于血小板增多症、脾切除后和慢粒等;降低见于再障、放疗、化疗和血小板减少症等。PCT 是检查血小板较为灵敏的指标,如在失血性出血时,即使 MPV 和 PLT 正常,Plt 仍可异常。PCT 的参考值是:男 0.108%～0.272%;女 0.114%～0.282%。

7.血小板直方图变化的临床意义　在多种疾病中,血小板直方图均可发生改变,通过直方图能详细地了解这些变化。如特发性血小板减少性紫癜的特点是血小板数量减少,大血小板增多,直方图表现为曲线峰右移,而窄峰图则常因血小板减少所致。另外,由于红细胞与血小板在分析仪的同一个测试系统测量,小红细胞和大血小板的存在对血小板计数及 MPV 检测有很大干扰。当待测标本中小红细胞增多或出现细胞碎片,或血小板聚集时,会影响试验的结果,此时血小板直方图均能反映这些异常因素的干扰。

8.2 种血小板特异蛋白质血小板第 4 因子和 β-血小板球蛋白测定的临床意义　PF_4 和 β-TG 测定的临床意义基本相同。

(1)增高:反映血小板被激活及其释放反应亢进,见于血栓前状态和(或)血栓性疾病,如心肌梗死、脑血管病变、尿毒症、妊高征、糖尿病、肾病综合征、弥散性血管内凝血(DIC)和静脉血栓形成等。

(2)减低:见于先天性或获得性贮存池病(α-颗粒缺陷症)。

9.什么是血小板 P-选择素?测定 P-选择素临床意义　血小板 P-选择素,即血小板 α-颗粒膜糖蛋白-140(GMP-140),是一种分子量为 1.4×10^5 的 α-颗粒膜糖蛋白。在静态血小板中 P-选择素仅分布于 α-颗粒膜上;血小板活化时,α-颗粒膜与胞质膜融合,迅速分泌至细胞膜表面和血浆中,可用来鉴定血小板是否被活化。血小板表面和血浆P-选择素增高，见于急性心肌梗死、心绞痛、糖尿病伴血管病变、脑血管病变、深静脉血栓形成、系统性红斑狼疮、特发性血小板减少性紫癜、肾病综合征等。

10.检测血小板第3因子有效性的原理及意义　血小板第3因子有效性(PF_{3a})检测，是将受检者和正常人的PRP(富含血小板血浆)和PPP(乏血小板血浆)交叉配合成2组混合血浆，分别加入白陶土悬液和适量钙溶液，测定复钙时间，结果是比较两组血浆复钙时间的时差，了解受检者PF_3是否缺陷。Ⅰ组的复钙时间比Ⅱ组延长超过5s为PF_3有效性减低，见于血小板第3因子缺陷症、血小板无力症、巨大血小板综合征、肝硬化、尿毒症、骨髓增生异常综合征、特发性血小板减少性紫癜等。

11.测定血小板凝血酶敏感蛋白的意义　血小板凝血酶敏感蛋白(TSP)是一种糖蛋白，主要存在于血小板α-颗粒、血管内皮细胞、吞噬细胞、平滑肌细胞及纤维细胞等，有促进血小板聚集的作用。其含量增高见于急性心肌梗死、不稳定性心绞痛、糖尿病伴血管病变、深静脉血栓形成、弥散性血管内凝血、肺栓塞等。

12.非核素法测定血小板生存时间的常用方法及其意义　血小板生存时间常用核素法测定和非核素法测定，非核素法测定又分为丙二醛荧光法测定和血栓烷B_2法测定。血小板生存期缩短见于：

(1)血小板破坏增多性疾病：如特发性血小板减少性紫癜、同种和药物免疫性血小板减少性紫癜、脾功能亢进等；

(2)血小板消耗过多性疾病：如DIC、血栓性血小板减少性紫癜(TTP)、溶血尿毒症综合征(HUS)等；

(3)血栓性疾病：如心肌梗死、心绞痛、糖尿病伴血管病变、深静脉血栓形成等。

13.放射性核素血小板形态显像检查的意义　血小板体外显像，是各种血栓形成的非创伤性检查的有效方法之一，特别对新形成的血栓阳性率较高。

(1)主要用于各种部位深静脉血栓的早期诊断，并可作为无症状亚临床型血栓病患者的筛选。

(2)本法对心脏、动脉粥样硬化斑块移植血管的血栓形成有很高的诊断阳性率。

(赵卫国)

第四节　造血细胞检验

一、骨髓细胞形态检验

骨髓细胞形态检验是用细胞形态学检查方法来观察骨髓中细胞数量和质量的变化，借以了解骨髓的造血功能，对疾病的诊断、疗效观察、预后判断均有重要价值。

(一)骨髓细胞形态演变规律

出生后，人体主要的造血器官是骨髓。在生理情况下，骨髓是人出生2～5周后唯一能产生粒系细胞、红系细胞和巨核系细胞的场所，同时也能生成淋巴细胞和单核细胞。骨髓中血细胞的生成经历造血干细胞、造血祖细胞和形态上可以辨认的原始、幼稚细胞，然后进一步成熟为具有特定功能的各系血细胞。骨髓细胞共分六个系统，每个系统又分为原始、幼稚和成熟三个阶段，因粒细胞和红细胞系统形态比较复杂，其幼稚阶段又分为早、中、晚三个阶段。骨髓细胞在发育成熟过程中具有一定的规律性，掌握它有助于确认细胞的特征。

【细胞体积】

原始细胞随着细胞的逐步成熟，其体积逐渐变小，但巨核细胞例外，细胞由小变大。粒系细胞中，早幼粒细胞比原粒细胞略大。

【细胞核】

1.大小　细胞核一般由大变小，但巨核细胞的核则由小变大，成熟红细胞的细胞核消失。

2.形态　细胞核形态由圆形或卵圆形逐渐变为有凹陷，甚至分叶（粒细胞和巨核系细胞），但淋巴细胞和浆细胞变化不明显。

3.核染色质　核染色质由疏松、纤细到粗糙、致密，并浓集成块。

4.核膜　核膜一般由不明显到明显。

5.核仁　核仁由明显到模糊，最后消失。

核染色质及核仁是衡量骨髓细胞是否处于原始和幼稚阶段的重要标志之一。

【细胞质】

1.量　细胞质量由少逐渐增多，但淋巴细胞例外。

2.颜色　颜色从深蓝色逐渐变成淡蓝色或淡红色，淋巴细胞仍呈淡蓝色。

3.颗粒　细胞质中的颗粒从无到有，由少到多。粒细胞的颗粒由非特异性到特异性，可分为嗜酸性颗粒、嗜碱性颗粒、中性颗粒三种。红细胞无颗粒。

【细胞核与细胞质比例】

细胞核与细胞质比例一般由大变小。

（二）骨髓细胞形态特征

骨髓细胞主要包括粒细胞、红细胞、淋巴细胞、浆细胞、单核细胞和巨核细胞六大系统。正常骨髓中主要有各阶段的粒细胞、红细胞、淋巴细胞、浆细胞、单核细胞及巨核细胞，而原始和幼稚阶段的淋巴细胞、单核细胞和浆细胞罕见。其他细胞如肥大细胞、吞噬细胞、成骨细胞、破骨细胞、脂肪细胞等偶见或罕见。下面介绍普通光学显微镜下瑞氏染色后各系统、各阶段细胞的形态特点。

【粒细胞系】

粒细胞系分为六个阶段，即原粒细胞、早幼粒细胞、中幼粒细胞、晚幼粒细胞、杆状核粒细胞和分叶核粒细胞。原粒细胞晚期胞质中开始出现颗粒，为非特异性颗粒，从中幼粒细胞阶段开始出现特异性颗粒，称S颗粒，分为中性颗粒、嗜酸性颗粒和嗜碱性颗粒三种，因此，根据颗粒性质的不同，中幼粒细胞及以下各阶段的细胞又分为中性粒细胞、嗜酸性粒细胞和嗜碱性粒细胞三种（表6-2）。

表6-2　粒细胞胞质中四种颗粒的鉴别

鉴别点	非特异性颗粒	中性颗粒	嗜酸性颗粒	嗜碱性颗粒
大小	较中性颗粒粗大	细小	粗大	最粗大
	大小不一	大小一致	大小一致	大小不一
形态	形态不一	细颗粒状	圆形或椭圆形	形态不一
颜色	紫红色	淡红色或紫红色	橘红色	深紫红色或深紫黑色
数量	少量或中等量	多	多	不定，常不多
分布	分布不一，有时覆盖核上	均匀	均匀	分布不一，常覆盖核上

1.原粒细胞　胞体呈圆形或椭圆形，直径10～20μm，细胞核占胞体的4/5左右，染色质呈淡紫红色细颗粒状，分布均一，犹如一层薄沙，核仁2～5个，胞质量较少，呈透明天蓝色，不含颗粒（Ⅰ型）或含少量颗粒（Ⅱ型）。

2.早幼粒细胞　胞体呈圆形或椭圆形，较原粒细胞大，直径12～25μm，胞质量较多，呈淡蓝色、蓝色或深蓝色。染色质开始聚集呈粗网粒状，核仁可见或消失，胞质内含有大小不一的紫红色非特异性嗜天青颗粒。

3.中幼粒细胞　根据胞质中出现颗粒的不同，可将其分为三种细胞。三种中幼粒细胞颗颗的比较见表6-3。

表6-3　三种中幼粒细胞颗粒的比较

鉴别点	中性颗粒	嗜酸性颗粒	嗜碱性颗粒
大小	大小一致	大小一致	大小不等
颗粒分布	分布均匀	分布均匀	分布不均
颗粒排列	排列紧密，颗粒圆润	粗大颗粒，不规则	排列无序
染色	染淡紫红色	染橘红色(早期染褐色)	染深紫黑色或深紫红色

(1)中性中幼粒细胞：胞体呈圆形或椭圆形，直径10～20μm。细胞核占胞体的1/2～2/3，常偏于一侧，呈椭圆形、一侧扁平或有凹陷，其核凹陷程度与假设圆形核直径之比常小于1/2；核染色质聚集呈索块状，核仁消失；胞质量多，染淡蓝色或淡紫红色，内含中等量、细小较一致、分布密集的特异性中性颗粒，常在近核处先出现，早期细胞还可见嗜天青颗粒，常分布在细胞边缘区域。

(2)嗜酸性中幼粒细胞：胞体呈圆形，直径15～25μm，比中性中幼粒细胞略大。胞核与中性中幼粒细胞的核相似。胞质内布满粗大均匀、排列紧密的嗜酸性颗粒，呈橘红色、暗黄色或褐色，常有立体感及折光性，形如剥开的石榴。未成熟的嗜酸性颗粒呈紫黑色，似嗜碱性颗粒，夹杂于上述颗粒之中，含有这种颗粒的嗜酸性粒细胞称为双染嗜酸性粒细胞，常出现在中幼粒阶段、晚幼粒阶段，随着细胞的成熟变为典型嗜酸性粒细胞。

(3)嗜碱性中幼粒细胞：胞体呈圆形，直径10～15μm，较中性中幼粒细胞略小。胞核呈椭圆形，轮廓不清楚，核染色质较模糊。胞质内及核上常含有大小不等、数量及形态不一、排列凌乱的嗜碱性颗粒，呈深紫黑色或深紫红色。该颗粒易溶于水，染色后消失形成带茶褐色的空穴。

4.晚幼粒细胞

(1)中性晚幼粒细胞：胞体呈圆形或椭圆形，直径10～16μm。胞核占细胞1/2或以下，明显凹陷呈肾形、马蹄形或半月形等，核凹陷程度与假设圆形核直径之比为1/2～3/4，常偏一侧；核染色质较粗糙，排列紧密，呈粗条块状，并出现副染色质(即块状染色质之间的空隙)。胞质量多，染淡蓝色，因充满大量中性颗粒常看不清细胞质的淡粉色。

(2)嗜酸性晚幼粒细胞：胞体呈圆形，直径10～16μm，胞质内充满橘红色嗜酸性颗粒，其他方面基本同中性晚幼粒细胞。

(3)嗜碱性晚幼粒细胞：胞体呈圆形，直径10～14μm，胞核呈肾形，轮廓不清楚；胞质内及核上有少量嗜碱性颗粒，胞质呈淡蓝色或淡红色。

5.杆状核粒细胞

(1)中性杆状核粒细胞：胞体呈圆形或椭圆形，直径10～15μm，胞核凹陷，其程度与假设圆形核直径之比为1/2～3/4，核径最窄处大于最宽处1/3以上，核弯曲呈粗细均匀的杆状，也可呈带形、S形、U形或不规则形；核染色质粗糙呈块状，染色不均匀，副染色质明显。胞质丰富，呈淡蓝色，充满中特特异性颗粒。

(2)嗜酸性杆状核粒细胞：胞体呈圆形，直径11～16μm，胞体中充满粗大、均匀一致的橘红色嗜酸性颗粒，其他方面基本同中性杆状核粒细胞。

(3)嗜碱性杆状核粒细胞：胞体呈圆形，直径10～12μm，胞核呈模糊杆状，胞质内及核上含有大小不一、数量不等的嗜碱性颗粒。

6.分叶核粒细胞

(1)中性分叶核粒细胞:胞体呈圆形或椭圆形,直径 10～14μm;胞核分叶,叶与叶之间有细丝相连或完全断开,常分 2～5 叶,染色质浓集呈较多小块状,染深紫红色;胞质丰富,染淡红色,布满中性特异性颗粒,衰老细胞的颗粒减少。

(2)嗜酸性分叶核粒细胞:胞体呈圆形,直径 11～16μm;胞核形态不规则,着色浅,可分叶或呈堆积状,模糊不清,胞质内充满粗大橘红色嗜酸性颗粒。

(3)嗜碱性分叶核粒细胞:胞体直径 10～12μm,胞核形态不规则,着色浅,可分叶或呈堆积状,模糊不清,胞体及核上含有大小不一、分布不均的嗜碱性紫黑色颗粒。

中性粒细胞、嗜酸性粒细胞和嗜碱性粒细胞分别有各自的造血祖细胞。嗜酸性粒细胞和嗜碱性粒细胞的原始、早幼阶段在形态学上与中性粒细胞难以区分。

骨髓粒系各阶段细胞形态观察

目的:掌握各阶段粒细胞形态特点和四种颗粒的鉴别。

标本:正常骨髓片、慢性粒细胞白血病(CML)血片或骨髓片。

观察内容:各阶段粒细胞形态。

(1)胞体:规则,呈圆形或椭圆形。

(2)胞核:圆形→椭圆形→核一侧扁平→肾形→杆状→分叶状。

(3)胞质颗粒:无颗粒→非特异性颗粒→特异性颗粒→特异性颗粒增多。

质量保证:

(1)在低倍镜下选择染色好、厚薄均匀的部位进行观察。在体尾交界处其成熟红细胞不重叠也不过分分离,细胞形态观察完整,染色好,结构清楚。血膜厚的部位镜下观察有核红细胞胞体小,胞质少;尾部有核红细胞,胞体大(包括红细胞),胞质也较多,红细胞中央淡染区常消失。因此,选择合适的部位观察非常重要。

(2)观察前应确定骨髓片的正反面,以免过度调节显微镜焦距而压碎骨髓片。

(3)部分粒细胞形态不典型,应注意与其他细胞鉴别。

(4)注意辨认双染色性嗜酸性粒细胞,它一般见于中幼粒细胞阶段和晚幼粒细胞阶段。由于其颗粒不典型,易误认为嗜碱性粒细胞。

(5)涂片厚的部位各阶段粒细胞胞体小,要选择合适的部位观察。

【红细胞系】

红细胞系的发育规律通常为:原红细胞→早幼红细胞→中幼红细胞→晚幼红细胞→网织红细胞→成熟红细胞。其中,有核红细胞仅到晚幼红细胞为止。

1.原红细胞　原红细胞为圆形、椭圆形或有不规则瘤状突起,直径 15～25μm,核染色质呈粗颗粒状,且有聚集趋势而排列成网状,比原粒细胞粗而密,核仁 1～3 个,胞质少呈深蓝色(无透明感),有核周淡染区,无颗粒。

2.早幼红细胞　胞体呈圆形或椭圆形,直径 15～15μm,胞质稍多深蓝色,部分细胞近核处有时可见淡染区,胞核较大,以圆形为主,染色质凝集成小块状,核仁模糊或消失,胞质不透明,呈深蓝色,不含颗粒。

3.中幼红细胞　胞体形状以圆形为主,直径 8～15μm;胞核较小,染色质凝集成团块状或粗索状,其间有明显空隙,似碎砚状排列,核仁消失;胞质较多,因血红蛋白逐渐增多,呈不同程度的嗜多色性,呈蓝色、灰蓝色、灰红色等。

4.晚幼红细胞　胞体形状以圆形为主,直径 7～10μm,胞质丰富,以灰红色或浅红色为主;胞核较小,因失去活性无分裂能力,核染色质凝集成大块或固缩成团块状,呈紫褐色或紫黑色,结构不清,亦称炭核。原粒细胞与原红细胞的鉴别见表 6-4。

表 6-4　原粒细胞与原红细胞的鉴别

	原粒细胞	原红细胞
胞体	直径 10～20μm	直径 15～25μm，可见瘤状突起
胞质	透明，天蓝色	不透明，深蓝色，有油画感，核周有淡染区
染色质	细颗粒状，均匀平坦如薄纱	粗颗粒状，不均匀
核膜	不清楚	清楚
核仁	2～5 个，较小，界限清晰	1～3 个，较大，界限不清

5.成熟红细胞　胞体直径 7～8μm，厚约 2μm，呈双凹圆盘形，中央较薄浅，边缘较厚，染色深，呈淡粉红色，无核。

骨髓红系细胞各阶段形态观察

目的：掌握各阶段红细胞的形态特征。

标本：大致正常骨髓片或溶血性贫血骨髓片。

观察内容：红细胞系（指有核红细胞）的形态特征如下。①胞体：圆形或椭圆形。②胞核：圆形，居中。③胞质颜色：深蓝色→蓝灰色→灰红色→淡红色。④胞质内无颗粒。

质量保证：

(1)选择具有红细胞特征的细胞进行观察，辨认各阶段有核红细胞的特点。观察有核红细胞颜色时，要与周围红细胞进行对比，偏酸或偏碱均影响胞质颜色。

(2)骨髓片中可见多个有核红细胞围绕巨噬细胞或组织细胞，称为有核红细胞造血岛，其增多常见于溶血性贫血、白血病化疗后恢复期等，正常人偶见。

(3)要全面观察，不能只抓住某一、两个特点作出否定或肯定判断。细胞形态变化多样，如胞体直径、胞体形态、胞质量、胞质颜色、胞质颗粒、空泡等。同时要注意胞核大小、形态、位置、核染色质、核仁（数量、大小、清晰度），并与周围细胞进行比较。

各阶段有核红细胞形态特点见表 6-5。

表 6-5　各阶段有核红细胞形态特点

鉴别点	原红细胞	早幼红细胞	中幼红细胞	晚幼红细胞
胞体直径/μm	15～25	15～15	8～15	7～10
胞体形态	圆形或椭圆形或有不规则瘤状突起	圆形或椭圆形，可有瘤状突起	以圆形为主	常为圆形
胞核形态	圆形、椭圆形，占细胞直径的 4/5，常居中	圆形、椭圆形，占细胞直径的 2/3，常居中	圆形、椭圆形，占细胞直径的 1/2～2/3，常居中	圆形、椭圆形，占细胞直径的 1/2 以下
核仁	1～4 个	模糊或无	无	无
染色质	粗颗粒状，有聚集趋势	凝集成小块状	块状如碎木块，副染色质明显	固缩成团块状，副染色质可见或无
胞质量	较少	略增多	多	多
胞质颜色	深蓝色，不透明，有核周淡染区	深蓝色，不透明，部分可见核周淡染区	灰蓝色、灰红色	浅红色或灰红色
胞质颗粒	无	无	无	无

【淋巴细胞系】

1.原淋巴细胞　体呈圆形或椭圆形,直径10～18μm;核居中或偏位,核染色质呈颗粒状,较原粒细胞稍粗,核仁1～2个,清晰可见;胞质量少,呈透明天蓝色,如月牙形绕于核周,无颗粒。

2.幼淋巴细胞　胞体呈圆形或椭圆形,直径10～16μm,核呈圆形或椭圆形,有切迹,染色质较原始阶段紧密、粗糙,核仁模糊或消失,胞质仍较少,呈淡天蓝色,一般无颗粒或有嗜天青颗粒。

3.淋巴细胞

(1)大淋巴细胞:直径13～18μm,胞核呈圆形或椭圆形,偏于一侧,染色质呈块状,紫红色,胞质丰富,呈透明天蓝色,可有少量大而稀疏的嗜天青颗粒。

(2)小淋巴细胞:直径6～10μm,胞核呈圆形或椭圆形,或有小切迹,染色质粗糙呈致密大块状,深紫红色,胞质极少,似裸核,无颗粒。

淋巴细胞各阶段形态观察

目的:掌握各阶段淋巴细胞的形态特征。

标本:再生障碍性贫血及正常人血片和骨髓片。

观察内容:原淋巴细胞,幼淋巴细胞,淋巴细胞。

质量保证:

(1)某些淋巴细胞形态不典型,应注意与中幼红细胞、浆细胞、嗜碱性粒细胞等鉴别。

(2)淋巴细胞分为大淋巴细胞和小淋巴细胞,骨髓片中一般以小淋巴细胞为主。

各阶段淋巴细胞形态特点如表6-6所示。

表6-6　各阶段淋巴细胞形态特点

鉴别点	原淋巴细胞	幼淋巴细胞	大淋巴细胞	小淋巴细胞
胞体直径/μm	10～18	10～16	13～18	6～10
腿体形态	圆形或椭圆形	圆形或椭圆形	圆形或椭圆形	圆形、椭圆形或蝌蚪形
胞核形态	圆形、椭圆形	圆形、椭圆形	椭圆形,常偏位	圆形、椭圆形或有小切迹
核仁	1～2个	模糊或消失	无	无
染色质	较粗,呈颗粒状	粗颗粒状开始聚集	紧密而均匀	大块状,副染色质不明显
胞质量	少	少	较多	极少
胞质颜色	天蓝色	淡天蓝色	透明天蓝色	淡蓝色或深蓝色
胞质颗粒	无	偶有少许嗜天青颗粒	常有少量嗜天青颗粒	常无颗粒

【浆细胞系】

浆细胞系包括原浆细胞、幼浆细胞和浆细胞,是成熟B淋巴细胞在一定条件下受抗原刺激后,进一步分化成浆细胞。浆细胞属于组织细胞类,广泛分布于淋巴结、脾、胸腺、骨髓和肠黏膜等各组织中。正常情况下,浆细胞和幼浆细胞不进入血循环。当机体发生良、恶性病变时,在外周血中可见到数量不一的浆细胞、幼浆细胞等。

1.原浆细胞　胞体呈圆形或椭圆形,直径15～25μm;胞核圆形,居中或偏位,核染色呈粗颗粒网状,紫红色;核仁2～5个,胞质量多,深蓝色或灰蓝色,不透明,有核周淡染区,无颗粒,可有空泡。

2.幼浆细胞　胞体多呈椭圆形,直径12～16μm;胞核圆形或椭圆形,占细胞直径1/2左右,居中或偏位,染色质开始凝聚并呈紧密粗糙感,染深紫红色,偶见残存的核仁;胞质量稍多,呈深蓝色或灰蓝色,不透明,近核处有半圆形浅染区,有时可见空泡或少量紫红色细颗粒。注意幼浆细胞与早幼红细胞的区别。

3.浆细胞　胞体大小不一，直径8～15μm，常呈椭圆形；胞核明显缩小，圆形或椭圆形，偏位，核仁消失；核染色质凝聚成块状，深染，排列呈车轮状；胞质丰富，呈不透明深蓝色或蓝紫色，或呈鲜红色（火烧云状），有明显的核周淡染区，有泡沫感，常见小空泡或少数嗜天青颗粒。

浆细胞各阶段形态观察

目的：掌握各阶段浆细胞的形态特征。

标本：反应性浆细胞增多的骨髓片、多发性骨髓瘤（MM）骨髓片。

观察内容：浆细胞系的形态特征：①胞核呈圆形，偏位；②胞质丰富，呈深蓝色，且常有核旁淡染及空泡。

质量保证：

（1）要注意不典型的浆细胞与其他细胞的鉴别，如不典型中幼红细胞、小淋巴细胞等。

（2）某些反应性浆细胞增多的骨髓片中，有时可见3个或3个以上成熟浆细胞围绕巨噬细胞或组织细胞，称为浆细胞岛，应注意与成骨细胞鉴别。

各阶段浆细胞形态特点如表6-7所示。

表6-7　各阶段浆细胞形态特点

鉴别点	原浆细胞	幼浆细胞	浆细胞
胞体直径/μm	15～25	12～16	8～15
胞体形态	圆形或椭圆形	多呈椭圆形	常呈椭圆形
胞核形态	圆形，较大，占细胞直径2/3以上，居中或偏位	圆形或椭圆形，占细胞直径1/2左右，居中或偏位	圆形或椭圆形，较小，常偏于一侧
核仁	2～5个，清晰	模糊或无	无
染色质	粗颗粒网状	凝聚、较粗大颗粒	凝聚成块状，呈典型车轮状或龟背状
胞质量	较多	稍多	丰富
胞质颜色	不透明，深蓝色或灰蓝色，有核周淡染区	深蓝色或灰蓝色，有核周淡染区，偶有少许紫红色细颗粒	不透明深蓝色或蓝紫色，偶有少许嗜天青颗粒
胞质颗粒	无	可有	明显

【单核细胞系】

单核细胞系包括原单核细胞、幼单核细胞、单核细胞和巨噬细胞。基本特点：①胞体较大，可有伪足；②胞核较大，不规则，扭曲，折叠，核染色质疏松，纤细呈网状；③胞质较多，呈灰蓝色，有空泡，充满弥散细小粉尘样紫红色颗粒。

1.原单核细胞　胞体呈圆形或不规则形，直径14～25μm；胞核呈圆形或不规则形，可有折叠或扭曲现象，居中或偏位，核仁1～3个，大而清晰；胞质丰富，浅灰蓝色，半透明如毛玻璃样，可有空泡，边缘不整齐，可见伪足状突起，无颗粒。原单核细胞可分为Ⅰ型和Ⅱ型。

2.幼单核细胞　胞体呈圆形或不规则形，可有伪足，直径15～25μm；胞核呈圆形或不规则形，有凹陷、切迹，扭曲或折叠；染色质较粗，疏松丝网状，淡紫红色；核仁模糊或消失，胞质量多，呈灰蓝色，边缘可有伪足突起，不透明，可见许多细小、分布均匀的紫红色嗜天青颗粒和空泡。

3.单核细胞　胞体呈圆形或不规则形，可见伪足，直径12～20μm；胞核不规则，呈肾形、马蹄形、笔架形、S形、分叶形等，并有明显扭曲、折叠；染色质疏松细致，呈淡紫色丝网状，核仁消失；胞质丰富，淡灰蓝色或略带粉红色，半透明如毛玻璃样，边缘不规则，常有伪足样突起，可见细小灰尘样紫红色颗粒。

4.巨噬细胞　单核细胞进入组织内变为巨噬细胞,胞体大小不一,直径 20～80μm,外形不规则;胞质丰富,偏碱性,呈灰蓝色,内含嗜天青颗粒,多见空泡,含有大量吞噬物,胞核呈不规则形,染色质呈粗糙海绵状,不均匀,可有 1～2 个明显的核仁。

单核细胞各阶段形态观察

目的:掌握各阶段单核细胞的形态特点。

标本:急性单核细胞白血病(M5a、M5b)的血片或骨髓片。

观察内容:单核细胞系的形态特征为:①胞体较大,可有伪足;②胞核较大,不规则,常扭曲、折叠,核染色质疏松;③胞质较多,呈灰蓝色,常有空泡,颗粒细小呈粉尘样。

质量保证:

(1)单核细胞的形态变化较大,难以区分,应注意与粒细胞和淋巴细胞的区别。

(2)一般骨髓片中原单核细胞罕见,可根据不同情况归属,急性单核细胞白血病初诊或复发患者,一般将其归属为原单核细胞,其他应归属为原粒细胞。

各阶段单核细胞形态特点如表 6-8 所示。

表 6-8　各阶段单核细胞形态特点

鉴别点	原单核细胞	幼单核细胞	单核细胞
胞体直径/μm	14～25	15～25	12～20
胞体形态	圆形或不规则形,有时有伪足	圆形或不规则形,有时有伪足	圆形或不规则形,有时有伪足
胞核形态	较大,占细胞直径 2/3 以上,常为圆形或不规则形	不规则形或圆形,有切迹	不规则形,呈扭曲、折叠状或肾形、笔架形、马蹄形、S 形等
核仁	1～3 个,大而清晰	有或消失	无
染色质	纤细疏松呈细丝网状	开始聚集呈疏松丝网状	呈疏松条索状或丝网状
胞质量	较多	增多	多
胞质颜色	浅灰蓝色,半透明如毛玻璃样	蓝色或灰蓝色,半透明如毛玻璃样	淡灰蓝色或略带粉红色
胞质颗粒	无	可见细小、粉尘样紫红色嗜天青颗粒	可有细小灰尘样紫红色嗜天青颗粒
空泡	可有	可有	常有

【巨核细胞系】

巨核细胞系包括原巨核细胞、幼巨核细胞、颗粒型巨核细胞、产血小板型巨核细胞、裸核型巨核细胞及血小板,是骨髓中最大的造血细胞(属于多倍体细胞)。除原巨核细胞外,其他巨核细胞一般具有以下特征:①胞体和胞核巨大、不规则;②核染色质由粗颗粒状淡红色到浓集成块的深紫红色;③胞质由少到多,颜色为深蓝色→淡蓝色→淡红色。成熟巨核细胞(颗粒型巨核细胞和产血小板型巨核细胞)胞质极丰富,并有大量颗粒等。

1.原巨核细胞　胞体呈圆形、椭圆形或不规则形,较其他原始细胞大,直径 15～30μm,约占细胞直径的 4/5,胞核常为 1～2 个;染色质呈深紫红色,粗粒状,可见核仁 2～3 个;胞质较少,呈不透明深蓝色,周边深染,无颗粒,边缘常有不规则突起,细胞周边常有少量血小板附着。

2.幼巨核细胞　胞体明显增大,常不规则,直径 30～50μm;胞核占细胞直径的 1/2～3/4,不规则,有重叠、扭曲,呈肾形或分叶状;核染色质粗糙或呈小块状,排列紧密;核仁模糊或消失;胞质较丰富,深蓝色或蓝色,近核处出现数量不等的嗜天青颗粒,有明显的淡染区,常有伪足状突起,有时细胞周边有少量血小板。

3.成熟巨核细胞

(1)颗粒型巨核细胞:胞体不规则,直径 40～100μm;胞质明显增多,呈均匀的淡蓝色或淡红色,布满细小的嗜天青颗粒,排列紧密,如云雾状,无血小板形成;胞核较大,不规则,多呈分叶状,互相推挤层叠,染色质更粗密,排列成条索状或团块状;无核仁。

(2)产血小板型巨核细胞:与颗粒型巨核细胞相似,胞质呈粉红色,胞膜极不完整,常呈撕破状、毛边状,浆内侧及外侧常有三五成堆血小板形成,有的部分脱落。

(3)裸核型巨核细胞:产血小板型巨核细胞全部脱落后,释放出大量血小板,仅余胞核,称之为裸核。

4.血小板　胞体直径 2～4μm,呈圆形、椭圆形、逗点状或不规则形,染淡蓝色或淡红色,中心部位有细小紫红色颗粒,无细胞核。涂片上血小板常三五成堆成群出现。

巨核细胞各阶段形态观察

目的:掌握各阶段巨核细胞的形态特点。

标本:特发性血小板减少性紫癜(ITP)骨髓片、巨核细胞增生的骨髓片。

观察内容:巨核细胞系的形态特征为:①胞体和胞核:巨大,不规则。②胞质:颗粒型巨核细胞和产血小板型巨核细胞的胞质极为丰富,并有大量颗粒或血小板。

质量保证:

(1)巨核细胞是多倍体细胞,胞体巨大,多位于涂片的边缘,且数量一般较少,故观察巨核细胞应先在低倍镜下观察血膜边缘部分,找到巨核细胞后转油镜确认。

(2)一般骨髓片中原巨核细胞很少,且与其他二倍体血细胞的大小相似,常很难发现,但它与其他原始细胞较易鉴别,因其有较特殊的形态特点,如常有指状胞质突起、血小板附着、两个或多个胞核等。

(3)观察骨髓片时要注意观察血小板形态、数量、大小及分布状态。正常情况下血小板成堆分布,在血小板减少或经抗凝制备的骨髓片中,血小板呈散在分布。制片时出现凝固,镜下可见凝块中有聚集的血小板,而血膜其他部位的血小板明显减少或无。

各阶段巨核细胞形态特点如表 6-9 所示。

表 6-9　各阶段巨核细胞形态特点

鉴别点	原巨核细胞	幼巨核细胞	颗粒型巨核细胞	产血小板型巨核细胞	裸核型巨核细胞
胞体直径/μm	15～30	30～50	40～100	40～100	
胞体形态	圆形或椭圆形,边缘多不规则	不规则	不规则	不规则,胞膜极不完整	
核形	圆形、椭圆形或不规则,约占细胞直径的4/5	不规则	不规则,可见扭曲、折叠、分叶或花瓣状	不规则或高度分叶,但常重叠	不规则或高度分叶,但常重叠
核仁	2～3 个,不清晰	模糊或无	无	无	无
染色质	粗颗粒状,排列紧密	粗糙、排列紧密	呈团块状或条索状	呈块状或条索状	呈块状或条索状
胞质量	较少	较丰富	极丰富	极丰富	无或有少许
胞质颜色	深蓝色或蓝色	深蓝色或蓝色	淡红色或淡蓝色	粉红色	

续表

鉴别点	原巨核细胞	幼巨核细胞	颗粒型巨核细胞	产血小板型巨核细胞	裸核型巨核细胞
胞质颗粒	无	近核处出现数量不等的细小且大小一致的嗜天青颗粒	充满细小、大小一致的嗜天青颗粒	颗粒丰富，并常有血小板形成并释放	

【其他细胞】

1.组织嗜碱细胞　组织嗜碱细胞又称为肥大细胞，胞体呈圆形、梭形或多角形，直径 12～20μm；胞核小，呈圆形或椭圆形，居中或偏位，染色较淡，染色质粗糙模糊，结构不清楚，无核仁；胞质丰富，充满圆形、大小均匀的深紫蓝色或茶褐色嗜碱性颗粒，排列紧密，常遮住胞核，胞质边缘不整齐，呈伪形或放射状突起。

2.内皮细胞　胞体极不规则，多呈长尾形、梭形，直径 25～30μm；胞核呈不规则形、圆形或椭圆形，居中或偏一侧；染色质呈粗颗粒网状，多无核仁；胞质多少不一，呈淡蓝色或灰蓝色，多位于核的两侧，如棉絮状，含有少数嗜天青颗粒。

3.纤维细胞　胞体较大，不规则，多为长尾形或条形；胞核呈圆形或椭圆形，多个或数十个，大小形态相同，长轴直径可达 200μm 以上；染色质呈细致或粗网状，核仁 1～2 个，不清晰，成熟的纤维细胞无核仁；胞质丰富，常在细胞两端，呈淡蓝色，边界模糊，内含有纤维网状物及红色细小颗粒。

4.成骨细胞　胞体较大，直径 20～40μm，呈长椭圆形或不规则形；胞核呈圆形或椭圆形，常偏于一侧，染色质呈粗网状排列，染色深；有核仁 1～3 个，蓝色，清晰；胞质丰富，染深蓝色或灰蓝色，可有少量嗜天青颗粒，胞质中央可见一淡染区，胞质边缘模糊呈云雾状。

5.破骨细胞　胞体巨大，直径 60～100μm，形态不规则，边缘不整齐；胞核呈圆形或椭圆形，大小较一致，小且较多，3～100 个，彼此独立，无核丝相连，随意排列，几乎每个核都有 1～2 个核仁，核膜清晰；染色质呈粗网状，胞质丰富，染淡蓝色或淡红色，透明，含有大小不均且排列稀疏的紫红色颗粒。

6.脂肪细胞　胞体呈圆形、椭圆形或不规则形，直径 30～50μm，胞膜易破裂；胞核较小，呈椭圆形或不规则形，常被挤在一边而呈扁平状；染色质致密，呈粗网状；无核仁；胞质淡紫红色，充满大量大小不等的脂肪空泡，可占细胞的部分，空泡中有丝状物。

7.吞噬细胞　吞噬细胞的大小和形态极不一致，依据吞噬物的类型及数量而定；胞核呈圆形、椭圆形或不规则形，常有 1 个核，有时为双核或多核，常偏位；核染色质较疏松，核仁有或无；胞质多少不一，淡蓝色，常有空泡及数量不等的吞噬物（如色素、颗粒、有核细胞、红细胞、血小板、炭核、细菌等），有时吞噬细胞成堆存在。

8.涂抹细胞及退化细胞　涂抹细胞可因推片时人为造成，也可是细胞衰老退化所致。涂抹细胞大小不一，通常只有 1 个核而无胞质，胞核肿胀、结构模糊不清，染成均匀淡紫红色，有时可见核仁，有时呈扫帚状，形如竹篮，故又称为篮细胞，多见于淋巴细胞白血病。核溶解的细胞表现为胞体和胞核肿大，结构不清，胞膜不完整；核固缩细胞表现为核染色质聚集呈团块状，副染色质消失，核固缩呈圆形或核碎裂成数个，而核膜、胞膜完整。

9.分裂型细胞　血细胞通过有丝分裂进行增殖。其分裂过程可分为：①前期：此时核膜完整，核仁消失，核染色质聚集成染色体。②中期：核膜消失，染色体呈 V 字形，在赤道板上呈辐射状排列，形成星状或菊花状。③后期：染色体纵裂为二，数目增加 1 倍，平均分开，移向细胞二极成双星。④末期：胞质中间部位收缩呈哑铃状，或进而腰断为二，其间以细丝相连，染色体逐渐形成两个丝网状结构的核。在一般骨髓细胞形态检查时，分裂型细胞不计数在内，如数量较多，应描述说明。

二、骨髓细胞学检查

骨髓细胞学检查是用细胞形态学检查方法来观察骨髓中细胞数量和质量的变化，借以了解骨髓的造血功能，对造血系统疾病的诊断、鉴别诊断和预后监测具有重要的临床价值。骨髓细胞学检查的方法很多，如细胞形态学、细胞免疫学、细胞遗传学等方法。在形态学方面，最简单、最实用的是瑞氏染色普通光学显微镜检查，它是诊断许多疾病（尤其是血液系统疾病）的重要手段之一。除瑞氏染色外，还有众多的组织化学染色，如过氧化物酶染色、苏丹黑B染色、铁染色等；除普通光学显微镜外，还有相差显微镜、荧光显微镜、透射电镜及扫描电镜等。除用于诊断造血系统疾病外，也用于病原学检查（细菌培养、寄生虫检查等）、造血干细胞培养和细胞遗传学检查等。

（一）概述

【适应证和禁忌证】

骨髓细胞学检查是诊断血液系统疾病的最重要手段，骨髓检查具有技术性强及对患者造成一定痛苦等特点，故应严格掌握适应证和禁忌证。

1.适应证　骨髓穿刺的临床应用广泛，当出现下列情况时，应考虑做骨髓检查。

（1）原因不明的外周血细胞数量和形态异常，如一系、二系、三系减少或增多，一系增多伴二系减少，外周血中出现原始及幼稚细胞等。

（2）不明原因的发热，肝、脾、淋巴结肿大等。

（3）不明原因的胸骨压痛、骨质破坏、肾功能异常、黄疸、紫癜、血沉明显增加，以及疑似骨髓转移瘤和异常血红蛋白症等。

（4）血液病定期复查及化疗后的疗效观察。

（5）其他：微生物培养（如伤寒、副伤寒、败血症）、血液寄生虫检查（如疟疾、黑热病）、骨髓活检、骨髓细胞表面抗原测定、造血干/祖细胞培养、血细胞染色体核型分析、电镜检查、骨髓移植、微量残留白血病检测等。

凡遇以上情况之一，都可以做骨髓穿刺，以贫血、出血，或考虑白血病最为常见。

2.禁忌证　骨髓穿刺的绝对禁忌证少见，遇到下列情况要注意。

（1）严重出血的血友病禁忌做骨髓穿刺。有出血倾向或凝血时间明显延长者不易做骨髓穿刺，但为明确诊断疾病也可做，穿刺后必须局部压迫止血5～10min。

（2）晚期妊娠的妇女慎做骨髓穿刺，小儿及不合作者不宜做胸骨穿刺。

【临床应用】

临床上骨髓常规检查主要用于：①诊断或协助诊断血液系统疾病；②血液系统疾病的疗效观察和预后判断，通过复查可作出骨髓完全缓解、部分缓解、复发等意见。骨髓检查诊断疾病的性质分为明确性诊断、符合性诊断、提示性诊断和排除性诊断等。

1.明确性诊断　骨髓细胞有明显的特征性改变，并与临床表现一致，即可明确诊断。如巨幼细胞贫血、各种白血病、多发性骨髓瘤、骨髓转移癌、戈谢病、尼曼-匹克病、恶性组织细胞病、黑热病、疟疾等。

2.符合性诊断　骨髓细胞有部分特征性改变，并能解释临床上的症状和体征。如缺铁性贫血、溶血性贫血、再生障碍性贫血、脾功能亢进、特发性血小板减少性紫癜、粒细胞减少症和缺乏症、骨髓增生异常综合征(MDS)、骨髓增生性疾病(如真红细胞增多症、原发性血小板增多症、骨髓纤维化)和放射病等。

3.提示性诊断　常见于感染和中毒等。

4.排除性诊断　如不明原因的血小板减少性紫癜,肝、脾、淋巴结肿大,长期低热伴有血液学异常和血片中发现幼稚细胞等。

(二)标本采集

临床上骨髓穿刺术一般由临床医生执行,也有的由检验人员操作。

【骨髓取材部位】

骨髓穿刺部位的选择一般应从以下几个方面考虑:①骨髓腔中红骨髓丰富;②穿刺部位浅表、易定位;③应避开重要脏器。故临床上成人最理想的穿刺部位是髂骨(包括髂前上棘和髂后上棘),其他穿刺部位包括胸骨、棘突、胫骨等,各穿刺部位的特点见表 6-10。

表 6-10　常见骨髓穿刺部位的特点

穿刺部位	特点
髂后上棘	此部位骨质薄,进针容易,骨髓液丰富,被血液稀释的可能性小,故髂后上棘为临床上首选的穿刺部位
髂前上棘	此部位骨质硬、骨髓腔小,故易导致穿刺失败,所以髂前上棘常用于翻身困难、需多部位穿刺等患者
胸骨	虽然胸骨是人体骨髓造血功能最旺盛的部位,但胸骨后面有重要脏器,故临床上不常用;当其他常规部位穿刺取材不佳时,可考虑胸骨穿刺,但必须由操作经验丰富的人员来做
其他部位	小于 2 岁的患者还可选择胫骨头内侧,其他还包括腰椎棘突穿刺、定位穿刺,定位穿刺临床上常用于骨髓转移癌、浆细胞瘤等

【骨髓穿刺方法】

1.穿刺部位的选择　大部分骨髓标本采用穿刺法吸取(骨髓活检标本也多采用穿刺标本)。穿刺部位以髂骨为首选,也可选择胸骨或棘突等处,由于胸骨穿刺有一定的危险性,故首选髂前或髂后上棘。2 岁以下小儿主张用胫骨粗隆穿刺。穿刺部位不同,细胞的数量和组成有一定差异,在病变呈局灶性分布的疾病差异更明显,故必要时应多部位取材,以全面了解骨髓的造血情况。

2.穿刺步骤　骨髓穿刺术临床上主要应用于造血系统疾病诊断、疗效观察等。正确掌握骨髓穿刺技术是骨髓细胞形态学检查的前提与保障。

(1)选择体位:穿刺部位不同其体位也有所不同。如髂后上棘采用侧卧位或俯卧位,髂前上棘和胸骨采用仰卧位。

(2)定位:髂前、髂后上棘的部位较易定位;胸骨穿刺部位穿刺点在第二肋、第三肋间所对应的胸骨;胫骨穿刺部位在膝关节下 3cm 处。穿刺位点确定后,标记上“+”字形记号,这样铺孔巾时能将穿刺部位暴露在中央,避免定位错误。

(3)常规消毒:用 2%碘酒、75%乙醇溶液,严格按照无菌操作要求进行消毒。消毒后,打开无菌骨髓穿刺包,带上无菌手套,铺上孔巾。

(4)局部麻醉:用 2%利多卡因 1～2ml,在皮内注射形成一小皮丘,然后垂直进针,在进针的同时注射麻醉剂,直至骨膜。拔出针头后,局部按摩,使麻醉药充分快速发挥作用。

(5)进骨髓穿刺针:将穿刺针套上针芯后,用左手拇指和示指将穿刺部位皮肤压紧固定,右手持穿刺针垂直进针(穿刺胸骨时针体与胸骨面约成 45°),直至骨皮质时阻力增加,再用力后阻力明显下降,若穿刺针固定,说明针已经进入了骨髓腔,成人进针深度为进针达骨皮质后再进入 0.5～1.0cm。各穿刺部位的穿刺方法见表 6-11。

表 6-11　各穿刺部位的穿刺方法

穿刺部位	穿刺方法
髂前上棘穿刺术	患者仰卧，取髂前上棘向后 1～1.5cm 的一段较宽髂缘为穿刺点，术者用左手拇指及示指分别在髂前上棘内外固定皮肤，右手持穿刺针垂直刺入达骨膜后再进 1cm 左右即达骨髓腔。当阻力突然消失，穿刺针固定，说明针已经进入骨髓腔
髂后上棘穿刺术	患者侧卧或俯卧，在第 5 腰椎水平旁开 2～4cm，髂后上棘一般在臀部上方突出的部位，术者左手拇指及示指分别固定皮肤，针尖进到骨膜后，再进 0.5～1.0cm 即可
胸骨柄穿刺术	患者仰卧，肩背部用垫枕抬高使头尽量后仰，并转向左侧，以充分暴露胸骨上切迹，术者立于患者头侧，用左手拇指及示指固定第 2～3 肋间胸骨两侧，在肋间的胸骨中线两侧做一记号，针尖的斜面朝向胸骨骨髓腔，针体与胸骨面约成 45°缓慢进针，进针深度为 0.5～1.0cm（进针不易过深，以免损伤脏器）
胫骨穿刺术	患儿仰卧，助手固定下肢，选胫骨结节平面下约 1cm 之前内侧面胫骨为穿刺点，术者用左手拇指及食指固定皮肤，在骨面正中部与之成垂直方向刺入

(6)抽吸骨髓液：穿刺针进入髓腔后，取出针芯，接 20ml 干燥注射器的针筒，迅速抽吸骨髓液 0.2ml 左右（注射器针筒部分可见骨髓液即可），抽吸完毕后取下针筒迅速插回针芯，并将针筒内的骨髓液注射在玻片上。如果抽吸不到骨髓液，应取下针筒，插回针芯，并将穿刺针退或进少许，或改变方向再重新抽吸。如果仍抽不到骨髓液，常需要改变穿刺部位或多部位穿刺。如果要同时做其他检查，应根据各自检查的需要量，再抽吸一定量骨髓液。

(7)制备骨髓片：取玻片上骨髓小粒丰富的骨髓液部分制作骨髓片，骨髓片制备要求与血片制备要求相同（表 6-12）。但因骨髓液较血液黏稠，推片略难于血片，推片时角度应小一些，速度应慢一些，避免血膜过厚。另外，由于骨髓液中的纤维蛋白原含量较高，故制作骨髓片时，动作要快，否则易使骨髓液凝固，影响涂片中血小板量及其他细胞形态的观察。涂片一般不用抗凝剂以免影响细胞形态，同时应注意保留片尾和边缘。

表 6-12　骨髓片制备要求

要求项目	原因
头体尾分明	由于骨髓液中有较多骨髓小粒，涂片尾部呈锯齿状，头部还应留有 2cm×2.5cm 的空间，为标本存档时贴标签所用。尾部对骨髓检查很重要，因为大的异常细胞常被推至尾部，因此观察尾部有利于发现片中为数不多的异常细胞
两边留有空隙	因为一些胞体大的异常细胞也常分布在血膜的上、下边缘，观察血膜上、下边缘有利于发现异常细胞。因此制备涂片时，要尽量在两边留有空隙
厚薄适中	血膜的厚度与推片和玻片的角度有关，以 30°为佳。如两者角度大，推出来的血膜就厚，反之薄。血膜厚的片子，其细胞小、结构不清楚，从而影响结果判断；血膜太薄的片子，因其细胞太少面使工作效率下降
厚薄均匀	血膜是否均匀与推片和玻片的清洁度以及推片用力是否均匀有关，用力不均匀容易出现“搓衣板”现象。用力过大使推片和玻片的摩擦力增加，会导致片中破碎细胞增多
长短适中	血膜长度往往与推片时取的骨髓液量有关。量少，推出来的血膜短，血膜短观察的细胞就少；量多，推出来的血膜长，但太长易导致无尾部现象（即尾部呈线状）

(8)包扎伤口：拔出穿刺针，局部敷以无菌纱布，用胶布固定。如果推片是由自己完成的，应重新更换无菌手套后再完成拔针头等操作。

操作过程中若高度怀疑骨髓取材不成功，应重新取一枚骨髓穿刺针进行穿刺，最好换个部位或旁开第一次穿刺部位少许。因为第一次穿刺针内已有血而且常已凝固，穿刺后的创口已激活凝血系统，此时如果不换部位或穿刺针，就很容易导致穿刺失败或抽到的骨髓液快速凝固，而来不及制备足够数量的涂片。

如果还需做其他检查，应根据各自检查的需要量，再抽取一定量骨髓液。对于初诊患者，有条件的医院应同时做骨髓活检，以弥补骨髓穿刺和活检的缺点。

3.骨髓穿刺的注意事项

(1)做骨髓穿刺术前要详细询问病史，出血倾向明显者术后局部压迫止血 5～10min。

(2)术前患者应洗澡，并要向患者做好解释工作，以取得配合，消除其恐惧、紧张心理，并嘱咐患者术后3日内勿洗浴。

(3)要规范地填写一张骨髓检查申请单和术前家属谈话记录。初诊患者骨髓穿刺应在治疗前进行，死亡病例一般在 0.5h 内进行。

(4)操作过程中要严格遵循无菌操作，严防骨髓感染。穿刺用具应经高压灭菌处理，且要清洁、干燥，抽吸用具连接要紧密，以便抽吸。

(5)骨髓穿刺部位如有炎症或骨畸形则应避开。骨髓穿刺针进入骨质中时，不要摆动、用力过猛，以免损伤邻近组织或折断穿刺针头。

(6)抽吸骨髓液时，量不宜过多，一般以小于 0.2ml 为宜，以免导致骨髓液被血液稀释。

(7)穿刺前应考虑到患者是否还需要同时做其他检查(如细胞免疫分型、染色体检查、细胞培养、细菌培养及电镜检查等)，以避免不必要的重复穿刺。如果还要做其他检查，应先抽取少许做骨髓片，然后再抽吸其他检查所需要的骨髓液量。

(8)骨髓片一般送检 8～10 张。临床上怀疑为急性白血病初诊患者应送 10 张以上骨髓片，因为急性白血病患者除需要做常规形态学检查外，还需要做一系列细胞化学染色。涂片制成后，应在空气中快速摇动或吹干，防止细胞皱缩。

(9)为了更好地配合骨髓检查，初诊患者务必同时送检外周血片 3～4 张。

(10)标本的标记。申请者应在骨髓片上做好一一对应的标记(最好使用条形码)，以免在运送、检查过程中出现标本调换的错误而导致医疗差错的发生。如果另有血片时还要在涂片血膜头部注明“B”等字样，以便与骨髓片区分。

(11)标本保存及运送。骨髓片上的血膜干后可将玻片重叠放置在一起，血膜未干或油滴多的片子不应叠放在一起。骨髓片应尽量放在盒子中及时送检。如不能及时送检，可将标本存放在有盖盒子中(不要放置冰箱中冷藏，容易有水珠形成，破坏血膜)，避免血膜接触水使细胞溶解或被虫食用等，保存时间尽量不要超过1周，以免影响染色效果(会导致偏碱)及某些酶活性的下降。骨髓片必须与骨髓检查申请单同时送到骨髓检查室(如果同时做骨髓活检，活检的标本应送病理科)。

4.骨髓取材情况的判断　如何判断骨髓穿刺取材情况对临床医生及检验人员来说非常重要，如果不成功，应及时进行重新穿刺，以免耽误疾病诊断和治疗。

(1)骨髓取材成功的判断

1)吸骨髓液时，患者感到有瞬间的酸痛感。

2)抽出的骨髓液中有较多的黄色小粒(多为骨髓小粒，有的是脂肪)，且比外周血黏稠，制备出来的涂片尾部应有较多骨髓小粒，说明骨髓取材肯定是成功的。

3)显微镜下可见片中有骨髓特有细胞，如有核红细胞、幼粒细胞、巨核细胞、原始细胞、浆细胞、成骨细胞、破骨细胞、脂肪细胞、肥大细胞、纤维细胞、巨噬细胞等。

4)骨髓片中性杆状核粒细胞与中性分叶核粒细胞比值大于外周血中性杆状核粒细胞与中性分叶核粒

细胞比值，骨髓片中有核细胞数大于外周血片中有核细胞数。

(2)骨髓取材不成功的判断：骨髓取材不成功是指抽吸过程中抽到了较多或大量的外周血，根据稀释程度可将骨髓分为完全稀释和部分稀释。结合血片细胞分类也有助于正确判断骨髓取材情况。

1)骨髓完全稀释：抽出的"骨髓液"实际上就是外周血。肉眼观察，其"骨髓液"较稀、无黄色小粒；"骨髓片"尾部无骨髓小粒。对于肉眼观察高度怀疑完全稀释的标本即可进行重抽，如果一时难以判断可先送检。完全稀释涂片中的细胞成分与外周血片完全一样，此类标本通过检查，通常无法得出诊断意见。

2)骨髓部分稀释：如抽吸骨髓液时混进较多外周血，称为骨髓部分稀释。其特征包括：①骨髓小粒无或少见；②有核细胞减少；③骨髓特有细胞少；④中性分叶核粒细胞和成熟淋巴细胞比值增加。对于部分稀释的标本，应根据稀释程度、病情等决定是否要进行重抽。

肉眼观察、分析骨髓液性状也是判断骨髓取材情况的第一手资料，通过性状分析还可作出疾病初步印象的判断。例如肝、脾及淋巴结无肿大，无胸骨压痛，全血细胞减少的患者，其骨髓液较稀、油滴多，再生障碍性贫血可能性较大；肝、脾及淋巴结无肿大，胸骨明显压痛，出血明显，全血细胞减少，骨髓液黏稠且很快凝固，急性早幼粒细胞白血病可能性较大。

【骨髓质量保证】

骨髓穿刺一般由临床医生操作，也可由实验室工作人员完成，其注意事项如下。

1.严格无菌，预防感染：严格按操作规程进行穿刺，初诊患者多于治疗前做骨髓穿刺以明确诊断，也可在血液病治疗过程中进行。死亡病例需检查时，应在死亡后半小时内进行。

2.动作缓慢，避免稀释：抽吸骨髓液的动作要缓慢，用力过大、过快，易使骨髓液抽吸量过多(＞0.2ml)造成稀释，影响诊断。其吸取量以0.1～0.2ml(即穿刺针嘴见红)为宜，如须做有核细胞计数、细菌培养、造血细胞培养、红斑狼疮细胞检查时，再抽吸0.5～2.0ml骨髓液，肝素抗凝送检。

3.多部位穿刺，以提高疾病诊断的阳性率，如慢性再生障碍性贫血、恶性组织细胞病等。多发性骨髓瘤、转移癌等，宜在X线检查发现有病变或有骨压痛的部位穿刺，可提高阳性率。

【干抽】

干抽是指非技术原因或穿刺位置不当，多次、多部位穿刺抽不出骨髓液或只抽到少量血液的现象。常见于：①原发性或继发性骨髓纤维化症；②骨髓极度增生，细胞过于密集，如白血病、真性红细胞增多症等；③骨髓增生减少，如再生障碍性贫血；④肿瘤骨髓浸润，包括恶性淋巴瘤、多发性骨髓瘤、骨髓转移癌。当发生干抽时，有时在针头中可有少量骨髓组织，用针心将其推出，可制作一张涂片供检查，一般应更换部位再行穿刺。部分病例(如骨髓纤维化)必须做骨髓活检。

(三)骨髓涂片、染色

【涂片、染色方法】

骨髓涂片(简称骨髓片)和血涂片(简称血片)基本相同，但因含有骨髓小粒和脂肪，有核细胞多，较血液浓稠，推片时角度要略小，速度要慢，涂片过厚可影响细胞形态观察。

骨髓涂片染色有多种染色方法，目前提倡使用国际标准化委员会(ISCH)推荐的罗曼诺夫斯基染色为标准染色法，其主要成分为天青B和伊红Y，并要求天青B含量在80%以上，由于天青B价格高，故该法在各国难以普及。我国多采用由罗氏染色演变过来的瑞特染色、瑞特姬姆萨混合染色法等。

【骨髓涂片和染色注意事项】

1.载玻片要洁净，手指不能触及片面。推片要光滑，且略窄于载玻片。

2.推片与载玻片之间以成30°角为宜，角度越小，推片速度越慢，骨髓涂片越薄。其角度的大小和推片速度以疾病性质而定。

3.骨髓液内含有较多的纤维蛋白原，故抽取骨髓液后应立即制备骨髓涂片。选择含骨髓小粒多的标本作涂片效果更佳。

4.涂片一般不用抗凝剂。草酸盐抗凝标本的涂片，其细胞核变形、染色质致密、胞质空泡形成，并出现草酸盐结晶。需做细胞计数或其他检查，可用肝素抗凝，但用量不宜过大，否则影响细胞形态。

5.涂片时应注意保留片尾和边缘，因体积较大的特殊细胞多在该处。

6.涂片制成后，应在空气中快速摇动或风干，防止细胞皱缩变形或因空气潮湿而溶血。不能用火烤，染色冲洗后也不能用火烤。涂片应在新鲜状态下染色，一般不超过1周，否则细胞蛋白质变性，使染色偏碱，且形态变异。

7.骨髓中有核细胞较多，涂片固定和染色时间较血片稍长，以保证幼稚细胞着色均匀，结构清晰。染色时间的长短与气温、染料的性质、涂片的薄厚及有核细胞数量的多少有关。最好在低倍镜下观察，待染色满意后再冲洗。

8.若染色太浅，可于涂片干燥后重染；染色过深或有沉淀物，可干燥后滴加甲醇数滴，稍停后冲洗。

9.制备的骨髓涂片宜全部送检，供染色选择、血细胞化学染色或会诊用，送骨髓涂片的同时最好送血涂片。制作涂片后将剩余的骨髓液收集到滤纸上，用福尔马林固定，行塑料包埋技术送病理科，对诊断很有帮助。因骨髓涂片不能掌握骨髓实质构造及细胞密度，而组织切片可真正判断骨髓的增生程度，对了解急性白血病的疗效至关重要。

（四）血象和骨髓象检查

【血涂片检查】

1.血涂片分类　在染色良好的血涂片体尾交界处分类至少100个白细胞，同时注意观察各种细胞（包括红细胞和血小板）的形态，还要观察血涂片的其他部位（包括血膜的边缘和尾部）。血涂片观察的内容如下。

（1）粒细胞：观察中性杆状核粒细胞、分叶核粒细胞，嗜酸性粒细胞和嗜碱性粒细胞的数量及形态（包括胞体、胞核及胞质），注意有无原粒细胞、幼粒细胞，粒细胞分叶过多或过少、双核、巨幼样变，粒细胞毒性改变及棒状小体等。

（2）红细胞：观察红细胞的大小、形态、染色和结构变化，如有无大红细胞、小红细胞、球形红细胞、靶形红细胞、嗜多色性红细胞、有核红细胞、嗜碱性点彩红细胞、卡博环和豪周小体等。

（3）淋巴细胞：观察淋巴细胞数量及形态，注意有无原淋巴细胞、幼淋巴细胞及异型淋巴细胞等。

（4）单核细胞：观察单核细胞数量及形态，注意有无原单核细胞、幼单核细胞和棒状小体等。

（5）血小板：观察血小板数量、大小、形状、染色和分布等，尤其注意有无大血小板、巨大血小板、畸形血小板和巨核细胞等。

（6）浆细胞：观察浆细胞数量及形态，注意有无原浆细胞、幼浆细胞等。

（7）其他：观察有无寄生虫及其他明显异常细胞，例如疟原虫、恶性组织细胞、恶性淋巴瘤细胞、吞噬细胞等。

2.计算　计算各类各阶段细胞的相对含量，并填入骨髓报告单的血涂片栏中。

3.血涂片特征描述　一般要描述血涂片中各类细胞的数量、大小、形态、染色及结构有无变化，血小板的分布，有无寄生虫及其他异常细胞等。

【血涂片检查意义】

不同疾病其血象或骨髓象存在着不同或相同之处。因此，观察血涂片对疾病诊断和鉴别诊断具有非常重要的意义。血象和骨髓象的关系主要有以下五种情况。

1.骨髓象相似而血象有区别　如缺铁性贫血、溶血性贫血和急性失血的骨髓象相似，均以红细胞系统增生为主，但血象有区别；神经母细胞瘤骨髓转移时，骨髓中神经母细胞呈弥散性增多，与急性粒细胞白血病相似，但前者血象中中性粒细胞增多并伴有核左移，而后者白细胞增多，伴原粒细胞及早幼粒细胞增多。

2.骨髓象变化不显著而血象有显著异常　如传染性单核细胞增多症，其骨髓中的异型淋巴细胞少见，而血象中异型淋巴细胞常大于10%。

3.骨髓象有区别而血象相似　如传染性淋巴细胞增多症和慢性淋巴细胞白血病(简称慢淋)的血象中均以小淋巴细胞增多为主，但前者骨髓象中淋巴细胞稍增多，而后者骨髓象中淋巴细胞明显增多。

4.骨髓象有显著异常而血象变化不显著　如多发性骨髓瘤、戈谢病、尼曼匹克病，其骨髓中分别可见到特异性的骨髓瘤细胞、戈谢细胞、尼曼-匹克细胞，但血象中甚少见到。

5.血象中细胞较骨髓中细胞成熟　血象中的血细胞来源于骨髓，因此白血病时血象中的白血病细胞较骨髓中成熟，较易辨认，故结合血象可辅助判断白血病细胞的类型。

【骨髓涂片检查】

选择骨髓小粒多、涂片制备良好的骨髓涂片进行瑞特染色，然后选择染色好的涂片在显微镜下进行观察。先用低倍镜(10×)观察全片，再用油镜(100×)观察，以获得全面、正确的实验数据。

1.低倍镜检查

(1)观察骨髓取材、涂片和染色情况：判断骨髓取材是否良好，涂片、染色是否满意等。选择满意的区域进行有核细胞计数和分类。若取材不好、涂片过厚、染色较差，则影响分类计数的结果，甚至造成误导，应重新取材或另选涂片、染色较好的骨髓片进行检查。

(2)判断骨髓增生程度：低倍镜下选择染色良好、细胞分布均匀部位，根据有核细胞的密度或有核细胞与成熟红细胞的比例反映骨髓的增生程度。对增生减少的标本，应观察全部送检骨髓片，以免漏检有代表性的标本，或将外周血稀释的涂片(无骨髓小粒)误认为增生减少。骨髓增生程度分级没有统一标准，有三级、五级、七级、八级等分类方法，但一般采用五级分类法，即增生极度活跃、增生明显活跃、增生活跃、增生减少及增生极度减少。

五级分类法所采用的方法有很多，详见表6-13。

表6-13　骨髓增生程度分级及标准

分级	有核细胞：成熟红细胞	有核细胞均数(高倍镜视野)	临床意义
增生极度活跃	1∶1	＞100	各种白血病
增生明显活跃	1∶10	50～100	各种白血病、增生性贫血
增生活跃	1∶20	20～50	正常人、贫血
增生减少	1∶50	5～10	造血功能低下、部分稀释
增生极度减少	1∶200	＜5	再生障碍性贫血、完全稀释

注：一个高倍镜下有核细胞数10～20个是空档，检验者应根据具体情况(如年龄)等进行判断。

当增生程度介于两级之间时，则将其增生程度向上提一级。例如在增生活跃与增生明显活跃之间时，可判断为增生明显活跃。但临床上这种增生程度的判断在很大程度上靠检查者的经验来估计。骨髓增生程度的判断受骨髓取材好坏的影响很大，一般来说，只有当涂片中存在骨髓小粒时才宜于估计其增生程度，所以在骨髓穿刺时，要养成将多余的穿刺液收集起来制作病理切片的习惯，通过组织切片观察小粒中造血细胞的多少更具有真实性和可靠性。

(3)巨核细胞计数和分类：将骨髓涂片标准化为1.5cm×3.0cm($4.5cm^2$)，其参考区间为7～35个。由于巨核细胞胞体大、全片数量少(在涂片尾部和边缘较多),故巨核细胞计数一般在低倍镜下进行,用高倍镜或油镜进行巨核细胞的分类。一般骨髓检查报告单上分为不易找到、易找到、增多三级描述。在巨核细胞特别多或疑为特发性血小板减少性紫癜时,应进行全片巨核细胞计数和分类,即在低倍镜下见到巨核细胞时,再用高倍镜或油镜鉴定其发育阶段,有无血小板形成,至少要观察 25 个巨核细胞。

(4)观察骨髓片边缘和尾部:观察全片有无体积较大或成堆分布的异常细胞(尤其要注意观察涂片的尾部和边缘部位),如骨髓转移瘤细胞、恶性组织细胞、恶性淋巴瘤细胞、戈谢细胞、尼曼匹克细胞等。这些细胞的发现,对有关疾病的明确诊断具有重要意义。

2.油镜检查　在低倍镜观察的基础上,选择较满意的骨髓涂片及相应部位,用油镜从涂片中段或体尾交界部位开始,迂回向尾端移动,如有核细胞很多,也可选择涂片、染色更好的部位,观察各系细胞的数量、各阶段的比例和形态结构,计数 200~500 个有核细胞并进行分类。

(1)骨髓有核细胞计数及分类见表 6-14。

表 6-14　骨髓有核细胞计数及分类

计数的部位	应选择厚薄合适且均匀、细胞结构清楚、红细胞呈淡红色、背景干净的部位进行计数,一般在体尾交界处
计数的顺序	按一定顺序(城墙式),以免出现有些视野重复或遗漏计数的现象
计数的细胞	包括除巨核细胞、破碎细胞、分裂象以外的其他有核细胞
计数的数目	一般计数 200 个有核细胞,增生明显活跃以上者最好计数 500 个,对于增生极度减少者可计数 100 个

(2)观察内容:包括粒细胞、红细胞、巨核细胞、淋巴细胞、单核细胞、浆细胞系统及其他细胞,观察各系的增生程度、各阶段细胞的比例及形态特点。细胞形态的观察应全面,包括细胞胞体(如大小、形态)、胞核(如核形、核位置、染色质、核仁大小、核仁数量等)及胞质(如量、颜色、颗粒、空泡等)的形态特点等,对异常细胞的观察更应仔细。

1)粒细胞系:胞体大小(如巨型改变等),胞核形态(如核畸形或分叶过多等)及染色质中,胞质颜色以及是否有空泡、中毒颗粒、各种包涵体、吞噬物等。核质比例以及有无核质发育不平衡。

2)红细胞系:幼红细胞有无巨幼样改变,胞核有无不规则、固缩、碎裂,胞质中是否有嗜碱性点彩红细胞、豪周小体等,有无核质发育不平衡,并观察成熟红细胞的大小、形态、染色、结构等有无异常改变。有无人为造成的红细胞变形。

3)巨核细胞系:有无小巨核细胞、多分叶核或多个散在小核巨核细胞等,同时应注意血小板的数量、大小、聚集性、形态特征及颗粒变化等。

4)单核细胞、淋巴细胞、浆细胞等有无形态和数量改变,有无幼稚细胞。

5)非造血细胞,如组织细胞、组织嗜碱细胞、内皮细胞、吞噬细胞等,是否有形态和数量的异常。

6)是否出现特殊的病理细胞,如转移癌细胞、恶性组织细胞、骨髓瘤细胞等。

7)注意有无血液寄生虫,如疟原虫、黑热病小体、弓形体等。

(3)结果计算

1)计算出各系细胞及各阶段细胞占有核细胞总数的百分比。一般情况下,百分比是指有核细胞(ANC)的百分比。在某些白血病中,还要计算出非红系细胞(NEC)百分比,NEC 百分比是指去除有核红细胞、淋巴细胞、浆细胞、肥大细胞、巨噬细胞外的有核细胞百分比。

2)计算粒红比值(G∶E)。所谓粒红比值是指各阶段粒细胞(包括中性粒细胞、嗜酸性粒细胞、嗜碱性粒细胞)百分比总和与各阶段有核红细胞百分比总和之比。这代表粒系细胞和红系细胞的相对数量关系,正常人为(2～4)∶1。如有核细胞增生亢进,G∶E增大,则为粒系细胞增多;如有核细胞增生低下,G∶E增大,则为红系细胞减少。

3)计算各阶段巨核细胞百分比或各阶段巨核细胞的个数。

【骨髓细胞学检查报告方式】

其主要内容如下。

1.填写患者姓名、性别、年龄、科室、病区、床号、住院号、上次及本次骨髓涂片号、骨髓穿刺部位、骨髓穿刺时间、临床诊断等。

2.填写骨髓涂片取材、制备和染色情况:可采用良好、尚可、欠佳三级评价标准。

3.填写骨髓增生程度、粒红比值及各阶段细胞百分比等。

4.文字描述:包括骨髓涂片、血涂片及细胞化学染色三部分内容,其中骨髓涂片是报告单中的重要组成部分。要求简明扼要、条理清楚、重点突出。

(1)骨髓涂片特征:主要包括粒细胞、红细胞、巨核细胞、淋巴细胞、浆细胞、单核细胞系统的增生程度,以及各阶段细胞比例及形态特点。一般粒系细胞、红系细胞主要说明其增生情况(总数多少)、成熟情况(各阶段细胞的比例是否大致正常,是否有成熟障碍)和细胞形态有无异常(必要时作扼要描述,对成熟红细胞形态一定要描述)。其他系细胞则只简单提一下,但如有明显异常改变,则应像粒系细胞、红系细胞那样描述。巨核细胞和血小板的数量和形态应从全片来评估,是否见到特殊的病理细胞和寄生虫。

(2)血涂片特征:骨髓检查配合血涂片检查,对确定诊断和鉴别诊断是十分必要的。其内容为:分类计数有核细胞(一般要求计数200个细胞),注意有无各类幼稚细胞,形态有无异常。注意观察红细胞形态有无异常,有无其他异常细胞出现,观察血小板有无数量、形态、颗粒、聚集性等异常,观察有无血液寄生虫,疑有血液寄生虫感染者,尤应集中注意,仔细查找。

(3)细胞化学染色特征:对每个细胞化学染色结果进行逐项描述,一般包括阳性率、阳性指数或阳性细胞的分布情况。

5.填写诊断意见及建议:综合骨髓象、血象和细胞化学染色所见,结合临床资料,客观地向临床提出细胞学诊断意见或可供临床参考的意见,一般有以下五种情况,必要时提出做进一步检查及建议。诊断性质见表6-15。对于诊断已明确的疾病,要与以前骨髓涂片进行比较,得出疾病完全缓解、部分缓解、复发等意见。

表6-15　骨髓检查诊断意见种类及特点

诊断性质	特点
肯定性诊断	骨髓呈特异性变化,且临床表现典型者,如白血病、巨幼细胞贫血、多发性骨髓瘤、骨髓转移癌、戈谢病、尼曼-匹克病等
符合性诊断	骨髓呈非特异性改变,但结合临床及其他检查可解释临床者,如溶血性贫血、特发性血小板减少性紫癜、原发性血小板增多症、脾功能亢进等,同时可建议做进一步检查
排除性诊断	临床上怀疑为某种血液病,但骨髓象不支持或骨髓象大致正常,可考虑排除此病,但应注意也可能是疾病早期,骨髓尚未有明显反应。如临床上怀疑为特发性血小板减少性紫癜的患者,其骨髓中血小板和产板巨核细胞易见,即可作出排除性诊断
疑似性诊断	骨髓象有变化或出现少量异常细胞,临床表现不典型,可能为某种疾病的早期、前期或不典型病例,如难治性贫血等,要结合临床,做进一步检查,并动态观察其变化

续表

诊断性质	特点
提示性诊断	骨髓有较特异性改变,但特异性不强,如缺铁性贫血、再生障碍性贫血、急性白血病亚型等,同时可建议做相应检查
形态学描写	骨髓象有些变化,但提不出上述性质诊断意见,可简述其形态检查的主要特点,并建议动态观察,同时尽可能提出进一步检查的建议

(1)肯定性诊断:具有特异性细胞学变化的疾病,其临床表现与细胞学特征都典型,或细胞学变化既特异又非常典型,而无相应的临床表现者,可作肯定性细胞学诊断,如各类白血病。

(2)符合性诊断:有特征性细胞学变化但特异性不强的疾病,其临床表现与骨髓象相符,或骨髓象有其部分改变,又可以解释其临床表现时,可提出支持某病的诊断意见,如"符合缺铁性贫血"。有时尚可提示作进一步的补充诊断性试验。

(3)排除性(或阴性)诊断:常见于临床上已初步诊断为某种血液病,但骨髓象不支持或骨髓象大致正常时,可供临床上考虑是否排除此病,如骨髓象无巨幼细胞贫血的改变,又未用过维生素 B_{12}、叶酸治疗者,可排除此病。但应注意,某些血液病的早期,穿刺部位的骨髓尚未有明显的反应。特别是临床症状典型者,应作多次、多部位穿刺,经仔细检查,甚至长期追踪随访观察,才能否定。这种情况一般只能报告"骨髓象大致正常"。

(4)疑似性诊断:骨髓发现少量病理细胞,但临床表现尚不典型,或骨髓象较典型,但临床完全不相符时,则应考虑是否为疾病的早期,可作动态观察,或提示建议作其他辅助性诊断试验,以明确诊断。

(5)描述骨髓象特征:若骨髓象有某些特征性但并非特异性的改变,对临床诊断不出具体支持或反对意见,也不能用临床表现加以解释者,可直接扼要地描述骨髓象特征,以后再继续观察和随访。

(6)填写报告日期并签名:目前国内骨髓报告单多数采用专用的软件系统,将有诊断意义的典型骨髓细胞图像、血涂片的细胞图像、细胞化学染色图像录入计算机,同时将图文报告单内容存入计算机,最后打印骨骼图文报告单,同时还可打印一幅或多幅彩色细胞图片。骨髓报告单一式两份,其中一份发给患者,另一份存档。

骨髓象检查注意事项有以下几点。

(1)由于细胞形态学变化多样,不能仅仅根据细胞的某一、两个特点就轻易地作出肯定或否定的判断,而应全面观察细胞形态(包括胞体、胞核、胞质),并应注意与周围细胞进行比较。

(2)同一患者的骨髓涂片,因涂片的制备、染色、观察部位的不同,其显微镜下的细胞形态差别较大。至少观察两张骨髓涂片,如涂片制备偏厚,其细胞变小、胞质量变少、细胞结构不清楚。如染色偏深,其细胞核染色质结构及颗粒偏粗,胞质染色偏深;如染液偏酸或偏碱,其涂片上细胞偏红或偏蓝。

(3)血细胞的发育是一个连续过程,为了便于识别,通常将各系细胞人为地划分为若干个阶段,但实际观察中常会见到一些细胞介于上、下两个阶段之间,一般将它归入下一个阶段。

(4)对于个别介于两个系统之间的细胞,如难以判断,可采用大数归类法(即归入细胞多的细胞系列中)。例如,介于原粒细胞与原淋巴细胞之间的细胞,应归为原粒细胞,因为一般情况原粒细胞较原淋巴细胞易见,但如果是急性淋巴细胞白血病的患者,应归为原淋巴细胞。

(5)急性白血病时,各系统原始细胞虽各有特征,但有时极为相似,很难鉴别,此时应注意观察伴随出现的幼稚细胞、成熟细胞,与其比较,推测原始细胞的归属。也可观察血涂片中细胞的形态特点,如能结合细胞化学染色更容易鉴别。

(6)有时见到难以识别的细胞,可参考涂片上其他细胞后作出判断,如仍不能确定可归入"分类不明"

细胞，但不宜过多，若有一定数量，则应通过细胞化学染色、集体阅片或会诊等方法进行识别。

(7)骨髓涂片中血小板数减少也可以是人为造成的。血小板数量正常的患者，其骨髓涂片出现凝固现象，则显微镜下呈条索状，其间有一些有核细胞和大量聚集的血小板，而其他部位血小板明显减少或消失。涂片中血小板数量减少者，要排除标本凝固的可能性。

【标本保存与资料存档】

细胞形态学检查主要用于观察骨髓、血液以及淋巴结涂片或印片细胞数量和质量的变化，借以了解造血功能。对疾病的诊断、疗效观察、预后判断及理论研究等都具有重要意义。血细胞各种染色是在观察形态的基础上进一步对细胞化学成分、血细胞各种生化成分及代谢产物作定性、定位和定量的观察，临床上常用以协助诊断，鉴别诊断血液病和其他疾病。为此，骨髓标本(含血涂片)须完整登记，并长期保存。故骨髓标本的保存和存档是一项非常重要的工作，必须认真做好。

1.登记：骨髓涂片要立即登记编号，编号可以按年度连续编号。登记项目必须完整，除骨髓涂片编号、检验日期、检验者外，还应有患者姓名、性别、年龄、病历号、床号、骨髓采集部位及时间、次数、临床诊断及形态学诊断意见。当今计算机非常普及，骨髓图文报告单已广泛应用于临床，便于将图文记录输入计算机，长期保存及随时调用。

2.保存：涂片要立即用乙醚乙醇混合液(4∶1)将骨髓涂片、血涂片及细胞化学染色的涂片固定，贴上标签，装入特制的袋中，按年度顺序放置、保存。如遇特殊情况，最迟不能超过24h，以防细胞皱缩、变性、从玻片上脱落。加镜油后的标本，务必用二甲苯将镜油洗脱干净，不得遗留油迹，否则易于褪色或弄脏。编号归档时，玻片之间应有一定间隙，最好以薄纸袋装好涂片。

3.骨髓申请单、骨髓图文报告单也应妥善保存，按年度以登记编号为序，输入电脑存档，以供复查、总结、研究及教学使用，标本存档至少5年。

4.投寄会诊的涂片标本，应妥善包装，防止损坏。

5.外借标本应及时追回。

【骨髓象检查质量保证】

1.检验者的个人临床诊断水平是骨髓象检查质量保证的关键，检验者应有较丰富的临床工作经验，熟悉临床和病案。

2.检验者的个人熟练操作技术是保证质量不可缺少的必要条件。骨髓的取材、涂片、染色对检验结果可靠性影响很大，操作者必须熟练地掌握这些基本功。正确认识细胞形态是骨髓象检查的前提，各类细胞的形态特征变化幅度很大，检查者必须反复实践，积累经验；检查骨髓象一定要按上述步骤进行全面的观察，如首先将涂片放在油镜下分类计数，不仅细胞可能难以识别，而且难免得出错误的结果。检验者需经较长时间的锻炼才能熟练地掌握，如果其中任何一项掌握不好，不要勉强地进行检查，更不能勉强地作结论。

3.利用单克隆抗体进行血细胞分类，是保证质量的必要手段。1985年由Milsieim等开发出了单克隆抗体的制作技术，人的白细胞随着不同的分化期会产生各种各样的抗原，由此制造出多种单克隆抗体。随着细胞分化的阶段不同，血细胞的细胞膜上会产生特异性的抗原，因此对细胞表面标志物的测定，在白血病的诊断上得到广泛的应用。如涂片上出现大量原始细胞(急性白血病)，因各细胞系的原始细胞虽有特征，但相互之间仍较为相似，特别是有形态异常时更难以鉴别，应利用单克隆抗体进行血细胞分类。流式细胞技术是这个领域应用最成熟的技术，对于造血组织内血细胞的免疫表型监测、正常造血前体细胞分化程度的确定，以及造血系统恶性肿瘤特征的识别均具有重要意义，使形态学不易辨认的细胞得以正确区分。可用流式技术使用荧光标记的单克隆抗体标记细胞表面标志来判断细胞发育的阶段和特征，以明确诊断。

（五）正常骨髓象

由于骨髓标本采集的部位、方法和采集量的不同，再加上检验人员掌握各种细胞的程度及细胞划分标准的不同及被检者的个体差异，因此，正常成人骨髓各种细胞的参考值范围变动较大，目前全国尚无统一的参考值，可参考表6-16。正常骨髓象应具备以下四个条件。

1.有核细胞增生活跃。

2.各系、各阶段细胞所占有核细胞的比例大致在正常参考范围内。

3.各系、各阶段细胞形态上无明显异常。

4.无特殊病理细胞及血液寄生虫。

归纳起来，正常成人骨髓象一般具有下列特征。

表6-16　正常成人骨髓象特点

骨髓增生程度	增生活跃
粒红比值	(2～4)∶1
粒细胞系	占40％～60％，其中原粒细胞＜2％，早幼粒细胞＜5％，中性中幼粒细胞约8％，中性晚幼粒细胞约10％，中性杆状核粒细胞约20％，中性分叶核粒细胞约12％，嗜酸性粒细胞＜5％，嗜碱性粒细胞＜1％
红细胞系	占20％～25％，以中、晚幼红细胞为主(各占10％)，原红细胞＜1％，早幼红细胞＜5％
淋巴细胞系	占20％～25％，均为淋巴细胞，原淋巴细胞罕见，幼淋巴细胞偶见
单核细胞系	＜4％，均为单核细胞，原单核细胞罕见，幼单核细胞偶见
浆细胞系	＜2％，均为浆细胞，原浆细胞罕见，幼浆细胞偶见
巨核细胞系	在1.5 cm×3 cm的骨髓涂片上，可见巨核细胞7～35个，其中原巨核细胞不见或偶见，幼巨核细胞占0～5％，颗粒型巨核细胞占10％～27％，产血小板型巨核细胞占44％～60％，裸核型巨核细胞占8％～30％。血小板较易见，呈成堆存在
其他细胞	如组织细胞、成骨细胞、吞噬细胞等偶见，分裂象细胞少见，不见寄生虫和异常细胞
细胞形态	红细胞、血小板及各种有核细胞形态正常

1.*骨髓有核细胞*　骨髓有核细胞增生活跃，粒红比值为(2～4)∶1。

2.*粒细胞系*　粒细胞系在骨髓全部有核细胞中占最大比例，约1/2(40％～60％)，其中原粒细胞小于2％，早幼粒细胞小于5％，以下各阶段依次增多，但分叶核少于杆状核。嗜碱性粒细胞小于1％，嗜酸性粒细胞一般小于5％，各阶段细胞形态无异常。

3.*红细胞系*　幼红细胞在全部有核细胞中占1/5左右(20％～25％)，其中原红细胞一般小于1％；早幼红细胞小于3％；中、晚幼红细胞各约占10％。幼红细胞和成熟红细胞无形态异常。

4.*巨核细胞系*　通常在一张骨髓涂片(1.5cm×3cm)上，可见巨核细胞7～35个，主要是颗粒型和产血小板型巨核细胞。血小板散在或成簇，无异常和巨大血小板。

5.*淋巴细胞系*　淋巴细胞系占1/5左右(20％～25％)，小儿偏高，可达到40％，主要是成熟淋巴细胞。

6.*单核细胞及其他细胞*　单核细胞不超过4％，浆细胞不超过2％，通常都是成熟阶段。其他细胞如组织细胞、组织嗜碱细胞、巨噬细胞等可少量存在。无其他异常细胞及寄生虫。

（六）骨髓象分析

造血系统等疾病也会导致血液中细胞的数量、形态、功能等发生变化，因此血象与骨髓象密切相关。

临床上做骨髓细胞学检查时,应同时送检外周血涂片(尤其是初诊患者)。

【骨髓有核细胞增生程度】

骨髓有核细胞增生程度包括增生极度活跃、增生明显活跃、增生活跃、增生减少和增生极度减少。由于增生程度分级是一种较粗的估算方法,受多种因素(如取材情况、年龄、观察部位、骨髓涂片厚薄等)的影响,所以判断其意义时要考虑到各方面因素的影响。

1.增生极度活跃　反映骨髓造血功能亢进,常见于各种急性白血病、慢性粒细胞白血病、淋巴瘤白血病等。

2.增生明显活跃　反映骨髓造血功能旺盛,常见于缺铁性贫血、巨幼细胞贫血、溶血性贫血、失血性贫血、特发性血小板减少性紫癜、骨髓增生异常综合征、慢性淋巴细胞白血病、慢性中幼粒细胞白血病、真性红细胞增多症、原发性血小板增多症、类白血病反应、化疗后恢复期等。

3.增生活跃　反映骨髓造血功能基本正常,常见于正常骨髓象、传染性单核细胞增多症、不典型再生障碍性贫血、多发性骨髓瘤、骨髓部分稀释、骨髓造血功能较差的贫血等。

4.增生减少　反映骨髓造血功能降低,常见于再生障碍性贫血、阵发性睡眠性血红蛋白尿、骨髓增生低下、低增生性白血病、骨髓部分稀释、化疗后等。

5.增生极度减少　反映骨髓造血功能衰竭,常见于再生障碍性贫血、骨髓稀释、化疗后等。

【粒红比值改变】

1.粒红比值增加　由粒细胞增多或有核红细胞减少所致。常见于各种粒细胞白血病、类白血病反应、纯红细胞性再生障碍性贫血等。

2.粒红比值正常　由粒细胞和有核红细胞比例正常或两系细胞同时增加或减少所致。常见于正常板增多症、骨髓纤维化等。

3.粒红比值降低　由粒细胞减少或有核红细胞增多所致。常见于粒细胞缺乏症、缺铁性贫血、巨幼细胞贫血、铁粒幼细胞贫血、溶血性贫血、红白血病、红血病、真性红细胞增多症、急性失血性贫血等。

【粒细胞系的细胞数量改变】

1.粒细胞增多

(1)以原粒细胞增多为主:见于急性粒细胞白血病(原粒细胞≥30%)、慢性粒细胞白血病急变期(原粒细胞≥20%)、急性粒单核细胞白血病。

(2)以早幼粒细胞增多为主:见于急性早幼粒细胞白血病(颗粒增多的早幼粒细胞≥30%)粒细胞缺乏症恢复期、早幼粒细胞型类白血病反应。

(3)以中性中幼粒细胞增多为主:见于急性粒细胞白血病 M2b 型(以前曾称亚急性粒细胞白血病)、慢性粒细胞白血病、粒细胞型类白血病反应。

(4)以中性晚幼粒、杆状核粒细胞增多为主:见于慢性粒细胞白血病、粒细胞型类白血病反应、药物中毒(汞中毒、洋地黄中毒)、严重烧伤、急性失血、大手术后等。

(5)嗜酸性粒细胞增多:见于变态反应性疾病,即过敏性疾病、寄生虫感染、嗜酸性粒细胞白血病、慢性粒细胞白血病(包括慢性期、加速期和急变期)、恶性淋巴瘤、高嗜酸性粒细胞综合征、家族性粒细胞增多症、某些皮肤疾病等。

(6)嗜碱性粒细胞增多:见于慢性粒细胞白血病(包括慢性期、加速期和急变期)、嗜碱性粒细胞白血病、放射线照射反应等。

2.粒细胞减少　见于粒细胞缺乏症、再生障碍性贫血、急性造血停滞等。

【红细胞系的细胞数量改变】

1.有核红细胞增多

(1)以原红细胞和早幼红细胞增多为主:见于急性红血病、急性红白血病。

(2)以中幼红细胞和晚幼红细胞增多为主:见于溶血性贫血、缺铁性贫血、巨幼细胞贫血、急性失血性贫血、特发性血小板减少性紫癜(急性期)、真性红细胞增多症、铅中毒、红白血病等。

(3)巨幼红细胞或巨幼样变幼红细胞增多:见于巨幼细胞贫血、急性红血病、急性红白血病、骨髓增生异常、白血病化疗后、铁粒幼细胞贫血等。

(4)铁粒幼红细胞增多:见于铁粒幼细胞贫血、骨髓增生异常综合征。

2.有核红细胞减少　见于纯红细胞再生障碍性贫血、急性粒细胞白血病未分化型、急性单核细胞白血病未分化型、慢性粒细胞白血病、化疗后等。

【巨核细胞系的细胞数量改变】

1.巨核细胞增多　见于骨髓增殖性疾病(包括真性红细胞增多症、慢性粒细胞白血病、原发性血小板增多症、骨髓纤维化早期)、急性巨核细胞白血病、全髓白血病、特发性血小板减少性紫癜、Evans综合征、脾功能亢进、急性大出血、急性血管内溶血等。

2.巨核细胞减少　见于再生障碍性贫血、急性白血病、慢性中幼粒细胞白血病、化疗后。

【单核细胞系的细胞数量改变】

1.以原单核细胞及幼单核细胞增多为主　见于急性单核细胞白血病(原单核细胞及幼单核细胞≥30%)、慢性粒细胞白血病急单变、急性粒单核细胞白血病。

2.以成熟单核细胞增多为主　见于慢性单核细胞白血病、慢性粒单核细胞白血病、单核细胞型类白血病反应、慢性粒细胞白血病、某些感染等。

【淋巴细胞系的细胞数量改变】

1.以原淋巴细胞及幼淋巴细胞增多为主　见于急性淋巴细胞白血病、慢性粒细胞白血病急淋变、淋巴瘤白血病、慢性淋巴细胞白血病急性变等。

2.以成熟淋巴细胞增多为主　见于慢性淋巴细胞白血病、淋巴瘤白血病、再生障碍性贫血、淋巴细胞型类白血病反应、传染性淋巴细胞增多症、传染性单核细胞增多症、某些其他病毒感染、巨球蛋白血症、淀粉样变等。

【其他血细胞数量改变】

1.浆细胞增多　见于多发性骨髓瘤、浆细胞白血病、再生障碍性贫血、过敏性疾病、结缔组织病、恶性淋巴瘤、急性单核细胞白血病、肝硬化、巨球蛋白血症、寄生虫感染、粒细胞缺乏症、慢性细菌性感染等。

2.组织细胞增多　见于恶性组织细胞病、感染性疾病、恶性贫血、真性红细胞增多症、多发性骨髓瘤、特发性血小板减少性紫癜等。

三、血细胞检验应用评价

细胞形态学是在显微镜检查的基础上建立并随着细胞染色法的改进而逐步完善起来的。从广义上讲,细胞形态学检验是指应用细胞化学、细胞同位素标记、细胞培养和相差、荧光、电子显微镜下显示血(骨髓)细胞更为精细的形态和结构。从狭义上讲,血细胞形态学检验是指应用光学显微镜辨认瑞氏染色后的外周血和骨髓涂片的细胞形态,方法虽较为古老,但在血液病的诊断、治疗及科研方面,仍是不可缺少的方法之一,是对血液学检验工作者的基本要求。

血液疾病是常需借助于实验室检查而确诊的疾病，因而血液学是一门实验性极强的学科之一，有必要对血细胞检验的临床应用进行评价。

（一）结果的可靠性

血细胞形态学检验结果的可靠性取决于三个方面：①血液学检验人员临床操作技能（染色方法、实验条件的稳定性）；②标本与试剂的质量；③血液学检验人员的临床诊断水平。

血液和骨髓液的制片、染色，受很多因素影响，条件不易固定，因此同一细胞在不同涂片上形态结构往往不完全相同。因为不同的涂片其厚薄、细胞多少及展开的程度、染色的深浅、偏酸或偏碱（与染色时间的长短、染色液的新旧、缓冲液的加入量以及玻片的清洁程度等有关）都很难控制得完全一致。染色方法及试剂质量是检验结果可靠的先决条件，不同染色方法对病态血细胞的敏感性、特异性不同。在自备染色试剂的实验室，必须考虑所用试剂的厂家、品牌、批号、纯级、保存过程中是否受潮以及是否需要现用现配等。目前，各种检验试剂盒大量推出，和以往必须自备全部染色试剂相比，似乎提高了实验条件的稳定性，但一定要注意详细阅读说明书，注意试剂的质量、用法、保存和标准品等。

受检者的自然情况及血液学诊断人员的临床工作水平对细胞形态学检验结果亦有重要影响。患者的年龄、性别、环境因素及服用药物等可引起血细胞数量和形态的变化。血细胞形态学检查工作需不断积累经验，同时又需不断扩大有关的临床知识和实践，才能获得准确的结果。

（二）实验方法评价

普通光镜和电镜下的血细胞形态学、细胞化学、细胞培养及染色体检查技术对血液病的诊断具有不可替代的作用，并作为监测抗贫血、抗代谢药物的临床应用及判断或估计疗效和预后的重要指标，此外对造血系统的理论研究和临床实践也有肯定的作用和价值。正常细胞动力学及白血病细胞动力学的研究对于血液病的发病机制、药物筛选等方面有着重要的促进作用。血液病诊断中的骨髓检验，传统上均以取骨髓穿刺液涂片进行细胞形态学的观察与分析为主要依据，涂片确能提供优良的各系血细胞的形态结构，细胞与组织水平的骨髓细胞形态学和组织病理学改变相结合的诊断模式，仍然是血液病诊断的主要手段，也是更复杂诊断技术探索的重要起点，但仅凭细胞形态学检查诊断的局限性也是显而易见的。

1.单用光镜下形态学观察和细胞化学方法认识细胞有一定的局限性，有时对疾病的诊断和分型会有很大出入，少数病例难以准确分型，有些疾病的形态学变化无明显特征，如急性微分化型白血病，急性混合型白血病及尚处于早期的急粒、急单、急淋白血病的原始细胞等。随着分子生物学的技术发展，单克隆抗体（单抗）技术的应用，白血病的免疫分型已用于临床，对于造血组织内血细胞的免疫表型检测、正常造血前体细胞分化程度的确定，以及造血系统恶性肿瘤特征的识别均具有重要意义，使形态学不易辨认的细胞得以正确区分。可用流式细胞技术使用荧光标记的单克隆抗体标记细胞表面标志来判断细胞发育的阶段和特征，以明确诊断。

2.穿刺细胞失去组织结构，对某些疾病（如骨髓纤维化、某些不典型的再生障碍性贫血）的诊断必须结合骨髓活检或病理切片。

3.各实验室所用的试剂、方法、技术不尽相同，又缺乏检测方法的标准化和严格的质量控制，结果受主观因素影响较大，给实验结果的分析和判断及临床的诊断、鉴别诊断带来一定困难。

4.虽然血细胞形态学的检查有其相对独立性，不了解临床的人也能作形态学诊断，但不注意研究患者的病史，不参考临床资料也可能得出错误的结论（如某些抗贫血药物可在数小时内使骨髓象改变）。

对于疑难病例应根据临床表现、组织病理学观察、细胞化学染色、细胞遗传学检查、流式细胞术分析相互结合，才能得出正确的诊断结论。

四、血细胞化学染色

（一）概述

血细胞化学染色是根据化学反应的原理，应用涂片染色的方法，观察细胞的化学成分（如铁、酶类、脂类、糖类、蛋白质、核酸等）及其变化的重要方法，也可用作血细胞类型的鉴别，以及对某些血液病的诊断和鉴别诊断、疗效观察、发病机制的研究等。血细胞化学染色的基本要求是能原位显示细胞的化学成分，保持细胞原有形态和结构的完整，并且反应产物具有一定的稳定性。

不同细胞化学染色步骤不尽相同，但基本步骤为固定、显示和复染。

【固定】

固定的目的是保持细胞结构及化学成分不变。根据染色成分的不同，选择合适的固定液，使细胞内的蛋白质、酶类、糖等变成不溶性物质。固定的方法有物理法和化学法：物理法包括干燥和火焰固定；化学法包括蒸气固定和液体固定，常用甲醛、乙醇、甲醇、丙酮等化学试剂，是临床上常用的固定方法。

1.蒸气固定　常用40%甲醛蒸气固定。在封闭的玻璃器皿中加入40%甲醛，将涂片血膜朝下，固定5～10min，用于酯酶染色、苏丹黑B染色。

2.液体固定　将涂片浸在甲醛、乙醇、甲醇、丙酮等固定液中，也可将两种或两种以上固定液混合，如10%甲醛-甲醇液、甲醛丙酮液等。

【显示】

通过不同的化学反应，形成稳定的有色沉淀，显示出被检测的化学物质。常用的化学反应有以下几种。

1.偶氮偶联法　含萘酚的底物在相应酶的作用下释放出萘酚，后者与重氮盐（如坚牢紫酱GBC、坚牢蓝B、六偶氮付品红等）结合，偶氮偶联形成有色沉淀，如中性粒细胞碱性磷酸酶染色、特异性酯酶染色、非特异性酯酶染色、酸性磷酸酶染色等。

2.联苯胺法　粒细胞和单核细胞中的过氧化物酶（主要是髓过氧化物酶），能分解过氧化氢释放出新生态氧，使无色的联苯胺氧化形成有色沉淀，如过氧化物酶染色。

3.普鲁士蓝反应　细胞内、外的铁与酸性亚铁氰化钾作用，形成亚铁氰化铁蓝色沉淀，如铁染色。

4.雪夫反应　过碘酸氧化细胞糖类中的乙二醇基形成乙二醛基，醛基与雪夫试剂作用，使无色品红形成红色沉淀物，如过碘酸-雪夫反应。

5.金属沉淀法　某些金属化合物有颜色，形成沉淀后可以显示相应的物质，如钙-钴法中性粒细胞碱性磷酸酶染色。

【复染】

复染的目的在于使各种细胞能显示出来以便于观察。选择复染液的颜色应与有色沉淀的颜色有明显的对比度，既能使细胞结构显示，又能清楚地看出细胞化学染色结果。对细胞核着色效果较好的有中性红、甲基绿、苏木精、核固红、沙黄等，使细胞质着色较好的有伊红、刚果红、光绿等。

复染后应首先用显微镜观察染色是否成功，然后观察相应细胞的染色情况，用阳性率、积分或阳性分布情况报告结果。

（二）常用细胞化学染色

血细胞化学染色方法很多，各实验室也有差别，下面介绍几种常用的细胞化学染色方法。

【铁染色】

目的:掌握骨髓铁染色的原理、方法、注意事项及临床意义。

原理:骨髓小粒中的含铁血黄素和幼红细胞内的铁蛋白聚合物与酸性亚铁氰化钾溶液发生普鲁士蓝反应,生成蓝色亚铁氰化铁沉淀,定位于含铁的部位。化学反应过程为:

$$4Fe^{3+}+3K_4[Fe(CN_6)]\xrightarrow{\text{酸性}}Fe_4[Fe(CN_6)]_3+12K^+$$

器材与试剂:

1.器材　骨髓片、染色缸、水浴箱、显微镜等。

2.试剂

(1)酸性亚铁氰化钾溶液:临用前取 5ml 200g/L 亚铁氰化钾溶液置于试管中,缓慢滴加 1ml 浓盐酸,边滴边摇匀,至出现白色沉淀,再滴加 200g/L 亚铁氰化钾溶液至沉淀消失为止,滤纸过滤后备用。

(2)2g/L 核固红-硫酸铝溶液(核固红染液):取硫酸铝 2g 溶于 100ml 蒸馏水中,再加入核固红 0.2g。置于 37℃水浴中 th 并随时振荡使其溶解,过滤后备用。

操作:

1.干燥涂片用甲醇固定 10min,待干。

2.涂片上滴满酸性亚铁氰化钾溶液,37℃染色 30min。

3.蒸馏水冲洗后用核固红染液复染 10～15min。

4.流水冲洗,待干,镜检。

结果观察:

1.细胞外铁　用低倍镜观察涂片,特别是涂片尾部和髓粒附近,注意蓝色颗粒的存在,可分(－)、(＋)、(＋＋)、(＋＋＋)、(＋＋＋＋)五级标准。

2.细胞内铁　幼红细胞核呈鲜红色,胞质呈淡黄红色,铁粒呈蓝绿色。用油镜计数 100 个中、晚幼红细胞,记录胞质中含有蓝色铁粒细胞的百分比。根据细胞内铁颗粒的数目、大小、染色深浅和颗粒分布情况,将铁粒幼细胞分为四型。

Ⅰ型:幼红细胞内含小铁颗粒 1～2 个。

Ⅱ型:幼红细胞内含小铁颗粒 3～5 个。

Ⅲ型:幼红细胞内含小铁颗粒 6～10 个,或 1～4 个大铁颗粒。

Ⅳ型:幼红细胞内含小铁颗粒 11 个以上,或 5 个以上大铁颗粒。

3.环形铁粒幼细胞　含铁颗粒 6 个以上,其中 2/3 以上绕核分布且围绕核周 1/2 以上区域。

参考区间:

1.细胞外铁　正常见少数铁颗粒和铁小珠(＋～＋＋),约 1/3 人为＋,约 2/3 人为＋＋。

2.细胞内铁　铁粒幼红细胞阳性率为 19%～44%,平均为 21.4%,以工型为主,少数为Ⅱ型,无Ⅲ型、Ⅳ型。

质量保证:

1.玻片须经去铁处理:将新玻片用清洁液浸泡 24h,取出后反复水洗,浸入 95%乙醇中 24h,晾干,再浸泡于 5%盐酸中 24h,用蒸馏水反复冲洗,取出烤干后备用。

2.骨髓取材要满意,骨髓涂片一定要有骨髓小粒。

3.酸性亚铁氰化钾溶液须新鲜配制。

4.计算细胞内铁时仅计数中、晚幼红细胞,其他阶段细胞不计数在内。

5.应注意骨髓铁与污染铁的鉴别，前者见于骨髓小粒、幼红细胞或巨噬细胞内，后者往往浮在骨髓小粒之上或散在细胞之外。

临床意义：铁染色是观察各种贫血患者体内铁的多少和骨髓利用情况，也是指导铁剂治疗的一个灵敏而可靠的指标。

1.缺铁性贫血　细胞外铁消失，铁粒幼红细胞减少。

2.铁粒幼细胞贫血　细胞外铁显著增高，出现较多环形铁粒幼细胞，占幼红细胞的15%以上。

3.骨髓增生异常综合征　伴环形铁粒幼红细胞增多的难治性贫血，其环形铁粒幼红细胞数量大于15%，细胞外铁也常增加。

4.非缺铁性贫血　溶血性贫血、巨幼细胞贫血、再生障碍性贫血、多次输血后和白血病等，细胞外铁和细胞内铁正常或增加；感染、肝硬化、慢性肾炎、尿毒症、血色病等，细胞外铁明显增加，而铁粒幼红细胞可减少。

【过氧化物酶染色】

目的：掌握血细胞过氧化物酶染色的原理、方法、注意事项及临床意义。

四甲基联苯胺法

原理：细胞质内的过氧化物酶(POX)能将底物(H_2O_2)分解产生出新生态氧，将无色的四甲基联苯胺(TMB)氧化为联苯胺蓝，后者与加入的亚硝基铁氰化钠结合，可形成稳定的蓝色颗粒，定位于细胞质酶所在的部位。

器材与试剂：

1.器材　新鲜骨髓片或血片、染色缸、显微镜等。

2.试剂

(1)0.1%四甲基联苯胺(TMB)乙醇溶液：0.1g TMB溶于100ml 88%乙醇溶液中，置于棕色瓶内，4℃保存。

(2)亚硝基铁氰化钠饱和溶液(360g/L)：在少量蒸馏水中加入亚硝基铁氰化钠晶体，搅拌至不再溶解为止，置于棕色瓶内，4℃保存。

(3)1%过氧化氢溶液(新鲜配制)：取30%过氧化氢1ml，加入蒸馏水29ml。

(4)稀过氧化氢溶液(新鲜配制)：取1%过氧化氢1滴，加10ml蒸馏水稀释。

(5)瑞氏染液。

操作：

1.干燥新鲜骨髓片或血片用铅笔标记。

2.取0.1% TMB乙醇溶液1ml，加亚硝基铁氰化钠饱和溶液10μL，溶液呈淡棕黄色。

3.在已标记的涂片上，加0.1% TMB-亚硝基铁氰化钠饱和溶液的混合试剂0.5ml，放置1min，再加稀过氧化氢溶液0.7ml，吹匀，染色6min。

4.直接用流水冲洗，待干，再用瑞氏染液复染15～20min。

5.用流水冲洗后待干，用油镜镜检。

质量保证：

1.涂片要新鲜制作，厚薄要适宜。

2.配制TMB乙醇溶液时85%～88%的乙醇中效果较好，勿用90%～95%乙醇，否则细胞表面蛋白质很快凝固，妨碍试剂向细胞内渗入而导致染色效果差。

3.染液量要足，防止挥发干燥。

4.H_2O_2 需新鲜配制，其浓度与加入量不能随意更改。涂片中粒细胞看不见颗粒.红细胞呈棕色或者绿色，即表示 H_2O_2 过浓。若 H_2O_2 加于玻片上无气泡，则表示无效。

5.染色液 pH 值应为 5.5，若 pH<5.0 会出现假阳性结果。

6.试剂应放入冰箱保存，以防止光线照射而失效。

结果观察：

1.用油镜观察，胞质内出现蓝色或蓝黑色颗粒为阳性反应。

2.阳性程度判断。

阴性：无颗粒。

弱阳性：颗粒小，分布稀疏。

阳性：颗粒稍粗，分布较密集。

强阳性：颗粒粗大，密布于整个胞质。

3.过氧化物酶主要存在于粒细胞系，细胞越成熟，其反应越强。原单核细胞呈阴性反应，幼单核细胞和成熟单核细胞呈弱阳性反应。淋巴细胞系、巨核细胞系、红细胞系各阶段细胞均呈阴性反应。

临床意义：

1.过氧化物酶染色主要用于鉴别急性白血病类型：急性粒细胞白血病时，原粒细胞可呈阳性反应，阳性颗粒一般较多，较粗大，常呈局限性分布；急性淋巴细胞白血病时，原淋巴细胞和幼淋巴细胞均呈阴性反应；急性单核细胞白血病时，原单核细胞呈阴性反应，有时少数可呈弱阳性反应，但阳性颗粒少而细小，常弥散分布。

2.成熟中性粒细胞过氧化物酶活性的变化

(1)活性增高：可见于再生障碍性贫血、感染(特别是化脓菌感染)、急性淋巴细胞白血病和慢性淋巴细胞白血病。

(2)活性降低：可见于急性粒细胞白血病、慢性粒细胞白血病、急性单核细胞白血病、骨髓增生异常综合征、放射病及退化性中性粒细胞。

改良 Pereira 染色法

原理：细胞质中的 POX 分解 H_2O_2 释放出新生态氧，使碘化钾氧化生成碘，后者与染液中的煌焦油蓝作用形成蓝绿色沉淀定位于酶活性所在部位。

结果观察：

(1)用油镜观察，阳性产物为蓝绿色颗粒，分布在细胞质内或覆盖在细胞核上。阳性程度判断同四甲基联苯胺法。

(2)正常血细胞染色结果：同四甲基联苯胺法。

临床意义：同四甲基联苯胺法。

【苏丹黑 B 染色】

原理：苏丹黑 B(SB)是一种能溶解于脂肪中的色素染料，可使细胞内的中性脂肪、磷脂和类固醇呈棕黑色或深黑色颗粒着色而显示出来。

器材与试剂：

1.器材　新鲜骨髓片或血片、染色缸、显微镜等。

2.试剂

(1)苏丹黑B储存液:称取苏丹黑B 300mg溶于100ml无水乙醇中,振摇使其溶解。

(2)缓冲液:称取酚16g溶于30ml无水乙醇后,加入3g/L磷酸氢二钠溶液100ml中。

(3)苏丹黑B染色液:量取苏丹黑B储存液60ml和缓冲液40ml混合即可。

(4)70%乙醇。

(5)瑞氏染液。

操作:

1.新鲜涂片用甲醛蒸气固定10min。

2.取出涂片放置在流通的空气中10~15min。

3.置于染色液中染色60min。

4.用70%乙醇脱色,流水冲洗。

5.用瑞氏染液复染20~30min。

质量保证:

1.复染选用瑞氏染色有利于与骨髓染色标本对比观察,也可选用甲基绿或中性红复染。

2.为了避免染料沉着,可在染色时将染液放于平皿内,两端放置小竹签,血膜向下进行架空染色。

3.已经固定的旧标本作SB染色,其阳性程度比POX染色效果明显。

结果观察:

1.用油镜观察,阳性产物为棕黑色或深黑色颗粒,定位于胞质中。阳性程度判断同四甲基联苯胺法。

2.正常血细胞染色结果。

(1)粒细胞系:原粒细胞一般为阴性反应,有的可出现少量阳性颗粒,早幼粒细胞及以下各阶段细胞呈阳性,并随着细胞的成熟阳性反应逐渐增强,颗粒增多;中性粒细胞的颗粒较细小均匀;嗜酸性粒细胞阳性颗粒粗大,着色偏棕色,颗粒中心着色浅而边缘着色深;嗜碱性粒细胞呈阴性或阳性反应,阳性颗粒大小不一。

(2)单核细胞系:原单核细胞一般为阴性反应,幼单核细胞和单核细胞呈弱阳性反应,颗粒细小弥散分布。

(3)其他细胞:淋巴细胞、幼红细胞、巨核细胞和血小板均呈阴性反应,网状细胞、巨噬细胞可呈弱阳性反应。

临床意义:本染色主要用于急性白血病类型鉴别,基本同过氧化物酶染色。但POX染色的特异性高,染色需要涂片新鲜;而SB染色的敏感性高,可用陈旧的涂片进行染色。

神经磷脂及脑苷脂SB染色呈阳性,有助于对类脂质沉积病的诊断。

【过碘酸-雪夫反应】

目的:掌握过碘酸-雪夫反应的原理、方法、注意事项及临床意义。

原理:过碘酸-雪夫反应(PAS反应)曾称糖原染色,原理为过碘酸将细胞内含有乙二醇基的糖类氧化产生双醛基,后者与雪夫染液(Schiff染液)中的无色品红结合,形成紫红色染料,沉着于含有多糖类的细胞中。

器材与试剂:

1.器材　骨髓片、染色缸、水浴箱、显微镜等。

2.试剂

(1)10g/L 高碘酸溶液:1g $HIO_2 \cdot 2H_2O$,加蒸馏水至100ml,溶解后保存于4℃冰箱中备用。

(2)雪夫染液:取1g碱性品红溶于200ml煮沸的蒸馏水中。摇荡5min,冷却至60℃左右,过滤,并向滤液中加入1mol/L盐酸20ml,混匀。冷却至25℃时,加2g偏重亚硫酸钠(或钾)($Na_2S_2O_5$)。将此液置于带塞的棕色玻璃瓶中,放暗处24h。加1g活性炭,摇动1min,滤纸过滤。保存于4℃冰箱中。

(3)偏重亚硫酸钠溶液:每次用前新鲜配制。

100g/L 偏重亚硫酸钠溶液	6ml
1mol/L 盐酸	5ml
蒸馏水	100ml

(4)20g/L 甲绿:甲绿2g,加蒸馏水至100ml溶解。

(5)淀粉酶:嚼石蜡以刺激分泌唾液,收集唾液后离心取上清液,内含淀粉酶,或将麦芽糖淀粉酶0.1~1.0g溶于0.02mol/L磷酸盐缓冲液(pH=6.0)100ml中。

操作:

1.新鲜干燥涂片用95%乙醇固定10min,蒸馏水冲洗,待干。

2.加入10g/L高碘酸溶液氧化15~20min,蒸馏水冲洗,待干。

3.置于雪夫染液中于37℃或室温下染色30~60min。

4.用偏重亚硫酸钠溶液冲洗3次后,再用自来水冲洗2~3min,待干。

5.20g/L甲绿复染10~20min。

6.水洗,待干,镜检。

质量保证:

1.所用染色缸及器具应十分清洁、干燥。

2.雪夫染液应避光保存,试剂无色,变红则失效。

3.10g/L高碘酸溶液质量要保证,变黄则不能用。氧化时间要准确,否则将导致假阳性或假阴性。

4.染色时间和温度应相对恒定,一般以37℃染色30min为宜。

5.固定试剂不同,染色效果不同。目前较常用的有95%乙醇、纯甲醇及甲醛蒸气,其中乙醇固定后糖原颗粒明显,各成熟粒细胞的反应有较明显的颜色差异,易于判断阳性反应的程度,且唾液消化后的对照标本没有假阳性,故通常选用乙醇为固定剂。

6.碱性品红试剂对染色的影响。不同品牌的碱性品红染色效果不一,碱性品红的质量是试验成败的关键因素之一。

7.染色后标本应及早观察和记录,因标本保存8天后,将逐渐褪色,保存时间延长,褪色更为明显。

结果观察:

1.阳性反应为胞质中出现弥散状、颗粒状或块状红色,阴性反应为胞质无色,胞核染成绿色。

2.阳性程度判断标准

(1)中性粒细胞的分级标准

(－)胞质无色。

(＋)胞质呈淡红色,有极少量颗粒。

(＋＋)胞质呈红色,厚而不透明,或有少量颗粒。

(＋＋＋)胞质呈深红色,颗粒较紧密,但尚有空隙。

(＋＋＋＋)胞质呈深紫红色，颗粒紧密，无空隙。

(2)淋巴细胞的分级标准

(－)胞质无色。

(＋)胞质呈弥散淡红色或有少量颗粒(<10 个)。

(＋＋)胞质呈弥散较深红色，或有较多细颗粒(≥10 个)。

(＋＋＋)胞质内有较粗颗粒或少量小块状红色物质。

(＋＋＋＋)胞质内有较多粗颗粒并有大块红色物质。

3)幼红细胞的分级标准

(－)胞质无色。

(＋)胞质内有少量分散细小颗粒或浅红色弥散物质。

(＋＋)胞质内有 1～2 个浓的颗粒环或胞质呈弥散红色。

(＋＋＋)胞质内有较粗红色颗粒，直至出现小块红色物质。

(＋＋＋＋)胞质内有粗大红色块或有粗大致密的紫红色颗粒。

4)巨核细胞的分级标准

(－)胞质内无红色颗粒，如弥散性着色，此为其他多糖类物质。

(＋)少量糖原包涵体，常定位于核膜附近。

(＋＋)中等量糖原包涵体，定位于核膜处或分散在胞质中，约占胞质的 1/3。

(＋＋＋)大量糖原包涵体分散在胞质中，约占胞质的 1/2。

(＋＋＋＋)糖原包涵体充满整个胞质。

(3)正常血细胞糖原染色结果

1)粒细胞系：分化差的原粒细胞呈阴性，分化好的原粒细胞至中性分叶核粒细胞均呈阳性，并随着细胞的成熟逐渐增强；嗜酸性粒细胞中颗粒之间的胞质呈红色；嗜碱性粒细胞中的嗜碱性颗粒呈阳性。

2)红细胞系：有核红细胞及红细胞均呈阴性。

3)单核细胞系：分化差的原单核细胞呈阴性，其他为阳性，颗粒细小，常位于胞质边缘。

4)淋巴细胞系：大多数呈阴性，少数呈阳性，阳性反应物质为粗颗粒或块状。

5)巨核细胞系：巨核细胞和血小板呈阳性，阳性反应的程度随细胞的发育成熟而增强，成熟巨核细胞多呈强阳性，阳性反应物质呈颗粒状或块状。

6)其他细胞：浆细胞一般呈阴性，少数呈阳性。巨噬细胞可为阳性，两者阳性反应物质均呈细颗粒状。

临床意义：本法主要用于造血系统疾病的鉴别。

1.红细胞系统疾病　正常人、再生障碍性贫血、巨幼细胞贫血的幼红细胞均呈阴性反应；溶血性贫血及慢性白血病的幼红细胞，偶有弱阳性反应。红白血病、缺铁性贫血、地中海贫血的幼红细胞呈阳性反应。

2.白细胞系统疾病　急性粒细胞白血病的原粒细胞及早幼粒细胞的糖原一般呈阳性反应，但早幼粒细胞胞质内多呈弥漫性着色颗粒；急性淋巴细胞白血病有 1/5～1/2 呈阳性反应，并可见红色粗大颗粒，形成环状。淋巴肉瘤细胞白血病及慢性淋巴细胞白血病、巨核细胞白血病的原巨核细胞、幼巨核细胞，特别是小巨核细胞的糖原呈强阳性反应，弥漫于胞质内。

3.其他细胞　戈谢细胞呈强阳性，尼曼-匹克细胞呈阴性或弱阳性，故 PAS 染色有助于两者的鉴别；Reed-Sternberg(RS)细胞呈阴性或弱阳性；骨髓转移性腺癌细胞呈强阳性。

【酯酶染色】

氯乙酸AS-D萘酚酯酶染色

原理：氯乙酸AS-D萘酚酯酶(AS-DNCE)几乎只出现在粒细胞中，特异性高，故又称特异性酯酶(SE)、粒细胞酯酶。此酶能将基质液中的氯乙酸AS-D萘酚水解，产生萘酚AS-D，进而与重氮盐GBC偶联，形成不溶性红色沉淀，定位于细胞质内。

器材与试剂：

1.器材　骨髓片、染色缸、水温箱、显微镜等。

2.试剂

(1)10%甲醛-甲醇固定液：取10ml甲醛与90ml甲醇混合，置于带盖染色缸中室温保存。

(2)Veronal-醋酸缓冲液。

甲液：取1.94g醋酸钠(含3个结晶水)、2.94g巴比妥钠，溶于100ml蒸馏水中。

乙液：取盐酸(1.190g/ml)0.85ml加蒸馏水至100ml。

取甲液50ml、乙液45ml，再加蒸馏水135ml，用1mol/L盐酸调pH值至7.5～7.6。

(3)作用液：

氯乙酸AS-D萘酚	10mg
丙酮	0.5ml
蒸馏水	5ml
Veronal-醋酸缓冲液	5ml
坚牢紫酱GBC	10mg

溶解、过滤后立即染色，一次用完。

(4)1g/L苏木素复染液。

操作：

1.固定：新鲜干燥涂片在固定液中固定0.5～1min，或用甲醛蒸气熏蒸5～10min，水洗，待干。

2.放入作用液中，37℃作用30min，水洗。

3.1g/L苏木素复染液复染5min，水洗，待干，镜检。

质量保证：

1.冬季室温低，萘酚和坚牢紫酱GBC盐不易溶解，可放于37℃水温箱中促溶。

2.配制作用液时可先将萘酚在丙酮中溶解后再加其他液体。

3.氯乙酸AS-D萘酚酯酶最适宜的反应pH值为7.0～7.6，且此酶不被氟化钠抑制。

4.底物配制后可能出现混浊，但不影响染色效果。

5.涂片染色后不能长期保存。

6.重氮盐可选用新品红、坚固蓝等。

结果观察：阳性反应为红宝石色颗粒，定位于胞质中。

1.粒细胞系　分化好的原粒细胞可见弱阳性反应，早幼粒细胞和中幼粒细胞出现强阳性反应，中性分叶核粒细胞酶活性反而减弱，嗜酸性粒细胞为阴性，嗜碱性粒细胞一般为阴性，偶可呈弱阳性。

2.其他细胞　单核细胞呈阴性反应，个别呈弱阳性；巨核细胞、血小板、淋巴细胞和红细胞系均呈阴性；肥大细胞呈强阳性。

临床意义：本染色法主要用于急性白血病细胞类型的鉴别。

1.急性粒细胞白血病 原粒细胞呈阳性或阴性,故结果阴性也不能完全排除急性粒细胞白血病。

2.急性早幼粒细胞白血病 早幼粒细胞呈强阳性。

3.急性单核细胞白血病 原单核细胞及幼单核细胞几乎呈阴性。

4.急性粒-单核细胞白血病 原粒细胞及早幼粒细胞呈阳性,原单核细胞及幼单核细胞呈阴性。

5.急性淋巴细胞白血病和急性巨核细胞白血病 白血病细胞均呈阴性。

α-醋酸萘酚酯酶染色

目的:掌握α-醋酸萘酚酯酶染色的原理、方法、注意事项及临床意义。

原理:细胞中的α-醋酸萘酚酯酶(α-NAE)存在于单核细胞、粒细胞和淋巴细胞中,是一种中性非特异性酯酶,能将α-醋酸萘酚水解,产生α-萘酚,后者再与重氮盐(如坚牢蓝B)偶联,生成不溶性的有色沉淀,定位于酶活性处。

器材与试剂:

1.器材 骨髓片、染色缸、水浴箱、显微镜等。

2.试剂

(1)0.067mol/L磷酸缓冲液。

甲液:2.388g $Na_2HPO_4 \cdot 12H_2O$ 加蒸馏水至100ml。

乙液:0.908g KH_2PO_4 加蒸馏水至100ml。

取甲液87ml,乙液13ml混合,调pH值至7.6。

(2)作用液:0.067mol/L磷酸缓冲液50ml,加10g/L α-醋酸萘酚(用50%丙酮为溶剂)1.0ml,充分振荡,直至最初产生的混浊物大部分消失为止,加重氮盐(坚牢蓝B等)50mg,振荡,过滤后立即使用。

(3)10g/L甲绿水溶液。

操作:

1.将新鲜干燥涂片置于10%甲醛生理盐水中5min或甲醛蒸气固定5~10min,流水冲洗5min,待干。

2.放入作用液中,37℃作用1h,水洗。

3.用10g/L甲绿水溶液复染5~15min,充分水洗,待干,镜检。

4.氟化钠抑制试验:1ml作用液中加入1.5mg氟化钠,其余按本染色法进行,染色步骤同上。

质量保证:

1.标本必须新鲜,应于取材后2天内染色。

2.重氮盐的选择以坚牢蓝B、坚牢蓝R及坚牢黑B的染色效果为好。

3.染色时间与温度应相对恒定。

结果观察:

1.胞质中有灰黑色或棕黑色弥散性或颗粒状沉淀为阳性。

2.正常血细胞染色反应

(1)单核细胞系:NAE主要存在于单核细胞系,从原单核细胞到成熟单核细胞逐渐增强,且这种阳性反应能被氟化钠抑制。所谓氟化钠抑制是指在工作液中加入氟化钠后细胞染色由阳性转阴或阳性程度减弱。

抑制率计算公式为:

$$抑制率(\%)=\frac{抑制前阳性率或阳性积分-抑制后阳性率或阳性积分}{抑制前阳性率或阳性积分}\times 100\%$$

抑制率大于50%时为抑制。

(2)粒细胞系:各阶段粒细胞多呈阴性,少数呈弱阳性,阳性反应不被氟化钠抑制。

(3)淋巴细胞系:各阶段淋巴细胞多呈阴性,少数呈点状弱阳性,阳性不被氟化钠抑制。

(4)其他细胞:巨核细胞和血小板呈阳性,阳性反应不能被氟化钠抑制;少数有核红细胞呈弱阳性,阳性反应不能被氟化钠抑制;浆细胞呈阴性。

临床意义:本法主要用于急性单核细胞白血病的诊断及其与急性粒细胞白血病的鉴别。

1.急性单核细胞白血病　各阶段单核细胞多呈强阳性,且阳性反应能被氟化钠抑制。

2.急性粒细胞白血病　原粒细胞呈阴性或弱阳性,阳性反应不被氟化钠抑制。

3.急性早幼粒细胞白血病　早幼粒细胞呈强阳性,阳性反应不被氟化钠抑制。

4.急性淋巴细胞白血病　原淋巴细胞及幼淋巴细胞呈阴性或阳性,阳性反应不被氟化钠抑制。

5.急性粒单核细胞白血病　原粒细胞呈阴性或阳性,阳性反应不被氟化钠抑制;原单核细胞及幼单核细胞呈阳性,单核细胞系阳性反应能被氟化钠抑制。

α-丁酸萘酚酯酶染色

原理:细胞内的α-丁酸萘酚酯酶(α-NBE)在碱性条件下水解基质液中的α-丁酸萘酚,释放出α-萘酚,进而与基质液中的重氮盐偶联形成不溶性的有色沉淀,定位于细胞质内酶所在的部位。

结果观察:

1.胞质内出现蓝色颗粒状沉淀为阳性。

2.正常血细胞染色反应

(1)单核细胞系:单核细胞系细胞多呈阳性,阳性反应能被氟化钠抑制。

(2)粒细胞系:各阶段粒细胞为阴性反应。

(3)淋巴细胞系:T细胞可呈致密的局限性点状阳性反应,B细胞呈阴性反应,非T细胞、非B细胞也可呈颗粒状阳性反应。

(4)其他细胞:巨核细胞、幼红细胞、浆细胞呈阴性反应或弱阳性反应;组织细胞呈阳性反应,但不被氟化钠抑制。

临床意义:

1.鉴别急性白血病类型　与α-NAE意义相同。

2.鉴别急性单核细胞白血病和组织细胞白血病　异常组织细胞可呈阳性反应,但此酶不被氟化钠抑制;急性单核细胞白血病时白血病细胞的阳性反应可被氟化钠抑制。

酸性α-醋酸萘酚酯酶染色

原理:血细胞中的酸性α-醋酸萘酚酯酶在弱酸性(pH=5.8)条件下,可水解基质液中的α-醋酸萘酚,产生α-萘酚,进而与重氮盐六偶氮付品红形成不溶性红色沉淀,定位于细胞质内酶所在的部位。

结果观察:

1.胞质中有弥散性、颗粒状或块状红色沉淀为阳性。

2.正常血细胞染色反应

(1)单核细胞系:单核细胞系细胞常呈强阳性反应。

(2)淋巴细胞系:T细胞呈阳性,B细胞多呈阴性。

(3)其他细胞:粒细胞系细胞、红细胞系细胞、巨核细胞系细胞含量较少。

临床意义:

1.粗略地鉴别T细胞、B细胞:T细胞呈阳性,而B细胞多数呈阴性。

2.鉴别急性白血病类型：与 α-NAE 意义相同。

3.多发性骨髓瘤、多毛细胞白血病细胞多为阳性；恶性组织细胞呈强阳性；霍奇金淋巴瘤 R-S 细胞呈阳性。

酯酶双染色

在同一张涂片上进行两种酯酶染色的方法称为酯酶双染色。一般采用一种特异性酯酶染色加一种非特异性酯酶染色，故常用的有氯乙酸 AS-D 萘酚酯酶和 α-醋酸萘酚酯酶双染色、氯乙酸 AS-D 萘酚酯酶和 α-丁酸萘酚酯酶双染色。反应原理同各自的染色原理。这种染色对诊断急性粒-单核细胞白血病具有独特的价值，即在同一张片中出现两种酯酶染色阳性或同一种细胞中同时出现两种酯酶染色阳性结果。

【中性粒细胞碱性磷酸酶染色】

中性粒细胞碱性磷酸酶(NAP)染色方法有钙-钴法和偶氮偶联法两种。钙-钴法是指碱性磷酸酶在碱性条件下将基质液中的 β-甘油磷酸钠水解产生磷酸钠，磷酸钠依次与硝酸钙、硝酸钴、硫化铵发生反应，形成不溶性棕黑色的硫化钴，定位于酶活性处。由于操作烦琐、需时长，故临床应用较少。以下主要介绍偶氮偶联法。

目的：掌握中性粒细胞碱性磷酸酶染色的原理、方法、注意事项及临床意义。

原理：成熟中性粒细胞胞质内的碱性磷酸酶在 pH 值为 9.6 左右的碱性环境中，能水解基质液中的磷酸萘酚钠底物，释放出萘酚，后者与重氮盐偶联，生成不溶性的有色沉淀，定位于细胞质酶活性所在之处。不同的底物与重氮盐的组合不同，其阳性反应物质的颜色可有不同，但其化学反应过程基本相似。

器材与试剂：

1.器材　新鲜外周血片、染色缸、水浴箱、显微镜等。

2.试剂

(1)10%甲醛-甲醇固定液。

(2)丙二醇缓冲液储备液(0.2mol/L)：取 2 氨基 2-甲基-1，3 丙二醇 10.5g 加入 500ml 蒸馏水，溶解后置于冰箱内保存。

(3)丙二醇缓冲液应用液(0.05mol/L，pH=9.75)：取 0.2mol/L 储备液 25ml 和 0.1mol/L 盐酸 5ml，加蒸馏水至 100ml。

(4)基质孵育液(pH=9.5～9.6)：α-磷酸萘酚钠 20mg 溶于 0.05mol/L 丙二醇缓冲液应用液 20ml，再加坚牢紫酱 GBC 盐(或重氮坚牢蓝)20mg 混合后用滤纸过滤，用前临时配制。

(5)Mayer 苏木素染色液。

操作：

1.新鲜干燥的涂片用冷 10%甲醛-甲醇固定液固定 30s，用流水轻轻冲洗 30～60s，待干。

2.将涂片浸入基质孵育液中，在室温(冬季放水浴箱)下温育 10～15min。

3.用流水冲洗 1～2min，加 Mayer 苏木素染色液复染 5～8min，流水冲洗，待干，镜检。

质量保证：

1.基质孵育液必须临用前新鲜配制，应先将血膜固定干燥后，再开始配制基质液。

2.若无 2 氨基-2-甲基-1，3 丙二醇，可用巴比妥缓冲液(pH=9.2)或 0.2mol/LTris 缓冲液(pH=9.2)代替。

3.磷酸萘酚盐和重氮试剂品种繁多，应根据基质选择相应的重氮盐，见表 6-17。坚牢蓝等重氮盐质量的好坏是本法成败的关键。

表 6-17　NAP 染色的偶氮偶联法常用的基质与重氮盐的组合

基质	重氮盐
α-磷酸萘酚钠	坚牢蓝 RR、坚牢紫酱 GBC
磷酸萘酚 AS－MX	坚牢蓝 RR
磷酸萘酚 AS－BI	坚牢紫红、坚牢紫红 CB、坚牢蓝 RR
磷酸萘酚 AS	坚牢蓝 BBN

结果观察：

1.阳性判断　NAP 主要存在于中性成熟粒细胞（包括中性杆状核粒细胞和中性分叶核粒细胞），故中性成熟粒细胞呈阳性反应，其他细胞基本呈阴性。阳性反应表现为胞质中出现棕黑色或棕红色颗粒。

胞质中无阳性染色颗粒为－（0 分）。

胞质中含少量颗粒或呈弥漫浅色为＋（1 分）。

胞质中含中等量的颗粒或呈弥漫着色为＋＋（2 分）。

胞质中含较多颗粒或呈弥漫较深色为＋＋＋（3 分）。

胞质中充满粗大颗粒或呈弥漫深色为＋＋＋＋（4 分）。

2.报告方式　阳性率和积分值：在油镜下，连续观察 100 个成熟中性粒细胞，记录其阳性反应细胞所占百分比即为阳性率；对所有阳性反应细胞逐个按其反应强度作出（＋）～（＋＋＋＋）的分级，将各级所占的百分比赋以分值，然后相加，即为积分值。

参考区间：健康成人阳性率＜40％，NAP 积分值为 7～51 分，但实验室差别很大，应建立本实验室的参考范围。

临床意义：

1.NAP 积分增加　见于细菌性感染、类白血病反应、再生障碍性贫血、某些骨髓增殖性疾病、慢性粒细胞白血病加速期或急变期、急性淋巴细胞白血病、慢性淋巴细胞白血病、恶性淋巴瘤、骨髓转移癌等。

2.NAP 积分下降　见于慢性粒细胞白血病慢性期、阵发性睡眠性血红蛋白尿症、骨髓增生异常综合征、恶性组织细胞病等。

3.疾病的鉴别

（1）慢性粒细胞白血病与类白血病反应：慢性粒细胞白血病无继发性感染时，NAP 积分一般明显下降，常低于 13 分，甚至为零分；类白血病反应则显著增高，积分常高于 200 分。

（2）慢性粒细胞白血病（慢性期）与慢性中性粒细胞白血病：前者明显下降，后者明显增加。

（3）细菌性感染与病毒性感染：前者明显增加，后者常无明显变化。

（4）再生障碍性贫血与阵发性睡眠性血红蛋白尿症：前者常增加，后者常下降。

（5）急性白血病的鉴别：急性粒细胞白血病常下降，急性淋巴细胞白血病常增加，急性单核细胞白血病一般正常或降低。

（6）恶性淋巴瘤与恶性组织细胞病：前者常增加，后者常下降。

（7）恶性组织细胞病与反应性组织细胞增多症：前者常下降，后者无明显变化。

（8）真性红细胞增多症与继发性红细胞增多症：前者常增加，后者无明显变化。

（9）原发性血小板增多症与继发性血小板增多症：前者常增加，后者无明显变化。

【酸性磷酸酶染色】

酸性磷酸酶（ACP）染色有硫化铅法和偶氮偶联法。

原理：硫化铅法：血细胞内的酸性磷酸酶在酸性（pH＝5.0）条件下将基质液中的β-甘油磷酸钠水解，产生磷酸钠，然后与硝酸铅反应，生成磷酸铅沉淀，再与硫化铵反应形成棕黑色硫化铅沉淀，定位于细胞质内。

偶氮偶联法：血细胞内的酸性磷酸酶在酸性（pH＝5.0）条件下，能将萘酚 AS-BI 磷酸盐水解，释放出磷酸与萘酚，后者与重氮盐偶联生成有色沉淀，定位于细胞质中。

结果观察：

1.胞质内出现棕黑色（硫化铅法）或紫红色（偶氮偶联法）颗粒为阳性反应。

2.正常血细胞染色反应：粒细胞、单核细胞、淋巴细胞、巨核细胞、血小板、浆细胞、巨噬细胞均呈阳性。

临床意义：

1.协助诊断多毛细胞白血病（HCL）　多毛细胞白血病的多毛细胞 ACP 染色呈阳性或强阳性反应，且其活性不被 L-酒石酸抑制。

2.协助鉴别 T 细胞与 B 细胞　T 细胞呈阳性，B 细胞呈阴性。

3.协助鉴别戈谢病与尼曼-匹克病　戈谢细胞 ACP 染色呈阳性，而尼曼匹克细胞呈阴性。

【细胞化学染色小结】

目前，血细胞化学染色结合细胞形态学仍是我国大多数医院特别是基层医院诊断血液病的主要手段，应根据患者临床特征及细胞形态学特征有选择地应用细胞化学染色，帮助诊断或鉴别诊断各种类型的血液病。

1.协助白血病的诊断

（1）急性白血病：先做过氧化物酶染色，根据白血病细胞阳性率判断。①若阳性率＜3％，提示可能是急性淋巴细胞白血病，进一步做糖原染色，白血病细胞呈粗颗粒状或块状阳性、胞质背景清晰则支持诊断。②若阳性率＞3％，则为急性非淋巴细胞白血病。过氧化物酶染色以强阳性为主者，提示急性或亚急性粒细胞白血病，可进一步做特异性酯酶染色验证；弱阳性为主者，考虑急性单核细胞白血病，用非特异性酯酶染色加氟化钠试验验证；强、弱阳性均占相当数量者，可能是急性粒-单核细胞白血病，也可用非特异性酯酶染色加氟化钠试验加以验证；对疑似红白血病者可做糖原染色，幼红细胞呈强阳性则支持诊断。

（2）慢性白血病：慢性粒细胞白血病的诊断可用中性粒细胞碱性磷酸酶染色，积分明显下降则支持诊断；慢性淋巴细胞白血病时淋巴细胞糖原染色呈阳性反应。

2.协助贫血的诊断　主要应用为骨髓铁染色。

（1）缺铁性贫血：细胞内、外铁均减少。

（2）铁粒幼细胞贫血：细胞内、外铁均增多，并伴有环形铁粒幼细胞。

（3）再生障碍性贫血：细胞内、外铁均可增多；中性粒细胞碱性磷酸酶染色活性和积分增高。

（4）巨幼细胞贫血：细胞内、外铁均增多；糖原染色原、幼红细胞呈阴性可与红白血病相鉴别。

五、骨髓组织病理学检查

骨髓组织病理学检查简称骨髓活检，属于骨髓组织形态学检查方法，它受骨髓干抽和稀释的影响较小，不仅能了解骨髓的细胞成分，而且能保持完整的骨髓组织结构，了解骨髓组织病理学全貌，对某些血液病、以骨髓局灶性病变为特征的疾病，如再生障碍性贫血、骨髓增生异常综合征、恶性肿瘤骨髓转移等尤为重要。骨髓细胞形态学检查和骨髓组织切片检查互为补充，两者联合应用大大提高了血液病诊断的准确性。

（一）骨髓活检适应证

1.多次骨髓穿刺抽吸取材失败。

2.正确判断全血细胞减少患者骨髓的增生程度及其原因。

3.可疑罹患骨髓纤维化、骨髓增生异常综合征、原发性血小板增多症、真性红细胞增多症、恶性淋巴瘤、多发性骨髓瘤、淀粉样变性、转移瘤等疾病的诊断。

4.急性白血病的诊断，化疗是否达到真正完全缓解的判断，以及骨髓移植前、后的动态观察。

除血友病和严重血小板减少症外，骨髓活检目前尚无绝对的禁忌证。

（二）骨髓活检标本制备与观察

1.*骨髓活检的取材*　骨髓活检取材部位常采用髂后上棘。皮肤经消毒、局部麻醉后，将套上针芯的骨髓活检针以一定方向旋转进入骨皮质，感觉阻力减弱再推进 1cm 左右，抽出针芯，做骨髓抽吸涂片，然后套上活动套管，插回针芯，再将活检针推进 2～3cm，将针管顺时针和逆时针各旋转几圈，使针管内的骨髓组织与周围脱离，以一定方向旋转退针，取出活动套管，插入针芯推出骨髓组织块（约米粒大小），标本立即放入 Bouin 固定液后送检。

目前，国内外许多血液病理研究室已将骨髓穿刺涂片和活检切片同时检查，大大提高了诊断的准确性。但由于活检针管径较大（约 0.2cm），易发生血液稀释，影响结果的正确判断，因而有人将骨髓穿刺方法做了改进，即在同一皮肤进针点，于抽吸处旁开 1～2cm 的另一方向再做针刺活检，即可避免上述人为现象的发生。

2.*骨髓活检标本的制备和染色*　骨髓活检日益受重视，尤其用塑料包埋半薄切片技术代替了石蜡包埋技术以后，标本细胞收缩少、切片薄，利于观察内部结构，其主要制备程序包括固定、脱水、塑料包埋及切片。

骨髓活组织切片的染色除采用常规的 Giemsa 染色、May-Grunwald Giemsa（MGG）染色、苏木素-伊红（HE）染色以及苏木素-Giemsa-酸性品红（HGF）染色外，还可进行一些特殊染色，如 Gomori 网状纤维染色、淀粉样物质染色、Masson 胶原纤维染色。此外，骨髓活组织也可进行组织化学染色，如铁染色、过氧化物酶（POX）染色、过碘酸-雪夫（PAS）染色及免疫酶染色检测各种血细胞的标志性分化抗原。

3.*骨髓活组织切片的血细胞定位*　骨髓组织由实质和间质两部分组成，实质为造血细胞，包括各阶段的红细胞、粒细胞、巨核细胞以及淋巴细胞、单核细胞等，间质由网状-巨噬细胞、网硬蛋白纤维支架、血管系统和脂肪细胞组成，主要对造血细胞起支持和营养作用。

在正常的骨髓活检切片中，具有严格的局部解剖和血细胞定位。幼红细胞紧靠血窦表面，常见数个细胞形成细胞群，可见几个原红细胞及幼红细胞围绕着一个巨噬细胞，内层的幼红细胞较外层更幼稚，称为幼红细胞岛或幼红细胞簇。在半薄切片中，一般为中央无巨噬细胞的幼红细胞簇，带巨噬细胞的典型幼红细胞岛少见。正常情况下，骨髓原粒细胞和早幼粒细胞常单个散在定位于骨小梁骨髓旁区，随着细胞发育成熟，逐渐向小梁间中央区移动，自晚幼粒以下阶段细胞向静脉窦移动，最终释放入血。当小梁旁区或间区出现 5～8 个聚集成小簇或片状，远离血管及骨小梁的骨髓中央区存在，称为幼稚前体细胞异常定位（ALIP）。这是骨髓增生异常综合征的组织病理学特征。巨核细胞位于小梁间区，不发生群集现象，在血窦附近单个存在，数量为（7.6±2.7）个/mm^2，即在 50 个高倍镜视野有 30～60 个巨核细胞。淋巴细胞、单核细胞、浆细胞常定位于造血组织的小动脉和小静脉四周。

（三）骨髓活检切片检查

在常规的骨髓活检组织塑料包埋切片中，HE 染色很难辨认各系统血细胞的细微结构，尤其是原始细胞和幼稚细胞。因此，骨髓活检切片一般采用 HGF 或 MGG 染色的标本。

骨髓活检切片观察的主要内容包括：骨小梁-骨髓造血组织-脂肪组织的全貌、造血细胞的形态与定位、间质结构（包括脂肪、纤维组织、血管与静脉窦、网状-巨噬细胞等）、切片内有无人为所致的骨髓形态改变以及外来恶性细胞等。观察步骤如下。

1.低倍镜下观察切片的取材、染色是否满意，然后接目镜（10×）装入 5mm×5mm 的网形目镜测微器。

2.以计点法算出切片内三种主要组织构形的测定值，一般造血组织所占体积百分比为 40%±9%，脂肪组织的体积百分比为 28%±8%，骨小梁体积百分比为 26%±5%，再按造血组织所占比例判定骨髓增生程度。在骨髓切片中，若 75%以上成分为造血细胞，即可判定为增生明显活跃或极度活跃，若 70%以上成分为脂肪细胞，即可判定为增生减低。

3.观察切片内粒细胞系、红细胞系和巨核细胞系造血细胞的分布与定位及有无幼稚细胞过度增生和位置异常，并算出粒红比值。

4.巨核细胞的形态观察与描述。必要时需测定巨核细胞数，即每平方毫米骨髓面积的个数或每 100 平方毫米骨髓面积的个数。较简便的方法是计算 10 个低倍镜（LPF）视野内细胞的平均数，正常值为 8～15 个/LPF。

5.观察淋巴细胞、嗜酸性粒细胞和浆细胞的形态与增生情况。

6.观察与描述肥大细胞的形态，必要时可测定肥大细胞数。

7.观察骨小梁是否萎缩、变细和侵蚀破坏，注意有无骨内膜细胞、原（成）骨细胞以及破骨细胞。

8.观察有无血管系统的异常、间质水肿、肉芽肿、红细胞渗出、脂肪细胞坏死和胶状变性等间质异常。

9.贫血患者应常规做切片铁染色检查，进行细胞内（包括幼红细胞和网状巨噬细胞）含铁血黄素量的判断。

10.观察 Gomori 染色切片上有无网硬蛋白纤维增多，必要时进行 Masson 胶原纤维染色。

综合分析骨髓切片内所得资料信息，再结合骨髓涂片、血涂片检查以及其他实验室检查结果，可得出以下结论。

1.如果活检切片内出现显著的特征性改变，且与骨髓涂片完全吻合，即可得出明确的诊断，如骨髓组织学检查符合急性再生障碍性贫血。

2.如果切片内出现某种非特异性组织形态改变，不能做出肯定或否定意见，可直接描述组织形态学所见，并提出一些补充检查建议。

3.当切片活组织象在正常范围内，可报告为“正常或大致正常骨髓活检组织象”。

（四）骨髓活检临床价值

1.全面了解骨髓的组织结构、间质成分的组织病理学全貌，准确判断骨髓的增生程度、粒红比值。

2.判断骨髓铁储存情况，尤其怀疑储存铁降低或缺铁时，诊断价值比骨髓涂片更大。

3.发现骨髓涂片检查不易发现的病理变化，如骨髓纤维化、骨髓坏死、淀粉样变性、肉芽肿病及多发性骨髓瘤等，骨髓活检有重要意义。

4.明确“干抽”原因，探讨其是否为骨髓增生低下、骨髓纤维组织增生或髓腔因细胞增生极度活跃所致，必须作骨髓活检明确诊断。

5.对各种急性或慢性白血病和骨髓增生异常综合征的确诊、化疗效果和预后判断有重要价值，对骨髓转移癌、恶性组织细胞病、戈谢病和尼曼匹克病的诊断阳性率比骨髓涂片高。

6.协助诊断慢性骨髓增生性疾病，如真性红细胞增多症、原发性血小板增多症等。

7.对某些疾病,如缺铁性贫血、再生障碍性贫血、骨髓增生异常综合征等应明确诊断。

六、造血细胞培养

造血细胞培养是在体外模拟体内的生理环境,利用克隆形成试验,以半固体培养基(胶体凝胶或甲基纤维素)作支托,培养从机体中取出的造血干/祖细胞,使之生存、增殖分化。由于体外缺乏造血细胞赖以生存的微环境,只能维持造血干/祖细胞在1～2周内形成细胞集落。造血细胞培养主要应用于:①研究造血细胞分化、成熟的调控机制和造血生长因子对造血的作用机制;②造血细胞和非造血细胞之间的相互作用及造血调控的分子机制;③造血系统疾病的发病机制、诊断和疗效分析;④药物对造血的影响,药物的筛选及生产。

(一)粒-单核系祖细胞培养

受检者血液或骨髓经分离获得单个造血干/祖细胞,在造血生长因子(HGFs)的作用下,于半固体琼脂上形成由不同成熟阶段的粒细胞和单核细胞组成的细胞集落,称为粒-单核系集落形成单位(CFUGM)。每个集落可视为由一个粒-单核系祖细胞增殖分化而来。现阶段用于CFU-GM刺激的因子较多,如G-CSF、M-CSF、GM-CSF、IL-3等。

(二)红系祖细胞培养

红系祖细胞培养包括早期红系祖细胞(BFU-E)和晚期红系祖细胞(CFU-E)。在培养体系中以甲基纤维素为支持物,在适量HGFs刺激下,使骨髓中造血干/祖细胞在半固体培养基上形成由红细胞组成的集落(BFU-E和CFU-E),CFU-E的集落培养所用HGFs主要为EPO,BFU-E的集落培养主要联合应用EPO和IL-3。

(三)巨核系祖细胞培养

巨核系祖细胞(CFU-Meg,BFU-Meg)包括幼巨核系祖细胞的爆式集落形成单位(BFU-MK)和成熟巨核系祖细胞的集落形成单位(CFU-MK)。CFU-MK和BFU-MK的含量较低,体外培养需要新鲜的、无血小板的人AB型血浆,实验操作相对困难。用于巨核系祖细胞培养的因子主要有TPO、IL-3、IL-6、牛血清白蛋白(BSA)以及植物凝集素刺激的白细胞条件培养液(PHA-LCM)。TPO单独应用能引起巨核系细胞的增殖和分化,而其他细胞因子对巨核系细胞的作用不是特异性的。

(四)混合祖细胞培养

混合祖细胞集落(CFU-Mix)中含有红细胞、粒细胞、巨核细胞和单核细胞等两系、三系和四系的混合,刺激的HGFs有GM-CSF、EPO、IL-3和PHA-LCM。

(邵　华)

第五节　铁代谢障碍性贫血

一、概述

(一)铁代谢

铁是人体必需的微量元素,在人体氧化代谢、细胞生长与增殖、氧的运输和储存中均有重要作用。铁是人体合成血红蛋白的原料，也是肌红蛋白、细胞呼吸酶（如细胞色素酶、过氧化物酶和过氧化氢酶）的组成成分，是正常人体生理活动不可缺少的物质。

【铁的分布】

铁是人体必需微量元素中含量最多的一种，总量为3～5g。人体内几乎所有组织都含有铁（表6-18），其中肝、脾含量最为丰富。体内60%～75%的铁存在于血红蛋白中，4%存在于肌红蛋白，1%存在于含铁酶类。以上形式存在的铁又称之为功能性铁，其余31%为储存铁，呈运输状态的铁仅占全身铁的极小部分。多余的铁以铁蛋白和含铁血黄素的形式储存于肝、脾、骨髓和肠黏膜等处，储存铁的多少因人而异。

表6-18 正常人体内铁的分布

铁存在部位	铁含量/mg	约占全身铁的比率/(%)
血红蛋白	2000	62.1
储存铁（铁蛋白及含铁血黄素）	1000（男），400（女）	31.0
肌红蛋白	130	4.0
易变池铁	80	2.5
组织铁	8	0.3
转运铁	4	0.1
合计	3222（男），2622（女）	

【铁的来源】

体内铁的来源有两条途径：一是食物中的铁；二是衰老红细胞破坏释放出的血红蛋白铁。后者可被机体储存利用，再次合成血红蛋白，因此很少丢失。

1.外源性铁　含铁量较高的食物有海带、紫菜、木耳、香菇、动物肝等，而乳类、瓜果含铁量较低，用铁制炊具烹调食物可使食物中铁的含量明显增加，食物中铁的吸收量因人体对铁的需求而异，如瘦肉、肝脏、鱼类中铁的吸收率为10%～20%，而面粉、大米、玉米等食物中铁的吸收率只有1%～3%。大豆中铁含量高，吸收率也较高。

2.内源性铁　体内红细胞衰老破坏时释放出的铁经处理后作为铁的来源被再利用，每24h约有6.3g血红蛋白被氧化为高铁血红蛋白，随后血红素与珠蛋白解离，并释放出约21mg的铁，其中大部分与运铁蛋白相结合，继而被机体再次利用。

【铁的吸收】

摄入的食物铁在胃内，经胃酸的消化作用，溶解、离子化并由高铁状态还原成为亚铁状态，从而有利于铁的吸收。铁吸收的部位主要在十二指肠及小肠上段1/4处。吸收量主要取决于体内铁的储存量及红细胞的生成速度。健康人从一般膳食中能吸收所有铁的5%～10%，而缺铁者吸收量约占20%。不同身体状况的人群对铁的吸收量不同，如健康成年男性及无月经的妇女，每天需吸收铁0.5～1mg，婴儿为0.5～1.5mg，月经期的妇女1～2mg，孕妇2～5mg。此外，身体内铁的储存量、食物中铁的存在形式、药物及胃酸的分泌等因素都会影响机体对铁的吸收。

【铁的转运和利用】

吸收入血的亚铁被氧化成高价铁之后，Fe^{3+}与血清中转铁蛋白结合并运送至利用和储存场所。每分子转铁蛋白可结合2个Fe^{3+}。幼红细胞和网织红细胞膜上有丰富的转铁蛋白受体，与转铁蛋白结合形成受体转铁蛋白复合物，通过胞饮作用进入胞质，复合物在胞质中释放铁，转铁蛋白则返回细胞表面，再回到血浆中。当红细胞衰老死亡时，即被肝、脾和骨髓内的巨噬细胞吞噬并破坏，血红蛋白首先被氧化成高铁血红蛋白，然后血红素与珠蛋白分解，释放出的铁80%以上被重新利用。

【铁的储存和排泄】

铁主要储存在肝、脾和骨髓中，储存的形式主要为铁蛋白和含铁血黄素。铁蛋白的形状近似球形，包括两部分：一部分是不含铁的蛋白质外壳，称去铁蛋白；另一部分为中心腔，含铁多少不一，核心最多可容纳约4500个铁原子，具有很大的储铁能力。含铁血黄素是铁蛋白脱去部分蛋白质外壳后的聚合体，是铁蛋白变性的产物，但比铁蛋白中的铁更难以动员和利用。由于含铁血黄素存在于幼红细胞外，位于巨噬细胞等多种细胞内，因此称为细胞外铁。幼红细胞内存在的细颗粒铁蛋白聚合体，称为细胞内铁，这种幼红细胞称为铁粒幼细胞。在铁代谢平衡时，储存铁很少动用，缺铁时首先储存铁被消耗，通过转铁蛋白的运输而动用，由此可足够合成全身1/3的血红蛋白。当储存铁耗尽而继续缺铁时才出现贫血。

正常人铁的排泄量很少，常通过胆汁、尿液、皮肤及胃肠道脱落细胞排出体外，每日大约丢失1mg，相应地需要补充与丢失等量的铁。成年男性平均每天排泄约1mg；成年女性由于月经、妊娠、哺乳等原因，平均每天排泄约2mg；当机体内铁负荷过多时，每日可排出4mg铁。

（二）铁代谢检验

【血清铁测定】

目的：掌握联吡啶比色法测定血清铁的原理、方法、质量保证和临床意义。

原理：血清铁以Fe^{3+}形式与转铁蛋白（Tf）结合而存在，降低介质pH值或加入还原剂（如抗坏血酸、羟胺盐酸盐等）能将Fe^{3+}还原为Fe^{2+}，使转铁蛋白对铁离子的亲和力下降而解离，解离出的Fe^{2+}与显色剂（如菲咯嗪或2,2′-联吡啶等）反应生成有色络合物，与标准管比较，计算血清铁的含量。

器材与试剂：

1.器材　试管、分光光度计、微量加样器、水浴箱等。

2.试剂

(1)0.5mol/L、pH＝5醋酸缓冲液：0.5mol/L醋酸溶液150ml，加0.5mol/L醋酸钠溶液350ml，混合，调节pH值为5。

(2)显色剂：2,2′-联吡啶0.375g，羟胺盐酸盐0.5g，以0.5mol/L醋酸缓冲液溶解并稀释至500ml，可稳定保存3个月。

(3)1.791mmol/L铁标准储存液(100mg/L)：精确称取优级纯硫酸高铁铵0.8635g，溶于50ml去离子水中，逐滴加入浓硫酸2ml，再转移至1L的容量瓶中，以去离子水稀释至1000ml，混匀，置于棕色瓶中可长期保存。

(4)17.91μmol/L铁标准应用液(1mg/L)：吸取铁标准储存液1ml，加入100ml容量瓶内，以去离子水稀释至刻度。

操作：

1.按表6-19测定步骤进行操作。

表6-19　血清铁测定步骤

加入物/ml	测定管	标准管	空白管
血清	1.5	—	—
铁标准应用液	—	1.5	—
去离子水	—	—	1.5
显色剂	5.5	5.5	5.5

2.混匀，沸水浴5min，冷却后离心，取上清液比色，以空白管调零，波长530nm，比色杯直径2cm，读取各管的吸光度。

3.计算：

$$血清铁(\mu mol/L)=(测定管吸光度/标准管吸光度)\times 17.91$$

参考区间：成年男性 11～30μmol/L；成年女性 9.0～30.27μmol/L。

质量保证：

1.必须用去离子水。玻璃器材须用体积比为 10%的盐酸浸泡 24h，取出后再用去离子水冲洗干净方可使用。试剂用去离子水配制，以确保无铁污染。

2.可用肝素抗凝血，但要避免溶血，因 Hb 内的铁影响测定结果。

3.三支试管同时煮沸，时间要准确。煮沸离心后若上清液混浊，可加氯仿 1ml 振荡片刻，离心，再取上清液比色。

临床意义：

1.降低　见于缺铁性贫血(IDA)、慢性炎症或感染。

2.增高　见于肝坏死、溶血性贫血(HA)、再生障碍性贫血(AA)、巨幼细胞贫血(MA)、铁粒幼细胞贫血(SA)、反复输血等。

【血清总铁结合力及转铁蛋白饱和度测定】

目的：掌握血清总铁结合力及转铁蛋白饱和度测定原理、操作及临床意义。

原理：血清铁与 Tf 结合，进行铁的转运，健康人血清中的转铁蛋白约 1/3 的与铁结合。总铁结合力是指血清(浆)中转铁蛋白全部与铁结合后铁的总量，实际上反映血清转铁蛋白的水平。先在标本中加入过量的铁，使血清(浆)中 Tf 完全被铁饱和，然后加入碳酸镁吸附未结合的铁，再以测定血清铁的方法测定结合铁的总量，即总铁结合力(TIBC)。血清铁占总铁结合力的百分比为转铁蛋白饱和度(TS)。

器材与试剂：

1.器材　同血清铁测定。

2.试剂

(1)碳酸镁粉剂。

(2)179.1μmol/L 铁标准液：取铁标准储存液(1.791mmol/L)10ml 于 100ml 容量瓶中，以去离子水稀释至刻度。

(3)其他试剂同血清铁测定。

操作：

1.取待检血清 1.2ml，加铁标准液 1.2ml 混匀，放置 5min，加入碳酸镁粉剂 100mg，混匀，放置 30min，每隔 10min 用力混匀一次。

2.3000r/min 离心 10min，吸取上清液 1.5ml，按测血清铁的方法测定铁含量。

3.计算：

$$TIBC(\mu mol/L)=(测定管吸光度/标准管吸光度)\times 17.91\times 2$$

$$TS(\%)=(血清铁/总铁结合力)\times 100\%$$

参考区间：TIBC：男性 50～77μmol/L，女性 54～77μmol/L。TS：33%～35%。

质量保证：

1.所用容器要洁净，无铁剂污染。

2.不同厂家生产的碳酸镁粉剂吸附力可能有差异，用前要测定其吸附力，以标准液代替血清进行测定，完全吸附为合格。

临床意义：

1.TIBC　①增高。见于：转铁蛋白合成增加，如IDA，铁摄入不足或需要增加；肝细胞坏死等储存铁蛋白从单核-吞噬细胞系释放入血。②降低。见于：转铁蛋白合成不足，如遗传性转铁蛋白缺乏症；储存铁蛋白缺乏，如肝硬化、血色病；转铁蛋白丢失，如肾病综合征、尿毒症等。

2.TS　①增高。见于：铁利用障碍，如SA、AA；铁负荷过重，如血色病。②降低。见于：缺铁或IDA；慢性感染性贫血。

【血清转铁蛋白测定】

目的：掌握免疫扩散法测定血清转铁蛋白的原理、操作、质量保证及临床意义。

原理：转铁蛋白是血浆β_2-球蛋白与铁结合的复合物，根据琼脂扩散原理，将抗转铁蛋白抗血清按一定效价与溶化的琼脂混合，制成含抗体的琼脂凝胶，打孔，加入待测血清（抗原），将琼脂凝胶板水平放置于一定湿度的盒中，37℃温箱孵育，观察白色沉淀环，沉淀环的大小与浓度有关。同时以标准液制作标准曲线，计算出待测血清中Tf的浓度。

器材与试剂：

1.器材　温箱、扩散用塑料盒或载玻片、3mm打孔器、坐标纸等。

2.试剂

(1)抗转铁蛋白血清、转铁蛋白参考血清。

(2)0.01mol/L、pH=7.4的PBS、琼脂粉。

操作：

1.以PBS稀释参考血清，使浓度为0.1g/L、0.2g/L、0.3/L、0.4g/L和0.5g/L。

2.3%琼脂：称取3g琼脂，加100m LPBS，隔水煮沸至完全溶化，置于56℃水浴箱中。

3.按抗血清效价1/2，以PBS稀释抗血清，并置于56℃水浴箱中。

4.2ml抗血清加2ml琼脂，充分混合，加在水平放置的塑料盒或载玻片上，待凝固后以3mm打孔器打孔，每板打10个孔编号。

5.用PBS将待测血清稀释10倍，依次按编号小孔加入系列标准液及待测血清10μL，静置数分钟，37℃温箱孵育24h，测量沉淀环直径（精确至0.2mm）。

6.计算以5个浓度标准液的相关沉淀环直径在坐标纸上作图，得标准曲线。从标准曲线上查出待测稀释血清浓度，乘以10即为原血清浓度。

参考区间：2～4g/L。

质量保证：

1.琼脂的浓度不能过高或过低，所制琼脂板应尽量平整。

2.厂家提供的抗血清效价有时并非最佳应用效价，在实际工作中可作适当调整。

3.为保证测定结果准确可靠，实际操作中，宜每板加入系列参考标准。

临床意义：

1.增高　见于铁缺乏和IDA、妊娠、慢性失血等。

2.降低　见于溶血性贫血、肝硬化、遗传性转铁蛋白缺乏症、肾病综合征、慢性感染等。

【血清铁蛋白测定】

目的：掌握酶联免疫吸附试验测定血清铁蛋白的原理、方法、质量保证和临床意义。

原理：吸附在固相载体的抗铁蛋白抗体与血清中的铁蛋白结合，形成铁蛋白抗铁蛋白抗体复合物，再与酶标记的抗铁蛋白抗体作用，复合物中的辣根过氧化物酶催化H_2O_2产生新生态氧，后者作用于邻苯二胺(OPD)底物,产生有色物质,与标准铁蛋白比较,即求出血清中铁蛋白的含量。

器材与试剂:

1.器材　酶标仪、塑料试管、半对数坐标纸和微量加样器等。

2.试剂

(1)9.0g/L 氯化钠溶液。

(2)洗涤液:0.05mol/L、pH=7.2 的 PBS,内含 0.05%聚山梨酯(吐温-20)。

(3)稀释液:含 5g/L 牛血清清蛋白洗涤液。

(4)铁蛋白标准液(商品供应):用稀释液配制成浓度为 5μg/L、15μg/L、25μg/L、35μg/L、45μg/L 的溶液,4℃保存。

(5)抗铁蛋白血清(商品供应)。

(6)酶标记抗体:辣根过氧化物酶(HRP)与抗铁蛋白抗体的结合物(商品供应)。

(7)底物和显色溶液:0.1mol/L Na_2HPO_4 5.14ml,加 0.05mol/L 枸橼酸钠 4.86ml 和邻苯二胺(OPD)4mg 混匀溶解,临用前加 3% H_2O_2 0.05ml。

操作:取聚苯乙烯微孔反应板,按以下程序操作。

1.测定孔、标准孔和空白孔各均加 100μ/L 抗铁蛋白血清,放置于 4℃冰箱中过夜包被抗体,用洗涤液洗 3 次,每次置室温下 3min。

2.标准孔和测定孔内分别加 100μL 系列铁蛋白标准液和样品(用稀释液稀释 10 倍),置于 37℃水浴中 50min。各孔用 9g/L 氯化钠溶液洗 3 次,洗法同上。

3.各孔均加 100μL 的酶标记抗体,置于 37℃水浴 50min,再用 9g/L 氯化钠溶液洗 3 次。

4.每孔加 100μL 底物溶液,置于 37℃水浴 30min,显色。

5.每孔加 2mol/L 硫酸 50μL,终止反应。

6.用酶标仪在 492nm 波长比色,读取各孔吸光度。

7.计算:用系列铁蛋白标准孔吸光度和相应浓度制作标准曲线。根据样品吸光度自标准曲线上求得相应铁蛋白含量,再乘以样品稀释倍数,即为样品中铁蛋白含量。

参考区间:酶联免疫吸附试验:男性 20～250μg/L,女性 10～120μ/L。

质量保证:

1.3% H_2O_2 应新鲜配制。

2.不同的包被抗体要求的浓度各不相同。

3.洗涤过程中避免用力过猛,以免将吸附于聚苯乙烯上的结合物冲掉。

4.除加 OPD 显色步骤外,每次反应板洗涤后必须甩干。

临床意义:血清铁蛋白(SF)含量能准确反映体内储铁情况,与骨髓铁染色结果有良好的相关性。SF 的减少是诊断早期缺铁性贫血的敏感指标,也可作为孕妇和儿童铁营养状况的流行病学调查指标。

1.降低　常见于缺铁性贫血早期、失血、慢性贫血等。

2.增高　常见于肝病、血色病、铁粒幼细胞贫血、过量输血、急性感染、恶性肿瘤等。

【血清可溶性转铁蛋白受体测定】

目的:掌握酶联免疫法测定血清转铁蛋白受体的原理、方法、质量保证及临床意义。

原理:采用定量酶联免疫双抗体夹心法。把对转铁蛋白受体(TfR)特异的多克隆抗体包被在聚苯乙烯反应板上,用标准品和待测样品与转铁蛋白受体的多克隆抗体进行反应,形成抗原抗体复合物,然后加入酶标记的多克隆抗体,使之与抗原-抗体复合物进行反应,通过洗板去掉未与酶标记的多克隆抗体结合部分，再加入底物使之与酶联复合物发生颜色反应。颜色的深浅与转铁蛋白受体的量成正比。

器材与试剂：

1.器材　经转铁蛋白受体的多克隆抗体包被的聚苯乙烯反应板、酶标仪、水浴箱等。

2.试剂

(1)转铁蛋白受体多克隆抗体的辣根过氧化物酶。

(2)不同浓度的转铁蛋白受体标准品。

(3)洗板液(磷酸盐缓冲液，pH＝7.4，含1%牛血清清蛋白)。

(4)底物1(四甲基苯烯丁)。

(5)底物2(3%过氧化氢)。

(6)终止液(0.5mol/L硫酸)。

操作：

1.在经转铁蛋白受体的多克隆抗体包被的聚苯乙烯反应板上，每孔分别加入不同浓度的转铁蛋白，标准品、待测血清(或血浆)100μL，密封后置于37℃水浴箱中2h。

2.倾倒上清液，并在吸水纸上拍干。

3.每孔加入100μL转铁蛋白多克隆抗体的辣根过氧化物酶，密封后置于37℃水浴箱中2h。

4.用洗板液清洗96孔板3次，每次均要倒去上清液，并在吸水纸上拍干。最后一次洗板后，要在吸水纸上尽可能地拍干。

5.每孔加入100μL底物混合液(底物1与底物2等量混合)，室温孵育30min。

6.每孔加入100μL终止液，在630nm波长的酶标仪上比色。

7.计算：以不同浓度标准品的吸光度在普通坐标纸上绘制点到点的标准曲线，或用四参数logistic的标准修正曲线。以吸光度为纵轴，通过标准曲线查出待测标本的转铁蛋白受体水平。

参考区间：以不同浓度标准品的吸光度绘制标准曲线，通过标准曲线查出待测标本的TfR水平。各实验室应根据试剂说明书上的参考值进行判断。

质量保证：标本采集后迅速分离血清或血浆，置于－20℃下保存，避免反复冻融。所有标本在测定前均应进行不低于1∶100的稀释。底物1与底物2混合后在30min内使用。

临床意义：

1.升高　常见于IDA和HA，血清TfR浓度大于8mg/L作为缺铁性红细胞生成指标。对IDA和慢性炎症的小细胞性贫血有鉴别价值。

2.减低　常见于AA、慢性病贫血及肾功能衰竭患者。

3.用于观察骨髓增生状况和治疗反应　如肿瘤化疗后骨髓受抑制的程度和恢复情况、骨髓移植后的骨髓重建情况，以及用EPO治疗各类贫血过程中，用血清转铁蛋白受体观察EPO的治疗效果和调整EPO的剂量，并可作为观察骨髓纤维化红系造血状况的指标。

二、缺铁性贫血

(一)概述

缺铁性贫血(IDA)是各种原因引起机体对铁的需求和供给失衡，导致体内储存铁消耗殆尽，使合成血红蛋白的铁不足而导致的小细胞低色素性贫血。根据病情的发展，缺铁可分为储存铁缺乏(ID)、缺铁性红细胞生成(IDE)和缺铁性贫血三个阶段。缺铁性贫血是世界范围内的常见病，发病人数占全世界总人数的

10%～20%，占各类贫血的50%～80%，尤其在多数发展中国家，其好发人群为育龄期妇女、婴幼儿和儿童。

本病发生没有明显的季节性，治愈率为80%。缺铁性贫血的原因如下：一是铁的需要量增加和摄入不足，如婴幼儿、青春期、妊娠期和哺乳期妇女对铁的需求量增大，营养不良、偏食的人群对铁的摄入不足；二是铁的吸收不良，如胃酸缺乏、胃大部切除、萎缩性胃炎及其他胃肠道疾病等；三是失血过多，如消化道出血、月经过多和慢性血管内溶血等。上述原因均会影响血红蛋白和红细胞生存而发生贫血。

缺铁性贫血常见的症状为面色苍白、乏力、头晕、头痛、心悸、气短、眼花、耳鸣、食欲减退和腹胀等。儿童表现为发育迟缓、体力下降、智商低、注意力不集中、烦躁、易怒和异食癖等。还可出现缺铁的特殊表现和其基础疾病的临床表现，如口角炎、舌炎，皮肤干燥、黏膜苍白，头发易折与脱落，指甲扁平、无光泽，重者呈反甲等体征。患者的免疫功能也会受到影响，常导致免疫功能障碍和免疫调节紊乱。

（二）实验室检查

1.血象　轻度贫血红细胞数量可在正常参考区间，血红蛋白含量可降低，红细胞形态改变不明显，可出现大小不均、红细胞分布宽度（RDW）增加。典型的缺铁性贫血呈明显的小细胞低色素性贫血，MCV小于80fL、MCH小于26pg、MCHC小于0.31g/L。血涂片中红细胞大小不等，以小细胞为主，其中心淡染区扩大，甚至呈环形，染色变浅。可出现异形红细胞，如椭圆形红细胞、靶形红细胞。网织红细胞正常或轻度增加，白细胞和血小板数量一般正常，慢性失血血小板可增多，寄生虫感染引起的缺铁性贫血，嗜酸性粒细胞可增多。

2.骨髓象　骨髓增生活跃或明显活跃，红细胞系增生为主，以中、晚幼红细胞居多，粒红比值减小。各阶段幼红细胞体积较正常值偏小，胞质少而着色偏蓝，边缘不整，呈破布状或锯齿状，此为血红蛋白充盈不足的表现。细胞核小而致密、深染，结构不清，出现核质发育不平衡，表现为“老核幼浆”。成熟红细胞的形态与外周血一致。粒细胞系比值相对减少，各阶段比例及细胞形态大致正常，因寄生虫感染引起的缺铁性贫血，可见各阶段嗜酸性粒细胞增多。淋巴细胞、单核细胞和巨核细胞正常。

3.铁代谢检查　骨髓涂片铁染色是诊断缺铁性贫血的一种可靠而直接的方法。常表现为细胞外铁消失，铁粒幼细胞明显减少，铁颗粒数量减少，颗粒变小，染色变浅。血清铁、血清铁蛋白、转铁蛋白饱和度均明显降低，血清总铁结合力、可溶性转铁蛋白受体和红细胞游离原卟啉均升高。

（三）诊断与鉴别诊断

【诊断】

1.储存铁缺乏的诊断标准　符合以下任何一条即可诊断。

（1）血清铁蛋白＜12μg/L。

（2）骨髓铁染色显示，骨髓小粒可染铁消失，铁粒幼细胞＜15%。

2.缺铁性红细胞生成诊断标准　符合储存铁缺乏的诊断标准，同时有以下任何一条者即可诊断。

（1）运铁蛋白饱和度＜0.15。

（2）红细胞游离原卟啉（FEP）＞0.9μmol/L。（全血）或血液锌原卟啉（ZPP）＞0.96μmol/L，（全血），或FEP/Hb＞4.5μg/gHb。

（3）骨髓铁染色：骨髓小粒可染铁消失，铁粒幼红细胞＜15%。

3.缺铁性贫血诊断标准　符合第1条和第2～8条中任何两条以上者即可诊断。

（1）小细胞低色素性贫血：男性Hb＜120/L，女性Hb＜110g/L，孕妇Hb＜100g/L；MCV＜80fL，MCH＜26pg，MCHC＜0.31g/L；红细胞形态可有明显低色素表现。

（2）有明确的缺铁病因和临床表现。

(3)血清(血浆)铁<8.95μmol/L,总铁结合力>64.44μmol/L。也有采用血清铁<10.7μmol/L、总铁结合力>62.7μmol/L 为诊断缺铁的标准。

(4)运铁蛋白饱和度<0.15。

(5)骨髓铁染色显示:骨髓小粒可染铁消失,铁粒幼红细胞<15%。

(6)全血红细胞游离原卟啉(FEP)>0.9μmol/L,或全血锌原卟啉(ZPP)>0.96μmol/L,或 FEP/Hb>4.5μg/gHb。

(7)血清铁蛋白<12μg/L,有的采用血清铁蛋白<14μg/L。

(8)血清可溶性运铁蛋白受体(s-TfR)浓度>26.5nmol/L。

(9)铁剂治疗有效。

4.其他 缺铁性贫血在合并感染、炎症、肿瘤等时,除符合贫血的诊断标准外,还需满足以下标准中任何一条。

(1)细胞内碱性铁蛋白降低(<6.5μg/细胞)。

(2)血清可溶性运铁蛋白受体(s-TfR)浓度>26.5nmol/L。

(3)骨髓铁染色显示骨髓小粒可染铁消失。

(4)铁治疗有效。

【鉴别诊断】

缺铁性贫血需要与其他小细胞性贫血相鉴别,如珠蛋白生成障碍性贫血、慢性系统性疾病贫血、铁粒幼细胞贫血等。

1.珠蛋白生成障碍性贫血(地中海贫血) 常有家族史,血片中可见较多靶形红细胞,血红蛋白电泳中可见胎儿血红蛋白(HbF)或血红蛋白 A_2(HbA_2)增加。血清铁及转铁蛋白饱和度、骨髓可染铁均增多。

2.慢性系统性疾病贫血 多为正细胞正色素性或小细胞正色素性贫血。血清铁降低,但总铁结合力不增加或降低,转铁蛋白饱和度正常或稍增加。血清铁蛋白常增高。骨髓中铁粒幼细胞数量减少,巨噬细胞内铁粒及含铁血黄素颗粒明显增多。

3.铁粒幼细胞贫血 临床上不多见,好发于老年人。主要是铁利用障碍所致。常为小细胞正色素性贫血。血清铁增高而总铁结合力正常,转铁蛋白饱和度增高。骨髓中铁颗粒及铁粒幼细胞明显增多,可见较多环状铁粒幼细胞。血清铁蛋白也增高。

缺铁性贫血骨髓涂片观察

目的:掌握缺铁性贫血血象、骨髓象特征,正确书写 IDA 骨髓检查报告单。

标本:制备良好的缺铁性贫血血片和骨髓片。

观察内容:按照骨髓细胞学检查方法进行细胞形态学观察。

1.血象 小细胞低色素性贫血。红细胞大小不等,以小细胞为主,中心淡染区扩大,严重者可见环形红细胞及幼红细胞,异形红细胞增多,可见少量靶形、椭圆形或不规则红细胞。白细胞数量大致正常,其比例、形态无明显变化。血小板易见,成堆分布,形态正常。

2.骨髓象 增生活跃或明显活跃,个别增生减少,粒红比值降低。红细胞系增生,以中、晚幼红细胞为主,其形态特征如下:“小”,胞体较正常为小;“蓝”,胞质少而着色偏蓝,边缘不规则,呈锯齿状;“密”,胞核小、染色质致密、深染,呈“老核幼浆”发育不平衡。成熟红细胞大小不等,以小细胞为主,中心淡染区扩大,可见嗜多色性红细胞和嗜碱性红细胞,红细胞系分裂象易见。粒细胞系细胞相对减少,各阶段比例及形态基本正常。淋巴细胞、单核细胞和巨核细胞正常。

3.鉴别

(1)"老核幼浆"的幼红细胞与淋巴细胞鉴别:IDA 患者的中、晚幼红细胞胞体小,胞质量少,嗜碱性,呈"老核幼浆"改变,易误认为小淋巴细胞,两者鉴别见表 6-20。

表 6-20　"老核幼浆"幼红细胞与小淋巴细胞的鉴别

鉴别点	小淋巴细胞	"老核幼浆"的幼红细胞
胞体	6～9μm,(类)圆形、蝌蚪形,有时可见胞质毛状突起	比正常中、晚幼红细胞小,与前者相仿或略大,胞体边缘不整齐
核形	圆形或有小切迹	圆形
染色质	大块状、副染色质不明显	结块、副染色质明显
核仁	消失、有时可有假核仁	无
胞质量	常很少,位于局位	较少,围绕核周
胞质颜色	深蓝色	灰蓝色、灰红色
颗粒	一般无颗粒	无

(2)与其他小细胞低色素性贫血鉴别:珠蛋白生成障碍性贫血、慢性病性贫血和铁粒幼细胞贫血均可表现为小细胞低色素性贫血的血象和骨髓象特征,可通过铁染色和铁代谢指标与 IDA 相鉴别。

质量保证:

1.观察骨髓片时应选择合适的部位。如在片尾,幼红细胞胞体增大,胞质量似正常,甚至出现成熟红细胞淡染区消失。在较厚的部位,即使正常的幼红细胞也会呈缺铁样改变。

2.注意观察嗜碱性红细胞、点彩红细胞和嗜多色性红细胞、Howell-Jolly 小体及细胞分裂象等增生性贫血的骨髓象特征。

3.骨髓中幼红细胞缺铁样改变并非是 IDA 所特有,所以贫血或怀疑为 IDA 的患者均要做骨髓铁染色,其结果显示骨髓小粒可染铁消失,铁粒幼红细胞<15%。

4.书写骨髓报告单时,由于病变主要在红细胞系,应首先描述红细胞系,详细描述幼红细胞比例、形态和成熟红细胞形态特征。

三、铁粒幼细胞贫血

(一)概述

铁粒幼细胞贫血(SA)是多种原因引起铁的利用不良、血红素合成障碍而引起的血红蛋白合成不足和无效造血的一类贫血。铁利用不良,血红素合成障碍和红细胞无效生成是本病发病的主要环节。与血红素合成有关的各种酶和辅酶的缺乏,活性降低和活性受阻为本病的发病机制。任何原因影响这些酶的活性均可导致铁利用不良和血红素合成障碍。由于血红素合成障碍,铁不能与原卟啉螯合,积聚在线粒体内而利用障碍,储存过量,导致红细胞内线粒体形态和功能受损,使红细胞过量破坏,即无效生成。由于线粒体在幼红细胞内围绕核排列,故经铁染色可形成环形铁粒幼细胞。过量的铁可损坏线粒体或细胞内的微细结构和功能,使红细胞过早破坏。本病特征为:①高铁血症,大量铁沉积于单核-巨噬细胞和各器官实质细胞内;②铁动力学显示,红细胞无效生成,呈低色素性贫血;③骨髓红系增生,细胞内、外铁明显增加,并伴随大量环形铁粒幼红细胞。

本病分为获得性贫血和遗传性贫血,获得性贫血又分为原发性贫血和继发性贫血。原发性贫血多于

50岁以上发病。继发性贫血多见于使用异烟肼、比秦山胺、氯霉素及抗癌药时间过长后发病，亦可见于肿瘤及骨髓增殖性疾病。遗传性贫血较少见，主要表现为性联不完全显性遗传，多为青少年、男性及有家族史者。本病主要临床表现为进行性贫血，发病缓慢。常有皮肤苍白，部分患者皮肤呈暗黑色，乏力，活动后有心悸、气促等表现。肝、脾轻度肿大，后期发生血色病时（即含铁血黄素沉积症），肝、脾肿大显著并可出现心、肾、肝、肺功能不全，少数可发生糖尿病。

（二）实验室检查

1.血象　贫血可轻可重，血片上细胞大小正常或偏大，部分为低色素性或正色素性，呈低色素和正色素两种红细胞并存的“双形性”是本病的特征之一。亦可表现红细胞大小不均、以小细胞低色素为主。可见异形红细胞、碎片红细胞、靶形红细胞或有核红细胞等。嗜碱性点彩红细胞增多（尤其是继发于铅中毒者）。

2.骨髓象　骨髓增生活跃，红细胞系增生明显活跃，以中幼红细胞为主，幼红细胞形态异常，可伴巨幼样改变，出现双核、核固缩，胞质呈泡沫状伴空泡形成。粒系相对减少，原发性患者可见粒系的病态造血。巨核细胞一般正常。骨髓铁染色显示细胞外铁增加，铁粒幼细胞明显增加，颗粒增大变粗。幼红细胞铁颗粒在6个以上，围绕并靠近核排列成环形或半环形（绕核1/2以上），称为环形铁粒幼细胞。此类细胞常占幼红细胞的15%以上，为本病特征和重要诊断依据。

3.铁代谢检查　铁代谢检查的各项结果与缺铁性贫血明显不同，血清铁、血清铁蛋白均明显增加，转铁蛋白饱和度增加甚至达到饱和；血清总铁结合力正常或降低；红细胞游离原卟啉常增加。

（三）诊断与鉴别诊断

【诊断】

铁粒幼细胞贫血的诊断依据小细胞低色素或呈双相性贫血，骨髓红系明显增生，细胞内铁和细胞外铁明显增加，并伴有大量环形铁粒幼细胞出现。血清铁、铁蛋白、转铁蛋白饱和度增加，总铁结合力降低。诊断为铁粒幼细胞贫血要结合病史和临床表现区分其类型。

1.遗传性铁粒幼细胞贫血　男性多见，常伴有家族史，多为不完全X染色体性连锁隐性遗传，一般男性患病，通过女性遗传，极个别为常染色体隐性遗传。患者呈小细胞低色素性贫血，晚期可出现血色病表现。

2.原发性铁粒幼细胞贫血　本病为干细胞克隆性疾病，多见于中老年，男女均可发病。除贫血外，实验室检查还可见三系病态造血。现已将此病归入骨髓增生异常综合征（MDS），命名为难治性贫血伴环形铁粒幼细胞增多（MDS-RAS）。

3.继发性铁粒幼细胞贫血　常有原发病表现，或者有药物或毒物接触史。铁粒幼红细胞大于10%即可诊断。

【鉴别诊断】

本病需要和其他小细胞低色素性贫血进行鉴别。

1.珠蛋白生成障碍性贫血　血红蛋白电泳异常，环形铁粒幼细胞计数和家族调查。

2.红白血病　红白血病早期，骨髓增生明显活跃，以红细胞系为主，两者鉴别较困难，须做全面检查和反复动态观察，方能诊断。

（艾　雷）

第六节　DNA 合成障碍性贫血

一、概述

DNA 合成障碍性贫血是指由于不同原因导致的 DNA 合成障碍所引起的一类贫血。发生此类贫血最常见的原因为维生素 B_{12} 和(或)叶酸的缺乏。此类贫血的共同特点为外周血红细胞平均体积、平均血红蛋白含量增高,骨髓中出现巨幼细胞,并且此类细胞出现质核发育不平衡的表现,细胞核的发育落后于细胞质。

(一)维生素 B_{12} 和叶酸代谢

【维生素 B_{12}】

维生素 B_{12} 是一种含钴的结构复杂的红色化合物,又名钴胺素或氰钴胺,由咕啉环、钴原子和一个核甘酸组成,为水溶性 B 族维生素,耐热而不耐酸、碱。人类血浆中钴胺的主要形式是甲基钴胺。

人体的维生素 B_{12} 主要来自动物制品。食物中的肝、肾、肉类、禽蛋、乳类和海洋生物等含量丰富,而蔬菜中含量极少。成人每天维生素 B_{12} 的需要量为 2～5μg,人体内维生素 B_{12} 的储存量为 4～5mg,可供机体 3～5 年的需要,故一般情况下不会造成维生素 B_{12} 的缺乏。一般情况下,正常的成年人每天的食物中应含维生素 B_{12} 5～30μg(仅能吸收 1～5μg),而在身体的特殊时期,如青春期、妊娠期及患甲状腺功能亢进症等时,维生素 B_{12} 的需要量会增加。

维生素 B_{12} 被摄入后,通过一系列的过程被吸收:食物蛋白进入胃内,在酸性环境中被解离而释出维生素 B_{12},后者游离后与壁细胞及涎细胞所分泌的 R 蛋白结合,形成维生素 B_{12}R 蛋白复合物进入小肠上段。在小肠碱性环境中,该复合物被胰酶溶解,使维生素 B_{12} 游离,并与壁细胞分泌的内因子(IF)结合。维生素 B_{12}IF 复合物运行至回肠末端后,与黏膜上皮细胞的受体结合,使维生素 B_{12} 游离而被吸收入血液。进入血液后,维生素 B_{12} 与转钴蛋白(TCⅡ)结合而转运到其他组织中,其中一半储存于肝细胞中。影响维生素 B_{12} 吸收和转运的因素有以下五个。

1.摄入减少　人体内维生素 B_{12} 的储存量为 4～5mg,每天的需要量仅为 2～5μg。正常时,每天有 5～10μg 的维生素 B_{12} 随胆汁进入肠腔,胃壁分泌的内因子可足够地帮助重吸收胆汁中的维生素 B_{12}。故素食者一般多年才会发展为维生素 B_{12} 缺乏。老年人和胃切除患者胃酸分泌减少,常会有维生素 B_{12} 缺乏。由于有胆汁中维生素 B_{12} 的再吸收(肠肝循环),这类患者也和素食者一样,需多年才出现维生素 B_{12} 缺乏的临床表现,故一般由于膳食中维生素 B_{12} 摄入不足而致巨幼细胞贫血者较为少见。

2.内因子缺乏　主要见于萎缩性胃炎、全胃切除术后和恶性贫血患者。内因子是由胃底黏膜壁细胞分泌的一种糖蛋白,耐碱不耐热,与维生素 B_{12} 结合后不易被蛋白酶水解。当胃酸和胃蛋白酶分泌减少而内因子尚可足够与重吸收胆汁中的维生素 B_{12} 结合时,体内尚可有少量维生素 B_{12} 被吸收。在全胃切除或恶性贫血内因子完全缺乏时,维生素 B_{12} 的吸收影响较大。这类患者由于缺乏内因子,食物和胆汁中维生素 B_{12} 吸收均有障碍。

3.严重的胰腺外分泌不足的患者　此类患者容易导致维生素 B_{12} 的吸收不良,这是由于在空肠内维生素 B_{12}R 蛋白复合体需经胰蛋白酶降解,维生素 B_{12} 才能释放出来,与内因子相结合。这类患者一般在 3～5 年后会出现维生素 B_{12} 缺乏的临床表现。由于慢性胰腺炎患者通常会及时补充胰蛋白酶,故在临床上合并

维生素 B_{12} 缺乏的并不多见。

4.小肠内存在异常高浓度的细菌和寄生虫　高浓度的细菌和寄生虫可大量摄取和截留维生素 B_{12}，从而可影响维生素 B_{12} 的吸收，引起维生素 B_{12} 缺乏。

5.先天性转钴蛋白Ⅱ（TCⅡ）缺乏及接触氧化亚氮（麻醉剂）等　它们也可影响维生素 B_{12} 的血浆转运和细胞内的利用，亦可造成维生素 B_{12} 缺乏。

维生素 B_{12} 每天从尿中的排泄量为 0～0.25μg，少量由泪液、唾液、乳汁及胆汁排出，但随胆汁排入肠腔的维生素 B_{12} 约 90%的被重吸收，因此除非绝对的素食者或有维生素 B_{12} 吸收障碍，否则一般不易产生缺乏。

【叶酸】

叶酸(FA)属 B 族维生素，广泛存在于绿色蔬菜中。由于它最早从植物叶子中提取而得，故命名为"叶酸"。叶酸又称喋酰谷氨酸，由蝶啶、对氨基苯甲酸和谷氨酸组成。由于叶酸参与核酸的嘧啶和嘌呤的合成，所以有助于骨髓中幼稚细胞成熟，若缺乏叶酸可导致红细胞的异常、未成熟细胞的增加和贫血等。

机体不能合成叶酸，必须从食物中获得。某些肠道细菌可以合成叶酸，但量极少。叶酸广泛存在于植物制品中，尤其绿叶蔬菜和新鲜水果中的含量丰富，可达 1mg/l00g 干重，如柠檬、香蕉、瓜类、香菇等。另外.肝脏、肾脏、蛋类及肉类等动物来源性食物中也含有叶酸。由于叶酸性质极不稳定，不耐热，易被光和热分解破坏，所以食物过度烹煮时叶酸易被破坏。

机体内叶酸的储存量为 5～20mg，仅可供成人 4 个月之用。且成人每日消耗量较大，约为 200μg，所以需要经常摄入富含叶酸的食物。WHO 建议每日叶酸的需要量如下：成人 200μg，婴儿 60μg，儿童 100μg，哺乳期妇女 300μg，孕妇 400μg。达到以上标准，机体内就不会出现叶酸缺乏。但如果机体处于生长发育期、妊娠期或者在某些病理条件下（如溶血性贫血、白血病、恶性肿瘤），则每日 FA 的需要量明显增加，为正常情况的 3～6 倍，若补充不足，容易造成 FA 的缺乏。孕妇妊娠早期缺乏叶酸有可能导致胎儿出生时出现低体重、唇腭裂、心脏缺陷及胎儿神经管发育缺陷等畸形。

叶酸及其代谢产物主要由尿中排泄，少量经胆汁和粪便排出，其中胆汁中的叶酸浓度为血液中的 2～10 倍，大部分可被空肠重吸收。

【维生素 B_{12} 和叶酸在 DNA 合成中的作用】

叶酸在肠道吸收后，经门静脉进入肝脏，在肝内二氢叶酸还原酶的作用下，转变为具有活性的四氢叶酸，其功能为作为载体来转运体内的"一碳单位"——含有一个碳原子的基团，从而帮助嘌呤核苷酸代谢的完成，尤其是胸腺嘧啶核苷酸的合成。

维生素 B_{12} 在体内主要是由甲基钴胺参与代谢过程，在同型半胱氨酸转变为甲硫氨酸（蛋氨酸）的反应中提供甲基，使 N 甲酰基四氢叶酸转变为四氢叶酸。维生素 B_{12} 和由叶酸转化而来的四氢叶酸均为 DNA 合成过程中的辅酶，在细胞的 DNA 合成过程中发挥着不可替代的重要作用。

（二）维生素 B_{12} 和叶酸代谢检验

【维生素 B_{12} 测定】

1.血清维生素 B_{12} 的测定　由于放射免疫法具有较高的敏感度和特异度，且测定方便，临床上常使用此法进行血清维生素 B_{12} 的测定，低于 100pg/ml 可诊断为维生素 B_{12} 缺乏（正常值为 200～900pg/ml）。

2.血清高半胱氨酸和甲基丙二酸测定　本法用于诊断维生素 B_{12} 缺乏及鉴定叶酸与维生素 B_{12} 缺乏。血清高半胱氨酸水平（正常值为 5～16μmol/L）在叶酸缺乏和维生素 B_{12} 缺乏时均升高，而血清甲基丙二酸水平（正常值为 70～270μmol/L）增高仅见于维生素 B_{12} 缺乏时。

3.尿甲基丙二酸测定　正常人尿中的甲基丙二酸的排出量极微少，不超过 5mg/24h。维生素 B_{12} 缺乏使甲基丙二酰 CoA 转变为琥珀酰 CoA 受阻，使体内甲基丙二酸含量增加，尿甲基丙二酸可超过 300mg/24h。

4.维生素 B_{12}吸收试验(Schilling 试验) 该试验主要用于判断维生素 B_{12}缺乏的病因。肌内注射维生素 B_{12} 1mg，同时或 1h 后空腹口服^{57}C。标记的维生素 B_{12} 0.5～2μg，用于置换体内结合的维生素 B_{12}，使标记的维生素 B_{12}随尿排出。于口服 2h 后收集 24h 尿液，测定尿液中^{57}C。一维生素 B_{12}的含量。正常人排出量大于 8%，低于此值提示维生素 B_{12}吸收不良，恶性贫血者此值只有 0～1.2%。5 天后重复上述试验，同时口服内因子 60mg，如排泄转为正常，则证实为内因子缺乏，有助于恶性贫血的诊断，否则为肠道吸收不良。如以广谱抗生素代替内因子进行试验，尿中^{57}C。标记的维生素 B_{12}排出增加，则提示维生素 B_{12}的缺乏是由肠道细菌过度繁殖与宿主竞争维生素 B_{12}所致。此试验与患者的肾功能和尿量等因素有关。

【叶酸测定】

1.血清叶酸测定 可用放射免疫法测定血清叶酸。正常血清叶酸浓度为 6～20ng/ml，叶酸缺乏者血清叶酸浓度常低于 4ng/ml。血清叶酸易受叶酸摄入量的影响，因此有较大的诊断价值。

2.红细胞叶酸测定 可用微生物法和放射免疫法测定红细胞叶酸。红细胞叶酸相对较为稳定，不受短期内叶酸摄入的影响，故能反映体内叶酸储存情况。正常红细胞叶酸浓度为 150～600ng/ml，低于 100ng/ml 表示叶酸缺乏。但维生素 B_{12}缺乏时，红细胞叶酸浓度也可下降。

3.尿亚胺甲酰谷氨酸(FIGlu)测定 排泄试验中给患者口服组氨酸 15～20g，收集 24h 尿测定排出量。正常成人尿 FIGlu 排泄量在 9mg/24h 以下。叶酸缺乏时，组氨酸的中间代谢产物 FIGlu 转变为谷氨酸发生障碍，大量 FIGlu 在体内堆积并随尿排出。

【其他】

1.脱氧尿嘧啶核苷抑制试验 取骨髓细胞或经植物血凝素(PHA)激活的淋巴细胞，加入脱氧尿嘧啶核苷孵育，再加入^{3}H 标记的胸腺嘧啶核苷($^{3}HTdR$)一定时间后，测定掺入细胞核中$^{3}HTdR$ 量。叶酸和(或)维生素 B_{12}缺乏时，脱氧尿苷利用障碍，$^{3}HTdR$ 掺入量明显增加(大于 20%)。如事先加入叶酸或维生素 3H 来纠正其抑制率的减弱，有助于区别叶酸或维生素 B_{12}缺乏。此试验较为敏感，在血清高半胱氨酸和血清甲基丙二酸升高之前即出现异常，可用于尚未出现贫血表现的患者。

2.诊断性治疗 用生理剂量的维生素 B_{12}(1μg/d)或叶酸(0.2mg/d)治疗 10 天，观察患者用药后临床症状是否有所缓解，如网织红细胞升高、巨幼红细胞形态迅速好转以及血红蛋白上升，从而达到诊断目的。此方法有助于鉴别叶酸或维生素 B_{12}缺乏。

二、巨幼细胞贫血

(一)概述

巨幼细胞贫血(MgA)是由于叶酸和(或)维生素 B_{12}缺乏或其他原因引起细胞核 DNA 合成障碍所致的一类贫血，主要特点是骨髓三系细胞质与细胞核发育不平衡及无效造血。此类贫血亦可因遗传性或药物等获得性 DNA 合成障碍引起。本症特点是外周血呈大细胞性贫血，伴有中性粒细胞的核右移，骨髓内粒细胞系、红细胞系、巨核细胞系三系细胞出现巨幼变。患者出现的巨幼红细胞易在骨髓内破坏，出现无效性红细胞生成。约 95%的病例是因叶酸和(或)维生素 B_{12}缺乏引起的营养性贫血，其早期阶段单纯表现为叶酸或维生素 B_{12}缺乏者临床上并不少见。在我国缺乏叶酸所致的营养性巨幼细胞贫血多见，内因子缺乏的恶性贫血(PA)主要见于白种人(北欧多见)，国内较少见。

【临床表现】

无论是缺乏叶酸还是维生素 B_{12}，其临床表现除了神经系统出现病变外，其他特征基本相似。

1.血液系统　发病较为缓慢，贫血呈进行性发展，可随病情的加重渐渐出现皮肤黏膜苍白、头晕、疲乏及活动后心悸等症状，还可出现轻度黄疸，即皮肤黏膜黄染等表现。

2.消化系统　可有舌炎，舌乳突萎缩、味觉异常、有灼痛感，并可见舌表面光滑呈绛红色，即"牛肉样舌"。常出现恶心、食欲不振、呕吐、腹胀、腹痛或便秘等消化系统症状。

3.神经系统　维生素 B_{12} 缺乏者可有外周神经炎及其他神经系统症状，主要是由于维生素 B_{12} 缺乏导致血液中的丙酰辅酶 A 堆积，进一步生成非生理性单链脂肪酸，影响神经鞘磷脂的生成，造成神经的脱髓鞘表现。患者可出现感觉异常、手足麻木和皮肤刺痛等周围神经症状，还可出现亚急性脊髓联合变性，表现为体位感觉障碍、运动失调、行走困难、语言障碍及抑郁等。小儿及老年患者常表现为脑神经受损的精神异常，如抑郁、嗜睡和精神错乱。

4.其他　可出现皮肤黑色素沉着（维生素 B_{12} 缺乏使垂体黑色素细胞刺激素分泌增加），部分患者可见肝、脾肿大。

【分类】

临床上根据病因的不同，巨幼细胞贫血可分为三类：营养性巨幼细胞贫血、恶性贫血和其他原因所致的巨幼细胞贫血。

1.营养性巨幼细胞贫血　多数由于膳食状况不良，缺少绿色新鲜蔬菜及水果的摄入，或缺乏肉类、蛋类食物，还有部分患者由于烹饪方式不当如烹饪时间过长，导致叶酸受到破坏。如果常年素食，叶酸和维生素 B_{12} 可同时缺乏。慢性胰腺疾病、寄生虫竞争（如绦虫病）、小肠细菌过度生长、回肠疾病等也可导致维生素 B_{12} 吸收利用障碍而引起巨幼细胞贫血。

2.恶性贫血　此类贫血患者胃腺可严重萎缩，壁细胞丧失，不能分泌内因子。内因子是维素素 B_{12} 吸收的辅助因子，内因子缺乏导致维生素 B_{12} 吸收障碍，从而引起维生素 B_{12} 在体内缺乏，导致贫血。

3.其他原因所致的巨幼细胞贫血

（1）肠道疾病引起的吸收不良导致的巨幼细胞贫血：热带性口炎性腹泻、麦胶肠病等所致的巨幼细胞贫血。

（2）药物抑制 DNA 合成导致巨幼细胞贫血：如甲氨蝶呤、巯基嘌呤、硫代鸟蝶呤等嘌呤合成抑制药，甲氨蝶呤、6 氮杂尿苷等嘧啶合成抑制药，甲氨蝶呤、氟尿嘧啶等胸腺嘧啶合成抑制药及羟基脲、阿糖胞苷等 DNA 合成抑制药，均可致 DNA 合成障碍从而引起巨幼细胞贫血。

（3）先天性缺陷导致的巨幼细胞贫血：如选择性维生素 B_{12} 吸收不良、先天性钴胺素传递蛋白Ⅱ缺乏、LeschNyhan 综合征、遗传性乳清酸尿症、甲基转移酶和亚氨甲酰基转移酶缺乏症等。

【发病机制】

巨幼细胞贫血的发病机制主要是细胞内 DNA 合成障碍。四氢叶酸和维生素 B_{12} 是细胞核 DNA 合成过程中重要的辅酶。叶酸缺乏时，四氢叶酸随之缺乏，细胞内脱氧尿嘧啶核苷（dUMP）转变为脱氧胸腺嘧啶核苷（dTMT）的生化反应受阻。参加正常 DNA 合成的 dTTP 被 dUTP 代替，合成异常的 DNA。细胞核的发育停滞，而细胞质仍在继续发育成熟。细胞呈现细胞质与细胞核发育不平衡，体积较正常为大的巨幼型改变，故称为巨幼细胞。这些巨幼细胞均有成熟障碍，表现出无效生成。维生素 B_{12} 与体内四氢叶酸的循环使用有关，而后者作为一碳基团载体生成的 N^5，N^{10}-亚甲酰四氢叶酸为 dUMP 转化为 dTMP 提供甲基，故当维生素 B_{12} 缺乏时，通过影响四氢叶酸的量而使 dTTP 合成障碍，细胞核发育迟缓，同样出现巨幼细胞贫血。大部分巨幼红细胞在骨髓内因发育成熟障碍而破坏，造成红细胞的无效生成。外周血中的红细胞生存期亦缩短，引起贫血。类似的变化也可发生于粒细胞系和巨核细胞系。

（二）实验室检查

【血象】

巨幼细胞贫血为典型的大细胞性贫血。RDW 升高，血涂片上红细胞形态明显大小不等，以大细胞为主，可见一定数量的巨红细胞。红细胞中心淡染区不明显甚至消失，可见较多异常形态红细胞，如椭圆形红细胞、泪滴形红细胞、嗜多色性红细胞及嗜碱性点彩红细胞，亦可见 HowellJolly 小体及有核红细胞。MCV、MCH 升高，MCHC 正常。RBC 和 Hb 的下降不平行，RBC 下降更明显。网织红细胞绝对值减少，相对值正常或稍增高。白细胞正常或轻度减少，中性粒细胞体积偏大，核分叶过多。5 叶核的粒细胞常常占中性粒细胞的 5%以上，称为“核右移”现象，分叶多者可达 6～9 叶或以上。病情较重者可出现巨晚幼粒细胞和巨杆状核粒细胞。血小板正常或减少，可见巨大血小板。

【骨髓象】

骨髓有核细胞增生活跃或明显活跃，红细胞系明显增生，粒红比值下降或倒置。以三系细胞均出现巨幼样变为特征。常见异常的有丝分裂象，正常形态的幼红细胞减少或不见，出现各阶段的巨幼红细胞，其比例常大于 10%，高者可达 30%～50%。可见核畸形、碎裂和多核巨幼红细胞。由于发育成熟受阻，原巨幼红细胞和早巨幼红细胞比例增高。核分裂象和 HowellJolly 小体易见。

识别巨幼样变的要点为胞核的形态和“老浆幼核”的改变。粒细胞系增生相对减少。中性粒细胞自中幼阶段以后可见巨幼变，以巨晚幼粒和巨杆状核粒细胞多见。可见部分分叶核细胞分叶过多，各叶大小差别甚大，可畸形，称为巨多叶核中性粒细胞。骨髓细胞学检测对巨幼细胞贫血的诊断起决定性作用，特别是发现粒系细胞巨幼变，对疾病的早期诊断和疑难病例的诊断更有价值。

1.巨幼红细胞发育各阶段形态特点

（1）原巨幼红细胞：胞体比原红细胞大，直径 18～30μm，核呈圆形或椭圆形，常偏位，染色质细粒状，分布均匀，疏松纤细似网，核仁 2～4 个，常融合在一起，胞质丰富，染深蓝色，着色不均，核周淡染区明显。

（2）早巨幼红细胞：胞体直径 15～25μm，核大，呈圆形，染色质部分开始聚集，多数无核仁，早期还可见核仁的痕迹，胞质丰富，染深蓝色不透明，有些细胞由于开始出现血红蛋白而呈灰蓝色胞质。

（3）中巨幼红细胞：胞体直径 10～20μm，核呈圆形或不规则，染色质开始聚集成块，但较正常中幼红细胞细致，副染色质清晰，呈略粗的网状，灰蓝色或淡红色。

（4）晚巨幼红细胞：胞体直径 10～18μm，常呈椭圆形，胞核较小，常偏于一侧，可见多核、核碎裂等现象，核染色质仍保持网状结构痕迹，胞质较多，含较为丰富的血红蛋白，着色可略呈灰色，可见 Howell-Jolly 小体。

2.粒细胞系特点　粒细胞系增生相对减少，中性粒细胞自中幼阶段以后可见巨幼样变，以巨晚幼粒细胞和巨杆状核粒细胞多见。粒细胞巨幼样变有如下表现。

（1）胞体增大，直径可达 30μm。

（2）胞质可呈蓝灰色，颗粒减少，胞质中可出现空泡。

（3）核肿胀，染色质疏松，可呈现马蹄形或不规则形状。

（4）分叶核粒细胞分叶过多，常为 5～9 叶，称为巨多叶核中性粒细胞。

3.巨核细胞系特点　巨核细胞系改变不明显，巨核细胞数量正常或减少，可见巨核细胞胞体过大，分叶过多（正常在 5 叶以下）与核碎裂，胞质内颗粒减少。

【细胞化学染色】

骨髓铁染色：细胞外铁与细胞内铁均增高。糖原染色：原红细胞、幼红细胞呈阴性，偶见弱阳性。

【维生素 B_{12} 和叶酸的检验】

1.血清维生素 B_{12} 和叶酸含量的测定　血清维生素 B_{12} 小于 75pmol/L（<100pg/ml）为缺乏。正常血清

叶酸浓度为6～20ng/ml，若叶酸缺乏者常低于4ng/ml。上述两者均可用放射性免疫法进行测定。由于这两种维生素的作用位于细胞内而非血浆中，因此部分患者也有出现血清维生素B_{12}和叶酸含量在正常范围，故上述测定仅可作为初筛试验，仅凭单纯的血清叶酸和维生素B_{12}测定，不能作为叶酸和维生素B_{12}缺乏的诊断标准。

2.红细胞叶酸含量测定　红细胞叶酸含量较为稳定，不受当时叶酸摄入量的影响，能反映机体叶酸的总体水平及组织叶酸水平，诊断价值更大。红细胞叶酸小于227nmol/L时，为红细胞叶酸缺乏。

3.甲基丙二酸测定　缺乏维生素B_{12}的患者血清和尿中该物质含量增高(参考区间70～270nmol/L)。

4.血清高半胱氨酸测定　在钴胺和叶酸缺乏时血清高半胱氨酸水平升高。

5.维生素B_{12}吸收试验(Schilling试验)　维生素B_{12}尿中排出量降低，本试验主要用于对钴胺缺乏的病因诊断，而不是诊断是否存在钴胺缺乏。如内因子缺乏，加入内因子可使结果正常。

6.诊断性治疗试验　无法进行上述试验时，可采用试验性治疗以达到诊断目的。疗法是给患者小剂量叶酸或维生素Bl27～10天，若4～6天后网织红细胞上升，应考虑相应物质的缺乏。巨幼细胞贫血对治疗药物的反应很敏感，用药48h左右网织红细胞即开始增加，于5～10天达高峰，患者的血象、骨髓象和临床症状会有所改善甚至恢复。据此设计的试验简便易行，准确性较高，对不具备进行叶酸和维生素B_{12}测定的单位，可用以判断叶酸缺乏抑或维生素B_{12}缺乏。

【其他检验】

巨幼细胞贫血由于无效造血伴溶血，血清间接胆红素可轻度增高，血清铁及转铁蛋白饱和度可增高。恶性贫血患者血清中，内因子阻断抗体的阳性率在50%以上；胃液检查可出现胃液中游离胃酸消失，对组氨酸反应下降。

(三)诊断与鉴别诊断

【诊断】

巨幼细胞贫血可根据患者的病史、体征和临床表现，并结合血象和骨髓象的变化加以诊断，诊断一般并无较大困难，同时需叶酸和维生素B_{12}的测定结果进行综合分析。维生素B_{12}和叶酸的测定以及尿甲基丙二酸、血清高半胱氨酸和维生素B_{12}吸收试验等特殊检查，不仅可以对巨幼细胞贫血进行诊断，还可进一步鉴别是维生素B_{12}缺乏还是叶酸缺乏所致。没有条件进行特殊检查，且并非危重患者时，可用治疗性试验帮助诊断。对已肯定诊断为营养性巨幼细胞贫血的患者应明确其病因，因为维生素B_{12}缺乏的患者如用叶酸治疗纠正贫血会加重其神经病变。

巨幼细胞贫血诊断标准如下。

1.临床表现　①一般具有慢性贫血症状。②消化道症状：食欲不振或消化不良，常见舌红、舌痛及舌乳头萎缩等症状。③神经系统症状：见于维生素B_{12}缺乏患者，恶心贫血患者本症状更为典型。

2.实验室检查　①大细胞性贫血(红细胞平均体积MCV＞100fL，红细胞呈大椭圆形)；②白细胞和血小板可减少，中性分叶核分叶过多(5叶者常在5%以上)；③骨髓呈巨幼细胞贫血形态改变(巨幼红细胞＞10%，粒细胞系和巨核细胞系也出现巨型变)；④血清叶酸＜6.91nmol/L，红细胞叶酸＜227nmol/L；⑤血清维生素B_{12}＜75pmol/L，红细胞叶酸＜227nmol/L；⑥血清维生素B_{12}＜29.6pmol/L；⑦血清内因子阻断抗体阳性；⑧放射性维生素B_{12}吸收试验，24h尿中排出量＜4%，加内因子之后可恢复正常(＞7%)；用放射性核素双标记维生素B_{12}进行吸收试验，24h维生素B_{12}排出量＜10%。

具备上述临床表现的①或②，和实验室检查的①、③或②、④者可诊断为叶酸缺乏的巨幼细胞贫血；具备上述临床表现的①和③和实验室检查的①、③或②、⑤者诊断为维生素B_{12}缺乏的巨幼细胞贫血；具备上述临床表现的①、②、③和实验室检查的①、③、⑥、⑦者怀疑有恶性贫血，⑧为恶性贫血确诊试验。

【鉴别诊断】

下列疾病与巨幼细胞贫血的临床症状相似，甚至在细胞形态学上也具有巨幼变的特点，应与巨幼细胞贫血进行鉴别。

1.急性红白血病　急性红白血病为急性非淋巴细胞白血病的一种类型。在其红血病期，骨髓中红细胞系可极度增生，以原红细胞和早幼红细胞为主，出现明显的病态造血(如类巨幼样变、核畸形及核分叶等)，同时还伴有白细胞的异常增生，如原粒细胞和早幼粒细胞比例常在30%之上。细胞组织化学染色PAS反应可见幼红细胞呈阳性或强阳性，而巨幼细胞贫血幼红细胞则为阴性，此为鉴别的重要依据。血清叶酸和维生素 B_{12} 测定正常或稍高，叶酸和维生素 B_{12} 诊断性治疗无效。

2.骨髓增生异常综合征(MDS)　骨髓增生异常综合征是一类造血干细胞克隆性疾病引起的造血功能异常。部分患者可有红细胞系显著增生，并伴有明显的病态造血。粒细胞系和巨核细胞系也有病态造血。骨髓铁染色异常(环形铁粒幼细胞常大于15%)。PAS反应幼红细胞呈阳性。还可以通过染色体检查及骨髓活检鉴别。

3.再生障碍性贫血　由于部分巨幼细胞贫血患者外周血三系减少，所以需要与其他全血细胞减少性疾病(如再生障碍性贫血)进行鉴别，骨髓象检查有明显的区别。巨幼细胞贫血骨髓内有核细胞增生常明显活跃，分类以红细胞系为主。而再生障碍性贫血骨髓内有核细胞增生减低或重度减低，细胞形态无明显异常，淋巴细胞、浆细胞及网状细胞等非造血细胞相对增多。此外，再生障碍性贫血患者血清叶酸和维生素 B_{12} 测定无异常。

巨幼细胞贫血骨髓片观察

目的：掌握巨幼细胞贫血(MgA)血象、骨髓象特征，正确书写MgA骨髓检查报告单。

标本：制备良好的MgA血片和骨髓片。

观察内容：按照骨髓细胞学检查方法进行细胞形态学观察。

1.血象　巨幼细胞贫血为典型的大细胞性贫血。血片上红细胞形态明显大小不等，以大细胞为主，可见一定数量的巨红细胞。红细胞中心淡染区不明显甚至消失，可见较多异常形态红细胞，如椭圆形红细胞、泪滴形红细胞、嗜多色性红细胞及嗜碱性点彩红细胞，亦可见Howell-Jolly小体及有核红细胞。白细胞正常或轻度减少，中性粒细胞体积偏大，核分叶过多。5叶核的粒细胞常常占中性粒细胞的5%以上，称之为“核右移”现象，分叶多者可达6～9叶甚至以上。病情较重者可出现巨晚幼细胞和巨杆状核粒细胞。血小板正常或减少，可见巨大血小板。

2.骨髓象　骨髓增生活跃或明显活跃，红细胞系、粒细胞系和巨核细胞系细胞均出现巨幼样变。红细胞系明显增生，粒红比值降低或倒置，正常形态的幼红细胞减少或不见，各阶段巨幼红细胞明显增多，其比例常大于10%，其中原巨幼红细胞、早巨幼红细胞增多明显。核分裂象和Howell-Jolly小体易见，可见核畸形、核碎裂和多核巨幼红细胞。巨幼红细胞的形态特征为：①胞体大，胞质丰富；②胞核大，排列呈疏松网状或点网状，随着细胞的成熟，染色质也逐渐密集，但不能形成明显的块状；副染色质明显，核着色较正常幼红细胞浅；③核质发育不平衡，细胞质较细胞核成熟，表现为“老浆幼核”。

粒细胞系比例相对降低，可见巨幼样变，以巨晚幼粒细胞和巨杆状核细胞多见。其形态特征为：①细胞体积增大；②胞核肿胀，粗大，可不规则，常见马蹄铁样，染色质疏松，可见染色不良现象；③可见部分分叶核细胞分叶过多，常为5～9叶甚至以上，各叶大小差别悬殊，可为畸形，称为巨多叶核中性粒细胞；④胞质因特异性的颗粒减少，着色可呈灰蓝色，可见空泡。

巨核细胞正常或减少，部分细胞可见胞体过大、分叶过多(正常在5叶以下)、核碎裂，胞质内颗粒减少，血小板生成障碍。

淋巴细胞形态一般无变化，单核细胞也可见巨幼样变。

质量保证：

1.单纯粒细胞巨幼样变具有重要诊断价值：①粒细胞巨幼样变常于红细胞形态出现巨幼样变和贫血前出现，为 MgA 的早期表现；②当患者经过治疗后，巨幼红细胞常在 48h 后转为正常形态，而巨幼样变的粒细胞常持续 1～2 周，故可根据粒细胞系改变作出明确诊断；③当巨幼细胞贫血合并缺铁性贫血时，巨幼红细胞形态特征常被掩盖而不明显，但粒细胞系的巨幼样变不被掩盖；④少数患者骨髓象中红细胞系增生不良，幼红细胞少见或不见，巨核细胞也明显减少，但可见大量的巨幼样变粒细胞系，可根据粒细胞系的形态学改变作出巨幼细胞贫血的诊断。

2.注意观察嗜碱性点彩红细胞和嗜多色性红细胞、Howell-Jolly 小体及细胞分裂象等增生性贫血的骨髓象特征。

3.营养不良或胃大部分切除等原因引起的巨幼细胞贫血往往同时伴有缺铁，这种贫血称为混合性贫血，曾称双相性贫血，即血象和骨髓象表现为巨幼细胞贫血与缺铁性贫血并存的细胞形态学改变。

4.书写骨髓检查报告单时，应将红细胞系置于首位描述，详细描述巨幼红细胞的比例、形态特征以及成熟红细胞的形态特征。

（代允普）

第七节　造血功能障碍性贫血

造血功能障碍性贫血是由各种原因引起的造血干细胞增殖、分化障碍和（或）造血微环境发生异常或被破坏，导致外周血全血细胞、两系或一系细胞减少，以贫血为主要表现的一组综合征，主要包括各种类型的再生障碍性贫血、再生障碍危象和纯红细胞再生障碍性贫血。

据国内省、直辖市、自治区调查发现，造血功能障碍性贫血年发病率为 0.74/10 万人口，明显低于白血病的发病率；其中，慢性再生障碍性贫血年发病率为 0.60/10 万人口，急性再生障碍性贫血年发病率为 0.14/10 万人口；各年龄均可发病，但以青壮年多见；男性发病率略高于女性。临床表现为贫血、出血、发热和感染，并伴乏力、头晕等症状。

一、再生障碍性贫血

（一）概述

再生障碍性贫血（AA），简称再障，是由多种原因所致的骨髓造血功能衰竭，引起外周血细胞减少的一组造血干细胞性疾病。其特征是造血干细胞和（或）造血微环境功能障碍，红骨髓被脂肪组织替代，导致全血细胞减少。

【分类】

再障可分为先天性再障和获得性再障。

1.先天性再障　先天性再障（FA）是一种进行性骨髓造血功能衰竭伴多种先天性畸形为特征的异质性常染色体隐性遗传性疾病。本病于 1927 年由 Fanconi 首先报道，临床上少见，多数于 5～10 岁发病，男女比例约为 1.3∶1。患者智力低下，发育不良，随年龄增长出现发育停滞现象，多合并显著的多发性先天畸形，发病无种族或地域差别，可见兄弟姐妹多人发病现象。血象为全血细胞减少，网织红细胞减少，贫血为正细胞或轻微大细胞性，血象中偶见有核红细胞和幼粒细胞。骨髓增生减低，但发病初期表现增生活跃。浆细胞和组织嗜碱细胞增多。

2.获得性再障 有半数以上的患者无明确病因，称为原发性再障；有明确病因者称为继发性再障。目前比较公认的导致再障的原因包括药物及化学物质、电离辐射、生物感染和其他因素。①药物及化学物质：药物和化学物质是引起再障最常见的病因，常见的药物有氯霉素、保泰松、阿司匹林和治疗肿瘤的细胞毒药物，其中，氯霉素引起再障报道最多，引起再障的化学物质有苯及其衍生物、杀虫剂和重金属等，以苯和苯类化合物最常见。②电离辐射：骨髓是对电离辐射最敏感的组织，X线、γ射线和放射性核素等均可导致骨髓损伤，其损伤程度与剂量成正相关。电离辐射直接损伤造血干细胞和造血微环境，骨髓细胞对电离损伤的敏感性依次为红细胞系、粒细胞系和巨核细胞系，网状细胞和浆细胞能耐受照射。③生物感染：多种病毒感染与再障有关，如肝炎病毒、EB病毒、微小病毒和带状疱疹病毒等，其中病毒性肝炎相关性再障最为常见。④其他因素：内分泌因素包括腺脑垂体功能减退症、妊娠并发再障等，类风湿关节炎、系统性红斑狼疮也与再障有关。

【发病机制】

再障的发病机制比较复杂，至今尚不清楚。发病呈明显的异质性，可能是多种因素共同作用的结果。目前认为其发病机制包括造血干细胞异常、造血微环境缺陷和免疫机制异常。

1.造血干细胞异常（种子学说） 绝大多数再障患者骨髓细胞体外培养没有或仅有少量造血干/祖细胞集落生长。再障患者 $CD34^+$ 细胞较正常人显著减少，集落形成能力明显低于正常水平。造血干/祖细胞体外对造血生长因子反应性明显降低。骨髓移植可使部分再障患者造血功能恢复，这说明再障患者存在造血干细胞异常。

2.造血微环境缺陷（土壤学说） 骨髓微环境对造血的调节主要是基质细胞的作用，分泌胞外基质和释放多种造血生长因子（HGFs），支持和调节造血细胞的生长和发育。某些致病因素在损伤造血干/祖细胞或诱发异常免疫反应的同时，累计造血微环境中的基质细胞，使其分泌的多种细胞因子出现紊乱，影响造血干细胞的增殖分化。

3.免疫机制异常（虫子学说） 部分再障患者骨髓造血衰竭的发生与其细胞免疫和体液免疫调节异常有关，T细胞及其分泌的某些造血负调控因子可导致造血干/祖细胞增殖和分化损伤。有证据表明，免疫功能异常是再生障碍性贫血发病常见和重要的因素。

【临床表现】

再障的临床表现为进行性贫血、出血、反复感染和发热等，由全血细胞减少所致。其中出血和感染是患者死亡的重要原因。一般无肝、脾和淋巴结肿大。根据临床表现、病程、血象和骨髓象特征将再障分为急性再障和慢性再障两型。

1.急性再障 急性再障又称为重型再障Ⅰ型。起病急，进展迅速。贫血呈进行性，伴有严重出血和感染，常伴有败血症，病程短，治疗效果较差，大多数患者在1年内死亡。

2.慢性再障 慢性再障又称为轻型再障。起病缓慢，病程较长，多为数年不等，贫血呈慢性过程，常见乏力、头晕、心悸等。出血较轻，常见皮肤出血点或轻微牙龈出血，内脏出血少见。半数患者有发热，以中度发热多见，发热时间短，很少持续1周以上。合并感染者很少，即使发生感染也较轻，易于控制。如轻型再障病情恶化，与急性再障相似时，称为重型再障Ⅱ型。

（二）实验室检查

1.血象

（1）急性再障：全血细胞重度减少，血红蛋白可降到30g/L左右，为正细胞正色素性贫血。血片红细胞形态基本正常，无红细胞增生的迹象，无嗜多色性红细胞和有核红细胞，网织红细胞＜1%，绝对值＜15×10^9/L。白细胞降至1.0×10^9/L左右，中性粒细胞＜0.5×10^9/L，分类时淋巴细胞相对增多，常多于60%。血小板＜20×10^9/L。

(2)慢性再障：全血细胞减少较急性再障轻，血红蛋白多在50g/L左右，红细胞形态和急性再障相似。白细胞、中性粒细胞、血小板和网织红细胞较急性型高。白细胞多为2.0×10^9/L，中性粒细胞约占25%，血小板计数＞20×10^9/L，网织红细胞可高于1%。

2.骨髓象

(1)急性再障：多部位穿刺显示骨髓增生减低或极度减低。粒细胞系、红细胞系和巨核细胞系细胞显著减少，粒细胞多为晚幼粒细胞和成熟粒细胞，红细胞以晚幼红细胞为主，巨核细胞明显减少或缺如。非造血细胞相对增多，淋巴细胞常多于65%。浆细胞、组织嗜碱细胞和网状细胞等增多，如见骨髓小粒，其中造血细胞被大量脂肪所代替，为空网状结构或为一团纵横交错的纤维网，其中造血细胞极小，其间散布着非造血细胞，此种非造血细胞团块为再障的重要标志。

(2)慢性再障：不同的部位骨髓增生程度可不一致，因骨髓受累呈向心性发展，先累及髂骨，后累及脊柱和胸骨，故穿刺部位不同所得结果亦不一致。增生活跃的部位，红细胞系代偿增生，以晚幼红细胞为主，其细胞核高度固缩，染色深而呈"碳核"。偶见细胞核不规则的分叶者，这反映幼红细胞的成熟和脱核障碍。粒细胞系减少，主要为晚幼粒细胞和成熟粒细胞。巨核细胞减少，非造血细胞增多。增生减少的部位，骨髓象与急性型相似或较轻。

3.骨髓活检　骨髓增生减少，造血组织与脂肪组织容积比降低，常小于0.34。造血细胞减少(尤其是巨核细胞减少)，非造血细胞增加，并可见间质水肿、出血，甚至液性脂肪坏死。骨髓活检比骨髓涂片对再障的诊断更有价值。

4.其他检查　骨髓铁染色显示细胞内、外铁均增加，血清铁增高。中性粒细胞碱性磷酸酶活性增强。造血干细胞培养大多数患者CFU-C、BFU-C减少，将再障患者的血清与正常人骨髓细胞共同培养，有些患者血清能抑制正常人造血干细胞的生长。

(三)诊断与鉴别诊断

1.诊断标准(1987年全国再障学术会议修订标准)

(1)全血细胞减少，伴有相应的临床表现。

(2)一般无明显肝、脾、淋巴结肿大。

(3)网织红细胞绝对值低于正常。

(4)骨髓至少有一个部位增生减低，如增生活跃则晚幼红细胞增加，巨核细胞减少，脂肪细胞、非造血细胞增多。骨髓液油滴增加，骨髓小粒的造血细胞少于50%(有条件者应做骨髓活检)。

(5)除其他全血细胞减少的疾病(如阵发性睡眠性血红蛋白尿(PNH)、骨髓增生异常综合征(MDS)、急性造血功能停滞、骨髓纤维化、急性白血病和恶性组织病等)外。

(6)一般抗生素治疗无效。

诊断再障后应进一步鉴别是急性型还是慢性型(表6-21)。

表6-21　急性再障与慢性再障的鉴别

鉴别点	急性再障	慢性再障
起因	多急骤，常以感染、出血为首发症状	缓慢，常以贫血为首发症状
贫血	进展快，患者不能耐受	进展慢，患者能耐受

续表

鉴别点	急性再障	慢性再障
出血	部位多、程度严重，内脏出血多见	部位少、程度较轻，多局限于体表
感染	多见、严重，常合并败血症	少见且较轻
血象	全血细胞减少严重，网织红细胞<1%，绝对值为 $15\times10^9/L$，中性粒细胞<$0.5\times10^9/L$，血小板<$20\times10^9/L$	全血细胞减少较轻，网织红细胞>1%.但绝对值降低，中性粒细胞>$0.5\times10^9/L$，血小板>$20\times10^9/L$
骨髓象	多部位增生低下，非造血细胞增多	增生低下，可有增生灶，非造血细胞增生不明显
骨髓活检	造血组织显著减少，脂肪细胞显著增多	造血组织减少，脂肪细胞增多
预后	病程短，一般治疗在1年内死亡，少数存活较长	病程较长，可达数年，部分患者可缓解，部分迁延不愈，少数死亡

2.鉴别诊断

(1)阵发性睡眠性血红蛋白尿(PNH)：部分 PNH 患者无血红蛋白尿发生，而表现为全血细胞减少，不易和再障鉴别。本病溶血试验(Ham 试验)、蔗糖溶血试验、尿含铁血黄素试验为阳性，而再障为阴性。

(2)骨髓增生异常综合征(MDS)：MDS 中的难治性贫血(RA)主要为慢性贫血，多有外周全血细胞减少，故与再障难以区别。但 RA 血象可呈全血细胞减少，也可是其中任一两项减少。白细胞分类可见幼稚粒细胞、有核红细胞，有巨大红细胞或畸形红细胞和血小板。骨髓增生不减少，粒、红、巨核三系细胞有病态造血现象。上述表现并非 MDS 特有，但不应见于再障。

(3)低增生性白血病：一般无淋巴结，肝、脾肿大，外周血全血细胞减少，这与再障相似，但骨髓原始细胞大于30%，此为与再障的主要区别。

(4)原发性慢性骨髓纤维化：晚期患者常有血细胞减少，骨髓穿刺出现干抽，常显示增生低下，但本病有明显的肝、脾肿大，外周血中有幼红细胞、幼粒细胞和泪滴状红细胞。

再生障碍性贫血骨髓涂片观察

目的：掌握再生障碍性贫血的骨髓象特点。

器材与试剂：光学显微镜、擦镜纸、香柏油、醇醚混合液等。

标本：再生障碍性贫血患者的骨髓标本。

观察内容：

1.选择涂片：选择染色良好骨髓涂片，先用低倍镜观察全片，并对以下内容作出判断。

(1)骨髓涂片质量：涂片厚薄、染色好坏、骨髓小粒和脂肪滴多少等。

(2)判断增生程度：根据有核细胞与成熟红细胞比例，一般按五级法判断增生程度。

(3)巨核细胞计数和分类：用低倍镜计数全片巨核细胞数量，如数量增多可用油镜分类50或100个巨核细胞，尤其要注意有无异常巨核细胞，并判断巨核细胞产血小板的功能。

(4)特别注意观察涂片尾部有无体积较大或成堆分布的异常细胞。

2.选择细胞分布均匀、着色良好的区域，用油镜分类200个及以上有核细胞，骨髓增生极度减少可选择多张骨髓片计数共100个有核细胞，并注意观察细胞形态结构是否异常。

3.注意观察是否有巨大血小板、异常红细胞、寄生虫等异常形态。

质量保证：

1.注意晚幼(碳核)红细胞与小淋巴细胞的区别　晚幼红细胞胞质量较多，着色偏红，而小淋巴细胞胞质量少，呈天蓝色。

2.注意成骨细胞与原浆细胞的区别　成骨细胞胞体比原浆细胞大，胞质量丰富，有时含有嗜天青颗粒，有泡沫感但不如浆细胞明显，细胞核染色质为网状结构，核仁明显；成骨细胞之间形态、大小、结构相似。

评价：急性再生障碍性贫血患者骨髓象特征明显，诊断准确率较高，但部分慢性再生障碍性贫血患者的骨髓象表现并不典型，需要追踪观察，最好能进行骨髓活检明确诊断。

二、再生障碍危象

（一）概述

再生障碍危象，简称再障危象，是由于某些原因所致的骨髓造血功能急性停滞，表现为全血细胞减少或红细胞及网织红细胞减少。再障危象在原发病（如慢性溶血性贫血、非溶血性血液病或非血液系统疾病）的基础上出现急性造血功能停滞，常先有短暂的感染史（如上呼吸道感染或胃肠炎），病毒感染可能是本病的主要原因。另外，某些药物（如氯霉素、苯妥英钠、磺胺类药物、秋水仙碱等）也可引起再障危象。临床表现不一，除有原发病症状外，当红细胞系造血停滞时，可突然出现贫血或原有贫血加重、乏力加剧；当粒细胞系造血停滞和血小板减少时可伴有高热或原有发热加重和出血倾向。本病预后良好，多数在去除病因后1～2周内恢复，治疗目的在于帮助患者度过危象期。因此，及时、正确诊断至关重要。

（二）实验室检查

1.血象　红细胞、血红蛋白和血细胞比容均明显减少，血红蛋白常低至30g/L，网织红细胞急剧下降或缺如，红细胞形态主要取决于原发病红细胞形态是否发生改变。当伴有粒细胞减少时，淋巴细胞相对明显升高，粒细胞内可见中毒颗粒。有的可见异型淋巴细胞，偶见组织细胞。当伴有巨核细胞造血停滞时，血小板明显减少。

2.骨髓象　多数骨髓增生活跃，也可增生减低或极度减低。红细胞系造血停滞时，幼红细胞少见，粒红比值明显增高，可见巨大原红细胞是其突出特点。粒细胞系和巨核细胞系大致正常。当伴有粒细胞系造血停滞时，粒细胞明显减少，可见巨大早幼粒细胞。当血小板减少时，巨核细胞相应减少，以颗粒型巨核细胞多见，有退行性变。如三系造血均停滞，骨髓增生极度降低，造血细胞明显减少，非造血细胞增多。

（三）诊断与鉴别诊断

本病的诊断须结合病史、用药史、血象、骨髓象进行综合分析。如骨髓中出现特征性的巨大原红细胞、巨大早幼粒细胞、异型淋巴细胞和组织细胞增多等，具有提示诊断价值。需要与急性再生障碍性贫血，纯红细胞再生障碍性贫血进行鉴别。

三、纯红细胞再生障碍性贫血

（一）概述

纯红细胞再生障碍性贫血（PRCA）是以骨髓单纯红细胞系造血衰竭为特征的一组异质性综合征。临床上按其病因不同分为先天性PRCA和获得性PRCA两类。

1.先天性PRCA　先天性PRCA又称为Diamond-Blackfan贫血（DBA），贫血为DBA的主要临床表现，大约35%患儿出生时即表现有贫血，绝大多数（超过90%）患儿在1岁内确诊。婴幼儿患者一般不伴有外周血白细胞及血小板减少，但随年龄增长，少数患者可呈不同程度的白细胞减少和（或）血小板减少，DBA可出现先天性体格发育畸形，但一般较FA轻。

2.获得性PRCA　获得性PRCA可分为原发性和继发性两种，前者原因不清楚，后者又分为一过性和永久性。①一过性：暂时性儿童期幼红细胞减少、溶血性贫血再障危象、B_{19}微小病毒感染。②永久性：由肿瘤（胸腺瘤、恶性淋巴瘤、慢性淋巴细胞白血病）、自身免疫性疾病（系统性红斑狼疮、类风湿关节炎、特发性血小板减少性紫癜）和药物（苯妥英钠、氯霉素、异烟肼等）等引起的PRCA。获得性按病程可分为急性型和慢性型。

获得性PRCA因病因不同，其发病机制也不同，主要有以下几个方面：①免疫介导性PRCA。②药物相关性PRCA：主要药物为氯霉素、异烟肼、硫唑嘌呤、甲基多巴等，它们对BFU-Es、CFU-Es有直接毒性作用。③病毒诱发性PRCA：主要为B_{19}。微小病毒感染诱发。免疫作用在病因和发病中占主要地位。PRCA的贫血呈逐渐发展的缓慢过程，有贫血的一般症状，多无出血、发热和肝、脾和淋巴结肿大，获得性患者有原发病症状。

（二）实验室检查

1.血象　贫血呈正细胞正色素性，网织红细胞显著减少（<0.1%）或缺如。白细胞和血小板正常或轻度减少，白细胞分类、红细胞和血小板形态正常。HCT减少，MCV、MCH和MCHC均正常。

2.骨髓象　骨髓增生活跃，红细胞系各阶段均显著减少，幼红细胞<5%。粒细胞系和巨核细胞系各阶段均正常。红细胞系严重减少时，粒细胞系相对增加，但各阶段比例正常。个别患者巨核细胞增加。三系细胞形态正常，无病态造血。

3.其他检查　Ham试验和Coombs试验阴性；血清铁结合力和铁蛋白增加；骨髓祖细胞培养BFU-E及CFU-E减少；血清中可有多种抗体，如抗幼红细胞抗体、抗EPO抗体、抗核抗体、冷凝集素、抗线粒体抗体、类风湿因子和红斑狼疮因子等。

（三）诊断与鉴别诊断

PRCA的诊断主要根据其血象、骨髓象和临床表现，一般诊断不难。骨髓增生良好，而红细胞系显著减少或缺如为主要诊断依据。其形态学特征为单纯红细胞减少，网织红细胞显著减少，而粒细胞系和巨核细胞系正常。红细胞、粒细胞、巨核细胞形态正常，无病态造血和髓外造血。有关溶血性贫血的实验室检查均为阴性。临床表现有一般贫血的症状，无出血、发热和肝、脾和淋巴结肿大。同时应积极寻找原发病及诱因，以确定是否为继发性，如粒细胞系和巨核细胞系同时受累引起全血细胞减少，应注意与再生障碍性贫血相鉴别，尤其应该注意与MDS鉴别，个别MDS以纯红再障形式出现，但前者有病态造血是主要鉴别点。

（代允普）

第七章　临床液体检验

第一节　尿液检查

一、尿液化学检验

(一)理论性问题

1.肾脏结构与功能的最基本单位　肾单位(由肾小体及肾小管组成)是肾脏结构与功能的最基本单位，每1个肾脏约有100万个惊人相似的肾单位。

2.决定尿量的因素

(1)肾小球滤过率：肾小球滤过率的改变取决于肾血流量、肾小球滤过膜的面积及通透性能、肾小球囊内压以及血浆胶体渗透压。

(2)肾小管的重吸收率：当原尿通过肾小管时，99%以上的水分被肾小管重吸收回体内，从而保证了机体内的体液平衡。尿液浓缩机制主要取决于肾小管功能的完整性，特别是抗利尿激素对远曲小管升支粗段及集合管的作用、肾小管腔中液体的溶质浓度、肾小管阻塞等。

机体在肾小球滤过率与肾小管重吸收率之间尚有一维持比例的球管平衡机制。

3.影响尿液变化的可能因素　尿液变化的因素可分为外源性和内源性两方面，见下图7-1：

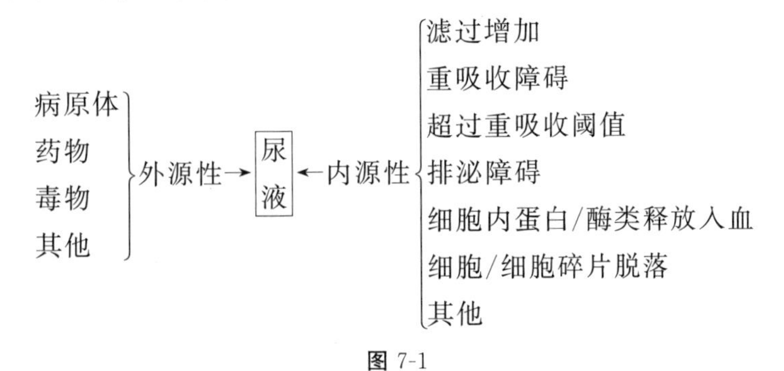

图7-1

4.测定尿比密的方法　测定尿比密的方法有：称量法、浮标法、超声波法、折射仪法和试带法等。其中称量法最准确，常作为参考方法。浮标法(即尿比密计法)最普及，但标本用量多，实验影响因素多，准确性差。试带法简便，近年来已用尿液干化学分析仪测定比密，但测定范围较窄，实验影响因素亦多，精度差。总之尿比密测定可靠性不如尿渗量测定，易受非离子成分如糖、蛋白、造影剂等的干扰。近年来尿比密测定有被尿渗量测定取代的趋势。

5.正常尿液中蛋白质的组成及来源 蛋白质按相对分子质量可分为高分子、中分子和低分子量蛋白，其来源见表 7-1。

表 7-1 正常尿液中蛋白质的组成及来源

分类	相对分子质量	含量	来源
高分子量蛋白	$>9\times10^3$	含量极微	分泌型 IgA、组织结构蛋白
中分子量蛋白	$(4\sim9)\times10^3$	占总量的 1/3～1/2	以白蛋白为主、IgG 的 Fc 片段及糖蛋白
低分子量蛋白	$<4\times10^3$	含量极少	Fc 片段、3Sγ1 球蛋白、α_2 微球蛋白、β_2 微球蛋白、游离轻链及一些来自血液的酶类，如乳酸脱氢酶、淀粉酶及溶菌酶等

6.干化学法检查尿中红细胞的原理 尿红细胞试带中的主要试剂成分是过氧化物底物和邻甲联苯胺(或四甲替联苯胺)。尿液中的血红蛋白或其破坏释放的游离血红蛋白均含有亚铁血红素，后者具有过氧化物酶样活性，可使无色的邻甲联苯胺(或四甲替联苯胺)脱氢变成蓝色的邻甲联苯胺(或四甲替联苯胺)物质。

7.干化学法测定尿糖的原理 尿糖膜块中含有葡萄糖氧化酶、过氧化物酶和色源。膜块内的葡萄糖氧化酶(GOD)作用于尿液中的葡萄糖，使其形成葡萄糖醛酸和过氧化氢，后者再被过氧化氢酶(POD)催化释放出氧，后者使色源呈现不同的颜色变化。

8.常用尿蛋白定性试验的原理 常用尿蛋白定性试验有以下 3 种：

(1)加热醋酸法：加热煮沸使蛋白变性凝固，然后加酸使尿 pH 接近蛋白质等电点(pH4.7)，有利于已变性蛋白质下沉，同时可消除尿中某些磷酸盐因加热析出所致的浑浊。

(2)磺基水杨酸法：磺柳酸又名磺基水杨酸，是一种生物碱试剂，在略低于蛋白质等电点的酸性环境下，其磺柳酸根阴离子可与蛋白质的氨基酸残端阳离子相结合，成为不溶性的蛋白盐而沉淀。

(3)干化学试带法：在一定的条件下(pH 为 3.2 时)，溴酚蓝产生阴离子，与蛋白质(主要是白蛋白)结合发生颜色变化，这种颜色改变的幅度与白蛋白的含量成正比。

9.管型形成的必要条件 管型是在远端小管和集合管中形成的，管型形成需要以下几个方面的必要条件：

(1)有构成管型的基质成分：Tamm-Horsfall 蛋白及少量白蛋白。

(2)有具浓缩和酸化能力的肾小管，浓缩可提高蛋白含量并增加盐浓度，酸化可促进蛋白质的沉淀。

(3)交替使用的肾单位，只有处于休息状态的肾单位才可造成尿液淤滞，为管型形成提供足够的时间。

10.尿蛋白电泳检验采用的方法 通过电泳的方法将尿蛋白中各类蛋白质分子进行区分，对某些肾脏病，尤其是多发性骨髓瘤及重链病的诊断有重要帮助。目前常用的方法有：醋酸纤维薄膜电泳、聚丙烯酰胺凝胶电泳(圆盘电泳)、尿免疫固定电泳等。电泳之前将尿液标本浓缩，使尿蛋白与 SDS 反应，形成带负电荷的 SDS-蛋白质复合物。电泳时，SDS 是阴离子去垢剂，它能破坏蛋白质分子之间与其他物质分子之间的非共价键，在强还原剂如巯基乙醇的存在下，蛋白质分子内二硫键被打开并解聚成肽链。解聚后的蛋白质分子与 SDS 充分结合形成带负电荷的 SDS-蛋白质复合物，复合物所带的 SDS 负电荷大大超过了蛋白质分子原有电荷量，这就消除了不同类蛋白质分子之间原有的电荷差异。这种复合物的电泳迁移率与蛋白质分子大小有关。通过聚丙烯酰胺凝胶的分子筛作用后，将各种蛋白质按其相对分子质量大小顺序分离。通过聚丙烯酰胺凝胶柱中的各种蛋白质都向正极移动，相对分子质量大的受阻程度大，移动慢于相对分子质量小的蛋白质。在形成电泳条带后，将其与标准蛋白质分子带相比较，来判定尿蛋白分子量范围。

11.目前 24h 尿蛋白定性、定量分析主要采用的方法

(1)尿蛋白定性、定量分析是一种简单和廉价的辅助诊断肾脏疾病的方法(表 7-2)。

表 7-2　几种常用蛋白质定性检测方法的敏感度比较

方法	敏感度(mg/L)
干化学试纸条法	10～200
磺基水杨酸法	50～100
加热乙酸法	50～100

尿蛋白定性的常用方法有：加热乙酸法、磺基水杨酸法及干化学试纸条法。

(2)尿蛋白定量的常用方法有：双缩脲比色法及考马氏亮蓝染料结合法。

12.干化学试带法测定尿比密的原理　试带膜块中主要含有多聚电解质、酸碱指示剂和缓冲物。多聚电解质含有随尿液中离子浓度而离解的酸性基团，离子浓度越高，酸性基团(氢离子浓度)离解越多，从而使膜块中的 pH 发生改变，这种改变可从膜块中的酸碱指示剂的颜色变化显示出来。

13.干化学法测定尿酮体的原理及注意事项

(1)尿酮体膜块主要含有亚硝基铁氰化钠，在碱性条件下可与尿液中的乙酰乙酸(部分试剂带与丙酮)起反应，呈现紫色。

(2)由于尿酮体中的丙酮和乙酰乙酸都具有挥发性，乙酰乙酸更易受热分解成丙酮，尿液被细菌污染后，酮体消失。

(3)乙酰乙酸的敏感性为 50～100mg/L，丙酮的敏感性为 400～700mg/L，不与β-羟丁酸发生作用。不同厂家的干化学法试剂带存在敏感度的差异，同一病理标本可能出现截然不同的结果，分析结果时应特别注意。

(4)不同病程酮体成分的变化会给检测结果带来差异。不同病因引起的酮症，其酮体的成分可不同，即使同一病人不同病程也可有差异。在糖尿病酮症酸中毒早期，酮体的主要成分是β-羟丁酸，乙酰乙酸很少或缺乏，此时测定尿酮体可导致对总酮体量估计不足。在糖尿病酮症酸中毒症状缓解之后，乙酰乙酸含量反而比急性期初始含量高。

14.测定尿胆红素　有重氮法和氧化法两大类。氧化法有 Harrison 法，敏感性高，操作稍复杂；Smith 碘环法最简单，但敏感性低。以 2,4-二氯苯胺重氮盐耦联反应(该法系结合胆红素在强酸性介质与试剂起耦联反应而呈紫红色)的干化学试带法操作简单，可用于尿液自动化分析仪，目前多用作定性筛选试验；该法在 pH 较低时某些药物可引起假阳性或显色不典型，维生素 C 可引起假阴性反应。

(二)实验性问题

1.留取尿液标本应注意环节　是否正确留取尿液标本直接影响到检验结果的准确性。

(1)容器应清洁干燥，尿液标本应新鲜。

(2)女性患者应避免在月经期留取尿标本，防止混入阴道分泌物；男性则要避免前列腺或精液混入，必要时冲洗外阴后留取中段尿或导尿。

(3)收集新生儿及婴幼儿的尿标本时，应注意用 0.1%新洁尔灭消毒尿道口、会阴部，然后将洁净的标本瓶紧贴尿道口收集尿标本或采取特殊留尿方式。

(4)标本留取后应立即送检，不能立即送检的标本应放入 4℃左右环境妥善保存。

(5)应根据不同实验要求，留取不同种类的尿液标本及采取不同的取样方式。

(6)每次收集尿标本量应不少于 50ml，以备标本的复查。

(7)注意防腐剂使用的种类、使用的方式，并嘱咐患者注意防腐剂对自己的伤害。

2.尿液标本的收集方法　①自然排尿法：适用于尿常规检查、细菌检查和细胞学检查。采尿时，注意防止尿道口分泌物的污染，特别是女性患者易受阴道分泌物污染。临床最常用的方法是采取中段尿法。②膀胱导管或穿刺法：对于自然排尿困难的患者或为了避免女患者阴道分泌物的污染，可采用膀胱导管。为了获得单次尿标本，在耻骨弓上穿刺膀胱取尿有时被用来代替导管取尿。此法可用于婴幼儿尿标本的采集。

3.干化学法检查尿液常规项目　干化学法尿液常规检查因尿液分析仪型号不同有所差异，检测项目主要有：尿液颜色、浊度、pH、比重、蛋白、葡萄糖、酮体、亚硝酸盐、胆红质、尿胆原、红细胞、白细胞、酶及维生素C等。

4.试比较尿蛋白定性测定方法

(1)尿蛋白定性为过筛性实验，目前常用加热乙酸法、磺基水杨酸法和干化学试带法。

(2)尿蛋白定性干化学试带法方法简便，但受尿液pH影响，易出现假阳性或假阴性，仅对白蛋白敏感；磺基水杨酸法敏感性好，但沉淀白蛋白能力强于球蛋白，也易造成假阳性。加热醋酸法操作较复杂，但特异性强，影响因素较少。故前述两法结果可疑时应用加热醋酸法鉴定。

5.尿蛋白定性试验方法的影响因素

(1)干化学试带法：一些药物如磺胺嘧啶、奎宁引起的尿液呈强碱性，可使本法出现假阳性；使用大量青霉素后做尿蛋白检测，可使本法出现假阴性。本法对球蛋白敏感性较差，因此必要时应用磺基水杨酸法或加热乙酸法复检或用双缩脲法进行定量实验；标本中含其他分泌物或细胞成分较多，可出现假阳性。

(2)加热乙酸法：干扰因素较少，但应注意加酸不宜过多或过少，否则会远离蛋白质等电点，使阳性反应程度减弱或出现假阴性；尿中盐浓度过低可致本法出现假阴性。因此操作必须遵照“加热→加酸→再加热”的程序，加入的醋酸量也要适当。

(3)磺基水杨酸法：操作简便，较敏感(敏感度为0.05～0.1g/L)，极轻度浑浊无临床意义。操作时必须严格遵照操作方法程序，判断时间应严格控制在1min。青霉素钾盐、高浓度尿酸、草酸盐及黏蛋白等均可出现假阳性；强碱性尿液可使本法出现假阴性。

6.为什么在尿液分析中，特别是对细菌、亚硝酸盐、尿蛋白、细胞、管型等有形成分检查时，须用首次晨尿的标本？　晨尿是指清晨起床后的第1次尿标本。留取晨尿进行分析是因为：①在泌尿系感染的情况下，细菌在膀胱停留时间长，代谢产物及细菌本身检出率高；②尿液浓缩程度高，且偏酸，其他有形成分形态较为完整，有利于观察。

7.简述干化学法与班氏法测定尿糖的区别　干化学法与班氏法测定尿糖是目前常用的方法，二者各有特点。其主要区别如下：

(1)特异性不同：干化学法特异性强，只与葡萄糖反应；而班氏法除与尿内葡萄糖反应外，还与还原性糖和有关还原性物质起反应。

(2)灵敏度不同：干化学法的灵敏度高，葡萄糖含量为1.67～2.78mmol/L即可出现弱阳性；而班氏法在8.33mmol/L才呈现弱阳性表现。

(3)干扰物质对2种方法的影响不同：尿液内含有对氧亲和力较强的还原物质(如维生素C)，既可与班氏法中的铜离子作用产生假阳性，又能将氧化酶法中生成的过氧化氢还原，使在低浓度尿糖(14mmol/L)时呈现假阴性；而干化学法中维生素C对尿糖的影响，可因不同试剂带的影响而各不相同。

(4)干化学法测糖只是一般糖定量的过筛实验，其设计的档次与班氏法有区别。

8.影响干化学法测定尿糖的因素　影响干化学法测定尿糖的因素有很多，主要有：

(1)维生素C对尿糖测定的影响：尿中维生素C可使尿糖定性产生假阳性。

(2)高浓度酮体尿与尿液比重增高对尿糖测定的影响：高浓度酮体尿可引起假阴性；尿液比重增高，可降低试剂带对糖的敏感性。

(3)反应时间与温度的影响：由于试剂带是酶促反应，因此应在规定的温度下按规定的时间与标准色板比色或上机测定。

9.正常尿液的颜色和反映情况　正常尿液呈淡黄到橘黄色。如服用黄色药物可呈现黄色甚至黄褐色；血尿可呈红色浑浊；血红蛋白尿症或溶血性输血反应可出现鲜红色的血红蛋白尿；丝虫病或尿中磷酸盐增多可出现乳白色；恶性黑色素瘤或尿黑酸尿症时尿呈黑色。

10.检查新购尿比密计的准确性　尿比密计是一种液体比密计，可观察规定温度下尿液的比密(比重)。对新购尿比密计可在规定温度下进行纯水和氯化钠的检查：15.5 度蒸馏水应为 1.000；145.4mmol/L (8.5g/L)氯化钠溶液为 1.006；855.4mmol/L(50g/L)氯化钠溶液应为 1.035。

11.尿中可影响用尿比密计测定尿比密的因素　尿中含蛋白质或糖可使尿比密增高，如尿中含蛋白质 10g/L 或葡萄糖 55.5mmol/L(10g/L)，分别应从比密值中减去 0.003 或 0.004；如尿中含造影剂，可使比密值大于 1.050；如尿中盐类析出时，尿素被分解，可使尿比密值下降，故尿中有盐类析出，应待盐类溶解后再重测比密；如容器不洁，含未洗净的合成洗涤剂，可使水表面张力降低，比密值亦减低，所以最好用一次性容器。

12.用试带测定尿比密的注意事项　试带法不受非离子化合物如葡萄糖的影响，但易受 pH 影响，当尿液 pH 大于 7 时应在测定结果基础上增加 0.005；尿液中蛋白质增多时，亦可影响试带法测定比密。试带法不能用尿液稀释实验，对过高过低的尿比密均不敏感；亦不宜用于新生儿尿检测。

13.检测尿液 pH 可用的方法　尿液 pH 值即尿液酸度，可反应肾脏调节体液酸碱平衡的能力。测定尿液 pH 有多种方法：指示剂法易受黄疸尿、血尿影响；pH 精密试纸法目测不易准确，且试纸易吸潮变质。目前多采用 pH 试纸垫以仪器自动化检测，能反映尿液 pH 5～9 的变化范围，基本上能满足临床要求；有利于对肾小管酸中毒的定位诊断、分型、鉴别诊断时，对酸碱负荷后的尿液则应用 pH 仪进行精确的 pH 测定。

14.常见影响尿液 pH 的因素　进食蛋白质较多、饥饿，服用氯化钙、氯化钾、氯化铵、稀盐酸及尿中含酸性磷酸盐等，可呈酸性尿；食用含钾、钠较多的蔬菜、水果，服用碳酸氢钠、碳酸钾、碳酸镁、枸橼酸钠及尿内混入多量脓、血或细菌污染等可呈碱性尿。

15.尿中出现葡萄糖的因素　尿中是否出现葡萄糖取决于 3 个因素：①动脉血中葡萄糖浓度；②每分钟流经肾小球中的血浆量；③近端肾小管上皮细胞重吸收葡萄糖的能力即肾糖阈。

16.酮体包括哪些物质？哪些情况可出现酮尿？　酮体包括乙酰乙酸、丙酮和β-羟丁酸，后者虽不属酮类，但经常与前两者伴随出现，因此通称酮体。

糖尿病酮症酸中毒时，尿酮体检查阳性。此外，长期禁食、妊娠剧烈呕吐、饮食中缺乏糖类、脂肪摄入过多、剧烈运动后、全身麻痹后均可出现酮尿。营养不良、服用双胍类降糖药、氯仿、磷中毒等尿酮体亦可出现阳性反应。

17.用尿液胆红素定性试验 Harrison 法检测尿液的注意事项　由于胆红素不够稳定，尤其在阳光照射下更易分解，故留尿标本后应及时检查。Harrison 法应注意以下因素：

(1)加氯化钡溶液振荡后如生成沉淀不多，可加入饱和硫酸铵 1～2 滴，再振荡混合即有足够的沉淀产生。

(2)水杨酸盐、阿司匹林可与 Fouchet 试剂发生反应，产生假阳性结果。

(3)Fouchet 试剂加入过多、胆红素氧化过度，则生成胆黄素而不显绿色，可被误认为假阴性，因此 Fouchet 试剂只需加入 2～3 滴。

18.简述检测尿中尿胆原收集尿标本时应注意的事项 尿胆原排泄量峰值多在中午到下午4时之间；故收集此时排出的尿液进行测定效果较好。为了防止尿胆原氧化，须用棕色瓶收集样品，及时检验。

19.检测尿中尿胆原时，如果尿中含有胆红素应如何处理？ 尿内如含有胆红素，加入Ehrlich试剂后，尿中亚硝酸盐离子在酸性条件下可将胆红素氧化成胆绿素而干扰实验，故应先除去胆红素。方法是将尿液与氯化钡溶液混匀离心，取上清液检查尿胆原。

20.尿亚硝酸盐检查协助诊断尿路感染 正常人尿液中含有来自食物或蛋白质代谢产生的硝酸盐，当尿中有大肠杆菌增殖时，可将硝酸盐还原为亚硝酸盐，从而使试带中的对氨基苯砷酸重氮化生成重氮盐，再与膜块中试剂反应而产生红色，故亚硝酸盐阳性有助于尿路感染的诊断。

21.尿亚硝酸盐试验检出率的因素影响 尿亚硝酸盐试验检出率受下列因素影响：①感染的细菌是否含有硝酸盐还原酶；②食物中是否含有适量的硝酸盐；③尿液标本在膀胱停留间隔4h以上。

既使完全符合上述3个条件，亚硝酸盐检出率也只有80%，因此本实验阴性并不能排除菌尿的可能；同样亚硝酸盐阳性也不能完全肯定是泌尿系统感染，标本放置过久或污染可呈假阳性，应结合其他尿液检查结果综合分析，得出正确的判断。

22.简述干化学法检查尿中白细胞的原理 尿白细胞试剂带主要成分是吲哚酚酯、重氮盐。粒细胞胞浆内含有酯酶，此酶可作用于膜块中的吲哚酚酯，使其产生吲哚酚，后者发生氧化缩合反应或与重氮盐反应形成紫色缩合物，其颜色深浅与细胞的多少呈比例关系。

23.干化学法检查尿中白细胞时的注意事项 干化学法检查尿中白细胞时应注意以下5点：

(1)不同型号的试剂带测定尿白细胞的敏感度不同，使用时必须注意批间差异，以免因试剂带不同而引起同一份标本测定结果的差异。

(2)尿液标本必须新鲜，留尿后尽量立即测定，以免白细胞破坏，导致干化学法与镜检法实验误差。

(3)尿液中污染甲醛或高浓度胆红素或使用某些药物(如呋喃妥因)时，可产生假阳性；尿蛋白大于5g/L或尿液中含有大剂量头孢氨苄、庆大霉素等药物时，可使结果偏低或出现假阴性。

(4)由于尿液在膀胱贮存时间过长或标本放置时间延长导致白细胞破坏，酯酶释放到尿液中，造成干化学法阳性、镜检阴性的所谓“假阳性”现象。

(5)干化学法只能测定粒细胞，不与淋巴细胞反应，在肾移植患者发生排异反应尿中以淋巴细胞为主时，会出现阴性结果，此类患者不应采用干化学法检验，应该以显微镜检查法为准。

24.干化学法检查尿白细胞与显微镜下检测白细胞的关系 由于尿液分析仪白细胞检测与显微镜下检查原理截然不同，报告方式也不同，很难找出两者的对应关系，迄今还没有一种直接的换算方式，因此仪器法白细胞检查只是一个筛选实验，决不可代替显微镜检查。

25.干化学法检查尿中红细胞时的注意事项 干化学法检查尿中红细胞时应注意4个方面：

(1)不同型号的试剂带测定尿红细胞的敏感度不同，使用时必须注意批间差异，以免因试剂带不同而引起同一份标本测定结果的差异。

(2)尿液标本必须新鲜，留尿后尽量立即测定，以免红细胞破坏，导致干化学法与镜检法实验误差。干化学法既可与完整的红细胞反应，又能测定游离的红血蛋白；而镜检法只能检测红细胞。

(3)尿液中含有对热不稳定酶、肌红蛋白或菌尿可引起干化学法测定尿红细胞的假阳性；尿液中有大量维生素C的存在，可竞争性抑制反应致使干化学法产生假阴性。

(4)肾病患者，红细胞在肾脏或泌尿道破坏或尿比重过低、尿pH偏高，均易造成红细胞破坏，造成所谓红细胞干化学检查的“假阳性”现象。

26.干化学法可否代替显微镜检查尿中红、白细胞？ 尿沉渣显微镜检查是诊断泌尿系统疾病的重要指标之一，它能直接显示有形成分如管型、血细胞及各种结晶，甚至会有其他异常发现，目前实验室常用的尿液分析仪检查结果不能完全替代显微镜检查。特别是对肾科患者的尿液，以镜检结果为诊断依据和观察疗效指标；疑有假阴性和假阳性的尿标本等均应用显微镜检查。

27.血尿检测中的注意事项　从广义上说尿中带血就是血尿，用肉眼能看出尿发红在医学上叫做肉眼血尿。另外还有一种血尿用肉眼是看不见的，必须在显微镜下才能观察到，叫做镜下血尿。

血尿检测中的注意事项有以下3个方面：①及时送检，否则因比重及酸碱度的改变会使红细胞溶解破坏或皱缩变形；②如怀疑血尿却不见红细胞时，可做尿隐血试验，结果可提示尿中是否曾有红细胞的出现；③女性患者月经期一般不宜做尿检验，以免沾污月经血而造成血尿的假象。

28.进行尿蛋白电泳检查　蛋白尿的患者初诊时可辅助判断疾病产生部位、肾脏及肾脏外损害的患者治疗过程中可观察疗效、肾脏及肾脏外损害的患者定期检测可监测疾病进展。应进行尿蛋白电泳检查者包括：肾脏病患者、多发性骨髓瘤患者、心血管疾病患者、糖尿病患者、急性白血病患者、中毒性疾病患者、溶血性疾病患者、红斑狼疮患者、严重创伤者等。

29.进行尿蛋白电泳检查的标本的留取　进行尿蛋白电泳检查应留取24h或12h尿液，充分混匀后取5ml送检。

30.免疫固定电泳与血清蛋白电泳的不同　血清蛋白电泳是按区带电泳的原理分离、鉴定并半定量血清中的蛋白质。血清蛋白质一般可分为5个区带：白蛋白区带及α_1、α_2、β和γ球蛋白区带。而免疫固定电泳是在血清蛋白电泳的基础上，加用抗人免疫球蛋白的抗体，从而可对不同的单克隆免疫球蛋白进行鉴定和分型。

（三）临床性问题

1.200万个肾单位之间的异同　肾单位按其位置的不同，结构与功能也有差异。通常可分为皮质肾单位与髓质肾单位。

皮质肾单位：占总肾单位的80%～90%，肾小体稍小，入球动脉管径较出球动脉管径粗，这样有利于保持肾小球毛细血管袢中较高的滤过压力，是肾小球滤过的主要场所。肾小管短，髓袢绝大部分未伸入内髓层，故较少参与髓质高渗环境的形成。

髓旁肾单位：占总肾单位的10%～20%，肾小体较大，入球动脉与出球动脉的管径大小相似，有长的肾小管，其髓袢伸入内髓层，是形成髓质高渗环境的主要场所。

2.急性肾小球肾炎的临床诊断　①既往无肾脏病史，症状出现在前驱感染后2～3周；②有水肿、高血压、血尿、蛋白尿等肾炎表现；③好发于青少年和幼童；④多数经4～8周症状好转以至痊愈。

3.急性肾小球肾炎时常见尿液的改变　尿液改变是急性肾小球肾炎必有的症状，通常表现为：①尿量减少：在患病初期尿量即明显减少，可少尿甚至短期无尿；②血尿：绝大部分有镜下血尿，约1/3可有肉眼血尿；③蛋白尿：几乎全部患者均有蛋白尿，多数为+～+++；④尿沉渣中有多数红细胞、程度不等的白细胞、颗粒管型（红细胞管型）和上皮细胞。

4.急进性肾小球肾炎的临床诊断　①既往无肾炎病史，发病急剧；②临床表现类似急性肾炎；③病情进行性恶化，数周至数月后即进入肾功能衰竭期；④肺出血-肾炎综合征者尚有咳嗽、咯血、肺间质炎症表现。

5.慢性肾小球肾炎的临床诊断　①肾炎病史长，超过1年以上；②临床上有肾炎的各种症状或症状反复出现；③肾功能有不同程度的损害。

6.慢性肾小球肾炎的尿液改变的意义　尿液改变几乎是慢性肾炎患者必有的症状，以蛋白尿最为常见，可从±～++++不等；其中一部分为选择性，另一部分则选择性差，在尿沉渣中有程度不等的红、白细胞和颗粒、透明管型。当急性发作时血尿明显甚至可有肉眼血尿。

7.隐匿性肾小球肾炎的临床诊断 隐匿性肾小球肾炎是以无症状蛋白尿(尿蛋白量少于1.0g/d,以白蛋白为主)和(或)单纯性血尿(持续或间断镜下血尿,偶见肉眼血尿)为临床表现的一组肾小球疾病。病人无水肿、高血压及肾功能损害。大多数患者病因尚不清楚。

8.判断隐匿性肾小球肾炎的尿液改变 隐匿性肾小球肾炎的尿异常可有下述形式:

(1)持续性蛋白尿:尿蛋白+～++,多数在1g/d以下,较多者也不超过2.5g/d;尿沉渣中可有颗粒管型,并可有少量红细胞1～2/HP(<5/HP),这种尿改变可持续多月以至多年而不出现其他临床症状。

(2)反复发作性肉眼血尿:平时尿检多无异常,在诱因(如发热、过劳等)下,数小时至几天内突然出现肉眼血尿,数天后可消失,随后一段时间内又可再发。

(3)持续性蛋白尿和血尿:除持续性蛋白尿外,尿中红细胞较多,且易在诱因下加重。部分病例偶可出现轻度水肿和短暂性血压升高。诱因过后又可回复至原先的隐匿状态。

9.IgA肾病的临床诊断 ①多呈缓慢起病,病程较长,临床症状多为反复发作性血尿;②除反复发作性血尿(镜下或肉眼血尿)外,可有持续性尿异常、高血压、肾炎综合征、肾病综合征等;③确诊需依靠肾活检进行免疫荧光法检查。

10.慢性肾功能衰竭的临床诊断

(1)伴发于各种慢性肾脏病,并出现肾功能衰竭症状。

(2)有贫血、氮质血症和酸中毒。可有钾、钠、磷和钙代谢紊乱。

(3)尿比重低或等张,有轻度至中度蛋白尿和少量红、白细胞和管型。

(4)疲倦无力、头痛、食欲不振、恶心、呕吐、皮肤瘙痒、夜尿。

(5)常有高血压、眼底发亮、左心扩大,易发生心力衰竭。

11.肾病综合征的临床诊断标准 肾病综合征并非一种独立的疾病,而是由各种不同疾病引起的临床综合征。一般认为,凡具有下列表现者,统称为肾病综合征:

(1)重度蛋白尿,尿蛋白量大于3.5g/d。

(2)低蛋白血症,血浆白蛋白低于3.0g/dl。

(3)明显水肿,水肿为全身性的,严重者可有腹(胸)水。

(4)高脂血症,血中各种脂质增高,胆固醇常高于300mg/dl,三酰甘油也可升高。上述4项中第1、2项对诊断是不可缺少的,第3、4项症状在缓解期可以减轻甚至缺如。

12.尿检时观察尿液颜色的意义 尿原本呈淡黄色、澄清、透明,尿色素主要来自尿黄质以及胆色素。尿色的深浅与尿量、机体代谢率、尿pH以及食物的色素有关。尿色可因尿中含有特殊物质而致显著异常(表7-3)。

表7-3 病理性尿液颜色改变及可能原因

种类	可能原因
淡黄色尿	多属正常
无色尿	可见于肾小管浓缩功能减退、尿崩症、糖尿病和大量饮水
乳白色尿	可见于脓尿、脂肪尿、盐类结晶、乳糜尿
橙色尿	可见于核黄素、呋喃类、大黄等药物的影响
深黄色尿	可见于肝细胞性、阻塞性及溶血性黄疸
葡萄酒色尿	可见于血红蛋白尿、卟啉病及利福平药物的影响

续表

种类	可能原因
粉红色尿	可见于泌尿系统出血
蓝绿色尿	可见于尿蓝母、靛蓝生成过多

13.尿液pH升高或降低的临床意义　尿液pH升高可见于频繁呕吐、尿路感染、换气过度及丢失CO_2过多的呼吸性碱中毒、服用重碳酸盐等。

尿液pH降低可见于慢性肾小球肾炎、酸中毒、痛风、糖尿病等排酸增加、呼吸性酸中毒、CO_2潴留等。

14.临床上蛋白尿产生的原因　蛋白尿是泌尿系统疾病最常见的临床表现和最早能检测到的指标之一。正常人尿液中有少量蛋白质，其含量不大于200mg/24h，故一般尿蛋白定性方法不能检出。当尿蛋白定量大于200mg/24h，常规尿蛋白定性试验呈阳性反应，称为蛋白尿。蛋白尿产生的原因见表7-4。

表7-4　蛋白尿产生的原因分类

分类	尿蛋白产生的原因
生理性蛋白尿(功能性蛋白尿)	常见于剧烈运动、发热、紧张等应激状态，多为一过性。青少年多见，定性试验常(+)，定量为轻度蛋白尿
体位性蛋白尿	出现于直立位，卧位消失。多见于瘦高体型的青少年，常表现为轻、中度蛋白尿
病理性蛋白尿	因各种肾脏及肾外疾病所致的蛋白尿

15.临床上病理性蛋白尿的种类　病理性蛋白尿分为以下5种：①肾小球性蛋白尿；②肾小管性蛋白尿；③混合性蛋白尿；④组织性蛋白尿；⑤溢出性蛋白尿。

16.肾小球性蛋白尿的常见原因及临床特征　肾小球性蛋白尿由各种原因导致肾小球滤过膜通透性增加及屏障受损，血浆中大量蛋白成分滤入原尿之中，超过肾小管的重吸收能力所致。

临床常见于原发性肾小球肾炎及多种类型的继发性肾小球肾炎，如系统性红斑狼疮、IgA肾病、糖尿病性肾病、高血压性肾病、妊娠中毒症性肾病等。

特征：尿蛋白以白蛋白为主(占70%～80%)，蛋白定量常大于2g/24h，其含量及分子大小依病变程度而定。

17.肾小管性蛋白尿的常见原因及临床特征　肾小管性蛋白尿为各种原因导致肾小管损伤，影响其对蛋白的重吸收功能所致。

临床常见于肾盂肾炎等间质性肾炎，氨基糖苷类抗生素、解热镇痛药、重金属及中药木通、马兜铃等中毒，肾移植排斥反应等。

特征：多为轻度蛋白尿，以α_1-微球蛋白、β_2-微球蛋白等小分子量蛋白为主(占50%左右)，白蛋白组分常小于25%。

18.混合性蛋白尿的常见原因及临床特征　混合性蛋白尿为病变同时累及肾小球和肾小管所致，可为肾小球性或肾小管性蛋白尿疾病的进一步发展，兼具两者特征。

19.组织性蛋白尿的常见原因及临床特征　组织性蛋白尿为肾组织破坏或肾小管分泌蛋白增多所致，如炎症及药物的影响。明确该类尿蛋白的组分有助于对肾小管病变行定位诊断。一般表现特征仅为轻度蛋白尿。

20.溢出性蛋白尿的常见原因及临床特征　溢出性蛋白尿为血浆中出现异常增多的低分子蛋白，超出肾小管重吸收阈值所致。血红蛋白尿及肌红蛋白尿即属此类。

临床常见于急性溶血性疾病、浆细胞病(多发性骨髓瘤、巨球蛋白血症)、严重肌肉损伤等。

特征：多为小分子蛋白质，定性试验常在＋～＋＋的范围。

21.尿蛋白电泳的分类及临床意义　尿蛋白电泳的分类及临床意义见表7-5。

表7-5　电泳后尿蛋白据相对分子质量大小分类及临床意义

分类	相对分子质量（$\times 10^4$）	电泳特征	临床意义
正常尿	1～100	各分子量均显微量区带，以白蛋白为主，但不突出	正常人
低分子量	2～7 区带在白蛋白及其以下	多为肾小管性、溢出性蛋白尿	
中分子量	5～10 区带在白蛋白及其附近	多为肾小球性蛋白尿	
高分子量	5～100	区带在白蛋白以上	常提示严重的小球滤膜损害
混合性	1～100	以低、高分子和白蛋白为主	见于多种肾脏疾病、全肾受累

22.糖尿产生的临床意义　临床上糖尿产生的原因有多种情况，具体分类见表7-6。

表7-6　糖尿产生的临床意义

分类	尿糖产生的原因
血糖增高性糖尿	糖代谢异常超过肾糖阈值，可见于：①糖尿病；②内分泌疾病-多种可升高血糖的激素分泌过量性疾病（包括库欣综合征、甲状腺功能亢进、肢端肥大症或巨人症、嗜铬细胞瘤；其他：肝功能不全、胰腺癌、胰腺炎等
血糖正常性糖尿	病变致肾糖阈值降低，可见于：慢性肾小球肾炎、肾病综合征、间质性肾炎、家族性糖尿；少数可继发于肾盂肾炎、药物毒性肾损害和多发性骨髓瘤肾病等
暂时性糖尿	非病理性糖尿，可见于：①超过肾糖阈值的生理性糖尿（如大量进食糖类、静脉注射大量葡萄糖）；②应急性糖尿（如颅脑外伤、脑血管意外、急性心肌梗死等）
非葡萄糖性糖尿	非葡萄糖（乳糖、半乳糖、果糖、甘露糖及一些戊糖）摄入过多或代谢紊乱所致，可见于：肝硬化、妇女哺乳期
假性糖尿	尿中一些还原性物质（维生素、尿酸、葡萄糖醛酸）或药物（异烟肼、链霉素、水杨酸、阿司匹林等）与斑氏试剂呈假阳性反应

23.临床上出现血尿的常见原因　临床上血尿多见于以下4点：

（1）肾脏疾病：如多种原发、继发性肾小球肾炎、肾血管性疾病（如肾动脉硬化、肾动脉栓塞等）、肾盂肾炎、肾结核、肾脏或肾盂肿瘤以及多种先天性肾疾病（如多囊肾、肾内血管畸形、肾盂/肾盏静脉瘘等）。

（2）泌尿系统结石：包括肾内结石、肾盏、肾盂、输尿管、膀胱及尿道内结石。

（3）全身性出血性疾病：如血小板减少性紫癜、血友病等。

（4）膀胱、输尿管、前列腺、尿道的其他疾病，包括炎症、肿瘤、外伤等。

24.综合分析尿液变化与肾脏疾病的联系　尿沉渣变化与肾脏病理的结构改变密切相关。对于尿沉渣的异常结果，应结合其他尿液检查如尿蛋白检测等进行综合临床分析：

（1）有红细胞管型时，若尿蛋白高于1.5g/24h，常提示为肾小球病变。

（2）镜检尿红细胞示为畸形红细胞（＞8000/ml），且伴尿蛋白时，多提示为肾小球病变。

（3）大量红细胞伴红细胞管型尿时，多提示为炎症性肾小球损害。

（4）大量白细胞伴白细胞管型，不伴红细胞管型，尿蛋白低于1.5g/24h时，常提示为肾小管间质性炎症损害。

（5）尽管肾小管上皮细胞、肾小管上皮细胞管型及颗粒管型可出现于各种类型的肾小球疾病中，但多见于急性肾小管坏死。

25.尿液中结晶出现的临床意义 尿液分析中出现结晶是很常见的，许多结晶无临床意义，但有些结晶的出现与结石有一定关系。

- 结晶体
  - 易在碱性尿中析出的晶体
    - 尿酸盐结晶（无特殊临床意义）
    - 碳酸钙结晶（无特殊临床意义）
    - 磷酸盐结晶（特殊病理情况、结石）
  - 易在酸性尿中析出的晶体
    - 尿酸结晶（结石）
    - 草酸钙结晶（结石）
    - 胆红素结晶（特殊病理情况）
    - 亮氨酸结晶（特殊病理情况）
    - 酪氨酸结晶（特殊病理情况）
    - 胱氨酸结晶（特殊病理情况）
    - 胆固醇结晶（特殊病理情况）
    - 药物结晶（如磺胺）

26.尿畸形红细胞的具体分型方法 尿红细胞的形态学检查是临床上用以判断血尿来源的一种重要参考方法。目前有关尿畸形红细胞的形态学分型多有报道，但分型标准并无定论。畸形红细胞的基本形态学改变有：①皱缩、花环状红细胞；②芽胞状红细胞；③红细胞碎片；④大型、面包圈状红细胞；⑤古钱状红细胞伴芽胞；⑥细胞膜有间断位相致密物；⑦细胞膜不明显。

27.目前临床上常用的肾小球性血尿的判断标准 目前常用的肾小球性血尿的判断标准有：

(1)尿中红细胞＞8000/ml；畸形红细胞＞80%以上。

(2)畸形红细胞＞20%可为诊断肾小球血尿的标准。敏感性为95.9%；特异性为95.9%。

(3)G1类畸形红细胞＞1%（或5%）可为诊断肾小球血尿的标准。敏感性为76.3%；特异性为96.4%。

28.尿中隐血(+)、镜检RBC(+)，尿蛋白阴性，肾功能血生化检查为什么正常？ 肾脏功能学检查主要目的在于明确肾脏受损的严重程度及判断预后。由于肾脏功能有强大的贮备能力，肾功能检查结果正常时，并不能完全排除肾脏器质性损害及功能受损。以血肌酐(SCr)检测为例，当部分肾小球受损时，残存肾单位仍可有效清除肌酐，并同时增加肾小管的排泌量，因而SCr在一定程度上（SCr下降不到正常值的1/2时）并不发生改变。只有当肾小球滤过率(GFR)下降至正常的20%以下时，SCr才明显升高。因此，血肌酐并非判断肾脏早期损害的敏感指标。这在临床工作中需给予充分重视。

29.鉴别血红蛋白尿与肌红蛋白尿 血红蛋白尿及肌红蛋白尿时，尿可呈浓茶色、红葡萄酒色、棕褐色，甚至黑色。

血红蛋白尿的病理基础是：机体内有血管内溶血，血浆中游离血红蛋白含量增加，超过了肾小管的重吸收阈值。

肌红蛋白尿的产生原因是：某些病理情况下，肌红蛋白自受损伤的肌肉组织中释放出来；由于其分子较小（相对分子质量仅为17×10^3），极易从肾脏排出而成为肌红蛋白尿。

临床上重要的是将血尿、血红蛋白尿及肌红蛋白尿三者进行正确鉴别。常采用的鉴别方法有联苯胺试验、愈创木脂试验、邻甲苯胺试验及尿红细胞镜检。

30.临床上血尿的常见疾病

(1)肾实质疾病：①肾小球疾病：原发性、多系统、感染、遗传性疾病、其他；②血管和小管间质性疾病：过敏性、新生物、遗传性、血管、乳头坏死、外伤。

(2)泌尿道疾病：肾盂、输尿管、膀胱、前列腺、尿道。

(3)伴系统性凝血障碍：①血小板缺陷：血小板减少性紫癜、骨髓疾病；②凝血蛋白缺陷：血友病 A 或 B；③其他：坏血病。

31.常见的异常血清蛋白电泳结果的种类和含义　常见的异常血清蛋白电泳结果有：

(1)低蛋白血症型：总蛋白和白蛋白均严重降低、α_1-球蛋白正常/升高、α_2-球蛋白正常/降低、β-球蛋白降低、γ-球蛋白正常/降低，常见于营养不良、吸收不良、非选择性蛋白丢失。

(2)选择性蛋白丢失型：总蛋白和白蛋白均严重降低、α_2-球蛋白显著升高、β-球蛋白降低/正常/升高、γ-球蛋白正常/降低，常见于肾病综合征。

(3)重症肝损伤型：总蛋白降低/正常、白蛋白严重降低、α_1-球蛋白、α_2-球蛋白，γ-球蛋白均降低、γ-球蛋白升高，常见于重症肝炎。

(4)肝硬化型：总蛋白降低/正常/升高、白蛋白严重降低、α_1-球蛋白降低、β-γ 桥联形成、γ-球蛋白升高/显著升高，常见于肝硬化。

(5)急性炎症型：总蛋白、白蛋白降低/正常、α_1-球蛋白升高、α_2-球蛋白正常、β-球蛋白升高/正常、γ-球蛋白正常/升高，常见于急性感染。

(6)慢性炎症型：总蛋白降低/正常/升高、白蛋白降低，α_1-球蛋白，β_2-球蛋白升高、γ-球蛋白升高/降低、γ-球蛋白显著升高，常见于慢性感染、风湿病。

(7)单克隆高 γ-球蛋白血症型：α_2、β 或 γ 区出现单克隆条带，见于良、恶性 M 蛋白病、多发性骨髓瘤、重链病、轻链病、半分子病、淋巴瘤、某些白血病。

还有其他一些类型，如高 β-脂蛋白血症型、无 γ-球蛋白血症型、无 α_1-球蛋白血症型等。

32.血红蛋白电泳可用来检查的疾病　血红蛋白电泳可用来分离鉴定血红蛋白，用于诊断先天遗传性的血红蛋白质和量异常的疾病，如地中海贫血、镰状细胞贫血、轻型血友病贫血、先天性高铁血红蛋白血症等。

33.管型蛋白、白蛋白和球型蛋白的含义　管型蛋白是小分子量蛋白，经肾小球滤过后绝大部分被肾小管重吸收，尿中出现管型蛋白意味着肾小管受到损伤。球型蛋白是大分子量蛋白，不能经肾小球滤过，尿中出现球型蛋白意味着肾小球受到损伤。白蛋白是尿中的标记性蛋白，可经肾小球滤过而后绝大部分被肾小管重吸收，由于某些生理性的原因，白蛋白可出现在尿中但含量很低；当肾小球或肾小管受损时，白蛋白可大量排出。如果同时出现管型蛋白和球型蛋白表明肾小球和肾小管都受到损伤。

二、尿液沉渣检验

(一)理论性问题

1.美国临床实验室标准委员会(NCCLS)对尿沉渣检查作出全面指导的内容

(1)要求实验室按国际标准化要求准确分析。强调分析的高度重复性和标准化，以期获得有临床价值的结果。

(2)用单位体积报告尿沉渣数量比用低倍镜视野或高倍镜视野报告最低最高值更为准确，更具有临床意义。

(3)大多数国家发证机构把焦点放在尿沉渣分析这类临床应用最普遍的检测上。

2.NCCLS 对尿沉渣镜检范围的要求　NCCLS 对尿沉渣镜检范围提出以下要求：①医生提出要求；②患者的疾病、病情或其他检查要求；③尿液中任何一项理、化检查不正常。

3.尿液标本种类　尿液标本种类可根据留取的时间及生理代谢的特殊要求分为以下 7 种：

(1)首次晨尿标本：收集早晨起床后的第 1 次尿液标本，此尿液最适合于尿液常规检查特别是细菌及亚硝酸盐、尿蛋白和细胞、管型等有形成分的显微镜检查。

(2)随机尿标本：随机留取任何一个时间的尿液标本，不受条件的限制。此类标本容易获得，是尿常规检查最常用的方法，但受饮水、饮食和收集时间等多种因素影响，病理成分容易漏诊。仅适用于门诊、急诊病人的常规过筛检验。

(3)空腹尿标本：即进餐前的尿液标本。此标本对于糖尿病患者尿糖测定更为敏感。

(4)餐后尿标本：即通常在餐后 2h 收集的尿液。其对于病理性蛋白尿、糖尿检查更为敏感。午餐后尿对尿胆原检查特别有益。

(5)3h 尿标本：即收集上午 3h 的尿液标本。具体的做法是，嘱患者于留尿前一天多进高蛋白质食物，少饮水，使得尿液浓缩呈偏酸性，不含晶形或非晶形盐类。留尿日早晨 8 点排空膀胱的尿液，然后卧床 3h，至 11 点收集所有尿液标本。此标本适用于患者每小时或每分钟细胞排泄率测定。

(6)12h 尿标本：即患者正常进食，晚上 8 点排空膀胱的尿液，再收集以后 12h 内所有尿液标本。常用于细胞、管型等有形成分的计数如尿 Addis 计数等，也可用于生化检验如微量白蛋白排泄率测定。

(7)24h 尿标本：患者于早晨 8 点排空膀胱的尿液，再收集以后 24h 内所有尿液标本。此标本用于体内代谢产物的定量检测，如蛋白、糖、肌酐定量检查。

4.简述 UF 型全自动尿沉渣分析仪的测定原理　UF 型全自动尿沉渣分析仪测定是应用流式细胞和电阻抗的原理。尿液标本被稀释液稀释并经染色液染色后，靠液压作用通过鞘液流动池。当反应样品从样品喷嘴出口进入鞘液流动室时，它被一种无粒子颗粒的鞘液包围，使每个细胞以单个纵列的形式通过流动池的中心(竖直)轴线，在这里每个尿液细胞被氩激光光束照射。每个细胞有不同程度的荧光强度(Fl)、散射光强度(Fsc)和电阻抗的大小。仪器将这些荧光、散射光和电阻抗的信号转变成电信号，分析这些电信号，得出每份尿液标本的直方图和散射图，然后分析这些图形区分每个细胞，得出细胞数量和每个细胞的形态。

5.DiaSys R/S 尿液分析工作系统的检测原理　DiaSys R/S 尿沉渣定量分析仪通过启动微电脑控制台连接的可调加样器自动吸取尿沉渣，混匀、重悬浮、输送到标准的流动计数室内。用带计算机成像系统的显微镜观测，计数后自动冲洗；内置数码位相差显微镜根据光学原理提供位相差和平场光 2 种视场，对尿有形成分的立体结构和平面结构进行分析；尿干化学分析仪应用微电脑控制，根据球面积分仪和双波长测定试纸条上各种试垫中化学成分的颜色变化，直接得出的结果通过通讯口传输到计算机中；计算机接受成像系统显微镜传入的信息，通过标准化的沉渣检测系统和相关辅助软件自动处理结果，在屏幕上显示并打印出完整的尿液分析报告单。

(二)实验性问题

1.尿液显微镜检查的标准化程序　新鲜混匀尿液 10ml，相对离心力(RCF)400×g 离心 5min，手持离心管 45°～90°倾逐上清，留 0.2ml 尿沉渣，采混合后的尿沉渣 1 滴(约 50μl)置于载玻片上，用 18mm×18mm 或 22mm×22mm 的盖玻片覆盖后镜检(盖沉渣时使其均匀分布，防止产生气泡)。低倍镜观察全片，高倍镜仔细观察。细胞检查 10 个高倍视野，管型检查 20 个低倍视野；求出红、白、上皮细胞和管型等每个视野的平均数。报告方式为“细胞：××/HPF”；“管型：××/LPF”；并建议逐步推广定量板报告方式(××/μl)。

2.尿沉渣检查的标准化方法　尿沉渣检查的标准化方法有：①玻片镜检法；②沉渣定量分析法；③自动尿沉渣冲液器及标准板装置；④倒置显微镜检查法。

3.简述尿液检验中常用的几种防腐剂的用途和用量　在尿液检验中经常会用到防腐剂，其具体用途和用量有以下要求：

(1)甲苯或二甲苯：可用做化学检查如尿糖，尿蛋白定量等，每100ml尿中加入甲苯1～2ml。

(2)麝香草酚：用于尿浓缩检查结核杆菌，每100ml尿中加入0.1g麝香草酚。

(3)甲醛溶液：用于检查尿中有形成分，每100ml尿中加入0.5ml甲醛溶液。

(4)浓盐酸：用于检测尿17-酮类固醇、17-羟皮质类固醇、儿茶酚胺、尿素、钙及磷酸盐等，每100ml尿中加入1ml浓盐酸。

4.目前尿液沉渣分析结果为什么推荐采用/μl单位制？　传统的以高/低倍视野细胞数报告的结果误差相当大，CV值可达40%。尤其是当患者的结果处于正常和异常临界时，临床医生很难判断其临床意义，只能进行进一步检查如肾功能、膀胱镜、肾穿刺活检、造影等，结果很可能是正常的，增加了患者的负担；但是如果不做进一步检查，一旦患者实际上是异常的，就可能造成漏诊，延误了早期治疗。因此，欧洲、美国、日本等西方国家已开始逐渐淘汰旧的方法，规定细胞数、管型数都以/μl报。/μl定量结果的准确性大大高于传统方法，更有助于医生对结果的临床意义的判断。另外，以传统的每视野数报高时，当结果大于30个/视野时检验科通常都报告成满视野，那么患者在治疗过程中不论是好转、还是恶化，医生从检查结果报告中都无从判断。因此，/μl定量结果更有助于疗效的监测。

5.UF沉渣检测是否可以取代尿干化学分析？　UF尿沉渣检测不可以取代尿干化学分析，2种方法是从不同方面对尿液标本进行分析的。UF仅针对尿液中的细胞成分进行检测，无法检测尿液中的化学成分，沉渣的检测不能完全代替化学检测，推荐应用尿液的整体检测方案。建议进行交叉检验确认，互相补充，综合观察结果；同时还应该结合显微镜及临床诊断。

6.看待UF检测指标中临床报告参数及科研参数　UF检测的指标可分为2大类：临床报告参数和科研参数。其中只有临床报告参数具有明确的诊断意义，必须向临床医生报告，这类参数包括：WBC、RBC、EC、CAST和BACT。而科研参数由于检测方法的局限，容易受到多种干扰物质的干扰，结果的特异性和精密度不能达到临床的要求，因此可选择性地向临床报告，并明确注明仅供参考或作为科研工作的辅助指标。

7.尿流式沉渣分析仪在什么情况下会出现假阴性？　一般来说UF有很高的灵敏性，极少出现假阴性结果，如果出现可以从以下几个方面来考虑：①标本是否会弄错；②用质控物检查仪器的工作状况和敏感度，检查激光有无偏移；③标本放置时间是否过长，引起RBC溶血；④特殊病例和特殊情况下，RBC不易被染液染色或被其他染料染色，影响结果。例如接受过眼底荧光血管造影的患者，由于尿中有荧光染料，会明显影响UF的结果；⑤服用过产生类似荧光染料作用的药物和抗生素。此外，尿液中的甲苯、汞类防腐剂、乙醇、甲醛溶液、戊二醛等都可影响红细胞的检测。

8.UF如何对管型进行分析？可否对管型进行细分类？　尿液中的管型主要分为透明管型、颗粒管型、细胞管型和蜡样管型等，一般认为透明管型是非病理性的，其他几种管型是病理性的。透明管型中无内涵物，无DNA物质；而病理管型中有内涵物，含有DNA物质，因此，以UF中的Flw-Fscw图中可直接分出非病理管型和病理管型。在管型中除了透明管型可以进行分类外，其他管型均不能分类。如果有分类的需要，可在REVIEWSETTING的PATHCAST出现时设定REVIEW，选出的样本进行镜检分类。

9.UF对上皮细胞进行分类　尿中常见的上皮细胞有扁平细胞和小圆细胞，二者的大小有明显区别，所以根据其大小是很容易区分出来的。UF在分析时将上皮细胞全部归纳在EC之内，其中特别小的上皮细胞以SRC作出提示，表示可能为小圆上皮细胞，并且需要进一步进行镜检。

10.UF的正常值范围设定　尽管UF在出厂时有一个缺省的正常值设定，但我们强烈地建议用户设定自己实验室的正常值。由于不同用户间尿液采集方式、尿液检测前的保留时间和患者来源都有所不同，将会直接影响该实验室的正常值范围。特别是国内医院在留取尿液时很难保证清洁中段尿，样本的容器也不够清洁，使得正常值范围与国外报道有很大差异(以细菌结果最为明显)，最终各医院还要有自己的设定标准。中国人UF测定的正常值正在调查中，相信很快就会问世。

11.UF尿沉渣检测变形RBC　Sysmex的UF在检测尿中RBC时，是由红细胞前向散射光分布宽度RBC-Fsc-DW和70%红细胞前向散射光强度RBC-P70Fsc的检测结果得出RBC-Info的定义的。它并不对标本做任何处理，所以没有对尿中变形红细胞造成影响。肾小球血尿的RBC-P70Fsc的均值必定低于80ch，实际测定中均值均为64.9ch。非肾小球性血尿P70Fsc的均值都大于100ch，均值为114.0ch左右。同时，RBC-Fsc-DW的均值也在15.7ch。国外报道在这方面的检测特异性为95.4%左右，敏感性为92.5%左右，且方便正确，干扰也小。

12.造成UFRBC假阳性的干扰因素　造成RBC假性升高的干扰因素主要包括细菌、结晶和类酵母菌。其中细菌最为关键，大量的细菌可明显干扰尿红细胞的检测，使结果假性升高。类酵母菌如白色念珠菌等也可使RBC假性升高。因此，采集样品时必须要注意留取清洁中段尿，室温样品放置时间不能超过4h以免细菌繁殖、结晶也增加。尿杯加盖和避免灰尘进入也很重要。

13.采用了UF尿机进行尿液检测，尿样采集的要求的变化　由于UF采用了对颗粒高度敏感的流式细胞技术检测尿样，因此任何可能致尿中细胞、细菌颗粒变化的因素都必然影响检测结果。用户常见的问题有样品采集时没有重视尿样的清洁，易被污染；尿杯不清洁、污染或有灰尘进入；尿样运送途中的污染，导致相应红细胞、细菌假性增高；尿样放置时间较长，结晶增加，导致红细胞假性增高；细菌大量繁殖，导致红细胞假性升高；使用有菌尿杯，导致细菌超标。由于红细胞核酸染色少，荧光强度低，检测易受干扰，易出现假阳性，这点不同于白细胞。

14.使用全自动尿沉渣分析仪时超出正常范围的样品是否都需要镜检？　使用全自动尿沉渣分析仪超出正常范围的样品不一定都需要镜检。镜检范围Review Limits与参考值范围Negative Limits是2个完全不同的概念。由于UF采用了流式细胞技术和荧光染色，颗粒精确计数，使其结果的敏感性和精度明显优于人工镜检法。在常规样品的筛选中，检测结果超出了参考值范围，没有到达Review规定的提示标准，在不存在干扰和只有数量异常超出Negative Limits时可直接报告结果而不需镜检。只有当检测结果超出所设定的镜检条件Review Limits时，或仪器检测状态出现异常时，或明显采样异常时，或干化学试带法和UF尿流式细胞分析仪两者明显不一致时，为了进一步分析样品或确认结果的可靠性才需要镜检。

15.使用全自动尿沉渣分析仪，什么样的尿样标本需要镜检？　全自动尿沉渣分析仪筛选尿样本有3种设定：当测定参数超过Negative Limits时，出现黄色背景的“+”号，表示超出正常范围，不需要复检。当测定参数超过用户设定的ReviewI Jlmits时，出现红色背景的“+”号，并提示“REVIEW”需要复检；当测定参数超过厂家设定的Review Limits(用户不能改变)时，出现红色背景的“*”号，并提示“REVIEW”需要复检。UF对颗粒的计数定量的速度和准确性是手工法无法比拟的，所以对WBC、RBC数值勿需再用镜检复查，只是对细胞形态的观察必须用显微镜评价。除此之外，如果仪器未正常显示结果而仅显示“+++++.+”，表示该数值超出可显示范围；如果显示“－－－－－.－”则表示仪器出现分析错误，需重新检测或镜检。如果病理性管型“+”，应镜检甚至染色以区别细胞管型，类脂、脂肪型管型，蜡样管型、肾衰竭管型等。

16.设定UF尿沉渣分析仪镜检条件要注意什么？如何通过UF仪的使用来降低镜检率？　镜检条件的设定要根据各个实验室的不同情况结合镜检自行设定。UF-100的作用在于可对大量样品进行快速筛选以减少工作量，从而使检验人员可将更多的精力集中在对异常结果的分析中，以提高分析结果的可靠性，缩短报告时间。因此，镜检条件的设定必须要使其充分发挥筛选作用，同时还要防止出现假阴性结果，在保持最小漏诊率的情况下得到最佳的筛选效率。装机后运行2周再由医院实验室根据自身情况筛选率的高低自行决定 Review Limits 设定值。但调整仪器设置只是在保证质量的前提下降低筛选率的一个环节，保证尿样进入仪器前的洁净、新鲜很重要。

17.UF 尿沉渣分析仪的检测结果较镜检敏感　UF 采用了流式细胞技术和荧光染色的方法对尿液中的有形成分进行定量分析，同镜检法相比在方法学上有很大差异。由于采用了流式细胞技术，UF 一次检测可分析几万个沉渣，所检测的样品量相当于50个高倍视野；而镜检法只能计数100～200个细胞，观察几个视野，因此 UF 的检测结果较镜检法更为敏感。根据调查资料，手工尿沉渣检查的 CV 值达到40%以上，而采用 UF 尿沉渣分析仪检测的最大的 CV 值为：尿白细胞 CV＜10%，尿红细胞 CV＜7%，尿上皮细胞 CV＜7%，可见 UF 尿沉渣分析仪具有很高的检测精度。

18.DiaSys R/S2003 尿沉渣工作设备的实现标准定量　DiaSys R/S2003 尿沉渣工作站的标准化是通过流动计数室装置来实现的。该室由一块经高温、高压处理的光洁度清晰的光学玻璃和合金铝质底座构成（尺寸与标准显微镜载玻片相同）。玻璃厚度0.178mm，内腔高度0.127mm。它提供恒定的视野（内刻有4个大格，每大格有25个小格，每小格容积为0.01μl）。吸入每份标本量200μl，注入流动计数室中35μl，视野计数量5μl，都是标准的、恒定的。

19.DiaSys RlS2003 尿沉渣工作设备能够连续检测尿沉渣　可以。因为它是根据动力装置产生吸力的原理，自动将尿沉渣从试管移至显微镜中流动计数室内再返回，所以可对尿沉渣显微镜查检进行连续检测。

20.连续使用 DiaSys R/S2003 做尿沉渣分析会造成交叉污染　只要正确使用和保养工作站，不会造成交叉污染。携带污染率极低，按 Bioughton 测得携带污染率结果 RBC 为0.009%、WBC 为0.035%、Cast 为0%。

21.DiaSys R/S2003 每日保养的内容包　DiaSys R/S2003 每日保养的内容主要有以下6点：

（1）每次开机或关机时消毒仪器，并根据测试尿样的黏滞度适时消毒仪器。

（2）拂去流动计数室顶部及底部灰尘。

（3）用乙醇擦拭自动加样器，至少每日1次。

（4）检查自动加样器有无堵塞、扭结或弯曲，必要时清洗或更换。

（5）检查连接管道有无扭曲、损坏、老化，必要时更换。

（6）操作时检查流动计数室有无油渍及气泡。

22.流动计数室清洗后仍有大量黏液、脓液、血液、细管残留时的处理

（1）拔掉连接流动计数室两边的管道，用带21量孔针的注射器吸取50%的次氯酸钠溶液注入流动的计数室内，静置片刻，用蒸溜水/生理盐水加压冲洗。必要时可重复进行。

（2）以蒸溜水为介质，用超声波仪洗涤。

（3）管型体积较大，应计数1个大方格，必要时可酌情增加。

23.什么是 KOVA 尿沉渣计数板？KOVA 计数板有什么作用？　KOVA 计数板由美国 Hycor Biomedical 公司生产的尿沉渣手工计数塑料板，通过采用一次性试管、加样管和计数板，用以消除尿沉渣镜检过程中的变异因素。使用 KOVA 计数板时，取12ml 尿液标本离心后，用加样管密封1ml 的尿沉渣后倒去上清液，使重悬的尿沉渣体积标准化；之后，利用毛细现象填充计数板，使镜检尿沉渣的体积保持恒定。该计数板一次可镜检10个标本，并能够根据板上的刻度报告每微升计数的细胞而不是每高倍视野下的粒

子数，所报告的每微升细胞数等于每格内的平均细胞数乘以7.5。

如果严格按照要求进行操作，使用KOVA计数板可大大提高镜检的精密度。有文献报道，在白细胞均值为11.61/HPF时，采用KOVA方法标准差为2.66；而白细胞均值为11.51/HPF时，传统盖片法的标准差为5.03。

（三）临床性问题

1.尿液检测中上皮细胞出现的临床意义

（1）肾小管上皮细胞，又称小圆上皮细胞：①正常尿中无此类细胞，一旦出现即往往提示有肾小管病变；②成团出现常多见于肾小管的坏死性病变，如急性肾小管坏死、肾小管间质炎、肾移植排异反应等；③当这类细胞胞浆内充满脂肪滴时，亦称为"卵圆形脂肪小体"；④肾移植后1周内，尿中可出现较多的肾小管上皮细胞，随后逐渐减少至消失；当发生排异反应时，肾小管上皮细胞可再度出现；⑤当肾慢性充血、肾梗死及血红蛋白沉着时，可见其胞浆中出现含铁血黄素颗粒。

（2）移行上皮细胞：①表层移行上皮（大圆上皮细胞），主要来自膀胱；②中层移行上皮（梨形/尾状上皮细胞），主要来自肾盂；若尿中数量明显增多常提示肾盂肾炎的可能；③底层移行上皮细胞，主要来自输尿管、膀胱及尿道深层上皮，正常尿中无或偶见；若较多出现甚至成片脱落，常表明有肾盂至尿道的炎症及坏死性病变。

（3）鳞状上皮细胞（复层扁平上皮细胞）：来自尿道前段和阴道的表层。①成年女性尿中易见，少量出现无临床意义；②尿道炎时可明显增多，常呈片状脱落且伴较多的白细胞。

2.尿液测定中透明管型出现的临床意义　透明管型是尿液中最为常见的管型：

（1）正常人清晨浓缩尿中可见。

（2）儿童较成人多见。

（3）健康人剧烈运动、高热、全身麻醉以及心衰患者可出现，临床价值并不大。

（4）尿中出现大量透明管型特别是复合性透明管型时，多见于肾实质性病变如肾小球肾炎、肾病综合征、肾盂肾炎、间质性肾炎、恶性高血压、氨基苷类抗生素肾毒性作用等，此时透明管型可与其他管型同时出现。

3.尿中颗粒管型出现的临床意义　颗粒管型中含有多量颗粒成分（常大于1/3），主要是肾实质性病变时，细胞分解产物、血浆蛋白及其他物质的崩解而形成。可进一步分为粗颗粒管型和细颗粒管型；组化染色证明，粗颗粒主要为白细胞碎片，细颗粒则多为上皮细胞碎片。

（1）粗颗粒管型：多见于慢性肾小球肾炎、肾病综合征或某些原因（药物中毒等）引起的肾小管损伤。

（2）细颗粒管型：运动后、发热或脱水时，尿中可出现少量细颗粒管型。若其大量出现常提示慢性肾小球肾炎或急性肾小球肾炎后期等症。

4.尿中细胞管型出现的临床意义　细胞管型内含有较多的细胞及细胞碎片等物质（细胞含量超过管型体积的1/3）。

（1）红细胞管型：提示肾单位有出血性改变。①常与肾小球性血尿同时存在，是判断肾小球性血尿的重要依据；②临床上常见于：急性肾小球肾炎、IgA肾病、过敏性紫癜性肾炎、系统性红斑狼疮、肾移植急性排异反应、肾梗死及肾静脉血栓形成等；③红细胞也可因破碎释出血红蛋白，形成血红蛋白管型，其多由肾单位内或管型内溶血形成，少见于血管内溶血。

（2）白细胞管型：管型中可见大量白细胞和（或）脓细胞（脓细胞管型）。①常提示肾脏的炎症性病变，多见于肾盂肾炎、间质性肾炎等，为上尿路感染的标志；②也可见于一些非感染性疾病如急性肾小球肾炎、肾病综合征等，此时其多与红细胞管型、上皮细胞管型相伴出现。

(3)上皮细胞管型:管型中可见多量肾小管上皮细胞,细胞大小不一,常呈瓦片状排列。常提示有肾小管的病变,可见于急性肾小管坏死、急性肾小球肾炎、间质性肾炎、肾病综合征、慢性肾小球疾病晚期以及肾移植排异反应、高热、子痫及重金属(如镉、汞、铋等)中毒。

(4)混合细胞管型:管型中同时可见红细胞、白细胞、上皮细胞等细胞类型。①常见于肾小球肾炎、狼疮性肾炎、肾梗死、肾缺血性病变等;②肾移植后出现上皮细胞和淋巴细胞的混合管型,可提示有急性排异反应的发生。

5.尿中蜡样管型出现的临床意义　为颗粒管型、细胞管型衍化而来,是它们在肾小管内长期停留、变性的产物。多见于慢性肾小球肾炎的晚期、肾功能衰竭及肾淀粉样变性,偶见于肾移植后急性、慢性排异反应。蜡样管型的出现是肾脏病变严重、预后较差的标志。

6.尿中脂肪管型出现的临床意义　脂肪管型为管型中含多量脂肪滴或含脂肪滴的肾小管上皮细胞。当脂肪滴较多覆盖管型基质时,称椭圆脂肪体。常见于肾病综合征、慢性肾小球肾炎急性发作、中毒性肾病等。

7.肾衰竭管型出现的临床意义　肾衰竭管型为损坏的肾小管上皮细胞碎裂后,在明显扩大的集合管内凝聚而成。其出现常提示预后不良,多见于慢性肾功能衰竭少尿期。

血型不合输血、挤压伤、大面积烧伤所致的急性肾功能衰竭,尿中可出现宽血红蛋白管型或宽肌红蛋白管型。

8.UF 尿沉渣分析仪的尿电导率的临床意义　为了能够保证仪器的正常检测范围,电导率设置在 5～38ms/cm,电导率的结果报告的临床意义已经有文献报道。据报道电导率和渗透压、比重有一定的相关性,对鉴别低渗透压和高渗透压尿、低比重和高比重尿等相关疾病,对肾功能的变化的临床诊断有辅助意义。

9.UF 全自动尿沉渣分析仪在临床上的应用价值

(1)快速筛选,及时报告,避免尿样积压变质。

(2)提供红细胞、白细胞、管型、细菌、结晶的定量检测数据,因而对临界标本鉴别准确,提供正常和异常尿样的高效快速筛选。

(3)提供血尿时红细胞来源的信息,从而鉴别肾源性血尿和非肾源性血尿。

(4)提供尿液标准化检测的质控数据和文件。

(5)检测的精度和重复性好而且快。

(6)导电率有助于对肾功能的初步了解。

10.UF-100 尿沉渣分析仪的 REVIEW 标记的含义　UF-100 分析仪的 REVIEW 标记意思是再检,代表检测结果异常,需要镜检。有 2 类原因可产生 REVIEW 标记:一种是检测结果超出镜检的设定范围,另一种是由于样品异常或因仪器自身错误使检测结果可信度降低。前者可由用户自行设定;后者是在仪器出厂时已设定好的,用户无法改变,包括以下几种错误:①总数＞40000;②电导率(5ms/cm 或＞38ms/cm;③RBC-F1-DWSD(40ch 或红细胞数＞2.5/μl,且其 Fsc＞200ch;或红细胞数＞15/μl,未溶解红细胞＜20%;④与尿干化学分析仪交叉确认不匹配。

11.使用 UF-100 尿分析仪时,RBC 假阳性的干扰因素有哪些?为什么 UF-100 测定红细胞偏高,镜检偏低,两者检测结果不符?　造成 RBC 假性升高的干扰因素主要包括细菌、结晶和类酵母菌。其中细菌最为关键,大量的细菌可明显干扰尿红细胞的检测,使结果假性升高。类酵母菌如白色念珠菌等也可使 RBC 假性升高。尤其是红细胞平均荧光强度 RBC-Mfl 值较高时,提示红细胞假阳性的可能性较大。如果同时存在 RBC-F1-DWSD 值(红细胞荧光脉冲分布宽度)也较大,则基本可以判断存在红细胞假阳性。

遇到 UF-100 提示红细胞较多、普通镜检不符合时，除了注意结晶的影响外，酵母样细胞和细菌团块的干扰是常见的问题。此时建议染色再检积累经验。因此再次强调采集样品时必须要注意留取清洁中段尿，室温样品放置时间不能超过 2h，以免细菌繁殖，结晶增加。尿杯应加盖避免灰尘进入。

12.UF 分析仪检测红细胞时出现假阴性的解释　一般来说这种情况很少出现，如果出现可以从以下几个方面来考虑问题：

(1)标本有无放置时间过长，引起红细胞溶血；标本中红细胞有无溶血，可用干化学法辅助验证。也许是真正的潜血阳性样本，没有红细胞。

(2)仪器的激光和电压有无偏移或波动，使分析仪的线性漂移，可能出现红细胞检测结果偏离。这种情况可使用 UF 分析仪的 check 液，采用 QC 程序检查仪器的工作状况和敏感度。

(3)注意标本是否弄错。

(4)特殊病例和特殊情况下，红细胞不易被染液染色或被其他染料染色，影响正常结果。例如接受过眼底荧光血管造影的患者，由于尿中有荧光染料，会明显影响 UF 的结果。

(5)服用过可以产生类似荧光染料作用的药物和抗生素；其他还有甲苯、汞类防腐剂、乙醇、甲醛溶液、戊二醛等影响了体外尿样本中红细胞的检测。

13.UF 检测红细胞数量时没有红细胞来源信息的提示原因　UF 检测出红细胞，主机软件要对 RBC 的数据进行鉴别，然后给出 RBC 来源的信息。其前提是未溶解红细胞数量(表示形态稳定的红细胞)、分布宽度、前向散射光、荧光等信息在仪器要求的范围界限内。如果上述信息出现异常、偏离常态，则拒绝报告 RBC 来源的信息。仪器的设定是未溶解红细胞达到一定数量，即 Non-lysed RBC＞10/μl，RBC info 才显示，才出现血尿来源的提示。

如果 Non-lysed RBC≤20％，同时 RBC(即 RBC 总数)≥15/μl，红细胞信息 RBC info 就不显示，提示可能有 RBC 溶血或细胞碎片增加，或细菌过多、结晶过多的干扰，显示镜检提示 REVIEW。

如 RBC(Fsc＞200ch)≥2.5/μl，即体积超过 200ch 的 RBC 达一定数量，提示结晶增多影响 RBC，低可信性，显示 REVIEW。

再如红细胞荧光脉冲宽度 RBC-F1-DWSD≥40ch，荧光强度分布宽度过大，RBC≥20/μl，红细胞数量多，则提示 RBC 可能受酵母样细胞，如真菌、白色念珠菌等的干扰，提示 REVIEW。

一般情况 Non-Lysed RBC＞40％，遇到异常情况时可以从菜单进入研究界面查看。所以 UF 仪器的显示和提示有一定的原则或规则，该镜检的应及时镜检。

14.UF 全自动分析仪提供主要的红细胞参数和临床意义　UF 全自动分析仪提供主要的红细胞参数是 70％红细胞前向散射光强度所在位置(RBC-P70Fsc)、60％红细胞散射光分布宽度(RBC-Fsc-DW)和非溶血性红细胞数和百分数。

红细胞参数的临床意义是评价尿液红细胞的来源。利用 RBC-P70Fsc 和 RBC-Fsc-DW 将红细胞形态分为 3 个区域，RBC-P70Fsc≥100ch 和 RBC-Fsc-DW＜50ch 称为正常红细胞；RBC-P70Fsc≤80ch 称为小红细胞；RBC-P70Fsc 在 80～100ch 或 RBC-P70Fsc≥100ch 和 RBC-Fsc-DW≥50ch 区域的红细胞形态不确定。一般来说，位于 RBC-P70Fsc≥100ch 和 RBC-Fsc-DW＜50ch 的红细胞是非肾性的；RBC-P70Fsc≤80ch 的红细胞可能是肾性的，也可能不是，这与红细胞新鲜程度、红细胞 pH、渗透压等因素影响有关；位于其他位置的红细胞属于混合性的。

15.每份尿液标本都需要做尿液沉渣分析吗？尿流式细胞尿沉渣检测有阳性标本是否需要镜检？干化学法分析全部阴性标本要不要再镜检？　从理论上来说，完整的尿液常规检查应该包括尿液的物理性状观察、尿液化学成分的分析和尿沉渣检查 3 个部分，因此对于所有尿液样品最好都进行尿沉渣分析。但是由于传统镜检方法的低效率和大、中型实验室中样品量的压力，在常规尿液分析中，我们不得不采用筛查的方法排除阴性标本，减少镜检的样品量，尿干化学分析和 UF-100 尿流式细胞检测都是目前被认可的筛选方法。

一般来说，尿流式细胞检测后的阳性结果和干化学分析后全部阴性的样品，最好进行镜检确认。但是，尿流式细胞分析当测定结果没有超过用户设定的 Review Limits、出现红色背景的"＋"号，或超过厂家设定的 Review Limits、出现红色背景的"＊"号呈，即使细胞数较高，也可不复检。干化学分析后尿液颜色、浊度、蛋白、亚硝酸盐、红细胞、白细胞全部为阴性，并且分析仪符合实验要求，使用配套试带；或申请者没有要求镜检；或患者疾病与肾、泌尿系统疾病无关，可以不镜检。

三、尿液检验质量控制

1.尿沉渣分析在设备上的要求　要按照 NCCLS 文献 GP16-A(ISBN 1-56238-282-9)和我国《尿液沉渣检查标准化的建议》规定的内容执行。

2.国内有没有对尿液沉渣检查的指导性文件　2002 年中华检验医学分会血液学和体液学专家委员会在广州召开的全体委员会上一致通过并经全国检验学会常委会讨论决定的《尿液沉渣检查标准化的建议》文件，并建议全国检验界参考此文件规范实验室操作。

3.对尿液分析仪进行质量控制　除执行分析前的各项质量管理外，分析开始应定期用厂家提供的质控物或校正带检查仪器性能，并用质控物检查当天使用的或新开瓶的试带。在质控过程中，必须掌握质控的标准：

(1)每次必须使用"正常"和"异常"2 种浓度的质控物进行试验；1 天内最好使用同一份质控标本。

(2)质控物的测定结果由"正常"变成"异常"，或由"异常"，变成"正常"，均为失控。

(3)如果质控物某一膜块的测定结果与"靶值"相差±1 个膜块内是允许的，否则为失控。

4.尿试带法确证试验的基本要求　干化学法可造成一定的假阳性和假阴性，因此属于过筛试验在原则上阳性结果应以传统手工法复核，这是质量保证的重要环节上通过复核可发现许多药物或其他干扰。按 CCCLS 文件规定，尿液蛋白的确证试验为磺基水杨酸法。尿葡萄糖的确证试验是葡萄糖氧化酶定量法；尿胆红素的确证试验为 Harrison 法；尿白细胞、红细胞的确证试验是尿沉渣显微镜检查；对于其阴性结果与尿显微镜检查不一致的也应复查，为此尿沉渣显微镜不能废除而应加强。

5.分析尿试带质控操作步骤和失控原因

(1)确定质控方法和所有操作，以及失控解决方法。

(2)按照常规进行质控操作，制作质控图。

(3)采用下述流程分析失控原因。

6.室间质量评价　在每天进行内部质控的同时，应参加室间质评活动，以了解与其他实验室检测结果之间的可比性。

一些质评基本做法如下：

(1)制备各种不同浓度的尿液干化学分析质控品。

(2)按照主要试带厂商进行分组，如拜耳组、宝灵曼组、盈东组、京都组、桂林组和苏州组等，然后采用自身仪器设备和相应试带确定参考值，或采用参加单位测定结果均值作为参考值。

(3)可接受范围：阴性调查品测定结果阴性为可接受，若阳性判为不可接受；阳性调查品测定结果阳性作为可按受，范围为上下浮动一档，若阴性判为不可接受。

(4)若每批号调查品80%以上的分析项目在可接受范围,判为该批号调查品结果满意。

(5)若10批号调查品中,有8个或8个以上批号调查品结果满意,判定室间质评结果成功。若室间质评结果不成功,应书面通知该实验室,要求实验室及时查找原因和整改,并采取相应预防措施。

7.尿液沉渣标准化检查对材料与器材的要求

(1)留置标本的容器:收集的运送尿液容器应由透明且不与尿液成分发生反应的惰性材料制成;洁净、防漏、防渗,一次性使用;容积应大于50ml,圆形开口的直径大于4.0cm,较宽的底部和有安全的易于开启的密封装置,保证标本运送安全;用于离心尿液的离心管,应清洁、透明、带刻度,刻度上应至少标明10、1、0.2ml,容积应大于12ml,试管口有密封装置、锥形或缩窄的底部,最好使用不易破碎的一次性塑料或玻璃离心管;用于尿沉渣分析的容器、离心管、玻片必须能进行标记,便于患者标本的识别,且应保持干净。

(2)尿沉渣检测板:尿沉渣的量和压(涂)片厚度是标准化的重要环节,在普通玻片上随意滴加沉渣液或加盖玻片(甚至不加盖玻片),不能提供标准化的结果,建议使用标准化的沉渣计数板(计数池的计数单位每小格长、宽、高分别为2mm×5mm×0.1mm,即1μl)。

(3)离心机:采用水平式离心机。离心时应盖上盖,保证安全,机内温度应尽可能保持在低于25℃,离心机相对离心力(RCF)应在400×g左右。

离心机转速(r/min)与相对离心力(g)的换算公式为:

$$r/min = 1000 \times [g/(11.18 \times 半径)]^{1/2}$$

$$r/min = 1000 \times [400/(11.18 \times 半径)]^{1/2}$$

8.尿有形成分质量保证

(1)分析前质控:主要是如何取得合格尿标本。合格尿标本是保证尿有形成分结果的重要条件。以往主张留取尿成分相对浓缩的晨尿;但考虑尿液长期在膀胱中贮存的变化和留标本后能迅速送至实验室完成检验,因此可采取以控制饮水的二次晨尿(晨8~9点)取代,留尿后应迅速送至实验室以保证总时间不少于2h,因在高温长时间不避光的条件下如尿pH>7.5、尿渗透压300mosm/Rg时细菌生长等易造成红细胞、白细胞、管型等有意义成分的破坏。分析前质控还应注意:①合格容器:清洁,干燥有盖,有明显标记的一次性容器;②防止污染:应强调留取中段尿并应在留尿前在尿道口用消毒棉垫擦拭尿道口外口;女性应防止白带、经血污染,男性也应重视尿道口的不洁物污染,小儿应防止粪便进入尿液;还应防止各种不应进入容器的清洁剂、消毒液及外来物污染;③标本保存应强调新鲜尿,不能及时检查的尿标本置冰箱中,不应超过6h;尿中尽量不加入麝香草酚、甲醛等防腐剂,以免影响尿化学检查测定结果;④药物干扰:由于不少药物均干涉尿分析,也常可以尿中见到药物结晶,因此当化学检查出现假阳性、假阴性,尿中出现结晶时应询问病人药史,停药3d后复查以防止用药带来的干扰。

(2)分析中质控:强调尿有形成分检查的标准化。包括:①方法:包括所用器械如配套塑料离心管,定量沉渣板尿量;决不可在离心机停止转动前用手制动,以免因有形成分悬浮而倒去。为留取固定的沉渣尿(0.2ml),采用吸出法比倒弃上层尿液标准,倒在沉渣板上的混匀沉渣量也应固定检查;使用的显微镜也应检查(详见尿沉渣检查规程);②质控尿的应用:实验室可自制,即留取正常尿经双层滤纸过滤后有L基础尿中加入EDTA·K_2 0.1g、NaN_3 1g,加入经戊二醛固定后的红细胞、白细胞、管型,混匀后分装在10ml安瓿中冰箱保存,每次检查时取出作为质控尿按质控要求做图;③报告方式应采用××/L或××/μl定量报告。

(3)分析后质控:①听取患者、医生对尿有形成分检查的反馈意见;如与以往检查有较大出入,应重新采取新鲜、固定时间留取的尿标本复检;②对有形成分检查结果阳性率、阴性率的统计;对每日大于50份尿标本应快速镜检如分析结果大于 X+2s 时其误差来自识别或其他原因技术误差；③尿有形成分检查与化学检查相互关系，如隐血试验与红细胞、酯酶试验与白细胞、尿蛋白与管型等相互参照，寻求不一致的原因进行分析。做好对尿有形成分的质量管理是一项系统工程，必须认真、经常、负责地做好，以保证尿有形成分检查的可靠性。

（卢葵花）

第二节　粪便检查

粪常规检查主要用于：①诊断肠道感染性疾病：细菌性痢疾、阿米巴痢疾、伤寒、肠结核、急慢性肠炎、霍乱、伪膜性肠炎等，粪常规及粪培养有诊断及鉴别诊断价值。②肠道寄生虫病：蛔虫病、钩虫病、鞭虫病、蛲虫病、姜片虫病、血吸虫病、肝吸虫病等，可根据粪便找到相应虫卵而确诊。③消化吸收功能过筛试验：慢性腹泻患者粪便镜检，若有较多淀粉颗粒、脂肪小滴或肌肉纤维等，常提示为慢性胰腺炎，可进一步检查。④粪隐血可用于上消化道出血及肠道肿瘤的筛查。

一、粪样本的采集

1.留取似蚕豆大粪 1 块，置于不吸水的容器内。标本必须新鲜，防止尿液混入。

2.粪标本有浓血时，应当挑取浓血及黏液部分送检，外观无异常的要多点取样检查。

3.检查粪寄生虫及虫卵，应采取三送三检，因为肠道寄生虫排卵有周期性，以免漏诊。如检查蛲虫则不必送检粪样，而应于晨起排便前用棉签拭擦肛门周围，可得虫卵。

4.肠道阿米巴病滋养体，应在收集标本后立即送检，并注意保温，30min 内完成检验。

5.粪隐血试验，患者应素食 3d，并禁服铁剂及维生素 C，否则易出现假阳性。

二、粪一般检查

（一）粪颜色与性状

成人正常粪颜色呈黄褐色，婴儿为黄色或金黄色。

1.*鲜血粪*　直肠息肉、直肠癌、肛裂及痔疮等。痔疮常在排便之后鲜血滴落，而其他疾患则鲜血附于粪表面。

2.*水样粪*　消化不良或肠滴虫可致水样腹泻。

3.*米泔样粪*　白色淘米水样，见于霍乱、副霍乱患者。

4.*柏油样粪*　由于上消化道或小肠出血并在肠内停留时间较长，因红细胞破坏后血红蛋白在肠道内与硫化物结合形成硫化亚铁，故粪呈黑色；又由于硫化亚铁刺激肠黏膜分泌较多的黏液，而使粪黑而发亮，故称为柏油样粪。

5.*白陶土色粪*　各种原因导致的胆道阻塞时。

6.*粥样或水样稀粪*　见于非感染性和感染性腹泻（急性胃肠炎、食物中毒、伪膜性肠炎等）。

7.*黏液性或脓血粪*　见于痢疾、溃疡性结肠炎、大肠炎、小肠炎、结肠癌、直肠癌等。

8.*细条状粪*　细条状粪或扁片状粪见于直肠癌等所致直肠狭窄。

9.婴儿凝乳块粪 婴儿粪出现黄白色凝乳块,亦可见蛋花汤样粪,见于婴儿消化不良、病毒性肠炎和致病性大肠埃希菌性肠炎。

10.婴儿豆腐渣样粪 常见于真菌引起的肠炎。

11.果酱色粪 见于急性阿米巴痢疾,以血为主,血中带脓,呈暗红色稀果酱样。

(二)寄生虫体

肉眼可见蛔虫、蛲虫及绦虫等较大虫体或片段。

(三)结石

粪中可见到胆石、胰石、胃结石、肠结石等,最常见是胆石,见于用排石药或碎石术后。

三、粪细胞检查

【参考值】

红细胞:0/HP,白细胞:0 或偶见/HP。

【临床意义】

1.红细胞 肠道下段炎症或出血、痔疮、阿米巴痢疾、细菌性痢疾、溃疡性结肠炎、结肠癌等疾患的粪中可见到红细胞。如阿米巴痢疾时粪中红细胞多于白细胞,成堆出现,并有破坏现象。细菌性痢疾粪则以白细胞为主,红细胞常呈散在。

2.白细胞 当肠道有炎症时白细胞增多,小肠炎症时白细胞数量不多,均匀混合于粪内。结肠炎症如菌痢时,白细胞大量出现,甚至满视野,并可见到退化的白细胞,还可见到边缘已不完整或已破碎、核不清楚、成堆的脓细胞。过敏性肠炎、肠道寄生虫病(如阿米巴痢疾或钩虫病)时粪中有时还伴有夏科-雷登结晶,如用瑞氏染液染色可见到嗜酸性粒细胞。

3.巨噬细胞 见于急性细菌性痢疾和溃疡性结肠炎。

4.其他 大量淀粉颗粒见于消化不良,大量脂肪表示脂肪消化不良,大量肌肉纤维见于蛋白质消化不良。

四、粪寄生虫检查

1.虫卵 蛔虫卵、钩虫卵、鞭虫卵、蛲虫卵、姜片虫卵、血吸虫卵、肝吸虫卵、肺吸虫卵、绦虫卵等。查到虫卵可做出诊断。

2.寄生虫成虫 显微镜下可见到阿米巴、鞭毛虫、孢子虫、结肠小袋纤毛虫、血吸虫等成虫。

五、粪隐血试验

【参考值】

阴性。

【临床意义】

1.阳性见于胃肠道恶性肿瘤、伤寒、溃疡病、肝硬化等所引起的消化道出血。

2.隐血持续阳性提示胃肠道肿瘤,间歇性阳性为其他原因的消化道出血。可进一步做胃肠道内镜检查。

3.粪隐血试验目前常用的有化学法和免疫法:免疫法测定特异性强、敏感性高,不受饮食和药物的干扰,主要用于检测下消化道出血,被认为是大肠癌普查的最合适指标。对50岁以上的无症状者,每年应做1次粪隐血检查。但有40%～50%患者上消化道出血未检出。

4.上消化道出血时,化学法比免疫法阳性率高,应选用化学法。化学法隐血试验患者应食素3d,服用铁剂、含高浓度过氧化酶的食物(萝卜)及大剂量阿斯匹林,易出现假阳性。服用大剂量维生素C可出现假阴性。

六、粪转铁蛋白试验

【参考值】

单克隆抗体胶体金法:阴性。

【临床意义】

粪转铁蛋白阳性见于消化道出血。粪转铁蛋白特异性高、稳定性好,是检测消化道出血的良好指标,与粪隐血试验联合,可明显提高消化道出血和大肠肿瘤的阳性检出率。

七、粪细菌检查

1.大肠埃希菌、厌氧菌和肠球菌是粪中主要的正常菌群,长期使用大量抗生素,菌群失调时,显微镜下可见大量球菌或真菌。

2.疑为霍乱、副霍乱时可做粪悬滴试验,阳性可帮助诊断。

3.必要时做细菌培养和药物敏感试验。致病菌为阳性时,常见于细菌性痢疾、伤寒、肠结核、急慢性肠炎等。

(卢葵花)

第三节　体液及排泄物检查

一、脑脊液检查

(一)一般性状检查

主要观察颜色与透明度,可记录为水样透明(白细胞200/μL或红细胞400/μL可致轻微混浊)、白雾状混浊、微黄混浊、绿黄混浊、灰白混浊等。脓性标本应立即直接涂片进行革兰染色检查细菌,并及时接种相应培养基。

1.红色　如标本为血性,为区别蛛网膜下隙出血或穿刺性损伤,应注意以下情况。

(1)将血性脑脊液试管离心沉淀(1500r/min),如上层液体呈黄色,隐血试验阳性,多为蛛网膜下隙出血,且出血的时间已超过4h,约90%患者为12h内发生出血。如上层液体澄清无色,红细胞均沉管底,多为穿刺损伤或因病变所致的新鲜出血。

(2)红细胞皱缩,不仅见于陈旧性出血,在穿刺外伤引起出血时也可见到。因脑脊液渗透压较血浆高所致。

2.黄色　除陈旧性出血外，在脑脊髓肿瘤所致脑脊液滞留时，也可呈黄色。黄疸患者（血清胆红素171～257μmol/L）的脑脊液也可呈黄色。但前者呈黄色透明的胶冻状。脑脊液蛋白不低于1.50g/L，红细胞高于100×10^9个/L，也可呈黄色。橘黄色见于血液降解及进食大量胡萝卜素。

3.米汤样　由于白（脓）细胞增多，可见于各种化脓性细菌引起的脑膜炎。

4.绿色　可见于绿脓假单胞菌、肺炎链球菌、甲型链球菌引起的脑膜炎、高胆红素血症和脓性脑脊液。

5.褐或黑色　见于侵犯脑膜的中枢神经系统黑色素瘤。

（二）蛋白定性试验

【原理】

脑脊液中球蛋白与苯酚结合，可形成不溶性蛋白盐而下沉，产生白色混浊或沉淀，即潘氏试验。

【结果判断】

阴性：清晰透明，不显雾状。

极弱阳性：微呈白雾状，在黑色背景下，才能看到。

阳性（+）：灰白色云雾状。

（++）：白色混浊。

（+++）：白色浓絮状沉淀。

（++++）：白色凝块。

【临床意义】

正常时多为阴性或极弱阳性。有脑组织和脑脊髓膜疾患时常呈阳性反应，如化脓性脑脊髓膜炎、结核性脑脊髓膜炎、梅毒性中枢神经系统疾病、脊髓灰白质炎、流行性脑炎等。脑出血时多呈强阳性反应，如外伤性血液混入脑脊液中，亦可呈阳性反应。

（三）有形成分检查

【细胞总数】

检验项目名称：细胞总数

采用的方法：细胞板计数

检验项目名称：白细胞计数

参考区间：正常人脑脊液中无红细胞，仅有少量白细胞。白细胞计数：成人$(0\sim8)\times10^6$/L；儿童$(0\sim15)\times10^6$/L；新生儿$(0\sim30)\times10^6$/L。以淋巴细胞及大单核细胞为主，两者之比约为7∶3，偶见内皮细胞。

附注：

1.计数应及时进行，以免脑脊液凝固，使结果不准确。

2.细胞计数时，应注意新型隐球菌与白细胞的区别。前者不溶于乙酸，加优质墨汁后可见不着色的荚膜。

3.计数池用后，应用75%乙醇消毒60min。忌用酚消毒，因会损伤计数池的刻度。

【细胞分类】

检验项目名称：细胞分类

采用的方法：直接分类法或染色分类法

参考区间：脑脊液白细胞分类计数中，淋巴细胞所占比例成人为40%～80%，新生儿为5%～35%；单核细胞所占比例成人为15%～45%；新生儿为50%～90%；中性粒细胞所占比例成人为0～6%，新生儿为0～8%。

临床意义：

1.中枢神经系统病变的脑脊液，细胞数可增多，其增多的程度及细胞的种类与病变的性质有关。

2.中枢神经系统病毒感染、结核性或霉菌性脑脊髓膜炎时，细胞数可中度增加，常以淋巴细胞为主。

3.细菌感染时(化脓性脑脊髓膜炎)，细胞数显著增加，以中性粒细胞为主。

4.脑寄生虫病时，可见较多的嗜酸性颗粒。

5.脑室或蛛网膜下隙出血时，脑脊液内可见多数红细胞。

【真菌检查-新型隐球菌检查】

检验项目名称：真菌检查-新型隐球菌检查

检测方法：

1.取脑脊液，以 2000r/min 离心 15min，以沉淀物作涂片，加优质经过滤的细墨汁 1 滴，混合，加盖玻片检查。

先用低倍镜检查，如发现在黑色背景中有圆形透光小点，中间有一细胞大小的圆形物质，即转用高倍镜仔细观察结构，新型隐球菌直径 5～20μm，可见明显的厚荚膜，并有出芽的球形孢子。

每次镜检应用空白墨水滴作为对照，以防墨汁污染。

2.球菌病人约有 50%阳性率。

报告方式：墨汁涂片找到“隐球菌属”。

二、浆膜腔积液检查

(一)标本采集的注意事项

1.由穿刺取得的标本为防止细胞变性、出现凝块或细菌破坏溶解等，送检及检查必须及时。

2.为防止凝固，最好加入 100g/L，乙二胺四乙酸二钠或二钾(EDTA 钠盐或钾盐)抗凝，每 0.1ml 可抗凝 6ml 浆膜腔积液，及时完成细胞涂片检查。

3.pH 测定应用肝素抗凝专用采样器。

(二)浆膜黏蛋白定性试验

【结果判断】

阴性：清晰不显雾状。

可疑(±)：渐成白雾状。

阳性(+)：加后呈白雾状。

(++)：白薄云状。

(+++)：白浓云状。

【附注】

在滴下穿刺液后，如见浓厚的白色云雾状沉淀很快的下降，而且形成较长的沉淀物，即 Rivalta 反应阳性。如产生白色混浊不明显，下沉缓慢，并较快消失者为阴性反应。

(三)总蛋白定量及白蛋白定量测定

【主要临床意义】

1.渗出液中含有较多的浆膜黏蛋白，故称 Rivalta 阳性，而漏出液为阴性，但如果漏出液经长期吸收蛋白浓缩后，也可呈阳性反应。有人主张用高清腹水白蛋白梯度(SAAG：血清白蛋白浓度减去腹水白蛋白浓度)来鉴别漏出液与渗出液，漏出液是指高 SAAG(≥11g/L)，渗出液是指低 SAAG(<11g/L)。如 SAAG

<11g/L，一般不出现门脉高压。

2.炎性疾患（化脓性、结核性等）蛋白含量多为40g/L以上；恶性肿瘤为20～40g/L；肝静脉血栓形成综合征为40～60g/L；淤血性心功能不全、肾病综合征患者的腹水中蛋白浓度最低，为1～10g/L；肝硬化腹水多为5～20g/L。

（四）腺苷脱氨酶测定

【主要临床意义】

腺苷脱氨酶（ADA）能催化腺苷水解产生次黄嘌呤和氨，是重要的腺苷分解酶，以T淋巴细胞内含量最丰富，尤其与T淋巴细胞的数量、增殖和分化有关。结核性胸膜炎时显著增高，在40U/L以上，甚至超过100U/L。肝炎、肝硬化、肝癌低于20U/L。在结核性胸膜炎的诊断上有很重要参考价值。

（五）癌胚抗原测定

【主要临床意义】

癌胚抗原（CEA）可作为浆膜腔积液中的肿瘤标记物，大部分良性瘤在5μg/L以下，癌性在5μg/L以上，结核性胸腹水在2μg/L以下，对癌性胸腹膜炎诊断有重要意义。积液CEA与血清CEA比值大于1.0时，高度怀疑为癌性积液。积液CEA与血清CEA比值大于4.3是恶性变的一个指标，因为CEA绝大多数可由癌细胞直接分泌而来。同时CEA又可作为治疗指标的观察。

（六）显微镜检查

【主要临床意义】

1.以多形核白细胞为主，提示化脓性炎症或早期结核性积液。在结核性渗出液的吸收期可见嗜酸性粒细胞增多。

2.以淋巴细胞增多为主，提示慢性炎症。可见于结核性渗出液，病毒感染，系统性红斑狼疮的多发性浆膜炎等。

3.以间皮细胞及组织细胞增多为主，提示浆膜上皮脱落旺盛，可见于淤血，恶性肿瘤等。

4.心包积液有核细胞数量超过1000×10^6/L多提示为心包炎。

5.腹水有核细胞数量超过500×10^6/L，主要为中性粒细胞（大于50%），提示为细菌性腹膜炎。

6.积液中找到癌细胞是诊断恶性肿瘤的有力证据。

三、滑膜液检查

【标本收集】

滑膜液收集应用消毒注射器，正常时滑膜液量甚少，病理时则可多达3～10ml，因检查项目不同，容器不同，故应事先准备有关标本容器，微生物培养应置于灭菌消毒试管，显微镜检查应用肝素抗凝标本，每毫升约用肝素钠25U（不可采用肝素锂，草酸盐或EDTA干粉，以免造成人为结晶，干扰显微镜检查），如有可能，患者宜空腹4～6h，以达到血液内组分与滑膜内组分平衡，且血液标本应与滑膜标本在同一时间采集。采集后立即送检。

【临床意义】

滑膜液存在于关节面与滑膜围成的关节腔内，来自血管、毛细淋巴管的过滤液及滑膜细胞的分泌。关节发生炎症等疾病时，常累及滑膜，使其正常化学成分和细胞成分发生改变。滑膜液穿刺可用于关节炎的诊断和鉴别诊断。

四、精液检查

【标本收集】

1.在3个月内检查两次至数次，两次之间间隔应大于7天，但不超过3周。

2.采样前至少禁欲3天，但不超过7天。

3.采样后1h内送到检验科。

4.用清洁干燥广口塑料或玻璃小瓶收集精液，不宜使用避孕套内的精液。某些塑料容器具有杀死精子的作用，但是否合适应该事先做试验。

5.应将射精精液全部送检。

6.传送温度应在20℃～40℃。

7.容器必须注明患者姓名和(或)识别号(标本号或条码)、标本采集日期和时间。

8.和所有体液一样，精液也必须按照潜在生物危险物质处理，因为精液可能含有肝炎病毒、人类免疫缺陷病毒和疱疹病毒等。

【一般性状检查】

一般性状检查包括记录精液量、颜色、透明度、黏稠度和是否液化。

1.外观　正常精液呈灰白色或乳白色，不透明。棕色或红色提示出血。黄色可能服用某种药物。精子浓度低时精液略显透明。正常精液是一种均匀黏稠的液体，射精后立即凝固，30min后开始液化。若液化时间超过60min考虑为异常，应记录这种情况。正常精液可含有不液化的胶冻状颗粒。

2.量　用刻度量筒或移液管测定。正常一次全部射精精液量为2～5ml。精液量过多或过少是不育的原因之一。

3.黏稠度　在精液全部液化后，用Pasteur滴管吸入精液，然后让精液依靠重力滴落，并观察拉丝长度。正常精液呈水样，形成不连续小滴。黏稠度异常时，形成丝状或线状液滴(长度大于2cm)。也可使用玻璃棒或注射器测定黏稠度。

4.酸碱度　用精密试带检查。正常人pH为7.2～8.0，平均7.8。

(一)精子存活率

检验项目名称：精子存活率

采用的方法：精子低渗膨胀试验(HOS)

参考区间：在排精30～60min内，约有70%以上精子应为活动精子。精子低渗膨胀试验应有60%以上精子出现尾部膨胀。

附注：

1.如室温低于10℃时，应将标本先37℃温育5～10min后镜检。

2.某些标本试验前就有尾部卷曲的精子，在HOS实验前，计算未处理标本中尾部卷曲精子的百分数，实际HOS试验结果百分率就等于测定值减去未处理标本中尾部卷曲精子百分率。

3.HOS也是精子尾部膜功能试验。

(二)精子活力

检验项目名称：精子活力

参考区间：正常精液采集后60min内，a级＋b级精子达50%以上。

结果判断：

a级：快速前向运动：37℃时速度大于等于25μm/s，或20℃速度大于等于20μm/s(25μm大约相当于精子5个头部的长度，或半个尾部的长度)。

b级：慢速或呆滞地前向运动。

c级：非前向运动(速度小于5μm/s)。

d级：不动。

(三)精子计数

检验项目名称：精子计数

参考区间：正常男性精子数大于等于20×10^6/ml。

附注：

1.收集精液前避免性生活3～7天。收集精液标本后应在th内检查，冬季应注意保温。

2.出现一次异常结果，应隔一周后复查，反复查2～3次方能得出比较正确的结果。

3.如低倍镜、高倍镜检查均无精子，应将精液离心沉淀后再涂片检查，如两次均无精子则报告"无精子"。

(四)精子形态观察

检验项目名称：精子形态观察

采用的方法：巴氏染色法

参考区间：正常人精液中正常形态者大于等于30%(异常精子应少于20%，如超过20%为不正常)。WHO参考范围见表7-7。

结果判断：评估精子正常形态时应采用严格标准，只有头、颈、中段和尾部都正常的精子才正常。精子头的形状必须是椭圆形，巴氏染色精子头部长4.0～5.0μm，宽2.5～3.5μm，长宽之比应在1.50～1.75，顶体的界限清晰，占头部的40%～70%。中段细，宽度小于1μm约为头部长度的1.5倍，且在轴线上紧贴头部，细胞质小滴应小于正常头部大小的一半。尾部应是直的、均一的，比中段细，非卷曲，其长约为45μm。

所有形态学处于临界状态的精子均列为异常。异常的精子可有：①头部缺陷：大头、小头、锥形头、梨形头、圆头、无定形头、有空泡头、顶体过小头、双头等；②颈段和中段缺陷：颈部弯曲、中段非对称地接在头部、粗的或不规则中段、异常细的中段等；③尾部缺陷：短尾、多尾、发卡形尾、尾部断裂、尾部弯曲、尾部宽度不规则、尾部卷曲等。

(五)精子凝集

检验项目名称：精子凝集

精子凝集是活动精子以各种方式，如头对头、尾对尾或头对尾等彼此粘在一起。以分级方式报告，从"－"(没有凝集)到"＋＋＋"(所有可动的精子凝集到一起)。凝集的存在，提示可能为免疫因素引起不育。

(六)非精子细胞

检验项目名称：非精子细胞

精液含有的非精子细胞成分，称为"圆细胞"，这些细胞包括泌尿生殖道上皮细胞、前列腺细胞、生精细胞和白细胞。正常人精液中圆细胞小于5×10^6/ml。

正常精液中白细胞主要是中性粒细胞，数量不应超过1×10^6/ml。过多提示感染，为白细胞精子症。

(七)其他成分

精液中可以有结晶体、卵磷脂小体、淀粉样体、脂滴、脱落上皮细胞等。

【参考区间】

如表 7-7 所示。

表 7-7 WHO 精液检查参考区间

检查项目	1987 年	1992 年	1999 年
射精量(ml)	≥2	≥2	≥2
pH	7.2～8.0	7.2～8.0	≥7.2
精子计数(10^6/ml)	≥20	≥20	≥20
总精子数/射精(10^6/次)	≥40	≥40	≥40
精子形态(%正常)	≥50	≥30	≥15(严格正常标准)
精子存活率(%)	≥75	≥75	≥50
精子活力(a、b、c、d 级)a 级(%)	≥25	≥25	≥25
a 级＋b 级(%)	≥50	≥50	≥50

五、前列腺液检查

【标本收集】

临床医生做前列腺按摩术后，采集标本于清洁玻片上，立即送检。

【检查内容】

记录液体颜色、是否混有血液、有无脓块等。湿片镜检，高倍镜下观察白细胞、红细胞、卵磷脂小体，其次为上皮细胞、精子、淀粉样体等。革兰染色后检查细菌。

【检验项目名称】

卵磷脂小体

【采用的方法】

显微镜检查

【参考区间】

正常人卵磷脂小体为多量或满视野；白细胞少于 10 个/HP；红细胞少于 5 个/HP。

【临床意义】

前列腺炎时，白细胞增多，可找到细菌，卵磷脂小体常减少。前列腺癌时，可有血性液体，镜检见多量红细胞，细胞学检查可见癌细胞。前列腺患滴虫感染者亦可找到滴虫。

六、阴道分泌物检查

(一)清洁度检查

取阴道分泌物，用生理盐水涂片，高倍镜检查，根据所含白细胞(或脓细胞)、上皮细胞、杆菌、球菌的多少，分成Ⅰ～Ⅳ度，判定结果如表 7-8 所示。

表 7-8　阴道涂片清洁度判定表

清洁度	杆菌	球菌	上皮细胞	脓细胞或白细胞个数
Ⅰ	多	－	满视野	0～5 个/高倍视野
Ⅱ	中	少	1/2 视野	5～15 个/高倍视野
Ⅲ	少	多	少	15～30 个/高倍视野
Ⅳ	－	大量	－	＞30 个/高倍视野

【临床意义】

清洁度在Ⅰ～Ⅱ度内视为正常，Ⅲ、Ⅳ度为异常，多数为阴道炎，可见阴道霉菌、阴道滴虫等病原体。单纯清洁度增高而不见滴虫、霉菌者，可见于细菌性阴道炎。

（二）滴虫检查

阴道滴虫呈梨形，比白细胞大 2 倍，顶端有鞭毛 4 根，在温度 25℃～42℃下可活动。因此，在寒冷天，标本要采取保温措施。滴虫活动的最适 pH 为 5.5～6.0。

（三）霉菌检查

在湿片高倍镜下见卵圆形孢子，革兰染色后油镜下可见革兰阳性孢子或假菌丝与出芽细胞相连接，成链状及分枝状。找到阴道霉菌是霉菌性阴道炎的诊断项目。

（四）线索细胞及胺试验

线索细胞及胺试验是加德纳菌、动弯杆菌属等阴道病的实验室诊断依据。

1.线索细胞　为阴道鳞状上皮细胞黏附大量加德纳菌及其他短小杆菌后形成。生理盐水涂片高倍镜下可见该细胞边缘呈锯齿状，细胞已有溶解，核模糊不清，其上覆盖有大量加德纳菌及厌氧菌，使其表面毛糙，出现斑点和大量细小颗粒。涂片革兰染色后，显示黏附于脱落上皮细胞内的细菌为革兰阴性或染色不定的球杆菌，其中，柯氏动弯杆菌是一短小的（平均约 1.5μm）革兰染色不定菌，羞怯动弯杆菌是一长的（平均约 3.0μm）革兰染色阴性菌，阴道加德纳菌是一种微需氧的、多形性的革兰染色不定杆菌。线索细胞是诊断细菌性阴道病的重要指标。

2.pH 值　pH 试纸法检查。细菌性阴道病 pH 大于 4.5。

3.胺试验　阴道分泌物加 2.5mol/LKOH 溶液时出现鱼腥样气味。细菌性阴道病呈阳性。

七、胃液检查

【标本收集】

1.试验前一天停用影响胃酸分泌的药物，如抗胆碱酯类及碱性药物等。

2.试验前晚 8 时后禁食、禁饮、禁烟。有胃排空迟缓者，则在试验前 1～2 天进流质饮食。

3.由受试者空腹坐姿，插管抽取胃液。弃去残余胃液，连续抽取 th 胃液作为空腹胃液标本，计量，以此测基础胃酸分泌量。

4.皮下或肌内注射五肽胃泌素 6μg/kg，然后每 15min 留 1 份标本，共留取 4 次分别计量送检。

八、十二指肠引流液及胆汁检查

【标本收集】

按照胆汁来源不同，可分为甲、乙、丙、丁四管，在容器上必须注明。

采取标本后,应迅速送检,收到标本后,应尽快检查完毕,以免有形成分破坏。

九、痰液检查

【标本收集】

痰液标本收集法因检验目的的不同而异,但所用的容器须加盖,痰液勿污染容器外(用不吸水容器盛留)。

1.痰液的一般检查应收集新鲜痰,病人起床后刷牙,漱口(用 3% H_2O_2 及清水漱 3 次),用力咳出气管深处真正呼吸道分泌物,而勿混入唾液及鼻咽分泌物。

2.细胞学检查用上午 9~10 时深咳的痰液及时送检(早晨第一口痰在呼吸道停留久,细胞变形结构不清)应尽量送含血的病理性标本。

3.浓缩法找抗酸杆菌应留 24h 痰(量不少于 5ml),细菌检验应避免口腔、鼻咽分泌物污染。

4.幼儿痰液收集困难时,可用消毒棉拭子刺激喉部引起咳嗽反射,用棉拭子采取标本。

5.观察每日痰排出量和分层时,须将痰放入广口瓶内。

6.检验完毕后的标本及容器应煮沸 30~40min 消毒,痰纸盒可烧毁,不可煮沸的容器可用 5%苯酚或 2%来苏儿溶液消毒后才能用水冲洗。

(王永乐)

第八章　临床生物化学检验

第一节　蛋白质与非蛋白质含氮化合物检验

一、蛋白质与非蛋白含氮化合物

人体中蛋白质种类约有10万种之多，大部分是细胞或器官的结构蛋白，少部分是存在于细胞内外液的可溶性蛋白质。可溶性蛋白质的功能非常广泛，在许多疾病状态下体液蛋白质可出现异常。氨基酸代谢紊乱以遗传性为主，表现为氨基酸血症和氨基酸尿症，发病率虽低，但种类多、病情重。嘌呤核苷酸代谢紊乱可引起高尿酸血症和痛风，其患病率近年来急剧升高。

（一）血浆蛋白质

血浆蛋白质是血浆固体成分中含量最多的物质，其执行功能的部位主要在血浆而不在靶器官。血浆蛋白质的功能可分为两个方面，一方面是直接在血液中发挥作用，包括：①在血浆中运载弱水溶性的物质、维持血浆胶体渗透压、组成血液pH缓冲系统；②参与凝血与纤维蛋白溶解；③在血浆中起催化作用的血浆酶，如卵磷脂胆固醇酰基转移酶、假性胆碱酯酶等。另一方面则是在需要时进入某些组织中发挥作用，包括：①对组织蛋白起修补作用的营养蛋白，如白蛋白和前白蛋白；②组成体液免疫防御系统的免疫球蛋白(Ig)和补体；③抑制组织蛋白酶的蛋白酶抑制剂如α_1-抗胰蛋白酶、α_1-抗糜蛋白酶等；④参与代谢调控作用的蛋白质和肽类激素等。血浆蛋白质的功能及分类见表8-1。

表8-1　血浆蛋白质的功能及分类

功能及分类	功能特征
运输载体	运载、维持胶体渗透压、组成pH缓冲系统、组织修补
血浆脂蛋白	运输甘油三酯、胆固醇酯、胆固醇、磷脂等
白蛋白	运输游离脂肪酸、激素、无机离子、胆红素、药物等
转铁蛋白	运输铁
结合珠蛋白	结合血红蛋白
血色素结合蛋白	结合血红素
铜蓝蛋白	结合铜
视黄醇结合蛋白	结合视黄醇
甲状腺素结合球蛋白	特异高亲和力结合甲状腺激素

续表

功能及分类	功能特征
皮质素结合球蛋白	特异高亲和力结合皮质醇
类固醇激素结合球蛋白	特异高亲和力结合类固醇激素
凝血与纤溶蛋白	参与血液凝固、抗凝血、纤维蛋白溶解
纤维蛋白原，凝血酶原，凝血因子Ⅴ、Ⅶ、Ⅸ、Ⅺ、Ⅻ、ⅩⅢ，前激肽释放酶，HMW 激肽原，抗凝血酶Ⅲ，纤维蛋白溶酶原等	
免疫球蛋白和补体蛋白	
Ig:IgG、A、M、D、E	排除外来抗原
补体：C1q、C1r、C1s、C2、C3、C4、C5、C6、C7、	参与机体的防御效应和自身稳定
C8、C9、B 因子、D 因子、备解素等	抑制组织蛋白酶活性
蛋白酶抑制物	
包括 α_1-抗胰蛋白酶、α_1-抗糜蛋白酶、α_2-巨球蛋白等 6 种以上	多种代谢调节作用
蛋白类激素	
胰岛素、胰高血糖素、生长激素等	代谢调节作用
血浆酶	
卵磷脂胆固醇酰基转移酶、假性胆碱酯酶等	

利用醋酸纤维素薄膜或琼脂糖凝胶电泳，能将血浆蛋白质分为白蛋白、α_1-球蛋白、α_2-球蛋白、β-球蛋白和 γ-球蛋白 5 个区带即五类蛋白质，前白蛋白因含量少在电泳中不显示。除白蛋白外，每个电泳组分中均包含多种蛋白质，其中主要蛋白质的性质见表 8-2。以下介绍目前临床上应用较多的血浆蛋白质。

表 8-2　各电泳区带主要血浆蛋白质的性质

电泳区带	主要蛋白质	成人参考值(g/L)	半衰期(天)	分子量(kD)	等电点
前白蛋白	前白蛋白	0.2～0.4	2.5	55	4.7
白蛋白	白蛋白	35～52	15～19	66.3	4.7～4.9
α_1-球蛋白	α_1-抗胰蛋白酶	0.9～2.0	4	51.8	4.8
	α_1-酸性糖蛋白	0.5～1.2	5	40	2.7～4
	高密度脂蛋白	1.7～3.25		200	
	甲胎蛋白	3×10^{-5}		69	
α_2-球蛋白	结合珠蛋白	0.3～2.0	2	85～400	4.1
	α_2-巨球蛋白	1.3～3.0	5	720	5.4
	铜蓝蛋白	0.2～0.6	4.5	132	4.4
β_1-球蛋白	转铁蛋白	2.0～3.6	7	79.6	5.7
	低密度脂蛋白	2.5～4.4		300	
	C4	0.1～0.4		206	

续表

电泳区带	主要蛋白质	成人参考值(g/L)	半衰期(天)	分子量(kD)	等电点
β_2-球蛋白	C3	0.7～1.5		185	
	β_2-微球蛋白	0.001～0.002		11.8	
	纤维蛋白原	2.0～4.0	2.5	340	5.5
γ-球蛋白	IgA	0.7～4.0	6	约 160	
	IgG	7.0～16.0	24	144～150	6～7.3
	IgM	0.4～2.3	5	970	
	C-反应蛋白	<0.008		115	6.2

1.前白蛋白　前白蛋白(PA)即甲状腺素转运蛋白(TTR),在血白蛋白电泳中显示在白蛋白的前方,故名前白蛋白,分子量为 55kD,是由肝脏合成的四亚基蛋白质,半衰期仅为 2.5 天。正常情况下,50%～70%的 TTR 与视黄醇结合蛋白组成复合体。TTR 能转运甲状腺素和三碘甲腺原氨酸,大约结合血浆中 10%的甲状腺激素(甲状腺素结合球蛋白约结合 75%,白蛋白结合其余部分)。PA 中必需氨基酸含量很高,是组织修补材料。

2.视黄醇结合蛋白　视黄醇结合蛋白(RBP),是分子量仅为 21kD 的单体多肽链,由肝脏合成,携带视黄醇(维生素 A 的一种形式),半衰期为 12 小时。RBP 将视黄醇从肝脏转运到各种靶组织,保护其不被氧化损伤。在血浆中 RBP 与 TTR 以 1∶1 结合,可避免小分子 RBP 从肾小球滤过。在靶细胞内,随 TTR-RBP 复合物的降解,视黄醇被摄入细胞,失去视黄醇的 RBP 与 TTR 无亲和性,循环中无视黄醇的 RBP 载体蛋白被肾小球滤出,然后在肾近端小管细胞中降解。

3.白蛋白　白蛋白(ALB)是血浆中含量最丰富的蛋白质,占血浆总蛋白的 57%～68%,是由 585 个氨基酸组成的单链多肽,不含糖,分子量为 66.3kD,由肝脏合成,正常时每天合成 11～14.7g。肝脏合成储备能力很大,其合成速度主要受血浆胶体渗透压和蛋白质摄入量的调节,在肾病综合征时合成量可增高到正常的 300%以上。正常时血浆 ALB 半衰期为 18～20 天。ALB 的遗传性变异可导致电泳迁移率变化,可出现双白蛋白区带。在大剂量使用青霉素或水杨酸等药物时,由于药物与 ALB 结合,也可导致这部分 ALB 电泳迁移率改变而出现双白蛋白区带。

ALB 是最重要的血浆营养蛋白和重要的血浆载体蛋白,并且是维持血浆胶体渗透压的最重要成分,是缓冲酸碱物质的主要血浆蛋白质。ALB 由胞饮作用进入组织细胞后分解,氨基酸用于合成组织蛋白,起补充和修复作用。ALB 高度溶于水,能运载许多疏水分子,而且在生理 pH 环境中为负离子,每分子可以带 200 个以上负电荷,因此其运输的物质包括胆红素、长链脂肪酸、胆汁酸盐、前列腺素、类固醇激素、无机离子(如 Ca^{2+}、Cu^{2+}、Ni^{2+})、药物(如阿司匹林、青霉素)等。与 ALB 结合的激素或药物可不表现活性,当血浆 ALB 含量或血液 pH 等变化时,这些激素和药物的游离型含量随之变化,可使其生理活性增强或减弱。

4.α_1-抗胰蛋白酶　α_1-抗胰蛋白酶(α_1-AT 或 AAT)由肝脏合成,分子量为 51.8kD,是蛋白酶抑制物(Pi),约占 α_1 区带蛋白的 90%。该区带 α_1-酸性糖蛋白含糖量非常高,α_1-脂蛋白含脂类非常高,因而染色都很浅。

AAT 是蛋白酶的抑制物,含量虽比另一种蛋白酶抑制物 α_2-巨球蛋白低,但 AAT 占血浆中抑制蛋白酶活力的 90%左右。AAT 分子较小,可透过毛细血管进入组织液。AAT 能抑制胰蛋白酶、糜蛋白酶、胶原酶,以及白细胞起吞噬作用时释放的溶酶体蛋白水解酶,形成不可逆的酶,抑制物复合体。AAT 具有多种遗传表型,其表达的蛋白质有 M 型、Z 型和 S 型,人群中最多见的是 PiMM 型,占 95%以上,其他还有

PiZZ、PiSS、PiSZ、PiMZ 和 PiMS。对蛋白酶的抑制作用主要依赖于 M 型蛋白的浓度，若将 PiMM 的蛋白酶抑制能力定为 100%，则 PiMS、PiMZ、PiSS、PiSZ 和 PiZZ 相对活力分别为 80%、60%、60%、35% 和 15%。

5.α_1-酸性糖蛋白　α_1-酸性糖蛋白(AAG)由肝脏合成，分子量为 40kD，又称血清类黏蛋白，含糖约为 45%，其中包括 11%～20%的唾液酸，是血清中黏蛋白的主要成分，黏蛋白是能被高氯酸和其他强酸沉淀的一组蛋白质。AAG 是主要的急性时相反应蛋白，在急性炎症和组织损伤时增高，与免疫防御功能有关。AAG 可以结合许多药物和激素，如利多卡因和普萘洛尔(心得安)等，在急性心肌梗死时，AAG 作为一种急性时相反应蛋白升高后，使药物结合状态增加而游离状态减少，因而需要增加药物剂量。

6.结合珠蛋白　结合珠蛋白(Hp)在电泳中位于 α_2 区带，为 $\alpha_2\beta_2$ 四聚体，α 亚基有三种遗传表型，其氨基酸残基数不同，因此个体间不同 Hp 表型的分子量不同；有些表型的四聚体又可再形成聚合体，在电泳中出现多条带。Hp 分子量为 85～400kD。Hp 结合红细胞溶解过程释放的血红蛋白(Hb)，每分子 Hp 可结合 2 分子 Hb，防止 Hb 从肾脏丢失，并避免 Hb 对肾脏造成的损伤。Hp-Hb 复合物运输到肝脏网状内皮系统迅速降解，其氨基酸和铁可被机体再利用。Hp-Hb 复合物不可逆，故溶血后其含量急剧降低，血浆浓度多在 1 周内再生而恢复。

7.α_2-巨球蛋白　α_2-巨球蛋白(α_2-MG)主要由肝实质细胞合成，分子量约为 720kD，是血浆中最大的蛋白质，不能从血管内扩散至细胞外液。α_2-MG 也是主要的蛋白酶抑制剂，能结合并抑制各种类型的蛋白酶，如纤维蛋白溶酶、胃蛋白酶、糜蛋白酶、胰蛋白酶及组织蛋白酶 D 等。当酶与 α_2-MG 处于复合物状态时，酶的活性虽未失活，但能导致酶不易作用于大分子底物而发挥不出蛋白水解酶的催化活性。若酶的底物属于分子量小的蛋白质，则能被 α_2-MG-蛋白酶复合物所催化水解。因此，α_2-MG 可起到选择性保护某些蛋白酶活性的作用。

8.铜蓝蛋白　铜蓝蛋白(Cp 或 CER)在电泳中位于 α_2-球蛋白区带，是由肝实质细胞合成的单链多肽，含糖为 8%～9.5%，肽链和碳水化合物总分子量平均为 132kD。每分子 Cp 含 6～8 个铜原子，由于含铜而呈蓝色；血浆铜 95%存在于 Cp 中，另外 5%呈可扩散状态，在血液循环中 Cp 可视为铜的没有毒性的代谢库。Cp 主要参与氧化还原反应，根据其他物质的性质，它既能作为氧化剂又能作为抗氧化剂。Cp 具有铁氧化酶作用，能将 Fe^{2+} 氧化为 Fe^{3+}，Fe^{3+} 可结合到转铁蛋白上，对铁的转运和利用非常重要。同时，Cp 具有抑制膜脂质氧化的作用。

9.转铁蛋白　转铁蛋白(TRF)在电泳中位于 β 区带，主要由肝细胞合成，是分子量为 79.6kD 的糖蛋白，半衰期为 10.5 天。TRF 能可逆地结合多价阳离子，包括铁、铜、锌、钴等，但已知其对铁的结合具有临床重要性，血浆中 TRF 在胃肠道和铁储存器官如肝、脾、骨髓等组织间转运铁。Cp 正常时，每一分子 TRF 可结合 2 个 Fe^{3+}。来自于细胞铁蛋白的 Fe^{2+} 被 Cp 氧化为 Fe^{3+}，再与 TRF 的载体蛋白结合。机体各种细胞表面都有 TRF 受体，此受体对 TRF-Fe^{3+} 复合物比对 TRF 的载体蛋白亲和力高得多，TRF-Fe^{3+} 复合物被摄入细胞。大部分 Fe^{3+} 运输到骨髓，用于 Hb 合成；小部分则运输到各组织细胞，用于合成肌红蛋白、细胞色素等，以及形成组织铁蛋白。血浆中 TRF 浓度受食物铁供应的影响，缺铁时血浆 TRF 浓度上升，经铁剂有效治疗后恢复到正常水平。

10.β_2-微球蛋白　β_2-微球蛋白(β_2-MG)为单链多肽，分子量仅为 11.8kD，存在于各种有核细胞表面。β_2-MG 是组织相容性白细胞抗原(HLA)的轻链或 β 链。β_2-MG 可从细胞表面尤其是淋巴细胞和肿瘤细胞表面脱落到血浆中，从肾小球滤过，再被肾近端小管重吸收和分解。

11.C-反应蛋白　在急性炎症患者血清中出现的可以结合肺炎球菌细胞壁 C-多糖的蛋白质，1941 年命名为 C-反应蛋白(CRP)。CRP 由肝细胞合成，血浆中主要形式是 115kD 的五聚体。电泳分布在慢 γ 区带，有时可以延伸到β区带，其电泳迁移率易受一些因素的影响，如钙离子及缓冲液的成分。在钙离子存在下，CRP不仅可以结合多种细菌、真菌及原虫等体内的多糖物质，还可以结合卵磷脂和核酸；结合后的复合体对补体系统具有激活作用，引发对入侵病原体的免疫调节和吞噬作用，表现为炎症反应。CRP也能识别和结合由损伤组织释放的内源性毒性物质，然后将其进行去毒或从血液中清除，同时CRP自身降解。

（二）体液氨基酸

机体氨基酸（AA）来源于消化道吸收、体内合成和组织蛋白质分解。氨基酸的主要作用是合成蛋白质，并可转变为其他含氮的生物活性物质。氨基酸分解代谢的主要途径是脱氨基生成氨及相应的α-酮酸（可转变为糖类、脂肪或分解供能），小部分脱羧基生成 CO_2 和胺类。血液氨基酸是氨基酸代谢的枢纽，正常尿液氨基酸排出极少，体液氨基酸含量可反映体内氨基酸代谢紊乱情况，氨基酸代谢紊乱主要包括遗传性原发性氨基酸代谢紊乱和继发性氨基酸代谢紊乱。

【遗传性原发性氨基酸代谢紊乱】

遗传性原发性氨基酸代谢紊乱即先天性代谢异常，由遗传性代谢酶缺陷引起的，种类很多，为相关基因突变所致，至今已发现70余种，绝大多数疾病罕见，且病情严重，如果及早诊断，某些疾病可以治疗。

1.*氨基酸血症*　当酶缺陷发生在氨基酸代谢途径起点时，其催化的氨基酸将在血液循环中增加；当酶缺陷发生在代谢途径中间时，则此酶催化反应前的中间代谢物便在体内堆积；有时由于正常降解途径受阻，氨基酸可通过旁路途径代谢，该途径中的产物便增多。氨基酸或其中间代谢物或其旁路代谢物在血液中增高，称为氨基酸血症，如酪氨酸血症、组氨酸血症、精氨酸血症等。

2.*氨基酸尿症*　血浆中增高的氨基酸及其代谢物均可从肾小球滤过，若超出肾小管的重吸收能力而从尿中排出，称为氨基酸尿症，其尿液中的浓度常比血浆中更高。血浆和尿液氨基酸增多可同时存在，称为某种氨基酸血症或某种氨基酸尿症有时是传统习惯所为。另外，肾小管细胞膜上存在着与氨基酸吸收有关的几种载体转运蛋白，当某种载体缺乏时，相应氨基酸从尿中排出增加，而血浆中这些氨基酸浓度可在正常范围或偏低。表8-3列举了一些遗传性氨基酸血症和氨基酸尿症的缺陷酶及其血尿中增高的氨基酸等成分。

表8-3　遗传性氨基酸代谢紊乱的缺陷酶及其血尿中增高的成分

疾病名称	患病率	缺乏的酶或载体	血浆中增高的成分	尿液中增高的成分
苯丙酮酸尿症	1∶10000	苯丙氨酸羟化酶	苯丙氨酸	苯丙氨酸、苯丙酮酸
Ⅰ型酪氨酸血症	1∶100000	延胡索酸乙酰乙酸酶	酪氨酸、甲硫氨酸	酪氨酸、对-羟苯丙酮酸等
尿黑酸尿症	1∶250000	尿黑酸氧化酶	尿黑酸（轻度）	尿黑酸
同型胱氨酸尿症	1∶200000	胱硫醚合成酶	同型胱氨酸、甲硫氨酸	同型胱氨酸、甲硫氨酸
组氨酸血症	1∶20000	组氨酸酶	组氨酸、丙氨酸	咪唑、丙酮酸、其他组氨酸代谢物
甘氨酸血症	1∶150000	甘氨酸氧化酶	甘氨酸	甘氨酸
支链酮酸尿症	1∶250000	支链酮酸氧化酶	缬氨酸、亮氨酸、异亮氨酸、相应的酮酸	
甲基丙二酸血症	1∶20000	甲基丙二酰辅酶A变位酶	甘氨酸、甲基丙二酸	甘氨酸、甲基丙二酸
胱硫醚尿症	1∶70000	胱硫醚酶	胱硫醚	胱硫醚
Ⅰ型高脯氨酸血症	1∶300000	脯氨酸氧化酶	脯氨酸	脯氨酸、羟脯氨酸
精氨酸琥珀酸尿症	1∶75000	精氨酸琥珀酸酶	精氨酸琥珀酸、瓜氨酸	精氨酸琥珀酸、瓜氨酸

续表

疾病名称	患病率	缺乏的酶或载体	血浆中增高的成分	尿液中增高的成分
精氨酸血症	罕见	精氨酸酶	精氨酸	精氨酸、胱氨酸
胱氨酸尿症	1∶13000	肾小管碱性氨基酸载体		胱氨酸、精氨酸、赖氨酸、鸟氨酸
色氨酸代谢综合征	1∶18000	肾小管中性氨基酸载体		所有中性氨基酸
二羧基氨基酸尿症	罕见	肾小管酸性氨基酸载体		谷氨酸、天冬氨酸
亚氨基甘氨酸尿症	1∶12000	肾小管亚氨基酸载体		脯氨酸、羟脯氨酸、甘氨酸

注：色氨酸代谢综合征又称霍特那普病。

【继发性氨基酸代谢紊乱】

若与氨基酸代谢有关的器官出现严重病变，也可发生某种氨基酸血症或氨基酸尿症，主要见于肝脏和肾脏疾病、蛋白质营养不良以及烧伤等。如肝功能衰竭时，主要在肝脏降解的芳香族氨基酸（AAA）包括色氨酸、苯丙氨酸和酪氨酸，因降解减少故使得血浆浓度增高；而此时主要在肌肉、肾及脑中降解的支链氨基酸（BCAA）即异亮氨酸、亮氨酸、缬氨酸，非但分解没有减少，反因肝脏降解胰岛素减少导致血浆胰岛素含量增高，胰岛素促进 BCAA 进入肌肉而降解增多，以至于血浆 BCAA 浓度降低。因此出现支链氨基酸/芳香族氨基酸比值（BCAA/AAA 比值）下降。继发性肾性氨基酸尿是由于肾小管损害、肾近曲小管功能障碍，使氨基酸重吸收减少而引起的，见于肾中毒、急性肾小管坏死等。

（三）嘌呤核苷酸

核苷酸是核酸的基本组成单位，核苷酸代谢紊乱多发生在嘌呤核苷酸，其合成和分解中最常见的代谢紊乱是高尿酸血症，并可由此导致痛风。

【嘌呤核苷酸代谢】

嘌呤核苷酸包括腺苷酸（AMP）和鸟苷酸（GMP）。其合成有两条途径：从头合成途径，其主要原料是5-磷酸核糖、氨基酸、一碳单位等，经一系列酶促反应合成次黄嘌呤核苷酸（IMP），IMP 迅速转变为 AMP 和 GMP；第二条补救途径是利用体内游离的嘌呤或嘌呤核苷合成嘌呤核苷酸。

【高尿酸血症】

高尿酸血症可分为原发性和继发性两类，以前者为多，是由于遗传性嘌呤代谢紊乱和（或）尿酸排泄障碍引起。原发性高尿酸血症中多数是由多基因遗传缺陷所致，病因尚不十分明确，与代谢综合征关系密切。由高嘌呤饮食、肾脏疾病、血液病及药物等原因引起者为继发性高尿酸血症。引起高尿酸血症的主要病因叙述如下。

1.*嘌呤代谢紊乱*　在原发性高尿酸血症的病因中约占 10％，主要原因是嘌呤代谢酶缺陷，其中大多数属多基因遗传缺陷，机制不明。由单酶缺陷引起者仅占 1％～2％，包括：①次黄嘌呤-鸟嘌呤磷酸核糖转移酶（HGPRT）完全或部分缺陷，使磷酸核糖焦磷酸（PRPP）蓄积，嘌呤向尿酸迅速转化使尿酸大量生成；②PRPP 合成酶亢进，导致嘌呤核苷酸合成增多，进而其分解产物尿酸增多；③葡萄糖-6-磷酸酶缺陷（即Ⅰ型糖原贮积症），可使葡萄糖-6-磷酸增多，并沿磷酸戊糖代谢途径转化成较多的 PRPP，促进嘌呤核苷酸合成增多。

2.*尿酸排泄障碍*　原发性高尿酸血症中 80％～90％具有尿酸排泄障碍。此类患者肾脏功能大多正常，仅存在尿酸排泄障碍，经研究表明为多基因遗传性疾病，其易感基因和发病机制尚不明确。肾脏对尿酸盐的排泄有四个阶段：①肾小球滤过血浆中的全部尿酸盐；②滤液中大部分尿酸盐被近曲小管重吸收；③近端小管再分泌尿酸盐；④髓袢降支被动重吸收尿酸盐，最终随尿排出的尿酸盐只占滤过量的 6％～

10%，总量为2.4～3.0mmol/d。肾脏尿酸排泄障碍涉及肾小球尿酸滤过减少、肾小管重吸收增多、肾小管尿酸分泌减少以及尿酸盐结晶在泌尿系统的沉积。尿酸盐为极性分子，滤过后在肾脏的排泄需要一系列转运蛋白的参与，以及与其他有机、无机阴离子的交换。已知与肾脏排泄尿酸相关的转运蛋白包括人尿酸盐转运蛋白（hUAT）、人尿酸盐阴离子交换蛋白（hURAT）、人有机阴离子转运蛋白-1（hOAT1）和人有机阴离子转运蛋白-3（hOAT3），任何一个转运蛋白或交换蛋白基因表达或功能障碍都会引起尿酸排泄减少。

3.代谢综合征与高尿酸血症　越来越多的报道表明原发性高尿酸血症与肥胖、原发性高血压、血脂异常、糖尿病、胰岛素抵抗关系密切。可以认为高尿酸血症是代谢综合征的一个组成部分，肥胖和高甘油三酯血症是高尿酸血症的相关因素。但血液尿酸和甘油三酯等之间相互作用的机制仍不清楚，代谢综合征相关基因中某些认为与高尿酸血症有关，包括5′，10′-亚甲基四氢叶酸还原酶基因、载脂蛋白基因、β_3-肾上腺素能受体基因和瘦素基因等。

4.高嘌呤饮食　短时间内从饮食中摄入大量含有嘌呤的食物时，嘌呤不能被组织利用，经氧化生成大量尿酸，超过肾脏排泄能力，导致血液尿酸升高，尤其是对那些肾脏排泄能力本身就存在缺陷的患者。各类荤菜中都含有一些嘌呤成分，尤其是各种动物内脏和海鲜，如动物的脑、肝、肾、心以及蛤蜊、凤尾鱼、沙丁鱼、肉汁等嘌呤含量极高；嘌呤含量较高的蔬菜有：菠菜、韭菜、扁豆、豌豆、大豆及豆制品等；咖啡、浓茶含有一定量的嘌呤；啤酒引发痛风的可能性最大，烈性酒次之，而葡萄酒基本上不存在这种危险。鸡蛋和牛奶含丰富的蛋白质而含嘌呤较低，水果中嘌呤含量很少。

5.各种肾脏疾病　如慢性肾小球肾炎、肾盂肾炎、多囊肾、高血压晚期等，由于肾小球滤过功能等减退使尿酸排泄减少。慢性铅中毒可造成肾小管损害，使尿酸排泄受抑制。某些药物如双氢氯噻嗪、依他尼酸、呋塞米、吡嗪酰胺、小剂量阿司匹林等均可竞争性抑制肾小管排泌尿酸；血液中乳酸或酮酸等有机阴离子浓度增高时，肾小管对尿酸的分泌受到竞争性抑制而排出减少，可出现一过性高尿酸血症。

6.细胞破坏增多　骨髓增生性疾病（如白血病、淋巴瘤、红细胞增多症等）使体内核酸合成增加和周转加速，恶性肿瘤的化疗和放疗后细胞核破坏过多，溶血性贫血、系统性红斑狼疮、银屑病、心肌梗死、肺结核等细胞组织的破坏，均使尿酸生成增加。

二、常用蛋白质与非蛋白含氮化合物检测项目

（一）体液总蛋白

体液总蛋白包括数量众多的各种蛋白质，在进行定量测定时作了如下假定：①所有蛋白质都是单纯的多肽链，糖脂类和金属有机物等均不计在内，其含氮量平均为16%；②各种蛋白质理化性质虽不同，但与化学试剂的反应性一致。显然，这过于理想化，因此任何一种化学方法测定体液总蛋白，均存在一定的缺陷。测定蛋白质一般利用蛋白质特有的结构或性质：①重复的肽链结构；②分子中均含有氮原子；③与色素结合的能力；④沉淀后借浊度或光折射测定；⑤酪氨酸和色氨酸残基对酚试剂反应或被紫外光吸收。临床实验室利用以上原理测定体液蛋白质的方法有多种，各种方法性能和应用情况不同，最常用的是双缩脲法。

【双缩脲法】

1.检测原理　蛋白质中的两个相邻肽键（-CO-NH-）在碱性溶液中能与二价铜离子（Cu^{2+}）作用产生稳定的紫红色络合物。此反应与双缩脲（H_2N-OC-NH-CO-NH_2，为两个尿素分子缩合而成）在碱性溶液中与Cu^{2+}作用形成紫红色的反应相似，因此，将蛋白质与碱性铜反应的方法称为双缩脲法。

2.参考区间　血浆总蛋白随年龄增大有所增高，60岁后则稍有下降。新生儿为46～70g/L，数月龄到

2岁为51～75g/L,3岁及以上为60～80g/L,成人为64～83g/L(直立行走)和60～78g/L(卧床)。

3.临床意义 血浆总蛋白浓度下降常由白蛋白浓度下降引起;浓度增高主要见于慢性炎症等多克隆免疫球蛋白增多,以及浆细胞病的单克隆免疫球蛋白增多症。

4.评价

(1)特异性:因至少含两个-CO-NH-基团才能与 Cu^{2+} 络合,故氨基酸及二肽无反应,三肽以上才能反应。体液小分子肽含量极低,对蛋白质来说可忽略不计。

(2)呈色一致性:因呈色强度与肽键数量即蛋白质含量成正比,因此各种蛋白质呈色强度基本相同,在目前所有总蛋白测定方法中最好。

(3)临床应用:本法检测范围为10～120g/L,灵敏度不高,但很适合血清总蛋白浓度测定,绝大多数正常和病理血清总蛋白均在其检测范围内。双缩脲法测定胸腹水总蛋白的检测低限为0.47g/L,生物检测限为1.33g/L,胸腹腔积液总蛋白多数在4.5～50g/L,因此能采用该法测定。对蛋白质浓度很低的脑脊液和尿液,该法不是合适的定量方法。

【测定体液总蛋白的其他方法】

1.染料结合法 在酸性环境下,蛋白质带正电荷,可与染料阴离子反应而产生颜色改变,常用染料有氨基黑、丽春红、考马斯亮蓝、邻苯三酚红钼等。前两种常作为血白蛋白电泳的染料。考马斯亮蓝常用于需更高呈色灵敏度的蛋白电泳中,也可用于尿液、脑脊液等样品的蛋白质定量测定,优点是简便、快速、灵敏,但比色杯对染料有吸附作用,在自动生化分析仪中无法很好地清洗(手工清洗常采用乙醇)。染料结合法均存在不同蛋白质与染料结合力不一致的问题。

目前临床上最常用的是邻苯三酚红钼(PRM)法。其原理是:在酸性介质中,邻苯三酚红—钼酸盐与样品中的蛋白质形成复合物,使其最大吸收峰从467nm转移至594nm,在600nm处的吸光度与蛋白质浓度成正比。本法灵敏度高,检测下限为10～20mg/L,多数试剂盒的检测上限约为2g/L。试剂不吸附比色杯,可用于自动生化分析仪中。不足之处仍然是试剂与各种蛋白质的呈色程度不同,球蛋白约为白蛋白的70%。试剂中加入适量的十二烷基磺酸钠,可使球蛋白反应性有所升高。该法适用于蛋白质浓度低的尿液、脑脊液等。

2.凯氏定氮法 该法于1883年建立,是经典的蛋白质测定方法。其原理是:测定样品中的含氮量,推算出样品中的蛋白质含量。蛋白质中含氮量较为恒定,平均16%,即1g氮相当于6.25g蛋白质。含氮化合物用硫酸加热分解,在有催化剂存在的条件下,生成硫酸铵,后者再与浓碱作用生成 NH_4OH,采用蒸馏法将氨蒸馏并被硼酸吸收,将硼酸铵用标准盐酸滴定。根据标准盐酸的消耗量可算出总氮量,再折算成蛋白质含量。该法定量准确性好,精密度高,灵敏度高,并适用于任何形态的样品测定,至今仍被认为是测定许多生物样品中蛋白质含量的参考方法。但该法操作复杂、费时,不适合临床常规测定。样品中各种蛋白质含氮量有少许差异,尤其在疾病状态下差异可能更大。对于非蛋白含氮化合物较高的血清样品,则还要测定无蛋白血滤液中非蛋白氮含量并将其扣除。

3.比浊法 某些酸如三氯乙酸、磺基水杨酸等能与蛋白质结合而产生微细沉淀,由此产生的悬浮液浊度大小与蛋白质的浓度成正比。该法的优点是操作简便、灵敏度高,可用于测定尿液、脑脊液等蛋白质浓度较低的样品;缺点是影响浊度大小的因素较多,包括加入试剂的手法、混匀技术、反应温度等,且各种蛋白质形成的浊度亦有较大的差别。目前临床上较多应用的是苄乙氯铵法,其原理是:苄乙氯铵在碱性条件下与蛋白质形成沉淀,其悬浮液稳定,可在660nm处进行浊度测定。该法是比浊法中较好的方法,其灵敏度、准确度以及对白蛋白和球蛋白的反应一致性都优于其他比浊法,检测范围较广,可用于自动化分析,然而其精密度仍不够理想。

4.*酚试剂法* 由Folin于1921年首创，早期用于酪氨酸和色氨酸测定，后由吴宪开始用于蛋白质定量。酚试剂法的原理是运用蛋白质中酪氨酸和色氨酸使磷钨酸和磷铝酸还原为钨蓝和钼蓝。该法灵敏度较高。Lowry将酚试剂法进行了改良，先用碱性铜溶液与蛋白质反应，再将铜-肽键络合物中的酪氨酸和色氨酸与酚试剂反应，产生最大吸收在745～750nm的颜色，使呈色灵敏度更为提高，达到双缩脲法的100倍左右，有利于检出较微量的蛋白质。各种蛋白质中酪氨酸和色氨酸的含量不同，如白蛋白含色氨酸0.2‰而球蛋白含色氨酸2%～3%，因此本法不适合测定混合蛋白质，只适合测定单-蛋白质，如测定组织中某一蛋白质抽提物。该法易受还原性化合物的干扰，如带-SH的化合物、糖类、酚类等。

5.*直接紫外吸收法* 根据蛋白质分子在280nm或215/225nm的紫外吸光度值计算蛋白质含量。其原理是：芳香族氨基酸在280nm处有一吸收峰，可用于蛋白质的测定。因生物样品常混有核酸，核酸最大吸收峰为260nm，在280nm也有较强的光吸收，因而测得的蛋白质浓度可采用两个波长的吸光度予以校正，即蛋白质浓度(g/L)$=1.45A_{280mn}-0.74A_{260nm}$。该法准确性受蛋白质分子中芳香族氨基酸的含量影响甚大，而且尿酸和胆红素在280nm附近有干扰，所以不适合血清、尿液等组成复杂的体液蛋白质测定，常用于较纯的酶、免疫球蛋白等测定。本法不加任何试剂且不需要处理，可保留制剂的生物活性，可回收全部蛋白质。

（二）体液白蛋白

【检测方法】

体液白蛋白浓度的测定方法包括电泳法、免疫化学法和染料结合法。电泳法只能测定其百分含量，乘以总蛋白浓度可得其浓度，用于白蛋白定量操作不方便，且精密度不如直接定量。免疫化学法包括免疫比浊法和放射免疫法等，这类方法特异性好、灵敏度高，且白蛋白易纯化，因而其抗血清容易制备，较适合于尿液和脑脊液等低浓度白蛋白的测定。血清中白蛋白浓度很高，以染料结合法最多用，其原理是：阴离子染料溴甲酚绿(BCG)或溴甲酚紫(BCP)能与白蛋白结合，其最大吸收峰发生转移，BCG与白蛋白反应形成的蓝绿色复合物在630nm处有吸收峰，BCP与白蛋白反应形成的绿色复合物在603nm处有吸收峰。而球蛋白基本不结合这些染料。

【参考区间】

血清白蛋白随年龄有所变化，0～4天为28～44g/L，4天～14岁为38～54g/L，此后下降；成人为35～52g/L，>60岁为32～46g/L。走动者比卧床者平均高3g/L。

医学决定水平：>35g/L时正常，28～34g/L为轻度缺乏，21～27g/L为中度缺乏，<21g/L则严重缺乏。低于28g/L时，会出现组织水肿。

【临床意义】

血浆白蛋白增高仅见于严重脱水时，无重要的临床意义。低白蛋白血症见于下列疾病。

1.*白蛋白合成不足* ①严重的肝脏合成功能下降如肝硬化、重症肝炎；②蛋白质营养不良或吸收不良，血浆白蛋白受饮食中蛋白质摄入量影响，可作为个体营养状态的评价指标，但体内总量多、生物半衰期长，早期缺乏时不易检出。

2.*白蛋白丢失* ①白蛋白在尿中丢失，如肾病综合征、慢性肾小球肾炎、糖尿病性肾病、系统性红斑狼疮性肾病等；②胃肠道蛋白质丢失，如肠道炎症性疾病时因黏膜炎症坏死等丢失；③皮肤丢失，如烧伤及渗出性皮炎等。

3.*白蛋白分解代谢增加* ①组织损伤，如外科手术和创伤；②组织分解增加，如感染性炎症疾病等。

4.*白蛋白的分布异常* 如门静脉高压时大量蛋白质尤其是白蛋白从血管内漏入腹腔；肝硬化导致门脉高压时，由于白蛋白合成减少和大量漏入腹水的双重原因，使血浆白蛋白显著下降。

5.无白蛋白血症　是极少见的遗传性缺陷,血浆白蛋白含量常低于1g/L。但没有水肿等症状,部分原因可能是血管中球蛋白含量代偿性升高。

【评价】

1.两种染料结合法均具有操作简便、重复性好、能自动化的优点。

2.特异性:BCG与白蛋白为快反应,在30秒内反应基本完全,而血清中α-球蛋白和β-球蛋白也能起慢反应,反应程度较α-球蛋白低。因此,常采用缩短反应时间来避免此非特异性反应,自动化分析仪均能在反应30秒内进行吸光度检测,因而使BCG法变得很实用,为国内大多数临床实验室所采用。BCP与白蛋白为即时完全反应,对白蛋白特异性好,无球蛋白的非特异性干扰,是一种较为理想的方法。但BCP试剂与牛、猪等动物血清α-球蛋白的反应性比人α-球蛋白反应程度低,若质控血清采用动物血清,则限制其应用。

3.临床应用:BCG法和BCP法均适合于血清白蛋白测定。BCP法检测范围为5～50g/L,检测上限较低,大于50g/L需减量或稀释重做。BCG法检测范围为5～60g/L,临床应用更为方便。BCG法测定胸腹腔积液白蛋白的检测低限为0.44g/L,生物检测限为0.98g/L,临床上胸腹腔积液中α-球蛋白浓度为1.5～35g/L,因此能采用BCG法测定。尿液和脑脊液白蛋白定量则不适宜采用该法。

(三)血清蛋白电泳

【检测方法】

血清蛋白电泳(SPE)常采用醋酸纤维素薄膜或琼脂糖凝胶,在pH8.6的缓冲液中,血清中各种蛋白质都电离成负离子,在电场中向正极移动;因各种蛋白质等电点(pl)不同,在相同pH下带电荷量有差异,同时各蛋白质的分子大小与分子形状也不相同,因此在同一电场中泳动速度存在差异。带电荷多,分子量小者,泳动较快;反之则较慢。血白蛋白电泳一般分成5个主要区带,从正极起依次为白蛋白、α_1、α_2、β及γ球蛋白,有时能出现β_2区带(C3和β_2-MG)。分离后的蛋白质区带经氨基黑或丽春红S等染色后,由光密度扫描仪对各区带进行吸光度检测,并可自动画出吸光度积分曲线。血白蛋白电泳各组分采用各区带的百分含量(%)表示。

【参考区间】

各区带百分含量大约为:白蛋白57%～68%、α_1-球蛋白1.0%～5.7%、α_2-球蛋白4.9%～11.2%、β-球蛋白7%～13%、γ-球蛋白9.8%～18.2%。不同染色剂和电泳条件时参考区间不同,各实验室应建立自己的参考区间。

【临床意义】

1.血清蛋白电泳异常图谱　疾病时SPE的区带有很多种变化,根据它们在电泳图谱上的异常特征可将其进行分型,有助于临床疾病的判断,见表8-4。

表8-4　异常血清蛋白电泳图谱的分型及其特征

图谱类型	TPALB	α_1	α_2	β	γ	
低蛋白血症型	↓↓	↓↓	N↑	N	↓	N↑
肾病型	↓↓	↓↓	N↑	↑↑	↑	↓M↑
肝硬化型	N↓↑	↓↓	N↓	N↓	β-γ↑(融合)	
弥漫性肝损害型	N↓	↓↓	↑↓			
M蛋白血症型			在α～γ区带中出现M蛋白区带			
慢性炎症型		↑	↓	↑		↑

续表

图谱类型	TPALB	α_1	α_2	β	γ	
急性时相反应型 N	↑N	↑	↑		N	
高 α_2(β)球蛋白血症型		↓		↑↑	↑	
妊娠型	↓N	↓	↑		↑	N
蛋白质缺陷型			个别区带出现特征性缺乏			

TP:总蛋白;ALB:白蛋白;α_1、α_2、β、γ:球蛋白;N:正常;↑:升高;↓:下降

2.血清蛋白电泳典型图谱

(1)肾病型:肾病综合征等的典型图谱特征,除白蛋白下降外,α_2-球蛋白显著升高,β-球蛋白明显升高,γ-球蛋白不变或相对下降。

(2)肝硬化型:见于肝硬化患者,其图谱特征是白蛋白下降,γ-球蛋白明显升高,典型者β和γ区带融合,出现β-γ桥。

3.免疫球蛋白增多 正常SPE图谱上γ区带色浅且宽,主要成分是Ig,包括IgG、IgA和IgM等,由多克隆浆细胞所产生。疾病时γ区带增多较为常见,包括单克隆增殖和多克隆增殖。

(1)单克隆免疫球蛋白增多:表现为γ区带或,γ~β之间出现色泽深染的窄区带,其成分为单克隆免疫球蛋白,或其轻链或重链片段,称为M蛋白,见于浆细胞病。M蛋白的电泳位置可大致反映Ig类型,如IgA位于β区后部或β和γ区之间,IgM位于γ区中部,IgG位于γ区后部。但确定M蛋白及其类型需采用特异性抗体做免疫固定电泳。

(2)多克隆免疫球蛋白增多:系指各种合成Ig细胞的全面增殖,表现为γ区带呈弥漫性升高,包括慢性肝病、肝硬化、结缔组织病(最有代表性的是系统性红斑狼疮)、慢性感染、恶性肿瘤(早期可出现Ig多克隆增殖)、获得性免疫缺陷综合征(T淋巴细胞受到侵犯并失去功能,而B细胞失控和代偿性相对升高)和淋巴母细胞性淋巴结病(为淋巴母细胞反应性增殖,属于良性,也有学者认为是转为恶性的过渡期)。

【评价】

影响SPE精密度的因素很多,如包括电泳介质的性质、缓冲液成分和浓度、电压大小、电泳时间、染色液成分、电泳时的温度等,因此,实验室之间的精密度较差,甚至实验室内精密度也远不如一般生化指标的定量测定。目前较多实验室已经采用自动电泳仪及其配套的商品试剂进行SPE,其电泳区带整齐,分离效果好,操作速度快;而且每次电泳时的电压、时间,甚至温度等都能准确控制,加上采用配套的商品试剂,均有利于提高电泳结果的精密度。

SPE各区带中多个蛋白质组分可有重叠、覆盖,如Cp常被α_2-MG及Hp所掩盖;两个区带之间也有少量蛋白质,如α-脂蛋白、β-脂蛋白迁移带较宽,常使区带之间着色,IgA通常存在于β和γ带之间;某些蛋白质组分染色很浅,如脂蛋白和AAG,其中的脂类或糖类不能被蛋白染料着色;因此,SPE对异常蛋白质的分析及对疾病的诊治意义比较有限,并且由于在SPE上表现异常的相关疾病大多还有某他检测手段,故即使在传统上应用SPE最多的慢性肝病和肝硬化中,SPE的作用也已逐渐减少。

(四)蛋白质免疫固定电泳

蛋白质免疫固定电泳(IFE)能确定蛋白质的单克隆属性,从而诊断浆细胞病等疾病,检测标本可以是血清、尿液、脑脊液或其他体液,以血白蛋白免疫固定电泳较多用。

【原理】

包括蛋白电泳和免疫沉淀两个过程,电泳介质以琼脂糖凝胶多用。将做不同程度稀释的同一份标本

加样在琼脂糖凝胶板上的6个不同位置进行电泳。电泳后，将蛋白固定剂加到第一份对照电泳蛋白区带的表面，而将5种抗血清即抗IgG、IgA、IgM、K链和λ链分别加到第2至第6份电泳的蛋白区带表面孵育。如果有对应的抗原存在，则会在适当的区带位置有抗原-抗体复合物形成并沉淀下来。随后将整张凝胶片进行清洗，第1份对照电泳中所有蛋白质区带全部保留，第2至第6份电泳区带中未被固定的白蛋白、α_1、α_2、β球蛋白，以及未结合的游离抗原或抗体被洗去。最后采用考马斯亮蓝等灵敏度高的蛋白质染色剂进行染色。将第2至第6份电泳区带与第1份蛋白电泳区带进行比较，可观察是否有某种单克隆免疫球蛋白存在，判断其抗原特异性、电泳位置、该蛋白质量及其与其他蛋白质的大概比例。

【区带表现】

第1份对照电泳显示一般的血白蛋白电泳区带；第2至第6份电泳分别显示IgG、IgA、IgM、K链、λ链与其相应抗体的蛋白质复合物区带。正常人区带的染色程度依次是IgG＞IgA和K链＞λ链＞IgM，均呈宽而弥散的区带。单克隆蛋白表现为边界清晰的局部致密条带，条带宽度和深度与其含量成正比，多数出现在γ区或β区，偶见于α区。

【临床意义】

蛋白质免疫固定电泳用于恶性浆细胞病的诊断，以及与多克隆增殖的鉴别诊断，还可用于脑脊液寡克隆蛋白的判断。恶性浆细胞病包括骨髓瘤、原发性巨球蛋白血症、重链病、原发性淀粉样变性等，由于异常浆细胞克隆增殖，产生大量单克隆免疫球蛋白或其轻链或重链片段。各种单克隆蛋白出现频率为：IgG 52%、IgA 21%、IgM 12%、IgD 2%、IgE 0.01%，轻链（κ或λ）11%，重链（λ、α、μ或δ）1%，也可出现2种或多种克隆蛋白，占0.5%。

【评价】

免疫固定电泳检测速度较快，整个过程为1.5～2小时；敏感性高，能检测到0.5～1.5g/L含量的单克隆抗体；分辨率高，能够利用非常短的电泳移动距离分离出单克隆蛋白质组分。通过抗原-抗体沉淀模式直接对照常规血白蛋白电泳模式来分析区带，结果较容易判断。但良性M蛋白血症（BMG）也表现为类似的单克隆条带。

（五）体液个别蛋白质

【检测方法】

体液中的蛋白质因为都是由氨基酸组成，性质相似，除白蛋白等极少数蛋白质因有某种特性可利用而能使用染料结合法等测定外，其他都需制备特异性抗体，采用免疫化学方法测定，包括免疫比浊法、发光免疫法、放射免疫法、酶免疫法等。这些方法灵敏度均很高，适用于血、尿、脑脊液等大部分标本，目前以免疫比浊法应用最多。

免疫比浊法原理：体液中的某种蛋白质与其特异性抗体，在特殊缓冲液中快速形成抗原.抗体复合物，使反应液出现浊度。当反应液中保持抗体过量时形成的复合物随抗原量增加而增加，反应液的浊度亦随之增加，与一系列的标准品对照，即可计算出受检蛋白质的含量。免疫比浊法包括透射比浊法和散射比浊法，透射比浊法检测反应终点或一定时间后的吸光度值；散射比浊法检测入射光遇到复合物后呈一定角度散射的光量，常测定浊度形成的速率。

【临床意义】

1.血浆前白蛋白（PA）　PA下降是肝功能不全的灵敏指标。PA水平还可提示蛋白质营养不良：PA 200～400mg/L为正常，100～150mg/L为轻度缺乏，50～100mg/L为中度缺乏，＜50mg/L则严重缺乏。

2.视黄醇结合蛋白（RBP）　血浆RBP增高见于肾小球损伤，如慢性肾脏疾病、糖尿病性肾病和重金属损伤性肾病。血浆RBP下降可见于急性时相反应、肝脏疾病和蛋白质营养不良。尿液RBP排泄量增加可反映肾小管功能损害。

3.血浆 α_1-抗胰蛋白酶(AAT)

(1)AAT 缺陷与肺气肿:PiZZ 型、PiSZ 型个体常出现在年轻时(20～30 岁)肺气肿。当吸入尘埃和细菌引起肺部多形核白细胞活跃吞噬时,溶酶体弹性蛋白酶释放;如果 M 型 AAT 蛋白缺乏,蛋白水解酶可作用于肺泡壁的弹性纤维而导致肺气肿发生。低血浆 AAT 还可出现在胎儿呼吸窘迫综合征。

(2)AAT 缺陷与肝病:新生儿 PiZZ 型和 PiSZ 型与其胆汁淤积、肝硬化和肝细胞癌的发生有关;PiZZ 型新生儿中 10%～20%在出生数周后易患肝炎,最后可因活动性肝硬化致死。PiZZ 表型的某些成人也会发生肝损害。

4.血浆 α_1-酸性糖蛋白(AAG)　作为急性时相反应的指标,在风湿病、恶性肿瘤及心肌梗死等炎症或组织坏死 48 小时后浓度迅速增高,3～5 天出现高峰,一般增加 3～4 倍,并且是反映溃疡性结肠炎活动性最可靠的指标之一。

5.血浆结合珠蛋白(Hp)

(1)溶血性疾病:如溶血性贫血、输血反应、疟疾等,血浆 Hp 含量明显下降;因其参考范围较宽,故一次测定价值不大,连续观察可用于监测溶血是否处于进行状态。溶血性疾病的生化组合试验包括血浆 Hp、乳酸脱氢酶和游离血红蛋白;血管外溶血可使后两者增高,Hp 则不会变化。

(2)烧伤和肾病综合征:白蛋白大量丢失时,大分子 Hp 可代偿性明显增加;但 Hpl-1(两个 α 亚基均为 α_1 表型)个体,其选择性蛋白尿时血浆 Hp 通常下降。

6.血浆 α_2-巨球蛋白(α_2-MG)　低白蛋白血症尤其是肾病综合征时,血浆 α_2-MG 含量可显著增高,可能是一种代偿机制以保持血浆胶体渗透压。

7.血浆铜蓝蛋白(Cp)　主要作为 Wilson 病的辅助诊断指标。Wilson 病是一种常染色体隐性遗传病,因血浆 Cp 减少,血浆游离铜增加,游离铜沉积在肝内可引起肝硬化,沉积在脑基底节的豆状核则导致豆状核变性,因而该病又称为肝豆状核变性。但该病的原因不全是 Cp 减少,因为有一小部分患者 Cp 水平正常;可能是铜掺入 Cp 时所需的结合蛋白减少,从而导致 Cp 结合铜减少。大部分患者可有肝功能损害并伴有神经系统症状,肝受损者中有 80%血浆 Cp 低于 100mg/L,而 20%不低于 300mg/L。如果不及时治疗,此病是进行性和致命的,因此应及时诊断,并可用铜螯合剂-青霉胺治疗。患者其他相关指标变化包括血清总铜降低、游离铜增加和尿铜排出增加。

8.血浆转铁蛋白(TRF)　用于贫血的鉴别诊断和铁缺乏的治疗监测。缺铁性低血色素贫血时,TRF 代偿性合成增加;同时,因血浆铁含量低,结合铁的 TRF 少,所以铁饱和度下降(正常参考值为 30%～38%)。再生障碍性贫血时,血浆 TRF 正常或低下,而此时红细胞对铁的利用障碍,使铁饱和度增高。在铁负荷过量时(如血色病),TRF 水平正常,但饱和度可超过 50%,甚至达 90%。先天性低转铁蛋白血症患者,TRF 水平很低,表现为严重的低色素性贫血,需要持续性铁治疗。

在测定血清铁含量时,常同时测定血浆蛋白质对铁的结合容量(主要是 TRF 对铁的结合容量)即总铁结合力(TIBC),并计算铁饱和度,对贫血的诊断和鉴别诊断有更好的价值。TIBC 的单位与血清铁相同,铁饱和度(%)=血清铁/TIBC×100%。虽然 TRF 是一个鉴别诊断贫血的指标,但因 TRF 在不同个体中正常浓度不同,也即其参考范围较宽,因此该指标不能代替血清铁和 TIBC 的测定。

9.β_2-微球蛋白(β_2-MG)　血浆 β_2-MG 增高见于肾功能衰竭、炎症、肿瘤,尤其是与 B 淋巴细胞相关的肿瘤。尿液 β_2-MG 排泄量增加可反映肾小管功能损害。

10.血浆 C-反应蛋白(CRP)

(1)作为急性时相反应的极灵敏指标:CRP 是第一个被认识的急性时相反应蛋白,血浆中 CRP 浓度在急性心肌梗死、创伤、感染、炎症、外科手术、肿瘤浸润等发病时迅速显著增高，心肌梗死后6～12小时即升高，可达正常水平的2000倍。血浆浓度＞5mg/L可作为明显的炎症信号或是急性时相反应引发阶段。浓度在1～5mg/L可表明慢性低程度的炎症或者急性时相反应的开始。CRP是非特异性指标，主要用于结合临床监测疾病：①筛查微生物感染；②评估炎症性疾病的活动度；③监测系统性红斑狼疮、白血病和外科手术后并发的感染（血清中浓度再次升高）；④新生儿败血症和脑膜炎的监测（此时做细菌培养可能较困难）；⑤监测肾移植后的排斥反应等。脐血中CRP浓度很低，仅为10～350μg/L，当发生宫内感染时，可升高到260mg/L。

（2）作为心血管疾病的独立危险因子：血浆CRP的低浓度增高，需采用比常规CRP测定更灵敏的方法才能显示其增高。大多健康成年人血浆CRP＜1mg/L，正常CRP浓度的中位数是0.8mg/L，其中75%＜1.3mg/L，90%＜3mg/L，99%＜10mg/L。作为心血管疾病危险因子的标记：＜1mg/L为低风险性，1.0～3.0mg/L为中度危险性，＞3.0mg/L为高度危险性。

【评价】

免疫比浊法检测限为10～20mg/L，精密度较好，批内变异系数（CV）通常小于5%。由于免疫复合物在几分钟到几小时才形成可见的复合物，故需加入促聚剂加速大的免疫复合物形成，目前多用聚乙二醇，浓度约为4%。抗原或抗体量大大过剩时易出现可溶性复合物，造成测定误差，由此可继而影响该法的检测范围。浊度法受血脂影响，尤其是低稀释度时，脂蛋白的小颗粒可形成浊度，使测定值假性升高。

免疫化学法已应用于许多体液蛋白质的测定。其中，ALB、PA、AAT、AAG、HAP、α_2-MG、CER、TRF、CRP、IgG、IgM、IgA、C3、C4和α_1-抗糜蛋白酶共15种蛋白质均已有国际公认的标准参考物质CRM470。测定AAT一般利用M蛋白制成抗血清，如果血清浓度＜500mg/L，提示可能存在非M型蛋白的变异表型。免疫球蛋白轻链κ（和λ、β_2-MG、α_1-MG、RBP、IgD、IgE等，也均可采用免疫比浊法测定。

（六）体液氨基酸

氨基酸检测方法包括定性的过筛试验和定量测定，前者又包括薄层层析、尿液颜色试验和Guthrie微生物试验。

【过筛试验检测氨基酸】

1.*氨基酸薄层层析*　能将体液中的氨基酸分离，并常用茚三酮显色。大多数氨基酸与茚三酮反应呈紫色，脯氨酸和羟脯氨酸则呈黄色反应较难辨别，若与靛红反应，呈蓝色可易于判断。同时做混合氨基酸标准液和待检样品，记录待检图谱中的各氨基酸斑点的颜色程度及Rf值（加样点到氨基酸斑点中心的距离除以加样点到溶剂前沿的距离），与标准液所得图谱进行对比判断。氨基酸薄层层析分为单向和双向两种，单向层析一般适用于某一个或一组氨基酸增高时的筛选检测，能反映血和尿中大部分病理性氨基酸增多。如获异常结果可进一步用双向层析分离或其他定量方法证实，双向层析可基本识别体液和组织中的各种氨基酸。

2.*尿氨基酸颜色试验*　该类试验为光度法定性试验，见表8-5。

表8-5　尿氨基酸光度法过筛试验

试验和颜色	被检测的代谢物	被检测的疾病
三氯化铁		
暗蓝绿（持久）	苯丙酮酸	苯丙酮酸尿症
绿（短暂）	对-羟苯丙酮酸	酪氨酸血症
蓝（短暂）	尿黑酸	尿黑酸尿症

续表

试验和颜色	被检测的代谢物	被检测的疾病
灰绿	咪唑、丙酮酸	组氨酸血症
灰蓝	支链酮酸	支链酮酸尿症
蓝绿	5-羟吲哚乙酸	类癌
紫色	水杨酸盐	（干扰物）
紫褐	吩噻嗪	（干扰物）
氰化物/硝基氰酸盐		
樱桃红	胱氨酸	胱氨酸尿症
	同型胱氨酸	同型胱氨酸尿症
	胱氨酸-同型胱氨酸二硫化物	同型胱氨酸尿症
	青霉胺-胱氨酸二硫化物	（治疗）
2,4-二硝基苯肼		
黄白色	支链酮酸，苯丙酮酸；对-羟苯丙酮酸	支链酮酸尿症，苯丙酮酸尿症，酪氨酸血症
亚硝基萘酚		
橙红色	酪氨酸及其代谢物	酪氨酸代谢紊乱，酪氨酸血症

3.Guthrie 微生物试验　若琼脂培养基中含有能特异针对某种待检氨基酸的竞争性抑制剂，则该抑制剂的结构与待检氨基酸相似。加入枯草芽胞杆菌的芽胞，血清或尿液样品点到纸片上，并放到琼脂表面，琼脂板孵育后观察细菌生长。若有高浓度的待检氨基酸存在，则氨基酸抑制剂的作用将减弱或被克服，便能观察到菌株生长。将系统设计成待检氨基酸超过其参考上限时显示细菌生长，以检测疾病（表 8-6）。目前该方法已应用于临床上苯丙酮酸尿症的常规筛查。

表 8-6　Guthrie 微生物试验

样品中氨基酸	抑制剂	疾病	参考上限(mg/L)
L-苯丙氨酸	β-2-噻吩丙氨酸	苯丙酮酸尿症	40
L-亮氨酸	4-azaleucme	支链酮酸尿症	40
L-甲硫氨酸	甲硫氨酸亚砜	同型胱氨酸尿症	20
L-酪氨酸	L-D-酪氨酸	酪氨酸血症	80
L-赖氨酸	S(β-氨乙基)-半胱氨酸	赖氨酸血症	40

【氨基酸定量】

体液中氨基酸种类多，理化性质相似，常采用的方法是先将各个氨基酸分离再分别定量测定，可采用的方法包括毛细管电泳法(CE)、气相色谱法(GC)、高效液相色谱法(HPLC)、离子交换色谱法等。

1.色谱法　GC 法的优点是样品用量少、灵敏和快速，较大的限制是在仪器所具有的温度下其可挥发性低，因此，采用衍生剂来增加其可挥发性、色谱性能和可检测性。GC 法在临床实验室应用少。HPLC 法分辨率和灵敏度均高，分析时间相对较短，因此较广泛地应用于体液氨基酸的测定。色谱分离后的氨基酸通常被衍生后检测，常用茚三酮或荧光试剂衍生（如邻苯二甲醛或荧光胺）。利用色谱原理的专用自动氨基酸分析仪测定氨基酸更为方便。自动氨基酸分析仪主要由 5 个部分组成，即色谱系统、检测系统、加样系统、控制系统和数据处理系统。检测系统包括反应器、比色计或荧光计与记录器。20 世纪 70 年代以前设计的分析仪都是利用氨基酸与茚三酮加热产生紫色产物的原理，产物在570nm吸光最强，亚氨基酸（脯氨酸和羟脯氨酸）与茚三酮反应生成黄色化合物，在440nm吸光最强，所以多数分析仪是带有两种波长的比色计，即570nm和440nm。从色谱柱上被逐步洗脱的氨基酸，随即与茚三酮试剂混合并在反应器中加热。茚三酮法只能检出纳摩尔水平的氨基酸。20世纪70年代以后检测系统中的比色法有的被荧光法所取代。所用的荧光试剂是邻苯二醛，它可检出皮摩尔水平的氨基酸，但缺点是亚氨基酸不发生反应，必须加入某些氧化剂（如次氯酸钠）后才发生荧光反应，使仪器结构复杂化。荧光的激发波长为340nm，发射波长为455nm。

2.*酶法* 某些氨基酸可采用酶法进行测定。如采用L-苯丙氨酸氧化酶氧化L-苯丙氨酸，产生的H_2O_2与4-氨基安替比林和N，N′-二甲苯胺生成醌亚胺，550mm测定吸光度。或利用L-苯丙氨酸脱氢酶催化L-苯丙氨酸，同时NAD^+被还原成NADH，检测340nm吸光度的增加速率可反映苯丙氨酸含量；利用同一个反应的逆反应，检测340nm吸光度的下降速率，则能测定苯丙酮酸含量。谷氨酰胺测定可采用谷氨酰胺酶作用下分解为谷氨酸，后者被谷氨酸脱氢酶催化，有NADH生成，因而可检测出在340nm的吸光度。支链氨基酸包括亮氨酸、异亮氨酸和缬氨酸均可被亮氨酸脱氢酶催化氧化脱氨生成相应的酮酸，同时NAD^+被还原成NADH，可检测出在340nm的吸光度。

（七）体液尿酸

【检测方法】

早期测定尿酸常采用化学法即氧化还原法，其中磷钨酸法较常用，但其特异性差，临床实验室已基本上不再采用。尿酸氧化酶紫外吸收法是测定尿酸的参考方法。目前临床上常采用的方法是尿酸氧化酶-过氧化物酶法，其原理是：尿酸氧化酶氧化尿酸，生成尿囊素和H_2O_2，后者在过氧化物酶催化下，使2，4-二氯酚和4-氨基安替比林缩合生成红色醌类化合物，最大吸收峰在500nm处。

【参考区间】

1.*血清尿酸* 男性210～420μmol/L，女性150～350μmol/L。

2.*尿液尿酸* 膳食嘌呤含量对尿酸排出量影响很大。

无嘌呤膳食的尿酸排出量：男性＜2480μ，mol/d，女性稍低。

低嘌呤膳食的尿酸排出量：男性＜2830μmol/d，女性＜2360μmol/d。

高嘌呤膳食的尿酸排出量：＜5900μmol/d。

均衡膳食的尿酸排出量：1480～4430μmol/d。

【临床意义】

1.血清尿酸测定的目的主要在于发现高尿酸血症，后者的主要危害是引起痛风。

2.尿液尿酸排出量的测定可判断肾脏排泄尿酸的能力，有助于分析高尿酸血症是否由肾脏排泄障碍所引起。

【评价】

尿酸氧化酶-过氧化物酶法第一步反应特异性高，但过氧化物酶催化反应特异性较差，若标本中存在维生素C、胆红素等还原性物质时，对尿酸测定结果有负干扰。远低于血糖、总胆固醇等浓度，因此，胆红素等对其的负干扰较容易观察到。若在尿酸测定试剂中加入胆红素氧化酶，则能消除胆红素干扰，但大多数公司生成的检测试剂未采取抗干扰措施。该法可用于血清和尿液的尿酸测定，但检测上限约为700μmol/L，远低于尿液尿酸浓度，因此应将尿液稀释测定。

三、蛋白质与非蛋白含氮化合物检测的临床应用

（一）蛋白质代谢紊乱的生物化学诊断

蛋白质的变化与人类许多疾病密切相关，病理情况下血浆蛋白质的变化资料已被越来越多地获得，并且随着技术的发展，许多微量血浆蛋白质的分析已变得容易，使血浆蛋白质在临床诊断和病情监测等方面的应用日益广泛。

【肝脏疾病的血浆蛋白质变化】

大多数血浆蛋白质由肝细胞合成，肝功能下降时，多种或某种血浆蛋白质含量减少，而免疫球蛋白可升高。

1.*多种血浆蛋白质含量下降*　白蛋白为血浆中含量最多的蛋白质，是肝病时最为常用的蛋白质指标，但因其半衰期长，因而不很灵敏，在严重慢性肝炎、肝硬化以及重症肝炎时明显下降。前白蛋白是肝脏合成功能的敏感指标，肝功能下降时显著降低。肝病时血浆胆碱酯酶因合成减少而降低。其他如转铁蛋白、结合珠蛋白、铜蓝蛋白、α_1-酸性糖蛋白等在肝功能明显下降时也可减少。

2.*凝血蛋白质和凝血酶原时间*　在严重肝脏疾病中，由于合成不足表现出明显的纤维蛋白原缺乏、某些凝血因子减少。凝血酶原时间（PT）是一个真正的功能性试验，其异常提示有严重的肝功能障碍，对肝合成功能的快速变化很敏感，尤其适用于评价急性肝衰竭患者的肝功能。PT 对轻微的肝细胞功能障碍相对不敏感，急性病毒性或中毒性肝炎若 PT 延长，是暴发性肝衰竭的早期指标。

3.*免疫球蛋白（IgG、IgA、IgM）增高*　慢性肝病网状内皮系统受损或门静脉旁路形成时 Ig 升高，急性肝炎轻度升高，慢性活动性肝炎和肝硬化显著升高，尤其是自身免疫性肝炎。IgG 升高常见于慢性活动性肝炎，其亚类可提示肝病差异，如 IgG_1 升高最常见于肝炎后肝硬化，IgG_3 升高见于原发性胆汁性肝硬化，所有 IgG 亚类均升高常见于酒精性肝硬化。IgA 升高常见于各种肝硬化，酒精性肝硬化时尤其显著，并与病情严重程度密切相关。原发性胆汁性肝硬化由于免疫复合物和寡克隆 IgM 的生成，导致 IgM 大量升高。病毒性肝炎早期可出现 IgM 升高，若高达 3g/L 或更高，提示处于病情进展期。IgM 升高常反映病毒感染早期的免疫反应。

【血浆蛋白质对某些疾病的重要诊断意义】

1.*遗传性蛋白合成缺陷与疾病*　年轻肺气肿者应检测 α_1-抗胰蛋白酶是否缺陷，Wilson 病时可能存在铜蓝蛋白遗传性合成减少。

2.*贫血的诊断和鉴定*　缺铁性贫血患者转铁蛋白升高，溶血性贫血则结合珠蛋白减少。

【急性时相反应】

在第一节所述 11 种血浆蛋白质中，大多数提到这些蛋白质在急性时相反应时的变化。所谓急性时相反应（APR），是机体在急性炎症（如感染性炎症、自身免疫性炎症等）和组织损伤（如创伤、手术、心肌梗死、恶性肿瘤等）时出现的非特异性的血浆蛋白质浓度变化，其中 α_1-抗胰蛋白酶、α_1-酸性糖蛋白、结合珠蛋白、铜蓝蛋白、C4、C3、纤维蛋白原和 C-反应蛋白等浓度显著升高或升高，而血浆前白蛋白、白蛋白、转铁蛋白浓度则出现相应下降。这些变化的血浆蛋白质统称为急性时相反应蛋白（APP），增加的蛋白质称为正向 APP，下降的蛋白质称为负向 APP。

急性时相反应是对炎症的一般反应，就像体温和白细胞升高一样。损伤部位组织释放的细胞因子，包括白介素、肿瘤坏死因子 α 和 β、干扰素、血小板活化因子等，引发肝细胞中上述蛋白质合成量的改变。推测在复杂的炎症过程中，正向 APP 是机体防御机制的一个部分，尤其是活化补体、蛋白酶抑制剂对酶活性

的抑制、结合珠蛋白对被破坏红细胞中释放 Hb 的保护作用(Hp 浓度会在 48 小时内增加 3 倍)等;而作为营养蛋白的负向 APP 此时合成减少,可为合成正向 APP 提供更多的氨基酸原料。APR 的详尽机制尚不十分清楚。急性时相反应蛋白升高的速度和幅度不同,C-反应蛋白首先升高,在 12 小时内 α_1-酸性糖蛋白也升高,然后 α_1-抗胰蛋白酶、结合珠蛋白、C4 和纤维蛋白原升高,最后是 C3 和铜蓝蛋白升高,通常在 2～5 天内这些 APPs 达到最高值。检测 APPs,尤其是那些升高最早和最多的蛋白质,在临床上可帮助监测炎症的发生及其过程以及观察治疗效果反应。

【类固醇激素对血浆蛋白质水平的影响】

雌激素增多如妊娠和使用避孕药时 AAT、TRF 升高,使 Cp 水平显著增加。雌激素使 α_2-MG 增加,育龄期女性 α_2-MG 水平比同龄男性高。而雌激素可减少 AAG 和 Hp 合成;多数急慢性肝病包括急性病毒性肝炎和伴黄疸的肝硬化患者,由于雌激素分解代谢减少,以及红细胞破坏增加,使血浆 Hp 降低。糖皮质激素增加可引起 AAG 升高,包括库欣综合征和外源性泼尼松、地塞米松等药物治疗时。

【器官组织损伤导致的血浆蛋白质变化】

正常血浆中也包含来源于组织细胞的各种各样的蛋白质,但相当微量。当某些器官或组织病变时,如肝炎、心肌损伤、胰腺炎、恶性肿瘤等,则能向血浆中释放出更多的某种蛋白质或酶,检测这些蛋白质有助于以上疾病的诊断,这些将在其他相关章节中叙述。

(二)氨基酸代谢紊乱的生物化学诊断

遗传性氨基酸代谢紊乱可从三个水平上诊断:①异常的 DNA 检测;②产前筛查和产后检测酶缺陷;③血清和尿液氨基酸检测。重要的遗传性氨基酸代谢紊乱如苯丙酮酸尿症、同型胱氨酸尿症等生物化学诊断将在第十七章中叙述。对血清或尿液中某种氨基酸的定性和(或)定量检测,是遗传性氨基酸代谢紊乱最常用的生物化学诊断手段。

继发性氨基酸代谢紊乱时常有原发病的许多诊断手段,血清和(或)尿液氨基酸检测对诊治仅有参考意义,较少采用。肝衰竭时可检测血浆支链氨基酸/芳香族氨基酸比值(BCAA/AAA 比值),正常时该值为 3.0～3.5,慢性肝病时可降至 2 左右;若此比值降至 1 左右,往往发生肝性脑病,并可降到 0.77～0.71。某些患者肾脏疾病仅有肾小管重吸收氨基酸障碍,另一些患者则肾近曲小管所有重吸收功能均受影响,如 Fanconi 综合征患者,除氨基酸尿外,还出现糖尿和高磷酸盐尿等。

(三)高尿酸血症与痛风的生物化学诊断

【高尿酸血症和痛风的概念】

高尿酸血症和痛风被认为是同一疾病的不同阶段,高尿酸血症是痛风的前期,但并非所有的高尿酸血症最终都会发展为痛风,很多人一生中只处于无症状高尿酸血症期,仅 5%～12%的高尿酸血症最终可发展为痛风。

血清尿酸浓度超过参考值上限称为高尿酸血症,即男性和绝经后女性大于 420μmol/L(7mg/dl),绝经前女性大于 350μmol/L。血液尿酸浓度增高到一定程度时,可出现尿酸盐结晶形成和沉积,并引起特征性急性关节炎、痛风石、慢性关节炎、关节畸形、慢性间质性肾炎和尿酸性尿路结石,即为痛风。

【痛风的发生机制】

血液或滑囊液中的尿酸钠浓度达到饱和状态,将出现结晶沉淀,这是痛风形成的基础。在体温 37℃、pH 7.4 时,尿酸钠的溶解度约为 420μmol/L,而在 30℃时为 268μmol/L。跖趾关节在身体末端,其关节腔内尿酸浓度大于 268μmol/L,即可能形成结晶沉淀。饱和状态的尿酸钠,与血浆特异性 α_1-、α_2-球蛋白结合,仍具有一定的稳定性。若浓度增高持久不降,且遇有下列情况即可使尿酸钠呈微小结晶析出:①血浆 α_1-、α_2-球蛋白减少;②局部 pH 降低;③局部体温降低。尿酸钠结晶较易沉淀在血管较少、黏多糖含量较丰富的软骨、关节腔内及其他结缔组织中。因为运动时这些组织容易发生缺氧，于是出现糖酵解加速和乳酸产生增多，引起 pH 降低。运动、饮酒、应激、局部损伤等都可诱发这些部位的尿酸钠结晶形成及急性炎症发作。微小的尿酸钠结晶表面可吸附 IgG，并在补体参与下诱发多形核白细胞的吞噬作用。结晶被吞噬后可促使白细胞膜破裂，释放出各种炎症介质，如趋化因子、溶酶体和胞质内的各种酶，导致组织发生炎症反应。

尿酸钠结晶沉积于关节腔内可引起急性关节炎，常是痛风的首发症状。尿酸钠细针状结晶沉淀于软组织，常沿软骨面、滑囊周围、筋腱表面及皮下结缔组织等处沉积，周围被单核细胞、上皮细胞、巨大细胞所围绕，形成异物结节，呈黄白色大小不一的隆起，成为痛风石，是痛风的特征性损害。肾髓质或乳头处沉积尿酸盐结晶时，其周围有圆形细胞和巨大细胞反应，可发生慢性间质性肾炎，导致肾小管变形，上皮细胞坏死、萎缩、纤维化、硬化、管腔闭塞，甚至累及肾小球血管床。尿酸性尿路结石在高尿酸血症期即可出现，占肾结石的 10%。

【高尿酸血症和痛风的生物化学诊断及治疗】

1.*高尿酸血症及其类型的判断*　血浆尿酸含量大于参考区间上限，就可诊断为高尿酸血症。同时做尿液尿酸测定有助于分析高尿酸血症是生成过多型还是排泄减少型或是混合型。

(1)尿酸排泄量：若普通饮食时尿液中尿酸排泄量＞4800μmol/24h 或低嘌呤饮食时尿液中尿酸排泄量＞3600μmol/24h，则为生成过多型。

(2)尿酸清除率(C_{ua})：可留取 24 小时尿液，然后测定血清尿酸和尿液尿酸浓度，也可准确收集 60 分钟尿，留尿中间采血测定尿酸。通过肾清除值公式来计算得出：$C_{ua}=(U_{ua}\times V)/S_{ua}$其中 U_{ua}为尿液中的尿酸浓度，V 表示尿液 ml/min，S_{ua}为血清尿酸浓度。参考范围为 6.6～12.6ml/min，U_{ua}和 C_{ua}下降属于排泄减少型，U_{ua}和 C_{ua}升高则属于生成过多型。

(3)尿酸清除率与肌酐清除率比值(C_{ua}/C_{cr})：$C_{ua}/Cer=(U_{ua}/S_{ua})/(U_{cr}/S_{cr})\times 100\%$，若＞10%属生成过多型，＜5%属排泄减少型，介于 5%～10%属混合型。随意尿与 24 小时尿的 C_{ua}/C_{cr}呈显著正相关，故可采用简便的一次尿测定法。

(4)随意尿的尿酸/肌酐比值：若＞1 属生成过多型，＜0.5 属排泄减少型。

2.*痛风的诊断和生物化学治疗*　除高尿酸血症外，痛风还表现为急性关节炎、痛风石、慢性关节炎、关节畸形、慢性间质性肾炎和尿酸性尿路结石中的一种或多种。临床常用别嘌呤醇治疗痛风症。别嘌呤醇与次黄嘌呤结构相似(两者 N7 与 C8 互换位置)，首先被黄嘌呤氧化酶氧化为别黄嘌呤，然后牢固地结合在该酶的活性部位上，从而抑制次黄嘌呤和黄嘌呤转变为尿酸，使血和尿中尿酸浓度下降；而血与尿中次黄嘌呤和黄嘌呤则升高，但它们的溶解度比尿酸大，故在泌尿道中不易析出结晶，易被肾脏排出。同时，别嘌呤醇在体内经代谢转变，与 PRPP 生成别嘌呤核苷酸，不仅消耗了 PRPP，使其含量下降，而且还能反馈抑制 PRPP 酰胺转移酶，阻断嘌呤核苷酸的从头合成。

糖作为机体中重要的能源和结构物质，在体内多种因素的调节下，维持着相对稳定的状态。血中葡萄糖(血糖)水平是反映体内糖含量的一个重要指标。糖代谢紊乱主要表现为血糖浓度过高(高血糖症)和血糖浓度过低(低血糖症)，一些糖代谢过程中的酶先天性缺陷导致的单糖或糖原在体内的累积，也属于糖代谢紊乱的范畴。引起高血糖症的最常见和最主要原因是糖尿病(DM)。

(庞晓黎)

第二节　糖代谢紊乱的生物化学检验

一、血糖及糖代谢紊乱

血糖是指血液中的葡萄糖。正常情况下空腹血糖浓度相对恒定在3.89～6.11mmol/L(70～110mg/dl)范围内，这是在激素、神经以及肝、肾等多种因素调节下，血糖的来源和去路保持动态平衡的结果，也是肝、肌肉、脂肪组织等各组织器官代谢协调的结果，对维持组织器官的正常生理活动具有重要意义。在各种病理因素的作用下，糖代谢紊乱，导致血糖水平异常，引起一系列临床症状。

(一)血糖及血糖调节

在机体的糖代谢中，葡萄糖居于主要地位，其他单糖所占比例小，且主要进入葡萄糖途径进行代谢。血糖浓度的维持取决于血糖的来源和去路的平衡。

由于机体的能量需求，血糖处于不断的变化和调节中，但在多种激素的精细调节下，血糖的来源和去路仍保持动态平衡，使血糖浓度维持在较窄的范围内。其中降低血糖的激素主要是胰岛素，另外胰岛素样生长因子(IGF)也能使血糖降低；升高血糖的激素有胰高血糖素、肾上腺素、皮质醇和生长激素等。此外，甲状腺素、生长抑素等激素也能间接地影响糖的代谢，从而影响血糖水平。除激素外，血糖的浓度也会受到其他各种生理因素(如饮食、运动、睡眠、月经周期、黎明现象、妊娠、药物)，以及多种病理因素(如颅脑损伤、呕吐、腹泻、高热、麻醉、感染、毒血症、胰腺炎、胰腺癌)等的影响。

(二)糖尿病及其代谢紊乱

空腹血糖浓度超过7.0mmol/L时称为高血糖症，若超过肾糖阈值(8.9～10mmol/L)时则出现尿糖。高血糖症有生理性和病理性之分，病理性高血糖症主要表现为空腹血糖受损、糖耐量减低或糖尿病。糖尿病是糖代谢紊乱的最常见、最重要的表现形式。空腹血糖受损和糖耐量减退是正常糖代谢与糖尿病之间的中间状态，是发展为糖尿病及心血管病变的危险因子和标志。

【糖尿病的定义与分型】

糖尿病是一组由于胰岛素分泌不足或(和)胰岛素作用低下而引起的代谢性疾病，其特征是高血糖症。

糖尿病是一组复杂的代谢紊乱疾病，主要是由于葡萄糖的利用减少导致血糖水平升高而引起，其发病率呈逐年上升趋势，并随年龄而增长。

糖尿病的典型症状为多食、多饮、多尿和体重减轻，有时伴随视力下降，并容易继发感染，青少年患者可出现生长发育迟缓现象。长期的高血糖症将导致多种器官损害、功能紊乱和衰竭，尤其是眼、肾、神经、心血管系统。糖尿病可并发危及生命的糖尿病酮症酸中毒昏迷和非酮症高渗性昏迷。

根据病因糖尿病可分为四大类型，即1型糖尿病(T1DM)、2型糖尿病(T2DM)、其他特殊类型糖尿病和妊娠糖尿病(GDM)。其病因与分型见表8-7。在糖尿病患者中，90%～95%为T2DM，5%～10%为T1DM，其他类型仅占较小的比例。

表 8-7　糖尿病的分型及其病因

类型	病因
1 型糖尿病	胰岛 β 细胞破坏，导致胰岛素绝对不足
免疫介导性糖尿病	
特发性糖尿病	
2 型糖尿病	病因不明确，包括胰岛素抵抗伴胰岛素相对不足、胰岛素分泌不足伴胰岛素抵抗等
其他特殊类型糖尿病	
β 细胞功能遗传缺陷糖尿病	①成人型糖尿病：12 号染色体 HNF-1α（MODY3）基因突变、7 号染色体葡萄糖激酶（MODY2）基因突变、20 号染色体 HNF-4α（MODYl）基因突变等；②线粒体糖尿病：线粒体基因突变引起
胰岛素作用遗传性缺陷糖尿病	A 型胰岛素抵抗、矮妖精貌综合征、脂肪萎缩性糖尿病、Rabson-Mendenhall 综合征、假性肢端肥大等
胰腺外分泌性疾病所致糖尿病	胰腺炎、外伤及胰腺切除、肿瘤、囊性纤维化病、血色病、纤维钙化性胰腺病变等
内分泌疾病所致糖尿病	肢端肥大症、库欣综合征、胰高血糖素瘤、嗜铬细胞瘤、甲状腺功能亢进、生长抑素瘤、醛固酮瘤等
药物和化学品所致糖尿病	吡甲硝苯脲、喷他脒、烟酸、糖皮质激素、甲状腺素、二氮嗪、β 肾上腺素受体激动剂、噻嗪类利尿剂、苯妥英钠、α-干扰素等
感染所致糖尿病	风疹病毒、巨细胞病毒、柯萨奇病毒感染等
少见的免疫介导性糖尿病	抗胰岛素受体抗体、Stiffman 综合征等
其他可能伴有糖尿病的遗传综合征	唐氏综合征、Turner 综合征、Klinfelter 综合征、Wolfram 综合征、Friedreich 共济失调症、Huntington 舞蹈病、Laurence-Moon-Biedl 综合征、强直性肌营养不良、Prader-Willi 综合征、卟啉病等
妊娠糖尿病	

空腹血糖受损（IFG）反映了基础状态下糖代谢稳态的轻度异常，糖耐量减低（IGT）反映了负荷状态下机体对葡萄糖处理能力的减弱。两者作为正常糖代谢与糖尿病之间的中间状态，是发展为糖尿病及心血管病变的危险因子和标志。它们作为糖尿病的前期阶段，统称为糖调节受损（IGR），可单独或合并存在。

【糖尿病的病因及发病机制】

糖尿病的发病机制有两种：一是机体对胰岛素的作用产生抵抗，最后引起胰腺功能受损；二是胰腺 β 细胞的自身免疫性损伤。多种因素共同作用共同参与，引起胰岛素分泌的绝对和（或）相对不足，导致糖尿病的发生。

1.1 型糖尿病　T1DM 作为一种多基因遗传病，已确认的相关易感基因约有 20 多个，目前认为与 6 号染色体上的人类白细胞抗原（HLA）有很强的关联性。发病风险是由 HLA 的 DRB1、DQA1 和 DQB1 三位点间复杂的相互作用决定的，不同民族、不同地区报道的与 T1DM 易感性相关联的 HLA 单体型不尽相同。除 HLA 外，其他的易感基因还包括 INS、CTLA4、PTPN22 等。T1DM 存在着遗传异质性，遗传背景不同的亚型在病因和临床表现上也不尽相同。

T1DM 也是一种 T 细胞介导的自身免疫性疾病，涉及体液免疫与细胞免疫异常。60%～80%新确诊的 T1DM 患者体内会发现多种自身抗体（表 8-8）。

风疹病毒、腮腺炎病毒、柯萨奇病毒、脑心肌炎病毒和巨细胞病毒、肝炎病毒等都与 T1DM 有关。病毒感染可直接破坏胰岛 β 细胞，激发自身免疫反应，诱导多种抗原及细胞因子的表达，最终引起胰岛 β 细胞的损伤，导致 T1DM 的发生。此外，动物实验还发现链佐星、四氧嘧啶、锌螯合物以及灭鼠剂 N-3-吡啶甲基 N′-P-硝基苯脲可造成胰岛 β 细胞自身(或非自身)免疫性破坏，但在人类，这类物质诱发糖尿病的重要性不是十分明显。流行病学研究发现，儿童食用亚硝基盐(亚硝基化合物)会导致 T1DM 发病率增高。

2.2 型糖尿病　T2DM 是遗传和环境因素共同作用而形成的多基因遗传性复杂疾病。T2DM 具有明显的遗传倾向和家族聚集性。研究表明，本病与一些特异性遗传标志物有关，如印第安人、瑙鲁人的 T2DM 与 HLA 型相关，墨西哥裔美国人 T2DM 与 Rh 血型相关，但由于 98%以上的 T2DM 具有极大的异质性，并且其遗传因素和环境因素差别极大，虽然对本病的候选基因进行了大量研究，但其遗传基因仍不明确。

环境因素是 T2DM 的另一类致病因子，可促使和(或)加速疾病的显现，主要包括年龄、营养因素、肥胖、缺乏体力活动、宫内发育不良、不良生活习惯(如吸烟和饮酒)和精神压力等。同时随年龄增加，周围组织对胰岛素的敏感性减弱，胰岛 β 细胞的功能缺陷亦加重，故 40 岁以上 T2DM 的发病率显著上升。

食物热量和结构会影响血浆脂肪酸水平，其水平升高会加重胰岛素抵抗和 β 细胞功能损害。肥胖常是 T2DM 的伴随和前导因素，目前认为，肥胖患者是否发生 T2DM 取决于胰岛素抵抗的程度和 β 细胞的功能。多采用体重指数(BMI)、腰/臀围比值(WHR)、内脏脂肪容积、腹内脂肪层等指标预测发病的危险性。伴有其他危险因子(如高血压、高 BMI、糖尿病家族史)的人，其体力活动不足会促进 T2DM 的发展。

目前普遍认为，胰岛素抵抗(IR)和 β 细胞分泌缺陷是 T2DM 发病机制的两个主要环节。胰岛素抵抗是 T2DM 和肥胖等多种疾病发生的主要诱因之一，也是 T2DM 病理生理的基本组成部分，其特征性表现是：降低胰岛素刺激肌肉和脂肪组织摄取葡萄糖的能力，同时也抑制肝脏合成糖原的能力。其发生机制为：体内一定数量的生物化学组成成分(如 α-2-HS-糖蛋白、PC-1、RAD、TNF-α 等)能降低胰岛素在靶细胞上刺激胰岛素受体的生化功能，细胞内糖原、脂肪、蛋白质合成降低，导致葡萄糖转运体(GLUT)向细胞表面的转运不足。简单而言，IR 是指单位浓度的胰岛素细胞效应减弱，即机体对正常浓度胰岛素的生物反应性降低的现象。在 IR 状态下，为维持血糖稳定，迫使胰岛 β 细胞分泌更多的胰岛素进行代偿，导致高胰岛素血症，引发一系列代谢紊乱。IR 是 T2DM 早期的缺陷，约 90%的患者存在胰岛素抵抗，患者对胰岛素生物反应性降低了大约 40%。

【各型糖尿病的主要特点】

1.1 型糖尿病　指因胰岛 β 细胞破坏导致胰岛素绝对缺乏所引起的糖尿病，按病因和发病机制分为免疫介导性糖尿病和特发性糖尿病。

(1)免疫介导性 1 型糖尿病：主要是由于胰岛 β 细胞的自身免疫性损害导致胰岛素分泌绝对不足引起，大多数损害是由 T 细胞介导的，多数患者体内存在自身抗体，在高血糖症出现的数年前，患者血清中存在的自身抗体就可检出。这些抗体见表 8-8。

表 8-8　免疫介导性糖尿病患者血清中的自身抗体

自身抗体	检出率
胰岛细胞抗体(ICA)	在 70%～90%新诊断的 T1DM 患者中可检出
胰岛素自身抗体 IAA)	T1DM 患者阳性率为 50%～70%
抗 65kD 谷氨酸脱羧酶抗体	在 T1DM 患者中检出率达 90%，多见于女性
胰岛素瘤相关抗原 IA-2 和 IA-2β	60%～80%以上新诊断的 T1DM 患者中可检出
胰岛细胞表面抗体(ICSA)	在新诊断的 T1DM 患者中阳性率为 30%～60%

特点：①任何年龄均可发病，典型病例常见于青少年；②起病较急；③血浆胰岛素及C肽含量低，糖耐量曲线呈低平状态；④β细胞自身免疫性损伤是重要的发病机制，多数患者可检出自身抗体；⑤治疗依赖胰岛素为主；⑥易发生酮症酸中毒；⑦遗传因素在发病中起重要作用，与HLA某些基因型有很强的关联。

(2)特发性1型糖尿病：其显著特点是具有T1DM的表现，如易发生酮症酸中毒、依赖胰岛素生存等，但没有明显的自身免疫反应的证据，也没有HLA基因型的相关特点，这一类患者极少，主要见于非裔及亚裔人。

2.2型糖尿病　是一组以空腹及餐后高血糖为主要特征的代谢异常综合征，主要表现为胰岛素抵抗和胰岛β细胞功能减退。胰岛素抵抗干扰了胰岛β细胞的分泌，导致胰岛β细胞功能减退，不能产生足量的胰岛素，表现为早期胰岛素相对不足和后期胰岛素绝对不足。

特点：①典型病例常见于40岁以上肥胖的中老年成人，偶见于幼儿；②起病较慢；③血浆中胰岛素含量绝对值并不降低，但在糖刺激后呈延迟释放；④胰岛细胞胞质抗体(ICA)等自身抗体呈阴性；⑤初发患者单用口服降糖药一般可以控制血糖；⑥发生酮症酸中毒的比例不如T1DM；⑦有遗传倾向，但与HLA基因型无关。

3.特殊类型糖尿病　往往继发于其他疾病，病因众多，但患者较少，此处仅介绍几种：

(1)β细胞功能缺陷性糖尿病：包括成人型糖尿病和线粒体糖尿病。

成人型糖尿病的高血糖症出现较早，常在25岁之前发病，称为青年人成年发病型糖尿病(MODY)，表现为胰岛素分泌的轻度受损和胰岛素作用缺陷。为常染色体显性遗传，目前已发现多个基因位点突变，已明确第一型(MODY3)主要是12号染色体上肝细胞核转录因子(HNF-1α)基因发生点突变，第二型(MODY2)主要是7号染色体葡萄糖激酶基因发生变异，第三型(MODY1)变异发生在20号染色体的转录因子HNF-4α上。其他几型虽然具有相同的临床表现，但尚不清楚特定的缺陷基因。

1997年，美国糖尿病协会(ADA)将线粒体糖尿病列为特殊类型糖尿病。本病属于母系遗传，也可散发，人群中发病率为0.5%～1.5%，发病年龄多在30～40岁。临床上可表现为从正常糖耐量到胰岛素依赖糖尿病的各种类型，最常见的是非胰岛素依赖型糖尿病，常伴有轻度至中度的神经性耳聋，患者无肥胖，无酮症倾向。目前已发现20余种线粒体的基因突变与发病有关，如线粒体tRNA 3243A→G突变、ND1基因3316G→A突变等，这些基因的突变导致胰腺β细胞能量产生不足，引起胰岛素分泌障碍而致糖尿病的发生。

(2)胰岛素作用遗传性缺陷糖尿病：主要因胰岛素受体变异所致，较少见，一些患者可伴有黑棘皮病，女性患者可有男性化表现和卵巢囊肿。若为儿童患者，胰岛素受体基因的变异可致严重的胰岛素抵抗，称为矮妖精貌综合征。

(3)胰腺外分泌性疾病所致糖尿病：包括胰腺炎症、肿瘤、感染、纤维钙化性病变、损伤和胰切除、囊性纤维化病、血色病等均可引起继发性糖尿病。

(4)内分泌疾病所致糖尿病：当拮抗胰岛素作用的激素(如生长激素、皮质醇、胰高血糖素和肾上腺素)在体内过量产生时可引发糖尿病，如肢端肥大症、库欣综合征、胰高血糖素瘤、嗜铬细胞瘤、甲状腺功能亢进症、生长抑素瘤、醛固酮瘤等。去除导致激素过度分泌的因素后，血糖可恢复正常。

4.妊娠糖尿病　指在妊娠期间发现的糖尿病，包括任何程度的糖耐量减低或糖尿病发作，不排除妊娠前存在糖耐量异常而未被确认者，无论是否使用胰岛素或饮食治疗，也无论分娩后这一情况是否持续。但已知糖尿病伴妊娠者不属此型。分娩6周后，按复查的血糖水平和糖尿病的诊断标准重新确定为：①糖尿病；②空腹血糖受损(ⅢG)；③糖耐量减低(IGT)；④正常血糖。妊娠糖尿病的发生与很多因素有关，多数患者在分娩后血糖将恢复正常水平。

【糖尿病的主要代谢紊乱】

正常情况下，人体细胞内能量代谢主要由血糖供给，多余的血糖可转化为糖原、脂肪和蛋白质贮存起来。患糖尿病后，由于胰岛素的绝对或(和)相对不足，机体组织不能有效地摄取和利用血糖，不仅造成血糖浓度增高，而且组织细胞内三大营养物质的消耗增加，以满足机体的供能需要。

1.糖尿病时体内的主要代谢紊乱　在糖代谢上，肝、肌肉和脂肪组织对葡萄糖的利用减少，糖原合成减少，而肝糖原分解和糖异生增多，导致血糖升高。

在脂肪代谢上，脂肪组织摄取葡萄糖及从血浆清除甘油三酯减少，脂肪合成减少；脂蛋白脂肪酶活性增加，脂肪分解加速，血浆游离脂肪酸和甘油三酯浓度升高；当胰岛素极度不足时，脂肪组织大量动员分解产生大量酮体，当超过机体对酮体的氧化利用能力时，酮体堆积形成酮症，进一步发展为酮症酸中毒。

在蛋白质代谢上，蛋白质合成减弱，分解代谢加速，可导致机体出现负氮平衡、体重减轻、生长发育迟缓等现象。

2.糖尿病并发症时体内的主要代谢紊乱　长期的高血糖可导致多种并发症的产生，尤其是病程长、病情控制较差的糖尿病患者。按并发症的起病快慢，可分为急性并发症和慢性并发症两大类。急性并发症除常见的感染外，还有糖尿病酮症酸中毒昏迷、糖尿病非酮症高渗性昏迷、糖尿病乳酸性酸中毒昏迷等；慢性病变主要是微血管病变(如肾脏病变、眼底病变、神经病变)、大血管病变(如动脉粥样硬化)以及心、脑、肾等的病变和高血压等。

(1)糖尿病酮症酸中毒昏迷：是糖尿病的严重急性并发症。常见于1型糖尿病患者伴应激时。诱发因素为感染、手术、外伤和各种拮抗胰岛素的激素分泌增加。当机体代谢紊乱发展到脂肪分解加速、酮体生成增多、血浆中酮体积累超过2.0mmol/L时称为酮血症。酮体进一步积聚，发生代谢性酸中毒时称为酮症酸中毒，表现为严重失水、代谢性酸中毒、电解质紊乱和广泛的功能紊乱。除尿酮呈强阳性外，血酮体常>5mmol/L、HCO_3^- 降低、血pH<7.35，病情严重时可致昏迷，称为糖尿病酮症酸中毒昏迷。

糖尿病酮症酸中毒的发病机制主要是由于胰岛素的绝对或相对不足，拮抗胰岛素的激素(如胰高血糖素、皮质醇、儿茶酚胺及生长激素)分泌增多，肝糖原分解加速，糖异生加强，导致血糖增加，但机体不能很好地利用血糖，各组织细胞反而处于血糖饥饿状态，于是脂肪分解加速，血浆中游离脂肪酸增加，导致酮体生成增加而利用减慢，血酮体累积引起酮症。

(2)糖尿病非酮症高渗性昏迷：多见于60岁以上2型糖尿病病情较轻者及少数1型糖尿病患者。常见的发病诱因有：口服噻嗪类利尿剂、糖皮质激素、苯妥英钠，腹膜透析或血液透析，甲亢，颅内压增高使用脱水剂治疗，降温疗法，急性胰腺炎，严重呕吐、腹泻、烧伤、尿崩症、高浓度葡萄糖治疗等各种原因引起的失水、脱水等。

发病机制复杂，未完全阐明。血浆渗透压升高程度远比糖尿病酮症酸中毒明显，加上本症患者有一定量的内源性胰岛素，故在血糖极高的情况下，一般不易发生酮症酸中毒。而且脂肪分解和胰岛素拮抗激素增高不及酮症酸中毒突出。

(3)糖尿病乳酸性酸中毒昏迷：乳酸是糖代谢的中间产物，由丙酮酸还原而成，正常人乳酸/丙酮酸比值为10∶1，处于平衡状态。患糖尿病后，由于胰岛素的绝对和相对不足，机体组织不能有效地利用血糖，丙酮酸大量还原为乳酸，使体内乳酸堆积增多。

(4)糖尿病慢性并发症：长期的高血糖会使蛋白质发生非酶促糖基化反应，糖基化蛋白质分子与未被糖基化的分子互相结合交联，使分子不断加大，进一步形成大分子的糖化产物。这种反应多发生在那些半衰期较长的蛋白质分子上，如胶原蛋白、晶状体蛋白、髓鞘蛋白和弹性硬蛋白等，引起血管基膜增厚、晶状体混浊变性和神经病变等病理变化。由此引起的大血管、微血管和神经病变，是导致眼、肾、神经、心脏和血管等多器官损害的基础。

（三）低血糖症

低血糖指血糖浓度低于空腹血糖的参考水平下限，目前无统一的界定标准，多数学者建议空腹血糖浓度参考下限为2.78mmol/L(50mg/dl)。

低血糖的临床症状因人而异，缺乏特异性，主要是与交感神经和中枢神经系统的功能异常相关。主要临床表现为战栗、多汗、恶心、心跳加速、轻度头昏头痛、饥饿和上腹不适等非特异性症状。除某些疾病外，血糖快速下降（即使未降至低血糖水平）也可出现上述症状，但血糖缓慢下降至低血糖水平者却不一定有上述症状。

当血糖低于1.11mmol/L或1.67mmol/L(20mg/dl或30mg/dl)时，会引起严重的中枢神经系统功能障碍，出现头痛、意识错乱、视力模糊、眩晕以至于癫痫发作，严重者可出现意识丧失等症状甚至死亡。这些症状又称神经低血糖症。血糖恢复至正常水平可以迅速改善或纠正上述症状，但长时间的低血糖可导致脑功能不可逆的损伤。

1.新生儿与婴幼儿低血糖　新生儿血糖浓度远低于成人，平均约1.94mmol/L(35mg/dl)，并在出生后由于肝糖原耗尽而迅速下降。因此，在无任何低血糖临床表现的情况下，足月新生儿的血糖可低至1.67mmol/L(30mg/dl)，早产儿可低至1.1mmol/L(20mg/dl)。

新生儿期低血糖往往是短暂的，较常见的原因包括早产、母体糖尿病、GDM和妊娠子痫等。而婴幼儿早期发生的低血糖很少是短暂的，可能是遗传性代谢缺陷或酮性低血糖所致，多因禁食或发热性疾病而进一步降低。

2.成人空腹低血糖　成人低血糖可能是由于肝脏生成葡萄糖的速率下降或机体对葡萄糖的利用增加所致。低血糖相当普遍，而真性低血糖（低血糖紊乱）并不多见。真性低血糖常提示有严重的疾病并可能危及生命。通常血糖浓度＜3.0mmol/L(55mg/dl)时，开始出现低血糖有关症状，血糖浓度＜2.78mmol/L(50mg/dl)时，开始出现脑功能损伤。

诊断低血糖紊乱的经典诊断试验是72小时禁食试验。血糖浓度降低合并低血糖的体征或症状，就可诊断为低血糖紊乱，仅有血糖降低不能确诊。如果禁食期间未出现有关低血糖的体征或症状，则可以排除低血糖紊乱。

3.餐后低血糖　餐后低血糖可由多种因素引发。这些因素包括药物、胰岛素抗体、胰岛素受体抗体和先天性缺陷（如果糖-1,6-二磷酸酶缺乏）等，也包括反应性低血糖，又称功能性低血糖。

在第三届国际低血糖专题讨论会上，反应性低血糖被定义为一种临床病症，患者在日常生活中有餐后低血糖症状，并且血糖浓度低于2.5～2.8mmol/L(45～50mg/dl)。其血糖标本的要求比较特殊，需要使用动脉化的静脉血或毛细血管血。

患者在餐后约1～3小时有疲乏、肌痉挛、心悸等自觉症状，通过进食可缓解30～45分钟。这类患者有时也可无症状但有低血糖，或血糖浓度正常却有自觉症状的情况。餐后低血糖比较少见，要确诊餐后低血糖必须要在餐后出现症状的同时出现低血糖，若怀疑本病，可进行5小时进餐耐量试验或5小时葡萄糖耐量试验。

4.糖尿病性低血糖　T1DM和T2DM患者在药物治疗期间经常发生低血糖，称糖尿病性低血糖。使用胰岛素治疗的T1DM患者，每周大约出现1～2次症状性低血糖，每年大约10%的患者受严重低血糖的影响。而住院患者，由于胰岛素的强化治疗，其发生低血糖的概率约高2～6倍。由于口服降糖药或使用胰岛素，T2DM患者亦可发生低血糖，但其发生率低于T1DM患者。

糖尿病患者发生低血糖的病理生理机制包括：①血糖反馈调节机制受损：T1DM患者胰高血糖素对低

血糖的反应下降，而后肾上腺素分泌不足，增加了低血糖发生的风险。其他能刺激胰高血糖素和肾上腺素分泌的因素可以纠正这类低血糖。T2DM 患者在该方面的缺陷不明显。②无症状低血糖：50%的长期糖尿病患者在低血糖时没有神经性低血糖症状的出现，由于血糖降低而无症状，因此容易发生严重的低血糖，这可能与肾上腺素对低血糖的反应降低有关，尤其是经胰岛素强化治疗的 T1DM 患者。

5.甲苯磺丁脲耐量试验　降糖药甲苯磺丁脲又称甲糖宁，静脉注射后可刺激胰腺释放胰岛素。通过测定注射甲苯磺丁脲后血糖浓度和胰岛素浓度的变化，可以用于空腹低血糖、胰岛细胞瘤的研究和鉴别糖尿病类型。

甲苯磺丁脲耐量试验：静脉注射 1mg 甲苯磺丁脲前和注射之后的 2、15、30、60、90、120 分钟分别取血，测定葡萄糖和胰岛素浓度。结果：①健康人在 30 分钟后，血糖浓度较空腹时下降 50%，120 分钟时恢复到基础值（注射前）。②空腹低血糖患者的最低血糖浓度显著下降，且 2 小时血糖浓度不能恢复到基础值。

该试验还可用于鉴别糖尿病：如果 20 分钟时的血糖浓度仍维持在基础水平的 80%～84%，则其患糖尿病的可能性有 50%。但该试验不能用于糖尿病的诊断。

测定胰岛素浓度能提供进一步的诊断：正常人 2 分钟时胰岛素峰值低于 150μIU/ml；胰岛细胞瘤患者其峰值增高，并且 60 分钟时胰岛素的浓度仍高，这是胰岛细胞瘤最重要的诊断依据。

（四）糖代谢的先天异常

糖代谢的先天性障碍是由于糖代谢相关酶类发生先天性异常或缺陷，导致某些单糖或糖原在体内贮积。多数为常染色体隐性遗传，患者症状轻重不等，可伴有血糖水平降低。临床常见有半乳糖代谢异常、果糖代谢异常、戊糖代谢紊乱和糖原贮积症等。

二、糖代谢紊乱的主要检测项目

糖代谢紊乱相关疾病检测指标是实验诊断的重要技术措施，血糖水平和临床症状相结合能对糖尿病进行诊断。临床实验室检测血糖以及血糖调节物、糖化蛋白以及并发症相关的其他代谢产物等，有利于糖尿病及其并发症的早期诊断、鉴别诊断、指导治疗和评估预后。

（一）空腹血糖

空腹血糖（FPG）是指至少 8 小时内不摄入含热量食物后测定的血浆葡萄糖，是糖尿病最常用的检测项目。

【检测方法】

血糖的测定方法主要分为三大类：氧化还原法、缩合法及酶法。前两类已被淘汰，国际推荐的参考方法是已糖激酶法，目前国内多采用卫生部临检中心推荐的葡萄糖氧化酶法，另外还可以采用葡萄糖脱氢酶法。利用分光光度法测定酶促反应中生成的产物，或检测酶促反应中产生的电流，产物的生成量与电流强度及葡萄糖浓度成正比。

【参考区间】

成人空腹血清葡萄糖为 3.9～6.1mmol/L（70～110mg/dl）。不同样本的葡萄糖浓度参考范围见表 8-9。

表 8-9　体液空腹葡萄糖浓度参考值

标本	葡萄糖浓度(mmol/L)	葡萄糖浓度(mg/dl)
血浆/血清		
成人	3.9～6.1	70～110
儿童	3.5～5.6	60～100
早产新生儿	1.1～3.3	20～60
足月新生儿	1.7～3.3	30～60
全血(成人)	3.5～5.3	65～95

【临床意义】

血糖浓度受神经系统和激素的调节，保持一个相对平衡的状态，当各种因素导致这些调节失去原有的相对平衡后，会出现血糖值异常。空腹血糖水平反映了胰岛素分泌能力，其增高与葡萄糖耐量减低是相平行的：若胰岛素分泌能力不低于正常的 25%，空腹血糖多是正常或只轻度升高，一般人全血血糖不超过 6.1mmol/L(110mg/dl)，血浆血糖不超过 6.9mmol/L(125mg/dl)；当胰岛素分泌进一步降低，但不低于正常的 40%，则空腹血糖在 5.8～11.1mmol/L(104～200mg/dl)；空腹血糖超过 11.1mmol/L(200mg/dl)时，提示胰岛素分泌极少或缺乏。

空腹血糖水平是诊断糖尿病最主要的依据。若空腹全血血糖不止一次超过 6.7mmol/L(120mg/dl)，血浆血糖等于或超过 7.8mmol/L(140mg/dl)，即可确诊为糖尿病。一般应 2 次重复测定，以防误差。同时还要注意精神、饮食及药物等因素的影响。凡空腹全血血糖在 6.1mmol/L(110mg/dl)以上，血浆血糖在 6.9mmol/L(125mg/dl)以上，而又低于上述诊断标准时，应做葡萄糖耐量试验。若有明确的糖尿病症状，应先做餐后 2 小时血糖测定。一般糖尿病患者的空腹血糖，在失去控制时可高达 10～16.7mmol/L(180～300mg/dl)；在重型及长期控制不好的患者，空腹血糖也可高达 22.2mmol/L(400mg/dl)。

当血糖水平很高时，空腹血糖水平是首先要关注的，有低血糖风险者(老年人，血糖控制较好者)也应测定餐前血糖。糖尿病患者的空腹血糖也可能正常。

【评价】

1.样本的处理　血糖测定一般可以测血浆、血清和全血葡萄糖。推荐以血浆葡萄糖浓度为诊断糖尿病的指标。由于葡萄糖溶于自由水，而红细胞中所含的自由水较少，所以全血葡萄糖浓度比血浆或血清低 12%～15%，且受血细胞比容影响。一般来说用血浆或血清测定结果更为可靠。除与标本的性质有关外，血糖测定还受饮食、取血部位和测定方法的影响。餐后血糖升高，静脉血糖＜毛细血管血糖＜动脉血糖。所以如果不是特殊试验，血糖测定必须为清晨空腹静脉取血。

取血后如全血在室温下放置，由于血细胞中的糖酵解会使血糖浓度每小时下降 5%～7%(0.4mmol/L 或 10mg/dl)，当有白细胞增多或细菌污染时，葡萄糖的损失会增加，若标本采集后立即分离血浆或血清，则可使血糖在室温下稳定 24 小时。如不能立即检测而又不能立即分离血浆或血清，就必须将血液加入含氟化钠的抗凝瓶，以抑制糖酵解途径中的酶，保证测定准确：标本中加入碘乙酸钠或氟化钠可抑制糖酵解作用，使血糖在室温下稳定 3 天。氟化钠通过抑制烯醇化酶而防止糖酵解。氟化物也是一种弱的抗凝剂，但在几个小时后可有血液凝集出现。因此建议使用氟化物-草酸盐混合物，如每毫升血液加 2mg 草酸钾和 2mg 氟化钠以阻止后期凝集现象。但高浓度氟离子会抑制脲酶和某些酶活性，因而标本不宜用脲酶法测定尿素，也不适用于某些酶的直接测定。草酸钾会使细胞水分外渗，血浆稀释，这种标本不能用于测定其他物质。

床旁检查用的是便携式血糖仪，采用毛细血管全血标本测定，由于受到血细胞比容以及其他非糖还原物质的影响，空腹全血葡萄糖浓度比血浆葡萄糖浓度低12%～15%。而在有葡萄糖负荷时，毛细血管的葡萄糖浓度却比静脉血高2～4mmol/L，因此，使用不同的标本应采用不同的参考值（表8-10）。

2.应用的评价　FPG是糖尿病的常用检测项目，但应注意在2型糖尿病中，高血糖是相对较晚才产生的，因此仅用FPG这个标准将延误诊断，并对糖尿病人群的流行估计过低。在临床已诊断的2型糖尿病患者中，有30%已有糖尿病并发症（如视网膜病、蛋白尿和神经肌肉疾病），说明2型糖尿病可能至少在临床诊断前10年就发生了。

3.检测方法的评价　己糖激酶（HK）法准确度和精密度高，特异性高于葡萄糖氧化酶法，适用于自动化分析，为葡萄糖测定的参考方法。

葡萄糖氧化酶-过氧化物酶（GOD-POD）法中，葡萄糖氧化酶（GOD）高特异性催化β-D-葡萄糖，过氧化物酶（POD）的特异性远低于GOD。尿酸、维生素C、胆红素、血红蛋白，四环素和谷胱甘肽等可抑制呈色反应（通过与H_2O_2竞争色素原受体），用离子交换树脂过滤可以除去大部分干扰物质。本法准确度和精密度都能达到临床要求，操作简便，适用于常规检验。本法也适用于测定脑脊液葡萄糖浓度。尿中含较高浓度可干扰过氧化反应的物质（如尿酸），使测定值出现负偏差，因而本法不能直接用于尿标本测定，可使用离子交换树脂除去尿中干扰物再测定。

采用氧电极直接测定葡萄糖氧化酶法第一步反应消耗的氧来进行定量，摒弃特异性不高的第二步反应。结合过氧化氢酶的使用，能有效防止H_2O_2转变为O_2而影响测定结果。该法可用于血浆、血清、脑脊液及尿标本的测定，但由于血细胞会消耗氧气，故不能用于全血标本。

葡萄糖脱氢酶（GD）法高度特异，不受各种抗凝剂和血浆中其他物质的干扰，商品试剂中含有变旋酶，以加速β-D-葡萄糖的变旋过程。制成固相酶，可用于连续流动分析，也可用于离心沉淀物的分析。

（二）餐后2小时血糖

【检测方法】

监测餐后2小时血糖有两种方法：一种是口服75g无水葡萄糖后做葡萄糖耐量试验；另一种是吃100g面粉制成的馒头或方便面（含糖量相当于75g无水葡萄糖，也叫馒头餐试验）。从吃第一口饭的时间开始计算，然后测量2小时后的血糖值。

【参考区间】

餐后2小时血糖＜7.8mmol/L。

【临床意义】

影响餐后血糖的因素有很多，餐后胰岛素第一时相的分泌，胰高血糖素的分泌，肌肉、肝脏和脂肪组织对胰岛素的敏感性，餐前血糖水平，进食的种类和时间，胃肠道的消化和吸收功能，餐后运动，情绪等都会对餐后血糖有影响。很多2型糖尿病患者空腹血糖不高，而餐后血糖很高，若只查空腹血糖，很容易误诊，当餐后血糖≥11.1mmol/L（200mg/dl）时，诊断糖尿病敏感性更高、漏诊率更低。

餐后2小时血糖监测适用于空腹血糖已获良好控制但仍不能达到治疗目标者。对于糖尿病患者，餐后2小时血糖是一个非常有价值的监测指标：①反映胰岛β细胞的储备功能，即进食后胰岛β细胞分泌胰岛素的能力。若胰岛β细胞的储备功能良好，周围组织对胰岛素作用敏感，则餐后2小时血糖值应降到7.8mmol/L（140mg/dl）以下。如果胰岛β细胞的储备功能良好，甚至高于正常水平，但存在明显的胰岛素抵抗；或胰岛素抵抗不明显，但胰岛β细胞功能已较差，则餐后2小时血糖可明显升高。②若餐后2小时血糖＞11.1mmol/L（200mg/dl），则易发生糖尿病眼、肾、神经等慢性并发症。对于中年以下和病情不重者，要严格控制餐后2小时血糖值在7.8mmol/L（140mg/dl）以下；对于老年糖尿病患者或并发症较重者，餐后2小时血糖可适当放宽至7.8～11.1mmol/L（140～200mg/dl）。③餐后2小时血糖能较好地反映进食量及使用的降糖药是否合适,这是仅查空腹血糖所不能替代的。

餐后血糖升高是心血管疾病死亡的独立危险因素,当餐后血糖值在 7.8~11.1mmol/L(140~200mg/dl)时已经存在大血管病变,血糖值越高,大血管病变的危险性越高。餐后血糖值是 $HbA_1$0 的主要决定者,两者高度相关,严格控制餐后血糖将更有利于 $HbA_1$0 控制达标,使血管内皮细胞的结构和功能得到更好的保护,降低心血管并发症的死亡率。

【评价】

餐后 2 小时血糖测定是诊断糖尿病的另一种重要方法。临床上有不少患者,空腹血糖不高,但餐后 2 小时血糖明显增高。

餐后 2 小时血糖实际上是一种简化的葡萄糖耐量试验。由于这种方法较口服葡萄糖耐量试验抽血次数少,简单易行,易为患者接受,所以是临床上用于筛选和发现空腹血糖正常的糖尿病患者的最常用方法。

餐后 2 小时血糖检查的缺点是,有些糖尿病患者服糖后血糖高峰不在 2 小时,而是在 1 小时后,到 2 小时的时候血糖高峰已下降,这样的患者易被漏诊。所以,对餐后 2 小时血糖可疑升高的患者,宜在餐后 1 小时和 2 小时各抽血一次为好,或者直接做糖耐量试验。

(三)葡萄糖耐量试验

【检测方法】

葡萄糖耐量试验包括口服葡萄糖耐量试验(OGTT)和静脉葡萄糖耐量试验(IGTT),是在口服或静脉注射一定量葡萄糖后 2 小时内做系列血糖测定,以评价个体的血糖调节能力的标准方法,对确定健康和疾病个体也有价值。常用的是 OGTT。

WHO 推荐的标准化 OGTT:试验前 3 天,受试者每日食物中含糖量不低于 150g,且维持正常活动,影响试验的药物应在 3 天前停用。试验前应空腹 10~16 小时,坐位取血后 5 分钟内饮入 250ml 含 75g 无水葡萄糖的糖水(妊娠妇女用量为 100g;儿童按 1.75g/kg 计算,总量不超过 75g)。之后,每隔 30 分钟取血 1 次,共 4 次,历时 2 小时(必要时可延长血标本的收集时间,可长达服糖后 6 小时)。采血同时,每隔 1 小时留取尿液做尿糖测定。整个试验过程中不可吸烟、喝咖啡、喝茶或进食。根据 5 次血糖水平(空腹时为 0 时间)绘制糖耐量曲线。

OGTT 结合 FPG 可协助诊断糖尿病及相关状态:

(1)FPG 正常(<6.1mmol/L),并且 2 小时 PG<7.8mmol/L 为正常糖耐量。

(2)FPG 介于 6.1~7.0mmol/L 之间,2 小时 PG<7.8mmol/L 为 IFG。

(3)FPG<7.0mmol/L,2 小时 PG 介于 7.8~11.1mmol/L 为 IGT。

(4)血浆 FPG≥7.0mmol/L,2 小时 PG>11.1mmol/L 为糖尿病性糖耐量。

【临床意义】

OGTT 主要用于下列情况:①诊断 GDM。②诊断 IGT。③有无法解释的肾病、神经病变或视网膜病变,其随机血糖<7.8mmol/L,可用 OGTT 了解糖代谢状况。此时如 OGTT 异常,不代表有肯定因果关系,还应该排除其他疾病。④人群筛查,以获取流行病学数据。

【评价】

OGTT 在糖尿病的诊断中并非必需,因此不推荐临床常规应用。大多数糖尿病患者会出现 FPG 水平增加,除 GDM 外,FPG<5.6mmol/L(100mg/dl)或随机血糖<7.8mmol/L(140mg/dl)足可排除糖尿病的诊断,所以临床上首先推荐测定 FPG。

虽然 OGTT 比 FPG 更灵敏,但它受多种因素影响且重复性差。除非第一次 OGTT 结果明显异常,否则应该在不同时间做 2 次 OGTT 测定以判断是否异常。

IGTT 的适应证与 OGTT 相同，对某些不宜做 OGTT 的患者(如不能承受大剂量口服葡萄糖、胃切除后及其他可致口服葡萄糖吸收不良的患者)，为排除葡萄糖吸收因素的影响，应按 WHO 的方法进行 IGTT。

(四)糖化血红蛋白

成人血红蛋白(Hb)通常由 HbA(97%)、HbA_2(2.5%)和 HbF(0.5%)组成。HbA 由 4 条肽链组成，包括 2 条 α 链和 2 条 β 链。对 HbA 进行色谱分析发现了几种次要的血红蛋白，即 HbA_{1a}、HbA_{1b} 和 HbA_{1c}，统称为 HbA_1，或快速血红蛋白(因它在电泳时迁移比 HbA 快得多)或糖化血红蛋白(GHb)。GHb 是血红蛋白与血糖进行非酶促反应结合的产物，它们的糖基化位点是血红蛋白 β 链 N 末端的缬氨酸残基，其生成是一个缓慢的、不可逆的过程，生成量与血糖的浓度和高血糖存在的时间相关。糖基化也可以发生在血红蛋白 β 链的其他位点，如赖氨酸残基或 α 链上，所生成的糖化蛋白称为 HbA_0，不能用根据电荷不同的方法而将其与普通血红蛋白分离(表 8-10)。

表 8-10　糖化血红蛋白的命名

名称	组成
HbA_0	糖基化发生在 β 链的其他位点，如赖氨酸残基或 α 链上
HbA_{1a1}	1,6-二磷酸果糖结合在 HbA 的 β 链 N 末端上
HbA_{1a2}	6-磷酸葡萄糖结合在 HbA 的 β 链 N 末端上
HbA_{1a}	由 HbA_{1a1} 和 HbA_{1a2} 组成
HbA_{1b}	丙酮酸结合在 HbA 的 β 链 N 末端上
HbA_{1c}	葡萄糖结合在 HbA 的 β 链 N 末端的缬氨酸残基上
Pre-HbA_{1c}	HbA_{1c}中存在不稳定的希夫碱
HbA_1	由 HbA_{1a}、HbA_{1b}、HbA_{1c}组成
总的糖化血红蛋白	HbA_{1c}及其他所有的血红蛋白-碳水化合物复合物

其中，HbA_{1c}是由葡萄糖与 HbA 的 β 链氨基末端缬氨酸残基缩合而成，先形成一种不稳定的希夫碱(前 HbA_{1c})，希夫碱解离或经 Amadori 分子重排而形成 HbA_{1c}。HbA_1 的主要成分是 HbA_{1c}，约占 80%，且浓度相对稳定。为简便实用，临床上常以 HbA_{1c}代表总的糖化血红蛋白水平。

【检测方法】

GHb 的测定方法有多种：①根据电荷差异：可采用离子交换层析、高效液相色谱分析(HPLC)、常规电泳和等电聚焦电泳等方法；②根据结构差异：可采用亲和层析和免疫测定法；③化学分析技术：可采用比色法、分光光度法。目前临床使用的糖化血红蛋白自动分析仪多采用离子交换柱高效液相色谱法，不管什么方法，结果都表示为糖化血红蛋白占总血红蛋白的百分比。化学分析技术已经很少使用。如果操作正确，大多数方法都有很好的精密度，但不同方法在测定组分上存在差异。

【参考区间】

糖化血红蛋白参考范围见表 8-11。

表 8-11　糖化血红蛋白参考范围

糖化血红蛋白种类	平均值(%)	参考范围(%)
HbA_1(A_{1a+b+c})	6.5	5.0～8.0
仅 HbA_{1c}	4.5	3.6～6.0
总糖化血红蛋白(A_1+A_0)	5.5	4.5～7.0

【临床意义】

GHb的形成是不可逆的,其浓度与红细胞寿命(平均120天)和该时期内血糖的平均浓度有关,不受每天葡萄糖波动的影响,也不受运动或食物的影响,所以GHb反映的是过去6～8周的平均血糖浓度,这可为评估血糖的控制情况提供可靠的实验室指标。而血糖血浓度急剧变化后,在起初2个月HbA_{1c}的变化速度很快,在3个月之后则进入一个动态的稳定状态。

2010年,美国糖尿病协会(ADA)在最新修订的《糖尿病治疗指南》中首次将HbA_{1c}作为新的糖尿病诊断指标,诊断标准定为6.5%(但这个标准还未被广泛接受)。根据该指南,HbA_{1c}水平在5%左右表示未患糖尿病,HbA_{1c}水平在5.7%～6.4%预示进展至糖尿病前期阶段,HbA_{1c}≥6.5%则表明已患糖尿病。但对于患有糖尿病的孕妇或有贫血等血红蛋白异常的患者,不主张做糖化血红蛋白检查,因为异常的血红蛋白可干扰糖化血红蛋白的测定。

为达到理想的糖尿病控制,ADA推荐大多数糖尿病患者的目标为HbA_{1c}水平≤7%(一些组织建议降为<6.5%),希望这一目标可以有效预防糖尿病相关严重并发症,如肾病、神经病变、视网膜病变和牙龈病变。对经治疗后血糖控制稳定的糖尿病患者,应将糖化血红蛋白作为常规检测指标,至少每6个月一次。在某些临床状态下(如糖尿病妊娠、未接受治疗或调整治疗时),应增加检测次数(每3个月一次),及时提供有价值的信息。

一些研究提示HbA_{1c}为糖尿病患者心血管事件的独立预测危险因素,HbA_{1c}水平每增高1%,对T1DM患者而言发生冠心病的相对危险增加32%;对T2DM患者而言,危险性增加18%。

【评价】

离子交换柱高效液相色谱法对全血直接测定HbA_{1c},其批内和批间变异系数CV均可以小于1%,结果精确,HbA_{1c}检测结果不受存在的变异型血红蛋白及其衍生物的影响。

GHb测定标本采用静脉血,用EDTA、草酸盐和氟化物抗凝,患者无需空腹。全血标本可于4℃储存1周以上。高于4℃,HbA_{1a}和HbA_{1b}会随时间和温度而上升,而HbA_{1c}仅轻微变化,－70℃则可保存18周以上,一般不推荐－20℃保存。肝素抗凝标本需在2天内完成测定,且不适用于某些方法,故不推荐使用。

由于GHb的形成与红细胞的寿命有关,在有溶血性疾病或其他原因引起红细胞寿命缩短时,GHb明显减少。同样,如果近期有大量失血,新生红细胞大量产生,会使GHb结果偏低,然而仍可用于监测上述患者,但其测定值必须与自身以前测定值作比较而不是与参考值作比较。高浓度GHb也可见于缺铁性贫血患者,这可能与较多的衰老红细胞有关。HbF、HbS和HbC等异常血红蛋白则因血红蛋白病和测定方法的不同,可引起GHb的假性升高或降低。

GHb参考范围的个体差异很小,且不受急性疾病的影响,年龄的影响目前尚无定论。对于控制不良的糖尿病患者,测定值可达参考范围上限的2倍或更多,但很少再超过15%,若超过应考虑是否存在HbF干扰。

与FPG和餐后2小时血糖水平相比,HbA_{1c}的检测方法已标准化,与糖尿病长期并发症的相关性更强,生物变异性小,无需空腹或特定时间采血,不易受急性(如应激、疾病相关)血糖波动的影响,检测结果可以作为血糖管理或治疗的指导。

(五)糖化血清蛋白与糖化白蛋白

除了血红蛋白,血液中的葡萄糖也可与血清蛋白的N末端发生非酶促的糖基化反应,形成高分子酮胺化合物,其结构类似果糖胺,总称为糖化血清蛋白。由于90%以上的糖化血清蛋白是糖化白蛋白(GA),葡萄糖与血清白蛋白链内第189位赖氨酸结合,因此GA可以反映糖化血清蛋白的总体水平。

【检测方法】

果糖胺的测定方法有多种,目前应用最广的方法是利用碱性条件下果糖胺的Amadori重排产物具有还原性而设计的，它可与硝基四氮唑蓝(NBT)起呈色反应，其颜色深浅与果糖胺含量成正比。

还可采用ELISA法、HPLC法、酮胺氧化酶(KAOD)法等多种方法测定糖化白蛋白，临床多用KAOD法，可结合血清白蛋白含量，计算出糖化白蛋白占血清白蛋白的比例。

【参考区间】

非糖尿病人群果糖胺参考范围为205～285μmol/L。

健康成年人糖化血清蛋白(1.9±0.25)mmol/L。

糖化白蛋白正常参考范围为10.8%～17.1%。

【临床意义】

由于白蛋白的半衰期比血红蛋白短，转换率快，为17～19天，故可通过测定血清糖基化蛋白水平来反映2～3周前的血糖控制情况，在反映血糖控制效果上比GHb更敏感、更及时。在一些特殊情况下，如透析性的贫血、急性全身性疾病期、肝病、糖尿病合并妊娠、降糖药物调整期等，糖化白蛋白更准确地反映短期内的平均血糖变化。

由于测定糖化白蛋白监测的是短期血糖的改变，因此它应与GHb结合应用而不是替代。当患者有血红蛋白异变体(如HbS或HbC)存在时，会使红细胞寿命下降，此时糖化血红蛋白的意义不大，而GA则有价值。

【评价】

NBT法快速、经济，已用于自动化仪器分析，线性可达1000μmol/L，CV为5.4%左右。红细胞寿命和血红蛋白变异体不影响糖化白蛋白的结果，但它受血浆总蛋白浓度的影响，血清白蛋白＜30g/L或尿中蛋白质浓度＞1g/L时，果糖胺的结果不可靠。中度溶血、胆红素和维生素C会干扰测定。

KAOD法可运用于自动化生化分析仪上，精密度高、准确性好，胆红素对其干扰较小。

由于所有糖化血清蛋白都是果糖胺，而白蛋白是血清蛋白质中含量最多的组分，虽然测定果糖胺主要是测定糖化白蛋白，但果糖胺反映的是血清中总的糖化血清蛋白，在白蛋白浓度和半衰期发生明显改变时，会对糖化白蛋白产生很大影响，故对于肾病综合征(NS)、肝硬化、异常蛋白血症或急性时相反应之后的患者，果糖胺结果不可靠。此外，果糖胺容易受到血液中胆红素、乳糜和低分子物质等的影响。

(六)胰岛素及C肽

胰岛素是胰岛β细胞所产生的多肽激素，主要作用是促进肝、骨骼肌和脂肪组织对葡萄糖的摄取，促进葡萄糖转换成糖原或脂肪储存，抑制肝脏的糖异生，刺激蛋白质合成并抑制蛋白质分解，总的效应是降低血糖。

胰岛β细胞粗面内质网的核糖核蛋白体首先合成前胰岛素原，很快被酶切去信号肽后，生成胰岛素原，贮存在高尔基体的分泌小泡内，最后被蛋白水解酶水解成活性胰岛素(51个氨基酸残基)和含31个氨基酸残基的无活性的C肽。

正常人体中胰岛素呈脉冲式分泌，基础分泌量约1U/h，每天总量约40U。健康人在葡萄糖的刺激下，胰岛素呈二时相脉冲式分泌：静脉注射葡萄糖后的1～2分钟内是第一时相，10分钟内结束，这一时相呈尖而高的分泌峰，代表贮存胰岛素的快速释放。第二时相紧接第一时相，持续60～120分钟，直到血糖水平回到正常，代表了胰岛素的合成和持续释放能力。

胰岛素相对分子量为5.8kD，分泌入血后在体内的生物半衰期为5～10分钟，主要被肝脏摄取并降解，少量由肾小球滤过后在近曲小管重吸收和降解。

C肽分子量为3.6kD，没有生物活性，但对保证胰岛素的正常结构却是必须的。虽然胰岛素和C肽等摩尔数分泌入血，但由于C肽的半衰期更长(约35分钟)，因此在禁食后血浆C肽的浓度比胰岛素高5～10

倍。C 肽主要在肾脏中降解，部分以原形从尿液排出。

【检测方法】

利用胰岛素和 C 肽的抗原性，采用免疫学方法进行检测。目前有放射免疫分析法(RIA)、酶联免疫吸附法(ELISA)、化学发光免疫分析法(CLIA)、电化学发光免疫分析法(ECLIA)等。

【参考区间】

空腹胰岛素(CLIA 法)：4.0～15.6U/L；空腹胰岛素(ECLIA 法)：17.8～173.0pmol/L；C 肽(ECLIA 法)：250.0～600.0pmol/L。

【临床意义】

胰岛素测定最主要的临床用途是：①对空腹低血糖患者进行评估。②确认需进行胰岛素治疗的糖尿病患者，并将他们与靠饮食控制的糖尿病患者分开。如在口服葡萄糖 75g 后血浆胰岛素水平超过 60μU/ml 时不可能发生微血管并发症，这时能够靠饮食控制；但如果胰岛素峰值＜40μU/ml，则需要胰岛素治疗而且很可能发生微血管病变。③预测 2 型糖尿病的发展并评估患者状况，预测糖尿病易感性。④通过测定血胰岛素浓度和胰岛素抗体来评估胰岛素抵抗机制。

随着胰岛 β 细胞功能进行性损害，它对葡萄糖刺激反应的第一时相将丧失，而其他的刺激物(如氨基酸或胰高血糖素)仍能刺激其释放，所以大多数 2 型糖尿病仍保留第二时相的反应。而 1 型糖尿病患者则基本没有任何反应。

C 肽测定的主要用途：①主要用于评估空腹低血糖。某些 β 细胞瘤患者，尤其是存在间歇性胰岛素分泌过多时，胰岛素检测可正常，但 C 肽浓度却升高。当注射胰岛素导致低血糖发生时，胰岛素水平会很高而 C 肽降低，这是因为药用胰岛素中没有 C 肽存在，且外源性胰岛素会抑制 β 细胞的分泌功能。②评估胰岛素的分泌：基础或刺激性(通过胰高血糖素或葡萄糖)尿和空腹血清 C 肽水平可用于评价患者的胰岛素分泌能力和分泌速度，并以此来鉴别糖尿病类型。例如糖尿病患者在用胰高血糖素刺激后 C 肽＞1.8ng/ml，可能是 2 型糖尿病，若＜0.5ng/ml 则可能是 1 型糖尿病。但 C 肽测定对糖尿病患者的常规监测作用不大。③监测胰腺手术效果：在全胰腺切除术后检测不到血清 C 肽，而在胰腺或胰岛细胞移植成功后其浓度应该增加。当需要连续评估 β 细胞功能或不能频繁采血时，可测定尿 C 肽。24 小时尿 C 肽(非肾功能衰竭患者，因肾功能衰竭可使 C 肽浓度上升)与空腹血清 C 肽浓度相关性很好，并与葡萄糖负载后连续取血标本的 C 肽浓度相关性也很好。

【评价】

测定 C 肽比测定胰岛素有更多优点：①由于肝的代谢可以忽略，所以与外周血胰岛素浓度相比，C 肽浓度可更好地反映 β 细胞功能；②C 肽不受外源性胰岛素干扰，且不与胰岛素抗体反应。

用外源性胰岛素治疗的患者会产生抗胰岛素抗体，可与免疫法使用的抗体竞争。内源性抗体和它结合的胰岛素可被聚乙二醇(PEG)沉淀，再测定游离胰岛素。用盐酸洗脱抗体结合的胰岛素，PEG 沉淀抗体可测定总胰岛素。

C 肽主要通过肾脏排泄，肾病时，血中 C 肽浓度会升高，同时尿 C 肽浓度的个体差异大，限制了其作为评价胰岛素分泌能力的价值。

(七)胰岛素原

胰岛素原是胰岛素的前体和主要储存形式，其生物活性仅相当于胰岛素的 10%。正常情况下仅少量的胰岛素原(胰岛素的 3%)进入血液循环。但肝脏清除它的能力仅为清除胰岛素能力的 25%，导致前者的半衰期比后者长 2～3 倍，约为 30 分钟，因此在禁食后血浆胰岛素原浓度可达血浆胰岛素浓度的 10%～15%。

【检测方法】

利用胰岛素原的抗原性，采用免疫学方法进行检测。目前有放射免疫分析法（RIA）、酶联免疫吸附法（ELISA）、电化学发光免疫分析法（ECLIA）等多种方法。

【参考区间】

正常人空腹胰岛素原参考范围是1.11～6.9pmol/L（也有报道为2.1～12.6pmol/L），各实验室需建立自己的参考值。

【临床意义】

胰岛素原浓度增加见于：①胰腺β细胞肿瘤，大多数β细胞瘤患者都有胰岛素、C肽和胰岛素原浓度的增加。因肿瘤使胰岛素原不能转变为胰岛素，部分患者只有胰岛素原升高。尽管胰岛素原生物学活性很低，高浓度胰岛素原仍可能导致低血糖。②罕见的家族性高胰岛素原血症，其原因是胰岛素原转化为胰岛素的能力减弱。③存在可能与抗体起交叉反应的胰岛素原样物质。④1型糖尿病由于胰岛素合成和分泌极度下降，刚合成的胰岛素原在未转变为胰岛素的情况下即释放入血，造成血浆胰岛素原升高。⑤在2型糖尿病患者，胰岛素原比例和胰岛素原转化中间体都会增加，并且与心血管危险因子关联。⑥妊娠糖尿病（GDM）有明显高浓度水平的胰岛素原及其裂解产物——32、33位氨基酸断裂的胰岛素原。最近报道，胰岛素原在胰岛素样物质中所占的比例增加，可作为妊娠糖尿病筛查预测指标，比年龄、肥胖和高血糖更好。在慢性肾功能衰竭、肝硬化和甲状腺功能亢进患者中也可见胰岛素原浓度增加。

【评价】

作为胰岛素的前体和主要储存形式，胰岛素原的检测仍较困难，其原因是：①血浆中胰岛素原浓度低，难获得纯品，故抗体制备困难；②不易获得胰岛素原参考品；③多数抗血清与胰岛素和C肽有交叉反应（两者浓度都较高），同时胰岛素原转化中间体也会干扰检测结果。目前已开始生产基因重组的胰岛素原，并由此制备单克隆抗体，将提供可靠的胰岛素原标准品和检测方法。

（八）酮体

酮体由乙酰乙酸、丙酮和β-羟丁酸组成，主要来源于游离脂肪酸在肝脏的氧化代谢产物。正常情况下，长链脂肪酸被肝脏摄取，重新酯化为甘油三酯贮存在肝脏内，或转变为极低密度脂蛋白再进入血浆。正常人血液中酮体浓度较低，其相对组成为：乙酰乙酸占20%，丙酮占2%，β-羟丁酸约占78%。当糖代谢发生障碍时，脂肪分解代谢加速，不能充分氧化，产生大量的中间产物——酮体，过多的酮体从尿中排出，称为酮尿。

【检侧方法】

酮体含有三种成分，检测样本可来自血液和尿液。尿酮的检测多采用酮体检查片法和尿酮体试纸条法作半定量测定。β-羟丁酸的测定方法包括酸氧化比色法、气相色谱法、酶法和毛细管电泳法。临床常用的是酶法。

【参考区间】

以丙酮计，血浆酮体定量<0.05mmol/L（20mg/L），尿酮体定性为阴性，定量为20～50mg/d。健康成年人血清β-羟丁酸为0.03～0.3mmol/L。

【临床意义】

在未控制的糖尿病中，由于胰岛素缺乏，导致重新酯化作用减弱而脂解作用增强，使血浆中游离脂肪酸增加；同时胰高血糖素/胰岛素比率增加使得脂肪酸在肝脏中的氧化作用增强，肝脏酮体生成增加而在外周组织中的代谢减少，导致血液中乙酰乙酸堆积。其中小部分乙酰乙酸可自发性脱羧生成丙酮，而大部分则转变为β-羟丁酸。

酮体形成过多会导致其在血中浓度增加(酮血症)和在尿中的排泄增加(酮尿)。这个过程可发生于糖的来源减少(饥饿或频繁呕吐)或糖的利用下降(如糖尿病、糖原贮积症等)。对于糖尿病酮症酸中毒，血中酮体的半定量比检测尿中酮体更为准确。虽然尿酮体排泄并不总是与血中酮体浓度成比例，但由于尿酮体检测的方便性，已广泛用于1型糖尿病的病情监测。

酮体的三种成分相对比例与细胞的氧化还原状态有关。在健康人，β-羟丁酸与乙酰乙酸以等摩尔的浓度存在，两者基本构成血清中所有酮体，丙酮是次要成分。在严重糖尿病中，β-羟丁酸/丙酮的比率可增至16∶1，这是因为此时机体有大量还原型烟酰胺腺嘌呤二核苷酸(NADH)存在，促进了β-羟丁酸的生成。目前大多数尿液酮体试验仅检测乙酰乙酸，这将导致实验检测结果与病情不相符的情况，即当患者酮症酸中毒早期时尿中的酮体主要是β-羟丁酸，测定尿液酮体可能仅有弱阳性；当治疗症状缓解后，β-羟丁酸转变为乙酰乙酸时尿中乙酰乙酸含量增高，临床却表现为酮症加重。因此需要监测β-羟丁酸的含量才能得到酮症的比较真实的情况。同时需要注意的是，即使临床病情已经改善，也不能放松监测。

尿酮体阳性还见于饥饿、高脂饮食、呕吐、腹泻、脱水、妊娠中毒血症、甲状腺中毒症、消化吸收障碍等。

【评价】

测定血液和尿液中酮体的常用方法中，没有一种方法能与乙酰乙酸、丙酮和β-羟丁酸同时起反应。

糖尿病酮症酸中毒时，往往以β-羟丁酸升高较明显，而临床上测定尿液酮体用的亚硝基铁氰化钠仅对乙酰乙酸起反应，该方法对乙酰乙酸敏感性较好，对丙酮敏感性较差，与β-羟丁酸几乎不发生反应，故当尿中以β-羟丁酸为主时易漏诊，患者早期尿酮体阴性率比较高。为了提高尿液酮体检验的阳性率，可将尿液中的β-羟丁酸氧化成乙酰乙酸，再使之分解成丙酮后再检测。

丙酮和乙酰乙酸都有挥发性，且乙酰乙酸容易分解成丙酮，因此检查时要尽量用新鲜尿(至少在排尿后2小时内)以提高检出率。

紧张、剧烈运动、浓缩尿、低pH、高色素尿或含有大量甲基多巴代谢物的尿液标本可以呈酮体假阳性反应。

酶法测定β-羟丁酸灵敏度高、速度快、样品用量少、样品无需预处理、适合各种型号的自动生化分析仪。乙酰乙酸、血红蛋白、胆红素对本法干扰小。

(九)丙酮酸及乳酸

乳酸是糖代谢的中间产物，主要来源于骨骼肌、脑、皮肤、肾髓质和红细胞。血液中乳酸浓度和这些组织产生乳酸的速率以及肝脏对乳酸的代谢速度有关，约65%的乳酸由肝脏利用。乳酸循环是指葡萄糖在外周组织转化为乳酸，而乳酸在肝脏中又转化为葡萄糖。肝外乳酸通过骨骼肌和肾皮质的氧化作用清除。乳酸产物增加会促进肝对乳酸的清除，但当乳酸浓度超过2mmol/L时，肝脏对其的摄取就会达到饱和。剧烈运动时，乳酸浓度可在短时间内明显增加。乳酸性酸中毒没有可接受的浓度标准，但一般认为乳酸浓度超过5mmol/L以及pH<7.25时提示有明显的乳酸性酸中毒。

【检测方法】

乳酸的测定方法有化学氧化法、酶催化法、电化学法和酶电极感应器法。化学氧化法使用高锰酸盐或二氧化锰将乳酸氧化成乙醛和CO_2或CO；电化学法是在乳酸脱氢酶作用下铁氰基团氧化乳酸，同时自身被还原成为亚铁氰基团，亚铁氰基团在铂电极表面被氧化，产生的电流与亚铁氰基团量成正比，也与乳酸浓度呈正相关。酶电极感应器法是在乳酸氧化酶催化下，乳酸生成丙酮酸和H_2O_2，H_2O_2在铂电极表面发生氧化还原反应，释放出电子，产生电流，用安培计测定H_2O_2生成量，计算出乳酸浓度。

丙酮酸测定方法包括2,4-二硝基苯肼法、乳酸脱氢酶法、高效液相色谱法等。

【参考区间】

不同标本的乳酸和丙酮酸参考范围见表 8-12 及表 8-13。

表 8-12　不同标本的乳酸参考范围

标本	乳酸浓度(mmol/L)	乳酸浓度(mg/dl)
静脉血		
静息时	0.5～1.3	5～12
住院患者	0.9～1.7	8～15
动脉血		
静息时	0.36～0.75	3～7
住院患者	0.36～1.25	3～11
24 小时尿液	5.5～22mmol	49.5～198mg

表 8-13　不同标本的丙酮酸参考范围

标本	丙酮酸浓度(mmol/L)	丙酮酸浓度(mg/dl)
安静状态下		
空腹静脉全血	0.03～0.10	0.3～0.9
动脉全血	0.02～0.08	0.2～0.7
脑脊液(CSF)	0.06～0.19	0.5～1.7
24 小时尿	≤1mmol	≤8.81mg

【临床意义】

乳酸性酸中毒在下列两类临床情况下发生:①A 型(缺氧型):常见,与组织氧合作用降低有关,如休克、低血容量和左心室衰竭;②B 型:与某些疾病(如糖尿病、肿瘤、肝病)、药物或毒物(如乙醇、甲醇、水杨酸)或先天代谢紊乱(如甲基丙二酸血症、丙酮酸血症和脂肪酸氧化缺陷)有关。机制还不清楚,但推测是线粒体功能缺陷,使氧的利用削弱。乳酸性酸中毒比较常见,住院患者发生率约为 1%,病死率超过 60%,而如果同时存在低血压,则病死率接近 100%。

乳酸性酸中毒另一个不常见且难以诊断的病因是 D-乳酸性酸中毒。D-乳酸不由人代谢产生,而是由肠道吸收后在体内积累。D-乳酸可以导致全身性酸中毒,常见于空回肠分流术后,表现为乳酸性脑病(意识模糊、共济失调、嗜睡),并有血浆 D-乳酸浓度升高。实际上所有测定乳酸的方法都使用 L-乳酸脱氢酶,而不能测定 D-乳酸。D-乳酸可用气液色谱法或用 D-乳酸脱氢酶测定。

脑脊液(CSF)中乳酸浓度通常与血中乳酸相同。但是当 CSF 发生生物化学改变时,其乳酸浓度的变化与血中浓度无关。CSF 中乳酸浓度上升可见于脑血管意外、颅内出血、细菌性脑膜炎、癫痫和其他一些中枢神经系统疾病。在病毒性脑膜炎,CSF 乳酸浓度常不增加。因此,CSF 乳酸浓度可用于鉴别病毒性和细菌性脑膜炎。

测量丙酮酸浓度可用于评价有先天代谢紊乱而使血清乳酸浓度增加的患者。与乳酸/丙酮酸比例增加有关的先天代谢紊乱包括丙酮酸羧化酶缺陷和氧化磷酸化酶缺陷。乳酸/丙酮酸比率升高可作为敏感的指标,用于发现齐多夫定治疗所致的线粒体性肌肉毒性。乳酸/丙酮酸比率<25 提示糖异生缺陷,而比率增加(≥35)时则提示细胞内缺氧。

【评价】

化学氧化法测定乳酸影响因素多、样本需要立即送检,否则影响结果的准确性;酶催化法灵敏度高、线性范围宽且适用于自动化分析，是乳酸测定较理想的常规方法。

为避免分析前其他因素对乳酸检测结果的影响，患者在采血前应该保持空腹和完全静息至少2小时，以使血中乳酸浓度达到稳态。

2,4-二硝基苯肼法测定丙酮酸易受到其他α-酮酸的干扰，特异性差、操作烦琐，已被淘汰；高效液相色谱法仪器要求高、操作复杂；目前测定丙酮酸的首选方法是乳酸脱氢酶法。

丙酮酸很不稳定，在采血后2分钟内就可出现明显的下降，应利用高氯酸等制备无蛋白滤液测定丙酮酸。在偏磷酸滤液中，丙酮酸室温下可稳定6天，4℃可稳定8天。丙酮酸标准物也需新鲜制备。

（十）尿微量白蛋白

微量白蛋白尿是指在尿中出现微量白蛋白，因含量太少，不能用常规方法检测。生理条件下尿液中仅出现极少量白蛋白。微量白蛋白尿反映肾脏异常渗漏蛋白质。

【检测方法】

尿微量白蛋白的测定方法包括两类：一类是染料结合法，包括溴酚蓝染料结合法、凝胶过滤溴酚蓝结合法以及新开发的阴离子染料 Albumin blue 580 结合法等（目前国内无试剂供应）；另一类是免疫学方法，包括放射免疫法、化学发光法、酶联免疫吸附试验、免疫荧光法、免疫乳胶凝集试验、高效液相色谱法，以及目前普遍使用的免疫比浊法（包括散射比浊法和透射比浊法，前者需要专门设备，后者在临床广泛应用，适用于手工和各种生化分析仪）。报告方式不一，有的以每升尿中白蛋白量表示，有的以24小时排泄量表示，常用的报告方式是以白蛋白/肌酐比值报告。

【参考区间】

健康成年人尿液白蛋白含量（免疫透射比浊法）：24小时尿液：＜30mg/24h，定时尿：＜30μg/min，随意尿：＜30μg/mg 肌酐。

【临床意义】

尿微量白蛋白被公认为是早期肾脏损伤的检测指标。糖尿病患者有很高的肾脏损害风险。大约1/3的1型糖尿病患者最终发展为慢性肾衰；2型糖尿病发展为糖尿病性肾病的概率不及1型糖尿病，但因其人数众多，占糖尿病肾病的60%。

糖尿病、高血压及心血管疾病都可引起肾脏损伤，因此，尿液微量白蛋白对该三大高发疾病的早期诊断、治疗评价等具有重要的参考价值。

尿微量白蛋白作为一个敏感的指标，其升高早于糖尿病合并高血压、心血管病变、神经性病变等并发症出现之前。有研究显示，尿常规检查中尿蛋白阴性的糖尿病患者，其中2/3已发生微量白蛋白尿，虽然无任何肾脏病变的体征，但已经是糖尿病性肾病早期，在此阶段积极治疗，能缓解糖尿病性肾病的发展，并能预防心脑血管病变。因此，微量白蛋白尿的检测十分重要。

对于1型和2型糖尿病患者，尿微量白蛋白持续＞20μg/min 说明发展为明显肾脏疾病的危险将增加20倍；持续性尿蛋白定性阳性（相当于尿白蛋白≥200μg/min），提示已有明显的糖尿病性肾病。尿微量白蛋白增加对预报1型糖尿病患者发生糖尿病性肾病、终末期肾病和增生性眼病都有价值；在2型糖尿病患者，尿微量白蛋白增加可预报渐进性肾脏疾病、动脉粥样硬化和心血管病死亡率。

尿微量白蛋白的检出不仅是糖尿病性肾病的早期表现，也是高血压、心血管疾病的独立危险因素。原发性高血压与肾脏损伤关系密切，尿微量白蛋白作为高血压相关肾损伤的早期检测指标之一，其水平与血压水平及病程相关。微量白蛋白尿还与动脉粥样硬化相关的缺血性心血管事件的发生及发展相关，对其进展预测、疗效评价等有重要参考价值。

尿微量白蛋白病理性升高还见于系统性红斑狼疮、妊娠子痫前期等。

【评价】

尿微量白蛋白是一种灵敏、简便、快速的指标，易于在常规实验室中广泛应用，对早期肾损害的诊断远远优于常规的定性或半定量试验。

测定尿微量白蛋白最理想的方法是留取24小时标本，测定24小时尿微量白蛋白是公认的诊断糖尿病早期肾病的标准方法，但是采集24小时尿标本留取困难，在实际应用上受到限制。随机尿测定是目前最常用、最易行的方法，但由于受尿流量波动影响稳定性较差，无实用价值，因此需同时测定肌酐，由于每日肌酐排除量相对恒定，可避免尿量变化对结果的影响，患者间生物变异低。

尿微量白蛋白测定的影响因素众多，其分析前影响因素，包括患者健康状况、样本收集的间隔时间、尿液样本的种类(24小时尿、过夜尿、晨尿、随机尿)、尿液样本的分析前处理和保存等。分析中影响检测的包括血红蛋白和胆红素的干扰、尿液pH变化、肾脏病变时尿液其他蛋白成分的干扰等。

目前尿微量白蛋白检测没有标准化，既没有参考物质也没有参考方法，这也是分析过程中遇到的最主要的问题。

三、糖代谢紊乱主要检测项目的临床应用

糖尿病的实验室监测指标在糖尿病及其并发症的筛查、病因分类、临床诊断、鉴别诊断、疗效评估、病情监测以及病理机制探讨等方面具有重要价值。国际临床生物化学学会(NACB)和美国糖尿病协会专业执行委员会根据循证实验室医学的研究结果和目前临床实践的情况，提出了实验室检查指标运用于糖尿病争端、病程监控以及并发症诊断等的指导性建议。

(一)糖尿病的早期筛查

糖尿病的早期筛查指标包括：①免疫学标志物(包括ICA、IAA、GAD和IA-2抗体等)；②基因标志物，如HLA的某些基因型；③胰岛素分泌，包括空腹分泌、脉冲分泌和葡萄糖刺激分泌；④血糖，包括IFG和IGT。

这些指标不是全部都用，对于1型糖尿病而言，由于检查成本昂贵且尚无有效的治疗方案，故不推荐使用免疫学标志物进行常规筛查，只有下述几种情况下才进行该项检查：①某些最初诊断为2型糖尿病，却出现了1型糖尿病的自身抗体并发展为依赖胰岛素治疗者；②准备捐赠肾脏或部分胰腺用于移植的非糖尿病家族成员；③评估妊娠糖尿病妇女演变为1型糖尿病的风险；④从儿童糖尿病患者中鉴别出1型糖尿病，以尽早进行胰岛素治疗。

对于2型糖尿病，由于在临床诊断时，30%已存在糖尿病并发症，说明至少在临床诊断的10年前疾病就已经发生了，因此，推荐对有关人群进行FPG或OGTT筛查(表8-14)。

表8-14　建议进行空腹血糖或口服葡萄糖耐量试验筛查的人群

1.所有年满45周岁的人群，每3年进行一次筛查
2.对于较年轻的人群，如有以下情况，应进行筛查：
(1)肥胖个体，体重≥120%标准体重或者BMI*≥27kg/m²
(2)存在与糖尿病发病高度相关的因素
(3)糖尿病发病的高危种族(如非裔、亚裔、土著美国人、西班牙裔和太平洋岛屿居民)
(4)已确诊妊娠糖尿病或者生育过>9kg体重的婴儿
(5)高血压患者
(6)高密度脂蛋白胆固醇水平≤0.90mmol/L(35mg/dl)或甘油三酯水平≥2.82mmol/L(250mg/dl)
(7)曾经有糖耐量受损或者空腹血糖减低的个体

注：*BMI为体重指数，BMI=体重(kg)/身高的平方(m²)。

（二）糖尿病的生物化学诊断

目前糖尿病和妊娠糖尿病的诊断主要取决于生物化学检验结果，其诊断标准见表8-15和表8-16。另外，空腹血糖受损和糖耐量减低作为糖尿病进程中的两种病理状态，也有相应的诊断标准（表8-17）。

表8-15　糖尿病的诊断标准

1.HbA_{1}0≥6.5% *

2.空腹血浆葡萄糖浓度（FPG）≥7.0mmol/L（126mg/dl）

3.口服葡萄糖耐量试验（OGTT）中2小时血浆葡萄糖浓度（2h-PG）≥11.1mmol/L（200mg/dl）

4.糖尿病的典型症状（如多尿、多饮和无原因体重减轻等），同时随机血糖浓度≥11.1mmol/L（200mg/dl）

5.未发现有明确的高血糖时，应重复检测以确诊

注：* 2010年美国糖尿病协会正式批准HbA_{1c}作为糖尿病的诊断指标之一

表8-16　妊娠糖尿病的诊断标准

筛选：

对所有24～28孕周、具中高危妊娠糖尿病倾向的妊娠妇女进行筛查

空腹条件下，口服50g葡萄糖，测定1小时血浆葡萄糖浓度，若血糖>7.8mmol/L（140mg/dl），则需进行葡萄糖耐量试验

诊断：

1.空腹早晨测定

2.测定空腹血浆葡萄糖浓度

3.口服100g或75g葡萄糖

4.测定3小时或2小时内的血浆葡萄糖浓度

5.至少有2项检测结果与下述结果相符或超过，即可诊断：

时间	100g葡萄糖负荷试验 * 血浆葡萄糖浓度	75g葡萄糖负荷试验 * 血浆葡萄糖浓度
空腹	5.3mmol/L（95mg/dl）	5.3mmol/L（95mg/dl）
1小时	10.0mmol/L（180mg/dl）	10.0mmol/L（180mg/dl）
2小时	8.6mmol/L（155mg/dl）	8.6mmol/L（155mg/dl）
3小时	7.8mmol/L（140mg/dl）	

6.如果结果正常，而临床疑似妊娠糖尿病，则需在妊娠第3个三月期重复上述测定

注：* 100g和75g葡萄糖负荷试验均可，目前尚无统一标准，多数采用100g进行负荷试验

表8-17　空腹血糖受损和糖耐量减低的诊断标准

空腹血糖受损（IFG）

空腹血浆葡萄糖浓度在6.1 * ～7.0mmol/L（110 * ～126mg/dl）内

口服葡萄糖耐量试验（OGTT）2小时血浆葡萄糖（2h-PG）<7.8mmol/L（140mg/dl）糖耐量减低（IGT）

1.空腹血浆葡萄糖浓度<7.0mmol/L（126mg/dl）

2.口服葡萄糖耐量试验（OGTT），2小时血浆葡萄糖（2h-PG）在7.8～11.1mmol/L（140～200mg/dl）。

检测结果同时满足以上2项时，即可诊断

注：* 2003年美国糖尿病协会（ADA）推荐降低空腹血糖受损诊断标准的下限为5.6mmol/L（100mg/dl）

（三）糖尿病治疗效果评价

糖尿病是一个长期存在的疾病，因此必须对其进行监控，以观察疗效和疾病进程。HbA_{1c}、GA等可反

映不同时间段内血糖的控制情况。

GA 反映的是糖尿病患者测定前 2～3 周的血糖平均水平，HbA_{1c}反映的是过去 6～8 周的平均血糖浓度。当机体处于应急状态时，如外伤、感染及急性心血管事件等病变发生时，非糖尿病患者出现的高血糖，很难与糖尿病鉴别，而 GA 和 HbA_{1c}的联合测定，有助于了解高血糖的持续事件，从而鉴别高血糖是糖尿病还是单纯的应激状态。

GA 浓度变化快，早于 HbA_{1c}，能很好地评价降糖的效果。对于无症状性低血糖或夜间低血糖发生的患者，尤其是反应较迟钝的老年患者，GA 结合血糖水平有助于推测近段时间是否频发低血糖：若患者空腹血糖值明显偏高，而 GA 无明显升高或与血糖快速增高程度不一致，则推测患者近期可能有低血糖发生，因此不能盲目增加降糖药物的用量。

（四）糖尿病并发症的生物化学诊断

MD 酮症酸中毒、高渗性非酮症糖尿病性昏迷和乳酸性酸中毒糖尿病性昏迷是糖尿病最常见的急性并发症，但三者的处理方式截然不同。

三者的鉴别诊断主要依据实验室检查结果。诊断 MD 酮症酸中毒的要点是体内酮体增加和代谢性酸中毒，如尿、血酮体明显强阳性，后者定量多大于 5mmol/L；血 pH 和 CO_2 结合力降低，碱剩余负值增大，阴离子间隙增大；但血浆渗透压仅轻度上升。高渗性非酮症糖尿病性昏迷的诊断要点是体内的高渗状态，实验室检查结果为“三高”，即血糖特别高（＞33.3mmol/L）、血钠高（≥145mmol/L）、血渗透压高[＞350mOsm/(kg・H_2O)]；尿糖呈强阳性，血清酮体可稍增高，但 pH 大多正常。乳酸性酸中毒糖尿病性昏迷的诊断要点为体内乳酸明显增加，特别是血乳酸浓度＞2mmol/L，pH 降低，乳酸/丙酮酸比值＞10 并除外其他酸中毒原因时，可确诊本病。

糖尿病慢性并发症的实验室监测指标包括：①血糖与尿糖；②糖化蛋白（包括 GHb 及 GA 等）；③尿蛋白（微量白蛋白尿与临床蛋白尿）；④其他并发症评估指标，如肌酐、胆固醇、甘油三酯等；⑤胰腺移植效果评估指标，如 C 肽和胰岛素等。

（庞晓黎）

第三节　脂质和脂蛋白代谢紊乱的生物化学检验

一、概述

（一）血浆脂质和脂蛋白代谢

【血浆脂质和脂蛋白的概念】

血浆脂质包括总胆固醇（TC）、磷脂（PL）、甘油三酯（TG）、糖酯、游离脂肪酸（FFA）等。血浆中最多的脂质有 TC、PL 和 TG，其中 TC 包括游离胆固醇（FC）、胆固醇酯（CE）。血浆脂质总量为 4.0～7.0g/L。由于脂类不溶或微溶于水，因此无论是外源性或内源性脂类均与蛋白质结合形成溶解度较大的脂蛋白（LP），以复合体形式在血液循环中运输。

【血浆脂质和脂蛋白的结构与分类】

1.脂质和脂蛋白的结构特征　一般认为血浆脂蛋白都具有类似的基本结构，呈球状，不溶于水的 TG 和 CE 为核心，位于球状结构内部。表面覆盖有少量胆固醇和极性的蛋白质、PL、FFA，故具有亲水性；PL

的极性部位于脂蛋白的表层，非极性部分可与脂蛋白内的脂类结合，维持脂蛋白的结构并保持其水溶性。PL 和胆固醇对维系脂蛋白的构型均具有重要作用，而使 LP 颗粒能稳定地分散在水相血浆中。

2.脂蛋白的分类　血浆 LP 的构成不均一，难以按理化性质进行分类。目前主要依据各种 LP 的水化密度及电泳迁移率的不同分别利用超速离心法和电泳法分类。

超速离心法是根据各种 LP 在一定密度的介质中进行离心时，因漂浮速率不同而进行分离的方法。通常可将血浆 LP 分为乳糜微粒（CM）、极低密度脂蛋白（VLDL）、中间密度脂蛋白（IDL）、低密度脂蛋白（LDL）和高密度脂蛋白（HDL）。

由于其表面电荷量大小及分子量大小不同，脂蛋白在电场中迁移速率也不同，以此可将血浆 LP 分为乳糜微粒、β-脂蛋白、前 β-脂蛋白和 α-脂蛋白 4 种。

【血浆脂蛋白的特征】

各种脂蛋白的物理化学性质和组成成分不相同，血浆 LP 的特征如表 8-18 所示。

表 8-18　人血浆 LP 的特征

分类	CM	VLDL	IDL	LDL	HDL	Lp(a)
密度(g/ml)	<0.95	0.95～1.006	1.006～1.019	1.019～1.063	1.063～1.210	1.040～1.130
电泳位置	原点	前 α	α 和前 α 之间	α	β	前 β
主要脂质	外源性 TG	内源性 TG	内源性 TG、CE	CE	PL	CE、PL
主要 Apo	AⅠ	B100	8100	8100	AI	(a)
	B48	CI	E	AⅡ		B100
	CⅠ	CⅡ	D			
	CⅡ	CⅢ				
	CⅢ	E				
合成部位	小肠黏膜细胞	肝细胞	血浆	血浆	肝、肠、血浆	肝细胞
功能	转运外源性 TG	转运内源性 TG	转运内源性 TG、CE	转运内源性 CE	逆向转运 CE	

【载脂蛋白基因结构与染色体基因定位】

1.基因结构的共同特点　大部分 Apo 的基因和 cDNA 都已得到分离和确定，其核苷酸顺序也进行了测定。除 Apo AⅣ、B、LP(a)外，它们的共同特点是含有 3 个内含子和 4 个外显子，上述 Apo 基因结构的相似性提示它们可能来源于一个共同的祖先，即 Apo CⅠ基因。Apo AⅣ与其他 Apo 基因结构不同，它只含有 3 个外显子。Apo 基因结构的另一个特点是几个基因位置很近，定位于同一染色体的一个位点上或附近，呈紧密连锁状态，形成基因簇。

2.基因簇的分布　基因簇是基因组中以紧密连锁方式有序地进行排列而形成的一组结构基因，或属于同一个操纵子，或不属于同一个操纵子。

人体 Apo 基因 AⅠ、CⅢ、AⅥ、AⅤ在第 11 号染色体上的位置毗邻，它们分布在 22000 个核苷酸碱基对之内，排列顺序为 AⅠ→CⅢ→AⅥ→AⅤ。Apo E、Apo CⅠ、Apo CⅡ基因分布在第 19 号染色体上，相互间距离仅为 4000 个核苷酸碱基对。这种 Apo 基因簇的分布，反映这些基因在进化的早期比较接近。

【脂蛋白受体】

脂类在血液中以 LP 形式进行运送，并可与细胞膜上存在的特异受体相结合，被摄取进入细胞内进行代谢。LDL 受体也是迄今为止报道的研究最详尽的受体，其次是清道夫受体，再就是 VLDL 受体。脂蛋白受体在决定脂类代谢途径、参与脂类代谢、调节血浆 LP 水平等方面起重要作用。

1.LDL 受体

(1)结构和分布:LDL 受体是一种多功能蛋白,由 836 个氨基酸残基组成的 36 面体结构蛋白,分子量约 115kD,由 5 种不同的区域构成。从细胞膜内到细胞膜外,其功能结构区域名称依次为:配体结合结构域、表皮生长因子(EGF)前体结构域、糖基结构域、跨膜结构域和胞液结构域。人 LDL 受体基因约 45kD,由 18 个外显子和 17 个内含子组成。LDL 受体广泛分布于肝、动脉壁平滑肌细胞、肾上腺皮质细胞、血管内皮细胞、淋巴细胞、单核细胞和巨噬细胞,各组织或细胞分布的 LDL 受体活性差别很大。

(2)功能:LDL 或 VLDL、β-VLDL 等含 Apo B100、Apo E 的 LP 均可与 LDL 受体结合,内吞入细胞使其获得脂类,主要是胆固醇,这种代谢过程称为 LDL 受体途径。当血浆中 LDL 与细胞膜上有被区域的 LDL 受体结合(第 1 步),使其出现有被小窝(第 2 步),接着从膜上分离形成有被小泡(第 3 步),随后其上的网格蛋白解聚脱落,再结合到膜上(第 4 步),其内的 pH 降低,使受体与 LDL 解离(第 5 步),LDL 受体重新回到膜上进行下一次循环(第 6、7 步)。有被小泡与溶酶体融合后,LDL 经溶酶体酶作用,胆固醇酯水解成游离胆固醇和脂肪酸,甘油三酯水解成甘油和脂肪酸,Apo B100 水解成氨基酸。LDL 被溶酶体水解形成的游离胆固醇再进入胞质的代谢库,供细胞膜等膜结构利用。

细胞内游离胆固醇在调节细胞胆固醇代谢上具有重要作用,若胞内胆固醇浓度升高,可能出现三种情况:①抑制 HMG-CoA 还原酶,以减少自身的胆固醇合成;②抑制 LDL 受体基因的表达,减少 LDL 受体的合成,从而减少 LDL 的摄取,这种 LDL 受体减少的调节过程称为下调;③激活内质网脂酰基 CoA 胆固醇酰转移酶(ACAT),使游离胆固醇在胞质内酯化成胆固醇酯贮存,以供细胞的需要。通过上述三方面的作用,控制细胞内胆固醇含量处于正常动态平衡状态。

2.VLDL 受体　在 Apo B100 存在下,LDL 受体可以结合 LDL,有 Apo E 存在时,LDL 受体既可结合 LDL,又可结合 VLDL、β-VLDL。与 LDL 受体不同,还有一种仅与含 Apo E 脂蛋白结合的特异受体。

(1)结构特点:VLDL 受体结构与 LDL 受体类似,由与 LDL 受体结构相同的 5 部分组成,即配体结合结构域、EGF 前体结构域、糖基结构域、跨膜结构域和胞液结构域。然而并非完全相同,与 LDL 受体相比,配体结构域有 55%的相同性,EGF 前体结构域有 52%的相同性,糖基结构域仅有 19%的相同性,跨膜结构域有 32%的相同性,胞液结构域有 46%的相同性。LDL 受体对含 Apo B100 的 LDL,含 Apo E 的 VLDL、β-VLDL、VLDL 残粒均有高亲和性。VLDL 受体仅对含 Apo E 的脂蛋白 VLDL、β-VLDL 和 VLDL 残粒有高亲和性结合,对 LDL 则为显著的低亲和性。VLDL 受体广泛分布于代谢活跃的心肌、骨骼肌、脂肪组织等细胞。

(2)生理功能:LDL 受体受细胞内胆固醇负反馈抑制,VLDL 受体则不受其负反馈抑制;当 VLDL 受体的 mRNA 量成倍增加时,不受 LDL 乃至 β-VLDL 的影响。这是因为 VLDL 的配体关系使 β-VLDL 的摄取不受限制。这一点对单核细胞来源的巨噬细胞,其泡沫化在早期动脉粥样硬化的斑块形成中有重要意义。

3.清道夫受体　遗传性 LDL 受体缺陷的杂合子是不能摄取 LDL 的,但动脉粥样硬化斑块的巨噬细胞,使 LDL 来源的胆固醇酯蓄积并泡沫化,其原因不能用 LDL 受体途径代谢进行解释,因为从这条途径不可能摄取过多的脂质,推测存在一种 LDL 受体途径以外的脂质摄取途径,使巨噬细胞摄取乙酰化 LDL。Brown 等提出这种设想并定名为清道夫受体(SR)。现在认为,人体内脂质过氧化反应导致的变性 LDL 可被巨噬细胞无限制地摄取入细胞内,这是因为变性 LDL 分子中带有多种分子的负电荷,可与清道夫受体结合。

(1)结构:清道夫受体有两种亚基,以三聚体形式存在,是分子量为 220kD 的膜糖蛋白,N 末端在细胞膜内侧,C 末端在膜外侧存在,是内翻外"inside-out"型的受体。SR 家族至少可分为 SR-A、SR-B、SR-C、

SR-D、SR-E和SR-F六大类，目前研究最多的是两大类，即SR-A和SR-B。A类清道夫受体(SR-A)由6个结构功能区组成，包括胞质区、跨膜区、间隔区、α-螺旋区、胶原区、C-端侧特异域；B类清道夫受体(SR-B)包括SR-BⅠ、SR-BⅡ和CD36。SR-B和SR-A部分配体类同，可以参与修饰脂oxLDL、AcLDL，对LDL、HDL以及VLDL也有较强的亲和性，并参与脂类代谢。

(2)配体：清道夫受体配体谱广泛，包括：①乙酰化或氧化修饰的LDL；②多聚次黄嘌呤核苷酸、多聚鸟嘌呤核苷酸；③多糖如硫酸右旋糖酐；④某些磷脂，如丝氨酸磷脂，但卵磷脂不是配体；⑤细菌脂多糖，如内毒素等。这样广泛的配体谱的共同特点是均为多阴离子化合物。Ⅱ型清道夫受体无SRCR域，但仍具有与Ⅰ型相同的功能，显然配体结合域不在SRCR域，推测其结合域在胶原蛋白样域。

(3)功能：近年来大量实验研究发现LDL在巨噬细胞、血管内皮细胞和平滑肌细胞可被氧化成氧化LDL，并通过清道夫受体被巨噬细胞摄取，使其泡沫化成泡沫细胞，从而促进粥样斑块形成。在此过程中巨噬细胞通过清道夫受体清除细胞外液中的修饰LDL，尤其是氧化LDL，可能是机体的一种防御功能，巨噬细胞的清道夫受体在粥样斑块形成机制中起重要作用。

【脂蛋白代谢】

LP代谢可分为外源性脂质代谢和内源性脂质代谢，均以肝脏为中心，主要关键酶有脂蛋白脂肪酶(LPL)、肝脂酶(HL或HTGL)、卵磷脂胆固醇酯酰转移酶(LCAT)、HMG-CoA还原酶。参与脂类代谢的特殊蛋白质有胆固醇酯转移蛋白(CETP)、LDL受体相关蛋白质(LRP)、微粒体甘油三酯转移蛋白(MTTP)、胆固醇调节元件结合蛋白(SREBP)。

1.外源性脂质代谢　从食物中摄取的脂质(主要是TG)，在肠内被胰腺分泌的脂肪酶水解成脂肪酸和甘油-酯(MG)，由肠黏膜吸收进入细胞内，再重组成TG及磷脂。这些新产生的TG与少量的胆固醇、磷脂、Apo B48、Apo AⅠ构成巨大分子的CM，从淋巴管经胸导管进入血液循环。血液中的CM从HDL获得Apo C和Apo E而转化为成熟型。CM中的TG被血管上皮细胞分泌的LPL水解产生甘油及脂肪酸，被细胞摄取利用或贮存。CM经LPL作用后，一部分转移给高密度脂蛋白，剩下的残留物称为CM残粒，随血液进入肝脏迅速代谢。

2.内源性脂质代谢

(1)VLDL和LDL代谢：肝脏是脂质代谢的主要器官，也是合成LP的起始部位。由内源性TG(体内合成)、Apo B100、Apo C、Apo E等在肝脏合成大分子颗粒VLDL后，释放入血液。VLDL是内源性脂质进入末梢组织的脂质运输载体。

血液中富含TG的LP(CM、VLDL)的代谢途径基本相同。CM经LPL作用，其内的TG水解后变成残粒，由肝细胞的Apo E(残粒)受体结合摄取进入细胞内代谢。同CM-样，VLDL中的TG在血液中经血管壁的LPL水解生成脂肪酸被末梢组织利用，同时从其他脂蛋白中得到胆固醇，当脂蛋白中的TG和胆固醇含量相等时，此时称为IDL。IDL的去向有两条代谢途径：一是直接经肝脏Apo E受体结合摄取进入肝细胞代谢；二是再经HTGL作用转变成以Apo B100和游离胆固醇为主要成分的LDL，经末梢组织的Apo B(LDL)受体(LDLR)结合进入细胞内，进行代谢。

(2)HDL代谢：HDL是含有Apo AⅠ、Apo AⅡ、磷脂和胆固醇的小型HDL颗粒，在肝脏和小肠合成，属于未成形的HDL_n(nascent HDL)。HDL在CM、VLDL颗粒，经LDL作用分解其内部TG的过程中，获取表层含有的PL和Apo AⅠ而产生新生HDL，再变成圆盘状。又从末梢组织细胞膜获得游离胆固醇(FC)，再经结合在HDL中的LCAT作用后，并在有Apo AⅠ的存在下生成CE进入HDL内部形成成熟型HDL_3，而后接受细胞膜FC，再经LCAT作用后生成的CE进入内部，变成富含CE的球形HDL，一部分经肝受体摄取；另外，HDL_2在CETP介导下，与VLDL、LDL进行CE交换，同时也转运TG，以VLDL、

LDL形式经肝脏摄取,最终使末梢组织的FC输送到肝脏(胆固醇逆转运)。HDL_2中的TG经肝脏的HTGL作用,再变成HDL_3,这一相互转变(HDL_2与HDL_3间),使HDL在逆转运中再利用,可防止肝外细胞摄取过多的LDL,从而防止动脉粥样硬化的发生。

3.磷脂代谢　PL是细胞膜的主要结构成分,其合成速率的改变对内膜形态的影响较大,神经元的增长速度也会受到影响。PL是含有磷酸的脂类,按组分不同分为以甘油为骨架的磷酸甘油脂和以鞘氨醇为骨架的鞘脂。鞘脂又称为神经鞘脂,包括鞘磷脂和鞘糖脂,均不含甘油。

神经鞘脂是不含甘油的一类PL,分子结构中,一分子脂肪酸以酰胺键与鞘氨醇的氨基相连。神经鞘脂主要存在于细胞膜,是其重要化学组分。以下主要介绍与遗传性溶酶体脂质贮积症有关的PL代谢紊乱。

(1)神经鞘磷脂的代谢:神经鞘磷脂是人体内含量最多的神经鞘脂,包括含有神经鞘氨类化合物的脂质,主要存在于脑及神经组织中的含神经鞘氨醇或异构体或其衍生物或其同系物等脂质内,构成生物膜的重要成分,其组成成分为鞘氨醇、脂肪酸和磷酸胆碱。神经鞘磷脂的合成分为三个阶段:①合成鞘氨醇;②合成神经酰胺;③神经鞘磷脂的合成。溶酶体内含有神经鞘磷脂酶等多种水解神经鞘磷脂的酶,进行分解代谢。若先天缺乏此类酶,神经鞘磷脂不能被水解而堆积在细胞内,则出现神经鞘磷脂质贮积症,主要临床症状为肝、脾肿大和智力障碍。神经鞘磷脂大量贮积在细胞内,易形成泡沫细胞,如先天缺乏神经鞘磷脂酶的尼曼-皮克患者,在骨髓细胞中均可见到体积大于红细胞5～10倍的泡沫细胞,称为尼曼.皮克细胞。

(2)神经节苷脂的代谢:神经节苷脂属于鞘糖脂,主要存在于脑灰质中,是神经鞘的重要组成成分。在脑组织内,以神经酰胺为基础,通过核苷二磷酸,逐步代入葡萄糖、半乳糖、唾液酸和乙酰半乳糖胺,即可进一步合成神经节苷脂。溶酶体内含有水解神经节苷脂的β-N-乙酰氨基半乳糖苷酶A,进行分解代谢,一旦此酶缺乏,神经节苷脂贮积,出现脂代谢紊乱疾病,临床称为泰氏-萨氏病。

(3)脑苷脂的代谢:脑苷脂属于鞘糖脂类,是神经酰胺的衍生物、神经髓鞘的重要组分。在肝、脑和乳腺内,特异的糖基转移酶,使尿苷二磷酸半乳糖(UDP-半乳糖)的糖基转移至神经酰胺分子上,合成脑苷脂。溶酶体内含有β-葡萄糖脑苷脂酶,可水解脑苷脂,进行分解代谢。

(二)脂蛋白代谢紊乱

LP代谢紊乱的常见现象是血中TC或TG升高,或者是各种LP水平异常增高。高脂蛋白血症是指血浆中CM、VLDL、LDL、HDL等LP有一种或几种浓度过高的现象。一般根据血浆(血清)外观、血TC、TG浓度以及血清LP含量进行高脂蛋白血症分型。从LP代谢紊乱的原因分类可分为原发性和继发性两大类。原发性是遗传缺陷所致,如家族性高胆固醇血症。继发性是继发于许多疾病所致,如糖尿病、肾病等可继发引起高脂血症。除高脂蛋白血症外,临床还可以见到低脂蛋白血症。

【原发性高脂蛋白血症分型】

1967年,Fredrickson等用改进的纸上电泳法分离血浆LP,将高脂血症分为5型,即Ⅰ、Ⅱ、Ⅲ、Ⅳ和Ⅴ型。1970年,世界卫生组织(WHO)以临床表型为基础分为6型,将原来的Ⅱ型又分为Ⅱa和Ⅱb两型。这一分型方案,除要求测定血脂指标外,还需要进行血清LP电泳图谱分析,并将血清置于4℃过夜后,观察血清混浊程度,再确定分型。

【常见遗传性脂代谢的Apo、受体和酶异常】

1.Apo AⅠ异常症　每500人中有1例Apo AⅠ结构基因杂合子出现,比野生型多一个或少一个正电荷或负电荷。大多数变异体无明显血脂的变化。仅有Apo AⅠ Marburg病在107位上的Lys缺失,引起轻度的TG升高。Apo AⅠ和Apo CⅢ基因重排导致的变异可引起家族性Apo AⅠ和Apo CⅢ缺陷者表现为高密度脂蛋白—胆固醇(HDL-C)水平降低,易出现早期动脉粥样硬化。Apo AⅠ减少会导致 LCAT 活性降低,使含 Apo CⅠ、Apo AⅣ的脂蛋白如 CM 置换发生障碍,从而在体内蓄积。

2.Apo B 异常症　Apo B 缺陷将出现无 β-脂蛋白血症或低 β-脂蛋白血症。无 β-脂蛋白血症是纯合子隐性遗传病,称为 Bassen-Kornzweig 综合征,有脂肪吸收障碍(脂肪泻)、红细胞变形(棘状红细胞症)和运动失调等症状。低 β-脂蛋白血症为显性遗传病,杂合子者血中低密度脂蛋白.胆固醇(LDL-C)浓度低,与无 β-脂蛋白血症有区别。经三个家族分析,患者肠黏膜细胞的 Apo B48 合成正常而不能合成 Apo B100,即 Apo B48 外显子以外的 ApoBl00 外显子区域异常,由于 LDL 受体区域附近的点突变(Arg 3500→Glu),使 LDL 受体结合能力降低。

Apo B100 在血浆 LP 中分子量最大,氨基酸链最长,因此在合成蛋白质和形成 LP 的过程中,任何部位或环节均可能发生变异,据此推测,今后发现的 Apo B100 的变异将会更多。

3.Apo CⅡ异常症　Apo CⅡ缺陷导致 LPL 活性降低。因为 Apo CⅡ是 LPL 发挥催化作用不可缺少的辅因子。Apo CⅡ异常会出现高 TG 血症,即高 CM 血症和高 VLDL 血症,发病率约为 1/10 万,现已发现 Apo CⅡ有多种变异体。

4.Apo E 异常症　Apo E 是 LDL 受体的配体,其表型不同,与 LDL 受体结合的能力也不同,E4 和 E3 几乎相同,E2 几乎无结合能力。E2 纯合子因为第 158 位氨基酸残基突变,CM 残粒或 β-VLDL 滞留导致高 TC、TG 血症,此型高脂蛋白血症易出现早期动脉粥样硬化。典型例子是家族性Ⅲ型高脂血症,ε2 基因纯合子人群分布频率为 1%,家族性Ⅱ型高脂血症发病率为 2/10000～3/10000。

5.LDL 受体异常　LDL 受体异常导致家族性高胆固醇血症(FH)发生,属显性遗传,遗传频率约为 1/500。杂合子的高 LDL 血症易导致动脉粥样硬化。FH 的 LDL 受体基因变异和 LDL 受体合成的过程中均可出现异常。LDL 受体基因突变根据对受体蛋白表型的影响可分为 5 类:①受体合成缺乏型,因为 mRNA 转录障碍导致总体蛋白性质改变,生物学活性降低;②细胞内运输缺陷型,是分子量为 120kD 的受体前躯体异常,从内质网到高尔基复合体运送障碍,富含 Cys 域阅读框缺失;③配体结合缺陷型,细胞表面的分子量为 160kD 的成熟受体数量显著减少,使 LDL 受体结合能力下降;④内吞缺陷型,为受体不能局部化使 LDL 无法结合而进入细胞内。

6.LPL 与 HTGL 异常症　LPL 与 Apo CII 异常都会出现高 CM 血症,但是血中 VLDL 并不升高,常伴有胰腺炎产生。HTGL 缺乏,有与Ⅲ型高脂血症类似的症状,CM 残粒滞留。

7.LCAT 异常症　LCAT 缺乏者,HDL 中 CE 比例增加,使 HDL 处于新生未成熟圆盘状态;相反,LDL 的 CE 减少,TG 增多,临床上表现为角膜混浊、肾损害、溶血性贫血等症状,鱼眼病就是 LCAT 基因突变,使 Cys 替代 Arg 引起 LCAT 活性降低,致使 HDL 结构变化,并使血浆中 Apo AⅠ、Apo AⅡ和 HDL 浓度仅为正常人的 20%。

8.CETP 异常症　CETP 缺陷者或者活性受到强烈抑制则呈现高 HDL 血症,血浆 LDL 浓度降低,同时还有可能出现动脉粥样硬化症。

9.高脂蛋白(a)血症　LP(a)水平≥30mg/dL 为高 LP(a)血症,是冠心病的独立危险因素。Apo(a)基因位于 6 号染色体 q26-27 区。Apo(a)含有一个疏水信号肽序列,其后为 37 个拷贝数的 kringle4(K4),相继为一个 kringle5(K5)及一个胰蛋白酶样区。由于 Apo(a)分子中的 kringle4 的数目在 15～37 之间波动,因此 Apo(a)有多种异构体。而血浆中 Lp(a)浓度与 Apo(a)分子量呈高度负相关,而 Apo(a)的分子量取决于其分子中 kringle4 的数目多少。在 Apo(a)基因中,每个 kringle4 区有 342 个核苷酸,24 个 kringle4 区的核苷酸序列完全相同,另 4 个 kringle4 区仅有 3 个核苷酸不同,其余的则有 11～71 个核苷酸不同。Apo(a)蛋白的多态性取决于基因的多态性。Apo(a)基因多态性可以用 KpnI 限制性片段作为探针,从

Apo(a)中获取的进行杂交分析。Apo(a)基因5′末端非翻译区翻译启动点上游-1371部位的一个VNTR(TTTTA)的多态性及转录起始点+93位占C→T的置换均会影响Apo(a)的翻译水平。最近的报道表明,无血缘关系的人,即使具有分子量大小一致的Apo(a)蛋白异构体,血浆LP(a)的水平仍有巨大差异,提示除kringle4拷贝数对LP(a)血浆水平有影响外,还存在大量对LP(a)水平有影响力的Apo(a)基因多态性。

【溶酶体神经鞘脂贮积病】

溶酶体内含多种水解酶,可分解多种物质,其中酸性水解酶特别丰富。溶酶体因酶的缺陷或破裂或异常释放等均可导致疾病,如溶酶体水解酶遗传性缺陷,细胞内代谢物不能被分解而贮积于次级溶酶体内,从而引起贮积病。如先天缺乏β-葡萄糖脑苷脂酶,则可导致戈谢病的产生,在骨髓细胞中均可见到体积大于细红胞数倍的泡沫细胞,称为戈谢细胞。

目前报道的有60余种溶酶体酶缺陷病。溶酶体因酶缺陷导致的疾病,主要是脂质代谢紊乱的疾病,以神经鞘脂代谢紊乱为特点的脂质贮积疾病发病率很低,约为1/10000～1/100000。

【继发性高脂蛋白血症】

1.概念　某些原发性疾病在发病过程中导致脂质代谢紊乱,进而出现高脂蛋白血症,称为继发性高脂蛋白血症。引起继发性高脂血症或高脂蛋白血症的病因是多方面的,如糖尿病、肾病及某些内分泌紊乱等疾病。

2.病因　某些疾病和药物等导致继发性高脂血症,原发性疾病治疗取得一定效果后,约有40%的高脂血症患者血脂水平可以恢复正常。继发性高脂血症主要有以下几种原因。

(1)糖尿病:在肝脏,由于游离脂肪酸合成VLDL亢进,在胰岛素缺乏的状态下,LPL活性降低,CM、VLDL的分解量减少,出现以高TG血症和低HDL血症为特征的继发性高脂血症。另外,胰岛素依赖性糖尿病因为胰岛素的严重缺乏,导致糖利用障碍,从而引起脂肪组织分解加剧,引起显著的高TG血症。

(2)肥胖:游离脂肪酸增加与抗胰岛素作用促使胰岛素分泌亢进,出现VLDL增加。肥胖指标为体重指数(BMI)。BM 120～23.9kg/m^{2}为正常,24～26.9kg/m^{2}属超重或偏胖,27kg/m^{2}或以上为肥胖。

(3)甲状腺功能低下症:肝脏LDL受体减少,以出现高胆固醇血症为特征,LPL和HTGL活性降低,使IDL升高。

(4)Cushing综合征:糖皮质促进脂肪分解,使肝脏合成VLDL增加,血中VLDL、LDL浓度升高,多以Ⅱa、Ⅱb、Ⅳ型高脂血症出现。

(5)肾病及肾病综合征:因低白蛋白血症的原因,使白蛋白、Apo B合成亢进,从而使VLDL合成也增加,血中VLDL及其代谢物LDL产生增加,多以Ⅱ型高脂血症出现。另外,慢性肾功能不全,因LPL活性降低,出现以VLDL升高为主的高脂血症,呈现Ⅳ型高脂血症。

(6)药物性高脂血症:多见于肾上腺皮质激素用药不当所致。

(三)脂蛋白代谢紊乱与动脉粥样硬化

动脉粥样硬化的病因非常复杂,它是遗传、环境、年龄、性别等多种因素相互作用的结果。此外,内皮炎症也是重要因素,氧化LDL在血管内膜中堆积,对平滑肌细胞的增生与泡沫细胞形成也是非常重要的。在动脉粥样硬化形成的多种病因中,LP代谢紊乱是一个极其重要的因素之一。

【动脉粥样硬化概述】

动脉粥样硬化(AS)是指动脉内膜的脂质、血液成分的沉积,平滑肌细胞及胶原纤维增生,伴有坏死及钙化等不同程度的病变的一类慢性进行性病理过程。动脉粥样硬化主要损伤动脉壁内膜,是血管壁纤维化增厚和狭窄的一种病理改变。凡能增加胆固醇内流和沉积的LP如LDL、β-VLDL、oxLDL等,是致动脉粥样硬化的因素；凡能促进胆固醇外运的 LP 如 HDL，则具有抗动脉粥样硬化性作用，称为抗动脉粥样硬化性因素。

【动脉粥样硬化危险因素】

AS 的主要危险因素有：①高脂血症；②高血压；③吸烟；④性别；⑤内分泌因素；⑥遗传因素等。上述危险因素中高脂血症、高血压、吸烟是促进 AS 发病全过程的三大主要因素。AS 病因绝非一种因素所致，可能为多种因素联合作用引起。

阐述动脉粥样硬化发病机制的主要学说有：脂源性学说、内皮细胞损伤学说、受体缺失学说、细胞因子学说、病毒学说和癌基因学说。多种原因使血管内皮细胞损害，单核细胞黏附其上侵入内膜，并分化成巨噬细胞，与此同时，血小板也黏附并分泌多种因子，使血管壁中膜平滑肌细胞游走进入内膜，巨噬细胞和平滑肌细胞泡沫化形成泡沫细胞，进一步使游走进入内膜的平滑肌细胞增殖，形成粥样硬化斑块。

【引起动脉粥样硬化的脂蛋白】

1.脂蛋白残粒 富含 TG 的 CM 和 VLDL 经 LPL 水解生成脂蛋白残粒（CM 残粒与 IDL），并转变成富含胆固醇酯和 Apo E 的颗粒沉积于血管壁。Ⅲ型高脂血症出现异常脂蛋白残粒即β-VLDL，因为肝脏的残粒（Apo E）受体结合率降低，Apo E2/2 和 Apo E 缺失等使血液中滞留的 LP 转变成异常脂蛋白β-VLDL，经清道夫受体介导摄取进入巨噬细胞引起动脉粥样硬化的增强作用。

2.变性 LDL LDL 的蛋白组分经化学修饰，使其正常的立体构象发生改变，生物学活性也有相应的变化，这种经化学修饰的 LDL 称为变性 LDL 或修饰 LDL，目前发现的变性 LDL 包括乙酰 LDL、氧化 LDL 和糖化 LDL。其中乙酰 LDL 是 LDL 中的 Apo B100 赖氨酸残基被乙酰化产生修饰 LDL，激活巨噬细胞，并经清道夫受体介导，使巨噬细胞摄取乙酰 LDL 而转变成泡沫细胞，促进 AS 形成。

3.B 型 LDL 血中 LDL-C 升高，LDL 被氧化是动脉粥样硬化发生的前提条件，但有部分冠心病（CHD）患者血清 LDL-C 在正常范围，如果再分析其 LDL 亚组分，健康人和 CHD 患者可能会有差别，因为 LDL 亚组分不同和特性差异，其氧化易感性和被巨噬细胞摄取的量也不同，与 CHD 的发生、发展呈高度相关性。LDL 一般分为 A 型和 B 型亚组分，其中 B 型是小而密的 LDL，是动脉粥样硬化发生的高危险因素。流行病学调查发现，含 B 型 LDL 为主的个体较含一般 LDL 者发生心肌梗死的危险性高 3 倍。

小而密 LDL（SD-LDL）可能与遗传有关。同时 TG 含量也决定了 SD-LDL 表型。通常高 TG 的患者会有高 SD-LDL 和低 HDL 的表型，因为血浆中过高的 TG 会通过 CETP 转移到 LDL 和 HDL 中，成为 LPL 更好的底物，伴随着 LDL 中 TG 不断被水解，LDL 颗粒被转化为小而密 LDL。富含 TG 的小而密 LDL 不易通过 LDL 受体介导途径从循环中清除，会在血浆中停留，且抗氧化性弱，更易被氧化，并被巨噬细胞摄取，促进动脉粥样硬化的发生。

4.LP(a) 目前已发现 Apo(a)基因位点中至少有 26 个等位基因与多态性有关。这些等位基因至少表达有 34 种 Apo(a)异构体。Apo(a)的生理功能可能是转运脂质到末梢细胞，LP(a)是公认的致动脉粥样硬化的独立危险因素。

（四）高密度脂蛋白的抗动脉粥样硬化功能

血液 HDL 水平与 AS 性心脑血管疾病的发病率呈负相关，主要通过参与体内胆固醇酯逆转运起抗动脉粥样硬化作用，包括对 LDL 氧化抑制、中和修饰 LDL 配基活性以及抑制内皮细胞黏附分子的表达等功能。

HDL 的抗动脉粥样硬化功能表现为 HDL 及 Apo AⅠ促进细胞胆固醇外流作用。在胆固醇酯逆转运中，HDL 与 Apo AⅠ将来自外周细胞的胆固醇运出，转移给 HDL，再运至肝脏，最后胆固醇通过转变为胆汁酸从胆道排出，维持血液中胆固醇的正常水平。HDL 的作用可分成两种，即脱泡沫化作用和抗泡沫化作用。前者是指形成的泡沫细胞脱去胆固醇；后者是在修饰LDL处理巨噬细胞的实验体系中同时加入HDL，使泡沫细胞的形成受到抑制。脱泡沫化作用是使蓄积的CE在中性胆固醇酯水解酶(NCEH)催化下，水解成FC，然后移出细胞外至HDL，该途径称为NCEH途径。抗泡沫化时，来自溶酶体的FC有两种转移途径，第一是在内质网首先被ACAT酯化，再经过NCEH脱酯化反应依赖途径运至细胞膜，第二是不通过NCEH，在肝脏经胆固醇酯逆转运系统直接移至细胞膜，这一途径称为非依赖NCEH途径。由于抗泡沫化作用比脱泡沫化作用强，因此非依赖途径要比依赖途径效能高。在细胞内的实际代谢过程可能相同也可能不尽相同。HDL具有多种抗氧化成分，能有效防止由高价金属离子和细胞诱导的LDL氧化修饰，使oxLDL产生量减少。一旦HDL被氧化成oxHDL，则失去这种抑制作用。HDL的抗氧化作用还涉及血清中的一种酯酶即对氧磷酶，它可以解除具有生物活性的氧化磷脂。

二、脂蛋白代谢紊乱的主要检测指标

血浆LP和脂质测定是临床生物化学检验的常规测定项目，血脂检测在早期发现与诊断高脂蛋白血症，协助诊断动脉粥样硬化症，评价动脉粥样硬化疾病如冠心病、脑梗死，糖尿病等的危险度，监测评价饮食与药物治疗效果等方面有重要的应用价值。目前临床常规检测的有血清(浆)TC、TG、HDL-C、LDL-C、LP(a)、Apo AⅠ、Apo B。近年来研究和临床应用发现FFA、LCAT、oxLDL、SD-LDL、过氧化脂质等项目具有越来越重要的参考价值；以Apo E基因型分析为代表的血脂基因分析也具有重要的协助诊断价值。

(一)总胆固醇

总胆固醇(TC)是指血液中各LP所含胆固醇之总和，分为酯化型胆固醇(CE)和游离型胆固醇(FC)，其中CE占60%～70%，FC占30%～40%，两种类型的比例在健康个体或个体之间是恒定的。FC中的C3的-OH在卵磷脂胆固醇酯酰转移酶(LCAT)作用下，可分别与亚油酸(43%)、油酸(24%)、软脂酸(10%)、亚麻油酸(6%)、花生四烯酸(6%)、硬脂酸(3%)等脂肪酸结合成胆固醇脂。血清中胆固醇在LDL中最多，其次是HDL和VLDL，CM最少。

【检测方法】

决定性方法为同位素稀释-质谱法，常规方法为酶法。

【参考区间】

2007年《中国成人血脂异常防治指南》确定我国人TC参考区间为：合适范围：低于5.18mmol/L(200mg/dl)；边缘升高：5.18～6.19mmol/L(200～239mg/dl)；升高：高于6.22mmol/L(240mg/dl)。

【临床意义】

TC浓度增高，冠心病等心血管疾病发生的危险性增高。但由于TC主要由LDL和HDL两种LP转运，而两者在脂类疾病发病机制中作用相反。故胆固醇值并非越低越好。①新生儿TC很低，哺乳后很快接近成人水平，之后常随年龄而上升，但到70岁后不再上升，甚或有所下降。中青年期女性低于男性，女性绝经后TC水平较同年龄男性高。②长期高胆固醇、高饱和脂肪酸摄入可造成TC升高。③黑人儿童及成年人的总胆固醇水平要高于白人。④与LP代谢相关酶或受体基因发生突变，是引起TC显著升高的主要原因。

【评价】

在终点法中血红蛋白高于2g/L时引起正干扰；胆红素高于0.1g/L时有明显负干扰；血中维生素C与甲基多巴浓度高于治疗水平时，会使结果降低。但是在速率法中上述干扰物质影响较小。高TG血症无明显影响。

（二）甘油三酯

甘油三酯（TG）构成脂肪组织，参与 TC、CE 合成及血栓形成。由于其甘油骨架上分别结合了 3 分子脂肪酸、2 分子脂肪酸或 1 分子脂肪酸，所以分别存在甘油三酯（TG）、甘油二酯（DG）和甘油-酯（MG）。血清中 90%～95%是 TG，TG 中结合的脂肪酸分别为油酸（44%）、软脂酸（26%）、亚油酸（16%）和棕榈油酸（7%）。

【检测方法】

决定性方法为同位素稀释-质谱法，参考方法为二氯甲烷抽提，变色酸显色法，常规方法为酶法。

【参考区间】

受生活习惯、饮食条件等影响，TG 水平在个体内和个体间差异较大。2007 年《中国成人血脂异常防治指南》建议仍然沿用 1997 年《血脂异常防治建议》的标准规定，即合适范围：1.7mmol/L（150mg/dl）以下；边缘升高：1.7～2.25mmol/L（150～199mg/dl）；升高：≥2.26mmol/L（200mg/dl）。

【临床意义】

1.生理性改变　TG 受生活条件和饮食方式、年龄、性别等影响。如高脂肪饮食后 TG 升高，一般餐后 2～4 小时达高峰，8 小时后基本恢复空腹水平；运动不足、肥胖可使 TG 升高；成年后随年龄上升 TG 水平上升（中青年男性高于女性，50 岁后女性高于男性）。人群中血清 TG 水平呈明显的正偏态分布。

2.病理性改变　轻至中度升高者：即 2.26～5.63mmol/L（200～500mg/dl），患冠心病的危险性增加；重度升高者，即＞5.63mmol/L（500mg/dl）时，常可伴发急性胰腺炎。

3.低 TG 血　症是指 TG＜0.56mmol/L。原发性者见于无 β-脂蛋白血症和低 β-脂蛋白血症，为遗传性疾病；继发性者见于继发性脂质代谢异常，如消化道疾病（肝疾病、吸收不良综合征）、内分泌疾病（甲状腺功能亢进、慢性肾上腺皮质功能不全）、癌症晚期、恶病质及肝素等药物的应用。

【评价】

当高 TG 同时伴有 TC、LDL-C 增高，HDL-C 减低，并同时存在冠心病其他危险因子（如冠心病家族史、饮酒、吸烟、肥胖等）时，对动脉粥样硬化和冠心病诊断更有意义；多项研究结果发现，TG 水平与胰岛素抵抗有关，是糖尿病的独立危险因子。

（三）血浆脂蛋白测定

脂蛋白（LP）是一种既有蛋白质又有胆固醇，还有 PL 的复合体，如何定量，尚无一种较为理想的方法。目前用于测定血浆 LP 的方法有超速离心分离纯化法、电泳分离法、血浆静置试验和血浆脂蛋白胆固醇测定法。

因为 LP 中胆固醇含量较为稳定，目前以测定 LP 中胆固醇总量的方法作为 LP 的定量依据，即测定 HDL、LDL 或 VLDL 中的胆固醇，并分别称为高密度脂蛋白胆固醇（HDL-C）、低密度脂蛋白胆固醇（LDL-C）或极低密度脂蛋白胆固醇（VLDL-C）。对于 LP(a)，除免疫学方法外，也可用电泳法测定血浆 LP(a)中的胆固醇[LP(a)-C]。

1.密度脂蛋白胆固醇　高密度脂蛋白是血清中颗粒最小、密度最大的一组 LP，被视为人体内具有抗动脉粥样硬化的 LP，同时大量流行病资料表明，血清 HDL-C 水平与冠心病发病呈负相关，因而将 HDL-C 称为“好的胆固醇”。

【检测方法】

参考方法为超速离心法，目前常规检测方法为均相测定法。

【参考区间】

HDL-C 合适范围为 1.04mmol/L（40mg/dl）～1.55mmol/L（60mg/dl）。1.55mmol/L（60mg/dl）以上

为升高，1.04mmol/L(40mg/dl)以下为降低。2001年全民胆固醇教育计划(NCEP)成人治疗计划(ATP)Ⅲ报告认为HDL-C的合适范围为>1.04mmol/L(40mg/dl)。

【临床意义】

随着HDL-C水平降低，缺血性心血管病的发病危险增加，HDL-C<1.04mmol/L的人群与HDL-C≥1.55mmol/L的人群相比，缺血性心血管病危险增加50%。

【评价】

影响血浆(清)HDL-C水平的因素很多，主要有：①年龄和性别：儿童时期男女HDL-C水平相同；青春期男性开始下降，至18～19岁达最低点，以后男性低于女性，女性绝经后与男性接近；②种族：黑人比白人HDL-C高，美国人高于中国人，中国人与日本人、欧洲人接近；③饮食：高糖及素食时HDL-C降低；④肥胖：肥胖者常有TG升高，同时伴有HDL-C降低；⑤饮酒与吸烟：饮酒使HDL-C升高，而吸烟使HDL-C减低；⑥运动：长期足量运动使HDL-C升高；⑦药物：睾酮等雄激素、降脂药中的普罗布考、β-受体阻断剂(普萘洛尔)、噻嗪类利尿药等，使HDL-C降低；雌激素类药物、烟酸和苯氧乙酸类降脂药(吉非贝齐、苯扎贝特)、洛伐他汀、苯妥英钠等，使HDL-C升高；⑧疾病。

对于女性代谢综合征患者而言，HDL-C水平边界性降低普遍存在，因此，HDL-C<1.29mmol/L(50mg/dl)是诊断代谢综合征的指标。

2.低密度脂蛋白胆固醇　LDL-C超速离心法为低密度脂蛋白胆固醇测定的参考方法。可供选择的方法主要有：表面活性剂清除法(SUR法)，过氧化氢酶清除法(CAT法)，杯芳烃法(CAL法)，可溶性反应法(SOL法)和保护性试剂法(PRO法)。应用Friedewald方程也可以得到LDL-C浓度，但Seyed-AliAhmadi的研究认为，对于血清甘油三酯低或总胆固醇过高的患者，Friedewald方程可能会过高估计LDL-C浓度。因此要用线性回归修正的公式计算。

【检测方法】

参考方法为超速离心法，常规方法为第三代均相测定法。

【参考区间】

2007年《中国成人血脂异常防治指南》规定，LDL-C合适范围：<3.37mmol/L(130mg/dl)；边缘升高(危险阈值)：3.37～4.12mmol/L(130mg/dl～159mg/dl)；升高：>4.14mmol/L(160mg/dl)。NCEPATPⅢ明确要求，高脂血症患者血LDL-C的治疗目标值定为2.6mmol/L(100mg/dl)以下。

【临床意义】

LDL-C水平与缺血性心血管病发生的相对危险及绝对危险上升趋势及程度与TC相似。

LDL-C水平增高见于家族性高胆固醇血症(TC增高，LDL-C增高，伴有HDL-C减低)，Ⅱa型高脂蛋白血症(TC增高，LDL-C增高，TG正常或轻度增高)。

【评价】

与HDL测定相同，高脂血症对LDL检测可产生干扰。生理条件下LDL-C水平随年龄增高而上升，青年与中年男性高于女性，老年前期与老年期女性高于男性。

3.小而密低密度脂蛋白　根据非变性梯度凝胶扫描测定LDL主峰颗粒直径(PPD)将LDL分成两种亚型：PPD>25.5nm为A型，即为大LDL(large LDL)，密度接近1.02g/ml；B型LDLPPD<25.5nm，密度接近1.06g/ml，又称为小而密低密度脂蛋白(SD-LDL)。

【检测方法】

SD-LDL的检测方法有多种，密度梯度超速离心法是检测LDL亚型的“金标准”，而梯度凝胶电泳法则是最常用的方法，肝素，镁沉淀法则是SD-LDL检测方法的研究热点，此法利用肝素-镁离子可选择性沉淀密度小于 1.044g/L 的脂蛋白的特点，分离得到密度大于 1.044g/L 的 SD-LDL 和 HDL 的上清液，通过自动生化分析仪选择性测定上清液中 SD-LDL-C 和 SD-LDL Apo B 的含量，进而实现 SD-LDL 的定量。

SD-LDL 是 LDL 中胆固醇成分所占比例较小而蛋白质比例较大的部分。SD-LDL 颗粒包含更少的胆固醇酯，胆固醇/Apo B 比值更低。

【临床意义】

由于 SD-LDL 与高 TG 在代谢上密切联系，并且高 TG 又与低 HDL-C 相伴，临床上常将高 TG、低 HDL-C 及 SD-LDL 增多三者同时存在合称为致动脉粥样硬化脂蛋白表型或脂质三联症。SD-LDL-C 水平是冠心病患者检测代谢综合征的有效指标。

【评价】

SD-LDL 可促进 AS 的发生、发展，是心脑血管事件发生的独立危险因素之一，SD-LDL 比 LDL 更具有致 AS 作用，检测不同 LDL 亚型水平比仅测定 LDL-C 的临床价值更高，且定量检测高危患者 SD-LDL 水平更为重要。肝素-镁沉淀法具有简便、快速的优点，为临床常规检测 SD-LDL 提供了可能。

4.脂蛋白(a)　脂蛋白(a)[LP(a)]是密度介于 HDL 和 LDL 之间，并与两者重叠的一种特殊的脂蛋白。

【检测方法】

目前尚无公认的测定血清 LP(a)的参考方法。临床实验室测定血清 LP(a)常用的方法主要有免疫比浊法和 ELISA，其中以免疫透射比浊法最为常用。

【参考区间】

健康成人血清 LP(a)＜300mg/L。

【临床意义】

(1)生理性改变：一般认为 LP(a)在同一个体中相当恒定，但个体间差异很大，波动范围在 0～1.0mg/L。LP(a)水平高低主要由遗传因素决定，基本不受性别、年龄、饮食、营养和环境的影响；亦有报道女性闭经后有上升趋势，新生儿为成人水平的 1/10，6 个月后达成人水平；妊娠期妇女 LP(a)出现生理性变动；黑人 LP(a)水平明显高于白人，但黑人 CHD 发病率并不高。

(2)病理性改变：LP(a)病理性增高：①缺血性心、脑血管疾病；②心肌梗死、外科手术、急性创伤和急性炎症，LP(a)和其他急性时相蛋白一样增高；③肾病综合征和尿毒症；④除肝癌以外的恶性肿瘤；⑤糖尿病性肾病。

LP(a)病理性降低：肝脏疾病(慢性肝炎除外)，因为 LP(a)合成于肝脏。

5.脂蛋白电泳分型

【检测方法】

以琼脂糖凝胶为支持介质，先用脂类染料将血清进行预染，使血清脂蛋白着色，然后电泳，再用光密度计直接扫描测定各区带，计算出 α-、β-和前 β-脂蛋白的相对百分比。最近通过电泳技术的改进，根据 LP 的电泳图谱，可对各组分的胆固醇、甘油三酯进行定量测定。

【参考区间】

电泳法：α-脂蛋白占 26%～45%，β-脂蛋白占 43%～58%，前 β-脂蛋白占 6%～22%。

【临床意义】

用于高脂蛋白血症的诊断分型参考。

(四)载脂蛋白测定

血清 Apo 包括 AI、AⅡ、Bl00、CⅡ、CⅢ、E 和 LP(a)，已属常规检测项目。血清中 Apo 均结合于脂蛋白中，测定时要加用解链剂，使脂蛋白中 Apo 暴露再进行测定。

目前测定血清中 Apo 含量的方法是利用相应特异抗体试剂进行测定。现有羊抗人 Apo AⅠ、Apo AⅡ、Apo B100、Apo CⅡ、Apo CⅢ、Apo E 和 LP(a)等抗体试剂。目前临床测定的主要方法是免疫比浊法，基本原理同 LP(a)，主要用于临床检验的批量检测。

1.载脂蛋白 AⅠ　载脂蛋白 AⅠ(Apo AⅠ)主要存在于 HDL 中，占 HDL_3 Apo 的 65%，占 HDL_2 Apo 的 62%，在 CM、VLDL 和 LDL 中也有少量存在。Apo A 的主要生理功能是组成脂蛋白并维持其结构的稳定与完整性。已经证实 Apo AⅠ是通过激活 LCAT，再催化胆固醇酯化。

【检测方法】

决定性方法为氨基酸分析，常规方法为免疫透射比浊法。

【参考区间】

2007 年《中国成人血脂异常防治指南》规定，正常人群空腹血清 Apo AⅠ水平多在 1.20～1.60g/L 范围内，女性略高于男性。中国人 Apo AⅠ危险水平临界值为 1.20g/L。

【临床意义】

血清 Apo AⅠ水平反映血液中 HDL 的数量，与 HDL-C 呈明显正相关，与冠心病发生危险性呈负相关。Apo AⅠ是 HDL 的主要 Apo，反映的是 HDL 的颗粒数，缺乏时可出现严重低 HDL-C 血症。

【评价】

Apo AⅠ＜1.20g/L、1.20～1.59g/L 和≥1.60g/L，相应男性冠心病发病率分别为 14.3%、8.0%和 4.4%，女性分别为 6.0%、3,3%和 2.3%。男性和女性 Apo AⅠ＜1.20g/L 冠心病发病率比 Apo AⅠ≥1.60g/L 高 3 倍。

2.载脂蛋白 B　载脂蛋白 B(Apo B)可分为两个亚类，即 Apo B48 和 Apo B100。前者主要存在于 CM 中，参与外源性脂质的消化、吸收和运输；后者存在于 LDL 中，参与 VLDL 的装配和分泌，在血液中，VLDL 可代谢转化为富含胆固醇的 LDL。

【检测方法】

常规方法为免疫透射比浊法。

【参考区间】

2007 年《中国成人血脂异常防治指南》规定，正常人群血清 Apo B 水平多在 0.80～1.10g/L 范围内。中国人 Apo AⅠ危险水平临界值为 1.00～1.10g/L。

【临床意义】

血清 Apo B 水平反映血液中 LDL 的数量。研究提示，血清 Apo B 浓度升高与冠心病发生危险性呈明显正相关。Apo B 是 LDL 的主要 Apo，反映的是 LDL 的颗粒数。Apo B 可介导 LDL 的摄取，Apo B 升高与 CHD 发生有关。

【评价】

根据美国 Framingham 子代研究显示，Apo B＜1.00g/L、1.00～1.19g/L 和≥1.20g/L，相应男性冠心病发病率分别为 7.8%、9.6%和 11.8%，女性分别为 1.5%、5.4%和 5.9%。

3.载脂蛋白 E　载脂蛋白 E(Apo E)存在于多种脂蛋白颗粒中，是正常人血浆脂蛋白中重要的 Apo 成分，主要功能为运输并介导某些脂蛋白与相应的受体。Apo E 主要由肝脏产生，其他组织如脑、脾、肾上腺等组织和单核-巨噬细胞也可合成 Apo E(为总量的 10%～20%)，在中枢神经系统中，Apo E 主要由星型胶质细胞及小胶质细胞合成和分泌。

【检测方法】

常规方法为免疫透射比浊法。

【参考区间】

健康人血浆 Apo E 浓度为 0.03～0.06g/L，Apo E 的浓度与血浆 TG 含量呈正相关。

【临床意义】

近年来研究发现，Apo E 及其单核苷酸多态性(SNP)与高脂血症、冠心病、阿尔茨海默病以及肝病、人类长寿等有关。

4.Apo B/Apo AⅠ、TC/HDL-C、TG/HDL-C、LDL-C/HDL-C 比值　研究发现，TC/HDL-C 比值比非 HDL-C 更能预示冠心病的危险。而 Quijada 研究表明，TG/HDL-C 比值可以成为一个有效的指标，以测量血脂异常、高血压和代谢综合征。TC/HDL-C、TG/HDL-C、Apo B/Apo AⅠ、LDL-C/HDL-C 比值可能比单项血脂检测更具临床意义，而 Apo B/Apo AⅠ可能是其中最具说服力的指标。

【评价】

是否将脂蛋白残粒、SD-LDL、HDL 亚类或 Apo 等作为心血管疾病的常规筛查项目还存在争议。

(五)磷脂

磷脂(PL)并非单一的化合物，而是含有磷酸基和多种脂质的一类物质的总称。血清中 PL 包括：①磷脂酰胆碱(70%～75%)和鞘磷脂(18%～20%)；②磷脂酰丝氨酸和磷脂酰乙醇胺等(3%～6%)；③溶血卵磷脂(4%～9%)。PL 测定并不能为血浆脂蛋白异常的检测提供帮助，但是在 PL 浓度、组成和脂蛋白分布异常(包括梗死性黄疸、高密度脂蛋白缺乏症、低 β-脂蛋白血症和 LCAT 缺陷)的情况下，它可以用于描述总 PL，评估个体 PL 水平。

【检测方法】

化学法和酶法。

【参考区间】

1.3～3.2mmol/L(化学法和酶法)。

【临床意义】

1.血清 PL 与胆固醇密切相关，两者多呈平行变动，正常人的胆固醇与 PL 的比值平均为 0.94。高胆固醇血症时也常有高 PL 血症，但 PL 的增高可能落后于胆固醇；TG 增高时 PL 也会增高。

2.PL 增高常见于胆汁淤积(可能与富含 PL 成分的 LP-x 增高有关)、原发性胆汁淤积性肝硬化、高脂血症、脂肪肝、LCAT 缺乏症、肾病综合征。

3.PL 及其主要成分的检测，对未成熟儿(胎儿)继发性呼吸窘迫综合征出现的诊断有重要意义。

(六)游离脂肪酸

临床上将 C10 以上的脂肪酸称为游离脂肪酸(FFA)，主要由存储于脂肪组织中的 TG 分解释放入血，在末梢组织以能源形式被利用。正常情况下，FFA 在血浆中与白蛋白结合，含量极微，而且易受各种生理和病理变化(如脂代谢、糖代谢和内分泌功能等)的影响，如饥饿、运动、情绪激动(精神兴奋)、糖尿病及某些内分泌改变时，可使血中 FFA 水平升高。正常人血浆中存在 LPL，可使 FFA 升高，因此采血后应注意在 4℃条件下分离血清并尽快进行测定；肝素可使 FFA 升高，故不可在肝素治疗时(后)采血，也不可利用抗凝血作 FFA 测定；不能立即检测时，标本应冷冻保存。

【检测方法】

有滴定法、比色法、原子分光光度法、高效液相层析法和酶法等，一般多用酶法测定。

【参考区间】

成年人 0.4～0.9mmol/L；儿童和肥胖成人稍高。

【临床意义】

1.生理性改变 饥饿、运动、情绪激动时;饭后及用葡萄糖后可使 FFA 降低,故 FFA 检测时必须注意各种影响因素,以早晨空腹安静状态下采血为宜。

2.病理性升高 ①甲亢;②未经治疗的糖尿病患者(可高达 1.5mmol/L);③注射肾上腺素或去甲肾上腺素及生长激素后;④任何能使体内激素(甲状腺素、肾上腺素、去甲肾上腺素、生长激素等)水平升高的疾病;⑤药物,如咖啡因、甲苯磺丁脲、乙醇、肝素、烟酸、避孕药等。

3.病理性降低 ①甲状腺功能低下;②胰岛素瘤;③垂体功能减低;④艾迪生病及用胰岛素或葡萄糖后的短时间内;⑤某些药物,如阿司匹林、氯贝丁酯、烟酸和普萘洛尔等。

【评价】

FFA 水平易受各种因素的影响,应动态观察。

(七)过氧化脂质

过氧化脂质(LPO)是氧自由基与多聚不饱和脂肪酸反应的产物。在正常情况下,LPO 的含量极低,但在病理情况下,脂质过氧化反应增强可导致 LPO 升高,LPO 升高可对细胞及细胞膜的结构和功能造成种种损伤。

【检测方法】

常用荧光法和比色法。

【参考区间】

荧光法:2～4μmol/L;比色法:男(4.14±0.781)±mol/L,女(3.97 ± 0.77)±mol/L。

【临床意义】

1.生理性升高 血浆(清)LPO 水平有随年龄增高而增加的趋势;男性和女性的差异不明显。

2.病理性增高 ①肝疾病,如急性肝炎、慢性肝炎活动期、脂肪肝以及肝硬化等;②糖尿病;③动脉硬化,脑梗死,心肌梗死和高脂血症;④肾脏疾病如慢性肾炎和肾功能不全;⑤恶性肿瘤;⑥骨质疏松症等。

(八)脂蛋白-X

脂蛋白-X(LP-X)为胆汁淤积时在血液中出现的异常脂蛋白,是胆汁淤积敏锐而特异的生化指标,对胆汁淤积的临床诊断有重要意义。琼脂糖电泳时,其他脂蛋白均向阳极侧泳动,唯有 LP-X 向阴极侧泳动。

【检测方法】

常用抽提和比浊法。

【参考区间】

乙醚提取测磷法:＜100mg/L;免疫透射比浊法:0～90mg/L。

【临床意义】

1.LP-X 是胆汁淤积敏锐而特异的生化指标,其含量与胆汁淤积程度相关,可用于鉴别阻塞类型,肝外性胆汁淤积 LP-X 值高于肝内性和混合性胆汁淤积,恶性阻塞高于良性阻塞。

2.在卵磷脂胆固醇酯酰转移酶(LCAT)缺乏症中,LP-X 含量增高,主要是因为其分解代谢减少。

3.LP-X 有抗动脉粥样硬化的功能,可能会降低动脉粥样硬化的风险。

【评价】

用于胆汁淤积检测优于总胆红素、碱性磷酸酶和 γ-谷氨酰转肽酶;在原发性胆汁性肝硬化中,血清总胆固醇水平的升高主要是由于 LP-X 升高所致。

(九)卵磷脂胆固醇酯酰转移酶

卵磷脂胆固醇酯酰转移酶(LCAT)由肝合成释放入血液,以游离或与 HDL 脂蛋白结合的式存在,是一种在血浆中起催化作用的酶，其作用是催化HDL中的游离胆固醇转变成胆固醇酯，PL转变成溶血卵磷脂；参与Ch的逆向转运和组织中过量Ch的清除。其中Apo AⅠ为其主要激活剂。血浆胆固醇几乎70%～80%是胆固醇酯，均是LCAT催化生成所致。LCAT常与HDL结合在一起，在HDL颗粒表面活性很高并起催化作用，对VLDL和LDL的颗粒几乎不起作用。

【检测方法】

酶法、放射免疫分析法等。

【参考区间】

放射免疫分析法：5.19～7.05mg/L；共同基质法（370C）：262～502U/L；核素标记自身基质法：58～79U/L。

【临床意义】

1.病理性降低　急性肝炎、重症肝炎、肝癌、肝硬化、先天性卵磷脂胆固醇酯酰转移酶缺乏症、无β-脂蛋白(β-LP)血症、阻塞性黄疸、尿毒症、甲状腺功能减退症、心肌梗死、Tangier病、鱼眼病、低胆固醇血症、吸收不良综合征。

2.病理性升高　原发性高脂血症、脂肪肝、胆汁淤积症初期、肾病综合征。

（十）脂蛋白代谢相关基因检测

脂蛋白代谢异常有一定的家族性和遗传性，属于多基因病，是多基因协调作用及环境因素共同作用的结果。因其发生涉及2个以上基因表达调控的改变，在难以获得家系分析的情况下，目前多采用以同胞对或人群为基础的关联分析方法研究候选基因多态性与疾病的关系，其中确定研究样本的代表性是最重要的一步，并应对目标对象进行详细的流行病学调查，通过分子生物学、遗传统计学和生物信息学技术，最终确定易感基因。

Apo、脂蛋白和脂蛋白受体等基因缺陷的种类并非是单一的，而是多位点、多类型、多种基因突变。不同种族、不同人群基因缺陷的位点、性质及其突变点可能不一样。此部分内容在分子生物学检验中介绍，本章只简略介绍Apo E基因型分析与疾病的关系。

人类Apo E是一种多态性蛋白质，同一基因位点上存在3个主要复等位基因：ε2、ε3、ε4，编码产生3种基因产物，即E2、E3、E4，因此Apo E共有6种主要表型：三种纯合子（E2/2、E3/3、E4/4）和三种杂合子表型(E2/3、E3/4、E2/4)。其中E4的碱性高于E2和E3。ε3等位基因在群体中出现的频率最高，因此Apo E3也是最常见的一种表型。不同民族Apo E等位基因频率不同，随着研究的深入，发现了其他少见的异构体(E5、E7)和一些Apo E的突变体，E7可能与高脂血症和动脉粥样硬化有关。

许多证据认为Apo E多态性是动脉粥样硬化早期及发展过程中个体差异的主要原因。大量人群调查发现，Apo Eε4等位基因可以显著升高健康人的总胆固醇浓度，使之易患动脉粥样硬化。相反，Apo Eε2等位基因的一般作用是降低胆固醇浓度，其降低效应是Apo Eε4升高胆固醇的2～3倍，现认为Apo Eε2等位基因对冠状动脉粥样硬化的发展有防护作用，临床研究发现，忠心血管疾病如心肌梗死幸存者，或血管造影证明有动脉粥样硬化者，比对照组的Apo Eε4等位基因频率高。Apo E4/3杂合子比Apo E3/2和Apo E3/3基因型者发生心肌梗死的年龄更年轻。Apo E多态性变异还与肾病综合征、糖尿病有关。值得重视的是，Apo E与阿尔茨海默病和其他神经系统退行性病变有关。

（十一）其他

近年来，为了更好地反映脂质代谢状况，出现了以下一些新的检测指标，如脂蛋白残粒、小而密低密度脂蛋白(sdLDL)、HDL亚类等。

1.非高密度脂蛋白胆固醇

【检测方法】

非高密度脂蛋白胆固醇(non-HDL-C)是指除 HDL 以外其他脂蛋白中含有胆固醇的总和,主要包括 LDL-C 和 VLDL-C,其中 LDL-C 占 70%以上。计算非 HDL-C 的公式如下:非 HDL-C=TC-HDL-C。

【参考区间】

治疗目标为 3.36mmol/L(130mg/dl)。

【临床意义】

冠心病及其高危人群防治是降脂治疗的第二目标,适用于 TG 水平在 2.27~5.64mmol/L(200~500mg/dl)时,特别适用于 VLDL-C 增高、HDL-C 偏低而 LDL-C 不高或已达治疗目标的个体。

2.脂蛋白残粒 富含 TG 的脂蛋白(TGRLP)(包括 VLDL、IDL、CM 等)通过 LPL 和 CEPT 等作用后,脂蛋白成分和脂质成分发生改变,称为脂蛋白残粒(RLP)。

【临床意义】

脂蛋白残粒胆固醇(Reml-C)和残粒样微粒胆固醇(RLP-C)之间有明显的相互联系,不过 Reml-C 能更有效地反映个体 IDL 的增高。RLP-C 浓度在动脉粥样硬化性疾病及与动脉粥样硬化有关的代谢性疾病中显著增加。高浓度血清 RLP-C 可能是影响 CHD 发病的一个重要危险因素,并且与疾病的严重程度有一定的关系。RLP 是冠心病、2 型糖尿病和代谢综合征等与动脉粥样硬化相关性疾病的危险因素。

3.血清脂蛋白谱 血清脂蛋白谱(SLPG)指血清脂蛋白经 DG-PAGE 分离后的扫描结果,呈连续的曲线,表达了非酯化脂肪酸白蛋白(AL-NEFA)、α-脂蛋白(α-LP 1~5)、β-脂蛋白(β-LP)、中间 β-脂蛋白(intβ-LP)、前 β-脂蛋白(preβ-LP1、2)和乳糜微粒(CM)之间的相对平衡状态。

【参考区间】

各指标正常范围:AL-NEFA≥3.0%,α-LP 总量≥23.0%,β-LP<50.0%,intβ-LP<8.0%,preβ-LP1<25.0%,preβ-LP2<3.5%,CM:原点宽度<3mm,量化结果为 0.17。

【临床意义】

SLPG 能表达常规血脂检测“正常”患者的血清脂蛋白动态平衡(SLDB)的真实情况。在治疗中,SLPG 可作为一种新的判别指标。

4.致动脉粥样硬化脂蛋白谱 致动脉粥样硬化脂蛋白谱(ALP)是指一组血脂异常,包括 TG 升高、HDL-C 降低和 SD-LDL 颗粒增多。这三种血脂异常共同存在,常是糖尿病和代谢综合征所伴随的血脂异常的特征。由于这三种血脂异常同时存在时发生冠心病的危险性明显增加,因而引起临床上的重视。

【临床意义】

致动脉粥样硬化血脂谱如 TC、LDL-C 或 LP(a)水平增高可能与骨密度降低有关。研究发现,多囊卵巢综合征患者 TG、胆固醇和 LDL-C 水平较高,而 HDL-C 降低。

三、血脂相关检测指标的临床应用

(一)高脂血症的生物化学诊断

血脂水平异常是高脂血症诊断和分型的依据,尤其是原发性高脂血症,对于遗传性高脂血症,分子诊断能够从基因水平确定改变的基础;对于继发性高脂血症,难点在于确定高脂血症与原发疾病的关系,因此往往需要根据疾病改变选择合适的检测指标。

(二)脂代谢异常与动脉粥样硬化及其他疾病的关系

1.高脂血症与动脉粥样硬化 2007 年《中国成人血脂异常防治指南》认为血脂异常防治着眼于冠心病

的同时也应着眼于脑卒中，在我国人群中血清总胆固醇升高不仅增加冠心病发生的危险程度，也增加缺血性脑卒中的发病危险，提出用“缺血性心血管病”(冠心病和缺血性脑卒中)危险来反映血脂异常及其他心血管病主要危险因素的综合致病危险。与仅使用冠心病发病危险相比，这一新指标使得高 TC 对我国人群心血管健康绝对危险的估计上升至原来的 3～5 倍，更恰当地显示了血清胆固醇升高对我国人群的潜在危害。

2.高脂血症与代谢综合征 1988 年以前，有研究认为动脉粥样硬化与胰岛素抵抗、糖耐量异常有关。高胰岛素血症、高 TG 血症、低 HDL-C 和高血压等四要素同时出现称为代谢综合征，也称为高脂血症并发症，或称为综合征 X 等。Kaplan 等提出，上半身肥胖、糖耐量异常、高脂血症及高血压等为重症四重奏。这些因素相互作用、相互促进，可加快动脉粥样硬化的形成，单独从某一个因素来考虑则无统计学意义。例如仅有胰岛素抵抗，代谢综合征及重症四重奏的危险不一定存在。代谢综合征应作为降低冠心病危险性治疗的二级目标处理。

单纯脂肪组织过剩堆积的代谢紊乱与高血脂、高血压无直接关系，仅仅是属于脂肪分布异常症。只有在胰岛素抵抗出现的前提下，才考虑属于与动脉粥样硬化发生相关的代谢综合征及严重致命的四要素。2005 年，国际糖尿病联盟(IDF)在综合了来自世界六大洲糖尿病学、心血管病学、血脂学、公共卫生、流行病学、遗传学、营养和代谢病学专家意见的基础上，颁布了新的代谢综合征工作定义，这是国际学术界第一个代谢综合征的全球统一定义，IDF 新诊断指标强调以中心性肥胖为基本条件，从腰围进行判断。

2002 年，NCEPATPⅢ提出代谢综合征的诊断标准，如符合以下 3 个或 3 个以上，即可确诊：①中心性肥胖，男性腰围＞102cm，女性腰围＞88cm；②高甘油三酯，≥150mg/dl(1.69mmol/L)；③低 HDL-C，男性＜40mg/dl(1.04mmol/L)，女性＜50mg/dl(1.29mmol/L)；④空腹血糖≥110mg/dl(6.1mmol/L)；⑤高血压，≥130/85mmHg。

2004 年，中华医学会糖尿病学分会提出了中国人代谢综合征诊断标准的工作定义：即 CDS 标准为以下 5 项具备 3 项者：①男性腰围＞85cm；女性腰围≥80cm(上海市和香港的流行病学资料，供参考)；②血压：收缩压(SBP)≥130mmHg 和(或)舒张压(DBP)≥85mmHg；③血清甘油三酯≥150mg/dl；④高密度脂蛋白胆固醇＜40mg/dl；⑤空腹血糖≥110mg/dl。

2005 年，Paul 等报道一项国际有关定义为中心性肥胖腰围调查结果，如表 8-19 所示，此参数可供参考。

表 8-19 不同种族中心性肥胖腰围参考值

种族分组 *	腰围(cm)
欧洲人	男＞94
	女＞80
南亚人	男≥90
	女＞80
中国人	男＞90
	女＞80
日本人	男＞85
	女＞90
美国中南部人	男≥102
	女＞88

注：* 种族分组不能按居住国家分，应按种族分。

在通过冠状动脉造影确认的冠心病患者中观察到，其中约 25％为肥胖患者，其内脏几乎都有脂肪过量堆积，并且表现为代谢综合征。代谢综合征个体特征之一是腹部肥胖，与皮下脂肪相同厚度的正常人相比，内脏脂肪面积平均增加了2倍。内脏脂肪细胞中脂肪储存有三条途径：①以乙酰CoA为基质，经乙酰CoA合成酶(ACS)催化合成中性脂肪；②由富含中性脂肪的LP在LPL参与下提供脂肪酸；③血浆葡萄糖经通道蛋白的葡萄糖转运蛋白(Glu T4)被摄取进入细胞，代谢成乙酰CoA，再合成脂肪酸。内脏脂肪组织中，脂肪和糖的摄取、储存过程与能量代谢诸方面等更易受遗传因素的影响。

(三)高脂血症的疗效评估

1.中国治疗目标值　中华心血管病学会组织国内专家于2007年制订了《中国成人血脂异常防治指南》，其中血脂危险水平划分标准、我国高脂血症开始治疗标准和治疗目标值划分建议如表8-20、表8-21所示。

表8-20 血脂危险水平划分标准(mmol/L，1997年)

指标	TC	TG	LDL-C	HDL-C
合适范围	<5.20	≤1.70	<3.10	>1.03
临界值边缘	5.20～5.66		3.13～3.60	
危险阈值	>5.70	>1.70	≥3.62	≤0.90

表8-21　高脂血症患者开始治疗标准和治疗目标值(mmol/L)

	疾病类型	饮食疗法开始标准	药物治疗开始标准	治疗目标值
AS疾病(－)	TC	>5.70	>6.21	<5.70
(其他危险因素，－)	LDL-C	>3.64	>4.14	<3.62
AS疾病(－)	TC	>5.20	>5.70	<5.20
(其他危险因素，＋)	LDL-C	>3.10	>3.64	<3.10
AS疾病(＋)	TC	>4.70	>5.20	<4.70
	LDL-C	>2.60	>3.10	<2.60

2.国际治疗目标值　为了预防动脉粥样硬化心脑血管疾病的发生，减少发病率，提高健康水平，1989年制订了"国家胆固醇教育计划"(NCEP)，其目的是提高全社会对"高胆固醇血症是冠心病的主要危险因素"的认识，从降低人群血清TC水平入手达到降低冠心病发病率与死亡率的目的。1988年发表了第一个成人治疗计划(ATP)Ⅰ，经过5年的临床实践，对新出现的问题进行了修正和补充，分别于1993年和2001年发布了ATPⅡ和ATPⅢ。

LDL-C升高是引起CHD的一个主要原因，降低血液LDL的治疗，可减少CHD的危险性。为此，2001年继续将高LDL-C作为降低胆固醇治疗的首选目标。ATPⅢ采用的LDL-C划定值如表8-22所示。

表8-22　血浆LDL-C、HDL-C、TC的评估值(mmol/L)

参数	LDL-C	TC	HDL-C
最适值	<2.6	<5.17	
接近最适值	2.6～3.3		
边缘临床界高值	3.36～4.11	5.17～6.18	
高值	4.13～4.89	≥6.20	≥1.55
极高值	>4.9		
低值			<1.0

1993年实施的ATPⅡ计划中，LDL-C最适值为3.36mmol/L以下，HDL-C为0.9mmol/L以上。经历

了8年之后，2001年实施的ATPⅢ计划中，LDL-C最适值降至2.6mmol/L以下，HDL-C升至1.0mmol/L以上，加大对LDL-C的降低力度，预防和减少动脉粥样硬化疾病的发生。

现在多数学者主张冠心病患者LDL-C水平降至2.6mmol/L作为治疗的目标值。临床研究表明，LDL-C降得更低，临床患者会获得更大的受益，减少急性冠状动脉事件（急性心肌梗死、冠状动脉猝死和不稳定型心绞痛）的发生。

3.高甘油三酯血症治疗目标值　高甘油三酯是CHD的一个独立危险因素，富含甘油三酯的脂蛋白如VLDL部分降解成残粒（残粒脂蛋白），因此，通过血VLDL-C的检测可用于了解VLDL残粒的脂蛋白含量，从而认为VLDL-C可反映降胆固醇治疗的效果。因此将LDL-C与VLDL-C之和定义为非高密度脂蛋白胆固醇，无需单独测定，它等于TC减去HDL-C的值。因为VLDL-C正常水平为（0.78mmol/L），为此，高TG患者（≥2.25mmol/L）治疗目标值比原设定的LDL-C的2.6mmol/L高至3.36mmol/L。ATPⅢ中提出这一指标作为第二治疗目标，表明对高TG的重视。

高TG血症划分为4种水平，即：正常水平为1.7mmol/L以下；临界水平为1.7～2.25mmol/L；高水平为2.26～5.64mmol/L；极高水平为＞5.65mmol/L；

对高脂血症的治疗，是预防和减少动脉粥样硬化性心脑血管病发生的重要环节。

（四）脂质检测在健康体检中的应用原则及作用

根据2007年《中国成人血脂异常防治指南》，可以了解到心血管病已成为我国城市和乡村人群的第一位死亡原因，而且目前以动脉粥样硬化为基础的缺血性心血管病（包括冠心病和缺血性脑卒中）发病率正在升高。我国的队列研究表明，TC或LDL-C升高是冠心病和缺血性脑卒中的独立危险因素之一。为此，对血脂异常的防治必须及早给予重视，对健康人群进行体检，指导人们增强健康意识，提倡健康生活方式，注意合理膳食，加强体育锻炼，从而控制血脂水平、降低心脑血管疾病的发生率。

【血脂检测在健康体检中的应用原则及作用】

一般人群的常规健康体检是血脂异常检出的重要途径。为了及时发现和检出血脂异常，建议20岁以上的成年人至少每5年测量一次空腹血脂，包括TC、LDL-C、HDL-C和TG测定。对于缺血性心血管病及其高危人群，则应每3～6个月测定一次血脂。对于因缺血性心血管病住院治疗的患者应在入院时或24小时内检测血脂。

1.项目选择　血脂的基本检测项目为TC、TG、HDL-C和LDL-C，其他血脂项目如Apo AⅠ、Apo B、LP(a)等的检测属于研究项目，不在临床基本检测项目之列。对于任何需要进行心血管危险性评价和给予降脂药物治疗的个体，都应进行此4项血脂检测。有研究结果提示，TC/HDL-C比值可能比单项血脂检测更具临床意义，但相关的临床研究结果报道并不多，尚需进行更多的研究，尤其是需要直接比较TC/HDL-C比值与LDL-C或HDL-C单项检测的临床预测价值。

2.血脂检查的重点对象

（1）已有冠心病、脑血管病或周围动脉粥样硬化病者。

（2）有高血压、糖尿病、肥胖及吸烟者。

（3）有冠心病或动脉粥样硬化病家族史者，尤其是直系亲属中有早发冠心病或其他动脉粥样硬化性疾病者。

（4）有皮肤黄色瘤者。

（5）有家族性高脂血症者。建议40岁以上男性和绝经期后女性应每年进行血脂检查。

我国流行病学研究资料表明，血脂异常是冠心病发病的危险因素，其作用强度与西方人群相同：我国人群血清总胆固醇水平增高不仅增加冠心病的发病危险，也增加缺血性脑卒中的发病危险。将血脂异常防治着眼于冠心病的同时也着眼于脑卒中，在我国人群中有重要的公共卫生意义。

3.干预的强度选择原则　干预强度根据心血管病发病的综合危险大小来决定，是国内外相关指南所共同采纳的原则。因此，全面评价心血管病的综合危险是预防和治疗血脂异常的必要前提。我国人群流行病学长期队列随访资料表明，高血压对我国人群的致病作用明显强于其他心血管病的危险因素。建议按照有无冠心病及其危症、有无高血压、其他心血管病危险因素的多少，结合血脂水平来综合评估心血管病的发病危险，将人群进行危险性高低分类，此种分类也可用于指导临床开展血脂异常的干预(表 8-23)。

表 8-23　血脂异常危险分层方案

危险分层	TC 5.18～6.19mmol/L (200～239mg/dl)或 LDL-C 3.37～4.12mmol/L (130～159mg/dl)	TC≥6.22mmol/L(240mg/dl) 或 LDL-C≥4.14mmol/L(160mg/dl)
无高血压且其他危险因素数<3	低危	低危
高血压或其他危险因素≥3	低危	中危
高血压且其他危险因素数≥1	中危	高危
冠心病及其危症	高危	高危

注：其他危险因素包括年龄(男≥45 岁，女≥55 岁)、吸烟、低 HDL-C、肥胖和早发缺血性心血管病家族史。

根据血脂异常的类型和危险程度决定治疗目标和措施，同时加大对健康人群体检的普及范围，倡导健康的生活方式，调整饮食结构，纠正不良的饮食习惯，加强体育锻炼，严格控制血脂水平，以提高生活质量，降低发生心脑血管疾病的风险。

【儿童高脂血症的监测】

1.血脂水平　动脉粥样硬化可始发于胎儿，对儿童高脂血症要引起全社会的高度关注，对儿童高脂血症的定期监测应引起足够的重视。在儿童高脂血症管理中，血清 TC 最佳值为<4.4mmol/L，临界值为 4.4～5.1mmol/L，≥5.2mmol/L 属于高值；血清 LDL-C 最佳值为<2.8mmol/L，临界值为 2.8～3.3mmol/L，≥3.3mmol/L 属于高值。

2.监测方法　有高脂血症(含双亲中有一人血清 TC>6.2mmol/L)或动脉粥样硬化家族史的儿童应从 2 岁开始监测。监测方法是：①若血清 TC<4.4mmol/L，5 年内再监测 1 次；②若血清 TC 在 4.4～5.1mmol/L 范围，应间隔 1 周在同一实验室再测定 1 次，求其 2 次监测结果的均值；③如 TC≥4.4mmol/L，则应空腹 12 小时，再检测血清 TC、HDL-C、LDL-C 等，若 LDL-C<2.8mmol/L，可于 5 年内再检测血清 TC；④若血清 LDL-C 在 2.8～3.3mmol/L，应进行改善生活方式的教育和饮食治疗；⑤若血清 LDL-C≥3.4mmol/L，再继续检测，必要时对其家族全体成员进行血脂监测，查明是继发性的还是遗传性的，必要时要进行药物治疗，治疗最低目标值为 LDL-C<3.4mmol/L，理想目标值应为<2.8mmol/L。

(庞晓黎)

第四节　肝功能生物化学检验

肝功包括以下项目：①丙氨酸氨基转移酶(ALT)；②天门冬氨酸氨基转移酶(AST)、谷丙转氨酶与谷草转氨酶比值(GPT/GOT)；③γ-谷氨酰转肽酶(GGT)；④碱性磷酸酶(ALP)；⑤总蛋白(TP)、白蛋白(ALB)、球蛋白(GLO)、白蛋白比球蛋白(A/G)；⑥总胆红素(TBIL)、直接胆红素(DBIL)、间接胆红素

(IBIL);⑦总胆汁酸(TBA);⑧胆碱脂酶(CHE);⑨血清蛋白电泳(SPE)。

一、丙氨酸氨基转移酶

肝脏中此酶含量最高,所以当肝脏受到损伤时,大量的酶释入血液,血中该酶的含量升高。因此,血清谷丙转氨酶反映肝细胞的损伤,用于诊断肝脏疾病。

【别名】

谷丙转氨酶。

【英文缩写】

GPT、ALT、SGPT。

【参考值】

<40U/L。

【影响因素】

1.溶血可导致 ALT 活力升高,严重黄疸及混浊血清应稀释后再进行测定。

2.多种药物如氯丙嗪、异烟肼、利福平、苯巴比妥、可待因、抗肿瘤药物、某些抗生素、吗啡等可使 ALT 活性升高。

3.中药五味子可使 ALT 降低。

正常新生儿 ALT 活性较成年人高出 2 倍左右,出生后 3 个月降至成人水平。

【临床意义】

1.ALT 主要存在于肝、肾、心肌、骨骼肌、胰腺、脾、肺、红细胞等组织细胞中,同时也存在于正常体液如血浆、胆汁、脑脊液及唾液中,但不存在于尿液中,除非有肾脏损坏发生。

2.当富含 ALT 的组织细胞受损时,ALT 可从细胞中释放增加,从而导致血液中 ALT 活力上升。ALT 活力升高常见于:①肝胆疾病:ALT 测定对肝炎的诊断、疗效观察和预后估计均具有重要价值,如急性肝炎时 ALT 活性显著升高,而慢性肝炎、肝硬化、肝癌时仅轻度升高。ALT 活性对无黄疸、无症状肝炎的早期诊断阳性率较高,且出现时间较早,其活性高低随肝病进展和恢复而升降,据此可判断病情和预后。若出现黄疸加重、ALT 降低的所谓"酶胆分离"现象,常是肝坏死(重型肝炎)的先兆。此外,在肝脓肿、脂肪肝、胆管炎及胆囊炎时亦可升高。②心血管疾病:如心肌炎、急性心肌梗死、心力衰竭时的肝脏淤血等。③其他疾病:如骨骼肌疾病、传染性单核细胞增多症、胰腺炎、外伤、严重烧伤、休克时也可引起 ALT 活性升高。

【采血要求及注意事项】

空腹 12 小时取静脉血。

二、天门冬氨酸氨基转移酶

该酶在心肌细胞中含量较高,所以当心肌细胞受到损伤时,大量的酶释放入血,使血清含量增加,因此血清天门冬氨酸氨基转移酶一般用于心脏疾病的诊断。

【别名】

谷草转氨酶

【英文缩写】

GOT。AST,SGOT。

【参考值】

<40U/L。

【影响因素】

1.溶血可导致AST活性升高,应注意避免。

2.很多药物如利福平、四环素、庆大霉素、红霉素、卡那霉素、氯霉素、环孢菌素、非那西丁、苯巴比妥、口服避孕药、地西泮、磺胺类、呋喃类等,尤其是长期使用时,由于对肝细胞有损害,可引起AST增高。

3.妊娠时,血清AST活性可升高。

4.正常新生儿AST活性较成年人高出2倍左右,出生后3个月降至成人水平。

【临床意义】

1.AST也是体内最重要的氨基转移酶之一,它主要存在于心肌、肝、骨骼肌、肾、胰腺、脾、肺、红细胞等组织细胞中,同时也存在于正常人血浆、胆汁、脑脊液及唾液中,但在无肾脏损害的尿液中不能检出。

2.心肌中AST含量最为丰富,因此其对心肌梗死的诊断具有一定意义,当发生AMI时血清AST活力一般上升至参考值上限4~5倍,若达参考值上限10~15倍则往往有致死性梗死发生。但由于AST在急性心肌梗死时升高迟于CK,恢复早于LDH,故其对急性心肌梗死的诊断价值越来越低。

3.肝细胞也含有较多的AST,因此各种肝病时,AST随着ALT活性升高而上升,AST/ALT比值测定对肝病的诊断有一定意义。急性病毒性肝炎时,比值<1;慢性肝炎、肝硬化时,比值常>1;原发性肝癌时比值常>3。因此,同时测定ALT、AST活性并观察其在病程中变化,对肝病的鉴别诊断和病情监测有重要意义。

4.AST水平升高还见于进行性肌营养不良、皮肌炎;肺栓塞、急性胰腺炎、肌肉挫伤、坏疽及溶血性疾病等。

【采血要求及注意事项】

空腹12小时取静脉血。

三、血清碱性磷酸酶

正常人血清中的碱性磷酸酶主要来自肝和骨骼,碱性磷酸酶测定主要用于诊断肝胆和骨骼系统疾病,是反映肝外胆道梗阻、肝内占位性病变和佝偻病的重要指标。

【英文缩写】

ALPAKP。

【参考值】

成人:27~107U/L。

【影响因素】

1.不同年龄及性别者,其血清ALP活性差异较大。

2.进食高脂餐后或高糖饮食,血清ALP活力升高,高蛋白饮食则血清ALP活力下降。

3.剧烈运动后,血清ALP略有上升。

4.妊娠时,胎盘产生ALP,可致血清活力明显升高,妊娠9个月时血清ALP可达正常水平的2~3倍。

5.血清和肝素抗凝血浆均可使用,其余抗凝剂可抑制ALP活性,应避免使用。

【临床意义】

1.生理性增高 儿童在生理性的骨骼发育期,碱性磷酸酶活力可比正常人高1~2倍。

2.病理性升高

(1)骨骼疾病如佝偻病、软骨病、骨恶性肿瘤、恶性肿瘤骨转移等;

(2)肝胆疾病如肝外胆道阻塞、肝癌、肝硬化、毛细胆管性肝炎等;

(3)其他疾病,如甲状旁腺机能亢进。

3.病理性降低 见于重症慢性肾炎、儿童甲状腺机能不全、贫血等。

【采血要求及注意事项】

空腹12小时取静脉血。

四、γ-谷氨酰转肽酶

临床上此酶测定主要用于诊断肝胆疾病,是胆道梗阻和肝炎活动的指标。

【别名】

γ-谷氨酰转移酶、转肽酶。

【英文缩写】

γ-GTGGT

【参考值】

≤40U/L。

【影响因素】

1.嗜酒或长期接受某些药物如苯巴比妥、苯妥英钠、安替比林者,血清γ-GT活性常升高。

2.口服避孕药会使γ-GT测定结果增高。

【临床意义】

1.γ-谷氨酰转肽酶分布于肾、肝、胰等实质性脏器,肝脏中γ-GT主要局限于毛细胆管和肝细胞的微粒体中,可用于对占位性肝病、肝实质损伤(慢性肝炎和肝硬化)的诊断及观察酒精肝损害的过程。

2.轻度和中度增高者主要见于病毒性肝炎、肝硬化、胰腺炎等。

3.明显增高者见于原发或继发性肝癌、肝阻塞性黄疸、胆汁性肝硬化、胆管炎、胰头癌、肝外胆道癌等。特别在判断恶性肿瘤患者有无肝转移和肝癌术后有无复发时,阳性率可高达90%。

4.γ-GT作为肝癌标志物的特异性欠高,急性肝炎、慢性肝炎活动期及阻塞性黄疸、胆道感染、胆石症、急性胰腺炎时都可以升高。

【采血要求及注意事项】

空腹12小时取静脉血。

五、总胆红素

临床上主要用于诊断肝脏疾病和胆道梗阻,当血清总胆红素有明显增高时,人的皮肤、巩膜、尿液和血清呈现黄色,故称黄疸。

【英文缩写】

TBIL。

【参考值】

5.1～25.7μmol/L(0.3～1.5mg/dL)。

【影响因素】

1.标本防止溶血，避免阳光直接照射标本，及时送检。

2.脂血及脂溶色素对测定有干扰。

3.影响胆红素测定的药物主要有乙苯肼、右旋糖酐、新霉素、利福平、氨茶碱、维生素 C、甲基多巴、吗啡、苯巴比妥、卡那霉素、地西泮、非那西丁、丙米嗪、奎宁等。

【临床意义】

1.生理性升高　多见于新生儿黄疸。

2.病理性升高

(1)胆道梗阻：可有明显升高；

(2)甲型病毒性肝炎：可有明显升高；

(3)其他类型的病毒性肝炎：轻度或中度升高；

(4)胆汁淤积性肝炎：可有明显升高；

(5)急性酒精性肝炎：胆红素愈高表明肝损伤愈严重；

(6)遗传性胆红素代谢异常，如 Gilbert 综合征可轻度升高。

3.病理性降低　见于癌症或慢性肾炎引起的贫血和再生障碍性贫血。

【采血要求及注意事项】

空腹 12 小时取静脉血。

六、直接胆红素

直接胆红素是胆红素的一部分，测定血清直接胆红素可以诊断肝胆疾病。

【别名】

结合胆红素。

【英文缩写】

DBIL。

【参考值】

0～0.4mg/dL。

【临床意义】

1.生理性升高　见于服用雌激素、口服避孕药和妊娠、月经等。

2.生理性减低　用肾上腺皮质激素。

3.病理性升高

(1)肝胆疾病：如病毒性肝炎(甲型、乙型)、代偿性肝硬化、胆管或胆总管阻塞(结石、肿瘤等)、肝内胆道阻塞(肿瘤、胆管炎、门脉性或胆汁性肝硬化及寄生虫等)、肝梅毒、中毒性肝炎(氯仿、砷剂、辛可芬、磷、四氯化碳等中毒)、急性黄疸性肝萎缩。

(2)其他疾病：黄热病、Weil 钩端螺旋体病、紫癜、X 线深部照射、乳糜泻、肾功能不全等。

【采血要求及注意事项】

空腹 12 小时取静脉血。

七、间接胆红素

【别名】

未结合胆红素。

【英文缩写】

IBIL。

【参考值】

0.00～15.00umol/L。

【影响因素】

参见总胆红素测定。

【临床意义】

1.增高　见于各种原因引起的黄疸。阻塞性黄疸，如原发胆汁性肝硬化、胆道梗阻可见结合胆红素增加；肝细胞性黄疸如肝炎、肝硬化，结合与未结合胆红素增加。此外，某些先天性缺陷，如 Gilbert 综合征 Cripler-Najjar 综合征未结合胆红素增加，Dubin-Johnson 综合征和 Roto 综合征结合胆红素增加。肝外疾病如溶血性黄疸，新生儿黄疸或输血错误，未结合胆红素增加。

2.减低　可见于严重贫血，如再生障碍性贫血或其他继发性贫血(如严重肿瘤或尿毒症)。

3.黄疸程度判定　隐性黄疸 17.1～34.2μmol/L，轻度黄疸 34.2～171μmol/L，中度黄疸 171～342μmol/L，重度黄疸＞342μmol/L。

【采血要求及注意事项】

间接胆红素＝总胆红素－直接胆红素。

八、血清总蛋白

主要反映肝脏合成功能和肾病造成的蛋白丢失的情况。

【英文缩写】

TP。

【参考值】

60～80g/L(6.0～8.0mg/dL)。

【影响因素】

1.酚酞、磺溴肽钠在碱性溶液中呈色，影响双缩眠的测定结果。

2.静脉注射氨基酸和使用促蛋白合成剂时，TP 测定结果偏高。

3.右旋糖酐可使测定管混浊，影响测定结果，虽然以上干扰可通过标本空白管来消除，但空白管吸光度过高，将影响测定的准确度。

4.高胆红素血症及溶血标本，应做“标本空白管”。

5.使用止血带时间过长，导致静脉淤血及直立数小时后测定 TP 可增高。

6.含脂类较多的血清，呈色后浑浊不清，可用乙醚 3ml 抽提后再进行比色。

7.样品中 TP 浓度超过 100g/L，可用生理盐水稀释样品，再重新测定，结果乘以稀释倍数。

【临床意义】

1.生理性升高　见于剧烈运动后。

2.生理性降低　见于妊娠。

3.病理性升高

(1)血清中水分减少,使总蛋白浓度相对增高,常见于急性失水引起血液浓缩(如呕吐、腹泻等);休克时,毛细血管通透性发生变化,血浆浓缩;慢性肾上腺皮质机能减退的病人,由于钠的丢失继发水分丢失,血浆也发生浓缩。

(2)血清蛋白质合成增加(主要是球蛋白的增加)。总蛋白可超过 100g/L,多见于多发性骨髓瘤病人。

4.病理性降低

(1)血浆中水分增加,血浆被稀释。因各种原因引起的水钠潴留或输注过多的低渗溶液。

(2)营养不良或长期消耗性疾病。如严重结核病和恶性肿瘤等。

(3)合成障碍:主要是肝脏功能严重损害时,蛋白质的合成减少,以白蛋白的下降最为显著。

(4)蛋白质丢失:大出血时大量血液丢失;肾病时尿液中长期丢失蛋白质;严重烧伤时,大量血浆渗出等。

【采血要求及注意事项】

空腹 12 小时取静脉血。

九、白蛋白

白蛋白是肝脏合成的,因此血清白蛋白浓度可以反映肝脏的功能,同时血清白蛋白水平的改变能导致一系列的病理性继发症。因此,测定血清白蛋白常用于病人状态的非特异监视。

【英文缩写】

ALB。

【参考值】

溴甲酚绿(BCG)法 35～55g/L(3.5～5.5mg/dL)。

【影响因素】

1.对于脂血、溶血及严重黄疸标本应作标本空白,以消除干扰。

2.BCG 不但与清蛋白呈色,还可与血清中多种蛋白成分发生呈色反应,其中以 α_1 球蛋白、转铁蛋白、触珠蛋白等最为显著,但其反应速度较清蛋白慢,因此测定时,在 30s 读取吸光度计算结果,可明显减少非特异性结合反应。

3.青霉素、水杨酸类药物可与 BCG 竞争清蛋白的结合,对测定结果影响。

【临床意义】

1.血清 A1b 增高常见于严重失水,如严重呕吐、腹泻、高热等,血浆浓缩所致。迄今为止,临床尚未发现清蛋白绝对量增高的疾病

2.病理性降低

(1)蛋白质丢失,常见于大量出血或严重烧伤和肾脏疾病。

(2)合成障碍,肝脏功能异常。

(3)营养不良或吸收不良。

【采血要求及注意事项】

空腹 12 小时取静脉血。

十、白蛋白/球蛋白比值

正常人血清白蛋白浓度大于球蛋白，二者倒置时提示可能为肝肾疾病、某些自身免疫疾病和M蛋白血症。

【别名】

白球比。

【英文缩写】

A/G。

【参考值】

1.5～2.5。

【影响因素】

影响血清总蛋白和清蛋白测定的各种因素均可影响A/G比值。

【临床意义】

病理性降低见于：

1.肝脏疾病　见于肝硬变和急性肝坏死时明显降低；传染性肝炎、慢性肝炎和肝损伤时轻度或中度降低。

2.肾脏疾病　肾病综合征明显降低，急性和慢性肾炎轻度或中度降低。

3.自身免疫病　如类风湿性关节炎、系统性红斑狼疮、硬皮病、干燥综合征等可能降低。

4.M蛋白血症　多发性骨髓瘤有明显降低。

【采血要求及注意事项】

空腹12小时取静脉血。

十一、血清蛋白电泳

即用电泳方法测定血清中各类蛋白占总蛋白的百分比。对于肝、肾疾病和多发性骨髓瘤的诊断有意义。

【别名】

蛋白电泳。

【英文缩写】

SPE。

【参考值】

白蛋白：54%～65%；α_1 球蛋白：1.4%～3.3%；α_2 球蛋白：7.3%～12.0%；β球蛋白：8.2%～13.8%；γ球蛋白：10.5%～23.5%。

【影响因素】

1.标本避免溶血。

2.点样不均匀、点样过多、电泳所用薄膜未完全湿透、薄膜放置不正确均可导致电泳图谱不佳，影响测定结果分析。

【临床意义】

1.骨髓瘤　呈现特异的电泳图形，大多在γ球蛋白区（个别在β蛋白区）出现一个尖峰，称为M蛋白。

2.肾脏疾病

(1)肾病综合征:有特异的电泳图形,α 球蛋白明显增加,β 球蛋白轻度增高,白蛋白降低,γ 球蛋白可能下降;

(2)肾炎:急性肾炎时 α_2 球蛋白可增高,有时合并 γ 球蛋白轻度增高;慢性肾炎时常可见到 γ 球蛋白中度增高。

3.肝脏疾病

(1)肝硬变:有典型的蛋白电泳图形,γ 球蛋白明显增加,γ 和 β 球蛋白连成一片不易分开,同时白蛋白降低。

(2)急性肝坏死:白蛋白明显下降,球蛋白显著升高。

(3)传染性肝炎患者血清白蛋白轻度下降,α_2 球蛋白增高并伴有 γ 球蛋白增高。

4.炎症、感染　在急性感染的发病初期,可见 α_1 或 α_2 球蛋白增加;在慢性炎症或感染后期,可见 γ 球蛋白增加。

5.低 γ 球蛋白血症或无 γ 球蛋白血症　血清 γ 球蛋白极度下降或缺乏。

【采血要求及注意事项】

空腹 12 小时取静脉血。

十二、血清总胆汁酸

胆汁酸是人胆汁中的主要成分,是胆固醇经肝组织代谢的最终产物。测定血清总胆汁酸主要用于肝脏疾病的诊断,是最敏感的肝功能试验之一。

【别名】

总胆酸。

【英文缩写】

TBA、TCA。

【参考值】

0.3～8.3μmol/L(0.012～0.339mg/dL)。

【影响因素】

1.血清中胆汁酸测定时,标本的采集和保存一般应用空腹血清,根据实验需要时,也可用餐后 2h 血清。

2.无菌血清在室温中可稳定 1 周。

3.血红蛋白对实验有一定程度干扰,标本应避免溶血。

【临床意义】

1.胆汁酸是胆汁中存在的一类二十四碳胆烷酸的羟基衍生物,属内源性有机阴离子。人类胆汁中存在的胆汁酸主要有胆酸(CA)、鹅脱氧胆酸(CDCA)、脱氧胆酸(DCA)和少量石胆酸(LCA)等。胆汁酸的合成、分泌、重吸收及加工转化等均与肝、胆、肠等密切相关。因此,肝、胆或肠疾病必然影响胆汁酸代谢,而胆汁酸代谢的异常又必然影响到上述脏器的功能以及胆固醇代谢的平衡。因此,血清胆汁酸测定可作为一项灵敏的肝清除功能试验。在各种肝内、外胆管梗阻致胆汁淤积时,由于胆汁反流和门脉分流,患者可表现有血清总胆汁酸浓度升高,其值高于餐后的血清水平,CA/CDCA 比值增高。在肝实质细胞病变(如肝炎、肝硬化)时,因肝细胞功能障碍及肝细胞数量减少,致使 CA 的合成显著减少,CA/CDCA 比值下降,甚至倒置。

2.总胆汁酸(TBA)是一种敏感的肝功能试验,肝细胞仅有轻微坏死时即可升高,其变化早于 ALT 和胆红素,甚至可早于肝组织学活检所见。TBA 升高主要见于急慢性肝炎、肝硬化、阻塞性黄疸、原发性肝癌、急性肝内胆汁淤积、原发性胆汁性肝硬化和肝外梗阻性黄疸等。

3.餐后 2hTBA 测定可较空腹时更敏感,用餐后胆囊收缩,大量胆汁排入肠中,再经肝肠循环回到肝脏,肝细胞轻度损害时,胆汁酸清除率即可下降,餐后 2h 血中胆汁酸仍维持高水平,从而可观察肝细胞微小变化,对早期肝病的诊断极有价值。

【采血要求及注意事项】

空腹 12 小时取静脉血。

十三、血清胆碱酯酶

是肝合成蛋白质功能的指标,临床上主要用于估计肝脏疾病的严重程度和阿米巴肝病的诊断。

【英文缩写】

CHE。

【参考值】

30～80U/L。

【影响因素】

1.标本避免溶血。

2.使用血清或肝素化的血浆较好。

3.新生儿 CHE 活性约为健康成人 50%,以后随年龄增长而升高。

【临床意义】

1.胆碱酯酶是一类催化酰基胆碱水解的酶类,又称酰基胆碱水解酶。人体内主要有两种,即乙酰胆碱酯酶(ACHE)又称真性胆碱酯酶或胆碱酯酶Ⅰ,丁酰胆碱酯酶(BuCHE)又称假性胆碱酯酶或称拟胆碱酯酶(PCHE)或胆碱酯酶 E。临床常规检查的胆碱酯酶(SCHE)即指后者,通常简称为 CHE。

2.有机磷和氨基甲酸酯类杀虫剂中毒时,血清 CHE 活性明显降低,并与临床症状一致。

3.由于 CHE 在肝脏合成后立即释放到血浆中,故是评价肝细胞合成功能的灵敏指标。在各种慢性肝病,如肝炎(包括病毒性肝炎,阿米巴肝炎)、肝脏肿和肝硬化患者中,约有 50%患者 CHE 活性降低。各种肝病时,病情越差,血清 CHE 活性越低,持续降低无回升迹象者多预后不良。肝、胆疾病时血清 ALT、GGT 均升高,往往难以鉴别,如增加血清 CHE 测定,可发现 CHE 降低者均为肝脏疾患,而正常者多为胆管疾患。

4.CHE 降低还可见于遗传性血清 CHE 异常症、饥饿、感染及贫血等。

5.CHE 增高主要见于甲状腺功能亢进、糖尿病、肾病综合征及脂肪肝、肥胖、神经系统疾病、高血压、支气管哮喘等。脂肪肝 CHE 升高有助于与慢性肝炎相鉴别。

【采血要求及注意事项】

空腹 12 小时取静脉血。

十四、解读肝功能化验单

临床上检查肝功能的目的在于探测肝脏有无疾病、肝脏损害程度以及查明肝病原因、判断预后和鉴别发生黄疸的病因等。目前,能够在临床上开展的肝功能试验种类繁多,不下几十种,但是每一种试验只能探查肝脏的某一方面的某一种功能,到现在为止仍然没有一种试验能反映肝脏的全部功能。因此,为了获得比较客观的结论,应当选择多种试验组合,必要时要多次复查。同时在对肝功能试验的结果进行评价时,必须结合临床症状全面考虑,避免片面性及主观性。

由于每家医院的实验室条件、操作人员、检测方法的不同,因此不同医院提供的肝功能检验正常值参考范围一般也不相同。在这里我们不再罗列每个项目的正常值参考范围,只就每个项目的中文名称、英文代码及有何主要临床意义作一介绍。

(一)反映肝细胞损伤的项目

以血清酶检测常用,包括丙氨酸氨基转移酶(俗称谷丙转氨酶 ALT)、门冬氨酸氨基转移酶(俗称谷草转氨酶 AST)、碱性磷酸酶(ALP)、γ-谷氨酰转肽酶(γ-GT 或 GGT)等。在各种酶试验中,ALT 和 AST 能敏感地反映肝细胞损伤与否及损伤程度。各种急性病毒性肝炎、药物或酒精引起急性肝细胞损伤时,血清 ALT 最敏感,在临床症状如黄疸出现之前 ALT 就急剧升高,同时 AST 也升高,但是 AST 升高程度不如 ALT;而在慢性肝炎和肝硬化时,AST 升高程度超过 ALT,因此 AST 主要反映的是肝脏损伤程度。

在重症肝炎时,由于大量肝细胞坏死,血中 ALT 逐渐下降,而此时胆红素却进行性升高,即出现"胆酶分离"现象,这常常是肝坏死的前兆。在急性肝炎恢复期,如果出现 ALT 正常而 γ-GT 持续升高,常常提示肝炎慢性化。患慢性肝炎时如果 γ-GT 持续超过正常参考值,提示慢性肝炎处于活动期。

(二)反映肝脏分泌和排泄功能的项目

包括总胆红素(TBil)、直接胆红素(DBil)、总胆汁酸(TBA)等的测定。当患有病毒性肝炎、药物或酒精引起的中毒性肝炎、溶血性黄疸、恶性贫血、阵发性血红蛋白尿症及新生儿黄疸、内出血等时,都可以出现总胆红素升高。直接胆红素是指经过肝脏处理后,总胆红素中与葡萄糖醛酸基结合的部分。直接胆红素升高说明肝细胞处理胆红素后的排出发生障碍,即发生胆道梗阻。如果同时测定 TBil 和 DBil,可以鉴别诊断溶血性、肝细胞性和梗阻性黄疸。溶血性黄疸:一般 TBil<85μmol/L,直接胆红素/总胆红素<20%;肝细胞性黄疸,一般 TBil<200μmol/L,直接胆红素/总胆红素>35%;阻塞性黄疸,一般 TBil>340μmol/L,直接胆红素/总胆红素>60%。

另外,γ-GT、ALP 也是反映胆汁淤积的很敏感的酶类,它们的升高主要提示可能出现了胆道阻塞方面的疾病。

(三)反映肝脏合成贮备功能的项目

包括前白蛋白(PA)、白蛋白(Alb)、胆碱酯酶(CHE)和凝血酶原时间(PT)等。它们是通过检测肝脏合成功能来反映其贮备能力的常规试验。前白蛋白、白蛋白下降提示肝脏合成蛋白质的能力减弱。当患各种肝病时,病情越重,血清胆碱酯酶活性越低。如果胆碱酯酶活性持续降低且无回升迹象,多提示预后不良。肝胆疾病时 ALT 和 GGT 均升高,如果同时 CHE 降低者为肝脏疾患,而正常者多为胆道疾病。另外,CHE 增高可见于甲状腺功能亢进、糖尿病、肾病综合征及脂肪肝。

凝血酶原时间(PT)延长提示肝脏合成各种凝血因子的能力降低。

(四)反映肝脏纤维化和肝硬化的项目

包括白蛋白(Alb)、总胆红素(TBil)、单胺氧化酶(MAO)、血清蛋白电泳等。当病人患有肝脏纤维化或肝硬化时,会出现血清白蛋白和总胆红素降低,同时伴有单胺氧化酶升高。血清蛋白电泳中 γ 球蛋白增高的程度可评价慢性肝病的演变和预后,不能清除血循环中内源性或肠源性抗原物质。

此外,最近几年在临床上应用较多的是透明质酸(HA)、层黏蛋白(LN)、Ⅲ型前胶原肽和Ⅳ型胶原。测定它们的血清含量,可反映肝脏内皮细胞、贮脂细胞和成纤维细胞的变化,其血清水平升高常提示患者可能存在肝纤维化和肝硬化。

(五)反映肝脏肿瘤的血清标志物

目前可以用于诊断原发性肝癌的生化检验指标只有甲胎蛋白(AFP)。甲胎蛋白最初用于肝癌的早期诊断,它在肝癌患者出现症状之前8个月就已经升高,此时大多数肝癌病人仍无明显症状,这些患者经过手术治疗后,预后得到明显改善。现在甲胎蛋白还广泛地用于肝癌手术疗效的监测、术后的随访以及高危人群的随访。不过正常怀孕的妇女、少数肝炎和肝硬化、生殖腺恶性肿瘤等情况下甲胎蛋白也会升高,但升高的幅度不如原发性肝癌那样高。另外,有些肝癌患者甲胎蛋白值可以正常,故应同时进行影像学检查如B超、CT、磁共振(MRI)和肝血管造影等,以此增加诊断的可靠性。

值得提出的是α-L-岩藻糖苷酶(AFU),血清AFU测定对原发性肝癌诊断的阳性率在64%~84%之间,特异性在90%左右。AFU以其对检出小肝癌的高敏感性,对预报肝硬变并发肝癌的高特异性,和与AFP测定的良好互补性,而越来越被公认为是肝癌诊断、随访和肝硬变监护的不可或缺的手段。另外,血清AFU活性测定在某些转移性肝癌、肺癌、乳腺癌、卵巢或子宫癌之间有一些重叠,甚至在某些非肿瘤性疾患如肝硬化、慢性肝炎和消化道出血等也有轻度升高,因此要注意鉴别。

另外在患有肝脏肿瘤时γ-GT、ALP、亮氨酸氨基转肽酶(LAP)、5′-NT等也常常出现升高。

肝功能是多方面的,同时也是非常复杂的。由于肝脏代偿能力很强,加上目前尚无特异性强、敏感度高、包括范围广的肝功能检测方法,因而即使肝功能正常也不能排除肝脏病变。特别是在肝脏损害早期,许多患者肝功能试验结果正常,只有当肝脏损害达到一定的程度时,才会出现肝功能试验结果异常。同时肝功能试验结果也会受实验技术、实验条件、试剂质量以及操作人员等多种因素影响,因此肝功能试验结果应当由临床医生结合临床症状等因素进行综合分析,然后再确定是否存在疾病,是否需要进行治疗和监测。

(张 健)

第五节 肾功能生物化检验

肾功检测包括:①血清代谢物质(血清尿素氮、肌酐、尿酸等);②血清微量蛋白(血清β_2微量球蛋白、血清转铁蛋白等)以及尿微量蛋白(尿液β_2-微球蛋白、尿微量白蛋白、尿微量转铁蛋白、24小时尿蛋白定量等)和尿N-乙酰-β-氨基葡萄糖苷酶(NAG)的检测。

一、血清尿素氮

是肾功能的重要指标,血清尿素氮升高意味着肾脏功能的损害。

【英文缩写】

BUN。

【参考值】

1.07~7.14mmol/L(3~20mg/dL)。

【影响因素】

1.标本避免溶血,溶血对测定有干扰。

2.血氨升高可使BUN测定结果偏高。

3.标本最好使用血清,用铵盐抗凝剂可使测定结果偏高。

4.测定过程中,各种器材及蒸馏水应无氨污染。

【临床意义】

1.生理性升高　见于高蛋白饮食。

2.生理性降低　见于妊娠。

3.病理性升高

(1)肾前因素:由于剧烈呕吐、幽门梗阻、肠梗阻和长期腹泻引起的失水过多,造成血尿素潴留。

(2)肾性因素:急性肾小球肾炎、肾病晚期、肾功能衰竭、慢性肾盂肾炎及中毒性肾炎。

(3)肾后因素:前列腺肿大、尿路结石、尿道狭窄、膀胱肿瘤等。

4.病理性降低　见于严重肝病,如肝炎合并广泛肝坏死。

【采血要求及注意事项】

空腹12小时取静脉血,取血前禁止食用高蛋白食物。

二、血清肌酐

是肾脏功能的重要指标,血清肌酐升高意味着肾功能的损害。

【英文缩写】

Cr。

【参考值】

53.0～133μmol/L(0.6～1.5mg/dL)。

【影响因素】

1.温度升高时,可使碱性苦味酸溶液显色增深,但标准与测定的增深程度不一致,因此测定需在室温进行。

2.特异性不高,可受维生素C、丙酮酸、胆红素等假肌酐影响。

3.轻微溶血标本对测定肌酐无影响,但可使肌酸结果偏高。

【临床意义】

1.病理性升高　见于:①肾肌酐排出量减少:肾功能衰竭、尿毒症、重度充血性心力衰竭;②体内肌酐生成过多:巨人症、肢端肥大症。

2.病理性降低　见于肌肉萎缩。

【采血要求及注意事项】

空腹12小时取静脉血。

三、血清尿酸

尿酸是食物中的核酸和体内核蛋白、核酸中嘌呤代谢终产物,主要由肾脏排出。

【英文缩写】

UA。

【参考值】

238～476μmol/L(4～8mg/dL)。

【影响因素】

1.标本避免溶血,及时分离血清。

2.标本中维生素C浓度过高,可使测定结果偏低。

【临床意义】

1.病理性升高 见于:①痛风:是核蛋白及嘌呤代谢异常所致,发作时尿酸浓度可达900μmol/L;②子痫;③排泄障碍:肾病(急慢性肾炎、肾结核等),尿道阻塞;④核酸分解代谢过盛:慢性白血病、多发性骨髓瘤、真性红细胞增多症;⑤其他:肠梗阻、重症肝病、氯仿、四氯化碳、铅中毒等。

2.病理性降低 见于恶性贫血复发,乳糜泻时,一些药物(肾上腺皮质激素、ACTH、阿司匹林)治疗后。

四、血清β_2微球蛋白

【英文缩写】

β_2-MG。

【参考值】

血β_2-MG<3mg/L。

【影响因素】

1.送检标本应新鲜,避免溶血。

2.正常60岁以上老年者有随年龄增长而增高的趋势。

【临床意义】

病理性升高,见于:①肾脏疾病:尿毒症、肾炎、糖尿病肾病和肾移植受者初期(肾移植排异反应);②恶性肿瘤:骨髓瘤、非霍奇金氏淋巴瘤、慢性淋巴细胞白血病等;③其他如肝硬变、冠心病、甲状腺疾病和慢性炎症等。

五、血清转铁蛋白

血浆铁与转铁蛋白结合,转铁蛋白浓度可以反映血清铁的缺乏。

【英文缩写】

Tf。

【参考值】

20.8～34.7μmmol/L(1.87～3.12g/L)。

【临床意义】

1.生理性增高 见于怀孕后期和口服避孕药的妇女。

2.病理性增高 见于血清铁缺乏时。

3.病理性降低 见于:①蛋白质丢失性疾病,如肾病综合征、慢性肾功能衰竭、严重烧伤和蛋白质丢失性胃肠病;②严重肝病(如肝硬化)显著下降;③任何感染状态和严重疾病时。

【采血要求及注意事项】

空腹12小时取静脉血。

六、尿N-乙酰-β-氨基葡萄糖苷酶测定

是检测肾损伤,特别是肾小管缺血、坏死的敏感指标。

【英文缩写】

NAG。

【参考值】

0～22u/g·Cr。

【临床意义】

1.为早期肾损伤的检测指标之一。各种肾实质性疾患引起肾小管损伤都可使尿NAG增高。常用于上尿路感染的定位诊断,以便与膀胱炎鉴别;还用于糖尿病肾小管-间质损伤、高血压肾病的早期诊断。

2.肾移植出现排异反应前1～3天尿NAG可增高,有助于排异反应早期诊断。

3.肾毒性药物,如庆大霉素、抗肿瘤药可导致尿NAG增高,停药后可恢复正常。

4.慢性肾功不全,尿NAG减低。

【采血要求及注意事项】

1.应取新鲜中段尿离心取上清,或立即冷藏(勿冷冻)。

2.男性患者避免混入精液。

3.菌尿症标本应随时离心分离上清后,立即测定或冷藏后当日测定,不可久留。

七、尿液β_2-微球蛋白

【英文缩写】

β_2-MG。

【参考值】

0～0.2mg/L。

【影响因素】

1.β_2微球蛋白分子量小,尿液含量极微,用一般方法测不出,目前常用的测定方法是酶联免疫比浊和放射免疫比浊法。采用随机尿进行测定。留尿方法应弃去晨尿,然后喝500ml水,1h后留尿送检,标本应适当加入碱性缓冲液,防止β_2-MG分解。

2.正常60岁以上老年者有随年龄增长而增高的趋势。

【临床意义】

1.测定主要用于监测近端肾小管的功能。在急性肾小管损伤或坏死、慢性间质性肾炎、慢性肾衰等情况下,均可使得尿β_2-MG显著升高。肾移植患者血、尿β_2-MG明显增高,提示肌体发生排异反应;肾移植后连续测定β_2-MG可作为评价肾小球和肾小管功能的敏感指标。糖尿病肾病早期有肾小管功能改变,尿β_2-MG也会升高。

2.在系统性红斑狼疮活动期,造血系统恶性肿瘤,如慢性淋巴细胞性白血病时,尿液β_2-MG也有升高。

【采血要求及注意事项】

可以和血液β_2-微球蛋白共同测定,共同用于上述疾病的诊断。建议留取晨尿或随机尿,一般2ml就可以,置普通洁净管中送验。如不能当天化验,应放4℃冰箱,特别是夏天以防腐变。另外,尿液β_2-微球蛋白活性在酸性环境下极易丧失。故尽量减少在膀胱贮存时间。

八、尿微量白蛋白

【英文缩写】

mAlb。

【参考值】

0.49～2.05mg/mmol・Cr 或 4.28～18.14mg/g・Cr。

【影响因素】

如尿液混浊，必须离心或过滤，否则将使结果偏高。

【临床意义】

为早期肾损伤的检测指标之一。尿中白蛋白含量为 30～200mg/L 或 30～300mg/24h，排出率在 20～200μg/min，尿蛋白定性试验不能检出或仅为(±)的蛋白尿称为微量白蛋白尿。尿 mAlb 的检出说明有早期肾小球损伤，常用于糖尿病肾病、高血压肾病的早期诊断，药物治疗肾毒性监测。

【采血要求及注意事项】

与 β_2-MG 相同。注意如尿液标本混浊，须离心后取上清液测定。

九、尿微量转铁蛋白

为肾小球选择通透性指标。

【英文缩写】

MTF。

【参考值】

0～0.2mg/ml。

【临床意义】

尿微量转铁蛋白升高见于糖尿病肾病、高血压早期肾损伤，以及肾外肾炎、链感肾炎、肾盂肾炎等各种肾炎，是肾小球早期损伤的敏感指标。

【采血要 求及注意事项】

与 β_2-MG 相同，注意如尿液标本混浊，须离心后取上清液测定。

十、24 小时尿蛋白定量

【英文缩写】

24HUSCFP。

【参考值】

40～100mg/24h(尿)。

【临床意义】

正常情况下，人尿液中可排出很微量的蛋白质，用通常的常规方法如尿蛋白定性实验不能够检测到，需要通过生化方法进行定量测定。尿蛋白排出量过多表明肾脏功能有问题，可参考尿常规检查部分。进行 24 小时尿蛋白定量分析，对肾脏疾病的治疗和疗效观察具有一定意义。

（张　健）

第六节 心肌酶谱

心肌酶谱包括:天门冬氨酸氨基转移酶(AST),肌酸激酶(CK),肌酸激酶同工酶(CK-MB),乳酸脱氢酶(LDH),α-羟丁酸脱氢酶(HBDH),心肌肌钙蛋白-I(cTnI)。

一、天门冬氨酸氨基转移酶

该酶在心肌细胞中含量较高,所以当心肌细胞受到损伤时,大量的酶释放入血,使血清含量增加,因此血清天门冬氨酸氨基转移酶一般用于心脏疾病的诊断。

【别名】

谷草转氨酶。

【英文缩写】

GOT、AST、SGOT。

【参考值】

<40U/L。

【影响因素】

1.溶血可导致AST活性升高,应注意避免。

2.很多药物如利福平、四环素、庆大霉素、红霉素、卡那霉素、氯霉素、环孢菌素、非那西丁、苯巴比妥、口服避孕药、地西泮、磺胺类、呋喃类等,尤其是长期使用时,由于对肝细胞有损害,可引起AST增高。

3.妊娠时,血清AST活性可升高。

4.正常新生儿AST活性较成年人高出2倍左右,出生后3个月降至成人水平。

【临床意义】

病理性升高见于:

1.心肌梗死发病6~12h显著升高,增高的程度可反映损害的程度,并在发作后48h达到最高值,3~5d恢复正常。

2.各种肝病AST可增高,肝病早期和慢性肝炎增高不明显,AST/ALT比值小于1。严重肝病和肝病后期增高,AST/ALT比值大于1。

3.其他疾病如心肌炎、肾炎及肺炎等AST也轻度升高。

【采血要求及注意事项】

空腹12小时取静脉血。

二、肌酸激酶

肌酸激酶主要用于诊断心脏疾病特别是心肌梗死。

【英文缩写】

CPK、CK。

【参考值】

20~200U/L。

【影响因素】

1.红细胞不含 CK,故轻度溶血标本对结果无影响,但严重溶血影响测定结果。

2.剧烈运动可使 CK 活性明显升高。

3.CK 稳定性差,室温放置 4h 或于 4℃放置 12h 以上可使酶失活。

4.宜用血清或肝素抗凝血浆标本进行测定。

【临床意义】

1.心肌梗死 4～8h 开始上升,16～36h 达峰值,2～4 天可恢复正常。CK 为急性心梗早期诊断指标之一,增高程度与心肌受损程度基本一致。溶栓治疗出现再灌注时,达峰时间提前。

2.各种肌肉疾病,如进行性肌营养不良、多发性肌炎、严重肌肉创伤(如挤压综合征)时,CK 明显增高;全身性惊厥、心肌炎、心包炎时,CK 也可增高。

3.急性脑外伤、癫痫时 CK 增高;甲状腺机能减退出现黏液性水肿时 CK 也增高。

4.手术后、心导管、冠脉造影、运动试验、反复肌注、剧烈运动,CK 可一过性增高。

5.CK 随年龄、性别、种族有差异,青壮年高于小孩、老人,男高于女,黑人高于白、黄种人。

【采血要求及注意事项】

空腹 12 小时取静脉血,取血前不要剧烈运动。

三、肌酸激酶同工酶

血清中的磷酸肌酸激酶大致有三种来源,分别是心肌细胞、骨骼肌细胞和脑细胞。电泳法测定磷酸肌酸激酶同工酶用于确定哪种来源的磷酸肌酸激酶异常,帮助临床诊断心脏、骨骼肌和脑内病变。

【别名】

心肌酶同工酶。

【英文缩写】

CK-MB。

【参考值】

0-25U/L。

【影响因素】

同 CK 测定。

【临床意义】

1.由于 CK-MB 在心肌中百分含量最高(25%～40%),且急性心梗发作 3.5h 左右开始增高,16～24h 达峰,2～3 天恢复正常。CK-MB 超过总 CK 的 6%为心梗早期诊断的特异指标。CK-MB 质量测定比活性测定更可靠,当 CK-MB 在 5～22ng/ml 时,可能为 AMI 早期或微小心梗;CK-MB>22ng/ml 时,结合临床表现及 ECG 可诊断心梗。CK-MB 早达峰值者比晚达峰值者预后好。

2.脑外伤、脑血管意外、脑手术后、各种原因引起中枢神经系统缺氧后 48～72h,肺、前列腺、子宫或其他恶性肿瘤,CK-BB 增高。

3.CK-MM 增高是骨骼肌损伤的特异指标。骨骼肌损伤时,CK-MB 相应增高,但不超过总 CK 的 5%。

【采血要求及注意事项】

空腹 12 小时取静脉血。

四、乳酸脱氢酶测定

常与乳酸脱氢酶同工酶一起测定诊断心肌梗死。

【英文缩写】

LDH。

【参考值】

114～240U/L。

【影响因素】

1.溶血、剧烈运动及妊娠可导致血清LDH水平升高，应注意鉴别。

2.导致LDH升高的药物较多，如磺胺甲基异口恶唑、甲氨蝶呤、光辉霉素、磺胺甲氧嗪、可待因、吗啡、哌替啶、丙米嗪、奎尼丁及甲睾酮等。

【临床意义】

1.LDH存在于各种组织中，以肝、肾、心肌、骨骼肌、胰腺和肺中最多。急性心肌梗死发生后6～12h开始增高，24～60h达峰，7～15天恢复正常。LDH用于急性特别是亚急性心肌梗死的辅助诊断。

2.由于分布广泛，在各种急性相反应，如肝炎、肺梗塞、恶性肿瘤、恶性贫血、休克时，LDH增高；肿瘤转移所致的胸腹水中，LDH也增高。

3.常通过观察此酶是否正常，来除外组织器官损伤或对癌症化疗疗效观察。

【采血要求及注意事项】

空腹12小时取静脉血。

五、血清α-羟丁酸脱氢酶

临床上用于心肌梗塞的诊断。

【英文缩写】

HBDH。

【参考值】

72～182U/L。

【影响因素】

同AST测定。

【临床意义】

1.α-HBDH主要是反映LDH活性，故心肌梗死时明显增高，且维持时间较长可达2周左右。

2.肌营养不良及叶酸、VB_{12}缺乏时，α-HBDH也可增高。

【采血要求及注意事项】

空腹12小时取静脉血。

六、心肌肌钙蛋白-I

是诊断心肌梗死的特异指标。

【英文缩写】

cTnI、TnI。

【参考值】

<0.35ng/ml。

【影响因素】

1.标本采集后应尽快分离血清或血浆进行测定。

2.标本防止溶血。

【临床意义】

病理性升高见于：

1.AMI 发作 6.5h 后 Tn-I 值增高，11.2h 达峰，可持续 4～7 天，其临床意义同 Tn-T，尤其对于肾衰病人的 AMI 诊断没有假阳性(在肾衰时 Tn-T 与 CK-MB 可增高)。

2.当心梗发作时间>36h 时，测定 Tn-I 更有意义。

3.以 EIA 法测定 Tn-I，Tn-I 为 1～3.5ng/ml 的病人要考虑有不稳定心绞痛、心绞痛等可能性，在 2～10ng/ml 可能为心梗早期。

病人入院经 12h 观察，CK-MB 和 Tn-I 持续阴性可除外心梗。

【采血要求及注意事项】

无禁食要求。

七、血清心肌酶的临床应用

(一)临床诊断用心肌酶的选择原则

在诊断疾病时，应该测定哪些心肌酶在临床是一个重要的问题。临床当然希望测定高度敏感、高度特异的指标，高(或低)就能确诊，否则就可排除，但这类理想化的指标是很难存在的，因此我们选择诊断用指标时就得依照如下原则：①有较高的组织/血清酶活力比，这样轻微的组织损伤也能得到明显的指标变化；②组织损害时能较快的释放，以便早期诊断；③生物半寿期较长，否则难以捕获；④测定方法简单易行，试剂稳定廉价。

(二)血清心肌酶诊断心肌梗塞的病理基础

心脏是人体最活跃的脏器之一，为完成各种生理活动心脏内存在大量的细胞酶。AMI 发生后，因为心肌缺血坏死或细胞膜通透性增加，使得心肌内的细胞酶释放入血，根据心肌所损情况不同，血清酶升高的幅度也不同，因此可以用血清酶的变化来反应 AMI 的发生以及病灶的大小。同时，由于各种酶的生理特性不同，如在细胞内定位不同、分子量大小不同、生物半寿期不同等，造成了各种酶人血的时间、人血的快慢以及在血清内的持续时间不同，为临床病程和愈后的判断提供了依据。

(三)临床常用心肌酶检测

心脏内的细胞酶很多，但作为诊断用血清酶必须符合诊断的要求(即符合上述选择原则)，其中组织特异性是最重要的，但不是唯一的，例如线粒体异柠檬酸脱氢酶(ICDM)在心肌的含量很高，但其一经入血很快就失活，故不能用于临床诊断。目前国内外常用于诊断心肌梗塞的血清酶主要有谷草转氨酶(GOT)，乳酸脱氢酶(LDH)和肌酸激酶(CK)，尤以 LDH 和 CK-MB 同工酶具有较高的阳性率和特异性，应用更广。

(四)GOT、LDH、CK 及其同工酶的分布与诊断价值

1.GOT、LDH、CK 的特异性比较　心肌的 GOT 含量是人体各组织中最高的，LDH 和 CK 的含量占第

二位。从这三种酶活性和心肌的比值来看，CK的脏器特异性最高，除骨骼肌病变(包括肌细胞膜通透性变化如酒精中毒)和严重脑血管意外外，其他疾病很少引起血清CK活性增高，并且红细胞几乎不含CK，故测定不受溶血的影响，所以CK诊断效率高，假阳性低。其阳性率与心电图ST段异常符合率达(95%)，高于GOT；心电图不明显的心内膜下梗塞、合并传导阻滞、多发性小灶坏死及再发性梗塞，CK大多升高，而肺梗塞、心绞痛、陈旧性梗塞等则CK活性一般不升高。CK的假阳性仅为10%～15%，而GOT高达32%，LDH也由于分布广泛而特异性不高。

2.GOT的同工酶　测定血清GOTm并不能提高对AMI的诊断特异性，但因GOTm定位于线粒体，故不是很严重的损伤一般难以释放入血，因此测定GOTm对于推测预后有一定意义，特别是在推测死亡率方面较CK-MB更有价值。

3.LDH的同工酶　LDH在人体内有五种同工酶，其中心肌中以LDH_1、LDH_2为主。在正常血清中，LDH_1一般在0.45～0.74之间，由于AMI发生后心肌释放LDHi含量，大于LDH_2，故可使血清LDH_1/LDH_2比值上升。在101例经临床和心电确诊的AMI患者的血清检测中，LDH_1/LDH_2的比值均在0.76以上，阳性率100%；在101例非AMI患者中，也有12例LDH_1/LDH_2比值升高，特异性为90.5%。其他疾病LDH同工酶谱明显不同，但恶性贫血和肾梗死病人的与AMI相似，需配合其他检查鉴别。对于AMI LDH_1升高，兼有LDHs升高者可提示心源性休克或心力衰竭引起继发性肝损伤。由于LDH同工酶试剂较为昂贵，曾用α-羟丁酸脱氢酶来诊断，实际上是用α-酮丁酸为底物测LDH活性，其灵敏度和专一性略高于LDH总活性不及LDH_1同工酶。

4.CK同工酶　肌酸激酶具有3种同工酶，即CK-BB、CK-MB、CK-MM、CK-MB是至今为止诊断心肌梗塞最佳的血清酶指标。人体各组织除腓肠肌外，只有心肌含有较高的CK-MB，可达40%以上，故此同工酶对诊断心肌梗塞的特异性可高达100%。心梗发生时，血清CK-MB可增高10～25倍，超过CK总活力增高的倍数(10～12)倍。其他组织也有CK-MB，如肌肉疾病、中毒性休克、创伤、脑血管意外、甲状腺功能低下、急性酒精/CO中毒、急性精神病甚至分娩初期都可见CK-MB升高。不过在这些非心肌梗塞疾病中，血清CK-MB占总CK的百分比平均为2.5%～7.5%(正常人<2%)，均低于心梗的7.5%～19.5%(MB占总CK的%因测定方法不同而差别很大)。

5.GPT、GOT、LDH、CK及其同工酶在心肌梗死后的时相变化　急性心肌梗死发生后，心肌的损伤是一个渐进的过程，因此血清酶活性的升高有一个延缓期，与梗死区的大小、酶从受损心肌释出的速度以及酶在血液中稀释和破坏程度有关。见(表8-24)。

表8-24　GPT、GOT、LDH、CK及其同工酶在心肌梗死后的时相变化

酶	延缓期(h)	高峰期(h)	维持时间(d)	增高倍数
CK-MB	3～8	16～24	1～4	20
总CK	4～10	20～30	3～6	10
GOT	4～10	20～30	3～6	1
LDH	6～12	30～60	7～14	6
GOTm	8～24	48	8	4
γ-GT	48～96	192～240	25～30	3

CK-MB的延缓期较短，为3～8h；GOT和总CK为4～10h，而LDH(包括LDH_1)为6～12h。线粒体中的GOTm因难以释出，延缓期可长至8～24h。以上各种血清酶的活力均在一定时间后达峰值。CK-MB的峰值通常是在心肌梗死后16～24h；CK总活力和GOT稍后，为20～80h；而心肌特异的LDH_1及

LDH 总活力需 30～60h 才达高峰，GOTm 与 LDH 达到峰值的时间相仿。然而，上升较快的血清酶，其维持较高的时间也较短，CK-MB 只有 1～4d，总 CK 和 GOT 为 3～6d，LDH 可维持 7～14d，GOTm 约 8d。

上述情况表明：在心肌梗死的晚期可见血清 γ-GT 升高，发生率约 50%，机制不明。过去曾认为这是心肌修复的结果。但不论是正常心肌或修复心肌均不含有 γ-GT，故有人认为是肝继发性损害而致肝中的 γ-GT 释出所致。但血中 γ-GT 的活性又和肝的临床表现和其他肝功能试验不相平行，故血清 γ-GT 的增高机制还有待于研究。

（五）心肌酶谱

因为实验室诊断指标的特殊性，对于灵敏度和特异性不高的指标，常根据临床诊断的需要和相关指标的特点进行适当的组合，以便提供较为准确和全面的临床信息，对于本章而言，就是我们常说的心肌酶谱。一般来说根据各个医院的情况和出发点不同，所以制定的心肌酶谱也不全相同但原理差不多。CK-MB 是诊断 AMI 的金标准，是心肌酶谱的核心，但是因 CK-MB 生物半寿期较短，对于一些临床症状不明显的病人可能错过捕获期，而 LDH 在血液中持续时间长并且来身就能反应心肌的损伤，因此与 CK-MB 配合更能提高诊断效率。当然，LDH 的同工酶更好，但费用较高，故也可用 α-羟丁酸脱氢酶代替。虽然 CK-MB 的特异性比较高，但毕竟不是绝对特异，骨骼肌中的含量也不少，对于缺乏临床症状的亚临床型骨骼肌病患者，有心肌梗死发生时，就会为诊断带来一定困难。故有人建议，由于心肌内 GOT 的含量高出骨骼肌很多而 CK 较骨骼肌低 4 倍，可以用 CK/GOT 来鉴别以提高诊断特异性，同时这两种酶本身也能反应心肌梗死的发生，也可提高诊断灵敏度。测定 GOTm 虽然不能对诊断有帮助，但因其本身的生物学特性对临床的预后判断有很大帮助。总之正确和有效的使用心血酶谱可以为临床带来很大的便利。

（王志强）

第七节 微量元素与维生素检验

一、常用微量元素和维生素的代谢及其生物学作用

（一）微量元素代谢及其生物学作用

人体是由各种化学元素组成的，根据元素在机体内的含量和机体对它们的需要量，可分为宏量元素和微量元素两大类。

宏量元素又称常量元素，其占人体总重量的 1/10000 以上，每人每天需要量在 100mg 以上。这类元素包括碳（C）、氢（H）、氧（O）、氮（N）、钙（Ca）、硫（S）、磷（P）、钠（Na）、钾（K）、氯（Cl）和镁（Mg）11 种。

微量元素系指占人体总重量 1/10000 以下，每人每天需要量在 100mg 以下的元素。根据机体对微量元素的需要情况，可分为必需微量元素和非必需微量元素。人体内必需的微量元素有：铁（Fe）、铜（Cu）、锰（Mn）、锌（Zn）、铬（Cr）、钴（Co）、钼（Mo）、镍（Ni）、钒（V）、硅（Si）、锡（Sn）、硒（Se）、碘（I）、氟（F）；非必需的微量元素中属于可能必需的有锶（Sr）、铷（Rb）、砷（As）及硼（B）；属于无害的有钛（Ti）、钡（Ba）、铌（Nb）、锆（Zr）等；有害的微量元素有镉（Cd）、汞（Hg）、铅（Pb）、铝（Al）等。将微量元素分为必需与非必需，无害或有害，只有相对的意义。因为某一微量元素，低浓度时是无害的，高浓度时可能是有害的（如砷等）。随着研究的深入将会发现更多的人体必需的微量元素。

【主要微量元素】

1.铁

(1)铁的代谢:铁在体内分布很广,几乎所有组织都含有铁。铁在人体内可分为两类:一类是功能铁,是指体内具有重要生理功能的铁,包括血红蛋白(67.58%)、肌红蛋白(约3%)、少量含铁酶及运铁蛋白中所含的铁;另一类是贮存铁,贮存铁又分为铁蛋白和含铁血黄素,铁蛋白的铁是可以被立即动用的贮存铁,而含铁血黄素是不能立即被动用的贮存铁。铁的含量以肝、脾组织含量最高,其次为肺组织。

人体内含铁量为3～5g。在整个消化道均可吸收铁,但主要部位在十二指肠及空肠上段。Fe^{2+}较Fe^{3+}易吸收,食物中的铁多为Fe^{3+},所以必须经过消化道将Fe^{3+}还原成Fe^{2+}才能被充分吸收。吸收的Fe^{2+}在肠黏膜上皮细胞内重新氧化为Fe^{3+},并与脱铁蛋白结合,形成储存形式的铁蛋白。运铁蛋白(Tf)是一种在肝内生成的β_1-球蛋白,分子量为79kD,在血液中起运载铁的作用。运铁蛋白可将铁运送至骨髓用于血红蛋白合成,或运送至网状内皮细胞储存起来,或运送至各种细胞供含铁酶合成等,或运往需铁的组织中。影响铁吸收的因素很多,胃酸和胆汁都具有促进铁吸收的作用。

正常人排铁量很少,每天排泄0.5～1mg,主要通过肾脏、粪便和汗腺排泄,另外,女性月经期、哺乳期也将丢失部分铁。

(2)铁的生物学作用:①合成血红蛋白;②合成肌红蛋白;③构成人体必需的酶;④参与能量代谢;⑤缺铁将造成机体免疫机制受损、白细胞功能障碍、淋巴细胞功能受损、抗体产生受抑制等,容易导致感染。

2.碘

(1)碘的代谢:正常人体内含碘(I)为20～25mg。碘主要从食物中摄入,食物中的无机碘溶于水形成碘离子,以消化道吸收为主,经门静脉进入体循环,吸收后的碘有70%～80%被摄入甲状腺细胞内贮存、利用,其余分布于血浆、肾上腺、皮肤、肌肉、卵巢和胸腺等处。碘的排泄主要通过肾脏,每天碘的排出量约相当于肠道吸收的量,占总排泄量的85%,其他由汗腺、乳腺、唾液腺和胃腺分泌等排出。

(2)碘的生物学作用:碘通过甲状腺素促进蛋白质的合成,活化多种酶,调节能量代谢。碘是通过甲状腺素而发挥其生理作用的,甲状腺素具有的生物学作用都与碘有关。

3.锌

(1)锌的代谢:正常成年人体内含锌(Zn)总量为2～3g。锌主要在十二指肠和空肠通过主动运转机制被吸收,锌进入毛细血管后由血浆运输至肝及全身,分布于人体各组织器官内,以视网膜、胰腺及前列腺含锌较高,锌主要由粪便、尿、汗、乳汁及头发排泄。失血也是丢失锌的重要途径。

(2)锌的生物学作用:①锌可作为多种酶的功能成分或激活剂;②促进机体生长发育;③促进维生素A的正常代谢和生理功能;④参与免疫功能过程。

4.硒

(1)硒的代谢:人体内硒(Se)的含量为14～21mg。硒主要在十二指肠吸收,吸收入血后硒主要与α-球蛋白或β-球蛋白结合,小部分与极低密度脂蛋白结合而运输。硒可以分布到所有的软组织,以肝、胰腺、肾和脾含量较多。硒主要从尿排出,部分经胆汁由粪便排出,少量也可通过汗、肺和乳汁排泄。

(2)硒的生物学作用:①硒是谷胱甘肽过氧化物酶(GSH-Px)的重要组成成分;②参与辅酶A和辅酶Q的合成;③保护视器官的功能健全;④是体内抵抗有毒物质的保护剂;⑤增强机体免疫力;⑥保护心血管和心肌;⑦调节维生素A、C、E、K的代谢;⑧硒可干扰致癌物的代谢。

5.铜

(1)铜的代谢:正常人体内含铜(Cu)为80～100mg。铜经消化道吸收,主要吸收部位是十二指肠和小肠上段。铜被吸收进入血液,铜离子与血浆中白蛋白疏松结合,形成铜-氨基酸-白蛋白络合物进入肝脏,该络合物中的部分铜离子与肝脏生成的 α_2-球蛋白结合，形成铜蓝蛋白，铜蓝蛋白再从肝脏进入血液和各处组织，铜蓝蛋白是运输铜的基本载体。人体内以肝、脑、心及肾脏含铜浓度最高。其次为脾、肺和肠。肌肉和骨骼等含铜量较低。铜经胆汁、肠壁、尿液和皮肤排泄。

(2)铜的生物学作用：①维护正常的造血功能及铁的代谢；②是构成超氧化物歧化酶、赖氨酰氧化酶等多种酶类的必需成分。

6.铬

(1)铬的代谢：人体内含铬(Cr)量约为 60mg。铬经口、呼吸道、皮肤及肠道吸收，入血后与运铁蛋白结合运至肝脏及全身。铬广泛分布于所有组织，其中以肌肉、肺、肾、肝脏和胰腺的含量较高。组织中铬含量是血铬含量的 10～100 倍，因此有学者认为血铬一般不能作为人体铬营养状态的指标。铬的排泄，主要由尿排出，少量从胆汁和小肠经粪便排出，微量通过皮肤排泄。

(2)铬的生物学作用：①促进胰岛素的作用及调节血糖；②降低血浆胆固醇；③促进蛋白质代谢和生长发育。

7.锰

(1)锰的代谢：正常成人体内含锰(Mn)为 12～20mg。锰主要在小肠吸收，吸收入血的锰与血浆 β-球蛋白结合为转锰素分布到全身，以骨骼、肝、脑、肾、胰、垂体含锰较多，小部分进入红细胞形成锰卟啉，迅速运至富含线粒体的细胞中，约有 2/3 贮留于线粒体内。锰的排泄主要由肠道、胆汁、尿液排泄。

(2)锰的生物学作用：①锰是多种酶的组成成分及激活剂；②促进生长发育。此外，锰与造血功能密切相关，是过氧化物酶的组成成分，因此锰与衰老密切相关。

8.钴

(1)钴的代谢：正常成人体内含钴(Co)约为 1.5mg，钴主要由消化道和呼吸道吸收，某些金属离子能影响钴的吸收，如铁在十二指肠的转运过程与钴相似，所以这两种金属存在吸收竞争。钴通过小肠进入血浆后由 3 种运钴蛋白结合后运至肝脏及全身，通常以肝、肾和骨骼中钴的含量较高，钴主要通过尿液排泄，少量通过肠道、汗腺、头发等途径排泄。

(2)钴的生物学作用：钴是维生素 B_{12} 的组成成分。维生素 B_{12} 是水溶性维生素，它是一种含钴的配合物，体内的钴主要以维生素 B_{12} 的形式发挥作用。维生素 B_{12} 在人体内参与造血，促进红细胞的正常成熟；参与脱氧胸腺嘧啶核苷酸的合成；参与体内一碳单位的代谢。

【有害微量元素】

人类健康问题与有害微量元素之间的关系，随着逐年增加的对有害微量元素的利用而受到重视。危害人体健康的有害微量元素多来自于食物和饮水，但由于工业界的大量使用或开采金属、合金等而暴露在环境中，也造成不少因职业和环境而引起的疾病。

1.铅　铅(Pb)是一种具有神经毒性的重金属元素，其理想血浓度为 0，主要经呼吸道、消化道和皮肤吸收，入血后随血流分布到全身各器官和组织。铅的排泄大部分经肾脏由尿排出，小部分通过胆汁分泌排入肠腔，然后随粪便排出，微量由乳汁、汗、唾液、头发及指甲脱落排出体外。

铅在人体内无任何生理功能，由于全球性工业和交通的迅猛发展，随之带来了铅对环境的污染，危害着人类的健康。

目前认为铅中毒机制中最重要的是卟啉代谢紊乱，使血红蛋白的合成受到阻碍。铅还可致血管痉挛，又可直接作用于成熟红细胞而引起溶血；可使大脑皮层兴奋和抑制的正常功能紊乱，引起一系列的神经系统症状。

由于铅对机体的毒性作用涉及多个系统和器官，且缺乏特异性，所以临床表现复杂，如易激惹、惊厥、反复腹痛、反复呕吐、小细胞低色素性贫血、氨基尿、糖尿等，主要累及神经、血液、造血、消化、泌尿和心血管系统。

2.汞　汞(Hg)俗称水银，是银白色液态金属。过量的汞和汞化合物摄入体内，都可能对人体造成伤害。金属汞及其化合物主要以蒸气和粉尘形式经呼吸道侵入机体，还可经消化道、皮肤侵入。汞以脑、肾含量最高，其次是肺、肝、甲状腺、睾丸等。汞的排泄主要经肾脏由尿排出，尿汞的排出量与接触汞的浓度和时间有关。粪便是汞排出的又一重要途径，汞还能由肺呼出，汗液、乳汁、唾液也可排出少量汞，毛发中的汞可以随毛发的脱落而脱离机体。

汞对机体的作用主要是由于汞离子与巯基(-SH)的结合，汞与酶的巯基结合后，使酶的活性丧失，影响细胞的正常代谢并出现中毒症状。

汞中毒临床表现为头昏、头痛、多汗、易兴奋、精神障碍、乏力、口腔炎、牙齿松动等，主要累及肾脏、心血管和神经系统。

3.镉　镉(Cd)是有毒元素，在自然界中主要存在于锌、铜和铅矿内，其中以锌矿石含量最高，镉的主要吸收途径为呼吸道及消化道，也可经皮肤吸收，分布于全身各个器官，主要分布于肾、肝、骨组织中。镉的排泄主要由粪便排出，其次经肾脏由尿排出，少量可随胆汁排出。

镉化合物可抑制肝细胞线粒体氧化磷酸化过程，对各种氨基酸脱羧酶、过氧化酶、组氨酸酶、脱氢酶等均有抑制作用，从而使组织代谢发生障碍。镉还可直接损伤组织细胞和血管，引起水肿、炎症和组织损伤。

镉中毒临床表现为口干、口内金属味、咽痛、乏力、呼吸困难、蛋白尿、骨变形、肝坏死等，主要累及肺、肾、嗅觉、骨骼、睾丸、肝等。镉的致癌、致畸和致突变的作用已被学者关注。“痛痛病”是因摄食被镉污染的水源而引起的一种慢性镉中毒，首先发现于日本，其特点是：①肾小管再吸收障碍；②骨软化症；③消化道吸收不良。

4.铝　铝(Al)是一种对人体有害的神经毒微量元素，主要由胃肠道吸收入血后，结合在转铁蛋白上运输，以结缔组织、淋巴结、肾上腺、甲状旁腺中含铝量较高。铝的排泄主要经肾由尿排出，部分可由粪便和胆汁排出。

铝在地壳中含量丰富，用途极广，人们长期与之为友而不知其害。人体摄铝增加主要来自铝食具、炊具、铝尘、食物、饮料、铝制剂等。铝的毒性可导致机体许多脏器受损，临床主要表现为高铝血症、消化道症状、铝贫血、铝骨病(ABD)、铝脑病等。

5.砷　砷(As)本身毒性并不大，但其化合物如三氧化二砷(As_2O_3，俗称砒霜)毒性甚大。砷及其化合物经呼吸道、消化道和皮肤吸收，吸收入血后主要与血红蛋白结合，随血液分布到全身组织和器官，主要分布在肾、肝、胃、脾、肌肉等处。砷的排泄主要通过肾脏随尿排出，小部分经毛发、指甲生长、皮肤脱落、排汗、胆汁等途径排泄。

砷广泛分布于环境中，人体吸收的砷可来自饮水、燃煤的污染、饮食海产品、生产环境的空气污染、烟草(烟草生长过程中能富集土壤中的砷)、含砷化妆品等。

砷对细胞中的巯基(-SH)有很大的亲和力，入侵到机体的砷可与参与机体代谢的许多含巯基的酶结合，特别易与丙酮酸氧化酶的巯基结合，使酶的活性丧失，丙酮酸不能进一步氧化，影响细胞的正常代谢。

砷中毒临床表现为咳嗽、头昏、头痛、恶心、呕吐、腹泻、肝区痛、皮肤损伤等，砷的毒性可以减弱酶的正常功能，损害细胞染色体，造成神经系统、肝、脾、肾、心肌的脂肪变性和坏死，还可以引起皮肤黑变病、皮肤癌等。

(二)维生素的代谢及其生物学作用

维生素(Vit)是维持机体正常功能所必需的一类微量低分子有机化合物。它们在体内不能合成或合成量很少，必须由食物供给。虽然维生素不能为机体提供能量，也不是机体的构成物质，而且每天需要量甚少，但维生素在调节物质代谢过程中却发挥着重要作用。根据维生素的溶解性可将其分为脂溶性维生素和水溶性维生素两大类（表 8-25）。

表 8-25　维生素的命名及常见缺乏症

名称	以化学结构或功能命名	常见缺乏症
脂溶性维生素		
维生素 A	抗干眼病维生素、视黄醇	夜盲症、干眼病
维生素 D	抗佝偻病维生素、钙化醇	佝偻病、骨软化症
维生素 E	生育酚	溶血性贫血
维生素 K	凝血维生素	新生儿出血、出血倾向
水溶性维生素		
维生素 B_1	硫胺素、抗脚气病维生素	脚气病
维生素 B_2	核黄素	口角炎
维生素 PP	烟酸、尼克酸、抗癞皮病维生素	癞皮病
维生素 B_6	吡哆醇、吡哆醛、吡哆胺	动脉粥样硬化
维生素 M	叶酸、蝶酰谷氨酸	巨幼红细胞性贫血
维生素 B_{12}	钴胺素、抗恶性贫血维生素	恶性贫血
维生素 C	抗坏血酸、抗坏血病维生素	坏血症

【脂溶性维生素】

脂溶性维生素包括维生素 A、D、E、K，它们不溶于水，但溶于脂类及有机溶剂；在食物中与脂类共存；并随脂类一同吸收；吸收入血后的脂溶性维生素与脂蛋白及某些特殊的结合蛋白特异地结合而运输。

1.维生素 A

（1）维生素 A 的代谢：维生素 A 又称抗干眼病维生素。维生素 A 有维生素 A_1（视黄醇）和维生素 A_2（β-脱氢视黄醇）之分。

维生素 A 只存在于动物性食品中，植物性食品中虽然不含维生素 A，但含有维生素 A 原——胡萝卜素。胡萝卜素在体内可转化为维生素 A，是人体内维生素 A 的重要来源。维生素 A 在体内的活性形式包括视黄醇、视黄醛和视黄酸。食物中的维生素 A 大都是以视黄基酯的形式存在。视黄基酯和维生素 A 原在小肠黏膜细胞内水解为视黄醇（1 分子 β-胡萝卜素可形成 2 分子维生素 A，而 α-胡萝卜素、γ-胡萝卜素等其他维生素 A 原可形成 1 分子维生素 A），吸收后又重新合成视黄醇酯，储存于储脂细胞内。血液循环中的维生素 A 是非酯化型，它与视黄醇结合蛋白（RBP）结合，再与前白蛋白（PA）结合，形成维生素 A-RBP-PA 复合物而被转运，当运输至靶细胞后，细胞膜上有 RBP 的特殊受体，可与之结合而被利用。在细胞内，视黄醇与细胞视黄醇结合蛋白（CRBP）结合。

（2）生物学作用：①促进视觉细胞内感光物质的合成与再生，维持正常视觉；②参与糖蛋白的合成；③促进生长发育；④具有抑癌作用；⑤维持机体正常免疫功能。

中国居民膳食维生素 A 日推荐摄入量为：成年男性 800μg 视黄醇当量（RE）；女性 700μgRE。

2.维生素 D

（1）维生素 D 的代谢：维生素 D（Vit D）又称抗佝偻病维生素，它是类固醇衍生物。维生素 D 主要包括维生素 D_2，又称麦角钙化醇，以及维生素 D_3，又称胆钙化醇。

维生素D仅存在于动物性食物中，植物性食物中一般没有维生素D，但含有维生素D原。维生素D原经紫外线照射后可转化为维生素D，如酵母或真菌等体内的麦角甾醇经紫外线照射后可转化为维生素D_2，人体从食物摄入或在体内合成的胆固醇经转变为7-脱氢胆固醇并贮存于皮下，经紫外线照射后可转化为维生素D_3。

食物中的维生素D在小肠吸收，吸收入血后主要与一种特异载体蛋白，维生素D结合蛋白(DBP)结合被送至肝脏，在肝内经维生素D_3-25-羟化酶催化生成25-OH-D_3，之后再被转运至肾脏，在1α-羟化酶作用下生成1,25-$(OH)_2D_2$，在24-羟化酶作用下生成24,25-$(OH)_2D_3$，DBP可携带这两种羟基代谢物及其所有代谢产物，与靶器官的核受体或膜受体结合，发挥各种生物学作用。

维生素D主要储存于脂肪组织中，其次为肝、肺、脾、骨等。其分解代谢主要在肝，主要排泄途径是胆汁。

(2)生物学作用：①促进小肠钙吸收；②促进肾小管对钙、磷的重吸收；③调节血钙平衡；④对骨细胞呈现多种作用；⑤调节基团转录作用。

中国居民膳食维生素D日推荐摄入量为：<11岁10μg，11～50岁5μg，>50岁10μg。

3.维生素E

(1)维生素E的代谢：维生素E(VitE)主要分为生育酚(T)和生育三烯酚(TT)两大类。每类又根据甲基的位置不同而分成α、β、γ、δ四种，即α-T，β-T，γ-T，δ-T和α-TT，β-TT，γ-TT，δ-TT，其中以α-生育酚(α-T)的生物活性最高，所以通常以α-生育酚作为维生素E的代表。

维生素E广泛分布于含油的植物组织中，其中以植物种子油中含量最为丰富。维生素E酯先经胰酯酶和肠黏膜酯酶水解然后吸收，由脂蛋白转运。维生素E与血脂浓度密切相关，主要储存于脂肪组织。

(2)生物学作用：①抗氧化作用；②预防衰老；③促进血红素代谢；④促进蛋白质合成；⑤与生殖功能和精子生成有关。

中国居民膳食维生素E日推荐摄入量为：成人14mg。

4.维生素K

(1)维生素K的代谢：维生素K(Vit K)又称凝血维生素，从植物中提取的维生素K是维生素K_1，从动物中分离出的维生素K是维生素K_2，维生素K_3是人工合成产物，在哺乳类及鸟类体内可变成维生素K_4。维生素K_1、维生素K_2是天然产物，为脂溶性化合物；而维生素K_3、维生素K_4则是人工合成品，为水溶性化合物。

维生素K在自然界分布广泛，绿色蔬菜、绿茶含维生素K特别丰富，人肝中的维生素K约有一半是通过食物而来，而另一半则是由肠内细菌合成的，天然维生素K是脂溶性的，在肠内需胰液和胆汁才能达到最大吸收；人工合成的维生素K是水溶性的，较易吸收。维生素K的吸收主要在小肠，吸收入血后随β-脂蛋白转运至肝中储存。

(2)生物学作用：①是γ-羟化酶的辅助因子；②维持体内Ⅱ、Ⅶ、Ⅸ、Ⅹ凝血因子在正常水平；③促进骨的重建及钙的动员。

中国居民膳食维生素K日推荐摄入量为：成人120μg。

【水溶性维生素】

水溶性维生素包括B族维生素和维生素C。与脂溶性维生素不同，水溶性维生素及其代谢产物比较容易从尿中排出，因而在体内很少蓄积，也不会因此而发生中毒，所以必须经常从食物中摄取。

1.维生素B_1

(1)维生素B_1的代谢：维生素B_1(Vit B_1)又称硫胺素，硫胺素分子是由1个嘧啶环和1个噻唑环通过亚甲基桥连接而成，硫胺素对亚硫酸盐十分敏感，室温下有亚硫酸盐存在时即可迅速分解成嘧啶和噻唑，并丧失其活性。

人体维生素 B_1 的总量约为 30mg。维生素 B_1 在动植物组织中分布很广，如豆类、谷类、肉类、蛋类等均有较多的维生素 B_1，维生素 B_1 易被小肠吸收，浓度高时为扩散，浓度低时为主动吸收，吸收过程需要 Na^+ 存在，并消耗 ATP。维生素 B_1 进入小肠细胞磷酸化转变成焦磷酸酯，在血液中主要以焦磷酸酯的形式由红细胞完成体内转运。体内维生素 B_1 的 80% 为硫胺素焦磷酸(TPP)，10% 为硫胺素三磷酸(TTP)，此外还有硫胺素单磷酸(TMP)和硫胺素。维生素 B_1 以肝、肾、心脏含量较高，在尿中的分解产物有 22 种来自嘧啶，29 种来自噻唑。

(2)生物学作用：①硫胺素焦磷酸是羧化酶和转酮醇酶的辅酶，参与 α-酮酸的氧化脱羧和磷酸戊糖途径的转酮醇酶两个重要反应；②与神经细胞膜髓鞘磷脂合成有关；③维持心肌的正常功能。

此外，维生素 B_1 在维持正常食欲、胃肠蠕动和消化液分泌等方面起着重要作用。

中国居民膳食维生素 B_1 日推荐摄入量为：成年男性 1.4mg，女性 1.3mg。

2.维生素 B_2

(1)维生素 B_2 的代谢：维生素 B_2(Vit B_2)又称核黄素，由核糖和异咯嗪组成，它的异咯嗪环上的第 1 位及第 5 位氮原子与活泼的双键连接，这 2 个氮原子可反复接受或释放氢，因而具有可逆的氧化还原性。游离型核黄素对紫外光高度敏感，在碱性条件下可光解为光色素，在酸性条件下可光解为光黄素而丧失生物活性。

维生素 B_2 广泛存在于食物中，食物中核黄素绝大多数以辅酶黄素单核苷酸(FMN)、黄素腺嘌呤二核苷酸(FAD)形式存在，仅有少量以游离型核黄素和黄素酰酞类形式存在。核黄素的吸收主要在肠道，被吸收后在小肠黏膜的黄素激酶作用下可转变成 FMN，在体细胞内还可进一步在焦磷酸化酶的催化下生成 FAD，FMN 和 FAD 是其活性型。

(2)生物学作用：①是多种黄素酶类的辅酶，在体内催化广泛的氧化还原反应，主要起氢传递体的作用；②维持动物正常生长所必需的因素；③参与氨基酸和脂肪的氧化；④参与蛋白质和某些激素的合成；⑤参与体内铁的转运。

中国居民膳食维生素 B_2 日推荐摄入量为：成年男性 1.4mg，女性 1.2mg。

3.维生素 PP

(1)维生素 PP 的代谢：维生素 PP(Vit PP)又称抗癞皮病因子，包括尼克酸及尼克酰胺。尼克酸又名烟酸。具有生理活性的衍生物为尼克酰胺，又名烟酰胺。尼克酸和尼克酰胺均溶于水和乙醇，在体内可以相互转化。

维生素 PP 广泛存在于动植物体内，在动物的内脏、花生、酵母及谷类中含量较多。尼克酸和尼克酰胺可在胃肠道迅速吸收，并在肠黏膜细胞内尼克酰胺通过 ATP 作用形成尼克酰胺腺嘌呤二核苷酸(NAD)或尼克酰胺腺嘌呤二核苷酸磷酸(NADP)。在血液中主要以尼克酰胺形式转运，通过尿排出其代谢产物 N′-甲基尼克酰胺及 N′-甲基-2-吡啶酮-5-甲酰胺。

(2)生物学作用：①尼克酰胺是辅酶Ⅰ和辅酶Ⅱ的组成成分。辅酶Ⅰ是 NAD，辅酶Ⅱ是 NADP。它们都是脱氢酶的辅酶，分子中的尼克酰胺部分具有可逆地加氢及脱氢的特性；②NADP 在维生素 B_6、泛酸和生物素存在下参与脂肪、类固醇等生物合成；③NAD 为核蛋白合成提供 ADP-核糖，有助于基因组的稳定；④尼克酸是葡萄糖耐量因子(GTF)的重要组成成分，具有增强胰岛素效能的作用。

中国居民膳食维生素 PP 日推荐摄入量为：成人 13～19 烟酸当量(NE)。

4.维生素 B_6

(1)维生素 B_6 的代谢:维生素 B_6(Vit B_6)包括吡哆醇(PN)、吡哆醛(PL)及吡哆胺(PM),这三种形式通过酶可相互转换,在体内以磷酸酯的形式存在。PL 和 PM 磷酸化后变为辅酶:磷酸吡哆醛(PLP)和磷酸吡哆胺(PMP)。PLP 和 PMP 可相互转变,均为活性型。

动植物食物中一般都含有维生素 B_6,但按重量计,动物性食物维生素 B_6 相对含量高些。维生素 B_6 主要在空肠吸收,吸收入血后与白蛋白结合转运,吡哆酸(PA)是代谢的最终产物,由尿排出(在肝中 PL 由醛氧化酶催化形成,在其他组织中由需要 NAD^+ 的醛脱氢酶催化而形成 PL $\xrightarrow{\text{PL 氧化酶或醛脱氢酶}}$ PA)。

(2)生物学作用:①磷酸吡哆醛是氨基酸代谢中转氨酶及脱羧酶的辅酶;②磷酸吡哆醛是 δ-氨基-γ-酮戊酸合成酶的辅酶;③磷酸吡哆醛是糖原磷酸化酶的重要组成部分。

此外,由于维生素 B_6 以磷酸吡哆醛的形式参与近百种酶的反应,多数与氨基酸代谢相关,因此其具有转氨、脱羧、侧链分解、脱水及转硫化等作用。

中国居民膳食维生素 B_6 日推荐摄入量为:成人 1.2mg。

5.叶酸

(1)叶酸的代谢:叶酸又称维生素 M,亦称蝶酰谷氨酸(PteGlu),是含蝶酰谷氨酸结构的一类化合物的通称,因最初从菠菜叶中分离出来而得名。

动植物性食物中都含有叶酸,肝与肾中含量丰富。膳食中的叶酸需经小肠黏膜刷状缘上的蝶酰多谷氨酸水解酶(PPH)作用,生成蝶酰单谷氨酸及谷氨酸,以单谷氨酸盐的形式在小肠吸收。在十二指肠及空肠上皮黏膜细胞含叶酸还原酶,在该酶的作用下,可转变成活性型的叶酸即四氢叶酸。叶酸的排泄主要通过胆汁和尿排出。

(2)生物学作用:①四氢叶酸是体内一碳单位转移酶的辅酶,在体内参与多种物质的合成;②参与细胞器蛋白质合成中启动 tRNA 的甲基化过程。

中国居民膳食叶酸日推荐摄入量为:成人 400μg。

6.维生素 B_{12}

(1)维生素 B_{12} 的代谢:维生素 B_{12}(Vit B_{12})又称钴胺素,是唯一含金属元素的维生素。

自然界中的维生素 B_{12} 都是由微生物合成的。膳食中的维生素 B_{12} 的来源是各种动物性食物,因为动物吃了含维生素 B_{12} 的细菌或者动物的肠道中细菌合成的维生素 B_{12} 被吸收利用,分布贮藏在各个组织中。肝脏中维生素 B_{12} 含量丰富。人体肠道内细菌也可合成少量维生素 B_{12}。食物中维生素 B_{12} 与蛋白质结合,在胃酸与胃蛋白酶作用下释放出来,然后需要一种由胃黏膜细胞分泌的内因子(IF)的协助,在回肠吸收。人血浆中有三种维生素 B_{12} 的运输蛋白Ⅰ、Ⅱ、Ⅲ(transcoholamin Ⅰ、Ⅱ、Ⅲ,TCⅠ、TCⅡ、TCⅢ)。维生素 B_{12} 与 IF 的结合物通过小肠黏膜时,维生素 B_{12} 与 IF 分开,与称为转钴胺素Ⅱ(TCⅡ)的蛋白结合存在于血液中。肝内有一种转钴胺素Ⅰ(TCⅠ),维生素 B_{12} 与 TCⅠ结合而贮存于肝内。维生素 B_{12} 在体内因结合的基团不同,因此可有多种存在形式,如羟钴胺素、氰钴胺素、甲钴胺素和 5′-脱氧腺苷钴胺素,后两者是维生素 B_{12} 的活性型,也是血液中存在的主要形式。

(2)生物学作用:①参与同型半胱氨酸甲基化生成甲硫氨酸的反应;②5′-脱氧腺苷钴胺素是 L-甲基丙二酰 CoA 变位酶的辅酶。

中国居民膳食维生素 B_{12} 日推荐摄入量为:成人 2.4μg。

7.维生素 C

(1)维生素 C 的代谢:维生素 C(Vit C)又称抗坏血酸,抗坏血酸在抗坏血酸酶作用下脱氢,转化为脱氢抗坏血酸,后者在有供氢体存在时,又能接受 2 个氢原子再转变为抗坏血酸。

维生素C主要来源于新鲜水果和绿叶蔬菜之中，干的豆类不含维生素C，但这些豆类发芽后，或鲜吃，可为身体补充适量的维生素C。维生素C在小肠被吸收，血液中抗坏血酸水平受肾清除率的限制，以垂体、肾上腺等组织和血液中的血小板和白细胞抗坏血酸浓度最高，其次肝、肾、心肌、胰等组织含量也较高。抗坏血酸的排泄从尿中排出的除还原型外，还有多种代谢产物。

(2)生物学作用：①促进铁的吸收；②促进胶原蛋白的合成；③是催化胆固醇转变成7-α羟胆固醇反应的7-α羟化酶的辅酶；④参与芳香族氨基酸的代谢；⑤参与体内氧化还原反应。

中国居民膳食维生素C日推荐摄入量为：成人100mg。

此外，水溶性维生素还有维生素B_3(泛酸或称遍多酸)和维生素H(生物素)。维生素B_3广泛参与糖、脂类、蛋白质的代谢及肝的生物转化作用；维生素H是体内多种羟化酶的辅酶，参与脂肪与糖的代谢，参与核酸和蛋白质的合成。

二、常用微量元素和维生素的检测指标

人生活在自然界中，机体通过新陈代谢不断同自然环境进行着元素和维生素的交换。各种元素和维生素与环境之间的交换维持着动态平衡。然而一旦这种平衡遭到破坏，将导致疾病。因此，检测体内元素(尤其是微量元素)和维生素，对探讨病因、估计病情、确定营养状况、辅助预防、诊断、治疗疾病、监视患者康复等都具有重要意义。

(一)常用微量元素检测

微量元素的检测是研究微量元素在疾病的发生、发展过程中与疾病的相互关系。现已证实，许多疾病与各种微量元素的代谢密切相关，如铁与缺铁性贫血、碘与地方性甲状腺肿、铜与肝豆状核变性等。因此准确地检测人体内各种微量元素的水平，对于疾病的诊断、治疗和预防，具有极其重要的意义。

【样品的采集和保存】

人体样品主要包括血液、尿液、毛发、指甲、胃液、唾液、精液、胆汁、汗液、脑脊液、乳汁及肝、肾、肺、脾、肠、脑、心、肌肉等脏器组织，样品的采集一般应遵循三大原则：①针对性；②适时性；③代表性。

1.血液样品的采集和保存　血液样品是微量元素检测中最常用的样品，血液样品可以按需要选择全血、血浆、血清、白细胞、血小板、红细胞等。血液样品的采集一般在清晨，受检者空腹，取毛细血管血或静脉血。采血量由检测元素含量及方法而定。盛血液样品的试管必须用去离子水清洗、干燥处理，严格按要求制备全血、血浆、血清、红细胞、白细胞或血小板等，最好立即检测。若需放置，要在4℃冰箱中冷藏，－80～－20℃超低温冷冻可保存较长时间。

2.尿液样品的采集和保存　尿液是肾脏的排泄液，它可以反映体内微量元素的代谢和排泄状况，是除血液外临床上用得较多的样品，正常成年人一天排尿1000～1500ml，尿液的采集分24小时尿和部分尿(如晨尿、白日尿等)。尿放置时会逐渐产生沉淀和臭味，所以盛尿的容器必须是吸附性能差的密闭容器，而且需放阴凉处，或在尿中加入苯甲酸防腐剂，将尿液加热使沉淀溶解后取样。

3.发样的采集和保存　头发是由蛋白质聚合而成，头发中微量元素是组织中蓄积或析出机体的微量元素的指示器。采集发样时，应用不锈钢的剪刀取距头皮2～3mm以上1cm长的头发作样品，一般取0.4～1g为宜，具体采集数量由测量元素和方法而定。由于头发表面往往有灰尘、油脂等影响样品的有效性，所以必须将发样洗净后，置于60℃烘箱中烘干，干燥后保存。注意同一检测中要采用同一洗涤条件和方法，保证结果的可比性。

4.唾液的采集和保存　唾液是人体的分泌液之一，唾液中的微量元素是摄入机体中的微量元素在吸收

后经代谢被排泄的体内微量元素。成人唾液的一天分泌量是1～1.5L。唾液分混合液和腮腺液。混合唾液采集前，受检者需将口洗刷干净，然后按检测元素及方法的要求，收集所需量的唾液在试管中。腮腺液需用专门器械从人耳下取样，这种唾液无污染，成分稳定，但具有一定的损伤性。一般唾液采样应在受检者身体条件恒定时，于清晨空腹进行。

此外，指甲也是微量元素检测常用样品之一，它是组织中蓄积或析出体内的一部分微量元素，通常每周采集1次，采集1个月收集的混合样品，将污垢洗净，干燥保存。还有脏器样品（如肝、肾、心、肺、眼、脑等）、牙齿等都是微量元素检测的样品。

另外，样品的预处理是微量元素分析过程中质量控制的重要环节之一。其目的是为了将试样转化成适于分离和测定的物理状态和化学状态，使样品便于分析，除去对分析有干扰的物质。一般临床样品微量元素的检测中常用的预处理方法有：稀释法、高温灰化法、低温灰化法、高压消化法、常压消化法、燃烧法、水解法及微波消解法等。

【测定方法】

随着对微量元素检测的精密度、准确度、灵敏度要求的不断提高，检测方法愈来愈多，日趋完善。目前，国内常用的微量元素检测方法有中子活化分析法、原子吸收光谱法、紫外可见吸收光谱法、电感耦合等离子体发射光谱法、离子选择性电极法、伏安法、荧光分析法等。

1.中子活化分析法　中子活化分析法是放射化学分析法之一，它是利用热中子辐射，使待测元素原子发生核反应，产生放射性同位素，检测其放射性强度而进行定量分析的方法，是进行元素含量分析的一种最灵敏的方法，因使用中子作为照射源，故称中子活化分析法。该方法试样用量小、干扰小，可对同一样品中的多种元素进行测定，但因中子源放射性强、成本高，故不易推广。

2.原子吸收光谱法　原子吸收光谱法又称原子吸收分光光度法，根据样品中待测元素原子化的方法不同，分为火焰原子吸收光谱法、化学原子吸收光谱法和石墨炉原子吸收光谱法。它是基于待测元素，从光源发射的特征辐射，被蒸气中待测元素的基态原子吸收，然后根据待测元素浓度与吸收辐射的原子数成正比的关系，求得样品中被测元素的含量，原子吸收光谱法简便、灵敏、准确，是临床微量元素检测中最常用的方法。

3.紫外可见吸收光谱法　紫外可见吸收光谱法又称紫外可见分光光度法。它是基于待测元素与某些试剂在一定条件下形成化合物，该化合物对紫外、可见光具有选择性地吸收而进行定量分析的一种吸收光谱法。该法操作简便，易于推广，它也是临床微量元素检测中常用的方法。

4.电感耦合等离子体发射光谱法　电感耦合等离子体发射光谱法（ICP-AES）是利用电感耦合等离子作为激发能源，使处于基态的待测元素原子从外界能源获得能量，跃到激发态，激发态原子将多余能量以光的形式释放出来返回基态，从而产生特征光谱而进行定量分析的一种方法。该法灵敏、准确、快速、干扰小，而且可以多种元素同时测定，是临床微量元素检测的常用方法。但由于仪器价格昂贵、结构复杂，所以普及较慢。

此外，还有离子选择电极法、伏安法、荧光分析法等，都是临床微量元素检测中常用的方法。

【常用微量元素的检测指标】

1.血清铁和总铁结合力测定　铁是人体必需的微量元素。70kg的人体内含铁化合物中铁的总量约为3270mg，占体重的0.047‰。血清中的铁以Fe^{3+}形式与运铁蛋白结合。所以在测定血清铁含量时，需首先使Fe^{3+}与运铁蛋白分离。血清铁的测定尚缺少权威性方法。原子吸收法仪器设备复杂，费用昂贵，且没有分光光度法可靠性好，很少在实验室中用来做血清铁的常规分析。比色法仍然是测定血清铁的主要方法。

【检测方法】

亚铁嗪比色法测定血清铁和总铁结合力。血清中的铁与运铁蛋白结合成复合物，在酸性介质中铁从复合物中解离出来，被还原剂还原成二价铁，再与亚铁嗪直接作用生成紫红色复合物，与同样处理的铁标准液比较，即可求得血清铁含量。总铁结合力(TIBC)是指血清中运铁蛋白能与铁结合的总量。将过量铁标准液加到血清中，使之与未带铁的运铁蛋白结合，多余的铁被轻质碳酸镁粉吸附除去，然后测定血清中的总铁含量，即为总铁结合力。

【参考区间】

血清铁：成年男性 11～30μmol/L(600～1700μg/L)；成年女性 9～27μmol/L(500～1500μg/L)。血清总铁结合力：成年男性 50～77μmol/L(2800～4300μg/L)；成年女性 54～77μmol/L(3000～4300μg/L)。

【评价】

线性：在 140μmol/L 以下线性良好，符合 Beer 定律。批内精密度(n＝20)，测定范围 18.45～19.2μmol/L，$\bar{x}$：17.92μmol/L，S：0.31μmol/L，CV：3.01%。血清 TIBC，$\bar{x}$：61.5μmol/L，S：2.15μmol/L，CV：3.5%。批间 CV：2.56%。回收试验：回收率 98.3%～100.56%。干扰试验：Hb＞250mg/L 时结果偏高 1%N5%。胆红素 102.6～171μmol/L 时结果升高 1.9%～2.8%。甘油三酯 5.65 肛 mol/L 时结果升高 5.6%。铜 31.4μmol/L 时结果升高 0.33μmol/L，在生理条件下铜与铜蓝蛋白结合，故对铁的测定基本上无干扰。

2.血清锌测定　锌是人体主要的微量元素之一，成人体内含锌 2～3g。血清锌的主要测定方法有原子吸收分光光度法、中子活化法和吡啶偶氮酚比色法。下面介绍吡啶偶氮酚比色法测定血清锌。

【检测方法】

吡啶偶氮酚比色法测定血清锌。血清中的高价铁及铜离子被维生素 C 还原成低价，两者均能同氰化物生成复合物而掩蔽。锌也和氰化物结合，但水合氯醛能选择性地释放锌，使锌与 2-[(5-溴-2-吡啶)-偶氮]-5-二乙基氨基苯酚(5-Br-PADAP)反应生成红色复合物，与同样处理的标准品比较，求得血清锌含量。

【参考区间】

成人血清锌 9.0～20.7μmol/L(590～1350μg/L)。

【评价】

批内 CV 3.05%～3.08%，批间 CV 2.97%～3.12%。

3.血清铜测定　铜是人体必需微量元素之一，正常人体内含铜 80～100mg，其中 95%的铜与肝脏生成的 α_2-球蛋白结合，形成铜蓝蛋白，铜蓝蛋白是运输铜的基本载体。临床血清铜的测定方法主要有原子吸收分光光度法和比色法。

【检测方法】

用双环己酮草酰二腙比色法测定血清铜。加稀盐酸于血清中，使血清中与蛋白质结合的铜游离出来，再用三氯醋酸沉淀蛋白质，滤液中的铜离子与双环己酮草酰二腙反应，生成稳定的蓝色化合物，与同样处理的标准液比较，即可求得血清铜含量。

【参考区间】

成年男性 10.99～21.98μmol/L(700～1400μg/L)；成年女性 12.56～23.55μmol/L(800～1500μg/L)。

【评价】

本法线性范围可达 62.8μmol/L。双环己酮草酰二腙与铜反应生成的有色络合物，在水溶液中的摩尔吸光系数为 16000L/(mol·cm)。本法显色稳定，显色后在 4～20℃可稳定 1 小时，特异性高。

4.血清铅测定　目前用于测定血铅含量的方法主要有：石墨炉原子吸收法、等离子发射光谱法、阳极溶出伏安法、火焰原子吸收光谱法等。

【检测方法】

石墨炉原子吸收光谱法测定血清铅。血样用 Triton X-100 作基体改进剂，溶血后用硝酸处理，用石墨炉原子吸收光谱法在 283.3nm 处测定铅的含量。

【参考区间】

成人血铅＜100μg/L。

【评价】

最低检测浓度为 3mg/L，回收率为 95.1%～103.2%，精密度 CV＝3.7%～5.0%。血中 3 倍治疗量的 EDTA 及 3 倍于正常值的 NaCl、Ca^{2+}、K^{+}、Mg^{2+} 对测定无影响。在测定过程中，灰化温度、干燥和时间的选择很重要，要防止样品飞溅，因石墨管的阻值不同，更换石墨管需重作校正曲线。其他常用微量元素检测方法见表 8-26。

表 8-26　其他常用微量元素检测方法

元素	检测方法	标本
碘	中子活化法	血清、全血
硒	中子活化法、原子吸收法、荧光分析法	血清、血浆、全血、尿液
铬	中子活化法、石墨炉原子吸收法	血清、血浆、全血
锰	石墨炉原子吸收法、分光光度法、发射光谱法	血清、血浆、全血
钴	中子活化法、石墨炉原子吸收法、发射光谱法	血清、血浆、全血、尿液
铝	原子吸收法、分光光度法、荧光分析法	血清、血浆、全血、24 小时尿液

（二）常用维生素检测

近年来，随着研究和临床观察的深入发展，人们对某些维生素的本质和作用有了进一步的认识。在一般情况下，机体通过进食获得维生素，以满足身体的需要。但是，由于人们的生活、饮食、习惯、身体状况的不同，可以导致食物中的维生素含量不足，吸收、利用发生障碍，或者额外增加对维生素的需求，从而出现维生素缺乏症。或由于摄入过量而导致疾病。因此，定期对患者体内维生素含量进行监测是非常必要的，目前常用的维生素检测方法有比色法、色谱法、荧光法、微生物法等。

1.维生素 A　测定血清视黄醇可评价维生素 A 的营养状况。测定视黄醇的最常用方法有分光光度法、荧光测定法及高效液相色谱法(HPLC)。

【检测方法】

三氯化锑比色法测定维生素 A。维生素 A 与三氯化锑在三氯甲烷中作用，产生蓝色物质，其颜色深浅与溶液中维生素 A 的含量成正比。该蓝色物质虽不稳定，但在规定时间内可用分光光度计于 620nm 处测定其吸光度。

【参考区间】

血清维生素 A 含量小于 20μg/L 为缺乏，20～30μg/L 为可疑缺乏。

【评价】

比色法适用于样品中含维生素 A 高的样品，快速、方法简便、结果准确，样品用量少，最低检出量 0.8ng。

2.维生素 E　血清、红细胞、血小板和淋巴细胞中均可测到维生素 E，最常用的标本是血清。最常用的方法是荧光测定法和高效液相色谱法。

【检测方法】

荧光测定法测定维生素 E。利用维生素 E 的共轭双键体系，在一定波长光照射下可产生荧光，其荧光强度与浓度成正比。

参考区间：成人血清维生素 E(26.30±5.15)μmol/L。

【评价】

①样品中与其他维生素共存的维生素 E，用荧光法可不分离直接测定混合物中的维生素 E；②该法操作简便，灵敏度高，结果准确，是血清维生素 E 检测较为理想的方法。维生素 E 含量在 46.44mol/L 以下时，校正曲线线性良好，γ=0.9999，平均回收率为 103.6%，批内 CV 为 2.22%，批间 CV 为 4.38%。

3.维生素 C　许多分析方法适用于维生素 C 营养状况的检测，最常用的方法是分光光度法和高效液相色谱法。

【检测方法】

直接碘量法测定维生素 C。维生素 C 分子式为 $C_6H_8O_6$，分子量为 176.1。用 I_2 标准溶液直接滴定，I_2 将维生素 C 分子中的烯醇式结构氧化为酮式结构。

根据 I_2 标准溶液的浓度和消耗的体积，计算样品中维生素 C 的含量。用这种方法，不仅可以测定药片中维生素 C 的含量，还可以测定血液、注射液、水果及蔬菜中维生素 C 的含量。

由于维生素 C 在空气中易被氧化，特别是在碱性介质中更易被氧化，故在测定时加入少量稀醋酸使溶液呈弱酸性，一般选在 pH3～4 的弱酸性溶液中进行滴定。

【参考区间】

血清维生素 C：28.4～79.5μmol/L(5～14mg/L)，<11.4μmol/L(2mg/L)可出现症状。24 小时尿中维生素 C 含量<20mg 可诊断为维生素 C 缺乏。

【评价】

①碘量法应用范围广，既可测定氧化性物质，又可测定还原性物质。其缺点是 12 易被空气氧化和容易挥发；②碘量法测定维生素 C 的含量具有准确度高、精密度好、操作简便等优点。

4.维生素 B_2　维生素 B_2 结构中含核糖醇基与异咯嗪，在自然界中，维生素 B_2 与磷酸结合，可形成黄素单核苷酸(FMN)，FMN 再与腺嘌呤核苷酸结合，形成黄素腺嘌呤二核苷酸(FAD)。维生素 B_2、FMN 和 FAD 都具有显示绿黄色荧光，本身黄色，荧光遇强酸或强碱减弱的特性。

【检测方法】

荧光法测定维生素 B_2。一定波长光照射维生素 B_2 可产生荧光。在稀溶液中，其荧光强度与浓度成正比。

【参考区间】

血清维生素 B_2 含量<140μg/L 为缺乏，>200μg/L 为良好。

【评价】

分子荧光光谱法具有灵敏度高和选择性好的特性。其检测下限通常可达 0.1～0.001μg/ml。

总之，维生素的检测可以用分光光度法、荧光测定法和 HPLC 等进行检测，也可以通过以乳酸菌为主的微生物定量法。具体检测方法见表 8-27。

表 8-27 常用维生素检测方法

维生素名称	检测方法
脂溶性维生素	
维生素 A	分光光度法，荧光测定法，高效液相色谱法
维生素 D	竞争性蛋白结合法，高效液相色谱法
维生素 E	荧光测定法，高效液相色谱法
维生素 K	分光光度法，高效液相色谱法
水溶性维生素	
维生素 B_1	硫色素法
维生素 B_2	荧光测定法
维生素 PP	分光光度法
维生素 B_6	酶法，微生物学定量法
维生素 M	放射免疫法
维生素 B_{12}	微生物学定量法，放射免疫法
维生素 C	分光光度法

三、微量元素和维生素检测的临床应用

(一)主要微量元素缺乏与中毒

【铁】

1.铁缺乏症与缺铁性贫血　缺铁是指机体含铁量低于正常，根据缺铁的程度可分三个阶段。第一阶段为铁减少期(ID)，属于缺铁的最早期，此期贮存铁减少，血清铁蛋白浓度下降；第二阶段为红细胞生成缺铁期(IDE)，又称无贫血缺铁期，此期除血清铁蛋白下降外，血清铁也下降，总铁结合力增高(运铁蛋白饱和度下降)；第三阶段为缺铁性贫血期(IDA)，此期除以上指标异常外，血红蛋白和血细胞比容下降，出现不同程度的低色素性贫血。

缺铁性贫血是指体内可用来制造血红蛋白的贮存铁已被用尽，机体铁缺乏，红细胞生成受到障碍时发生的贫血。引起缺铁性贫血的原因有：①铁的需要量增加而摄入不足，可见于生长快速的婴儿、青少年、月经期、妊娠期和哺乳期的妇女；②铁吸收不良，可见胃次全切除术后、长期严重腹泻、胃游离盐酸缺乏等；③失血，可见于消化道出血、妇女月经量过多、慢性血管内溶血等。缺铁性贫血一般最常见的症状有面色苍白、倦怠乏力、心悸、心.率加快、眼花耳鸣、体力活动后气促等。应加强妇幼保健，指导婴儿喂养，对较大儿童应纠正偏食，重视月经过多，对早产儿、孪生儿、胃肠切除、妊娠期妇女及反复献血者应预防性口服铁剂。最常用的制剂为硫酸亚铁。

2.铁中毒　铁中毒可分为急性铁中毒和慢性铁中毒：急性铁中毒见于过量误服亚铁盐类，食用铁器煮的食物如山里红，静脉注射铁剂过量等。成人比较少见，常见于儿童；慢性铁中毒也称继发性血色病，可见于长期过量服用或注射铁剂，摄入含铁量高的特殊食品，慢性酒精中毒(使铁的吸收增加)，小肠吸收过多的铁，肠外输入过多的铁，通常由多次大量输血引起等。急性铁中毒，可出现少尿、肾功能衰竭、肝损害、中枢神经系统和心血管系统中毒等表现；慢性铁中毒，儿童主要见于重型地中海贫血和反复输血引起的含铁血黄素沉着症。慢性铁中毒进展缓慢，多在中年期才出现继发性血色病，其临床表现可有不同程度的各脏

器受损的表现，如肝大、心脏疾病、胰腺病变、垂体功能低下等。预防铁中毒应提高对铁中毒的危害性认识，防止误服外形美观的糖衣或糖浆铁剂，不可认为铁剂是“补药”而超过规定剂量服用。对于因某些疾病需反复大量输血，或肝硬化引起的慢性铁中毒，则应着眼于原发疾病的防治。

【碘】

1.碘缺乏与地方病　碘缺乏病是指由于长期碘摄入不足所引起的一类疾病。由于这些病具有地区性特点，故称为地方性甲状腺肿和地方性克汀病。

(1)地方性甲状腺肿：地方性甲状腺肿一般指碘缺乏所致甲状腺肿，以甲状腺代谢性肿大，不伴有明显甲状腺功能改变为特征，可见于包括新生儿在内的各年龄人群。地方性甲状腺肿的主要原因是缺碘，凡是能坚持碘盐预防的病区，该病基本上能得到控制。轻者为可触及或肉眼可见的颈部甲状腺部位局部稍肿大，质软，边界不是很清楚，多为对称性弥漫性肿大。重者腺体巨大，腺体内常同时存在结节状改变，有些则以结节为主。世界上大多数国家包括我国在内，都采取食盐加碘的方法预防甲状腺肿。对早期患者可采用口服碘剂，对结节性甲状腺肿可采用碘注射液，注射到甲状腺局部。

(2)地方性克汀病：地方性克汀病是全身性疾病，碘缺乏是引起克汀病发病的根本原因，其临床表现是生长发育迟缓、身材矮小、智力低下、聋哑、神经运动障碍及甲状腺功能低下。对地方性克汀病可采用碘盐、口服碘剂及碘化油肌内注射等方法进行防治。

2.碘过量与高碘性甲状腺肿　碘过量通常发生于摄入含碘量高的食物，以及在治疗甲状腺肿等疾病中使用过量的碘剂等情况。常见的有高碘性甲状腺肿、碘性甲状腺功能亢进等。

(1)高碘性甲状腺肿：与碘缺乏病相反，在一些平原地区，由于碘离子富集，出现高碘区，过量无机碘在甲状腺内抑制激素合成，以致引起甲状腺滤泡胶质潴留，引起高碘性甲状腺肿。高碘性甲状腺肿随着摄碘量的增加，甲状腺肿大率上升。两性均可发病，女性多于男性。其预防是除去高碘来源，对饮水型病区可改用含碘正常饮水，对进食高碘海产品过多的地区可发展蔬菜生产，从而减少过量碘的摄入。

(2)碘性甲状腺功能亢进：此病为碘诱发的甲状腺功能亢进，是由于长期大量摄碘所致，可发生在用碘治疗的甲状腺肿大患者中，也可见于高碘性甲状腺患者。临床表现为多汗、乏力、手颤、性情急躁、心悸、食欲亢进、体重下降、怕热等。一般无明显凸眼。其防治采用减少碘摄入量，可自行缓解。

【锌】

1.锌缺乏症　缺锌常见于食物含锌量低，吸收障碍，不良的饮食习惯，锌丢失增加(如失血、灼伤)，锌需要量增加(如妊娠、哺乳、生长期)等。其临床表现为食欲减退、消化功能减退、免疫力降低、厌食、异食癖(嗜土)、生长发育迟缓、性发育障碍、毛发枯黄等。临床可见营养性侏儒症、原发性男性不育症等。其防治可采用饮食及锌剂治疗，一般来说，动物性食物含锌较丰富，饮食需多吃瘦肉、禽蛋、猪肝、鱼类等。锌剂如硫酸锌、葡萄糖酸锌等。

2.锌中毒　锌中毒可能发生于大量口服、外用锌制剂，长期使用锌剂治疗，以及空气、水源、食品被锌污染等，临床表现为腹痛、呕吐、腹泻、厌食、昏睡、倦怠、消化道出血等症状。其防治需定期检查血锌和发锌，采取缺多少补多少的治疗原则，血锌和发锌高时，可用金属络合剂，按疗程适量进行锌治疗。

【硒】

1.硒缺乏　已证实硒缺乏是发生克山病的重要原因，克山病是一种以心肌坏死为主的地方病，其临床表现为心力衰竭或心源性休克、心律失常、心功能失代偿。克山病发病快，症状重，患者往往因抢救不及时而死亡。口服亚硒酸钠，症状会消失，甚至痊愈，可见硒对克山病的发病有明显效果。

此外，缺硒与大骨节病有关。大骨节病患者表现为骨关节粗大、身材矮小、劳动力丧失。其防治用硒及维生素E治疗有效。

2.硒中毒　硒摄入过多可致中毒。急性硒中毒临床表现为头昏、头痛、无力、恶心、汗液有蒜臭味、脱发、指甲脱落、寒战、高热、手指震颤等。长期接触小剂量硒化物，一般2～3年会出现慢性硒中毒。

【铜】

1.铜缺乏症　铜缺乏症的主要原因有：①处于生长阶段，铜需要量大而供给量相对不足；②长期腹泻和营养不良；③伴有小肠吸收不良的病变；④肾病综合征，尿内蛋白含量增加，铜丢失过多；⑤长期使用螯合剂。

临床表现：①贫血，因为铜影响铁的吸收、运送、利用及细胞色素系与血红蛋白的合成；②骨骼发育障碍，缺铜骨质中胶原纤维合成受损，胶原蛋白及弹力蛋白形成不良；③生长发育停滞；④肝、脾大等。防治可用硫酸铜溶液或葡萄糖酸铜。

2.铜中毒　金属铜属微毒类，铜化合物属低毒和中等毒类。

(1)急性铜中毒：饮用与铜容器或铜管道长时间接触的酸性饮料，误服铜盐等，均可引起急性铜中毒，出现恶心、呕吐、上腹部痛、腹泻、眩晕、金属味等，重者出现高血压、昏迷、心悸，更甚者可因休克、肝肾损害而致死亡。其防治应脱离接触，用1%亚铁氰化钾洗胃，后服牛乳、蛋清保护胃黏膜。用盐类泻剂排除肠道内积存的铜化合物。

(2)慢性铜中毒：长期食用铜量超过正常供给量的10倍以上，可能会出现慢性铜中毒，表现为胃肠道症状。长期接触铜尘者可有呼吸道及眼结膜刺激，可发生鼻咽膜充血、鼻中隔溃疡、结膜炎和眼睑水肿等，同时有胃肠道症状。铜可致接触性和致敏性皮肤病变，出现皮肤发红、水肿、溃疡和焦痂等。其防治可用络合剂(如依地酸二钠钙)使之解毒排泄。

【铬】

1.铬缺乏症　铬缺乏主要是摄入不足或消耗过多，其临床表现主要是高血糖、高脂血症等与胰岛素缺乏相类似的症状，引起葡萄糖耐量降低、生长停滞、动脉粥样硬化和冠心病等。其防治措施为适当补充含铬量高的食物，如动物肝脏、粗粮、粗面粉、牛肉等。

2.铬中毒　铬经口、呼吸道及皮肤等吸收后，大部分分布在肝、肺、肾三个脏器，若过量摄入铬，可发生肝、肺、肾功能障碍，出现恶心、呕吐、腹泻、吞咽困难，以致休克。接触铬化物将有皮肤损害，出现丘疹或湿疹，有瘙痒感。另外，铬可引起上呼吸道炎症和黏膜溃疡。其防治为皮肤沾污时，应及时用清水冲洗。误服者应立即洗胃，用牛奶或蛋清保护食管和胃黏膜等。

【锰】

1.锰缺乏病

(1)侏儒症：成人男性身高不满130cm，女性不满110cm可诊断为侏儒症。侏儒症与内分泌功能异常有关，内分泌功能又受多种微量元素的影响，锰是硫酸软骨素合成酶的必需辅助因子，与硫酸软骨素代谢、黏多糖合成、结缔组织韧性、硬度及钙磷代谢密切相关。缺锰时软骨生长障碍，生长发育停滞，引起侏儒症。

(2)贫血：贫血除与微量元素铁、铜相关外，还与锰缺乏有关，锰在线粒体内含量较高，而血红素的合成与线粒体密切相关。锰有刺激红细胞生成素和促进造血的作用。据报道贫血患者血锰减少，锰与贫血密切相关。另外，锰与肿瘤的发生相关。

2.锰中毒

(1)非职业性中毒：口服高锰酸钾，轻者可引起恶心、呕吐、胃部疼痛、口腔烧灼感；重者可呈现口唇黏膜肿胀糜烂、血便、剧烈腹痛、休克，以致死亡。

(2)职业性中毒：锰矿的开采和冶炼，生产干电池、油漆、电焊条和陶瓷等，工人均可接触大量的锰烟和锰尘，长期接触，可导致职业性锰中毒。其临床表现为头昏、头痛、恶心、嗜睡、记忆力下降、性功能减退、易兴奋、肌张力增强、四肢僵直、语言含糊不清、震颤、共济失调等，早期以自主神经功能紊乱和神经衰弱综合征为主，继而出现锥体外系神经受损的症状。

【钴】

1.钴缺乏　人体钴缺乏时，将影响维生素 B_{12} 的形成，若维生素 B_{12} 缺乏，可使骨髓细胞的 DNA 合成时间延长，从而引起巨幼红细胞性贫血。另外，维生素 B_{12} 缺乏可引起口腔及舌溃疡、炎症、急性白血病、骨髓疾病等。

2.钴中毒　多为治疗贫血时引起钴中毒，其临床表现为食欲不振、呕吐、腹泻等。其防治可采用高渗葡萄糖解毒，保肝、利尿。

（二）维生素缺乏与中毒

【维生素 A】

1.缺乏　膳食中维生素 A 或胡萝卜素不足，或由于吸收不良都可能引起维生素 A 缺乏。临床表现主要是眼和皮肤。

夜盲症是人类维生素 A 缺乏病最早出现的症状之一。患夜盲症者夜间视力减退，暗适应时间延长。维生素 A 缺乏最明显的一个结果是干眼病，患干眼病时眼睛对光敏感，眼睑肿胀，泪液分泌停止，粘满脓液，发展下去可致失明。

维生素 A 缺乏早期可影响口腔、咽喉、呼吸道及泌尿生殖道的上皮细胞的结构与功能。此外，皮肤病是维生素 A 缺乏的另一个重要表现，维生素 A 长期摄取不足，可致毛囊角化过度，皮肤干燥形似鸡皮，多见于上、下肢，以后向腹部、背部、颈部蔓延，使机体抗感染能力降低。

此外，维生素 A 缺乏时，免疫功能低下，血红蛋白合成代谢障碍，生殖功能失调，儿童生长发育迟缓。

2.过量　维生素 A 在体内过多时，因为其是脂溶性维生素不能随尿排出，而贮存于肝脏和其他部位，最后达到中毒水平，可引起急性、慢性及致畸毒性。急性中毒可出现头痛、恶心、呕吐、脱皮等症状；慢性中毒可出现步态紊乱、肝大、长骨末端外周部分疼痛、皮肤瘙痒、肌肉僵硬等。

过量食入胡萝卜素可出现高胡萝卜素血症，易出现类似黄疸的皮肤。此外，还有维生素 A 过多致使胎儿畸形的报道。普通膳食一般不会引起维生素 A 过多，其过多主要是由于摄入维生素 A 浓制剂引起，但有食用熊肝、狗肝或鲨鱼肝引起中毒的报道。

【维生素 D】

1.缺乏　维生素 D 缺乏主要表现为佝偻病、骨质软化症和骨质疏松症。前者常见于儿童，后者发生于成人和孕产妇。

佝偻病：由于维生素 D 缺乏，骨骼不能正常钙化，使骨骼变软，弯曲变形。患儿表现为烦躁、夜惊、多汗等，严重缺钙患儿可见肋骨与肋软骨衔接处有珠状突起（肋骨串珠），下肢内弯或外弯，形成“O”形或“X”形，胸骨外凸形成“鸡胸”等，由于钙、磷代谢失调，患儿牙齿发育不良，易发生龋齿。

骨质软化症：成人（特别是孕妇、哺乳期妇女）维生素 D 缺乏可引起骨质软化症。其临床表现为骨质软化、腰腿部骨痛、易变形、孕妇骨盆发生特异性变形可致难产。

骨质疏松症：维生素 D 缺乏所导致的骨质疏松症可见于老年人。由于其肾功能降低，胃肠吸收欠佳，户外活动减少，影响骨钙化可发生自发性骨折。

此外，维生素 D 缺乏也可引起肌肉痉挛、小腿抽搐等手足痉挛的症状。

2.过量　过量摄入维生素 D 也可引起维生素 D 过多症。其临床表现为疲劳、无力、食欲不振、恶心、呕吐、腹泻等，严重者可有生长发育迟缓、高热、脱水、癫痫发作等，可引起肾、脑、肺、胰腺等脏器有异位钙化灶和肾结石。

【维生素 E】

1.缺乏 维生素 E 是高效抗氧化剂,能保护生物膜免受过氧化作用而被破坏。当维生素 E 缺乏时,红细胞膜受损,寿命缩短,出现溶血性贫血。此外,由于维生素 E 功能的多样性,其缺乏的临床表现也较为多样,如可引起肝脏代谢失调,肌肉、神经障碍,运动失调,毛发脱落,精子缺乏等。

2.过量 大剂量维生素 E 可抑制生长,干扰血液凝固等,出现骨骼萎缩、凝血时间延长等症状。

【维生素 K】

1.缺乏 因维生素 K 分布广泛,而且肠道内的细菌也能合成,所以一般不易缺乏。如果维生素 K 缺乏,血中几种有助于凝血的因子含量就会降低,使血液凝固发生障碍。轻者凝血时间延长,重者可出现紫癜、齿龈出血、鼻出血、创伤后流血不止等出血情况。新生儿因维生素 K 不能通过胎盘,出生后肠道内又无细菌,所以容易产生维生素 K 缺乏。另外,某些疾病可能会发生维生素 K 的继发性缺乏,如黄疸,因肠内胆汁缺乏,影响了脂肪和维生素 K 的吸收;肝脏疾病导致维生素无法发挥作用;消化功能障碍,使肠吸收功能减退等。

2.过量 据报道维生素 K 过量比较少见,可见于由过多补充维生素 K 引起的溶血性贫血、高胆红素血症、过敏性皮炎等。

【维生素 B_1】

1.缺乏 维生素 B_1 缺乏最典型的表现为神经系统和心血管系统的异常症状,统称为脚气病。根据典型症状临床上分为三型,①湿型脚气病:以水肿为特征,主要表现为心动过速、呼吸窘迫、右心室肥大、水盐代谢失调、组织内贮积液体过多等;②干型脚气病:在神经方面,最初出现思想不集中、多疑、健忘、表情淡漠,随后出现周围神经炎症状、腓肠肌压痛和痉挛、腱反射异常、肌肉乏力和疼痛等;③混合型脚气病:同时出现神经和心血管系统症状。

婴儿脚气病多发生于 2～6 月龄的婴幼儿,往往呈急性暴发,常有发热史。临床表现为发绀、水肿、心界扩大、心动过速等,随病情加重,患儿出现嗜睡、昏迷,可因呼吸或心力衰竭而死亡。青少年、儿童维生素 Bi 缺乏,生长发育将严重受阻。

此外,由于酗酒等引起的长期慢性酒精中毒,可导致维生素 B_1 严重缺乏,主要表现为共济失调、记忆力消失、眼球震颤、精神错乱等。如未及时治疗,常死于心力衰竭,有人称之为脑型脚气病。

2.过量 虽然维生素 B_1 是水溶性物质,但过多也会引起不良反应,如乏力、头痛、神经过敏、脉搏加速、水肿等,大量使用维生素 B_1 还可引起另一种 B 族维生素——烟酸的缺乏。

【维生素 B_2】

1.缺乏 维生素 B_2 缺乏的突出特点是各种炎症,主要表现在唇、口腔黏膜、舌和会阴皮肤处。由于维生素 B_2 在代谢中的多种功能,因此缺乏者的症状也可表现为许多方面,如贫血、伤口不愈合、疲劳、不能工作、儿童生长迟缓等,另外,维生素 B_2 缺乏症往往与其他 B 族维生素缺乏症同时发生。

2.过量 大量注射维生素 B_2 过多的不良反应也有报道,如肾功能障碍,其肾脏的肾小管发生堵塞等。

【维生素 PP】

1.缺乏 人类维生素 PP 缺乏症称为癞皮病,其典型病例可有皮炎、腹泻、痴呆三个方面的体征,故有学者称之为“三 D 症状”,主要损害皮肤、口、舌、胃肠道黏膜以及神经系统,其中皮肤症状最具有特征性,表现为裸露的皮肤及易摩擦部位出现对称性晒斑样损伤。

2.过量 过量摄入维生素 PP 对人体也有危害,可引起皮肤红肿、发痒、眼部感觉异常、糖尿病、肝损害、消化性溃疡、血糖升高、血酶升高等。

【维生素 B_6】

1.缺乏　维生素 B_6 在食物中分布广泛，一般不会缺乏，除膳食摄入不足外，某些药物如异烟肼能与磷酸吡哆醛结合，使其失去辅酶的作用，进而诱发维生素 B_6 缺乏症。维生素 B_6 缺乏的临床表现为易激惹、神经质、步履困难等，可引起神经系统功能障碍、脂肪肝、脂溢性皮炎，易于感染。

2.过量　孕妇用量过大可能会累及胎儿。长期大量摄入可见神经毒性和光敏感性反应。

【叶酸】

1.缺乏　叶酸缺乏常由于酒精中毒、肠道吸收障碍、摄入量不足或需要量增加而引起，其典型症状是巨幼红细胞性贫血，同时也会引起白细胞、血小板水平降低。叶酸缺乏可使同型半胱氨酸向蛋氨酸转化出现障碍，导致同型半胱氨酸血症(同型半胱氨酸对血管内皮细胞有毒害作用)。

2.过量　有学者发现用于治疗巨幼红细胞性贫血时，过量的叶酸会掩盖恶性贫血的某些症状，使疾病发展到严重损害神经系统的阶段。

【维生素 B_{12}】

1.缺乏　维生素 B_{12} 缺乏的典型症状是恶性贫血，出现脸色蜡黄、出血时间延长、精神抑郁、腹部不适、厌食等。另外，维生素 B_{12} 缺乏，叶酸的利用将受到影响，还可导致周围神经炎等发生。

2.过量　维生素 B_{12} 过多可出现哮喘、湿疹、面部水肿等过敏反应，也可发生神经兴奋、心悸等，大量维生素 B_{12} 可导致叶酸缺乏。

【维生素 C】

1.缺乏　维生素 C 缺乏的典型症状是坏血病，临床症状的早期表现有创伤愈合缓慢、虚弱、倦怠。然后是牙龈肿胀和出血及腹部、臀部、腿部和臂膀等处轻微出血(紫点)。长期缺乏将会引起肌肉和心肌衰退，大出血，患者痛苦地死亡。由于维生素 C 对机体的功能是多方面的，因此其症状也是复杂多样的，如抗病能力降低、易感染、伤口不易愈合等。

2.过量　过量服用维生素 C 可能会出现恶心、腹部痉挛、腹泻、红细胞毁坏、铁的吸收过度、胆固醇升高等；此外，大量维生素 C 可能会导致肾和膀胱结石的形成。

(陈海涛)

第九章 临床免疫学检验

第一节 细胞免疫检验及应用

参与机体特异性和非特异性免疫反应的细胞均为免疫细胞，包括淋巴细胞（T 淋巴细胞和 B 淋巴细胞）、抗原提呈细胞（单核-巨噬细胞、树突状细胞和郎汉斯细胞）和 NK 细胞三大类以及各种粒细胞。在免疫应答中，免疫细胞相互协作，共同影响着免疫应答的发生、发展和结局。用体外试验的方法（有时在体内）对各种免疫细胞进行计数和功能测定，研究其在免疫应答中的作用以及相互关系，是了解机体免疫功能状态的重要手段，并直接关系到疾病的诊断、疗效观察和预后判断。

一、免疫细胞表面标志检测及应用

淋巴细胞是具有特异免疫识别功能的细胞系，淋巴细胞在机体免疫应答过程中起核心作用。在外周血白细胞中淋巴细胞占 20%～50%，绝对值（1～3.3）×10^9/L。淋巴细胞是不均一的细胞群体，包括许多具有不同免疫功能的亚群。按其个体发生、表面分子和功能的不同，循环血液中淋巴细胞主要包括 T 细胞、B 细胞和 NK 细胞。T 细胞主要具有辅助或诱导免疫应答、杀伤靶细胞和抑制免疫应答的功能，对介导细胞免疫和局部炎症反应，清除细胞内病原体起重要作用。B 细胞的主要功能是产生特异性抗体，介导体液免疫。NK 细胞的主要功能是识别和杀伤某些肿瘤细胞和病毒感染的细胞。人体内的淋巴细胞各有其特异的表面标志和功能，据此建立许多相应的检测方法。临床上各种类型的免疫缺陷症、自身免疫病以及肿瘤等均可出现不同群淋巴细胞数量和功能的变化。因此计数外周血和组织内淋巴细胞及其亚群的数目或比例，以及它们所显示的功能强弱，可以此判断机体的细胞免疫水平，对临床认识疾病，探讨其发病机制、观察病情、判断预后、考核疗效以及防治疾病等方面可提供极为有用的信息。

（一）T 淋巴细胞表面标志的检测

T 细胞表面标志

1.概况　T 细胞是参与机体细胞免疫反应和在免疫应答中起主导调节作用的一组免疫细胞。T 细胞是由一群功能不同的异质性淋巴细胞组成，由于它在胸腺内分化成熟故称为 T 细胞。成熟 T 细胞由胸腺迁出，移居于周围淋巴组织中淋巴结的副皮质区和脾白髓小动脉的周围。不同功能成熟的 T 细胞均属小淋巴细胞，在形态学上不能区分，但可以借其细胞膜表面分子的不同加以鉴别。在 T 细胞发育不同阶段以及成熟 T 细胞所处的静止期和活化期，其细胞膜表面分子表达的种类和数量均不相同。这些分子为抗原性不同的糖蛋白。它们与 T 细胞对抗原的识别、细胞的活化、信息的传递、细胞的增殖和分化以及 T 细胞的功能表达相关。它们也与 T 细胞在周围淋巴组织中的定位相关。由于这些分子在 T 细胞表面相当稳定，故可视为T细胞的表面标志，可用以分离、鉴定不同功能的T细胞。这些分子的单克隆抗体对临床相关疾病的诊断和治疗也具有重要应用价值。

所有的T细胞均有共同的标志性抗原，不同功能的T细胞亚群又具有各自的标志性抗原。检测人T细胞的特异性抗原，曾采用抗人脑、抗人胸腺细胞和抗人T细胞等抗血清，通过细胞毒试验或免疫荧光染色加以鉴定。自抗白细胞分化抗原的单克隆抗体问世以来，上述诸多方法均被新方法取而代之。常用以鉴定和计数T细胞的表面分化抗原，最常用单克隆抗体来鉴定和检测T细胞及亚群的表面标志，如表9-1所示。

表9-1　T细胞表面主要CD抗原及其特异性

CD抗原	特异性
CD2	E受体、全部T细胞和部分NK细胞
CD3	成熟T细胞
CD4	T辅助/诱导细胞
CD8	T抑制细胞/细胞毒性T淋巴细胞
CD25	活化T细胞、IL-2受体
CD28	活化T细胞

2.检测方法

(1)抗体致敏细胞花环法：用相应的抗CD3单克隆抗体吸附于醛化的红细胞(致敏)，当其与受检细胞混匀后，结合有红细胞的单抗与待测细胞上的CD3抗原结合形成桥联，由于加入的红细胞多于受检细胞，阳性的受检细胞能与致敏的红细胞结合而形成玫瑰花样的花环，凡受检细胞周围黏附3个或3个以上红细胞者为花环形成细胞，计算花环形成细胞与总淋巴细胞之比进行定量分析。本法需要有相应的致敏红细胞试剂，受影响的因素较多。

(2)免疫细胞化学法：通常以酶作为抗体标记物，采用细胞酶免疫化学技术完成，并常采用生物素-链霉亲合素放大系统提高灵敏度。该方法可采用普通显微镜观察，凡着色的细胞即为相应CD抗原阳性的细胞，计算阳性细胞占总计数细胞的百分率进行定量分析。本法简便易行，不需特殊仪器，一般实验室均可采用。

(3)免疫荧光法：应用荧光素标记的抗CD单克隆抗体与分离得到的外周血单个核细胞(PB-MC)结合(直接免疫荧光法)或荧光素标记的羊(或兔)抗小鼠IgG抗体(二抗)与已结合了抗CD抗体的PBMC结合(间接免疫荧光法)，在荧光显微镜下观察并计数。一般计数200个淋巴细胞，求出荧光阳性细胞与计数细胞总数之比，即为相应CD抗原阳性T细胞的百分含量。

(4)特异性受体的检测：T细胞表面有特异性绵羊红细胞(E)受体和T细胞抗原识别受体(TCR)，其中E受体曾被广泛用作鉴定和计数T细胞的标志。当人T细胞与绵羊红细胞悬液按一定比例混匀后，置4℃至少2h或过夜，T细胞表面的E受体能与绵羊红细胞结合而形成玫瑰花样的花环，取样涂片染色、镜检计数可得总花环形成比例，亦即T细胞的百分率。如减少淋巴细胞与绵羊红细胞的比例，两者混合后，经短时间的温育即行取样涂片镜检计数，仍可见部分淋巴细胞形成花环，称为活性E(Ea)花环，它可能代表T细胞的一个亚群，正常值仅为总E花环的1/3～1/2，为20％～40％。检测Ea花环形成细胞比检测总E花环形成细胞更能反映受检者的细胞免疫水平。类花环试验多种多样，因操作简便易行，曾被广泛使用，但影响因素较多，操作稍有不同，所得结果差异较大，因此渐被检测CD抗原方法所取代。

(5)流式细胞术免疫分析方法检测T细胞亚群：目前，检测T淋巴细胞最简便的方法是用流式细胞免疫学技术测定其表面标志物。T 细胞主要测定细胞膜上的分化抗原簇(CD)CD3、CD4、CD8。CD3 为所有 T 细胞的特有标志,CD4 是辅助性 T 细胞(Th)的标志,CD8 是杀伤性 T 细胞(Tc)的标志。

采用多参数标记的单克隆荧光抗体标记单个核细胞悬液,根据 T、B、NK 细胞的表面标志,用适当的荧光素标记特异性单克隆抗体与淋巴细胞反应,通过流式细胞仪测定,首先在淋巴细胞中识别出 $CD3^+$ T 细胞,然后在 CD3 细胞中再区分 $CD4^+$ T 细胞和 $CD8^+$ T 细胞,可分别得出 $CD4^+$ T 细胞和 $CD8^+$ T 细胞占淋巴细胞的百分比和荧光强度,在应用绝对计数管时,还可得到待测样本中的细胞浓度。一般 $CD3^+CD4^+$ 细胞为 Th,$CD3^+CD8^+$ 为 Tc,$CD3^-CD19^+$ 为 B 细胞,$CD3^-CD56^+CD16^+$ 为 NK 细胞。购买专用的商品试剂,由于流式细胞仪机型不同,能够同时检测的荧光染料数目不同,选择试剂及分析软件亦不尽相同。流式细胞仪分析和荧光显微镜检测的 T 细胞亚群结果基本一致。

$CD3^+$ T 细胞 $(69.40\pm4.86)\%$

$CD4^+$ T 细胞 $(41.17\pm5.28)\%$

$CD8^+$ T 细胞 $(24.58\pm4.02)\%$

3.临床意义

(1)淋巴细胞亚群的测定:主要用于了解恶性肿瘤、遗传性免疫缺陷、重症病毒感染、自身免疫病等患者机体的免疫功能是否处于平衡状态。某种细胞亚群所占百分比过高或过低,都提示存在免疫功能紊乱,但一般情况下对疾病的诊断和鉴别无特异性。

(2)总的 $CD3^+$ T 淋巴细胞百分数可以用来判断某些免疫缺陷和自身免疫性疾病;T 淋巴细胞上升多见于慢性活动性肝炎或慢性迁延性肝炎;器官移植排斥反应;重症肌无力;甲状腺功能亢进与甲状腺炎患者;霍奇金病。T 淋巴细胞下降多见于恶性肿瘤;自身免疫性疾病,如系统性红斑狼疮、类风湿关节炎等;原发性免疫缺陷病,如先天性胸腺发育不全等、艾滋病;接受放疗、化疗或者使用肾上腺皮质激素等免疫抑制药。

(3)$CD3^+CD4^+$ 细胞百分比和绝对数、$CD4^+/CD8^+$ 细胞比值在获得性免疫缺陷综合征(AIDS)患者显著下降,常作为该病诊断、病情观察和预后判断的重要指标。应注意,$CD4^+$ 细胞数和 CD4/CD8 比值的降低也见于一些恶性肿瘤、遗传性免疫缺陷、器官移植后发生排斥反应以及应用免疫抑制药治疗的患者。

(4)用于白血病细胞免疫表型分析:在某些白血病,如 T 系急性淋巴细胞白血病,细胞 CD2、CD3、CD4、CD5、CD8 特异性表达。

(5)了解 Th 和 Tc 淋巴细胞的百分数:有助于监测患有免疫缺陷疾病、自身免疫性疾病或有免疫反应的病人的免疫状态,而 Th/Tc 的比值可以用来评价那些自身免疫失调或被怀疑是免疫失调或已知患有免疫缺陷的病人的免疫状态,此外,这一比值还可用来监测骨髓移植病人以免受到急性移植物抗宿主疾病(GVHD)的攻击。CD4/CD8 比值增高可由于 CD4 增高或 CD8 减少所致,见于某些自身免疫性疾病,如 SLE、器官移植排斥反应;CD4/CD8 比值下降是由于 CD4 细胞减少或 CD8 细胞增多所致,常见于:免疫缺陷病,如艾滋病的比值常小于 0.5;使用免疫抑制药;恶性肿瘤;再生障碍性贫血、某些白血病;系统性红斑狼疮;某些病毒感染。

(6)器官移植后免疫监测:CD4/CD8 比值下降提示并发凶险感染,当 <0.2 时,必须停用免疫抑制药;$CD2^+$ $HLA\text{-}DR^+$ 增加 5%~10%,且不伴有 CD25 的增加,提示巨细胞病毒感染;CD25 高于正常值 5%~10%,表明即将或已发生排斥。在同种异体器官移植以后,肾功能稳定的患者可出现 Th 淋巴细胞下降,Tc 淋巴细胞上升,而 Th/Tc 比值无明显变化。净化自身骨髓移植后表型重建期间可有 Th 细胞下降,Th/Tc 比值下降。

4.注意事项

(1)对荧光素标记抗体用量应做预试验,找到最佳抗体使用浓度。

(2)每份样品检测的同时必须设置同型对照,即用荧光素标记的正常小鼠Ig(Ig亚类与荧光抗体相同)与荧光素标记的抗CD单抗同时检测。在分析待测血样结果时应减去同型对照的阳性结果,或以同型对照管为阴性管。

(3)有生物危害的标本在样品处理时应在生物安全柜内进行,上样前要用固定剂灭活危害因子或采用物理防护手段。

(二)B淋巴细胞表面标志的检测

1.概况　成熟的B细胞经外周血迁出,受抗原刺激后分化增殖为浆细胞,合成和分泌抗体,主要执行机体的体液免疫。B细胞的表面标志主要为膜免疫球蛋白或表面免疫球蛋白(mlg或slg)IgM和IgD,以及CD抗原CD19、CD20、CD22。B细胞表面有CD19、CD20、CD21(CR2)、CD22和CD23等分化抗原,其中有些系全体B细胞所共有,而有些仅为活化B细胞所特有。据此可采用针对相应抗原的CD系列单克隆抗体,通过间接荧光免疫法、酶免疫组化法或流式细胞计数对外周血B细胞进行检测。健康成人外周血CD19、CD20阳性B淋巴细胞占淋巴细胞总数的8%～15%。B细胞表面有膜免疫球蛋白(SmIg)、Fc受体、补体受体、EB病毒受体和小鼠红细胞受体,其中以SmIg为B细胞所特有,是鉴定B细胞可靠的指标。

目前,将外周成熟B淋巴细胞分为B1细胞和B2细胞两个亚群,B2细胞主要是外周成熟的常规检测的B细胞,是执行体液免疫的主要细胞,Bl细胞与机体的免疫调节、自身免疫病及B细胞源性肿瘤密切相关;对B细胞及亚群的检测是研究自身免疫性疾病及疾病中免疫调节紊乱的重要指标。B1和B2的表面标志列于表9-2。

表9-2　B1和B2细胞亚群的表面标志

表面标志	B1	B2
IgM	+++	+
IgD	+/-	+++
CD5	+	−
CD11	+	−
CD19	+	+
CD23	−	+
CD44	+	−
MHC-Ⅱ	+++	++

2.检测方法

(1)SmIg的检测:采用间接荧光免疫法或包括ZBC法在内的酶免疫组化法,关键是选用高效价、高特异性和高亲和力的荧光或酶标记的多价抗人Ig抗体,也可分别用各种类型的Ig,即IgM、IgG、IgA、IgE等抗血清,检测带有各种类型Ig的B细胞,在人外周血中以带有SmIgM的细胞数为最多。

B细胞经荧光标记的抗Ig抗体染色,细胞膜表面呈现的荧光着色可有不同的形式,开始均匀分布呈环状,其后集中在某些部位呈斑点状,然后又可集在一部位呈帽状,最后可被吞饮入胞浆直至荧光消失。这一现象是由于淋巴细胞膜由双层类脂组成,上嵌有蛋白分子,在体温条件下,膜呈半液体状,而镶嵌物能在其中移动。当SmIg抗体发生结合时,由于抗血清为双价,使SmIg出现交联现象,这种抗原与抗体结合物可连成斑点和帽状,时间过长,帽状结合物可脱落或被吞饮而消失。

(2)Fc受体和补体受体的检测:B细胞表面具有与IgGFc段结合的受体,极易与抗原抗体复合物中抗体Fc段牢固结合,故用相应抗体致敏的红细胞(EA)作指示物,在一定条件下,它能与带Fc受体的B细胞形成EA花环,故称EA花环试验。而细胞表面的补体受体,则能与红细胞(E)-抗红细胞抗体(A)-补体(C)复合物(EAC)中的补体相结合,从而建立EAC花环试验。但由于单核细胞、巨噬细胞、NK以及部分T细胞也带有Fc或补体受体。因此形成EA和EAC花环并非B细胞所特有,加上该类试验需制备新鲜指示物,操作麻烦,基本上已被其他试验所取代,甚少应用。

(3)小鼠红细胞受体的检测:部分B细胞能与小鼠红细胞形成花环,慢性B细胞白血病外周血淋巴细胞形成小鼠红细胞花环率高达60%～85%,但健康人该花环率仅占总淋巴细胞的5%～10%,据此推知形成该花环的性能是某些B细胞亚群的标志,由于方法简便,临床可用作鉴定不同型淋巴细胞白血病。

(4)流式细胞术检测B细胞亚群:采用多参数标记的单克隆荧光抗体标记单个核细胞悬液,根据B细胞的表面标志,将外周血单个核细胞悬液经计数后,加入经FITC标记的CD19与PE标记的CD5单克隆抗体,然后在流式细胞仪上进行计数检测,可准确获得外周血中B淋巴细胞总数及B1、B2细胞亚群的表达。在应用绝对计数管时,还可得到待测样本中的细胞浓度。一般$CD3^-CD19^+$为B细胞。

3.临床意义

(1)总的B淋巴细胞百分数可以用来判断某些免疫缺陷和自身免疫性疾病:B淋巴细胞上升多见于:多发性骨髓瘤、巨球蛋白血症、淋巴瘤、艾滋病;B淋巴细胞下降多见于:原发性免疫缺陷病,如性联无丙种球蛋白血症等、恶性肿瘤;T淋巴细胞与B淋巴细胞同时下降多见于:联合免疫缺陷病,如重症联合免疫缺陷病等。

(2)B淋巴细胞表面标志的检测在临床上可以对淋巴细胞白血病进行分型:用于白血病细胞免疫表型分析,在某些白血病如B系急性淋巴细胞性白血病CD19、CD20、CD24阳性表达;慢性淋巴细胞性白血病细胞多表达CD5、CD19、CD20;毛细胞性白血病患者CD19、CD20、CD22呈阳性。B细胞慢性淋巴细胞白血病患者的EAC、SmIg、小鼠红细胞花环阳性率明显上升。

(3)某些疾病时T、B细胞数量和比例发生改变:传染性单核细胞增多症初期B细胞比例可以升高,以后下降。先天性胸腺发育不良的患者,外周血淋巴细胞水平一般正常,但SmIg阳性细胞比例异常增多。

4.注意事项

(1)SmIg检测时,染色后观察时间不能超过30min,或在染色时加叠氮钠防止帽状物形成或被吞饮。

(2)对荧光素标记抗体用量应做预试验,找到最佳抗体使用浓度。

(3)每份样品检测的同时必须设置同型对照,即用荧光素标记的正常小鼠Ig(Ig亚类与荧光抗体相同)与荧光素标记的抗CD单抗同时检测。在分析待测血样结果时应减去同型对照的阳性结果,或以同型对照管为阴性管。

(4)有生物危害的标本在样品处理时应在生物安全柜内进行,上样前要用固定剂灭活危害因子或采用物理防护手段。

(三)自然杀伤细胞表面标志的检测

1.概况　自然杀伤细胞(NK)是参与机体免疫应答反应特别是肿瘤免疫应答的重要免疫细胞。不仅与抗肿瘤和免疫调节有关,而且在某些情况下参与超敏反应和自身免疫的发生。与T细胞、B细胞相比,NK细胞表面标志的特异性是相对的。人NK细胞mlg阴性,部分NK细胞CD2、CD3和CD8阳性,表达IL-2受体β链(P75,CD122),CD11b/CD18阳性。NK细胞表面至少存在CD2、CD16、CD56、CD69、CD94、CD158a、CD159a、CD161和CD244等多种抗原,但均非NK细胞所特有,目前常用检测NK细胞的标记有CD16、CD56、CD57、CD59、CD11b、CD94和LAK-1。目前临床检测中多以$CD3^-$、$CD16^+$、$CD56^+$作为NK

细胞的典型标志。

2.检测方法　目前临床上常采用多参数荧光标记的单克隆抗体标记 NK 细胞，在流式细胞仪上进行计数分析。采用多参数标记的单克隆荧光抗体标记单个核细胞悬液，根据 NK 细胞的表面标志，将外周血单个核细胞悬液经计数后，加入经 FITC 标记的 CD3 与 PE 标记的 CD56 和 CD16 单克隆抗体，然后在流式细胞仪上进行计数检测，可准确获得外周血中 NK 细胞占淋巴细胞的百分比。在应用绝对计数管时，还可得到待测样本中的细胞浓度。一般 $CD3^-CD16^+CD56^+$ 为 NK 细胞。购买专用的商品试剂。由于流式细胞仪机型不同，能够同时检测的荧光染料数目不同，选择试剂及分析软件亦不尽相同。健康成年人外周血 NK 细胞占淋巴细胞总数的 8%～15%。

3.临床意义

(1)NK 细胞最主要的功能特征：是对肿瘤细胞及其他靶细胞具有非特异的杀伤力，这种杀伤效应不依赖抗体与补体。体外检测 NK 细胞活性是了解 NK 细胞功能以及其与某些疾病关系的一个重要手段。

(2)NK 细胞增高：常见于某些病毒感染性疾病的早期；长期使用干扰素或使用干扰素的诱导物；骨髓移植后；习惯性流产。

(3)NK 细胞降低：常见于恶性肿瘤，特别是中晚期或伴有转移的肿瘤；免疫缺陷病及使用肾上腺激素等免疫抑制药；部分病毒感染、细菌感染及真菌感染；某些白血病及白血病前期。

(4)在某些白血病：如 NK 细胞白血病细胞 80%～90%CD16 阳性，95%CD56 阳性。

4.注意事项

(1)对荧光素标记抗体用量应做预试验，找到最佳抗体使用浓度。

(2)每份样品检测的同时必须设置同型对照，即用荧光素标记的正常小鼠 Ig(Ig 亚类与荧光抗体相同)与荧光素标记的抗 CD 单抗同时检测。在分析待测血样结果时应减去同型对照的阳性结果，或以同型对照管为阴性管。

(3)有生物危害的标本在样品处理时应在生物安全柜内进行，上样前要用固定剂灭活危害因子或采用物理防护手段。

二、免疫细胞功能检测及应用

(一)淋巴细胞功能的检测

淋巴细胞功能测定可分为体内实验和体外实验。体内试验主要是进行迟发型超敏反应，借此间接了解淋巴细胞对抗原、半抗原或有丝分裂原的应答反应；体外实验主要包括淋巴细胞对抗原或有丝分裂原刺激后的增殖反应、细胞毒性试验及淋巴细胞分泌产物的测定。

淋巴细胞功能测定是免疫缺陷病诊断的主要依据，也是探讨淋巴细胞在参与机体多种疾病的发病机制、疗效判断、免疫治疗及预后的重要依据。

【T 细胞功能的检测】

1.T 细胞增殖试验　又称淋巴细胞转化试验，是检测细胞免疫功能的经典试验。能刺激淋巴细胞增殖的物质可分为两大类，一类为非抗原性刺激物；一类为抗原性刺激物。

非抗原性刺激物可引起正常人外周血中淋巴细胞的转化，与机体是否被某种抗原致敏无关，主要有植物血凝素(PHA)、刀豆素 A(ConA)和美洲商陆(PWM)等；抗原性刺激物是指针对已被相应抗原致敏并再次被该刺激物刺激后的淋巴细胞发生的转化。

T 淋巴细胞增殖试验的基本原理是采用 T 细胞敏感的刺激物在体外刺激 T 细胞，T 细胞受到刺激后将发生增殖、转化，细胞的代谢和形态均发生变化，主要表现为细胞体积变大、胞质增多、出现空泡、染色质疏松、核仁明显，淋巴细胞转变为淋巴母细胞，根据其增殖转化能力评定相应的细胞功能。淋巴细胞增殖试验是一项常用的判断T细胞功能的非特异性体外免疫学检测指标。在细胞增殖的过程中，细胞代谢旺盛，细胞个体的DNA、蛋白质合成增加。因此，可通过检测细胞增殖后的数量和测定细胞DNA、蛋白质合成代谢来了解细胞增殖状况。目前，用于检测细胞增殖的方法主要有形态法、同位素法、MTT比色法和流式细胞术等。

(1)形态法：将外周血或已分离的PBMC与适量的植物血凝素(PHA)混合，置于37℃培养72h后，取培养细胞涂片染色镜检。依据淋巴母细胞转化的形态学特征，借助光学显微镜，计数200个淋巴细胞，按下式算出转化率。

$$\text{淋巴细胞转化率}\% = \frac{\text{转化的淋巴细胞数}}{\text{淋巴细胞总数}(200)} \times 100\%$$

本法不需要特殊仪器设备，简单易行，便于基层实验室推广使用，但结果的判读依靠肉眼进行，有些细胞形态难以确认，因而重复性和可靠性较差。

(2)同位素法：将PBMC与PHA共同培养，淋巴细胞受刺激发生增殖，其胞内新合成的DNA量明显增加，需摄取核苷酸原料。此时若加入放射性核素标记的胸腺嘧啶(^{3}H-TdR)或尿嘧啶(^{125}I-UdR)核苷参与反应，新合成的DNA中就会掺入已标记的核苷酸，并且掺入的量与细胞的增殖程度正相关。收集已培养的细胞，用液体闪烁仪测定样品的β射线放射活性，就反映出淋巴细胞增殖水平。本方法灵敏度高，可自动操作；但需要特殊仪器，并且存在放射性核素污染的危险。

(3)MTT比色法：MTT是一种噻唑盐，化学名为3-(4,5-二甲基-2-噻唑)-2,5-二苯基溴化四唑。将PBMC与PHA共同培养，在细胞培养终止前数小时加入MTT，活细胞内线粒体中的琥珀酸脱氢酶作用于MTT，可生成蓝黑色的颗粒并沉积予细胞内或细胞周围，其生成量与活细胞数成正比；死细胞中酶的活性丧失，不能使MTT还原。因此，通过特定波长下的分光光度测定，可对细胞存活及生长情况进行定量测定和分析。此法无放射性污染，重复性好，且敏感性与放射性核素掺入法大致相当，比较适宜临床使用。

(4)流式细胞术：二醋酸盐琥珀酰亚胺脂(CFSE)荧光染料是一种良好的细胞标记物，可穿透细胞膜与细胞特异性结合。当细胞分裂时，CFSE标记荧光可平均分配至两个子代细胞中，因此其荧光强度是亲代细胞的一半。这样，在一个增殖的细胞群中，各连续代细胞的荧光强度呈对递减，利用流式细胞仪在488nm激发光和荧光检测通道可对其进行分析。当前利用流式细胞仪和染料CFSE结合来分析淋巴细胞的增殖已经被广泛应用，这项技术能够实现对体外或体内8～10个不同细胞分裂周期的可视化。H^{3}-TdR方法虽然客观、精确，但是该检测方法所反应的细胞增殖情况是一个细胞群分裂的总体水平，而单个细胞的分裂状况则无法得到。MTT比色法和^{3}H-TdR掺入法，都只能对活细胞进行检测，忽视了某些细胞已经分裂又发生死亡的可能性；而使用CFSE标记，死亡的细胞将在几天内保持荧光强度基本不变，同时可使用其他染料将其区分开来，为增殖分析提供了更加全面的资料。

2.T细胞介导的细胞毒试验　细胞毒性T淋巴细胞(CTL或Tc)的主要作用是特异性直接杀伤靶细胞。凡致敏的T细胞再次遇到相应的靶细胞抗原，就表现出对靶细胞的破坏和溶解作用，这是评价机体细胞免疫水平的一种常用指标。临床上，测定肿瘤患者CTL杀伤肿瘤细胞的能力，常作为判断预后和观察疗效的指标之一。

试验的原理是选用适当的靶细胞，常用可传代的已建株的人肿瘤细胞如人肝癌、食管癌、胃癌等细胞株，经培养后制成单个细胞悬液，按一定比例与待检的淋巴细胞混合，共育一定时间，观察肿瘤细胞被杀伤情况，常用检测方法如下。

(1)形态学检查法:实验组将淋巴细胞与肿瘤细胞混合共育,同时以瑞氏染液着色,用光学显微镜计数残留的肿瘤细胞数,依照下式推算出淋巴细胞抑制肿瘤细胞生长的抑制率。

$$抑制率\%=\frac{(对照组平均残留肿瘤细胞数-实验组平均残留肿瘤细胞数)}{对照组平均残留肿瘤细胞数}\times100\%$$

(2)放射性核素释放法

1)胞质释放法:常用^{51}Cr释放法。其原理为:^{51}Cr可透过细胞膜与胞浆中的小分子蛋白质结合,一旦细胞膜遭到破坏,^{51}Cr会随蛋白质一起溢出细胞,并且不会被完整的细胞再度摄入。因此,释放的^{51}Cr量与被杀死的靶细胞的数目成正比,通过检测^{51}Cr的释放率可获知CTL的细胞毒活性。本法操作简便快速且能定量;缺点是所需靶细胞数量多,^{51}Cr的自然释放率高且半衰期短。

2)胞核释放法:常用^{3}H-TdR或^{125}I-UdR作为DNA合成的前体物,可被摄入靶细胞核内。当效应细胞和靶细胞共温育后,用胰酶和DNA酶处理可使遭破坏的胞核内容物释放。本法所用同位素自然释放率比^{51}Cr低,半衰期较长,方法的敏感性高,故被大多数实验室所采用。

(3)四聚体技术:通常T细胞的识别是通过TCR与抗原递呈细胞表面的MHC-肽复合物的结合来实现的。因此TCR与MHC-肽的特异性相互作用,可以用来检测抗原特异的T细胞。目前,通过将四聚体染色与流式细胞仪为基础的T细胞功能分析技术的结合,使抗原特异的$CD8^{+}$ T细胞的效应器功能可以被直接评估。利用该技术可以分析病毒或肿瘤特异的$CD8^{+}$ T细胞是否处于功能状态。

3.体内试验　临床上常用的主要方法有:接触性超敏反应、移植物抗宿主反应(GVHR)和迟发型超敏反应(DTH)。

4.T细胞亚群功能检测　T细胞亚群的功能检测对于了解机体的免疫状态和探讨免疫调节与自身免疫性疾病和肿瘤发生发展的关系有重要的临床意义。目前对体外T细胞亚群功能检测主要有三种方法:①缓和淋巴细胞培养后检测淋巴细胞分泌于上清中的相关细胞因子水平,根据不同类型细胞因子的浓度,了解T细胞亚群的功能;②淋巴细胞培养后,采用荧光素标记的单克隆抗体标记淋巴细胞,通过流式细胞仪检测培养后淋巴细胞内细胞因子合成状况,了解T细胞亚群功能;③检测外周的细胞因子水平,通过检测各T细胞亚群所代表的细胞因子水平,了解不同T细胞亚群的功能。表9-3　列出细胞因子与T细胞亚群的关系。

表9-3　与Th1和Th2细胞有关代表性细胞因子

细胞因子	Th0	Th1	Th2
IFN-γ	+	+++	−
IFN-β	+	+++	−
IL-2	+	+++	++
IL-4	+	−	++
IL-5	+	−++	
IL-6	+	−	+++
IL-10	+	−	+++
IL-13	+	++	+++

【B细胞功能的检测】

B细胞的主要功能是产生各类抗体。检测血清中各类抗体的水平实际是对B细胞的功能进行判定。

1.反向溶血空斑试验　反向溶血空斑试验(RHPA)是一种体外检测人类Ig分泌细胞的方法。该方法将待测细胞、抗Ig抗体、SPA-SRBC和补体4种成分与琼脂糖凝胶混合，注入小室内；经温育后，抗体生成细胞产生的Ig与抗Ig抗体结合形成复合物，复合物中的IgGFc片断又与连接在SRBC上的SPA结合，激活补体，导致SRBC溶解；在Ig分泌细胞周围形成溶血空斑。在实验中，每一个空斑中央含一个抗体形成细胞，这样，每个溶血空斑就代表一个抗体形成细胞（Ig分泌细胞），空斑大小表示抗体生成细胞产生抗体的多少，因而可对抗体形成细胞进行计数并对其产生抗体的能力进行评估。反向溶血空斑试验可用于检测人类外周血中的IgG产生细胞以及该细胞产生IgG的能力，并且与抗体的特异性无关；当用抗IgA、IgG或IgM抗体包被SRBC时，可测定相应Ig的产生细胞；因而，提高了实验的敏感度和应用范围。

2.酶联免疫斑点试验　酶联免疫斑点试验（ELISPOT）的基本步骤为：用已知抗原包被固相载体，再加入待检测的抗体形成细胞（B细胞），即可诱导相应抗体的分泌；分泌的抗体与已包被抗原结合，在抗体分泌细胞周围形成抗原抗体复合物，这样细胞吸附于载体上；再加入酶标记的第二抗体与细胞上的抗体（一抗）结合，通过底物显色反应的深浅，就可检测出生成的抗体量，并可在显微镜下计数着色的斑点形成细胞。该方法可同时定量检测不同抗原诱导的抗体分泌，稳定性好，特异性高。

【NK细胞功能的检测】

NK细胞活性是一种细胞介导的细胞毒作用，它不需特异性抗体参与，也无MHC限制性，不经抗原活化即能直接杀伤靶细胞。因此可用传代培养的肿瘤细胞作为靶细胞，将PBMC与肿瘤细胞共同培养，肿瘤细胞的存活情况可以反映NK细胞的活性，肿瘤细胞存活率低，NK细胞的活性则高。测定人NK细胞活性多以K562细胞株作为靶细胞，而测小鼠NK细胞活性则用YAC细胞株作为靶细胞。常用的方法有酶释法、同位素法、荧光分析法和流式细胞术等。

1.酶释法　将已制备的效应细胞（人的PBMC或已提纯的NK细胞，小鼠的脾细胞）和靶细胞按一定比例混合反应并离心，比色法测定上清中因靶细胞膜受损从胞浆内释出的乳酸脱氢酶（LDH）活性。本方法经济、快速、简便，并可做定量测定；但LDH分子较大，须靶细胞膜严重破损时才能被释出，故此法敏感性较低。

2.同位素法　其方法是将效应细胞和放射性核素标记的靶细胞按一定比例混合温育后，直接检测靶细胞。分为胞质释放法和胞核释放法，分别采用^{51}Cr和^{3}H-TdR或^{125}I-UdR做标记物，^{51}Cr释放法因自然释放率高，半衰期短，已逐渐淘汰；目前临床上更多地采用胞核释放法。

3.荧光分析法　检测原理是用荧光标记靶细胞，经与效应细胞共育后，离心去上清，用荧光计检测剩余活的靶细胞的荧光，其强度与NK细胞的活性成反比。

4.流式细胞术　实验选用K562细胞为测定人NK细胞活性的靶细胞，利用碘化丙啶染料排斥法，这种染料具有只渗透到死亡细胞内的特点，用流式细胞仪检测靶细胞受NK细胞作用后的死亡率来反映NK细胞的活性。

【中性粒细胞功能的检测】

1.中性粒细胞趋化功能的测定　中性粒细胞的运动分为随机运动和定向运动，可根据其细胞面积判断中性粒细胞活动的强度。随机运动类似于布朗运动，其定向运动能表现为趋化运动。

（1）体内试验法（皮肤窗法）：染色观察中性粒细胞聚集的开始时间、程度和形态变化。健康人白细胞在皮窗处2～3h开始聚集，细胞数达50～100个，6h可达1000个以上。初期以中性粒细胞为主，以后单核细胞逐渐增多。

（2）体外试验法

1）Boyden小室法（滤膜渗透法）：分离出的PMN穿过一个限定孔径大小的滤膜向一种趋化刺激物迁移。所用小室被滤膜（孔径3μm）隔成两部分。PMN被加入到上游小室（1×10^{6}/ml），趋化刺激物置于下游小室。酵母激活血浆用作补体 C_{5a} 的来源或趋化性多肽甲酸基-蛋氨酸-亮氨酸-苯丙氨酸用来产生一种趋化刺激物。

小室在 37℃孵育 2h，使 PMN 迁移入滤膜中。然后取出滤膜，将滤膜上的细胞固定、染色，显微镜观察滤膜。每一份待检样本必须检测两次，并且每一次检测需包括健康对照。

通过显微镜分析滤膜表面的细胞总数及不同水平数目。根据每一水平的细胞数目及距顶点的距离作直方图。计算所获曲线下面的面积，称为“趋化指数”。这种方法只有当显微镜与影像分析仪相连并能自动计数细胞时适用。如果不能这样，可以用确定的细胞数和其所达到的滤膜顶部的距离来表示如(5 个/平面)，即所谓的“leadingfront”；或计数穿过滤膜，出现于滤膜底部的细胞。

2)琼脂糖凝胶平板法：在琼脂糖凝胶平板上打孔，在中央孔内加白细胞悬液，两侧孔内分别加趋化因子或对照液，经温育后(37℃，2～3h)，用 2%戊二醛固定，然后染色，观察并测定细胞运动的距离，以评估细胞的定向移动能力。可采用以下公式来计算移动指数：

$$移动指数=\frac{趋化移动距离}{任意移动距离}$$

2.中性粒细胞吞噬、杀菌功能的测定

(1)细胞内杀菌功能的检测：将待检细胞与葡萄球菌或活的白色念珠菌悬液按一定比例混合、温育、取样制片、固定、染色；在油镜下计数 200 个细胞并观察多核白细胞对细菌的吞噬情况，计算其吞噬率(%)和吞噬指数。如果用亚甲蓝溶液做活体染色，还可根据被吞噬的白色念珠菌是否着色测定杀菌率，若胞内白色念珠菌呈蓝色，则表示该菌已被杀死。计算公式分别如下：

$$吞噬率\%=\frac{吞噬细菌的细胞数}{计数细胞总数(200)}\times100\%$$

$$吞噬率\%=\frac{胞内含着染菌体的细胞数}{计数细胞总数(200)}\times100\%$$

$$吞噬率\%=\frac{200\ 个粒细胞的吞噬总数}{计数细胞总数(200)}\times100\%$$

(2)NBT(硝基四氮唑蓝)还原试验：临床上常用本法来检测中性粒细胞的胞内杀菌能力。其原理为：中性粒细胞在吞噬、杀菌过程中，能量消耗骤增，其氧的需要量也相应增加，己糖磷酸旁路糖代谢的活性增强；葡萄糖分解的中间产物 6-磷酸葡萄糖在转变为戊糖的过程中氧化脱氢，所释放出的氢被已摄入吞噬体的 NBT 染料所接受，使其由淡黄色被还原成蓝黑色的点状或块状甲臜颗粒，沉积于中性粒细胞的胞浆内。这种有甲臜颗粒沉积的细胞称为 NBT 阳性细胞，一般阳性细胞数超过 10%即可判定为 NBT 试验阳性。儿童慢性肉芽肿时 NBT 试验阳性率明显下降。另外，临床上可把 NBT 试验作为发热反应的鉴别试验。

(3)化学发光测定法：中性粒细胞在吞噬过程中出现呼吸爆发，激活细胞膜上的还原性辅酶(NADH 氧化酶和 NADPH 氧化酶)，使分子氧活化，产生大量的活性氧自由基；它们参与胞内杀菌作用，同时能激发胞内某些物质产生化学发光。由于中性粒细胞的氧代谢活性与对细菌的吞噬率密切相关，杀菌能力与发光强度相平行，当应用鲁米诺作为发光增强剂，用光度计测量发光强度时，可同时对中性粒细胞的吞噬、杀菌功能及血清的调理活性进行直观、快速的检测，并且其敏感性要高于 NBT 还原试验。

【巨噬细胞功能的检测】

1.吞噬功能的检测　将受检细胞与适量的颗粒抗原(一般选用鸡红细胞)混合，振荡温育(37℃、0.5～1h)后，离心取待测细胞制成涂片，染色镜检，计数 200 个细胞，分别计算出吞噬细胞的吞噬率和吞噬指数。该方法可在一定程度上反映吞噬细胞的吞噬功能，但影响因素较多。

2.巨噬细胞溶酶体酶的测定　巨噬细胞富含溶酶体酶，如溶菌酶、非特异性酯酶等，测定这些酶的活性也是衡量巨噬细胞功能的实用指标之一。现仅介绍非特异性酯酶中的α-醋酸萘酚酯酶(α-NAE)染色法。α-醋酸萘酚酯酶染色法的原理如下:巨噬细胞内α-NAE可将α-醋酸萘酚分解成α-萘酚和醋酸,萘酚再迅速与坚牢蓝-B耦联,形成不溶性灰黑色或棕黑色沉淀,定位于胞质内。α-NAE比较稳定,酶活性丧失较慢,细胞经涂片干燥后,置室温至少可保存0.5～1d,非常适用于临床。但在镜检阅片判读结果时,受主观因素影响较大,需要操作者积累一定的经验方能准确报告结果。

3.巨噬细胞促凝血活性的测定　激活巨噬细胞可产生一种与膜结合的凝血活性因子,能加速正常血浆的凝固。取已经37℃预温的正常兔血浆和$CaCl_2$的混合液,加入黏附有单层巨噬细胞的试管中,移置37℃,即时记录血浆凝固时间。实验证明当巨噬细胞先与LPS、肿瘤相关抗原或HBsAg等温育时,血浆凝固时间明显缩短。本方法无需特殊的仪器设备,操作简单、快速,重复性好,也是检测不同疾病患者巨噬细胞功能的指标之一。

(二)免疫细胞检测的临床意义

免疫细胞是免疫功能的物质基础,所以对免疫细胞的数量和功能的检测是评价免疫功能的重要手段和途径。

1.淋巴细胞功能检测的临床意义　对淋巴细胞计数和功能检测是评价免疫功能的重要指标。对抗体的检测基本可以代表B细胞的功能,其检测方法相对成熟。对T淋巴细胞功能检测的试验大多是以各活化阶段的淋巴细胞亚群计数并结合对各种细胞因子的测定作为综合评价指标。

2.NK细胞功能检测的临床意义　NK细胞活性下降见于大多数肿瘤患者,特别是中晚期或伴有转移的癌症患者;某些白血病和白血病前期患者,NK细胞活性随病情进展而逐渐降低,以急性期降低最为明显,缓解期患者的NK细胞活性也仍低于正常健康对照;柯萨奇病毒、心肌炎病毒、流感病毒等感染性疾病NK细胞活性下降;某些细菌和真菌感染疾病患者也见NK细胞活性低下;免疫缺陷症Chediak-Higashi综合征患者伴有先天性NK细胞缺陷;重症联合免疫缺陷征患者体内T细胞、B细胞、NK细胞的功能同时缺陷。NK细胞活性增高见于多发性骨髓瘤、肺结核等疾病。

3.中性粒细胞功能检测的临床意义　趋化能力显著下降鉴于Chediak-Higashi综合征、Lasy白细胞综合征、慢性皮肤黏膜白色念珠菌感染、糖尿病、烧伤等。正常新生儿中性粒细胞趋化能力亦明显低下。吞噬能力明显低下者见于补体或抗体缺陷症时。酶代谢能力显著降低见于慢性肉芽肿、6-磷酸葡萄糖脱氢酶(G-6-PD)高度缺陷。NBT试验不仅是检测中性粒细胞的胞内杀菌能力的试验,还作为疾病的鉴别指标。正常人外周血中性粒细胞NBT阳性率约为10%,全身性细菌性感染在NBT试验阳性率明显增高;病毒性感染或无感染的低热患者阳性率一般在10%以下。器官移植病人术后因细菌感染伴发热时,NBT阳性率升高;而因排斥反应发热者,NBT则正常。

4.巨噬细胞功能检测的临床意义　单核巨噬细胞系统具有直接吞噬和杀伤病原体和肿瘤细胞的功能,还具有参与抗原加工、递呈和免疫调节的重要作用,检测巨噬细胞吞噬功能对于判断巨噬细胞的功能,了解机体的特异性和非特异性免疫状态有重要作用。巨噬细胞吞噬功能低下,主要见于原发和继发的吞噬细胞功能缺陷、胃癌、肠癌等多种肿瘤病人。肿瘤病灶中浸润的巨噬细胞与肿瘤的扩散和转移呈负相关,检测这两个指标有助于判断机体抗肿瘤的能力。

三、细胞因子与细胞黏附分子检测及应用

细胞因子和细胞黏附分子均在机体的免疫调节、炎症应答、肿瘤转移等生理和病理过程中起重要作用。检测这类因子不仅是基础免疫研究的有效手段,亦是临床上探索疾病发病机制、判断预后和考核疗效

的指标。

（一）细胞因子

免疫细胞之间的信息传递可以通过细胞表面的受体与配体的相互作用，也可以通过细胞产生的可溶性分子。这些可溶性细胞因子可以由多种细胞产生，通常单核细胞、淋巴细胞、内皮细胞、成纤维细胞及角朊细胞等都可以产生，统称为细胞因子(CK)，能影响这些细胞和其他细胞的行为和特征。细胞因子是除激素和神经递质外，人类细胞之间传递信息的重要信使。

【概况】

1.定义及生物学特征　细胞因子(CK)是由机体的免疫细胞和非免疫细胞合成和分泌的具有生物学活性的小分子可溶性蛋白。细胞因子多为糖蛋白，分子量在10～25kDa。一般以单体形式存在，少数以二聚体、三聚体或四聚体的形式发挥生物学功能。细胞因子主要调节机体的免疫应答、造血功能和炎症反应等，其虽然种类很多，归纳起来其主要有如下共同特征：

(1)通常以自分泌或旁分泌的形式作用于自身及附近细胞，在局部以高浓度短暂地发挥作用。在某些炎症情况下，也可以内分泌的形式作用于远处靶器官，引发全身效应。

(2)与细胞膜表面的特异性受体高亲和力结合后，通过受体介导的信号转导高效能的行使调节和效应功能。他们相互作用使细胞内级联信号激活，最终导致转录因子的激活。这些转录因子与相应DNA片段结合而影响许多基因的活性。

(3)一种细胞因子可以由多种不同细胞在不同的条件下产生；而一种细胞也可以产生多种细胞因子；一种细胞因子可以对多种类型细胞发挥多效作用；多种不同的细胞因子也可以发挥相似或重叠的作用。

(4)细胞因子以网络形式发挥相互作用。一种细胞因子可以诱导或抑制另一种细胞因子的产生和功能发挥；不同细胞因子可以显示相同的活性，调节同一细胞因子受体的表达；不同细胞因子发挥.作用可以互相协同，对同一目标产生相同的效应；不同的细胞因子的作用相互拮抗，可对同一目标产生相反的效应。

细胞因子能促进和调节天然免疫(IL-1、IL-6、IL-8、IL-12、TNF-α、IFN-α、IFN-β等抗病毒因子、炎性因子和调节因子)；参与适应性免疫(IL-2、IL-4、IL-5、IFN-γ、TGF、IL-10)和造血细胞的生长分化(IL-3、IL-6、IL-7、IL-9、IL11、GM-CSF、G-CSF)。

2.细胞因子分类(Th1、Th2细胞来源)　细胞因子可以分为白细胞介素、集落刺激因子、干扰素、肿瘤坏死因子、转化生长因子、趋化因子及其他细胞因子(如表皮生长因子、血小板衍生生长因子等)。

作为细胞间的信使分子，细胞因子的功能是通过与靶分子上的受体结合，产生特定的生物学效应。T细胞在免疫应答中起关键作用，其分泌的细胞因子与细胞免疫、体液免疫和免疫抑制及炎症反应相关。随着对Th细胞分化及调节功能研究的深入，Th1、Th2、Th3的概念提出后，对细胞因子进行了重新分类，下面介绍Th1/Th2细胞因子的主要功能。

(1)Th1型细胞主要产生的细胞因子：Th1细胞是一类辅助性$CD4^+$ T细胞，主要分泌IFN-γ、IL-2，此外还包括IL-12、IL-18、GM-CSF等。Th1型细胞因子与CTL细胞的增殖、分化和成熟有关，促进细胞介导的免疫应答。

1)IFN-γ：由激活的$CD4^+$ T细胞、$CD8^+$ T细胞和NK细胞产生。这些细胞经抗原刺激后直接启动该基因转录激活。其免疫调节作用主要有：激活单核/巨噬细胞，诱导和增强MHC分子的表达、促进T细胞分化(Th0向Th1分化)、促进IgG2a和IgG3类别转换而抑制IgG1和IgE类别转换、并能激活中性粒细胞和上调NK细胞杀伤作用。

2)IL-2：主要由$CD4^+$ T细胞产生，$CD8^+$ T细胞产生少量IL-2。也称T细胞生长因子，主要生物学功能是促进T细胞增殖(由G1期至S期)和细胞因子生成，增强NK细胞活性和增强介导的细胞凋亡。既是自分泌生长因子也是旁分泌生长因子，IL-2与T淋巴细胞受体结合后驱动T细胞发挥细胞免疫应答。IL-2是T细胞活化经进入细胞分裂的关键成分，而T细胞活化直接影响整个特异性免疫应答的发生。

3)IL-12：其激活形式是由p35和p40两个亚单位形成的异二聚体。其作用的靶细胞主要是T细胞和NK细胞：刺激T细胞和NK细胞分泌IFN-γ，促进$CD4^{+}$T细胞向Th1细胞分化，有利于提高Mφ细胞活性，增强NK细胞和$CD8^{+}$T细胞杀伤功能。是连接天然免疫和获得性免疫的一个重要纽带，能有效提高机体的细胞免疫防御功能。

(2)Th2型细胞主要产生的细胞因子：Th2型细胞能分泌IL-4、IL-5等细胞因子，与B细胞增殖、分化、成熟有关，能促进抗体生成，增强抗体介导的体液免疫应答。还分泌IL-10、IL-13以及CCL-7等一些趋化因子。

1)IL-4：主要由Th2细胞产生，激活的肥大细胞、嗜碱粒细胞也能产生，此外一部分γδT细胞也可以大量分泌IL-4。其生理功能是调节IgE和肥大细胞或嗜酸粒细胞介导的免疫应答。其功能也包括诱导Th2细胞生长和分化，诱导B细胞发生抗体类别转换产生IgE，但抑制向IgG2a和IgG3的类别转换，以及刺激内皮细胞分泌趋化因子和黏附分子等。IL-4是肥大细胞生长因子，与IL-13协同作用刺激肥大细胞增殖。

2)IL-5：主要由Th2细胞和激活的肥大细胞产生。功能是刺激嗜酸粒细胞生长和分化，激活成熟嗜酸粒细胞，增强其杀伤寄生虫的能力。与IL-4作用互补，共同促进Th2细胞介导的过敏反应，协同刺激B细胞生长和分化，并能增强成熟B细胞合成IgA的能力。

3)IL-10：一种公认的介导免疫抑制的细胞因子，一般将其归为免疫调节细胞因子。以同源二聚体形式发挥作用，可抑制Th1细胞应答及其细胞因子合成，选择性抑制单核-巨噬细胞的某些功能，抑制Mcp的抗原提呈功能及其细胞因子合成，促进B细胞增殖分化和抗体产生。

【细胞因子的检测方法】

细胞因子检测是判断机体免疫功能的一个重要指标，无论是对免疫学、分子生物学的基础研究，还是对阐明某些疾病的发病机制，指导临床治疗均有重要意义，包括许多疾病的诊断、病程观察、疗效判断及细胞因子治疗监测等。

特异的生物活性和免疫化学特性，是鉴别细胞因子的重要指标。目前细胞因子的主要检测方法包括三大类：①生物活性检测法；②免疫学检测法；③分子生物学检测法。

生物学测定法是根据细胞因子对特定的依赖性细胞株(即靶细胞)的促进增殖作用，以增殖细胞中的DNA合成或酶活性为指标，间接推算出细胞因子的活性单位，一般以U/ml表示。

免疫学检测法是将细胞因子作为抗原进行定量检测。

分子生物学检测法是对细胞因子的DNA及mRNA直接检测，反映细胞因子的基因有无缺失、扩增或对某些细胞因子的多态性进行分析。

1.生物活性测定法　细胞因子的发现依赖于其生物学活性，由于生物活性测定法提供的是细胞生物功能信息，故本法依然是一种基本的和必需的测定法。本法是基于测定细胞因子的生物活性，常用的方法有2种：①依赖性细胞株增殖实验。一些肿瘤细胞株依赖于细胞因子方能在体外增殖，如DTLL细胞株依赖IL-2；FDC-PL细胞株依赖于小鼠IL-3；TF-1细胞株依赖于GM-CSF和IL-3，TTD-1细胞株依赖于IL-6。可利用这些依赖株检测相应的细胞因子。虽然这种方法敏感性高，特异性也不错，但并非所有细胞因子均有相应的依赖株，因此限制了此法的应用。②功能检测实验。利用一些细胞因子的功能特性而建立相应的活性测定方法。如干扰素的抑制病毒感染效应，肿瘤坏死因子对L929细胞的杀伤作用等。这样的方法敏感性高，但特异性不够，容易受一些干扰因素的影响。此外，生物分析法还有骨髓集落形成实验、细胞毒或细胞抑制实验、次级分子分泌的诱导化学趋化和细胞因子分泌性的抑制实验等。

细胞因子的受体亲和性高，细胞因子浓度在 $10^{-10}\sim10^{-15}$ mol/L 时就可显示生物作用，所以其测定的灵敏度高，一般在免疫化学测定法之上。但准确地、可重复地测定细胞因子具有一定困难，主要原因是细胞因子的含量极低(大部分都是以 pmol/L 计)，同时存在的细胞因子受体拮抗物、细胞因子的天然抗体和一些病毒编码的类细胞因子能干扰测定。生物活性测定法测定的是有生物活性的细胞因子，前体分子、降解片断、与结合蛋白或可溶性受体结合的细胞因子、细胞因子聚合物均不能用此法测定。检验样品中是否有干扰，可将被测样品稀释，作样品剂量-反应曲线，看其是否与细胞因子标准品的剂量-反应曲线平行。

2.*免疫学检测法*　细胞因子均为蛋白或多肽，具有较强的抗原性。因此可利用抗原抗体特异性反应的特性定量检测细胞因子。免疫分析法利用抗体对抗原表位识别的原理，制备出抗细胞因子的单抗或多抗，测定的是可溶性细胞因子的抗原性。基本原理是细胞因子与相应的特异性抗体(单克隆抗体或多克隆抗体)结合，通过同位素、荧光或酶等标记技术加以放大和显示，从而定性或定量显示细胞因子的水平。

常用的方法包括：酶联免疫吸附法(ELISA)、流式细胞分析法(FCM)以及酶联免疫斑点法(ELISPOT)、放射免疫法(RIA)、及免疫印迹法等。

(1)ELISA 法：检测细胞因子时绝大多数 ELISA 法使用以下 3 种策略，试验中选用何种形式取决于试验的目的，特别是待测标本的类型。

1)间接 ELISA：用于筛检抗体(抗特定抗原成分的特异性抗体)。此法是测定抗体最常用的方法。

2)夹心 ELISA：用于检测目的抗原。其优点是避免了对特异性抗体的直接标记，但增加了操作步骤和测定时间。

3)竞争 ELISA 用于确定抗原特异性或待检标本中含交叉反应成分时为提高实验的特异性而使用的一种方法。根据标记抗原和同种未标记待测抗原与抗体间发生竞争性结合的原理，主要用于测定小分子抗原。

特异性检测可溶性细胞因子一般采用夹心 ELISA 技术，该试验方法是用高纯度的抗细胞因子的抗体(捕获抗体)非共价吸附在塑料微孔板上。板子经过洗涤后，固定的抗体可特异性捕获样本中存在的可溶性细胞因子蛋白。洗涤未结合的物质，通过加生物素联接的抗细胞因子抗体(检测抗体)来检测被捕获的细胞因子，然后再加酶标记的亲合素或链亲合素。最后加显色底物溶液，显色的程度通过 ELISA 酶标检测仪测定光密度(OD)记录。通过细胞因子的标准蛋白做已知浓度系列稀释，测出 OD 值后绘制出标准曲线，根据标准曲线可推算出标本中细胞因子的含量，一般使用计算机软件可以很快得到结果。

由于细胞因子的高效性，在 pmol/L 的浓度下已经可以发挥生物学效应，所以对分析方法的灵敏性要求很高，细胞因子检测的一个重要限制就是血清中细胞因子的半衰期很短，受刺激后几小时内大量产生，而且只是局部而不是全身产生。用 ELISA 检测细胞因子时，首先要弄清所测细胞因子的性质和其存在形式与部位，正确解决标本选择、标本收集时间、污染防止和减少干扰等问题，才能获得满意结果。生物素、亲合素放大系统引入酶标测定系统后，大大提高了酶联免疫吸附测定(ELISA)法的灵敏度。目前多数细胞因子的 ELISA 试剂盒可测至 5～10ng/L，已接近生理浓度，也达到放免法的灵敏水平，因此，目前细胞因子检测绝大多数都是采用 ELISA 法。

(2)酶联免疫斑点法：酶联免疫斑点法(ELISPOT)是从单细胞水平检测分泌细胞因子细胞(计数)的一项细胞免疫学检测技术。由于该方法敏感性高、易操作、成本相对流式细胞分析术也较低，已被广泛用于分泌细胞因子细胞的检测中。

ELISPOT 就其原理很简单，从本质上说和 ELISA 的原理是一样的。细胞受到刺激后局部分泌细胞因子，此细胞因子被特异单克隆抗体捕获。细胞分解后，被捕获的细胞因子与生物素标记的二抗结合，其后再与碱性磷酸酶标记的亲合素结合。BCIP/NBT 底物孵育后，PVDF 孔板出现“紫色”的斑点表明细胞分泌了细胞因子，通过 ELISPOT 酶联斑点分析系统对斑点的分析得出结果。传统的 ELISA 与 ELISPOT 都是根据酶免疫学检测原理，通过酶的高催化频率，放大反应效果，从而达到很高敏感度的检测效果。

ELISA 通过显色反应，在酶标仪上测定吸光度，与标准曲线比较得出可溶性蛋白总量。ELIS-POT 也是通过显色反应，在细胞分泌这种可溶性蛋白的相应位置上显现清晰可辨的斑点，可直接在显微镜下人工计数斑点或通过计算机辅助的分析系统对斑点进行计数，1 个斑点代表 1 个细胞，从而计算出分泌该蛋白的细胞的频率（某些研究不仅要测细胞因子生成量，还需检测分泌此细胞因子的细胞频率）。由于是单细胞水平检测，ELISPOT 比 ELISA 更灵敏，能从 20 万～30 万细胞中检出 1 个分泌该蛋白的细胞。捕获抗体是具有高亲和力、高特异性、低内毒素的单抗，在研究者以刺激剂激活细胞时，不会影响活化细胞分泌细胞因子。

目前，ELISPOT 已被用于检测药物、化学制剂及其他细胞因子复合物的特性及功能等方面，因此为体内免疫功能的调节效应提供了检测依据。近几年来，ELISPOT 技术在肿瘤疫苗评价试验、免疫监测及免疫学研究中越来越被广泛地使用。如用 ELISPOT 方法评价由 HIV-1 感染引起黏膜的 $CD4^+$ T 细胞免疫应答以及 HIVgp 120g 与霍乱毒素共表达的 DNA 疫苗的免疫源性。如果 ELISPOT 要进一步推广应用，特别是临床应用，其标准化将是一个十分重要的问题。美国 FDA 和 NIH 等已经开始建立 ELISPOT 的标准化流程，相信随着 ELISPOT 技术的成熟、标准化程序的建立，它的应用将会更加广泛。

（3）流式细胞分析法：细胞因子可以调节多种细胞产生生理效应，在异常情况下也可导致病理反应，是机体免疫应答的重要元素。对于细胞因子网络的了解有助于对疾病免疫机制的深入研究，使用流式细胞仪检测细胞因子网络，精确性高、重复性好，具有其他实验方法无法比拟的精确度和灵敏度，有科研及临床推广价值。

1）胞内细胞因子测定法（ICS）：细胞因子产生过程中，有一个从胞浆到胞膜，再释放到体液或培养上清中的动态变化。活化免疫细胞内的细胞因子检测，对研究分泌细胞因子的细胞类型、产量、所产生细胞因子的种类、细胞免疫功能等有重要作用，但测定活化细胞内产生的细胞因子极为困难，目前，应用流式细胞术检测可以从单细胞水平检测不同细胞亚群所分泌的细胞因子，不但了解细胞中细胞因子的量和分泌细胞因子的细胞类型，而且能了解细胞内细胞因子产生的动力学。应用多种单克隆抗体可在一种细胞内同时测定多种不同的细胞因子。

ICS 是应用细胞内累积细胞因子的染色和多色参数的 FACS 法，其操作的大体步骤是：分离制备细胞、活化细胞、封闭细胞表面 Fc 受体、细胞表面抗原染色、固定和通透、细胞内细胞因子染色、流式细胞仪测定和结果分析。若用外周血测定，活化起始细胞一般用单个核细胞。活化 T 细胞除用抗原外，主要植物血凝素（PHA）、巴豆酯（PMA）、离子霉素、钙离子载体 A23187、T 细胞受体抗体或 CD3 的抗体等；活化 B 细胞除抗原外，多用脂多糖（LPS）、金黄色葡萄球菌肠内毒素 A 及 B 细胞受体抗体；活化单核细胞用 LPS 和某些细胞因子。由于抗原活化效率低，多用多价活化剂或几种合用活化细胞，要根据测定目的选择。

本法测定的是细胞因子的前体分子，测定的是单一细胞行为。如前所述，除测经常表达和病理情况下亢进表达的细胞因子可直接取样品细胞测定外，一般要在适当活化条件先活化细胞，使之合成欲测细胞因子。由于活化过程中加入蛋白质运输抑制物，如莫能菌素和布雷菲尔德菌素 A，阻止了细胞因子分泌，提高了阳性率。

T 淋巴细胞是细胞免疫反应的主要免疫细胞，对各种抗原刺激后合成细胞因子的种类及数量研究最多，对检测疾病过程中机体的免疫状态、评价各种疫苗的临床应用效果、辅助性 T 细胞亚群分析等有重要意义。

与 ELISPOT 法相比较，胞内细胞因子染色法是检测循环淋巴细胞中抗原特异性 T 淋巴细胞的可行方法，而 ELISPOT 法却可以检测所有分泌细胞因子的 CTL。

2)流式细胞小球微阵列术(CBA)检测法：流式细胞小球微阵列术(CBA)即微量样本多指标流式液相蛋白定量技术，是一个基于流式细胞检测系统的多重蛋白定量检测方法，它能够同时对单个样品中的多个指标进行检测。CBA 系统对应受检系统中的每一个检测指标都设有不同的捕获微球，不同的捕获微球上包被有特异的捕获抗体，并具有不同的荧光强度，通过捕获微球与待测样品溶液混合后，微球上的特异性抗体就与样品(血清、血浆或细胞培养液)中的相应抗原或蛋白结合，最后，加入荧光的检测抗体以形成“三明治”夹心复合物，通过流式细胞仪进行荧光检测，通过对应各种不同检测物的特异微球上所带有荧光强度不同，同时测定分析样本中多种可溶性成分的数量。

日常检测中，常需对溶液体系中的可溶性蛋白进行定量检测，如细胞培养上清或血清中的细胞因子含量的定量分析，由于这些细胞因子的含量较少，低于一般常规方法的检测下限，很难检测。利用流式细胞仪可对荧光信号的高敏感性及级数放大的特性，只需使受检的可溶性因子附着于一些具有近似细胞直径的微粒上，即可对受检样品中的各种可溶性因子进行检测。相对于传统的 ELISA 技术，荧光信号显色的灵敏度比一般化学发光的灵敏度高，加上利用流式细胞仪对于荧光信号放大的作用，使这种技术检测未知样品中的指标所需要的样品浓度更低，实验时间更短；而且 CBA 可同时对一个样品中的多个指标进行检测，这为一些 ELISA 技术无法满足的实验提供了新的检测手段。

虽然液相蛋白定量检测的技术很多，但是大多数的技术仅能对样本进行单一指标的检测。检测多个指标时则需要提供大量的样本分批检测，操作繁琐。且各指标间差异性较大。对于样本量较少或需要对比各指标的用户，传统的技术无法满足需要。这种先进的技术代替传统的 ELISA 检测，具有标本用量少，需 50ml 样品量即可进行分析，灵敏度高、特异性高、可同时检测多种细胞因子等多种优点，尤其适合标本来源困难的临床病人的检测，可广泛应用于免疫相关疾病的发病机制和判断疗效的观察。

3.分子生物学测定法　这是一类利用细胞因子的基因探针检测特定细胞因子基因表达的技术。通过核酸标记技术可将细胞因子 cDNA 作为基因探针检测细胞内细胞因子基因组 DNA 或 mRNA，主要有以下几种方法。

(1)分子杂交实验：应用同位素(或非同位素)标记的 cDNA 探针，通过分子杂交检测细胞内细胞因子 DNA 或 mRNA 的表达，包括 Southern Blot，Northern Blot 方法。这是一种高度敏感和高度特异的检测技术，目前在实验室研究中使用较广，其缺点是操作较为繁琐，测定结果只能代表细胞因子基因的表达，而不能代表活性细胞因子的水平。

(2)细胞或组织原位杂交：应用标记 cDNA 探针/RNA 探针与细胞或组织切片进行原位杂交，然后进行放射自显影。

实验的关键在于制备高质量的核酸探针和获得合格的待测物(提取的 mRNA 样品或细胞/组织标本)。核酸探针是指一段用放射性同位素或其他标记物(如生物素、地高辛等)标记并与目的基因互补的 DNA 片段或单链 DNA、RNA。根据其来源可分为 cDNA 探针、寡核核苷酸探针、基因组基因探针及 DNA 探针等。其中 cDNA 探针和人工合成寡核苷酸探针常用于斑点杂交及 Northern blot，而 RNA 探针因穿透性好更适用于原位杂交。

(3)反转录-聚合酶链反应(RT-PCR)法：细胞因子 mRNA 经反转录为 cDNA，用特异性细胞因子引物经聚合酶链反应(PCR)扩增细胞因子 cD-NA，可快速、灵敏地检测表达很低的细胞因子 mR-NA 的表达水平，并可同时测定同一样本中多种细胞因子 mRNA 水平。由于细胞因子 mRNA 半衰期短和拷贝数少，这种方法灵敏性高和操作简便，比 Northern 印迹法和原位杂交法更有临床应用前景。

RT-PCR 法的扩增技术日趋成熟，目前的主要问题是如何防止假阳性，假阳性困扰所有 PCR 操作，这个问题的克服有赖于对操作环境和操作规程的规范及严格限制，有赖于简化及合并操作流程。随着 PCR 技术的发展和完善，随着细胞因子引物和对照模板的标准化，细胞因子的分子生物学测定方法将会应用于临床。

上述三种方法，各有优缺点，可互相弥补，在实际应用中，应根据各自的实验目的和实验室条件进行选择。生物学检测法比较敏感，其优点是只有具有生物活性的细胞因子才能被检测，是最可靠的方法。然而由于该方法本身的要求（需要长期培养依赖性细胞株）和细胞因子效应的冗余性，严重限制了生物测定方法的特异性，所以生物学方法目前已经几乎完全被酶免疫测定取代。免疫学检测法其优点是操作简便、迅速，重复性好，高特异性、高灵敏度、易标准化，缺点是所测定的只代表相应细胞因子的量而不代表活性，因此要了解细胞因子的生物学效应，必须结合生物学检测法。分子生物学法只能检测基因表达情况，不能直接提供有关细胞因子的浓度及活性等资料，主要用于机制探讨。

【细胞因子测定的临床应用】

细胞因子测定的临床应用主要有：特定疾病的辅助诊断、评估机体的免疫状态、判断治疗效果及预后、细胞因子临床治疗应用的监测、病理变化和损伤机制研究。

1.细胞因子测定的临床应用原则 细胞因子的一个最大特点就是功能的多样性和组织细胞的非特异性，这也就决定了其测定的临床应用必须考虑细胞因子的来源以及测定方法的应用。

（1）要全面了解一种细胞因子在特定疾病中的意义，应使用多种方法综合分析。由于细胞因子在体内的含量甚微，给细胞因子的检测带来困难，同时由于细胞因子种类繁多，生物学效应表现为多效性、重叠性、拮抗效应和协同效应，形成十分复杂的细胞因子网络。因此，在检测细胞因子时，常采用多种方法综合分析。

（2）测定标本的适当选择。正常的生理情况下，血液循环和体液中各种细胞因子的浓度极低，只有在特定的病理状态下，如炎症、肿瘤等，某些细胞因子才能出现大量分泌，此时可用血液或体液标本直接检测。如想了解局部炎症下细胞因子的分泌情况，则应以局部分泌液作为检测标本。要对细胞因子进行细胞内定位或检测细胞因子的基因，可以相应的细胞作为标本。

（3）同时测定多种细胞因子，为了解 T 细胞、巨噬细胞和上皮样细胞分泌相应细胞因子的功能，应同时测定多种细胞因子。

2.作为特定疾病诊断的辅助指标 正常情况下，细胞因子表达和分泌受机体严格的调控，在病理状态下，细胞因子会出现异常性表达，表现为细胞因子及其受体的缺陷，细胞因子表达过高等。在特定的疾病情况下，某种细胞因子的定性和（或）定量测定可作为疾病诊断和鉴别诊断的辅助指标。如慢性乙肝和慢性丙肝患者外周血单核细胞用 IJPS 刺激后，其 IL-1 和 IL-2 分泌能力低于正常人，其他非病毒性肝病如酒精性肝硬化和原发性胆汁性肝硬化患者则无变化。

在炎症、自身免疫病、变态反应、休克等疾病时，某些细胞因子的表达量可成百上千倍地增加，例如为风湿性关节炎的滑膜液中可发现 IL-1、IL-6、IL-8 水平明显高于正常人，而这些细胞因子均可促进炎症过程，使病情加重。应用细胞因子的抑制剂有可能治疗这类炎症性细胞因子水平升高的疾病。

3.评估机体的免疫状态判断治疗效果及预后 细胞因子的产生分泌与机体的免疫状态密切相关。HIV 感染患者发病前，机体免疫功能尚处于正常。监测如 TNF-α 等细胞因子的水平，有助于了解机体的免疫功能状态、预测病情发展。

细胞因子的继发性缺陷往往发生在感染、肿瘤等疾病以后，如人类免疫缺陷病毒（HIV）感染并破坏 TH 后，可导致 TH 细胞产生的各种细胞因子缺陷，免疫功能全面下降，从而表现出获得性免疫缺陷综合征（AIDS）的一系列症状。

但是由于细胞因子的多效性和作用的复杂网络，没有任何疾病可以将细胞因子作为疾病特异性标志。细胞因子的体内检测不适合以鉴定诊断为目的，只适合于对一些过程活动程度的检测，比如一些不应出现的免疫反应如移植排斥反应、自身免疫性疾病或与感染相关的发病机制。

4.细胞因子临床治疗应用时的监测　在进行特定疾病的治疗时，可采用补加细胞因子和阻断细胞因子作用两种方法进行特定疾病的治疗，治疗时进行相应细胞因子的胞内和（或）胞外测定，对于治疗效果的监测及指导用药具有重要意义。目前，细胞因子已广泛应用于临床的已有 EPO、IFN-α、G-CSF、GM-CSF 以及试用于临床的白细胞介素等。为了研究细胞因子在生理系统的作用以及了解细胞因子产品用于临床治疗的效果，进行细胞因子的检测就必不可少。

综上所述，应认识到在检测细胞因子时，必须考虑到细胞因子的作用具有网络性的特点和上述问题。人们需明确检测方法所测定的细胞因子成分，并考虑其抑制剂和可溶性受体的水平，将生物分析法和免疫分析法结合使用，有可能得到较为可靠的结果。当然，准确、灵敏的检测方法是进行细胞因子研究的首要条件，临床诊断需要相对容易的操作。随着细胞因子在治疗中应用的逐步增加，其检测必将被广泛地使用。

（二）细胞黏附分子

【概况】

1.定义及分类　细胞黏附分子（CAM）是指由细胞产生、介导细胞与细胞间或细胞与基质间相互接触和结合的分子。黏附分子大多为糖蛋白，分布于细胞表面，以配体-受体结合形式发挥作用，也可以可溶性形式存在，具有广泛的生物学作用。

细胞黏附分子主要介导细胞与细胞间、细胞与基质或细胞-机制-细胞间的黏附，参与细胞的信号转导与活化、细胞的伸展和移动、细胞的生长及分化、炎症、血栓形成、肿瘤转移、创伤愈合等一系列重要生理和病理过程。

白细胞和血管内皮细胞、巨噬细胞和上皮细胞等以及血液中均存在细胞黏附分子。目前发现的黏附分子基因有近百种，形成一个庞大的黏附分子大家族。按其结构特点分为整合素家族、免疫球蛋白超家族、钙黏蛋白家族、选择素家族以及黏蛋白样血管地址素，此外还有一些尚未归类的黏附分子。常见的黏附分子有：

（1）ICAM：ICAM 属于免疫球蛋白超家族成员，ICAM-1（CD54）、ICAM-2（CD102）、ICAM-3（CD50）是细胞间黏附分子，是整合素的配体，参与白细胞到达炎症部位、淋巴细胞再循环、白细胞之间以及 T 细胞与 APC 细胞之间的黏附，诱导 T 细胞早期活化、黏附和增殖。

（2）VCAM：VCAM（CD106），即血管黏附分子，属于免疫球蛋白超家族成员，主要表达于血管内皮细胞，炎症因子和细胞因子均可上调其表达，结合整合素成员 $\alpha_4\beta_7$，参与淋巴细胞、单核细胞等穿越血管壁到达炎症部位的过程。

（3）选择素家族：包括 E-选择素、L-选择素和 P-选择素三个成员，分别表达于内皮细胞、白细胞和血小板。E-选择素，又称内皮细胞白细胞黏附分子-1，主要介导白细胞在内皮细胞表面最初的滞留和滚动以及随后迁移至炎症组织；L-选择素又称白细胞内皮细胞黏附分子-1、淋巴细胞归巢受体，除去参与白细胞在内皮细胞表面最初的滞留和滚动，还在未致敏淋巴细胞经 HEV 归巢到外周淋巴结和派氏结合淋巴结过程中起重要作用；P-选择素参与淋巴细胞和血小板沿血管壁的滚动，从而间接介导淋巴细胞和 T 细胞在 HEV 的归巢。

2.细胞黏附分子的功能　在炎症过程中参与白细胞与血管内皮细胞的黏附；参与淋巴细胞的归巢与再循环；参与免疫细胞的识别作用；参与细胞的发育、分化、附着及移动；参与免疫应答；参与肿瘤的浸润和转移、影响杀伤细胞对肿瘤细胞的杀伤、有助肿瘤的诊断；参与血栓的形成，与临床疾病的关系非常密切。

(1)黏附分子与肿瘤浸润和转移：黏附分子与肿瘤的关系主要包括对肿瘤浸润和转移的影响，对杀伤细胞杀伤肿瘤的调节，以及临床上提供肿瘤诊断的辅助手段。

恶性肿瘤一个重要生物学特征是其对邻近正常组织的浸润及远处转移，目前已知肿瘤的浸润和转移与其黏附分子(钙黏附素、整和素等)表达水平的变化有关。一方面肿瘤细胞某些黏附分子表达的减少可以使细胞间的附着减弱，肿瘤细胞与细胞外基质成分的黏附性增强，并导致肿瘤细胞游离出基底膜，这是肿瘤浸润性生长和远处转移的始动步骤；另一方面，肿瘤细胞表达的某些黏附分子使进入血中的肿瘤细胞得以和血管内皮细胞黏附，造成血行转移。

(2)黏附分子与炎症：白细胞表面黏附分子介导白细胞与血管内皮细胞的黏附，在炎症发生时，白细胞沿血管壁滚动，并通过黏附分子与之发生紧密黏附，随后穿越血管内皮细胞，进入炎症局部。

【细胞黏附分子的检测】

正常情况下血循环中可溶性黏附分子含量低，某些病理情况下黏附分子在各种细胞因子、内毒素、凝血酶等作用下，细胞黏附分子由细胞内贮存池转移至细胞膜或合成增加，导致细胞表面的黏附分子数量增多。因此在某些疾病中细胞黏附分子的数量有改变。此外，细胞黏附分子经磷酸化、糖基化等修饰作用可发生构象改变，表达黏附分子的基因改变，导致其亲和力和扩散速率改变而影响其功能，因此定量检测细胞黏附分子的数量、亲和力、扩散速率及基因结构对探索某些疾病的发病机制、监视疾病的发生、发展过程和指导临床治疗有重要意义。目前的检测方法，大多限于用免疫学技术检测其数量，而有关分子的亲和力及扩散速率的检测正在建立中。

1.细胞黏附分子基因及基因表达的测定

(1)细胞黏附分子基因的多态性测定：为阐明某些涉及内皮功能低下的疾病的遗传学特性，可测定特定黏附分子的基因多态性。

1)PCR-SSCP 方法：基本原理是特定的 PCR 产物经变性处理后，聚丙烯酰胺凝胶电泳，根据单链 DNA 在凝胶中迁移的位置确定突变的存在。本法具有操作简便、快速、灵敏以及适用于大样本及未知的基因多态性检测的优点。其缺点是：测定点突变时，不能排除假阳性，测定特异性必须由 DNA 测序来证实；PCR-SSCP 的测定操作难于标准化。

2)PCR-RFLP 方法：本法是最为常用的基因多态性测定方法。原理是不少 DNA 多态性发生在限制性内切酶的识别位点上，酶解该 DNA 片断，就会产生长度不同的片断，称为限制性片断长度多态性。因此特定 DNA 被水解后的长度变化可反映 DNA 中特定区域的结构改变。

方法是特定的 PCR 扩增产物用特异的限制性内切酶消化。将酶切消化后的 DNA 片断在凝胶中电泳，经 Southern 转移到硝酸纤维素膜上，与放射性核素或非放射性核素标记的 DNA 或单链 RNA 探针杂交，进行放射自显影测定或加酶底物显色。

3)实时荧光 PCR 方法：常用的实时荧光 PCR 方法有 TaqMan 探针方法、分子信标探针方法和荧光标记双探针方法等。这些方法可用于基因多态性的测定，针对靶核酸中可能出现点突变、缺失、插入和重排等的区域设计的探针，从而证实多态性的存在。

(2)细胞黏附分子基因表达的测定：细胞黏附分子 mRNA 的测定，可使用 Northern-blot 和(或)RT-PCR 方法进行。

2.细胞表面黏附分子的检测　由于黏附分子细胞表面表达极微，需要非常灵敏的方法才能检测到。目前检测细胞表面黏附分子常用的方法有：酶免疫组化法、ELISA、RIA、免疫荧光法、流式细胞仪测定法、时间分辨荧光免疫测定法、免疫印迹法等。

(1)酶免疫组织化学测定:酶免疫组织化学方法是最常用的特定组织细胞表面黏附分子的测定方法,其基本原理是,酶标的抗特定黏附分子的抗体与处理好的组织切片标本反应后,如组织细胞表面存在相应的黏附分子,则酶标抗体即可与其结合,再加入底物显色,显微镜下观察结果。可以在测定中引入二抗和生物素-亲合素系统,以提高测定的灵敏度。

(2)放射免疫测定法:通常用抗细胞黏附分子抗体包被载体,加受检样品后,继加相应单克隆抗体和同位素标记的二抗作非竞争性固相放射免疫测定法。

(3)酶免疫方法

1)酶免疫显色测定方法:本方法与酶免疫组织化学的区别就在于标本的不同,是最常用的特定组织细胞表面黏附分子的测定方法,基本原理是:吸附于固相载体上的靶细胞,其表面的黏附分子可与加入的酶标抗体结合,再加酶显色底物进行显色反应,显色的深浅与细胞表面的特定黏附分子的含量成正比,又被称为细胞-ELISA。本法应用最广,但仅能检出一群细胞的表面黏附分子数量,而不能反映单个细胞黏附分子数量的变化。

2)酶免疫化学发光测定:方法与酶免疫显色测定基本相似,不同的是显色反应,加入的是酶的发光或荧光底物。

酶免疫方法用于细胞黏附分子测定简单方便,测定灵敏度也高。其缺点是:①内源性酶的干扰;②将细胞固定在固相表面时,固定剂的使用可以破坏细胞表面抗原物质,同样会增加非特异性染色。

(4)免疫荧光测定法

1)组织细胞免疫荧光法:免疫荧光方法也可以用于特定组织细胞表面黏附分子的测定,其测定的基本原理和基本操作步骤也类似,其最大的区别是标记物不同,本方法用的标记物是荧光素。标本可以是切片或细胞。

2)流式细胞仪测定方法:除常规的间接免疫荧光法外,用不同激发波长的荧光素染色受检细胞,在FACS仪上可同时检测有两种不同的细胞黏附分子。本法可用于内皮细胞、淋巴细胞等细胞表面的黏附分子的测定。

①流式细胞术检测上皮黏附分子。上皮细胞黏附分子(ECAM),也叫上皮表面抗原(ESA)及上皮细胞糖蛋白(EGP-2)。表达于呼吸道及胃肠道,在肾小管、卵巢上皮细胞表面以及非鳞状上皮细胞及其来源的肿瘤上面均表达,在表皮细胞上无表达。直接应用流式细胞术进行标记检测。

②流式细胞术检测整合素家族成员。PAC-1识别活化血小板上血小板纤维蛋白受体或其附近的糖蛋白GPⅡb/Ⅲa复合物位点,GPⅡb/Ⅲa是异二聚体黏附分子蛋白受体家族的成员,存在于各种类型的细胞上,属于整合素黏附分子家族。活化血小板通过构型改变暴露出配体结合位点。PAC-1仅与活化的血小板结合,识别具有特异性。PAC-1用于临床出血和血栓紊乱、血管损伤的研究;血小板表面变化的代谢反应;抑制血小板活化的治疗方法的研究。

3)时间分辨免疫荧光测定方法:本法也可用于内皮细胞、淋巴细胞等细胞表面的黏附分子的测定。其特点是:不受非特异荧光的干扰,可同时用于多种黏附分子的测定,没有放射性污物的处理问题。

由于黏附分子的异质性、功能交叉性和多样性、来源的复杂性和组织细胞的非特异性,决定了在进行这些分子检测时,必须对方法选择和结果判断作出综合考虑。

【可溶性黏附分子】

1.可溶性黏附分子的概念　白细胞、血管内皮细胞或其他细胞表面的黏附分子可以被内吞进入细胞,也可以脱落下来进入血液成为可溶性黏附分子(sAM)。此外,某些黏附分子的mRNA存在着不同的剪接形式,有的mRNA翻译后的产物直接分泌进入血液成为可溶性黏附分子的另一个重要来源。某些可溶性黏附分子还可在脑脊液、肺灌洗液、尿、滑膜液及腹水中出现，反映了局部黏附分子的表达和代谢状况。

多数黏附分子都有其相对应的可溶性黏附分子存在，目前研究较多的有可溶性E、L、P选择素、VCAM-1、ICAM-1、CD44、NCAM分子等。可溶性黏附分子可以显示黏附分子的结合活性，因此可以作为调节细胞黏附作用的一个途径。

2.可溶性黏附分子的测定

(1)酶联免疫吸附试验：可溶性黏附分子的测定标本为血清或其他体液，检测可溶性黏附分子一般用酶免疫测定法，主要为双抗体夹心ELISA。

(2)其他免疫测定方法：由于免疫测定方法对蛋白和多肽类抗原测定的通用性，从理论上说，任一种免疫测定方法均可用于可溶性黏附分子的测定，在实际应用中，可根据检测标本种类、检测目的及可得到的检测手段而采用具体的测定模式。

【细胞(可溶性)黏附分子测定的临床应用】

机体免疫应答的强弱可通过细胞因子或黏附分子的表达水平来反映，其过高或过低表达均系免疫调节异常的结果。细胞黏附分子测定的临床意义主要有：

1.探讨疾病发生发展机制　黏附分子有可溶性和膜结合性两种形式，均与机体的免疫状态和疾病的发生有关，在炎症、肿瘤转移和器官移植排斥反应中发挥着重要的作用。许多疾病过程均可出现黏附分子和细胞因子表达的异常改变，高表达、低表达或是缺陷均可与某些特定疾病密切关联，同时还可反映疾病的进程。

选择素是炎症早期最早起作用的黏附分子，也与肿瘤细胞浸润及转移相关。血清中选择素水平可反映体内血管内皮细胞的活化状态，感染、肿瘤、糖尿病及多种疾病患者体内水平可明显增高。在尿毒症和血小板减少性紫癜患者血液中，溶血性P选择素明显增高；而败血症、HIV感染和艾滋病患者血液中L选择素比正常人高2～3倍。

2.疾病早期诊断　血液循环中可以为疾病辅助诊断的可溶性细胞黏附分子主要有免疫球蛋白超家族的VCAM-1和ICAM-1和选择性家族。ICAM-1在肝病、寄生虫病如阿米巴病、贾第虫病和弓形虫病等、转移癌、溃疡性结肠炎等的患者血循环中浓度明显增高，其测定可作为血管内皮损伤及疾病严重程度的诊断指标。VCAM-1在肾功能损害、自身免疫病如系统性红斑狼疮和风湿性关节炎等，器官移植排斥、深静脉栓塞等的患者栓症的早期诊断增高。在深静脉栓塞手术后的病人血清中检测VCAM-1，可作为静脉血栓症的早期诊断指标。在器官移植病人，在移植器官发生排斥反应前数天，即可测出病人血液中VCAM-1有明显升高，可以作为器官移植后监测早期排斥发生的非侵入性指标。

3.相关黏附分子的检测有助于疾病肿瘤的临床诊断　组织细胞活检标本的特定细胞黏附分子测定，可作为恶性肿瘤诊断和预后的指标。LI-钙黏素是肠道特异的细胞黏附分子，胃活检组织标本的LI-钙黏素免疫化测定可作为胃发生和肿瘤形成及分化较好的腺癌的一个重要的早期辅助诊断指标。对组织标本的E-钙黏素的免疫组化测定为阴性，可能预后不良，如E-钙黏素测定可作为分化的甲状腺癌的一个独立预后指标。有些黏附分子可作为肿瘤标志物，如癌胚抗原(CEA/CD66)、上皮细胞黏附分子(EpCAM/CD362)等。

4.黏附分子提示疾病进展　肝炎、肝硬化等患者血液中超免疫球蛋白家族中ICAM-1水平增高，与肝功能损害指标相关。在神经系统炎症患者脑脊液、类风湿关节炎的滑膜积液及癌症腹水中均可检测到sICAM-1。在体内，sICAM-1水平升高与黑色素瘤病情的发展及其他肿瘤的肝脏转移相平行。肿瘤患者与炎症患者血清中sVCAM-1高于正常水平，而全身性红斑狼疮患者血清中sVCAM-1与其病情活动程度相吻合。

5.黏附分子的水平作为观察治疗效果和判断预后的重要指标　血液中可溶性L-选择素的增高可见于

败血症、HIV感染和AIDS患者，L-选择素具有抑制白细胞对内皮细胞黏附的功能，因此，血中可溶性L-选择素的增高可作为疾病预后的辅助诊断指标。感染、肿瘤、糖尿病等多种疾病患者血液中可溶性E-选择素水平高于正常人，其中以脓毒败血症患者最高，并与疾病的严重程度和预后相关，可溶性E-选择素水平持续升高的患者往往死亡率高。

在疾病状态下，黏附分子的表达往往增加，可致血清中可溶型黏附分子的水平显著升高，因此检测可溶型黏附分子的水平已成为监测某些疾病状态的手段。接受治疗的患者进行细胞因子水平的监测，对保证治疗效果具有指导意义。

（王志强）

第二节　体液免疫的检验

一、免疫球蛋白检测

（一）IgG、IgA、IgM测定

【概况】

免疫球蛋白(Ig)是一组具有抗体活性的球蛋白，由浆细胞合成和分泌，一般认为抗体就是免疫球蛋白，但并非所有的免疫球蛋白都是抗体。免疫球蛋白由4条肽链组成，2条轻链和2条重链中间经二硫键连接而成，电泳时主要处于γ区，少数在β区，因此免疫球蛋白又称为γ球蛋白。免疫球蛋白又可分为不同的类、亚类、型和亚型：类指同种系所有个体内的免疫球蛋白，根据其重链恒定区抗原特异性的差异，可分为γ、α、μδ、及ε五类，相应的Ig分别称为IgG、IgA、IgM、IgD及IgE。同一类免疫球蛋白，因其重链分子结构稍有差异及二硫键的位置和数目不同，又可分为亚类。IgG有IgG1、IgG2、IgG3和IgG4四个亚类；IgA有IgA1、IgA2，可能还有第三个亚类；IgM有IgM1和IgM2；IgD和IgE未发现有亚类。各类免疫球蛋白的轻链根据其恒定区的抗原性不同分为κ和λ两个型。免疫球蛋白轻链N端恒定区氨基酸排列有差异，按此可分为亚型。

IgG是血清免疫球蛋白的主要成分，含量最高，占血清Ig总量的75%～80%，多以单体形式存在，相对分子量约为150kDa。IgG主要由脾脏和淋巴结中的浆细胞合成，是机体重要的抗菌、抗病毒和抗毒素抗体，半衰期约为23d，故临床上使用丙种球蛋白(主要含IgG)作治疗时，以2～3周注射一次为宜。IgG是唯一能通过胎盘的抗体，对防止新生儿感染起重要作用。通常婴儿出生后3个月已能合成IgG，3～5岁时达成人水平，40岁后逐渐下降。IgG分四个亚类，其中$IgG_{1\sim3}$与相应抗原结合后可经经典途径激活补体，但各亚类与补体结合的能力不同，一般认为IgG3＞IgG1＞IgG2。IgG4不能结合固定补体(C1q)，但其凝集物可经旁路途径激活补体。IgG可通过其Fc与吞噬细胞、NK细胞等表面的Fc受体结合，从而对细菌等颗粒抗原发挥调理作用，促进吞噬，或产生ADCC，有效杀伤破坏肿瘤和病毒感染的靶细胞。此外，还可通过与葡萄球菌蛋白A(SPA)结合，此种生物学特性已在免疫学诊断中得到应用。一些自身抗体如抗核抗体、抗甲状腺球蛋白抗体以及引起Ⅱ、Ⅲ型变态反应的抗体也属于IgG。

IgA有血清型和分泌型两种类型。血清型IgA主要为单体，相对分子量约为159kDa，有两种亚类，即IgA_1和IgA_2，它们占Ig总量的85%左右，占血清Ig总量的5%～15%，具有一定的抗感染免疫作用。分泌型IgA(SIgA)为双体，广泛分布于黏膜表面(呼吸道，胃肠道，生殖道)及分泌液(唾液，初乳等)中，由两

个单体IgA、一条连接链(J链)和一个分泌片借二硫键连接组成,相对分子量约389kDa。IgA单体和J链均是由呼吸道、胃肠道、泌尿生殖道黏膜固有层的浆细胞合成的,在分泌出浆细胞之前两个单体IgA和一个J链连接在一起,形成双体IgA。而分泌片则由黏膜上皮细胞合成,当IgA双体经过黏膜上皮细胞时,与分泌片通过二硫键相连组成完整的分泌型IgA,随分泌液排出至黏膜表面。分泌片则由黏膜上皮细胞合成,当IgA双体经过黏膜上皮细胞时,与分泌片通过二硫键相连组成完整的分泌型IgA,随分泌液排出至黏膜表面。分泌片本身无免疫活性,但能保护分泌型IgA,使之不被分泌液中各种蛋白酶裂解灭活。分泌型IgA是机体防御感染的重要因素,它能阻止病原微生物对黏膜上皮细胞的黏附,具有抗菌、抗病毒和中和毒素等多种作用。血清型IgA和分泌型IgA不能通过胎盘。婴儿在出生后4～6个月才能产生IgA,但可从母亲乳汁中获得分泌型IgA,这对婴儿抵抗呼吸道和消化道感染具有重要意义,因此应大力提倡母乳喂养。

IgM是相对分子量最大的Ig(900kDa),故又称巨球蛋白。它是由五个IgM单体经J链连接组成的五聚体大分子Ig。这种多聚体结构赋予IgM较高的抗原结合价,在补体和吞噬细胞参与下,其杀菌、溶菌、激活补体和促进吞噬等作用均显著强于IgG。IgM促进吞噬的作用比IgG大500～1000倍,杀菌作用亦大100倍,凝集作用大20倍,但中和毒素、中和病毒的作用低于IgG。脾脏是IgM的主要合成部位。IgM主要分布于血液中,占血清Ig总量的5%～10%,因此,它在防止发生菌血症方面起重要作用,若IgM缺乏往往容易发生败血症。此外,单体IgM也是B细胞膜表面的主要标志,作为抗原受体(SmIgM),能与相应抗原作用,引发体液免疫应答。IgM是种系进化过程中最早出现的Ig,也是个体发育过程中最早出现的Ig。IgM不能通过胎盘,如果脐带血或新生儿血清中IgM水平升高,表明胎儿曾发生过宫内感染。风疹、巨细胞病毒等感染都能使胎儿产生IgM。机体感染后,最早产生的仍是IgM,其在血清中的半衰期(5d左右)比IgG短,所以血清中特异性IgM含量增高,提示近期有感染,临床上测定血清特异性IgM含量有助于早期诊断。目前已知天然血型抗体、冷凝集素和类风湿因子等自身抗体均为IgM类抗体。引起Ⅱ、Ⅲ型变态反应的抗体有的也属于IgM类抗体。

【检测方法】

免疫球蛋白是机体的正常生理成分,机体保持一定水平。当这种正常水平打破时,则属于疾病,增多或减少则意味着免疫增殖病或免疫缺陷病。检测免疫球蛋白的方法包括醋纤膜电泳法、免疫电泳法、免疫固定电泳法、免疫单向扩散法、免疫双扩散法、免疫比浊法、高分辨双向电泳、对流免疫电泳、放射免疫分析法、酶免疫分析法和双缩脲法(测总蛋白)等。目前定量测定免疫球蛋白最常用的主要为免疫比浊法、免疫电泳法、免疫单向扩散法、放射免疫法和酶免疫法。其中血清中含量较高的IgG、IgA、IgM多采用前面三种方法,而标本中含量极微的IgD和IgE则采用敏感度较高的放射免疫法和酶免疫法等进行定量测量。免疫比浊法参考值:IgG 8～15g/L;IgA 0.9～3g/L;IgM 0.5～2.5g/L。

【临床意义】

1.高免疫球蛋白血症　①多细胞株蛋白血症,可见于慢性感染、肝病、自身免疫病、恶性肿瘤等多种疾病。如化脓性脑膜炎可见IgG与IgA均增加;疟疾可见IgG与IgM均增加;慢性活动性肝炎和胆汁性肝硬化可见IgG、IgA及IgM均增加。②单细胞株蛋白血症,主要见于浆细胞恶性变,包括各类Ig多发性骨髓瘤、巨球蛋白血症和浆细胞瘤。

(1)IgG增高:见于各种感染性疾病和自身免疫性疾病,如慢性活动性肝炎、传染性单核细胞增多症、麻疹、结核病、麻风病、全身念珠菌感染、血吸虫病、黑热病、系统性红斑狼疮、类风湿关节炎、亚急性甲状腺炎、多发性肌炎及原发性肾上腺皮质功能减退症等。某些恶性肿瘤亦可见IgG增高。

(2)IgA增高:主要为黏膜炎症和皮肤病变、如溃疡性结肠炎、酒精性肝炎、类风湿性脊椎炎、曲菌病、组织脑浆菌病、过敏性紫癜、前列腺癌、皮肌炎及其他皮肤疾患,且皮肤病变范围愈大,IgA愈高。

(3)IgM增高：多见于毒血症和感染性疾病早期，如原发性胆汁性肝硬化和急性肝炎的发病初期、传染性单核细胞增多症、婴儿肺囊虫肺炎、锥虫病、曲菌病、旋毛虫病、类风湿关节炎、湿疹、肾小球肾炎、肾病综合征等。

2.低免疫球蛋白血症　①先天性低Ig血症，主要见于体液免疫缺陷和联合免疫缺陷病。一种是Ig全缺，如Bruton型无Ig血症。另一种是三种Ig中缺一或缺二(减少或无功能)，其中以IgA缺乏为多见，患者呼吸道易反复感染；缺乏IgG者易患化脓性感染；缺乏IgM者易患革兰阴性菌败血症。②获得性低Ig血症，可能与下列疾病有关，严重胃肠道疾患、肾病综合征、恶性肿瘤骨转移、重症传染病(如先天性梅毒感染等)以及一些原发性肿瘤(如白血病、淋巴肉瘤等)。

3.尿IgG升高　IgG是一种大分子蛋白，正常情况下，由于肾小球基底膜的选择性功能，不易透过。当尿中大量出现IgG等大分子蛋白时，说明肾小球基底膜已丧失选择功能。尿IgG主要用于肾功能恶化和预后的指标。

4.脑脊液(CSF)免疫球蛋白　①正常人CSF内IgG含量＜100mg/L；②CSFIgG升高常见于急性化脓性脑膜炎[可达(43±58)mg/L]、结核性脑膜炎、亚急性硬化性全脑炎、多发性硬化症、种痘后脑炎、麻疹脑炎、神经性梅毒、急性病毒性脑炎、骨髓腔梗阻、SLE、巨人症、Arnold-Chiari畸形等；③CSFIgG减少见于癫痫、X线照射、服用类固醇药物等；④CSFIgA增加见于脑血管病、Jacob-Crentzfeldt病、各种类型脑膜炎等；⑤CSFIgA减少见于支原体脑脊髓膜炎、癫痫、小脑共济失调等；⑥CSFIgM轻度增高是急性病毒性脑膜炎的特征，如超过30mg/L则可排除病毒感染的可能。化脓性脑膜炎时CSFIgM明显升高。

5.脑脊液IgG指数测定　脑脊液IgG指数是反映鞘内IgG产生速度的指标，其计算方法为：脑脊液IgG(mg/L)/血清IgG(g/L)。正常情况下中枢系统每天可产生3mg左右的IgG。脑脊液IgG指数对多发性硬化症具有较好的敏感性。此外，在神经系统感染、HIV-1中枢感染、隐球菌性脑炎等疾病时均有明显变化(表9-4)。

表9-4　血清IgG、IgA、IgM在各种疾病状态下的变化

IgG	IgA	IgM	疾病
↑↑	↑↑	↑↑	感染、亚急性细菌性心内膜炎、慢活肝、肝硬化等
↑↑	N	N	多发性骨髓瘤(IgG型)、系统性红斑狼疮、慢活肝、高丙球蛋白血症性紫癜、艾迪生病、多发性肌炎等
N	↑↑	N	多发性骨髓瘤(IgA型)、急性肾炎、肾盂肾炎、结核性支气管扩张、内源性哮喘、肺气肿、皮肌炎、溃疡性结肠炎等
N	N	↑↑	巨球蛋白血症，先天性风疹、寄生虫病、原发性胆汁性肝硬化急性期等
↑↑	N	↑	慢活肝、系统性红斑狼疮、硬皮病、疟疾、麻风等
↑	↑↑	↑	急性肾盂肾炎、酒精性肝炎、风湿热、干燥综合征、小结节性肝硬化等
↑	↑	↑↑	肝炎、寄生虫病、支原体感染、斑疹伤寒、MCV感染、风疹、传染性单核细胞增多症等
↓	↓	↑	低丙球血症、肾病、失蛋白性肠病、骨髓功能低下等

注：N表示正常；↑表示升高；↑↑表示明显升高；↓表示下降。

【注意事项】

免疫球蛋白的测定目前在大多数实验室均采用免疫浊度法，单向免疫扩散法由于影响因素多，实验时间长，结果重复性差，目前已基本被自动化分析仪取代。在实际工作当中，应用免疫浊度法测定免疫球蛋白要注意抗原过量引起的钩状效应，这也是引起测量误差的最大因素。若测量过程中检测到抗原过量，必须对样品进一步稀释后再进行测定。

(二)血清 IgD 测定

【概况】

IgD 系 1965 年从骨髓瘤患者血清中发现的一种 Ig,目前对其结构和功能仍了解不多。血清中 IgD 的功能尚不能清楚,可能与变态反应及自身免疫性疾病有关。B 细胞膜上带有的 IgD,为 B 细胞表面的抗原识别受体,可接受相应抗原的刺激,有调节 B 细胞的活化、增生和分化的作用。出现在 B 细胞表面的 IgD(SmIgD)是成熟 B 细胞的重要表面标志,这些 B 细胞都难以产生免疫耐受性。B 细胞膜上只有 IgM 而无 IgD 时,容易因相应抗原作用而形成免疫耐受性。有证据表明,有些抗核抗体、抗基底膜抗体、抗甲状腺球蛋白抗体、抗青霉素抗体及抗白喉类毒素抗体均可为 IgD 类免疫球蛋白。

【检测方法】

IgD 在血清中以单体形式存在,含量很低,占血清中 Ig 总量的 1%,相对分子量约为 184kDa,不能通过胎盘,也不能激活补体。目前定量测定免疫球蛋白最常用的主要为免疫比浊法、免疫电泳法、免疫单向扩散法、放射免疫法和酶免疫法。ELISA 法参考值范围 0.001~0.004g/L。

【临床意义】

1.IgD 升高　主要见于 IgD 型骨髓瘤、慢性骨髓炎、皮肤感染、流行性出血热、甲状腺炎及吸烟者;

2.IgD 降低　见于原发性无丙种球蛋白血症、矽肺、细胞毒药物治疗后。

【注意事项】

标本中含量极微的 IgD 和 IgE 常采用敏感度较高的放射免疫法和酶免疫法等进行定量测量。酶联免疫法(ELISA)测 IgD 含量时必须使用两种不同动物的特异性第一抗体,目的是避免酶标记抗体直接与固相抗体起反应形成假阳性。

(三)轻链测定

【概况】

正常 Ig 由两条 H 链、两条 L 链组成,根据重链分子的不同可将 Ig 分为五类,即 IgG(γ)、IgA(α)、IgM(μ)、IgD(δ)、IgE(ε)。所有的轻链只有两种即 κ 和 λ 两型,κ 型免疫球蛋白和 λ 型免疫球蛋白两者的总量之比是恒定的。κ/λ 比值对于判断免疫球蛋白的增生是属于多克隆增殖还是单克隆增殖至关重要,无论免疫球蛋白升高多少,只要,κ/λ 比值正常,大部分情况是属于多克隆增殖,反之为单克隆增殖。

【检测方法】

目前免疫球蛋白轻链的测定多采用免疫比浊法,免疫比浊法的正常参考值范围 κ 为 1.72~3.83g/L;λ 为 0.81~1.92g/L;κ/λ 为 1.47~2.95。

【临床意义】

1.κ 和 λ 轻链水平均升高,κ/λ 比值正常,见于多克隆增殖性疾病,如慢性感染、肝病、自身免疫病等。

2.κ 或 λ 轻链水平均升高,κ/λ 比值异常,见于单克隆增殖性疾病,如各类 Ig 多发性骨髓瘤、轻链病、巨球蛋白血症、淀粉样变和浆细胞瘤等。

3.κ 和 λ 轻链水平均减低,κ/λ 比值正常,常见于低免疫球蛋白血症。

【注意事项】

轻链的测定目前在大多数实验室均采用免疫浊度法,在实际工作当中,应用免疫浊度法测定轻链与测定免疫球蛋白一样,要注意抗原过量引起的钩状效应,这也是引起测量误差的最大因素。若测量过程中检测到抗原过量,必须对样品进一步稀释后再进行测定。

(五)M蛋白的检测与鉴定

【概况】

M蛋白是一种单克隆B淋巴细胞异常增殖时产生的、具有相同结构和电泳迁移率的免疫球蛋白分子或其分子片段(如轻链、重链等),一般不具有抗体活性。M蛋白的实验室鉴定要综合血尿免疫球蛋白和轻链片段定量、血清蛋白电泳和免疫固定电泳的结果进行分析判断。

【检测方法】

1.免疫球蛋白定量和轻链定量测定　较常用的方法是单向琼脂扩散法与免疫比浊法,后者更为准确迅速。免疫比浊法是根据抗原和抗体形成的复合物粒子对光的散射和吸收度来判断待测抗原的量。测定散射光强度的方法称为散射比浊,测定吸收光强度的方法称透射比浊。速率法即反应开始第1分钟内的光散射或吸收度;终点法,即反应终止时(一般为30min)的光散射度或吸收总量。通过微电脑对数据进行处理,即可知道被检蛋白质(Ig)的含量。当发生免疫球蛋白异常增殖时,会出现以下三个结果:①免疫球蛋白大量合成,血中含量大大增加,数倍到数十倍于正常人含量;②大量异常成分是同一个型别,即一个型、一个亚型、一个基因型;③正常成分减少,亦即多样性免疫球蛋白减少,正常免疫功能下降。恶性单克隆增殖时常是某一种免疫球蛋白显著升高,伴随某一种轻链升高,κ/λ比例失调。而良性免疫球蛋白多克隆增殖时免疫球蛋白一种或全面升高,κ和λ轻链水平均升高,κ/λ比值正常。M蛋白的含量多少可以反映病情的轻重,特别是对于同一患者,M蛋白含量明显升高预示着病情恶化,而经过治疗后,M蛋白含量会逐渐下降,正常免疫球蛋白含量逐渐趋于正常。

2.血清蛋白电泳　目前较常用的是琼脂糖凝胶区带电泳,即将血清蛋白质按分子量、所带电荷和分子形状以梯度形式拉开,再按区带逐个分析。根据在电场中移动速度之快慢将血清蛋白分为白蛋白,α_1-球蛋白,α_2-球蛋白,β-球蛋白及γ-球蛋白。M蛋白带为狭窄浓集的异常区带,其区带宽度与Alb带大致相等或较其狭窄,常分布在α_2至慢γ-G部位。M区带的电泳位置可大致反应出免疫球蛋白的类型,一般IgG型M蛋白带多位于γ区,IgA型多位于快γ区与β区,IgM型多位于β_2区或快γ区,IgD型多位于β区或快γ区。不能单凭M蛋白带的位置判断M蛋白的类型,具体的分型要通过免疫固定电泳来最终鉴定。特别是对于轻链病患者,有时血清蛋白电泳未显示M带,但免疫固定电泳显示出轻链带,因此必须通过免疫固定电泳才能最终确诊是否有M蛋白。

3.免疫固定电泳　免疫固定电泳是应用电泳分离效果和免疫特异性相结合的一种特殊诊断方法,包括琼脂糖凝胶电泳和免疫沉淀两个过程:首先是琼脂糖凝胶电泳,将待检的含混合抗原的血清蛋白质在琼脂糖凝胶介质上进行区带电泳,使不同蛋白质由于所带净电荷不同,不同带电微粒或分子的电泳迁移率也各异而进行分离;然后是免疫沉淀过程,应用固定剂和IgG、IgA、IgM等各型免疫球蛋白及κ和λ轻链抗血清,加于凝胶表面的泳道上,经孵育让固定剂和抗血清在凝胶内渗透并扩散后,若有对应的抗原存在,则在适当位置形成抗原抗体复合物。理论上来讲,免疫固定电泳用抗轻链血清测出的免疫球蛋白包括了所有类别(IgG-κ、lgG-λ、IgA-κ、IgA-λ、IgM-κ、IgM-λ、IgD-κ、IgD-λ、IgE-κ、IgE-λ)。所以根据免疫固定电泳不同泳道出现相应的异常条带,可以对多发性骨髓瘤进行鉴定和分型。

【临床意义】

血清中检测到M蛋白,提示单克隆免疫球蛋白增殖病,见于:

1.多发性骨髓瘤　占M蛋白血症的35%～65%,血清蛋白电泳中出现异常浓集区带,即M蛋白带,扫描后出现单克隆免疫球蛋白形成的尖峰。应用敏感度较高的免疫固定电泳出现相应的异常条带,对多发性骨髓瘤进一步鉴定和分型,一般多发性骨髓瘤根据其分泌的M蛋白不同分为:①IgG型:约占多发性骨髓瘤的55%,易发生感染;②IgA型:约占多发性骨髓瘤的20%,高钙和高黏滞血症多见;③轻链型:约占多发性骨髓瘤的20%，溶骨性病变、肾功能不全、高钙及淀粉样变发生率高，预后差；④IgD型：约占多发性骨髓瘤的2%，轻链蛋白尿严重、肾衰竭、贫血、高钙及淀粉样变发生率高，生存期短；⑤无分泌型：约占多发性骨髓瘤的1%，血清及尿中不能检出M蛋白；⑥IgE型：极为罕见。

2.巨球蛋白血症　占M蛋白血症的9%～14%，血清蛋白电泳在γ区带内可见高而窄的尖峰或密集带，免疫电泳证实为单克隆IgM(19s)，75%的IgM为κ轻链，亦可有低分子量IgM(7s)存在。

3.意义不明的单克隆丙种球蛋白血症(MGUS)　指患者血清或尿液中出现单克隆免疫球蛋白或轻链，但能排除恶性浆细胞病，其自然病程、预后和转归暂时无法确定的疾病，约占有M蛋白病患者的50%或以上，发病率随年龄增长而增高。50岁以上约有1%，70岁以上3%，90岁以上可高达15%。在γ区带内可见高而窄的尖峰或密集带，免疫电泳证实为单克隆M带，M蛋白成分以IgG型最多，约占60%，IgA和IgM型各占20%，未见IgD和IgE型MGUS的报道。

4.重链病　其M蛋白的实质为免疫球蛋白重链的合成异常增多，现发现有α重链病、γ重链病和μ重链病，δ重链病罕见，ε重链病至今还未发现。

【注意事项】

M蛋白的实验室鉴定最好综合血尿免疫球蛋白和轻链片段定量、血清蛋白电泳和免疫固定电泳的结果进行综合分析判断。进行免疫球蛋白和轻链定量测定时要注意抗原过量的钩状效应；血清蛋白电泳时要注意抗凝血血浆中纤维蛋白造成的假阳性条带；免疫固定电泳敏感度较高，可以对M蛋白带进行免疫分型，要注意抗血清的质量，以及抗原抗体的最佳比例。

二、补体检测

(一)总补体溶血活性(CH_{50})测定

【概况】

补体是由存在于人和动物新鲜血清中具有潜在酶活力且不耐热的一组球蛋白以及多种具有精确调节作用的蛋白成分所组成的一个复杂系统。目前已发现该系统有30多种成分，其中大部分成分由肝、脾中的巨噬细胞合成，少数成分在机体其他部位合成，如C1由肠上皮细胞合成。补体的合成速率为0.5～1.5mg/(kg·h)，代谢速度很快，每天约有1/2的补体成分更新。补体具有溶解靶细胞、促进吞噬、参与炎症反应等功能，同时补体还在免疫调节、清除免疫复合物、稳定机体内环境、参与变态反应及自身免疫性疾病等方面起重要作用。

补体系统激活是由某种启动因素的作用，使补体各固有成分按一定顺序，以连锁反应的方式依次活化而产生生物效应的过程。补体系统的激活途径主要有两种，一条是经典(传统)途径(CP)，另一条是旁路(替代)途径(AP)。另外通过甘露聚糖结合凝集素(MBL)糖基识别的凝集素激活途径，上述3条途径具有共同的末端通路，即膜攻击复合物的形成及其溶解细胞效应。

补体激活的经典途径指主要由C1q与激活物(IC)结合后，顺序活化C1r、C1s、C2、C4、C3，形成C3转化酶(C4b2b)与C5转化酶(C4b2b3b)的级联酶促反应过程。它是抗体介导的体液免疫应答的主要效应方式。

1.激活剂　主要是免疫复合物，特别是与抗原结合的IgG、IgM分子。另外，C反应蛋白、细菌脂多糖(LPS)、髓鞘脂和某些病毒蛋白(如HIV的gp120等)等也可作为激活物。

2.激活条件　每个C1q分子必须与两个以上Ig分子的Fc段结合；游离的或可溶性抗体不能激活补体。

3.参与成分　激活过程从 C1q 开始，补体 C1～C9 共 11 种成分全部参与活化途径。

4.激活过程　经典途径的激活过程大致可分为识别、活化、膜攻击三个阶段。

【检测方法】

利用补体的免疫溶细胞反应，当补体与靶细胞膜结合时，可引起靶细胞损伤、溶解。将绵羊红细胞(SRBC)用特异性抗体包被(致敏)，此致敏 SR-BC 与被测血清在体外混合时，通过使 C1 活化而激活补体经典途径，导致 SRBC 溶解。被测血清中的补体含量与溶血程度呈正相关，但并非直线关系，而是成一条 S 形曲线。在溶血率小于 20％或大于 80％时，补体量变化即使很大，溶血程度变化也不显著，故测定补体溶血活性时，均以 50％溶血为终点，以 CH_{50} 单位/ml 表示。1 个 CH_{50} 单位是指在标准条件下裂解 5×10^7 个致敏 SRBC 的补体量。C1～C9 任何一个成分缺陷均可使 CH_{50} 水平降低。但单个补体成分的蛋白含量下降到正常水平的 50％～80％，CH_{50} 不一定表现变化。参考值范围：50～100KU/L(平皿法)。

【临床意义】

1.CH_{50} 活性增高　常见于各种急性期反应，如急性炎症(风湿热急性期、结节性动脉炎、皮肌炎、伤寒、天花、麻疹、黄热病、肺炎、急性心肌梗死、甲状腺炎、阻塞性黄疸等)、组织损伤、肿瘤特别是肝癌等。

2.CH_{50} 活性减低　可由先天性和后天性因素引起，先天性补体缺乏症比较少见，可由补体基因缺损或基因突变引起，主要导致补体成分或调节成分缺陷。后天因素主要由消耗增多、合成减少等因素引起，见于急性肾小球肾炎、系统性红斑狼疮、大面积烧伤、冷球蛋白血症、严重感染、肝炎、肝硬化、组织损伤缺血等。

【注意事项】

在致敏绵羊红细胞时，应将细胞悬液放在烧杯或烧瓶中，以等体积适当浓度的溶血素加于细胞悬液内，随加随摇。反之，如将细胞悬液加于溶血素，则细胞不能均等地受到抗体的敏化。为了防止补体效价的降低，各种试剂应在冰水中预先冷却。全部操作也应在冰水浴内进行。被检血清必须新鲜，如室温放置 2h 以上则补体活性明显下降。

(二)旁路途径的溶血活性测定($AP\text{-}CH_{50}$)

【概况】

补体激活的旁路(替代)途径与经典途径不同之处在于不经 C1、C4、C2 活化，而是在 B 因子、D 因子和 P 因子(备解素)参与下，直接由 C3b 与激活物结合而启动补体酶促连锁反应，产生一系列生物学效应，最终导致细胞溶解破坏的补体活化途径，称为补体激活的旁路途径，又称为替代或第二途径。引起旁路途径激活的物质与经典途径不同，不是抗原抗体复合物，而是主要包括革兰阴性菌的内毒素即脂多糖(LPS)、革兰阳性菌的肽聚糖和磷壁酸、酵母多糖、葡聚糖及 IgG4、IgA 或 IgE 凝集物等。C3b 结合于此类物质上不易被灭活，从而使后续反应得以进行。旁路途径的激活，在机体受到感染的早期起着重要的抗感染作用。在尚未产生相应的抗体难以激活经典途径的情况下，旁路途径的激活有利于及早消灭入侵的病原菌。

【检测方法】

用含 Mg^{2+} 的 EDTA 稀释被测血清，螯合 Ca^{2+}，阻断经典活化途径；再用未致敏家兔红细胞(RE)激活旁路途径。RE 使旁路途径活化的机制不明，可能与其细胞膜上鞣酸含量低有关。将眼镜蛇毒因子包被于鞣酸处理的红细胞上，可激活旁路途径。C5～C9 附着于细胞膜上，导致溶血。溶血程度也与血清中旁路途径的活性呈正相关，但不是直线关系，也是 S 形曲线关系。故也用 50％溶血判定终点，以 $Ap\text{-}H_{50}$ 单位/ml 表示。参考值范围：(21.7±2.7)KU/L(试管法)。

【临床意义】

1.增高　多见于某些自身免疫性疾病、甲状腺功能亢进、感染、肾病综合征、慢性肾炎、肿瘤等。

2.降低 急性肾炎、肝硬化、慢性活动性肝炎等。

【注意事项】

对于应用丙种球蛋白和肾上腺皮质素等药物治疗的患者，采血应在用药前进行，以免影响结果的准确性。用于补体检测的血清必须新鲜，最好在2h之内检测。超过2h则补体活性明显下降。测定应联合检查单个补体组分，有助于提高敏感性。溶血试验中的各个环节均应严格控制，严格操作，否则结果不可靠。检测结果应与患者性别、年龄、疾病状态结合。

（三）单个补体成分的测定

【概况】

补体系统按其功能不同，可将其30余种蛋白分子分为三类：①补体固有成分，它存在于体液中参与补体激活酶促连锁反应，包括C1～C9（其中Cl由三种亚组分C1q、C1r、C1s组成）及B因子、D因子和P因子（备解素）。共12种蛋白分子。其中C1、C4、C2仅参与经典途径的活化；B因子、D因子、P因子仅参与替代（旁路）途径的活化；C3、C5～C9则为两种活化途径的共同成分。②调节和控制补体活化的蛋白分子，其中存在于体液中属于可溶性蛋白分子的有C1抑制剂、C4结合蛋白、H因子、I因子、S蛋白和血清羧肽酶N等，存在于细胞表面属于膜结合蛋白分子的有膜辅助因子蛋白、促衰变因子和同种限制因子等。在补体激活过程中，每种补体分子和每个活化阶段的反应程度，都受到第二类补体分子即各种调节分子的严格控制，借以维持体内补体水平稳定，达到既能有效清除病原微生物等抗原性异物，又能防止补体对正常自身细胞攻击破坏的作用。③补体受体，如C1q受体、C3b/C4b受体（CRⅠ）、C3d（CRⅡ）、H因子受体、C3a和C5a受体等。

补体系统活化后，其主要生物学功能为：促吞噬（调理）作用和病毒中和作用，参与的成分为C4b、C3b及C3d（较弱）；类炎症介质（白细胞趋化、过敏毒素、增加血管渗透性），参与的成分为C4a、C2b（激肽样作用）和C3a、C5a；溶细胞反应，参与成分为C5～C9；调控免疫反应，参与成分为C3b，可能还有C3d。

【检测方法】

在30多种补体成分中，主要检测C3、C4、B因子和Cl酯酶抑制物，测定方法可分为溶血法检测单个补体成分的溶血活性，免疫化学法测定其含量。检测单个补体成分的溶血活性时，需在致敏SRBC（EA）上结合补体成分，制成媒介细胞，再进行溶血活性测定。而单个补体成分的免疫化学定量是将单个补体成分分离、纯化、免疫动物，制成单相抗血清，再用单向（环状）免疫扩散、火箭免疫电泳、免疫比浊法测定。C1～C9、B、D、H、I、P因子等均可进行定量检测，目前常用的是免疫比浊测定法。C3是补体各成分中含量最高的一种，通常用免疫比浊法测定，参考值范围0.85～1.70g/L；C4含量测定通常采用单向免疫扩散和免疫比浊法进行，免疫比浊法参考值范围0.22～0.34g/L；C1q系C1的三个亚单位中的一个（另为C1r、C1s），分子量385kDa，单向免疫扩散法测定参考值范围（0.197±0.04）g/L；B因子是替代激活途径中的重要成分，在Mg^{2+}存在的情况下，B因子可与C3b结合形成C3bB，被血清中的D因子裂解为分子量为33kDa的Ba和63kDa的Bb两个片段。后者再与C3b结合形成替代途径的C3转化酶（C3bBb）和C5转化酶（C3bnBb）。单向免疫扩散法测定参考值范围0.1～0.4g/L。

【临床意义】

1.血清补体C3测定 补体C3主要由巨噬细胞和肝脏合成，在C3转化酶的作用下，裂解成C3a和C3b两个片段，是补体激活途径中最重要的环节，故其含量的测定非常重要。

（1）增高：补体C3作为急性时相反应蛋白，多见于某些急性炎症或传染病早期，如风湿热急性期、心肌炎、心肌梗死、关节炎等。

（2）降低：①补体合成能力下降，如慢性活动性肝炎、肝硬化、肝坏死等；②补体消耗或丢失过多，如活动性红斑狼疮、急性肾小球肾炎早期及晚期、基底膜增生型肾小球肾炎、冷球蛋白血症、严重类风湿关节炎、大面积烧伤等；③补体合成原料不足，如儿童营养不良性疾病；④先天性补体缺乏。

2.血清补体C4测定　C4是补体经典激活途径的一个重要组分，是由巨噬细胞和肝脏合成，参与补体的经典激活途径，其临床意义基本与C3相似。

(1)C4含量升高常见于风湿热的急性期、结节性动脉周围炎、皮肌炎、心肌梗死、Reiter综合征和各种类型的多关节炎等。

(2)C4含量降低则常见于自身免疫性慢性活动性肝炎、系统性红斑狼疮、多发性硬化症、类风湿关节炎、IgA肾病、亚急性硬化性全脑炎等。在系统性红斑狼疮，C4的降低常早于其他补体成分，且缓解时较其他成分回升迟。狼疮性肾炎较非狼疮性肾炎C4值显著低下。

3.血清补体C1q测定　补体C1q由肠上皮细胞合成，主要作用为参与补体的经典激活途径。

(1)C1q含量增高见于骨髓炎、类风湿关节炎、系统性红斑狼疮、血管炎、硬皮病、痛风、活动性过敏性紫癜。

(2)C1q含量降低见于活动性混合性结缔组织病。

4.B因子测定

(1)血清B因子含量减低的疾病有：系统性红斑狼疮、肾病综合征、急或慢性肾炎、混合结缔组织病、急或慢性肝炎、肝硬化、荨麻疹、风湿性心脏病等，在这些疾病中，由于补体旁路被激活，使B因子消耗。

(2)各种肿瘤病人血清中B因子含量则显著高于正常人，这可能是由于肿瘤病人体内的单抗-巨噬细胞系统活力增强、合成B因子的能力也增强所致，是机体一种抗肿瘤的非特异性免疫应答反应。另外反复呼吸道感染的急性阶段，B因子也明显升高。

【注意事项】

补体系统在参与机体的各种生理、病理状态中发挥重要的生物学效应，检测补体的单个成分及补体的活性测定对于机体免疫系统的功能评价，疾病的诊治等均有重要作用。另外，根据补体具有的溶细胞活性和级联反应的性质，还可利用补体作为一种试剂，参与很多试验反应，用以鉴定抗原、抗体和各种病原体。补体的检测技术已成为免疫试验技术中的重要组成部分。补体检测技术可应用于下述情况：

1.补体相关试验　HLA分型的补体依赖性细胞毒试验；抗原抗体检测的脂质体免疫试验、免疫粘连血凝试验；抗体形成细胞定量检测的溶血空白斑技术；免疫复合物测定的胶固素结合试验和C1q结合试验。

2.应用于补体含量和活性检测的试验　AP-CH_{50}和AP-H_{50}试验反映总补体活性；溶血试验、免疫化学试验检测补体单个成分及其裂解产物(C1q、C3SP、C3、C4、B因子等)和补体受体。

3.补体含量和活性相关疾病

(1)免疫相关性疾病：如自身免疫性疾病时，C1、C2、C3、C4和Hf等缺陷；超敏反应时(Ⅲ型超敏反应)，C3a、C5a等过敏毒素的产生。

(2)与补体有关的遗传性疾病：①C2、C3缺陷导致的严重感染；②与C1抑制物缺陷相关的遗传性血管神经性水肿；③SLE患者出现的细胞表面CR1缺陷与CIC清除障碍；④涉及I因子、H因子缺陷的肾小球肾炎；⑤DAF缺陷引起的阵发性血红蛋白尿；⑥C1q缺陷表现的严重顽固性皮肤损害，以及C1q、C1r、C4、C2缺陷造成的免疫复合物性血管炎(包括肾炎)等。

(3)补体含量显著降低的疾病：①消耗增多：免疫复合物形成导致的补体活化和消耗增多，如SLE；②补体的大量丢失：主要见于大面积烧伤、失血及肾脏病患者；③补体合成不足：常见于肝脏疾病患者或营养不良的病人。

(4)高补体血症：偶见于感染恢复期和某些恶性肿瘤患者，正常妊娠时，也可观察到补体值的增高。

三、特定蛋白检测

所谓特定蛋白是指机体内具有某种生理功能，当疾病状态时又起着重要病理意义的那些特殊蛋白质。目前临床常用的检测项目包括急性时相反应蛋白如C反应蛋白、铜蓝蛋白、α_1酸性糖蛋白，风湿病相关蛋白如抗链球菌溶血素O、类风湿因子，贫血相关蛋白如转铁蛋白和触珠蛋白，蛋白酶抑制剂如α_2巨球蛋白和α_1抗胰蛋白酶，肾脏病相关蛋白如尿微量白蛋白、α_1微球蛋白和β_2微球蛋白等。

（一）C反应蛋白

【概况】

C反应蛋白（CRP）首先是在急性炎症病人血清中发现的，是一种急性期蛋白，它是可以结合肺炎球菌细胞壁C-多糖的蛋白质。分子量约11.8kDa，含五个多肽链亚单位。CRP主要在肝脏合成，不耐热，65℃30分钟即破坏。CRP主要的生物学特性有：①通过经典途径激活补体，消耗补体，释放炎症介质，促进黏附和吞噬细胞反应，使细胞溶解；②作用于淋巴细胞和单核细胞的受体，导致淋巴细胞活化、增生，促进淋巴因子生长，并促进抑制性T淋巴细胞增生，也增强了吞噬细胞的吞噬作用；③抑制血小板的聚集和释放反应，还能妨碍血小板引起血块收缩。在急性创伤和感染时，CRP的血浓度会急剧升高，可达到正常水平的200倍，病变好转时又迅速降至正常。CRP与其他炎症因子如白细胞总数、红细胞沉降率和多形核白细胞等具有密切相关性。CRP与白细胞存在正相关。在炎症反应中起着积极作用，使人体具有非特异性抵抗力。在患者疾病发作时，CRP可早于白细胞而上升，恢复正常也很快，故具有极高的敏感性。

【检测方法】

CRP的检测方法有单向免疫扩散法、胶乳凝集法、酶联吸附法、速率散射比浊法等，其原理都是利用特异抗CRP抗体与检样中CRP反应，根据形成的沉淀环直径、沉淀峰高度、凝集程度或呈色程度，判定检样中CRP含量。目前常用的免疫比浊法参考值为<10mg/L。

【临床意义】

1.CRP作为急性时相蛋白在各种急性炎症、组织损伤、心肌梗死、手术创伤、放射性损伤等疾病发作后数小时迅速升高，并有成倍增长之势。病变好转时，又迅速降至正常，其升高幅度与感染的程度呈正相关。

2.CRP可用于细菌和病毒感染的鉴别诊断。一旦发生炎症，CRP水平即升高，而病毒性感染CRP大都正常。脓毒血症CRP迅速升高，而依赖血培养则至少需要48h，且其阳性率不高。又如CRP能快速有效地检测细菌性脑膜炎，其阳性率达99%。

3.恶性肿瘤患者CRP大都升高。如CRP与AFP的联合检测，可用于肝癌与肝脏良性疾病的鉴别诊断。手术前CRP上升，手术后则下降，且其反应不受放疗、化疗和皮质激素治疗的影响，有助于临床估价肿瘤的进程。

4.CRP用于评估急性胰腺炎的严重程度。当CRP高于250mg/L时，则可提示为广泛坏死性胰腺炎。

5.CRP浓度升高与心血管事件发生率增加相关，是动脉粥样化的血栓形成疾病的标志物。CRP对心绞痛和急性冠状动脉综合征患者，具有预测心肌缺血复发危险和死亡危险的作用。

【注意事项】

应用免疫比浊法检测时注意试剂从冰箱取出后要平衡到室温，另外注意瓶口有否液膜，以免探针测定液面错误。C反应蛋白、铜蓝蛋白、α_1酸性糖蛋白同属急性时相蛋白，不同发病时间和采血时间对实验结果影响较大。

（二）铜蓝蛋白

【概况】

铜蓝蛋白(CER)也属于一种急性时相反应蛋白，是一种含铜的 α_2 糖蛋白，分子量为 120～160kDa，不易纯化。目前所知为一个单链多肽，每分子含 6～7 个铜原子，由于含铜而呈蓝色，含糖约 10%，末端唾液酸与多肽链连接，具有遗传上的基因多形性。CER 具有氧化酶的活性，对多酚及多胺类底物有催化其氧化的能力，可催化亚铁原子氧化为高铁原子。CER 起着抗氧化剂的作用，在血循环中 CER 的抗氧化活力可以防止组织中脂质过氧化物和自由基的生成，特别在炎症时具有重要意义。血清中铜的含量虽有 95%以非扩散状态处于 CER，而有 5%呈可透析状态由肠管吸收而运输到肝的，在肝中渗入 CER 载体蛋白后又经唾液酸结合，最后释入血循环。在血循环中 CER 可视为铜的无毒代谢库。细胞可以利用 CER 分子中的铜来合成含铜的酶蛋白，例如单胺氧化酶、抗坏血酸氧化酶等。

【检测方法】

铜蓝蛋白的测定方法有免疫扩散法、化学法、免疫比浊法等。目前常用的免疫比浊法参考值为 0.15～0.6g/L。

【临床意义】

1.CER 升高　见于①炎症性疾病：包括肝炎、骨膜炎、肾盂肾炎、结核等；②恶性肿瘤：包括白血病、恶性淋巴瘤，肝癌等；③胆汁瘀滞：原发性胆汁瘀滞型肝硬化、肝外阻塞性黄疸、急性肝炎、慢性肝炎、酒精性肝硬化等；④其他：运动分裂症、高胱氨酸尿症、妊娠、口服避孕药等。

2.CER 降低　见于①Wilson 病(肝豆状核变性)；②营养不良：肾病综合征、吸收不良综合征、蛋白漏出性胃肠症等；③新生儿、未成熟儿。

【注意事项】

同 CRP 注意事项。

（三）α_1 酸性糖蛋白

【概况】

α_1 酸性糖蛋白(AAG)分子量近 40kDa，含糖约 45%，pI 为 2.7～3.5，包括等分子的已糖、已糖胺和唾液酸。AAG 是主要的急性时相反应蛋白，在急性炎症时增高，显然与免疫防御功能有关。早期工作认为肝是合成成 α_1-糖蛋白的唯一器官，近年有证据认为某些肿瘤组织亦可以合成。分解代谢首先经过唾液酸的分子降解而后蛋白质部分很快在肝中消失。AAG 能干扰类固醇和碱性药物浓度。

【检测方法】

α_1 酸性糖蛋白主要用免疫学方法进行测定。目前常用的免疫比浊法参考值为 0.47～1.25g/L。

【临床意义】

1.AAG 升高　见于各种急性时相反应时，在风湿病、恶性肿瘤及心肌梗死患者亦常增高。

2.AAG 降低　见于营养不良、严重肝损害。

【注意事项】

同 CRP 注意事项。

（四）抗链球菌溶血素“O”

【概况】

链球菌溶血素“O”(ASO)是 A 群菌产生的一种代谢产物，具有溶血活性，能溶解红细胞。人体感染了 A 群溶血性链球菌后，“O”溶血素在体内作为一种抗原物质存在，能刺激机体产生对应的抗体，为了测定这种能中和链球菌溶血素“O”的抗体含量，就称为抗链球菌溶血素“O”试验。

【检测方法】

实验室常用乳胶凝集法、免疫比浊法测定 ASO。目前常用的免疫比浊法参考值为<200U/ml。

【临床意义】

1.ASO 升高常见于 A 群溶血性链球菌感染引起的疾病，风湿热、急性肾小球肾炎、结节性红斑、猩红热、急性扁桃体炎等 ASO 明显升高。

2.ASO 测定对于诊断 A 群链球菌感染很有价值，A 群链球菌感染后 1 周，ASO 即开始升高，4～6 周可达高峰，并能持续数月。因此 ASO 阳性并不一定是近期感染的指标，应多次动态观察。

3.少数肝炎、肾病综合征、结缔组织病、结核病及多发性骨髓瘤病人亦可使 ASO 增高。

【注意事项】

应用免疫比浊法检测时注意试剂从冰箱取出后要平衡到室温，另外注意瓶口有否液膜，以免探针测定液面错误。抗链球菌溶血素 O、类风湿因子同属于风湿病相关蛋白，但并不特异，不同试剂仪器检测临界值有所不同，临床判断结果时应根据各仪器试剂自己的参考值范围。

（五）类风湿因子

【概况】

类风湿因子(RF)是在类风湿关节炎(RA)病人血清中发现，是一种以变性 IgG 为靶抗原的自身抗体，主要存在于类风湿关节炎患者的血清和关节液中，它是一种抗变性 IgG 的抗体，RF 主要为 IgM 类自身抗体，但也有 IgG 类、IgA 类、IgD 类和 IgE 类，可与 IgGFc 段结合。近年来对 IgM 型类风湿因子的生物作用已有所了解，这些生物作用包括：①调节体内免疫反应；②激活补体，加快清除微生物感染；③清除免疫复合物使机体免受循环复合物的损伤。RA 病人和约 50%的健康人体内都存在有产生 RF 的 B 细胞克隆，在变性 IgG(或与抗原结合的 IgG)或 EB 病毒直接作用下，可大量合成 RF。

【检测方法】

健康人产生 RF 的细胞克隆较少，且单核细胞分泌的可溶性因子可抑制 RF 的产生，故一般不易测出。由于 IgM 型类风湿因子是类风湿因子的主要类型，而且具有高凝集的特点，易于沉淀，故临床上主要测定 IgM 型类风湿因子，测定方法为乳胶凝集法、酶联免疫吸附法以及免疫比浊法。目前常用的免疫比浊法参考值为<15U/ml。

【临床意义】

1.类风湿关节炎(RA)患者 RF 的阳性率为 70%～80%，其中尤以病变广泛、病情严重、病程长、活动期及有关节外病变者的阳性率高，滴度高，并长久存在。因此，国际上通常将 RF 作为诊断类风湿关节炎的标准之一。

2.各种感染性疾病的人，像乙肝、结核病、亚急性细菌性心内膜炎和慢性支气管炎患者以及患有结缔组织病，如系统性红斑狼疮、干燥综合征、皮肌炎、血管炎、硬皮病、预防接种后以及某些恶性疾病的人，RF 阳性率可达 10%～70%。

3.RF 还见于正常人尤其是老年人，阳性率可达 5%～10%。

【注意事项】

同 ASO 注意事项。

（六）转铁蛋白

【概况】

转铁蛋白(TRF)是血浆中主要的含铁蛋白质，负责运载由消化管吸收的铁和由红细胞降解释放的铁。以 TRF-Fe^{3+} 的复合物形式进入骨髓中，供成熟红细胞的生成。TRF 分子量约 77kDa，为单链糖蛋白，含糖量约6%。TRF可逆地结合多价离子,包括铁、铜、锌、钴等。每一分子TRF可结合两个三价铁原子。TRF主要由肝细胞合成,半衰期为7d。血浆中TRF的浓度受铁供应的调节,在缺铁状态时,血浆TRF浓度上升,经铁有效治疗后恢复到正常水平。

【检测方法】

转铁蛋白的实验室测定多采用免疫比浊法,目前常用的免疫比浊法参考值为2.0~4.0g/L(血),<0.2mg/dl(尿液)。

【临床意义】

1.生理性增高 妊娠及口服避孕药或雌激素注射可使血浆TRF升高。

2.病理性增高 在缺铁性的低血色素贫血中TRF的水平增高(由于其合成增加),但其铁的饱和度很低(正常值在30%~38%)。相反,如果贫血是由于红细胞对铁的利用障碍(如再生障碍性贫血),则血浆中TRF正常或低下,但铁的饱和度增高。在铁负荷过量时,TRF水平正常,但饱和度可超过50%,甚至达90%。

3.病理性降低 ①蛋白质丢失性疾病,如肾病综合征、慢性肾衰竭、严重烧伤和蛋白质丢失性胃肠病;②严重肝病(如肝硬化)显著下降;③新任何感染状态和严重疾病时。

4.尿转铁蛋白 微量转铁蛋白尿即尿总蛋白尚处于正常范围内,尿微量转铁蛋白排泄量已高出正常上限的95%。是反应早期肾损害的敏感指标。

【注意事项】

应用免疫比浊法检测时注意试剂从冰箱取出后要平衡到室温,另外注意瓶口有无液膜,以免探针测定液面错误。转铁蛋白和触珠蛋白同属于贫血相关蛋白,应注意区别妊娠及口服避孕药或雌激素注射引起的血浆TRF生理性升高和病理性升高。

(七)触珠蛋白

【概况】

触珠蛋白(HP)也称为结合珠蛋白,是一种分子量85kDa的糖蛋白,主要由肝脏合成,半衰期为3.5~4d。其主要功能是与游离血红蛋白结合成稳定的复合物,并很快被单核-巨噬细胞系统处理掉,阻止了血红蛋白从肾小球滤过,避免游离血红蛋白对肾小管的损害。同时结合珠蛋白也是一种急性时相蛋白。

【检测方法】

触珠蛋白的测定常用免疫比浊法,标本应使用新鲜无溶血血清或-20℃下放置2周以内的血清标本。目前常用的免疫比浊法参考值为0.5~1.6g/L。

【临床意义】

1.临床上测定HP主要用于诊断溶血性贫血。各种溶血性贫血HP含量都明显减低,甚至低到测不出的程度。轻度溶血时,血浆中游离血红蛋白全部与HP结合而被清除,此时血浆中测不出游离血红蛋白,仅见HP减少。当游离血红蛋白量超过HP结合能力时方被查出。因此,HP降低可作为诊断轻度溶血的一项敏感指标。

2.急、慢性肝细胞疾病HP降低,而肝外阻塞性黄疸HP含量正常或提高。

3.传染性单核细胞增多症、先天性结合珠蛋白血症等HP可下降或缺如。

4.急、慢性感染,组织损伤,恶性疾病等也可增高。

【注意事项】

同TRF注意事项。

（八）α_2-巨球蛋白

【概况】

α_2-巨球蛋白（α_2-MG）是血浆中分子量最大的蛋白质，合成于肝细胞和单核-巨噬细胞系。半衰期约5d，具有酶抑制剂的作用，能抑制纤溶和增强正常人外周血促凝活性，能与胰岛素结合并起活化作用，也是锌的主要转运蛋白之一。由4个亚基组成，是血清蛋白电泳 α_2-球蛋白区带中两种主要成分之一。

【检测方法】

α_2-巨球蛋白主要用免疫学方法检测。目前常用的免疫比浊法参考值为1.75～4.20g/L。

【临床意义】

1.血清水平升高常见于肝病（肝硬化，急、慢性肝炎）、糖尿病、雌激素药物治疗和肾病综合征等。对于肾病综合征患者，α_2-MG升高程度与肾小球损害丢失蛋白的严重程度成比例，严重时可达血清总蛋白的1/2，成为 α_2-球蛋白部分唯一增高的成分。

2.血清水平降低见于严重急性胰腺炎、胃溃疡患者、大量丢失蛋白质的胃肠道疾病、营养不良、弥散性血管内凝血、心脏手术后。

3.α_2-MG是临床评价肾病综合征、蛋白酶水解状态（如胰腺炎、胃溃疡）与分析判断血清蛋白电泳 α_2-球蛋白区带（另一种主要成分为结合珠蛋白）变化的定量指标。

4.妊娠10周胎儿血清 α_2-MG浓度为非孕正常妇女的15%，以后继续升高至成人水平。1～3岁水平最高（约为4.5g/L），以后逐渐下降，至25岁稳定至成人水平。

【注意事项】

应用免疫比浊法检测时注意试剂从冰箱取出后要平衡到室温，另外注意瓶口有无液膜，以免探针测定液面错误。α_2 巨球蛋白和 α_1 抗胰蛋白酶同属于蛋白酶抑制剂，注意雌激素及其衍生物、口服避孕药可使血清 α_2-MG含量增高；右旋糖酐、链激酶可使其降低。

（九）α_1 抗胰蛋白酶

【概况】

α_1 抗胰蛋白酶（α_1-AT）为一种肝脏合成的、分子量54kDa的糖蛋白，半衰期4～5d。蛋白电泳时 α_1-AT位于 α_1 球蛋白带内。血清中有对胰蛋白酶活性起抑制作用的物质，其中 α_1-AT起90%的作用。除抑制胰蛋白酶活性外，α_1-AT还可抑制糜蛋白酶、凝血因子Ⅻ辅助因子及中性粒细胞的中性蛋白水解酶作用。α_1-AT存在于泪液、十二指肠液、唾液、鼻腔分泌物、脑脊液、肺分泌物及乳汁中，羊水中 α_1-AT浓度相当于血清的10%。正常人体内常存在外源性和内源性蛋白酶，如细菌毒素和白细胞崩解出的蛋白酶对肝脏及其他脏器有破坏作用，α_1-AT可拮抗这些酶类，以维持组织细胞的完整性，α_1-AT缺乏时，这些酶均可侵蚀肝细胞，尤其是新生儿肠腔消化吸收功能不完善，大分子物质进入血液更多，α_1-AT缺乏的婴儿肝脏更易受损害。此外，α_1-AT还具有调节免疫应答、影响抗原-抗体免疫复合物清除、补体激活以及炎症反应的作用，并可抑制血小板的凝聚和纤溶的发生。α_1-AT缺乏时上述机体平衡的机制失调，导致组织损伤。

【检测方法】

α_1-AT主要用免疫学方法检测。目前常用的免疫比浊法参考值为1.9～3.5g/L。

【临床意义】

1.α_1-AT也是一种急性时相蛋白，在恶性肿瘤、外伤、感染、炎症等状况下，迅速升高。

2.α_1-AT在妊娠和激素治疗时也会增加。

3.α_1-AT减低见于 α_1-AT缺乏症、重症肝炎肝硬化、严重哮喘发作、新生儿呼吸窘迫综合征、慢性阻塞性肺病等。

【注意事项】

同 α_2-MG 注意事项。

(十)尿微量清蛋白

【概况】

微量清蛋白尿(MAU)是指尿中清蛋白含量超出健康人参考范围,但不能用常规的方法检测出这种微量的变化。为了使这一检测指标标准化,国际上采用清蛋白分泌率表示尿中清蛋白的排出量。健康人 MAU 在<20～30mg/24h(或<20～30mg/min)的范围内;MAU 在 20～300mg/24h 或 20～200mg/L 时称为 MAU;MAU>300mg/24h 时称为大量清蛋白尿。清蛋白占血浆总蛋白量的 60%,分子量为 69kDa,是一种带有负电荷的大分子蛋白。肾小球毛细血管基底膜具有滤过功能,膜孔直径为 5.5nm。清蛋白半径为 3.6nm。正常状态下清蛋白很难通过肾小球基底膜。任何能够引起肾小球基底膜通透性增高的病变,均可导致清蛋白的排出。糖尿病性肾病清蛋白的排出是由于肾小球滤过膜电荷的丢失,尤其是基底膜孔径的改变,导致 Albumin 排出。MAU 排出增加的机制可能与膜上的硫酸肝素合成异常相关。硫酸肝素分子带有许多阴离子侧链,对于维持基底膜电荷和孔径的大小起重要作用。肾血流动力学的改变也是诱发微量清蛋白尿的重要原因。糖尿病患者常伴有肾小球血管调节功能障碍,肾素-血管紧张素(RAS)的变化,引起肾小球通透性改变。糖尿病伴有高血压时更容易导致肾小球血管损伤,从而产生微量清蛋白尿。

【检测方法】

目前可用免疫比浊法定量测定尿微量白蛋白含量。免疫比浊法参考值为<1.9mg/L。

【临床意义】

1.MAU 与肾病　蛋白尿是肾病的主要临床症状,微量白蛋白的检测对于判断疾病程度及预后有更大的临床参考价值,MAU 检测对提示肾脏功能改变更具有敏感性,可联合尿常规作为监测早期肾损害的常规检查项目。

2.MAU 与糖尿病肾病　糖尿病肾病起病隐匿,早期阶段常规检查方法难以发现尿蛋白的阳性结果。糖尿病患者出现 MAU 增高是出现早期肾损伤的指标,对预测糖尿病肾病发生有重要参考价值。

3.MAU 与高血压肾病　MAU 是高血压肾脏损害的指标,MAU 阳性者血压的增高程度与靶器官损伤有密切关系,对 MAU 阳性者必须强化高血压的治疗,其血压最好控制在 130/80mmHg 以下。

4.MAU 与心血管疾病　MAU 阳性患者心血管疾病的发病率较高、发病时间较早、且病变程度较严重。MAU 阳性患者的心血管事件死亡率比 MAU 阴性患者高 2～8 倍。MAU 不仅与糖尿病、高血压人群的死亡率相关,与心血管事件的死亡率也有良好的相关性。临床上对 MAU 阳性者,应给予足够的重视,加强对原发病的治疗。

【注意事项】

应用免疫比浊法检测时,注意试剂从冰箱取出后要平衡到室温,另外注意瓶口有无液膜,以免探针测定液面错误。尿微量白蛋白、α_1 微球蛋白和 β_2 微球蛋白等同属于肾脏病相关蛋白,采集标本时最好是晨尿,注意正常人群 MAU 随着年龄增长,排出有增高倾向,但是这种改变还在健康人范围之内。

(十一)α_1-微球蛋白

【概况】

α_1-微球蛋白(α_1-MG)属糖蛋白,分子量 27kDa,主要在肝脏和淋巴组织中合成,α_1-MG 有游离型和结合型两种。游离型可被肾小管滤过,结合型不能通过肾小管。血液中游离的 α_1-MG 可自由通过肾小球滤过,并在近曲小管被重吸收,因此尿中含量极微。

【检测方法】

α_1-MG 可用其特异性抗体以免疫学方法定量检测。免疫比浊法参考值为<1.25mg/dl。

【临床意义】

1.血清 α_1-MG 升高主要由于肾小球滤过率下降所致,如肾小球肾炎、糖尿病性肾病、狼疮性肾病、间质性肾炎、急/慢性肾衰竭等。

2.血清 α_1-MG 降低见于肝炎、肝硬化等。

3.尿 α_1-MG 升高见小肾小球、肾小管发生病变时。而且认为 α_1-MG 是肾近曲小管损害的标志蛋白。β_2-MG 测定也是肾功能受损的早期敏感指标,但是恶性肿瘤时 β_2-MG 也升高,因此 α_1-MG 与 β_2-MG 相比,α_1-MG 升高在鉴别诊断早期肾功能受损方面更具价值。

【注意事项】

应用免疫比浊法检测时注意试剂从冰箱取出后要平衡到室温,另外注意瓶口有无液膜,以免探针测定液面错误。尿微量清蛋白、α_2 微球蛋白和 β_2 微球蛋白等同属于肾脏病相关蛋白,采集标本时最好是晨尿。

(十二)β_2-微球蛋白

【概况】

β_2-微球蛋白(BMG)分子量为 11.8kDa,存在于所有有核细胞的表面,特别是淋巴细胞和肿瘤细胞,并由此释放入血循环。它是细胞表面人类淋巴细胞抗原(HLA)的 β 链(轻链)部分(为一条单链多肽),分子内含一对二硫键,不含糖。半衰期约 107min,可透过肾小球,但尿仅有滤过量的 1%,几乎完全可由肾小管回收。

【检测方法】

生理情况下,BMG 低浓度存在于血浆、尿液、脑脊液、唾液、初乳和羊水等多种体液内。BMG 可用其特异性抗体以免疫学方法定量检测。免疫比浊法参考值为成人血清 1~2mg/L,尿低于 0.3mg/L。

【临床意义】

1.反映肾小球的滤过功能:血 β_2-微球蛋白升高而尿 β_2-微球蛋白正常,主要由于肾小球滤过功能下降,常见于急、慢性肾炎,肾衰竭等。

2.判断肾小管的损伤:血 β_2-微球蛋白正常而尿 β_2-微球蛋白升高主要由于肾小管重吸收功能明显受损,见于先天性近曲小管功能缺陷、范科尼综合征、慢性镉中毒、Wilson 病、肾移植排斥反应等。

3.鉴别上、下尿路感染:上尿路感染时,尿液 BMG 升高,下尿路感染 BMG 正常。

4.血、尿 β_2-微球蛋白均升高主要由于体内某些部位产生过多或肾小球和肾小管都受到损伤,常见于恶性肿瘤(如原发性肝癌、肺癌、骨髓瘤等)、自身免疫性疾病(如系统性红斑狼疮、溶血性贫血)、慢性肝炎、糖尿病肾病等。

【注意事项】

应用免疫比浊法检测时注意试剂从冰箱取出后要平衡到室温,另外注意瓶口有无液膜,以免探针测定液面错误。尿微量白蛋白、α_1 微球蛋白和 β_2-微球蛋白等同属于肾脏病相关蛋白,注意测定 β_2-微球蛋白时最好是血尿同时检测,以利于鉴别和判断病情。另外老年人也可见血、尿 β_2-微球蛋白升高。使用卡那霉素、庆大霉素、多黏菌素等药也可增高,应注意与疾病状态相鉴别。

(高 鹏)

第三节　自身抗体检测

一、免疫比浊法测定类风湿因子(RF)

【检测项目名称】

类风湿因子(RF)测定。

【英文缩写】

RF。

【采用的方法】

免疫比浊法。

【参考区间】

正常人血清 RF<20U/ml。

【附注】

1.试剂盒自冷藏处取出后应恢复至室温再行使用,未用完试剂应及时冷藏。试剂盒不得冰冻保存。

2.待测血清 4℃保存应于 3 天内检测。否则 −20℃冻存。检测前试剂盒恢复到室温,避免反复冻融标本。

3.不同厂家、不同批号的试剂不能混用。不用过期试剂。

【临床意义】

1.70%~90%的 RA 患者 RF 阳性。但 RF 阴性不能排除 RA 诊断。

2.除 RA 外,还有许多其他疾病 RF 亦可阳性,如干燥综合征,混合性结缔组织病,2 型混合性冷球蛋白血症,慢性活动型肝炎,亚急性细菌性心内膜炎,全身性红斑狼疮,多种细菌、真菌、螺旋体、寄生虫、病毒感染等。因此,RF 阳性时应结合临床全面检查,对其意义做出综合分析。

3.健康人群中约有 5%的人 RF 阳性,70 岁以上的人阳性率可高达 10%~25%,但临床意义不太明确。有人认为,RF 阳性常早于临床症状许多年出现,这些人患 RF 的风险较 RF 阴性的人要高 5~40 倍。

4.胶乳凝集法和免疫比浊法测定的主要是 IgM 类 RF,而双抗原夹心 ELISA 法测定的是各 Ig 类 RF 的总和,为总的 RF。

5.IgG、IgA、IgM 类 RF 的分类测定成本较高。有人认为,IgM 类 RF 的水平与 RA 的活动性无关;IgG 类 RF 与 RA 患者的关节滑膜炎、血管炎有关;IgA 类 RF 与 RA 患者关节外症状有关;IgG 类、IgA 类 RF 水平升高对进行性关节侵蚀有预测价值。但对这些尚存在不同的看法。

二、ELISA 法测定抗环瓜氨酸肽抗体

【检测项目名称】

抗环瓜氨酸肽抗体测定。

【采用的方法】

ELISA 法。

【参考区间】

定性试验：正常人血清抗CCP抗体P/N值低于2.1。

定量试验：抗CCP抗体参考值待确定，小于5RU/ml供参考。各实验室可按照试剂盒说明书规定的参考值，或检查一定数量正常人群建立自己实验室的参考值。

【临床意义】

抗CCP抗体的检测对类风湿性关节炎(RA)的诊断有高度的特异性，并可用于RA的早期诊断。目前认为抗CCP抗体对RA诊断敏感性为50%～78%，特异性为96%，早期患者阳性率可达80%。抗CCP抗体阳性患者比抗体阴性的患者易发展成为影像学能检测到的骨关节损害。

三、间接免疫荧光法(IIF)测定抗核抗体(ANA)

【检测项目名称】

抗核抗体(ANA)测定。

【英文缩写】

ANA。

【采用的方法】

间接免疫荧光法(IIF)。

【参考区间】

正常参考滴度小于1∶100。

荧光模型(阳性反应)：抗核抗体(ANA)可与很多基质发生不同程度的反应，但如果专门检测和区分抗核抗体时，应用HEp-2细胞和灵长类肝冰冻组织切片的联合基质。对应不同的荧光模型，细胞核显示不同的特异性荧光。如果标本阴性，细胞核无特异性荧光。对每一反应区，应同时观察间期和分裂期的HEp-2细胞以及肝细胞是否呈现特异性荧光模型，并且尽可能多观察几个视野。

如果阳性对照不出现特异性的荧光模型或阴性对照出现特异性荧光，则结果不可用，试验必须重做。

【临床意义】

已证实抗核抗体(ANA)对很多自身免疫性疾病有诊断价值。不同疾病(特别是风湿性疾病)有不同的特征性抗体谱，其中特别重要的如表9-5所示。

表9-5　各种疾病的特征性抗体谱

自身免疫性疾病	ANA阳性率
系统性红斑狼疮(SLE)	
活动性	95%～100%
非活动性	80%～100%
药物诱导的红斑狼疮	100%
混合性结缔组织病(MCTD,夏普综合征)	100%
类风湿性关节炎	20%～40%
其他风湿性疾病	20%～50%
进行性系统性硬化症	85%～95%
多肌炎和皮肌炎	30%～50%
干燥综合征	70%～80%

续表

自身免疫性疾病	ANA 阳性率
慢性活动性肝炎	30%～40%
溃疡性结肠炎	26%

抗 dsDNA 抗体是系统性红斑狼疮最重要的诊断标志之一。dsDNA 与相应自身抗体形成的免疫复合物可导致皮下、肾脏和其他器官的组织损伤，该抗体滴度与疾病的活动性相关。另外，抗 Sm 抗体也是系统性红斑狼疮的特异性标志。此病中还可检出其他抗体，如抗多核苷酸、核糖核酸、组蛋白以及其他核抗原抗体（见表 9-6）。而药物诱导的红斑狼疮中常可检出抗组蛋白抗体。

表 9-6　系统性红斑狼疮中的自身抗体

抗原	阳性率
dsDNA	60%～90%
ssDNA	70%～95%
RNA	50%
组蛋白	95%
U1-nRNP	30%～40%
Sm	20%～40%
SS-A(Ro)	20%～60%
SS-B(La)	10%～20%
细胞周期蛋白(PCNA)	3%
KuP	10%
RNP;核糖体 P 蛋白	10%
Hsp-90:热休克蛋白,90kDA	50%
心磷脂	40%～60%

高滴度的抗 Ul-nRNP 抗体是混合性结缔组织病（MCTD，夏普综合征）的标志（见表 9-7），抗体滴度与疾病的活动性相关。

表 9-7　混合性结缔组织病中的自身抗体（MCTD，夏普综合征）

抗原	阳性率
U1-nRNP	95%～100%
单链 DNA	20%～50%

超过半数的类风湿性关节炎患者中可检出抗组蛋白抗体，而抗 U1-nRNP 抗体却很少见。抗 RANA（类风湿性关节炎核抗原）抗体不能用 HEp-2 检测。

在其他很多疾病中可检出抗核抗体，如原发性胆汁性肝硬化（“核点型”，SS-A）和慢性活动性自身免疫性肝炎（SS-A，板层素）。有时，在健康人中也可检出抗核抗体，但常为低滴度（各种免疫球蛋白类型均可出现，主要为 IgM）。

有时不易区分抗 HEp-2 细胞浆成分抗体，只有少数与细胞浆反应的自身抗体与特定疾病相关，如：与原发性胆汁性肝硬化相关的抗线粒体抗体，与多肌炎和皮肌炎相关的抗 JO-1、PL-7 和 PL-12 蛋白抗体。在多肌炎中还可偶见抗 OJ、EJ 和信号识别粒子（SRP）抗体。其他的细胞浆抗体有抗核糖体、高尔基体、溶酶体和细胞骨架成分(如肌动蛋白、波形蛋白和细胞角蛋白)抗体,这些抗体的临床价值不高。抗有丝分裂相关抗原抗体的诊断价值还有待于进一步研究。

【附注】

1.抗核抗体的靶抗原无种族、种属的特异性,故抗原片多采用动物的细胞。但不同来源的细胞核内所含抗原的种类和量不同,故检测结果有所差异。

2.各实验室必须在自己具有的实验条件下进行一定数量的正常人调查,定出正常人血清 ANA 水平上限。

3.判定阳性或阴性时,首先用低倍镜观察,以"+"以上为阳性。

4.荧光图谱只有相对的参考意义,不能据此做出某种抗核抗体的肯定诊断。

5.不同试剂盒所用抗原片种类、固定方法等都不尽相同,因此,报告的结果常不完全相同,必须使用国际参考品标化的阳性血清使结果标准化。

四、间接免疫荧光法(IIF)测定抗 dsDNA 抗体

【检测项目名称】

抗 dsDNA 抗体测定。

【采用的方法】

间接免疫荧光法(IIF)。

【参考区间】

正常人血清抗 dsDNA 抗体滴度小于 1∶10。

【附注】

1.本法需优质荧光显微镜。

2.待测血清最好于采集当日检测。于 2℃~8℃保存一周,抗 dsDNA 常由阳性转为阴性。

3.本法结果对系统性红斑狼疮特异性较高,但敏感性偏低。

4.试剂盒自冷藏处取出后应恢复至室温方可使用。

五、抗 ENA 抗体测定

核抗原有三个组成部分:组蛋白、DNA、可溶性核抗原。后者是一组可溶于磷酸盐缓冲液或生理盐水中的多肽抗原,故名可提取的核抗原(ENA)。从分子水平识别 ENA 多肽抗体是抗核抗体研究的重大进展,现已发现有临床诊断价值的这类抗体 10 多种,抗 ENA 抗体为其总称。

【检测项目名称】

抗 ENA 抗体测定。

【采用的方法】

免疫印记法。

【参考区间】

正常人血清抗 ENA 抗体阴性。

【附注】

1.免疫印迹法的优点是一次可同时检测 7 种多肽抗体,但由于其作用的靶抗原多经过热变性处理,使

得原先存在于分子表面的抗原表位发生了改变，致使结果阴性。因此，相应多肽抗体阴性，并不能排除某种风湿病的存在。

2.免疫印迹法判定结果时，应将试剂盒提供的标准带 0 线与反应带的 0 线对齐再进行比较。

3.为保证实验的可靠性，每个试剂盒都提供了一个已显色的阳性条带，显示此试剂盒所能检测到的所有条带。

4.每个膜条都有一个人 IgG 条带，位于 0 线附近。试验中此条带显色即表明实验操作正确。

5.阳性条带与标准带的偏差不应超过 1mm，当大于 1mm 时，则不能再判断为相应的自身抗体。

6.某些多肽抗体形成的着色条带彼此十分靠近，难以区分。必要时可用特异抗原包被反应板的 ELISA 法加以区别。

7.免疫印迹法常可检测到与非特异细胞蛋白反应的未知抗体，但与以上各种风湿病的标志抗体无关。

8.膜条温育过程中，注意不要使膜条干燥，不要用手接触抗原膜条，要用试剂盒提供的镊子夹取膜；膜条与血清温育后，倾倒反应液或冲洗载片时应注意避免交叉污染。

9.无论是免疫印迹法还是免疫斑点法，阳性区带显色的深浅都不能作为判断抗体滴度高低的依据。

【临床意义】

1.抗 Sm 抗体和抗 dsDNA 一样，对系统性红斑狼疮有高度特异性，且不论是否活动期，抗 Sm 均可阳性，可作为系统性红斑狼疮的标志性抗体。但 SLE 患者中抗 Sm 阳性者仅占 30%左右，故抗 Sm 阴性时不能排除 SLE 诊断。

2.抗 U1-nRNP 自身抗体在多种风湿病患者血中均可检出，系统性红斑狼疮患者的阳性率为 30%～50%。

3.抗 SS-A/Ro 抗体最常见于干燥综合征，也见于系统性红斑狼疮及原发性胆汁性肝硬化，偶见于慢性活动性肝炎。

4.抗 SS-B/La 抗体几乎仅见于女性患者（男女比例为 1∶29），可出现在干燥综合征（40%～95%）及 SLE（10%～20%）患者。

5.抗 SCL-70 抗体主要见于 PSS 的弥漫型，是该病的标志性抗体，其阳性率为 25%～70%。

6.抗 JO-1 抗体的相应抗原只位于细胞质，为组氨酰 tRNA 合成酶。

7.抗 Rib 抗体主要见于 SLE 患者，阳性率为 10%～40%，在其他疾病很少出现，可视为 SLE 的另一标志性抗体。

六、免疫印迹法测定抗核糖体抗体

【检测项目名称】

抗核糖体抗体测定。

【采用的方法】

免疫印迹法。

【参考区间】

正常人抗核糖体抗体阴性。

【临床意义】

抗核糖体抗体几乎只对系统性红斑狼疮有特异性，阳性率为 10%～40%。系统性红斑狼疮患者伴有狼疮性脑病时，此抗体阳性率可达 56%～90%。小儿系统性红斑狼疮患者此抗体阳性率高。在抗核抗体阴性的系统性红斑狼疮患者，抗核糖体抗体阳性有重要诊断价值。

七、间接免疫荧光法(IIF)测定抗线粒体抗体

【检测项目名称】

抗线粒体抗体测定。

【英文缩写】

IIF。

【采用的方法】

间接免疫荧光法(IIF)。

【参考区间】

正常人血清1∶100稀释时为阴性。

【临床意义】

由于抗M1抗体即为抗心磷脂抗体，它与梅毒、系统性红斑狼疮、干燥综合征等疾病相关，目前不列入AMA检测中。

抗M2AMA对原发性胆汁性肝硬化患者的特异性为97%，敏感性为95%～98%。

抗M3抗体见于吡唑酮系列药物诱发的假红斑狼疮综合征患者。

抗M4抗体在PBC患者中的阳性率高达55%，多见于活动期、晚期患者，常与抗M2抗体同时阳性，该抗体可能是疾病迅速发展的风险指标。

抗M5抗体可出现于SLE和自身免疫性溶血性贫血患者中，但阳性率不高。

抗M6抗体见于异丙烟肼诱导的药物性肝炎。

抗M7抗体出现于一些原因不明的急性心肌炎和心肌病，它的靶抗原有器官特异性，存在于心肌细胞的线粒体中。

抗M8抗体见于自身免疫性肝炎和闭塞性血栓血管炎，在PBC患者中阳性率可高达55%。

抗M9抗体主要见于PBC疾病早期抗M2抗体阴性患者，其中大约有90%为IgM型。当抗M2抗体为阳性时，抗M9抗体的阳性率下降为37%。此外，抗M9抗体亦可见于其他急、慢性肝炎患者。

八、间接免疫荧光法测定特异性ANCA

【检测项目名称】

特异性ANCA测定。

【采用的方法】

间接免疫荧光法。

【参考区间】

按试剂盒说明书规定的参考值，正常人血清中上述各种抗体为阴性。

【临床意义】

1.蛋白酶3是继弹性蛋白酶、组织蛋白酶G后于嗜中性粒细胞嗜天青颗粒中发现的第三种中性丝氨酸蛋白酶，是c-ANCA的主要靶抗原。抗蛋白酶3自身抗体在Wegener肉芽肿患者阳性率为85%，显微镜下多血管炎阳性率为45%，其他血管炎患者阳性率5%～20%。该抗体水平与疾病活动性密切相关。常用

作判断疗效和疾病复发的评估指标。

2.髓过氧化物酶是 p-ANCA 的主要靶抗原，约占嗜中性粒细胞蛋白总量（干重）的 5%，相对分子质量 133000～155000，等电点 11.0，是嗜中性粒细胞杀灭吞噬微生物的重要物质。抗髓过氧化物酶自身抗体的阳性率在特发性肾小球肾炎（坏死性新月体型肾小球肾炎）为 65%，变应性肉芽肿性脉管炎为 60%，显微镜下多血管炎为 45%，而在 Wegener 肉芽肿患者阳性率仅 10%。此抗体水平也与病情活动性相关，可用于疗效与预后判断。

3.抗乳铁蛋白抗体、抗弹性蛋白酶和抗组织蛋白酶 G 抗体等缺乏疾病特异性。

九、电化学发光免疫分析法测定 A-TG、A-TPO

【检测项目名称】

A-TG、A-TPO 测定。

【采用的方法】

电化学发光免疫分析法。

【参考区间】

A-TG＜115IU/ml；A-TP0＜34IU/ml。

根据试剂盒提供的参考值。各实验室应结合自身情况，用固定的试剂盒建立自己的参考值范围。

【附注】

1.本法不受黄疸（胆红素小于 0.66g/L）、溶血（血红蛋白小于 15g/L）、脂血（脂质小于 21g/L）和生物素（小于 60ng/ml）等干扰，亦不受类风湿因子（1500U/ml）的干扰。

2.接受高剂量生物素（大于 5mg/d）治疗的患者，至少要等最后一次摄入生物素 8h 后才能采血。

3.待测血清不需要加热灭活，各种标本、标准品和质控液禁用叠氮钠防腐。

【临床意义】

抗甲状腺球蛋白抗体主要见于：①自身免疫性甲状腺病：包括桥本甲状腺炎，阳性率为 36%～100%；原发性黏液性水肿，阳性率为 72%；Graves 病，阳性率为 50%～98%。②自身免疫性内分泌病：糖尿病，阳性率为 20%；Addision 病，阳性率为 28%；恶性贫血，阳性率为 27%。③其他：甲状腺癌，阳性率为 13%～65%；非毒性甲状腺肿，阳性率为 8%。SLE 等结缔组织病患者血清 A-TG 检出率为 20%～30%。A-TG 阳性尤其高水平阳性者，对治疗方法的选择应慎重。对部分 A-TG 低水平阳性者做甲状腺活检研究发现，这类患者甲状腺组织中均有局限性的淋巴细胞浸润。

A-TPO 抗体主要以 IgG 类为主，该抗体主要见于自身免疫性甲状腺病，如桥本甲状腺炎（85%～100%）、Graves 病（65%）、原发性黏液性水肿患者；也见于其他器官特异性自身免疫病，如 1 型糖尿病（14%）、Addision 病（31%）、恶性贫血（55%）及产后甲状腺炎（15%）等。目前认为，A-TM（A-TPO）为人类自身免疫性甲状腺炎较理想的标志抗体，阳性结果可支持自身免疫性甲状腺疾病的诊断。

A-TG 与 A-TPO 抗体联合进行检测，自身免疫性甲状腺疾病的检出率（1 种抗体阳性）可提高至 98%。外表正常的人群该类抗体阳性被认为是将来易患自身免疫性甲状腺病的危险因子。高滴度抗体似与疾病的严重程度无明确关系，随着病程的延长或缓解，抗钵滴度可下降。如在疾病的缓解期抗体水平再度升高，提示有疾病复发的可能。

十、抗心磷脂抗体(ACA)与抗 β_2-GP1 抗体测定

【检测项目名称】

抗心磷脂抗体(ACA)与抗 β_2-GP1 抗体测定。

【采用的方法】

ELISA 法。

【参考区间】

正常人血清 ACA、抗 β_2-GP1 抗体为阴性。

【附注】

与一般 ELISA 间接法相同。

【临床意义】

ACA 主要存在于各种自身免疫病(如 SLE、RA、干燥综合征、皮肌炎、硬皮病、白塞综合征等)患者中,在某些恶性肿瘤、药物诱发性和感染性疾病中也多见,如梅毒、麻风、AIDS、疟疾感染者及淋巴细胞增生障碍性疾病。在抗磷脂抗体综合征(ACA 敏感性 86%,特异性 75%)、复发性动静脉血栓形成、反复自然流产、血小板减少症及中枢神经系统疾病患者中,ACA 均有较高的阳性检出率,且高滴度的 ACA 可作为预测流产发生及血栓形成的一种较为敏感的指标。脑血栓患者以 IgG 型 ACA 阳性率最高,且与临床密切相关;约 70%未经治疗的 ACA 阳性孕妇可发生自然流产和宫内死胎,尤其是 IgM 型 ACA 可作为自然流产或死胎的前瞻性指标;血小板减少症则以 IgG 型 ACA 多见,且与血小板减少程度呈正相关。

抗 β_2-GPl 抗体主要见于抗磷脂抗体综合征(敏感性为 30%～60%,特异性 98%)和 SLE 患者。同时测定抗 β_2-GP1 和 ACA,可使抗磷脂抗体综合征的诊断率达 95%。

十一、抗精子抗体、子宫内膜抗体

【检测项目名称】

抗精子抗体、子宫内膜抗体。

【英文缩写】

As-Ab、EM-Ab。

【采用的方法】

间接免疫荧光法。

【参考区间】

正常参考滴度小于 1∶10。

【临床意义】

AsAb 是由于男性血睾屏障受损,精子或可溶性抗原逸出,使机体产生抗精子的自身抗体;而女性则由于精子和精浆中的抗原物质进入阴道和子宫被吸收后分泌产生的抗体。AsAb 是导致不明原因不孕不育症的主要因素之一。

EM-Ab 人工流产刮宫时,胚囊也可能作为抗原刺激机体产生抗体。便会导致不孕、停孕或流产。不少女性因在初次妊娠时做了人工流产,而继发不孕,这种继发不孕患者多数是因体内产生抗子宫内膜抗体所致不孕。抗子宫内膜抗体阳性引起的不孕属手免疫性不孕。

十二、抗卵巢抗体(AoAb)测定

【检测项目名称】

抗卵巢抗体(AoAb)测定。

【英文缩写】

AoAb。

【采用的方法】

ELISA法。

【参考区间】

血清中AoAb为阴性。参考值范围参照厂家试剂盒说明书,各实验室最好建立自己的参考值。

【附注】

与一般ELISA间接法相同。

【临床意义】

抗卵巢抗体(AoAb)最早发现于卵巢功能早衰、早绝经患者,此外,也见于卵巢损伤、感染、炎症患者。

AoAb阳性检出率在卵巢功能早衰、早绝经患者中达50%~70%,不孕症患者阳性率为20%。AoAb测定可作为监测人工授精的一项指标。在首次人工授精后的第10~15天,某些接受治疗者血清中的IgM类AoAb,高滴度的AoAb可影响治疗效果。由于AoAb的靶抗原本质和生理功能尚不清楚,对AoAb阳性结果的意义应结合临床其他检查综合考虑。

十三、间接免疫荧光法测定抗胰岛细胞抗体

【检测项目名称】

抗胰岛细胞抗体测定。

【英文缩写】

ICA。

【采用的方法】

间接免疫荧光法。

【参考区间】

正常人血清ICA为阴性。

【附注】

1.每批试验必须设阳性与阴性对照。

2.此法常作ICA的筛查试验,必要时可用重组GAD(谷氨酸的脱羧酶同工酶GAD65)和重组酪氨酸磷酸酶(IA2)建立的双抗原夹心ELISA法予以证实。

【临床意义】

1.ICA主要发现于1型糖尿病和少数胰岛素依赖型糖尿病患者,起病初期(多为青少年)阳性率可达85%,成人为70%~80%。随病程的延长ICA检出率下降,病程达10年时该抗体阳性率不到10%。患者直系亲属如ICA阳性,则5年内发生糖尿病的风险高于so%。

2.用重组抗原检测抗GAD和抗IA2抗体可以用国际标准品制备标准曲线进行定量(U/ml)。健康儿

童抗 IA2 阳性提示将很快发生临床症状明显的 1 型糖尿病。

十四、抗肾小球基底膜抗体(GBM-Ab)测定

【检测项目名称】

抗肾小球基底膜抗体(GBM-Ab)测定。

【英文缩写】

GBM-Ab。

【采用的方法】

间接免疫荧光法。

【参考区间】

正常人血清 1∶10 稀释抗 GBM 抗体为阴性。

【附注】

1.批试验必须设阳性与阴性对照。

2.此法作为抗 GBM 抗体的筛查试验,必要时可用 ELISA 法复查和定量。

【临床意义】

抗肾小球是包括肺出血肾炎综合征(Goodpasture 综合征)在内的所有抗肾小球基底膜型肾小球肾炎的血清学标志。抗肾小球基底膜抗体型肾小球肾炎和典型的肺出血肾炎综合征中的主要靶抗原为Ⅳ型胶原 NCI 结构域中的 α_3 链。在未累及肺的病理中抗 GBM 抗体的阳性率为 60%,而在累及肺的病例中抗 GBM 抗体的阳性率为 80%~90%。这些抗体主要是 IgG 类抗体,很少为 IgA 类。临床病程与抗体滴度相关,高滴度的抗 GBM 循环抗体提示疾病将恶化。在抗 GBM 抗体阴性但仍怀疑为抗肾小球基底膜抗体型肾小球肾炎时,应进行肾脏组织活检。

十五、抗血小板抗体

【检测项目名称】

抗血小板抗体。

【英文缩写】

PIAg-Ab。

【采用的方法】

间接免疫荧光法。

【参考区间】

正常参考滴度小于 1∶10。

【临床意义】

抗血小板抗体可出现于原发性血小板减少性紫癜(ITP)中,也与系统性红斑狼疮有关。滴度升高(阳性):见于原发性血小板减少性紫癜、系统性红斑狼疮、类风湿性关节炎、败血症、高 γ-球蛋白血症、肝病、母婴血小板不合等。

十六、抗中性粒细胞抗体测定

【检测项目名称】

ANCA。

【英文缩写】

ANCA。

【采用的方法】

间接免疫荧光法。

【参考区间】

正常参考滴度小于1∶10。

【临床意义】

cANCA对韦格纳氏肉芽肿具有很高的特异性，韦格纳氏肉芽肿是一种以发热以及鼻咽、肺和肾的慢性肉芽肿为特征的疾病，在活动期，cANCA阳性率可高达90%以上，在缓解期为30%～40%。抗体的滴度与疾病的临床活动性相关。在个别病例中，检测该抗体可区分复发和过量的免疫抑制剂治疗所致的败血症综合征。

抗髓过氧化物酶抗体在间接免疫荧光法检测时表现为pANCA的荧光模型，提示急性、危及生命的疾病（急性进行性肾小球肾炎，多微血管炎和其他形式的血管炎），所以对急诊病例应立即进行pANCA和cANCA的血清学检测。在溃疡性结肠炎、原发性硬化性胆管炎和其他疾病中，有时也可检出pANCA，其靶抗原主要为髓过氧化物酶以外的其他抗原，其中部分抗原尚不清楚。

十七、自免肝间接免疫荧光法检测

【检测项目名称】

自免肝间接免疫荧光法检测。

【采用的方法】

间接免疫荧光法。

【参考区间】

正常参考滴度小于1∶100。

【临床意义】

体外定性或定量检测人血清或血浆中的各种自免肝炎相关的各种抗体

荧光模型（阳性反应）：许多基质都可用作抗核抗体（ANA）的检测基质，但人上皮细胞（HEp-2）是检测和区分抗核抗体的最佳基质。标本阳性时，细胞核呈现与数种特征性模型相对应的典型荧光。阴性标本则细胞核无特异性荧光。每次判断结果时，都需同时观察分裂间期和分裂期细胞，最好多观察几个视野。

抗肝肾微粒体（LKM）抗体与鼠肝具有很好的反应性，在肝细胞胞浆中产生均匀的荧光。在大鼠肾中，特别是在皮质区域，近曲小管胞浆呈现细颗粒样荧光，而远曲小管为阴性。肝细胞的荧光强度一般会比近曲小管强。

许多组织基质和HEp-2细胞都可用来检测抗线粒体抗体（AMA），但大鼠肾脏冰冻组织切片是检测该抗体的标准基质。近曲和远曲小管细胞浆呈现明显的颗粒样、基底部增强的荧光，肾小球仅有微弱的荧光。阳性标本的荧光模型与阳性对照基本上相同，管腔部位（刷状缘）的荧光为非特异性的，不对其做结果判定。

抗平滑肌抗体(ASMA)在肌层、黏膜肌层和黏膜层腺体间收缩纤维呈现明显的胞浆型荧光。阳性标本的荧光模型与阳性对照基本一致,阴性标本收缩纤维无荧光。对其他组织结构中出现的荧光不做结果判定。

抗心肌抗体(HMA)与灵长类心脏的冰冻组织切片反应,心肌细胞的胞浆显示出典型的横纹状荧光。如果存在罕见的抗润盘抗体,在这些结构中将表现出平滑的荧光。

抗横纹肌抗体与重症肌无力有关,但只有在滴度很高时才有诊断价值。

重症肌无力是一种比较常见的自身免疫病,该病是由于突触后膜上乙酰胆碱受体的不可逆性阻断引起的神经肌肉接头兴奋传递障碍所致。90%的患者中可检出抗乙酰胆碱受体抗体。

该病的典型症状为横纹肌运动无力,尤其以眼部、面部、颈部和四肢肌肉最为明显。可因吞咽和呼吸麻痹而出现并发症。

该病多见于女性,发病年龄以20～40岁为多见。50岁以前和以上的男性很少发病。75%的患者有胸腺异常(胸腺增生、胸腺瘤)。

在重症肌无力中,还常伴有其他自身免疫性疾病,大约半数的患者中可检出一种以上的自身抗体(如:抗核抗体)。

在其他很多疾病中可检出抗核抗体,如原发性胆汁性肝硬化和慢性活动性自身免疫性肝炎。有时在健康人中也可检出抗核抗体,但常为低滴度(各种免疫球蛋白类型均可出现,主要为IgM)。

1.抗线粒体抗体(AMA)　在很多疾病中可检出抗线粒体抗体(AMA),并且常与其他自身抗体(如核点型)一起出现,有9种不同类型的AMA(Ml-M9)对自身免疫性疾病有诊断价值。检测AMA对诊断原发性胆汁性肝硬化(PBC)具有重要的意义,但该抗体在其他疾病中的阳性率也可高达100%

2.抗平滑肌(ASMA)抗体　抗平滑肌(ASMA)抗体可出现在各种肝脏疾病中(如自身免疫性肝炎、肝硬化),检测该抗体对诊断(类狼疮)自身免疫性慢性活动性肝炎有特别重要的意义,在传染性单核细胞增多症和其他病毒性感染、系统性红斑狼疮、乳房和卵巢肿瘤以及恶性黑色素瘤中也可检出这些抗体,但对这些疾病没有任何诊断价值。在病毒性肝炎中,抗体滴度通常很快下降。

高浓度的ASMA为自身免疫性肝炎(AIH)的指标,阳性率为70%。IgG和IgM型抗体的滴度与疾病的活动性相关。AIH主要出现在女性中,半数病例在30岁以前发病,40%的患者以急性肝炎开始发病,肝活检显示有实质细胞坏死,并伴有淋巴细胞和浆细胞浸润。

借助于自身抗体和各种病毒学指标,可将自身免疫性肝炎分为很多种亚型(病因不同)。在AIH中,抗细胞核、dsDNA和粒细胞浆(ANCA)抗体常与ASMA一起出现。50%的原发性胆汁性肝硬化、酒精性肝硬化、胆管梗阻和2%的隐性患者中也可检出低滴度的ASMA。

3.抗肝-肾微粒体(LKM)抗体　抗LKM抗体可出现在各种慢性肝炎中。靶抗原为细胞色素P450(LKM-1)的抗肝肾微粒体抗体,是Ⅱ型自身免疫性肝炎的标志,50%～75%的患者为儿童。关节疼、肾小球肾炎、白斑和慢性炎症性肠病等肝外综合征常与这种类型的自身免疫性肝炎一起出现。检出抗SLA/LP(可溶性肝抗原/肝胰抗原)抗体表明Ⅲ型AIH。

十八、抗AMA M2、LKM-1、LC-1和SLA/LP抗体

【检测项目名称】

抗AMA M2、LKM-1、LC-1和SLA/LP抗体。

【英文缩写】

抗AMA M2、LKM-1、LC-1和SLA/LP抗体。

【采用的方法】

免疫印记法。

【参考区间】

正常参考阴性。

【临床意义】

检测抗可溶性肝抗原/肝胰抗原(SLA/LP)抗体是诊断自身免疫性肝脏疾病的一种很重要的新工具,抗 SLA/LP 抗体是自身免疫性肝炎的主要标志性抗体。

自身免疫性肝脏疾病包括:自身免疫性肝炎(AIH)、PBC 和原发性硬化性胆管炎(PSC)。

自身免疫性肝炎(AIH,以前又叫类狼疮肝炎或慢性活动性肝炎)主要感染女性患者,临床表现有胆红素、肝脏相关酶类和免疫球蛋白增高以及典型的组织学变化(肝脏活检可见实质细胞坏死以及淋巴细胞和浆细胞的浸润)和出现各种自身抗体。

在西欧,AIH 的发病率为每年 0.019‰。如果不及时治疗,AIH 可迅速发展成肝硬化。相反,尽早开始使用免疫抑制剂治疗,并且终生坚持,就可使病人有正常的生活。为了做鉴别诊断,可检测相应的血清学参数以排除肝炎病毒目前的感染情况。

循环性自身抗体的检测对诊断 AIH 具有很重要的意义。

十九、抗胰岛细胞抗体

【检测项目名称】

抗胰岛细胞抗体。

【英文缩写】

ICA。

【采用的方法】

间接免疫荧光法。

【参考区间】

正常参考滴度小于 1∶10。

【临床意义】

抗胰岛细胞抗体是诊断胰岛依赖性糖尿病高敏感性和高特异性的指标。胰岛素依赖型糖尿病(IDDM)是一种慢性自身免疫性疾病,以胰腺 β 细胞进行性破坏和葡萄糖代谢紊乱为特征。在 IDDM 患者中,约 54%其血中 ICA 阳性。临床上,ICA 主要用于胰岛素依赖型糖尿病和非依赖型糖尿病的鉴别诊断。在其他自身免疫性疾病的患者血清中,也可出现 ICA 抗体阳性。

二十、抗谷氨酸脱羧酶抗体(GAD)

【检测项目名称】

GAD。

【英文缩写】

GAD。

【采用的方法】

ELISA 定量。

【参考区间】

正常参考<15IU/ml。

【临床意义】

1.糖尿病的分型诊断，一般 GAD 抗体在 1 型糖尿病患者中其检出率高于 ICA 和 IAA，且可维持较长时间，有报告在空腹血糖最初增高时(达糖尿病诊断标准)，GAD 抗体阳性率可达 85%～90%。

2.在 1 型糖尿病的一级亲属中筛查 GAD 抗体，结合 ICA 和 IAA 检查以及 HLA 中易感基因检查，可预测 1 型糖尿病。

二十一、抗肾小球基底膜抗体

【检测项目名称】

抗肾小球基底膜抗体。

【英文缩写】

GBM。

【采用的方法】

免疫印记法。

【参考区间】

正常参考<20IU/ml。

【临床意义】

GBM 抗体是抗基底膜抗体型肾小球肾炎特异性抗体，包括 Goodpasture 综合征、急进型肾小球肾炎及免疫复合物型肾小球肾炎，患者可伴有或不伴有肺出血。抗肾小管基底膜自身抗体也可见于药物诱导的间质性肾炎，但它在发病中的作用不明。GBM 抗体阳性的患者约 50%病变局限于肾脏，另 50%有肾脏和肺部病变。仅有肺部病变的抗 GBM 抗体阳性者非常少见。

检测 Goodpasture 综合征患者血清中自身抗体对诊断和治疗均非常重要。约低于 1/3(15%左右)患者有 GBM 抗体，但绝大多数有 ANCA。抗体检测有助于判断预后，GBM 抗体阳性者预后最差，其次是 PR3-ANCA 相关性系统性血管炎、韦格纳血管瘤和 MPO-ANCA 相关性系统性微脉管炎。

二十三、过敏原

【检测项目名称】

过敏原。

【英文缩写】

过敏原。

【采用的方法】

欧蒙印迹法体。

【参考区间】

小于一个"+"。

【临床意义】

慢性荨麻疹患者血清中存在的过敏原，为其预防和治疗提供可靠的科学依据。

（王万清）

第四节　传染病的免疫学检验

一、甲型病毒性肝炎血清学检测

甲型肝炎病毒(HAV)属小RNA病毒科中的肝病毒属,为正单链RNA病毒,甲型肝炎病毒主要经粪-口途径传播。诊断甲型肝炎的特异性血清学指标是抗HAV-IgM(表9-8)。

抗HAV-IgM在甲肝亚临床期已出现,且滴度在感染后3个月内维持在1∶1000以上,为早期诊断甲型肝炎的依据。

表9-8　甲型病毒性肝炎血清学检验报告单

医院检验报告单【免疫】

姓名	性别	年龄	样本号
住院号	科室	床号	
标签联号	样本类型　血液	标本编号	临床诊断

检验项目	结果	参考值	单位
抗HAV-IgM		阴性	

送检医生	检验者	审核者
接收时间	检验时间	报告时间

※本报告单仅对本标本负责※

二、乙型病毒性肝炎血清学检测

乙型病毒性肝炎(HBV)是目前已确认的病毒性肝炎中对人类健康危害最为严重的一种肝炎。急慢性乙型肝炎患者及血液HBsAg阳性无症状的携带者是乙型肝炎病毒的主要传染源。乙型肝炎病毒主要通过血液、性接触、母-婴垂直传播。

乙型病毒性肝炎血清学检测指标包括两对半(①HBsAg,②HBsAb,③HBeAg,④HBeAb,⑤HBcAb;其中①、③、⑤阳性俗称“大三阳”,①、④、⑤阳性俗称小三阳)、抗-HBcIgM抗体(抗HBc-IgM)、前S_1及抗前S_1抗体(表9-9)。

表 9-9 乙型病毒性肝炎血清学检验报告单

医院检验报告单 【免疫】

姓名	性别	年龄	样本号
住院号	科室	床号	
标签联号	样本类型 血液	标本编号	临床诊断

检验项目	结果	参考值	单位
两对半：			
HBsAg		阴性	
抗 HBs(HBsAb)		阴性	
HBeAg		阴性	
抗 HBe(HBeAb)		阴性	
抗 HBc(HBcAh)		阴性	
抗 HBc-IgM		阴性	
前 S_1		阴性	
抗前 S_1 抗体	阴性		

送检医生	检验者	审核者
接收时间	检验时间	报告时间

※本报告单仅对本标本负责※

(1)乙型肝炎病毒表面抗原(HBsAg)是感染了 HBV 的一个特异性标志。血清内 HBsAg 阳性见于急性乙型肝炎的潜伏期和急性期、慢性 HBV 感染状态(包括无症状 HBsAg 携带者、慢性乙型肝炎)与 HBV 有关的肝硬化和原发性肝癌。

(2)乙型肝炎病毒表面抗体(HBsAb)是一种保护性抗体。血清内 HBsAb 阳性表示曾经感染过 HBV，不论临床上有无肝炎的表现，现已得到恢复，并具有 HBV 的免疫力。注射乙肝疫苗后，产生 HBsAb 表示具有免疫力。

(3)乙型肝炎病毒结构抗原(HBeAg)及结构抗体(HBeAb)：急性乙型肝炎时，HBeAg 呈短暂阳性，如持续阳性提示转为慢性，孕妇则可垂直传播。在慢性 HBV 感染时，HBeAg 阳性常表示为肝细胞内 HBV 活动性复制；当 HBeAg 转阴，伴有 HBeAb 转阳常提示 HBV 复制停止或明显减弱。HBeAb 还出现于急性乙型肝炎的恢复期，可持续较长时间。一般在恢复期出现，随 e 抗原转阴，出现 e 抗体提示病情转愈。

(4)乙型肝炎病毒核心抗体(HBcAb)可作为乙型肝炎病毒在体内复制的标志，其血液具有传染性，常与 HBsAg 阳性并存。出现于急性乙型肝炎的早期，且呈高滴度。HBsAg 阳性时间越长，HBcAb 滴度就越高，恢复后可持续数年或更长，滴度才逐渐下降。慢性 HBV 感染者，HBcAb 持续阳性。单项 HBcAb 阳性表示过去可能感染过 HBV，少数也可能仍有 HBV 感染，需与其他标志物结合而判断。乙型肝炎病毒核心抗原(HBcAg)存在于肝细胞核内，不释放于外周血中，故测不到 HBcAg。

(5)抗 HBc 有 IgG、IgM、IgA 三类，抗 HBc-IgM 在乙型肝炎急性期或慢性肝炎活动期出现。在 HBV 感染的"窗口期，"抗 HBc 常常是唯一可测出的 HBV 血清标志物。

(6)前 S_1 蛋白作为 S 蛋白氨基端延伸的一段多肽，主要存在于大蛋白之中，参与 HBV 的组装、分泌和侵入肝细胞等生物学效应。前 S_1 抗体的出现可以使 HBV 颗粒及前 S_1 抗原颗粒减少、提高 T 细胞免疫、增强机体抗病毒免疫、参与病毒清除和预示肝病恢复。前 S_1 抗原和抗体均出现于急性 HBV 感染早期。前 S_1 蛋白在急性 HBV 感染中，无论抗原的出现和抗体的应答，都反映病变的活动程度，可通过前 S_1 抗原转阴和前 S_1 抗体转阳与否及转换的时间对治疗措施进行评价，因此，前 S_1 抗原及其前 S_1 抗体可以作为临床观察疗效和估计预后的一对较好指标。

三、丙型病毒性肝炎血清学检测

丙型肝炎病毒(HCV)曾称为肠道外传播的非甲非乙型肝炎病毒，是含脂类蛋白包膜的单正链 RNA 病毒，呈球形颗粒状，约 30～60nm，主要在肝细胞中复制。HCV 对氯仿、乙醚等有机溶剂敏感，煮沸、紫外照射及甲醛处理均可使其灭活。HCV 主要经血和血制品传播。在我国，输血后肝炎中 60%～80%、散发性急性肝炎中 12%～24%为丙型肝炎。急性和慢性丙型肝炎患者及无症状携带者为主要传染源。发病前 12d 血液即有传染性，并可持续携带病毒达 12 年以上。HCV 可与 HBV 或其他肝炎病毒混合感染，在致病性方面既有 HCV 样的直接细胞致病作用，又有 HBV 样免疫介导的致病作用。

丙型病毒性肝炎血清学检测指标包括抗 HCVIgG 抗体(抗-HCVIgG)、HCV 抗原(HCV-Ag)，见表 9-10。

表 9-10　丙型病毒性肝炎血清学检验报告单

医院检验报告单【免疫】

姓名	性别	年龄	样本号
住院号	科室	床号	
标签联号	样本类型　血液	标本编号	临床诊断

检验项目	结果	参考值	单位
抗 HCV-IgG 抗体		阴性	
HCV 抗原(HCV-Ag)		阴性	

送检医生	检验者	审核者
接收时间	检验时间	报告时间

※本报告单仅对本标本负责※

(1)抗 HCV 阳性提示感染过 HCV；对大部分病例而言，抗 HCV 阳性常伴有 HCVRNA 的存在。因此，抗 HCV 是判断 HCV 感染的一个重要标志。抗 HCV 阳性而血清中没有 HCV RNA 提示既往感染。有极少数病例抗 HCV 阴性仍可检测到 HCV RNA。另外，某些慢性 HCV 感染者的抗 HCV 可持续存在。检测抗 HCV 抗体最常用的方法为 ELISA 法，该试验是 HCV 感染的筛查方法。主要所测的是抗 HCV-IgG。

(2)HCV 抗原阳性表示 HCV 感染急性期。用重组 HCV 抗原建立的重组免疫印迹试验(RIBA)，特异性强，是丙型肝炎的确诊试验。

四、戊型病毒性肝炎血清学检测

戊型肝炎病毒(HEV)为球形、无包膜的 RNA 病毒，该病毒主要由污染的水源经口传播。既可引起大规模的暴发流行,也可引起急性散发型流行。戊型肝炎为自限性疾病,较少发展成慢性肝炎,其临床症状最常见于青、中年患者,儿童都表现为亚临床感染。随着 HEV 克隆序列分析的完成,以重组蛋白及合成肽作为抗原检测血清中的抗 HEV 已成为戊肝诊断的主要手段。戊型病毒性肝炎血清学检测指标包括抗 HEV-IgG、抗 HEV-IgM(表 9-11)。

HEV 所致戊型肝炎的临床症状和流行病学特点都与甲型肝炎相似。抗 HEV 抗体以 IgG 类抗体为主,在戊型肝炎急性期即可检出,且滴度较高,持续约 6 个月。一般认为,戊型肝炎急性期第一份血清抗 HEV 滴度>40,以后逐渐下降,或抗 HEV 先阴性后转为阳性,或抗 HEV 滴度逐渐增高,均可诊断为急性 HEV 感染。抗 HEV-IgM 通常滴度不高,持续时间短(2 个月左右),部分患者感染 HEV 后,抗 HEV-IgM 始终为阴性,故目前不将抗 HEV-IgM 列入常规检查。

表 9-11 戊型病毒性肝炎血清学检验报告单

医院检验报告单 【免疫】

姓名	性别	年龄	样本号
住院号	科室	床号	
标签联号	样本类型 血液	标本编号	临床诊断

检验项目	结果	参考值	单位
抗 HEV-IgG		阴性	
抗 HEV-IgM		阴性	

送检医生	检验者	审核者
接收时间	检验时间	报告时间

※本报告单仅对本标本负责※

五、人类免疫缺陷病的血清学检测

人类免疫缺陷病是由于感染人类免疫缺陷病毒(HIV),HIV 属于逆转录病毒科慢病毒属中的灵长类免疫缺陷病毒亚属,主要经血液、性接触、母婴垂直传播等途径传播。HIV 感染的主要靶细胞是 $CD4^+$ T 淋巴细胞、单核吞噬细胞,使该类细胞大量减少,机体免疫系统受到破坏,免疫调节紊乱,细胞免疫功能缺陷,致使机体极易合并多种微生物的机会感染或发生肿瘤。HIV 对酸性环境、消毒剂和去垢剂等敏感,病毒在 pH2 环境下失活,50%～70%乙醇、2%甲醛、5%碳酸、0.1%戊二醛、5g/L 次氯酸钠等均可灭活 HIV。但该病毒对碱性环境(pH9.0 左右)、紫外线较为耐受。

HIV 实验室有初筛实验室和确认实验室两种,一般医疗单位的检验科不得从事艾滋病的相关检查。HIV 的实验室检查包括检测血清中抗 HIV 抗体、HIV 抗原和 HIV 核酸以及淋巴细胞尤其是 $CD4^+$ 淋巴细胞的数量。因 HIV 感染后病毒难以清除,检测出特异性抗体即指示体内存在病毒,所以最常用的实验室诊断方法为抗体检测。

新近开发的试剂盒可检测 IgG、IgM 类抗 HIV 抗体及 HIV 核心抗原,可大大缩短 HIV 感染的窗口期,有利于早期诊断。有关 HIV 感染的确诊试验为免疫印迹法(WB)和放射免疫沉淀试验(RIPA)等,其中又以 WB 法最为常用,该法检测的是针对病毒抗原组分的抗体。这里介绍 HIV 的血清学检测指标包括抗 HIV 抗体、HIV-1-RNA[此项采用聚合酶链反应(PCR)],见表 9-12。

表 9-12　抗人类免疫缺陷病毒抗体检验报告单

医院检验报告单 【免疫】

姓名	性别	年龄	样本号
住院号	科室	床号	
标签联号	样本类型　血液	标本编号	临床诊断

检验项目	结果	参考值	单位
抗 HIV-1		阴性	
HIV-1-RNA		定性:阴性 定量:<103	

送检医生	检验者	审核者
接收时间	检验时间	报告时间

※本报告单仅对本标本负责※

(1)艾滋病(AIDS)即获得性免疫缺陷综合征,系由人类免疫缺陷病毒引起的严重传染病,现已知道此病有多种型别,目前流行的主要为 1 型(HIV-1)。HIV-1 抗体的血清学检验一般分两步进行,即一般试验(初筛通常用酶标法)和确证试验(通常用免疫印迹法)。对阳性结果应结合其他检查项目和临床情况进行综合分析,对可疑结果应进行随访,随访期至少 6 个月。

(2)PCR 可用来追踪 HIV 的自然感染史。可在其他血清学和病毒学标志出现前检测病毒序列,这样可判定无症状而且血清学标志物阴性患者潜在的 HIV 传播性;可用来监测长潜伏期(4～7 年)患者,以及在抗病毒治疗期间病毒的水平;也可用于出生后最初的 6～9 个月期间,他们的血液中存在母体的抗体,因此用 PCR 可确定婴儿是否真正被 HIV 感染。

血液中 HIV-1RNA 的定量检测已被公认为可以预估患者病程,并可用于鸡尾酒抗病毒治疗效果的评估。利用病毒载量可在患者急性感染期间,处于"窗口期"时即可检测出高水平的病毒 RNA 含量。医师可利用结果判定患者疾病的进程和进展,以及可在接受抗病毒治疗过程中起监测与指导作用。可以在开始治疗前对患者进行 HIV-1RNA 水平检测,治疗过程中通过对 HIV-1RNA 的一系列测定来指导治疗。例如,如果 RNA 水平没有降低,那么就应该调整治疗或改变治疗方案;如果 RNA 复制受到抑制,那么就应持续治疗。

HIV-1RNA 的定性测定用于献血员血液和血液制品检测,可大大缩短检测的"窗口期",对于提高血液及血液制品的安全性具有重要意义。

六、TORCH 感染的血清学检测

TORCH 是引起围产期感染的一组病原体英文名称的字头组合,"To"即 Toxoplasma(弓形虫),"R"即 Rubivirus(风疹病毒),"C"即 Cytomegalovirus(巨细胞病毒),"H"即 Herpes simplex uirus(单纯疱疹病毒)。这组病原体感染孕妇后常致胎儿宫内感染,导致流产、早产、死胎、畸胎。为引起围产医学家和优生优育家的关注,日本学者片山诚将这四种病原体组合在一起,以 TORCH(torch,火炬)命名。但鉴于技术上的原因和生物学上的交叉反应,对阳性结果的意义应结合临床综合判断,不能仅以此结果作为孕妇终止妊娠的依据。TORCH 感染的血清学检测包括抗弓形虫抗体(TO)-IgG、IgM、抗风疹病毒(R)-IgM、抗巨细胞病毒(C)抗体-IgM、抗单纯疱疹病毒(H)抗体-IgM(表 9-13)。

9-13　TORCH 感染的血清学检验报告

医院检验报告单 【免疫】

姓名	性别	年龄	样本号
住院号	科室	床号	
标签联号	样本类型　血液	标本编号	临床诊断

检验项目	结果	参考值	单位
TORCH 的项目:			
抗弓形虫抗体(TO)-Igg,IgM		阴性	
抗风疹病毒抗体(R)-IgM		阴性	
巨细胞病毒抗体(C)-IgM		阴性	
抗单纯疱疹病毒抗体(H)-IgM		阴性	

送检医生	检验者	审核者
接收时间	检验时间	报告时间

※本报告单仅对本标本负责※

(1)抗弓形虫 IgM 抗体阳性提示近期感染。由于母体 IgM 类抗体不能通过胎盘,故在新生儿体内查到抗弓形虫特异性 IgM 抗体则提示其有先天性感染。IgG 抗体阳性提示有弓形虫既往感染。

(2)抗风疹病毒 IgM 抗体在发病 2～5 天即可测出,6～25d 检出率可达高峰,常用于风疹急性期或新近感染的诊断。抗风疹病毒 IgG 抗体用于调查既往感染。

(3)血清中抗巨细胞病毒(HCMV)抗体 IgM 阳性有助于对急性或活动性 HCMV 感染的诊断,以及对移植器官供体和献血员的筛选。脐带血查出抗 HCMV-IgM 抗体说明胎儿宫内感染,若同时检测抗 HCMV-IgA 抗体可提高诊断的准确性。抗 HCMV-IgG 抗体阳性对诊断既往感染和流行病学调查有意义,若间隔 3 周后抽取血清该抗体阳性滴度升高 4 倍以上(双份血清进行对比),则对判断 HCMV 近期复发感染有意义。

(4)人群中 HSV 感染十分普遍。抗 HSV-IgM 抗体阳性提示有近期感染,但应结合临床综合分析,孕妇不能仅以抗 HSV-IgM 阳性作为终止妊娠的依据。很多人血清中抗 HSV-IgG 抗体阳性,且其滴度不随疾病复发而升高,故无重要的临床意义。

七、沙眼衣原体感染的血清学检测

衣原体是一类能通过细菌滤器、具有独特发育周期、严格细胞内寄生的原核细胞型微生物,包括沙眼衣原体(Ct)、鹦鹉热衣原体(CPs)、肺炎衣原体(CPn)和牲畜衣原体(CPe)。前 3 种可引起人类致病。沙眼衣原体依据主要外膜蛋白(OMPl)抗原的差异可分为 18 个血清型。其中 L_1、L_2、L_2a、L_3 血清型是性病淋巴肉芽肿(LGV)的病原体;A、B、Ba、C 血清型为人类沙眼病原体;D-K 血清型引起泌尿生殖系统感染和婴儿感染。衣原体对热敏感,50～60℃ 10min 即灭活,但其耐低温,－70℃可生存数年。0.5%石炭酸、75%乙醇可迅速杀死衣原体。沙眼衣原体通过直接接触、间接接触摸污染物或经性接触传播,也可经产道传播。

抗沙眼衣原体抗体测定(表 9-14)。

表 9-14　沙眼衣原体感染的血清学检验报告单

医院检验报告单【免疫】			
姓名	性别	年龄	样本号
住院号	科室	床号	
标签联号	样本类型　血液	标本编号	临床诊断
检验项目	结果	参考值	单位
抗沙眼衣原体抗体-IgG		阴性	
抗沙眼衣原体抗体-IgA		阴性	
抗沙眼衣原体抗体-IgM		阴性	
送检医生	检验者	审核者	
接收时间	检验时间	报告时间	

※本报告单仅对本标本负责※

抗沙眼衣原体(Ct)抗体阳性提示有沙眼衣原体感染,但不确定为当前感染。一般 IgM 抗体阳性与初次近期感染有关,IgG 类抗体阳性与反复再次感染有关,IgA 类抗体阳性与泌尿生殖道黏膜感染有关。此法不仅适于血清检查,还可测定泪液或泌尿生殖道分泌物中的抗体。阴性结果应结合临床表现和其他检查结果综合分析。

八、轮状病毒感染的检测

轮状病毒(RV)为双股 RNA 病毒,有 11 个 RNA 片段。分 A～G7 个组,A、B、C 组引起人类严重发病,A 组与婴幼儿腹泻,B 组与成人腹泻有关。根据 A 组中和抗原 VP7 的多态性,至少可分为 14 个血清型。其抗原检测见表 9-15。

表 9-15　轮状病毒感染检验报告单

医院检验报告单【免疫】			
姓名	性别	年龄	样本号
住院号	科室	床号	
标签联号	样本类型　血液	标本编号	临床诊断
检验项目	结果	参考值	单位
轮状病毒抗原(RV)		阴性	
送检医生	检验者	审核者	
接收时间	检验时间	报告时间	

※本报告单仅对本标本负责※

轮状病毒(RV)是造成婴幼儿传染性胃肠炎的主要原因,在儿童及成人也能观察到感染 RV 的胃肠炎患者。RV 引发的肠胃炎可导致婴儿、老年人及免疫抑制患者(如 AIDS 患者)的死亡。RV 感染主要发生在冬季，但一年四季均有散在发病。患急性肠道疾病的住院儿童50%为RV引起。RV很容易随粪便分泌而传播，新生儿区及新生儿护理区应严防RV的院内感染。

九、腺病毒感染的血清学检测

腺病毒是一种重要的呼吸道病毒，有40多个血清型，其中3、4、7型最易暴发流行。是DNA病毒，主要在细胞核内繁殖，耐温、耐酸、耐脂溶剂的能力较强，除咽、结合膜及淋巴组织外，还在肠道繁殖。抗腺病毒抗体的检测见表9-16。

表9-16 腺病毒感染的血清学检验报告单

医院检验报告单 【免疫】

姓名	性别	年龄	样本号
住院号	科室	床号	
标签联号	样本类型 血液	标本编号	临床诊断

检验项目	结果	参考值	单位
抗腺病毒抗体-IgG、IgM		血清1∶10均为阴性	

送检医生	检验者	审核者
接收时间	检验时间	报告时间

※本报告单仅对本标本负责※

腺病毒能够引起多种疾病，1～39型腺病毒感染约占呼吸道感染的6%。40、41型能引起胃肠炎，在幼儿病毒感染中，仅次于轮状病毒，占第二位。通过空气和污染物传播，在感染后头几天传染性最强。正常人血清IgG或IgM类抗腺病毒抗体阴性。抗腺病毒不同血清型的抗体有交叉反应，故用3型腺病毒感染的细胞也适合于检测其他血清型的抗体。

十、肺炎衣原体和支原体感染的血清学检测

衣原体是介于病毒和细菌之间的一类独立微生物，需在活细胞内繁殖，不能在人工合成的培养基中生长。现有沙眼、肺炎、鹦鹉热和牲畜衣原体4个属。支原体是一种类似细菌但不具胞壁的原核微生物，能在无生命的人工培养基上生长繁殖，能通过细菌滤器。支原体种类甚多，对人致病的有肺炎支原体(MP)、人型支原体(MH)、解脲支原体(UU)等。肺炎支原体主要在气管、支气管和细支气管的上皮细胞内增殖。抗肺炎衣原体抗体、抗肺炎支原体抗体(IgG、IgM、IgA)检测见表9-17。

(1)肺炎衣原体(CP)：可引起急、慢性上呼吸道感染，肺炎(占肺炎发病率的10%)、心内膜炎、脑膜炎、结节性红斑，也参与动脉粥样硬化的发病。抗肺炎衣原体抗体阳性提示有肺炎衣原体感染，但其确切的意义尚缺乏严格的临床评价。

(2)肺炎支原体(MP)：引起的主要疾病有原发性非典型肺炎(细支气管炎、支气管周围间质性肺炎)、咽炎和气管支气管炎。在肺炎支原体感染并出现症状后的第七天即可检测到IgM类抗体，10～30天后IgM类抗体浓度即可达高峰，12～26周后IgM类抗体滴度逐渐降低直至检测不到。IgM类抗体多在初发感染时检测到，因此，高浓度的IgM类抗体多频繁地发现于年轻人身上。相反，年纪较大的人因为通常经

历了重复感染，其 IgM 类抗体浓度常常很低或检测不到。在初次感染肺炎支原体时，IgA 类抗体在发生症状后 3 周内出现，并达到峰值。但于发生症状的 5 周后该类抗体滴度即开始下降。IgG 类抗肺炎支原体抗体较 IgA 和 IgM 类抗体出现迟，其浓度峰值出现在肺炎支原体感染症状发生后的第五周。少数情况下，肺炎支原体的急性感染并不伴有 IgM 和 IgA 类抗体的出现，唯有依靠 IgG 类抗体滴度的上升方可做出诊断。

表 9-17　肺炎衣原体和支原体感染的血清学检验报告单

医院检验报告单【免疫】

姓名	性别	年龄	样本号
住院号	科室	床号	
标签联号	样本类型　血液	标本编号	临床诊断

检验项目	结果	参考值	单位
抗肺炎衣原体抗体(CP)		阴性	
抗肺炎支原体抗体(MP-IgG、IgM、IgA)		阴性	

送检医生	检验者	审核者
接收时间	检验时间	报告时间

※本报告单仅对本标本负责※

十一、伤寒和副伤寒的血清学检测

伤寒和副伤寒是由伤寒沙门菌和甲型副伤寒沙门菌、乙型副伤寒沙门菌、丙型副伤寒沙门菌引起的肠道传染病，临床特征为长程发热、全身中毒症状、相对缓脉、肝脾肿大、玫瑰疹及白细胞减少等。主要并发症为肠出血、肠穿孔。其检查采用传统的肥达反应(表 9-18)。

表 9-18　伤寒和副伤寒的血清学检验报告单

医院检验报告单【免疫】

姓名	性别	年龄	样本号
住院号	科室	床号	
标签联号	样本类型　血液	标本编号	临床诊断

检验项目	结果	参考值	单位
肥达反应：			
抗伤寒沙门菌 O(TO)		滴度＜1∶80	
抗伤寒沙门菌 H(TH)		＜1∶160	
抗副伤寒菌(甲、乙、丙型)(PA、PB、PC)		＜1∶80	

送检医生	检验者	审核者
接收时间	检验时间	报告时间

※本报告单仅对本标本负责※

正常人血清中可有少量抗体存在，伤寒沙门菌菌体抗原(O)其抗体(TO)凝集价＜80，其抗体(TH)凝集价＜160，甲型副伤寒沙门菌、乙型副伤寒沙门菌、丙型副伤寒沙门菌(PA、PB、PC)凝集价＜80。凝集价随各地区预防接种及疾病流行情况而有所不同，一般认为要高于正常凝集价才有诊断意义，TO＞1∶80，TH＞1∶160，PA＞1∶80，PB＞1∶80，PC＞1∶80。此外，对检测结果的评价必须结合临床，注意病程，抗O抗体与抗H抗体效价在恢复期较急性期增长4倍以上才有肯定的诊断价值。但近期接种过伤寒、副伤寒菌苗者，其凝集价也可升高。

十二、布鲁菌病的血清学检测

布鲁菌病是一种人畜共患传染病，布鲁菌的常见菌型为牛、羊、猪。布鲁菌自皮肤或呼吸道、消化道黏膜进入人体后，中性多核粒细胞首先出现，被吞噬的牛型细菌可部分被杀死，但羊型菌不易被杀死。存活的布鲁菌随淋巴液到达局部淋巴结。根据人体的抗病能力和侵入菌的数量及毒力，病菌或在局部被消灭，或在淋巴结中生长繁殖而形成感染灶。当病菌增殖达到相当数量后，即冲破淋巴结屏障而侵入血循环，此时可出现菌血症、毒血症等一系列症状，以长期发热、多汗、关节痛及全身乏力、疼痛为主要特征。抗布鲁菌抗体检测方法用试管凝聚试验、胶乳凝聚试验(表9-19)。

表9-19 布鲁菌病的血清学检验报告单

医院检验报告单 【免疫】

姓名	性别	年龄	样本号
住院号	科室	床号	
标签联号	样本类型 血液	标本编号	临床诊断

检验项目	结果	参考值	单位
抗布鲁菌抗体		阴性	

送检医生	检验者	审核者
接收时间	检验时间	报告时间

※本报告单仅对本标本负责※

发病年龄以青壮年为主，从事兽医、皮毛加工业、屠宰业的工人发病率较高。极易引起实验室感染，操作人员要倍加小心。

十三、幽门螺杆菌感染的血清学检测

幽门螺杆菌(HP)是从慢性胃炎和消化性溃疡患者胃黏膜中分离而得，原称幽门弯曲菌。该菌约67%的菌株产生细胞空泡毒素(VacA)和细胞毒素相关蛋白A(CagA)。产毒株致病性更强，与胃溃疡、胃癌的发病存在密切关系。抗幽门螺杆菌抗体检测用ELISA法、间接免疫荧光法、免疫印迹法、PCR法等(表9-20)。

表 9-20 幽门螺杆菌感染的血清学检验报告单

医院检验报告单 【免疫】

姓名	性别	年龄	样本号
住院号	科室	床号	
标签联号	样本类型 血液	标本编号	临床诊断

检验项目	结果	参考值	单位
抗幽门螺杆菌抗体(HP-Ab)		阴性	

送检医生	检验者	审核者
接收时间	检验时间	报告时间

※本报告单仅对本标本负责※

感染幽门螺杆菌(HP)之后，血清中可出现 IgM、IgA 和 IgG 类抗 HP 抗体。感染后数周内 IgM 类抗体即会消失，相当长的一段时间内可检出 IgA 类抗体，而 IgG 类抗体常于 IgM 类抗体滴度下降后才升高且可持续多年。IgA 类抗体阳性与胃炎活动性相关。IgG 类抗体滴度升高提示为慢性感染，在治疗 6 个月后 IgG 类抗体滴度降低表明治疗有效。

十四、结核分枝杆菌病的血清学检测

结核分枝杆菌(TB)是一种细胞内寄生菌，是引起结核的病原菌，能引起多种组织器官感染，如肝结核、肾结核、肺结核、肠结核、结核性脑膜炎、胸膜炎、腹膜炎，以及脊柱结核等。其中以肺结核最为多见。进入机体后可以诱导产生抗感染的细胞免疫，也能产生抗结核杆菌的抗体反应，后者对机体无保护作用。结核病的诊断有赖于影像学检查和细菌学检查，血清学检测对结核的诊断价值不大。抗结核抗体检测见表 9-21。

表 9-21 结核分枝杆菌病的血清学检验报告单

医院检验报告单 【免疫】

姓名	性别	年龄	样本号
住院号	科室	床号	
标签联号	样本类型 血液	标本编号	临床诊断

检验项目	结果	参考值	单位
抗结核抗体		阴性	

送检医生	检验者	审核者
接收时间	检验时间	报告时间

※本报告单仅对本标本负责※

在结核病病程中，通常发生细胞免疫和体液免疫反应的分离现象，即活动型结核(病)细胞免疫功能降低，但抗结核菌抗体滴度升高；在疾病恢复期或稳定期，细胞免疫功能增强，而抗体滴度下降。各类结核（病）患者的免疫反应规律为：病变重、受损范围大者细胞免疫功能弱，而抗体产生多。在活动性结核患者中抗 PPD（标准精制结核菌素）-IgG 抗体阳性检出率为 64%左右。

脂阿拉伯甘露聚糖（LAM）和相对分子质量为 38000、16000 的蛋白质是结核杆菌的特异性抗原，这些靶抗原的抗体在活动性肺结核患者中的诊断敏感性可达 82%～89.7%，特异性为 95.7%～97.5%。但这些抗体的临床意义尚需进一步地严格评估。

十五、梅毒的血清学检测

梅毒属于一种性传播疾病，病原体为苍白密螺旋体（TP）苍白亚种，梅毒螺旋体属厌氧菌，在体外不易生成，煮沸、干燥、常用的消毒剂可致其死亡，但对潮湿、寒冷环境的耐受力较强。主要通过性接触、接吻、手术、输血等传播。人体感染梅毒螺旋体后，可产生多种抗体，主要有 IgM、IgG 类两种特异性抗梅毒螺旋体抗体。IgM 抗体持续时间短，IgG 抗体可终生存在，但抗体浓度一般较低，不能预防再感染。

非特异性抗体又称反应素，是由螺旋体破坏的组织细胞所释放的类脂样物质以及螺旋体自身的类脂和脂蛋白刺激机体产生的 IgM 和 IgG 类抗体。但这种抗体在非梅毒螺旋体感染的多种急、慢性疾病患者的血中亦检出。

梅毒的血清学检测试验（表 9-22）根据抗原不同分为非特异性类脂质抗原试验如甲苯胺红不加热血清试验（TRUST）、抗梅毒螺旋体抗原试验如抗梅毒螺旋体（TP）抗体和密螺旋体颗粒凝集试验（TPPA）。

表 9-22 梅毒的血清学检验报告单

医院检验报告单 【免疫】

姓名	性别	年龄	样本号
住院号	科室	床号	
标签联号	样本类型 血液	标本编号	临床诊断

检验项目	结果	参考值	单位
甲苯胺红不加热血清试验（TRUST）		阴性	
抗梅毒螺旋体抗体（TP-Ab）		阴性	
密螺旋体颗粒凝聚抗体（TPPA）		阴性	

送检医生	检验者	审核者
接收时间	检验时间	报告时间

※本报告单仅对本标本负责※

甲苯胺红不加热血清试验（TRUST）适于筛查和治疗效果的监测，梅毒螺旋体抗体试验（ELISA、TPPA、金标记免疫层析等）在待测血清用含 Reiter 株螺旋体提取物吸收后可作为确认试验，对潜伏期和晚期梅毒敏感性更高。

梅毒血清学试验阳性，只提示所测标本中有抗类脂抗体或抗 TP 抗体存在，不能作为患者感染梅毒螺旋体的绝对依据，阴性结果也不能排除梅毒螺旋体感染，检测结果应结合临床综合分析。

由于各种梅毒血清学检测方法并不都能在梅毒的不同病期检测出抗类脂质抗体或 TP 抗体，为提高检出率，最好每次用 2 种以上的方法检测。

十六、抗人乳头瘤病毒抗体测定

人乳头瘤病毒(HPV)是乳多空病毒科乳头瘤病毒属的成员，为一种重要的 DNA 病毒。不同型别的 HPV 可引起不同部位的乳头瘤，HPV 2、4、1、7、3、10 型主要感染皮肤引起疣和疣状表皮发育不良；HPV 6、11 型侵犯黏膜引起泌尿生殖道尖锐湿疣和喉乳头瘤；HPV 16、18、31、33、35、38 型在生殖道感染多年后可引起上皮癌样变。HPV 感染范围广泛，病毒主要通过直接接触或间接接触或自身抓挠、触摸而传播。HPV 感染的检测可用 ELISA 法测定抗 HPV 抗体(表 9-23)。

表 9-23　人乳头瘤病毒感染的血清学检验报告单

医院检验报告单【免疫】

姓名	性别	年龄	样本号
住院号	科室	床号	
标签联号	样本类型　血液	标本编号	临床诊断

检验项目	结果	参考值	单位
抗人乳头瘤病毒抗体(HPV-Ab)		阴性	

送检医生	检验者	审核者
接收时间	检验时间	报告时间

※本报告单仅对本标本负责※

在人乳头瘤病毒(HPV)感染早期，体内可产生抗 HPV 抗体且抗体的持续存在及滴度高低与病毒感染数量及机体免疫反应状态密切相关，因此检测抗 HPV 抗体有助于早期发现感染者并预警相关癌症的发生。HPV 血清转换一般发生于 HPV 感染后的数个月内，许多新近感染 HPV 的患者因尚未发生血清转化而抗体检测为阴性。大多数 HPV 的感染可被机体自发清除，因此，许多 HPV DNA 检测阴性的患者因为曾经有过 HPV 感染而血清学抗体检测阳性。故 HPV 血清学阳性既可代表现存 HPV 感染，也可代表既往 HPV 感染。

十七、抗 EB 病毒抗体测定

Epstein-Barr 病毒(EBV)是疱疹病毒科的嗜淋巴细胞病毒，在全球范围内引起感染。感染后常终生携带，并建立潜伏感染状态。目前临床所测抗 EBV 抗体，主要是针对病毒的衣壳抗原(CA)、早期抗原(EA)和核抗原(EBNA1-6)。抗 EBV 抗体检测见表 9-24。

表 9-24 抗 EB 病毒抗体检验报告单

医院检验报告单 【免疫】

姓名	性别	年龄	样本号
住院号	科室	床号	
标签联号	样本类型 血液	标本编号	临床诊断

检验项目	结果	参考值	单位
抗 EBV 抗体(EBV-Ab)		阴性	

送检医生	检验者	审核者
接收时间	检验时间	报告时间

※本报告单仅对本标本负责※

EB 病毒(EBV)感染与传染性单核细胞增多症、Burkitt 淋巴瘤、鼻咽癌、霍奇金病、器官移植后 B 细胞淋巴瘤、艾滋病相关淋巴瘤等都密切相关。

十八、链球菌感染的血清学检测

链球菌是人类细菌感染最常见的病原菌之一,链球菌感染诊断的重要实验室试验为抗链球菌溶血素 O(ASO)的测定(表 9-25)。

表 9-25 链球菌感染的血清学检验报告单

医院检验报告单 【免疫】

姓名	性别	年龄	样本号
住院号	科室	床号	
标签联号	样本类型 血液	标本编号	临床诊断

检验项目	结果	参考值	单位
抗链球菌溶血素 O(ASO)		定性:1∶80 为阴性	
		定量:<500	U/ml

送检医生	检验者	审核者
接收时间	检验时间	报告时间

※本报告单仅对本标本负责※

人感染了 A 族溶血性链球菌(A 链)后,在生长过程中可产生多种毒素和酶,如链球菌溶血素 O(SLO)、脱氧核糖核酸酶、链激酶、透明质酸酶等。检测血清中的相应抗体,有利于 A 族溶血性链球菌感染的诊断,其中 SLO 能产生 ASO 抗体(简称抗"O"),正常人血清内抗"O"效价一般不超过 400U,若抗体效价增高或显著增高时,提示机体受过链球菌感染,如细菌性心内膜炎、风湿性心脏疾病、风湿性关节炎、风湿热及急性肾小球肾炎等。故 ASO 的测定均可呈阳性或高效价的抗体滴度,有助于诊断与链球菌感染有关的疾病。

(王万清)

第五节 变态反应的免疫学检验

一、总 IgE 测定

IgE 又称反应素，它是血清中含量最少的一种免疫球蛋白，是一种亲细胞性抗体，主要在呼吸道、消化道黏膜固有层中的浆细胞合成，故血清浓度并不能反映体内 IgE 水平。IgE 对肥大细胞及嗜碱性粒细胞具有高度亲和性，可与细胞表面的高亲和性受体 FcεRI 结合，当过敏原再次进入机体时，与致敏肥大细胞、嗜碱性粒细胞上的 IgE 结合，促使细胞脱颗粒，释放生物活性物质，引发Ⅰ型速发型超敏反应。IgE 测定包括血清中总 IgE 及特异性 IgE，可用 ELISA、电化学发光等方法。总 IgE 测定见表 9-26。

表 9-26 总 IgE 检验报告单

医院检验报告单 【免疫】

姓名	性别	年龄	样本号
住院号	科室	床号	
标签联号	样本类型 血液	标本编号	临床诊断

检验项目	结果	参考值	单位
总 IgE		ELISA：男 31～5500μg/L	μg/L
		女 31～2000	μg/L

送检医生	检验者	审核者
接收时间	检验时间	报告时间

※本报告单仅对本标本负责※

IgE 增高见于变态反应性疾病（哮喘、枯草热、湿疹、荨麻疹、各种过敏性疾病）和寄生虫感染（蛔虫、丝虫和钩虫）、热带嗜酸性细胞增多症、IgE 型多发性骨髓瘤、真菌感染等。与免疫缺陷相关性疾病 IgE 也可见升高，如在 HIV 感染的某个时期，尤其是晚期 $CD4^{+}$ 明显减少前可能会出现一种与特应性疾病类似的症状，且伴随着 IgE 水平数倍升高；与自身免疫系统激活及损害相关并伴随皮肤损害的疾病如移植物抗宿主反应及严重皮肤烧伤患者，常常会出现总 IgE 升高。

IgE 降低见于先天性或获得性丙种球蛋白缺乏症、毛细血管扩张性运动失调综合征、长期使用可的松治疗等。

多数异型变态反应患者的血清 IgE 水平较健康成人有所升高，但并不是全部，因为遗传性过敏症反应者并不是所有均由 IgE 介导的，应根据临床资料予以解释。

二、变应原特异性 IgE 测定

根据分子学及免疫反应特性对变应原进行分类已取得极大的进步，越来越多的变应原已得到分离、鉴定和纯化。常见主要变应原分为室内变应原、室外变应原、真菌、食物、昆虫、胶乳、药物。变应原特异性

IgE 的检测可以提示变态反应性致敏作用的存在。大量的筛选试验可用于变应原特异性 IgE 抗体的检测（表 9-27）。

表 9-27　变应原特异性 IgE 检验报告单

医院检验报告单【免疫】

姓名	性别	年龄	样本号
住院号	科室	床号	
标签联号	样本类型　血液	标本编号	临床诊断

检验项目	结果	参考值	单位
变应原特异性 IgE		阴性	
过敏原：			
沙尘螨		阴性	
屋尘螨		阴性	
猫毛皮屑		阴性	
狗毛皮屑		阴性	
蟑螂		阴性	
点青霉、烟曲霉		阴性	
栎、榆、梧、桐、柳、杨树		阴性	
矮豚草		阴性	
桑树		阴性	
鸡蛋白		阴性	
牛奶		阴性	
鱼		阴性	
蟹		阴性	
虾		阴性	
牛肉		阴性	
羊肉		阴性	
青贝		阴性	
芒果		阴性	
腰果		阴性	

送检医生	检验者	审核者
接收时间	检验时间	报告时间

※本报告单仅对本标本负责※

（1）室内变应原最重要是室内尘埃中和来自室内饲养动物身上所寄生的各种螨。一些最常见的室内变应原：螨如表皮螨属、蟑螂、动物如狗及猫等；霉如各种曲霉（黄曲霉菌、黑曲霉菌）；分支孢子菌属和毛霉菌属等。详细的病史是靶 IgE 抗体测定的基础。

(2)室外变应原常见的是树上的花粉、谷物花粉、药草或香草、野草。就花粉变应原而言，在选择用于花粉相关变态反应中特异性 IgE 抗体测定的变应原时，应注意不同种类的花粉可能会在不同季节引起症状。且随着时间的推移，由于气候条件的变化，常会出现波动。引起变态反应的几种主要花粉有豚草属植物、牧草、裸麦草、艾属植物等，而随地理因素的改变而改变，如海拔较高的山上花粉传播时间与较低区域不同。因此，在选择花粉变应原时，应考虑地域、季节、气候及个体环境因素。花粉过敏者对某些食物也容易过敏，尤其是在花粉产生季节，出现Ⅰ型变态反应症状，其原因是花粉与其他植物组织中的某些变态反应性激发蛋白相似或不同植物间存在较近的家族关系。最常见的例子是“芹菜-胡萝卜-艾属植物”综合征及不同种类的瓜果是之间存在较近的家族关系。

(3)食物引起的变态反应临床表现有多种，最常见的临床表现及靶器官有：过敏性休克(全身)、特应性皮炎、荨麻疹(皮肤)，鼻-眼结膜炎、喉水肿、哮喘(呼吸道)，腹痛、恶心、呕吐、便秘、腹泻(消化道)，中耳炎、关节炎、偏头痛(其他)。较重要的食物变应原有：鸡蛋蛋白如卵清蛋白及卵黏蛋白、牛奶如乳白蛋白及酪蛋白、黄豆、坚果如花生、海鲜、谷物如小麦及裸麦、蔬菜如土豆及芹菜等、染料如酒石黄、防腐剂如山梨酸等。约有 40%的 IgE 介导的食物变态反应由鸡蛋蛋白及牛奶引起。近几年来，由花生引起的变态反应越来越引起了人们的关注。许多食物与其他物质间存在变态反应性交叉反应。对牛奶过敏的患者可能会对其他牛奶制品及小牛肉过敏。海鲜过敏者，可能会对新鲜淡水及海水鱼、贝及甲壳类动物产生交叉变态反应。食物过敏者的临床表现、皮试结果与特异性 IgE 测定结果之间的一致性较差，主要是由于许多食物变应原的不稳定性所致。IgE 介导的致敏作用最可靠的检测方法是采用天然食物进行皮肤划痕试验。住院患者的双盲-安慰剂对照试验仍然是证实食物变态反应的金标准。

(王志强)

第六节　肿瘤标志物测定

一、甲胎蛋白(AFP)测定

【检测项目名称】

甲胎蛋白(AFP)测定。

【英文缩写】

AFP。

【采用的方法】

化学发光(CLIA)法。

【参考区间】

正常人血清 AFP 0.4～20ng/ml。由于各厂商的产品不同以及各地区的实验室差异，各实验室应自己建立正常参考值。

【附注】

1.测定标本严重溶血影响结果；标本应置－20℃存放，避免反复冻融。

2.不同批号试剂不能混用，每批试剂应分别制作标准曲线。试剂用前应平衡至室温(18℃～25℃)。

【临床意义】

1.血清 AFP 水平升高超过 400ng/ml 持续 4 周或 200～400ng/ml 持续 5 周以上，在排除其他因素后，结合影像学检查，高度提示为肝细胞性肝癌。20%～30%的原发性肝细胞肝癌 AFP 不升高。胚胎细胞癌、胃癌、胆管癌、胰腺癌和肺癌 AFP 增高且大多小于 200ng/ml。

2.其他疾病如酒精性肝炎、肝硬化、急性病毒性肝炎、慢性活动性肝炎等 AFP 也可呈中、低水平和暂时性升高。

3.AFP 是监测治疗效果和观察病情变化的一个良好指标。手术后血清 AFP 水平升高，提示肿瘤未完全切除或存在转移病灶；治疗后 AFP 水平的下降或升高，可确定治疗的成功或失败。在慢性乙型病毒性肝炎和慢性丙型病毒性肝炎（肝细胞癌高危人群）可定期测定 AFP 进行筛查。

4.羊水中 AFP 浓度与胎儿身长和孕周呈负相关，高于正常提示胎儿畸形、死胎、无脑儿和开放性神经管缺损等。羊水中 AFP 的 95%正常值上限在 24～25 孕周为 5500ng/ml，28～29 孕周为 2000ng/ml，32～33 孕周为 800ng/ml，36～37 孕周为 310ng/ml，40～41 孕周为 200ng/ml。

二、癌胚抗原（CEA）测定

【检测项目名称】

癌胚抗原（CEA）测定。

【英文缩写】

CEA。

【采用的方法】

化学发光（CLIA）法。

【测定区间】

正常人血清 CEA 小于 10ng/ml。由于各厂商的产品不同，各实验室用不同的厂家产品时应建立自己的正常参考值。

【附注】

1.测定标本严重溶血影响结果；标本应置－20℃存放，避免反复冻融。

2.批号不同试剂不能混用；每批试剂应分别制作标准曲线。

【临床意义】

血清 CEA 浓度大于 20ng/ml 常提示有恶性肿瘤，如结直肠癌、肺癌、胃癌、乳腺癌、卵巢癌和子宫癌等，CEA 水平升高率为 25%～70%。首次治疗成功后，CEA 水平下降至正常水平并持续稳定，CEA 水平再次缓升提示癌的复发。CEA 不适用于一般人群中的肿瘤筛查。

三、CA199 测定

【检测项目名称】

CA199 测定。

【采用的方法】

化学发光（CLIA）法。

【参考范围】

0～37U/ml。

【临床意义】

CA199的检出率以胰腺癌和胆管癌最高(达85%~95%),大部分病例的测定水平可超过240U/ml。结直肠的腺癌、黏液腺癌患者的CA199水平也较高,而乳头状腺癌和鳞癌较低。胰腺炎、阻塞性黄疸等患者可有轻度升高,并可随黄疸消退而恢复正常。应注意的是,CA199不适于在人群中进行肿瘤的筛查,其血清水平也不能作为是否存在肿瘤的绝对证据,结果的判断应结合临床与其他检查。应注意Lewisa表型的患者,CA199为阴性。

四、CA125测定

【检测项目名称】

CA125测定。

【采用的方法】

化学发光(CLIA)法。

【参考区间】

正常妇女血清CA125为0~35U/ml。各实验室应建立自己的正常参考值。

【附注】

1.溶血、脂血、黄疸标本与类风湿因子不影响结果,但标本应置-20℃存放,并避免反复冻融。待测标本及试剂上机前注意置室温平衡,避免过度振摇产生泡沫影响测试。

2.批号不同试剂不能混用;每批试剂应分别制作标准曲线。

【临床意义】

1.卵巢癌时CA125的检出率可达70%~90%。适用于浆液性囊腺癌和未分化的卵巢癌。黏液性卵巢癌阳性率较低。检测结果不能用作卵巢癌是否存在的绝对评价,应结合临床其他检查综合分析。

2.本试验不宜用作卵巢癌筛查,也无早期诊断价值,但可用于治疗效果的监测和判定术后有无复发与转移。

五、CA153测定

【检测项目名】

CA153测定。

【采用的方法】

化学发光(CLIA)法。

【参考区间】

正常妇女血清CA153为0~31.3U/ml。

【附注】

1.溶血、脂血、黄疸标本与类风湿因子不影响结果,但标本应置-20℃存放,并避免反复冻融。待测标本及试剂上机前注意置室温平衡,避免过度振摇产生泡沫影响测试。

2.批号不同试剂不能混用;每批试剂应分别制作标准曲线。

【临床意义】

1.本试验所测CA153水平不应作为有无恶性肿瘤的绝对评价。应结合临床和其他检查进行综合分析。

2.本试验不宜用作乳腺癌筛查，也无早期诊断价值，但可用于治疗效果的监测和判定术后有无转移(有转移时CA153升高率可达60%～80%)，尤其是骨转移。

六、CA242测定

【检测项目名称】

CA242测定。

【采用的方法】

免疫放射(IRMA)法。

【参考区间】

正常人血清CA242小于25U/ml。

【附注】

1.标本严重溶血影响结果，不能测定。标本在2℃～8℃只能存放48h，否则应于－20℃存放并应避免反复冻融。

2.分离吸弃上清液时不得损失管底沉淀物，否则会显著影响测定结果。

3.若标本中CA242浓度过高应稀释后重测。

4.不同厂家、不同批号的试剂不能混合使用；由于试验使用放射性同位素，故一切操作和处理需要RIA的国家规定进行。

【临床意义】

胰腺癌、结肠癌与直肠癌患者的CA242水平均显著高于正常人，敏感性较高。良性消化道疾病患者CA242的假阳性率很低，如良性肝外胆汁淤积患者其CA242升高的比例与水平都显著低于CA199。

七、CA724测定

【检测项目名】

CA724测定。

【采用的方法】

电化学发光(ECLIA)法。

【参考区间】

正常人血清CA724小于6.9U/ml。各实验室应建立自己的正常参考值。

【附注】

1.溶血、脂血、黄疸标本与类风湿因子不影响结果，但标本应置－20℃存放，并避免反复冻融。待测标本及试剂上机前注意置室温平衡，避免过度振摇产生泡沫影响测试。

2.批号不同试剂不能混用；每批试剂应分别制作标准曲线。

【临床意义】

CA724对胃癌、卵巢黏液性囊腺癌和非小细胞肺癌的敏感性较高，若与CA199或CEA联合检测则可进一步提高其敏感性。CA724对胆道系统肿瘤、结直肠癌和胰腺癌等亦有一定的敏感性，可作为联合检测的参考指标。

八、神经元特异烯醇化酶(NSE)测定

【检测项目名称】

神经元特异烯醇化酶(NSE)测定。

【英文缩写】

NSE。

【采用的方法】

电化学发光(ECLIA)法。

【参考区间】

正常人血清 NSE 小于 15.2ng/ml。各实验室应建立自己的正常参考值。

【附注】

1.待测标本严禁溶血,因红细胞与血小板中含有大量的 NSE,会产生假阳性结果。脂血、黄疸标本与类风湿因子不影响结果,但标本应置－20℃存放,并避免反复冻融。

2.待测标本及试剂上机前注意置室温平衡,避免过度振摇产生泡沫影响测试。

3.批号不同试剂不能混用;每批试剂应分别制作标准曲线。

【临床意义】

小细胞性肺癌(SCLC)约占肺癌总数的 25%,恶性程度较高,转移较快,2 年生存率低于 20%,但对化疗和放疗敏感性高,大多数 SCLC 患者血清 NSE 水平显著增高,且其水平与临床进程相平行。NSE 对 SCLC 的诊断具较高的特异性(92.9%)和敏感性(83%～92%)。神经母细胞瘤患者 NSE 水平也明显升高,以 25ng/ml 为临界值敏感性可达 85%。NSE 大于 100ng/ml 提示预后不佳,生存期大多低于 1 年。正常人脑脊液中 NSE 含量约为 10ng/ml,脑损伤、脑血管病(脑梗死和一过性脑缺血)患者的血和脑脊液中 NSE 水平也明显上升。

九、细胞角蛋白 19 片段(cyfra 211)测定

【检测项目名称】

细胞角蛋白 19 片段(cyfra 211)测定。

【采用的方法】

免疫放射(IRMA)法。

【参考区间】

正常人血清 cyfra 211 小于 3.6ng/ml。由于各厂商产品不同以及各地区的实验室差异,各实验室应建立自己的正常参考值。

【附注】

1.标本严重溶血影响结果,不能测定。标本在 2℃～8℃只能存放 48h,否则应于－20℃存放并应避免反复冻融。

2.分离吸弃上清液时不得损失管底沉淀物,否则会显著影响测定结果。

3.标本中 cyfra 211 浓度过高应稀释后重测。

4.不同批号的试剂不能混合使用。由于试验使用放射性同位素,故一切操作和处理需按 RIA 的国家

规定进行。

【临床意义】

Cyfra 21-1对于肺部鳞癌的阳性率可达70%。腺癌阳性率为60%以上，大细胞性肺癌为75%；对非小细胞性肺癌，其Ⅰ、Ⅱ期敏感性较低，Ⅲ期可达43%～79%。此外对于宫颈癌、膀胱癌、乳腺癌及消化道肿瘤也具有一定的阳性率。应注意33%的慢性肾衰竭患者血中cyfra 211升高，可能是因为肾小囊壁层为单层上皮，含有细胞角蛋白19片段之故。

十、前列腺特异抗原(PSA)测定

【检测项目名称】

前列腺特异抗原(PSA)测定。

【英文缩写】

PSA。

【采用的方法】

化学发光(CLIA)法。

【参考区间】

正常男性血清PSA为0～4ng/ml。由于各厂商产品不同以及各地区的实验室差异，各实验室应建立自己的正常参考值。

【附注】

1.溶血或脂血标本应避免使用。标本应置－20℃存放，并避免反复冻融。

2.不同厂家、不同批号的试剂不能混合使用。每批试剂应分别制作标准曲线。同批试剂如超过定标稳定时间，应重新定标。

十一、CLIA法测定游离PSA(fPSA)

【检测项目名称】

游离PSA(fPSA)测定。

【采用的方法】

化学发光(CLIA)法。

【参考区间】

通常以fPSA/tPSA比值表示，当tPSA在4.1～10.0ng/ml，fPSA/tPSA比值小于0.10时，可测出95%的前列腺癌。

【附注】

1.溶血或脂血标本应避免使用。标本应置－20℃存放，并避免反复冻融。

2.不同厂家、不同批号的试剂不能混合使用。每批试剂应分别制作标准曲线。同批试剂如超过定标稳定时间，应重新定标。

3.采血前48h内不得做灌肠、前列腺按摩、前列腺指诊和穿刺等检查和治疗，否则测定结果会增高。

【临床意义】

1.PSA是诊断前列腺癌的肿瘤标志物。美国食品药品管理局(FDA)已将PSA检测作为50岁以上男性的普查指标。正常人血清 PSA 小于 4ng/ml，这个正常值有随年龄增长的趋势。用 ECLIA 法测定，低于 50 岁为 2.0ng/ml 以下，50～60 岁为 3.1ng/ml，61～70 岁为 4.1ng/ml，大于 70 岁为 4.4ng/ml。异常升高预示有患前列腺癌的可能。

2.正常女性血循环中有低水平的 PSA，当乳腺发生良性或恶性肿瘤时，PSA 水平可能升高。

3.良性前列腺增生者，PSA 水平越高，发生急性尿潴留的风险越大。目前认为良性前列腺增生者不受年龄与 fPSA 水平的影响，fPSA/tPSA 比值相对稳定在 0.76～0.79。当总 PSA 在 3.0～10.0ng/ml 时，血清中 fPSA/tPSA 比值低于 0.19，前列腺癌的可能性较大。

十二、人绒毛膜促性腺激素（βHCG）测定

【检测项目名称】

人绒毛膜促性腺激素（βHCG）测定。

【英文缩写】

βHCG。

【采用的方法】

电化学发光（ECLIA）法。

【参考区间】

0～6mIU/ml。由于各厂商产品不同以及各地区的实验室差异，各实验室应建立自己的正常参考值。

【附注】

1.溶血或脂血标本应避免使用。标本应置－20℃存放，并避免反复冻融。

2.不同厂家、不同批号的试剂不能混合使用。每批试剂应分别制作标准曲线。同批试剂如超过定标稳定时间，应重新定标。

【临床意义】

HCG 在月经延期 3 天左右即可测出，可用以诊断早孕及宫外孕，对先兆流产动态监测及判断预后。HCG 作为肿瘤标志物，可对绒癌、恶性葡萄胎等作为辅助诊断、治疗效果与随访的观察指标。因为血中 HCG 变化较快，能及时反映绒毛的分泌活动。男性非精原细胞的睾丸母细胞瘤患者血中 HCG 值也很高，HCG 升高率达 48%～86%，故测定 HCG 亦可作为睾丸肿瘤高危人群（隐睾、睾丸肿瘤患者单卵孪生兄弟）的筛查试验。

十三、抗 EpsteinBarr 病毒抗体测定

【检测项目名称】

抗 EpsteinBarr 病毒抗体测定。

【采用的方法】

间接免疫荧光法。

【参考范围】

阴性。

【附注】

1.试剂盒自冷藏处取出后一定要恢复至室温再打开包装，以防冷的膜片上出现冷凝水将细胞破坏。

2.检样可用血清，也可用肝素(或 EDTA 或枸橼酸盐)抗凝血浆。2℃～8℃可保存 14 天，稀释后应于当日检测。

3.不同厂家、不同批号的试剂不可混用。不得使用过期试剂。

十四、β_2 微球蛋白测定

【检测项目名称】

β_2 微球蛋白测定。

【英文缩写】

β_2MG。

【采用的方法】

电化学发光(ECLIA)法。

【参考区间】

0～1.21μg/ml。

【附注】

1.溶血或脂血标本应避免使用。标本应置－20℃存放，并避免反复冻融。

2.不同厂家、不同批号的试剂不能混合使用。每批试剂应分别制作标准曲线。同批试剂如超过定标稳定时间，应重新定标。

3.收集尿液时应弃晨尿，喝 500ml 水 60min 后留尿。

4.待测血清应以生理盐水稀释后测定，同时测定血与尿 β_2MG 能更好地反映肾脏的病况。

【临床意义】

恶性淋巴瘤、慢性淋巴细胞性白血病、非霍奇金淋巴瘤与多发性骨髓瘤等患者血中 β_2MG 显著升高，并与病情的进展高度相关。尿毒症与肾病综合征患者血与尿中 β_2MG 也显著升高。急性肾功能衰竭时血中 β_2MG 升高显著，而尿 β_2MG 无较大变化。糖尿病患者无论尿蛋白阳性或阴性，尿 β_2MG 均显著升高。肾移植后如发生巨细胞病毒感染，其尿液中的 β_2MG 显著增加并早于巨细胞病毒直接早期抗原检测。肾移植后如发生早期移植排斥反应，血中 β_2MG 的显著升高可早于临床诊断移植排斥反应 2～7 天。

(代允普)

第七节 呼吸病免疫学检验

免疫学诊断方法是依据抗原与抗体反应原理，应用已知抗体或抗原检测未知抗原或抗体，从而对感染性、非感染性致病因子或疾病相关因子进行诊断或辅助诊断。免疫学诊断技术可分为细胞、分子和相关基因三个水平。细胞水平的检测是根据细胞膜表面所表达的独特标志，在体外(或体内)测定各类细胞及其亚群的数量和效应；分子水平检测是测定各类免疫球蛋白、补体、细胞因子及其受体的表达水平和生物活性；基因水平检测是测定免疫应答相关基因的表达与调控、遗传多态性以及基因型别分析。

一、抗原或抗体的检测方法

根据抗原的性质、出现结果的现象、参与反应的成分不同，可将抗原抗体反应分为凝集反应、沉淀反

应、补体参加的反应、采用标记物的抗原抗体反应等。

(一)凝集反应

1.直接凝集　将细菌或红细胞与相应抗体直接反应,出现细菌凝集或红细胞凝集现象。一种方法是玻片凝集试验,用于定性测抗原,如ABO血型鉴定、细菌鉴定;另一种方法是试管凝集试验,在试管中系列稀释待检血清,加入已知颗粒性抗原,用于定量检测抗体,如诊断伤寒病的肥达凝集试验。

2.间接凝集　将可溶性抗原包被在红细胞或乳胶颗粒表面,与相应抗体反应出现颗粒物凝集的现象。也可用已知抗体包被乳胶颗粒,检测标本中的相应抗原。

(二)沉淀反应

血清蛋白质、细胞裂解液或组织浸液等可溶性抗原与相应抗体结合后出现沉淀物,这一类反应称为沉淀反应。该类反应可检测到20μg/ml至2mg/ml水平的抗体或抗原。

1.单向免疫扩散　是将一定量已知抗体混于琼脂凝胶中制成琼脂板,在适当位置打孔后将抗原加入孔中扩散。抗原在扩散过程中与凝胶中的抗体相遇,形成以抗原孔为中心的沉淀环,环的直径与抗原含量成正相关。该法可用于测定血清IgG、IgM、IgA和补体C3等的含量。

2.双向免疫扩散　是将抗原与抗体分别加于琼脂凝胶的小孔中,二者自由向四周扩散,在相遇处形成沉淀线。如果反应体系中含两种以上的抗原抗体系统,则小孔间可出现两条以上的沉淀线。本法可用于抗原或抗体的定性、定量检测及组分分析。

3.免疫电泳　是先将待检血清标本作琼脂凝胶电泳,血清中的各蛋白组分各自电泳到不同的区带,然后与电泳方向平行挖一小槽,加入相应的抗血清,与已分成区带的蛋白抗原成分作双向免疫扩散,在各区带相应位置形成沉淀弧。通过与正常血清形成的沉淀弧数量、位置和形态进行比较,可分析标本中所含抗原成分的性质和含量。该法常用于血清蛋白种类分析以观察Ig(包括Ig不同类、亚类及型)的异常增多或缺失。

4.免疫比浊　是在一定量的抗体中分别加入递增量的抗原,经一定时间后形成免疫复合物。用浊度计测量反应液体的浊度,复合物形成越多,浊度越高,可依据标准曲线推算样品中的抗原含量。

(三)补体参加的反应

这类反应利用抗体与红细胞上的抗原结合,激活反应体系中的补体,导致红细胞的溶解,用溶血现象作为指示系统帮助结果判定。补体结合试验和溶血空斑试验均属此类反应。

(四)用标记抗体或抗原进行的抗原抗体反应

1.免疫荧光法　是用荧光素与抗体连接成荧光抗体,再与待检标本中的抗原反应,置荧光显微镜下观察,抗原抗体复合物散发荧光,借此对标本中的抗原作鉴定和定位。常用的荧光素有异硫氰酸荧光素(FITC)和藻红蛋白(PE)。

2.酶免疫测定(EIA)　是用酶标记的抗体进行的抗原抗体反应。它将抗原抗体反应的特异性与酶催化作用的高效性相结合,通过酶作用于底物后显色来判定结果。敏感度可达ng/ml甚至pg/ml水平。常用于标记的酶有辣根过氧化物酶、碱性磷酸酶等。常用的方法有酶联免疫吸附试验(ELISA)和酶免疫组化法,前者测定可溶性抗原或抗体,后者测定组织或细胞中的抗原。

3.放射免疫测定法(RIA)　是用放射性核素标记抗原或抗体进行免疫学检测的技术。它将放射性核素的高灵敏性和抗原抗体反应的特异性相结合,使检测的敏感度达pg/ml水平。常用于标记的放射性核素有^{125}I和^{131}I。常用于胰岛素、生长激素、甲状腺素、孕酮等激素,吗啡、地高辛等药物以及IgE等微量物质测定。

4.化学发光免疫分析(CLIA)　是将发光物质(如吖啶酯、鲁米诺等)标记抗原或抗体进行的反应,发光物质在反应剂(如过氧化阴离子)激发下生成激发态中间体，当激发态中间体回到稳定的基态时发射出光子，用发光分析仪能接收光信号，通过测定光子的产量反映待检样品中抗体或抗原的含量。该法灵敏度有时可高于放射免疫测定法，常用于血清超微量活性物质的测定，如甲状腺素等激素。

5.免疫印迹法　又称 Western blotting 它将凝胶电泳与固相免疫结合，把电泳分区的蛋白质转移至固相载体，再用酶免疫、放射免疫等技术测定。该法能分离分子大小不同的蛋白质并确定其分子量，常用于检测多种病毒的抗体或抗原。

6.免疫 PCR　其原理是用一段已知的 DNA 分子作为标记物，结合一抗或二抗后，去检测相应抗原或抗体，再用 PCR 法扩增此段 DNA 分子，扩增产物用琼脂糖电泳定性，根据该 DNA 分子的存在与否，确定检测结果。该法敏感性高于放射免疫，可达 fg/ml 水平，特别适合于体液中含量甚微的抗原或抗体的检测。

二、免疫分子的检测

(一)免疫球蛋白的测定

Ig 广泛存在于血液、组织液及外分泌液中，以血清中含量最高，但其正常值范围较大，并随年龄、性别及人种等而变动。Ig 的病理性改变表现为含量或组分异常，通过血清蛋白电泳图谱分析，有助于骨髓瘤、无丙种球蛋白血症及轻链病等的鉴别诊断。检测 IgG、IgA、IgM 含量常用单向免疫扩散法、火箭免疫电泳法及免疫比浊法。目前，使用免疫化学自动分析仪，可同时测定血清中多种 Ig、补体成分及其他血浆蛋白的含量。血清中 IgE 和 IgD 含量很低，需用 RIA、ELISA、电化学发光等灵敏度较高的方法测定。过敏性疾病患者血清中特异性 IgE 可采用放射变应原吸附试验(RAST)、ELISA 等方法测定。

免疫球蛋白 E(IgE)在变态反应(Ⅰ型变态反应)和抗寄生虫感染中起重要作用。正常情况下血清 IgE 的含量很低(低于血清免疫球蛋白总量的 0.001%)。IgE 浓度与年龄有关，新生儿含量最低，以后逐渐增高，5～7 岁达到稳定水平。但特定年龄段的人群，IgE 含量变化还是较大。IgE 含量正常不能排除过敏性疾病。IgE 在变态反应中有重要意义，但其含量升高还可见于枯草热、过敏性支气管炎和皮炎。因此，在临床鉴别诊断过敏性和非过敏性疾病时，定量测定人血清或血浆中 IgE 的含量只有与其他临床检查联合应用才有实际意义。非变态反应性疾病血清 IgE 含量也可升高，见于支气管肺曲霉病、威一奥综合征、高 IgE 综合征、IgE 骨髓瘤和寄生虫感染。血清 IgE 的正常参考值：男性：31～5500μg/L 或(631±128)U/ml，女性：31～2000μg/L 或(337+60)U/ml，(1U=2.4ng)。

免疫球蛋白 A 主要由黏膜相关淋巴样组织产生，其中大部分是由胃肠淋巴样组织合成，少部分由呼吸道、唾液腺和生殖道黏膜组织合成。血清型 IgA 占血清总 Ig 的 10%左右。慢性支气管炎发作与分泌型 IgA 的减少也有一定的关系。分泌型 IgA 具有免疫排除功能，即分泌型 IgA 可结合饮食中大量的可溶性抗原以及肠道正常菌群或病原微生物所释放的热原物质，防止它们进入血液。血清 IgA 正常参考值：0.5～4.0g/L。

免疫球蛋白 G 主要由脾、淋巴结中的浆细胞合成和分泌，以单体形式存在。IgG 在机体免疫防护中起着主要作用，大多数抗菌、抗病毒、抗毒素抗体都属于 IgG 类抗体。不少自身抗体如抗甲状腺球蛋白抗体、系统性红斑狼疮的 LE 因子(抗核抗体)以及引起三型变态反应免疫复合物中的抗体大都也属于 IgG。血清 IgG 正常参考值：6.0～16.0g/L。

血清中 IgM 是由 5 个单体通过一个 J 链和二硫键连接成五聚体，分子量最大，为 970kD，沉降系数为 19S，又称为巨球蛋白。IgM 占血清总 Ig 的 5%～10%。

(二)补体 C2、C3、C4 等成分测定

血清补体活性与含量测定有助于了解机体补体系统的激活状况、合成功能及代谢平衡等，对有关疾病

的鉴别诊断和发病机制的研究具有重要意义。

1.*血清总补体活性测定* 应用家兔抗 SRBC 抗体致敏的 SRBC 作为抗原-抗体复合物，激活待测血清中补体经典途径，导致 SRBC 溶解，若待测血清样品中补体含量减少或某种补体成分缺失，可影响此种溶血反应。通常以 50%溶血作为判定反应结果的终点，故称为 50%溶血试验，即 CH_{50}。根据引起 50%溶血所需的最小补体量，计算血清的总补体活性。

2.*血清补体旁路途径活性测定* 正常家兔红细胞（RRBC）可直接激活 B 因子，引起补体旁路途径活化，导致 RRBC 溶解。此法可用于人和其他动物血清补体旁路途径活性的测定。此外，也可用包被眼镜蛇毒因子（CVF）的鞣酸化红细胞来测定补体旁路途径的溶血活性。

3.*补体各种成分的测定* 补体系统由 30 余种可溶性蛋白和膜结合蛋白组成。临床应用较多的指标为 C1q、C3、C4、B 因子和 C1INH。其测定方法主要有免疫溶血法和免疫化学法。补体测定的临床意义。补体 C3 增高：急性心肌梗死、皮肌炎、结节性动脉周围炎、急性风湿病、溃疡性结肠炎、组织损伤期及糖尿病等；减低：急性和某些慢性肾小球肾炎，各种活动性自身免疫病如慢性肝病、SLE、自身免疫性溶血性贫血及链球菌感染后肾病等。正常参考值：79～152mg/dL。补体 C4 增高：风湿热急性期、急性心肌梗死、皮肌炎、结节性动脉周围炎、Reiter 综合征和各种类型的多关节炎；减低：自身免疫性慢性活动性肝炎、SLE 活动期、多发性硬化症、类风湿性关节炎、IgA 肾病、链球菌感染等。正常参考值：16～38mg/dL。

4.*补体裂解产物的测定* 对补体裂解产物的检测，不仅能反映补体系统活化程度，亦有助于某些疾病的诊断和病情监测。常用的检测方法主要有免疫电泳、交叉免疫电泳、ELISA 及 RIA 等，通常测定血浆中 C3a、C3d、C5a 和补体终末复合物 SC5b～9 水平。

5.*补体受体的测定* 补体受体缺陷可导致某些疾病的发生，如红细胞表面 CRI 表达减少，可引起循环免疫复合物（CIC）清除障碍，导致某些自身免疫病的发生；白细胞黏附缺陷（LAD）患者的 CR3 和 CR4β 链（CD18）基因突变，导致 CR3 与 CR4 缺失，患者易反复发生化脓性感染。

常用的检测方法为 EAC 花环试验、荧光素标记细菌-补体（FBC）花环试验、酵母多糖-补体花环试验等。

（三）细胞因子及其受体的检测

1.*生物学检测法* 根据细胞因子特定的生物学活性，采用相应的指示系统（如各种依赖性细胞株或靶细胞），通过与标准品对比，判断样品中细胞因子活性水平，一般以活性单位（U/ml）表示。细胞因子生物学活性测定方法可分为促进细胞增生或增生抑制法、集落形成法、细胞毒活性测定法、细胞病变抑制法、趋化作用测定及细胞因子诱导产物分析法等。细胞因子生物学检测法的优点是：方法灵敏，可测出 pg 水平，并能直接显示细胞因子的生物活性。缺点：多种细胞因子具有相同功能，故干扰因素较多。

2.*免疫学检测法* 细胞因子都可借助免疫学方法进行检测。常用的方法包括 ELISA（双抗体夹心法或竞争法）、RIA、免疫印迹法及免疫聚合酶链反应（immuno-PCR）等。

免疫学检测方法的优点：①特异性强，可测出单一细胞因子的含量，并能鉴别细胞因子的亚型。如 TNF-α 和 TNF-β（淋巴毒素）的生物学活性相同，只有用免疫学方法才能鉴别之；②方法简便，不需进行细胞培养，便于大量样品检测；③实验流程短，方法易标准化，重复性好。缺点：①免疫学方法所检出的细胞因子含量，与该因子生物活性并非必然平行；②不同单克隆抗体所识别的细胞因子表位和亲和力不同，所测结果可出现差异。

3.*分子生物学方法* 应用细胞因子 cDNA 探针或根据已知核苷酸序列人工合成的寡核苷酸探针，经放射性核素（^{32}P 或 ^{35}S）、生物素或地高辛标记，与提取的细胞因子 mRNA 或 DNA 分别进行 DNA-RNA 杂交或 DNA-DNA 杂交；亦可在细胞或组织切片上进行原位杂交分析；若同时结合免疫组化技术，还可鉴定表达细胞因子基因的细胞类型。

分子生物学方法的优点是：特异性高，可避免生物活性检测中可能存在的其他细胞因子的影响。但此法只能检测细胞因子基因表达的情况，不能直接提供有关因子的含量及生物活性等信息，故此法主要用于研究细胞因子基因的表达与调控。

4.细胞因子受体的检测

(1)活细胞吸收试验：将过量的待测细胞与限量细胞因子(配体)反应，若胞膜表面存在相应受体，即可与配体(细胞因子)结合，检测回收的配体生物活性的丧失情况，可确定受体是否存在。此法简便，适用于定性，但不适用于定量检测。

(2)放射性核素标记重组细胞因子(配体)的放射性受体分析：此法是检测细胞因子受体分布及其特性的主要方法，可测定受体的数量及亲和力。一般采用：①重组细胞因子体外标记放射性核素；②利用 cDNA 转录获得足够量的细胞因子 mRNA，注入非洲爪蟾卵母细胞内，在体外翻译的产物中加入放射性核素标记的氨基酸(如^{35}S-蛋氨酸或^{3}H-亮氨酸等)。

(3)抗细胞因子受体单克隆抗体(McAb)测定法：①McAb 可封闭细胞因子受体(CKR)，抑制相应细胞因子活性；②应用标记的 McAb，可直接进行免疫放射受体分析或免疫沉淀试验。

(4)可溶性细胞因子受体的检测：体内已发现多种可溶性细胞因子受体(sCKR)，包括 sIL-1R、sIL-2R、sIL-4R、sIL-5R、sIL-6R、sIL-7R、sG-CSFR、sGM-CSFR、sTN-FR 等。sCKR 的检测一般采用免疫学方法，主要为双抗体夹心法和竞争结合法。

三、超敏反应性疾病的实验室特异性诊断

超敏反应性疾病的实验诊断可分为体内诊断实验和体外诊断实验。体内诊断实验的适应证：①速发型外源性超敏反应者或迟发型中属于接触过敏者；②患者不在强烈的超敏反应发作期；③近期未用过糖皮质激素、抗组胺药等；④受试部位皮肤不在非特异性激惹性强烈状态下，如有明显划痕者不宜使用；⑤受试部位皮肤无湿疹、荨麻疹或其他皮疹。

(一)体内实验

1.皮肤试验　常用皮内试验和斑贴试验。

(1)皮内试验：皮内试验属于经典方法，并有规范化操作方法和评定标准。进行皮内试验时选择浓度合适的皮试液，小剂量(0.02ml)皮内注射，反应须观察 15～20min，根据风团、红晕的大小判定结果(表 9-28)。皮内试验应设置阳性及阴性对照。前者可使用 0.01mg/ml 的磷酸组胺，后者可使用变应原溶媒或生理盐水。

表 9-28　皮内试验的分级标准

分级	风团直径(mm)	红晕直径(mm)
−	＜5	＜5
＋	5～10	10～20
＋＋	10～15	20～30
＋＋＋	15～20	30～40

注：风团的平均直径是分Ⅴ级的主要依据，红晕大小仅做参考；皮试风团若有伪足，其结果判定可向上调一级，但最多为(＋＋＋＋)级；阳性皮试反应在风团周围多存在红晕。由于影响红晕的因素较多，故多数学者认为，应以风团面积为准，红晕只能作为参考。

皮内试验的局限性：皮内试验阳性率往往大于临床症状发生率，易受操作者熟练程度及主观性影响；皮肤试验阳性程度可能依皮肤部位不同而异；变应原浸液质量和标准不统一，不易标准化；结果易受患者用药影响，如使用糖皮质激素、抗组胺药等均可影响其结果；易受皮肤条件影响，如黑色人种或伴有皮肤病的患者评价困难；婴幼儿、年老体弱或处于急性发作期者不宜操作，有一定危险性，有时可诱发、加重原超敏反应性疾病，甚至有生命危险。

(2)斑贴试验：斑贴试验主要用于接触性皮炎的检查。有时对严重的速发型超敏反应的患者，在进行点刺皮肤试验前，也可先做斑贴试验，以避免危险。斑贴试验应观察 48h 以上。对严重过敏者，时间应灵活掌握。斑贴试验分级见表 9-29。

表 9-29　斑贴试验分级标准

级别	斑贴试验结果	级别	斑贴试验结果
－	敷贴部位无反应	＋＋	红肿，丘疹，有疱疹
±	微痒，轻微红晕	＋＋＋	水疱密集，渗出，糜烂
＋	剧痒，红斑，丘疹		

2.舌下试验　因为舌下有丰富的血管，黏膜菲薄，若用各种食物、吸入物抗原浸液或可溶性药物置于舌下，短时间内即可被吸收而产生相应的过敏症状。其缺点为安全剂量与有效剂量之间的尺度难控制；每次亦只能做一种抗原的试验；做食物试验时患者于受试前 24h 应先停止食用同类食物。舌下试验的阳性反应往往不表现在舌下局部而表现在呼吸、消化、循环等系统，故必须由有经验的测试者仔细观察方可判明。

3.菌苗特异性试验　对患者自身呼吸道的细菌进行培养，制备菌苗，然后用所得菌苗为患者进行皮肤试验。

目前超敏反应的特异性诊断虽有所发展，但其假阳性和假阴性的结果还时有发生。试验结果与主观诱因的符合率还存在着一定的差距。所以，在进行特异性皮肤试验特异性诊断时，还必须结合病史、发病的时间、地点、患者工作或职业特点、客观体征等，做综合而全面的分析调查，方能做出比较正确的结论。

(二)体外实验

1.总 IgE 检测　在过敏性鼻炎、过敏性哮喘、特应性湿疹等疾病，IgE 含量与病情发作及缓解呈平行关系。某些非超敏反应性疾病 IgE 水平也可升高，如寄生虫感染、天疱疮、胸腺发育不良病、骨髓瘤、高 IgE 综合征、软组织嗜酸性粒细胞肉芽肿等。免疫功能缺陷者可能测不出 IgE。IgE 检测方法目前主要是酶免疫法，化学发光测定等。

2.特异性 IgE(sIgE)检测　sIgE 测定是体外检测变应原的重要手段，其试验的灵敏度及特异度都很高，特别是对花粉、螨类、宠物皮屑、牛奶、鸡蛋、坚果等变应原的 sIgE 测定，灵敏度和特异度都可在 90%以上，有的甚至可接近 100%。sIgE 检测方法有酶联免疫法、荧光酶联免疫法、化学发光法和蛋白芯片等。目前公认荧光酶免法是检测 sIgE 的“金标准”。

3.吸入物变应原过筛试验　吸入物变应原过筛试验是根据变应原吸附原理，将空气中 90%以上最为常见的多种变应原吸附到 1 个 CAP 上，患者血清中只要有针对这些变应原其中之一的 sIgE，即可呈阳性反应。国内文献报道，本试验的灵敏度为 o.88，特异性为 0.97，阳性预期值为 0.97，阴性预期值为 0.87，故 phadiatop 是一种很好的过筛试验。

4.循环免疫复合物体外检测法　循环免疫复合物(CIC)的检测方法大致可分为两类，即抗原特异性方法和抗原非特异性方法。前者通过区别游离的抗原和与抗体结合的抗原，选择性测定含有某种特定抗原的 IC。在已知由某种抗原引起的免疫病理反应的疾病中，可应用此类方法。抗原非特异性方法，则不考虑形成IC抗原的性质，根据免疫球蛋白分子在结合抗原以后发生的物理学和生物学特性的改变进行检测。由于体内形成的CIC可能涉及多种抗原-抗体系统，所以临床上多采用此法。

CIC检测方法种类繁多。大致可归纳为：根据IC分子量大小，表面电荷和溶解度等特性而设计的物理方法，如PEG测定法、冷沉淀法、选择性超滤、超速离心法等；根据某些活性分子上的补体和Fc受体能与IC结合原理设计的分子受体法，如根据C1q能与免疫球蛋白分子Fc段上的补体结合点结合，设计了C1q结合试验；根据某些细胞上具有补体受体和(或)Fc受体能与IC结合原理设计的细胞受体法，例如：Raji细胞技术等。这类方法的灵敏度和特异性较好，但需进行活细胞培养或细胞分离，影响因素多，重复性较差。

5.嗜酸性粒细胞及其毒性蛋白的测定　嗜酸性粒细胞(EOS)增高是超敏性炎症的特征，但某些寄生虫病、传染病和血液病时EOS也会增高，多采用外周血中EOS分类计数或直接计数进行检测。而局部体液(鼻分泌物、皮疱液、支气管肺泡液等)中的EOS增高可作为过敏性疾病诊断的直接依据。近年来开展诱导痰中EOS检测，即通过超声雾化吸入一定量的高渗盐水(通常为3%～5%氯化钠液)诱导下呼吸道产生分泌物，然后经涂片、染色及显微镜下进行EOS计数，算出其百分率。当百分率大于3%时有诊断价值。

每个Eos胞浆中含有200个以上颗粒，当EOS被激活后会释放带有阳离子电荷的细胞毒性蛋白，包括嗜酸性粒细胞阳离子蛋白(ECP)、嗜酸性粒细胞过氧化物酶(EPO)、主要碱性蛋白(MBP)等，其中应用较多的是检测ECP。血清和痰液中ECP的测定对呼吸道过敏，特别是超敏性哮喘的诊断有重要意义。

(三)评价超敏反应性疾病严重程度和疗效的方法

业已证实，皮试和slgE的改变是一个缓慢的过程，尚不能有效评估疾病的严重程度和疗效。而EOS计数和ECP、类胰蛋白酶的测定对评估呼吸道超敏严重程度和疗效有一定帮助。此外，还有以下几项试验。

1.呼出气一氧化氮(NO)浓度测定　NO由炎性细胞内一氧化氮合成酶(NOS)催化L-精氨酸所生成。资料显示哮喘患者呼出NO浓度较正常人高2～3倍，哮喘发作时可更高，因此动态观察呼出气体中NO浓度可作为气道炎症程度和疗效评定指标。

2.尿中EPX(U-EPX)的测定　EPX是EOS毒性蛋白的一种，在尿中浓度比较恒定，且尿标本易得，又U-EP伤性的特点。试验结果显示急性发作期和缓解期哮喘患儿U-EPX高于正常儿童，急性发作期患儿U-EPX又显著高于缓解期患儿，其可作为疗效判断指标，但尿量变化大，影响因素多。

3.嗜酸性粒细胞活化趋化因子的测定　嗜酸性粒细胞活化趋化因子主要由气道上皮细胞和肺泡内巨噬细胞所产生'释放后通过作用于EOS上高表达的CCR3受体，不仅能诱导EOS向肺内迁移，而且也能活化EOS，使之脱颗粒释放毒性蛋白和炎性介质，并对气道和肺组织造成损伤。研究显示，血清嗜酸性粒细胞活化趋化因子水平与哮喘严重程度和哮喘急性发作密切相关，也与外周血EOS数量呈正相关。

4.细胞因子的检测　外周血和体液中细胞因子(包括IL-4、IL-5、IL-6、IFNγ)的检测已有不少报道，但细胞因子特异度较差，且半衰期短，是否可作为过敏性疾病严重程度和疗效评价的方法至今尚无定论。

综上所述，超敏反应性疾病发病率逐年增高，实验室检测方法远跟不上临床之需求，如皮试和血清sIgE诊断食物过敏是否有价值，有待选择几个中心通过循证医学，采用目前公认的金标准方法作分析比较，从敏感度、特异度、准确性、阳性预测值、阴性预测值角度，去伪存真、去粗存精，以进一步完善和提高临床实验室检测质量。

四、真菌感染的免疫学检测技术

血清学检测主要包括抗原检测、抗体检测和代谢物检测等。其中真菌抗原和代谢物成分的检测敏感性高、特异性好，能够反映病情的变化，对于免疫功能受损的患者更有价值，已应用于隐球菌病、曲霉病、念珠菌病及组织胞浆菌病的诊断。

（一）真菌抗原的检测

理想真菌抗原应具备的条件：①侵袭性真菌感染早期即显著升高，且病情发展中持续存在；②检测阳性时能提示感染，而不受真菌定植的影响；③真菌抗原高度保守，与人体或其他微生物成分无交叉反应；④抗真菌治疗前抗原应显著升高，治疗有效后能逐渐或显著降低，以帮助检测疗效；⑤所构建的方法稳定、实用、易于推广。真菌抗原目前主要检测烯醇化酶、葡聚糖、甘露糖和不耐热抗原等。

1.*烯醇化酶* 是糖酵解所必需的细胞内酶，广泛存在于真菌细胞中。检测念珠菌血症患者血中烯醇化酶抗原可使用多克隆抗体采用斑点免疫结合法或双夹心脂质体免疫分析，阳性率在71.8%～75.0%。在健康和免疫缺陷的免疫人群中，以血清中是否含有抗烯醇化酶抗体来诊断深部念珠菌病，其特异性和敏感性可达96,4%和81.5%。动态检测患者血清中抗烯醇化酶抗体和抗体滴度可提高临床应用价值。

2.*G试验* 本实验可测定(1,3)-β-D-葡聚糖(BG)，BG是除接合菌和隐球菌以外的真菌胞壁的主要成分之一，通过激活鲎试验中的G因子引发级联凝固反应，用于诊断IFI。BG不存在于细菌、病毒和人类细胞中，在人体液、血液和组织中能被检测，是一种真菌广谱循环标志物。有多种商业化方法检测BG，可用于念珠菌病及曲霉菌病的早期诊断。Fungitell Assay@(Cap Cod)可在2h内完成检测，也可用于诊断卡氏肺孢子虫肺炎。一般来说，检测BG可用于对系统性真菌病的筛选，其浓度与症状的消长成正比。但BG结果的解释最好结合临床情况，并进行进一步验证。血液透析患者、使用免疫球蛋白和暴露于其他含有葡聚糖成分材料的患者，易出现假阳性，有报道其与阿莫西林-克拉维酸以及革兰阳性菌细胞壁成分发生交叉反应。

3.*不耐热抗原* Cand-Tec抗原是指可用念珠菌属检测系统检测的一类念珠菌蛋白抗原。Cand-Tec MT微滴度法是一种早期诊断深部真菌感染和准确评价治疗效果的有效方法。但Cand-Tec的敏感性和特异性各家报道不一，且类风湿因子可产生假阳性，加之其靶抗原的属性和功能不明，限制了其进一步发展。

4.*半乳甘露聚糖(GM)抗原检测* GM是第一个用于侵袭性曲霉菌病的抗原。已有应用RIA、EIA或乳胶凝集试验检测半乳甘露聚糖以用于诊断，应用单克隆抗体和夹心ELISA可提高检测敏感性。Platelia Aspergillus EIA(Bio-Rad)已被欧洲癌症研究和治疗组织/侵袭性真菌感染协作组(EORTC/MSG)列入侵袭性曲霉感染的诊断标准，该试剂盒使用小鼠EBA-2单克隆抗体检测GM。研究显示GM试验适用于恶性血液肿瘤患者，但不适用于实体器官移植受体。该抗原水平降低与患者预后良好相关，而抗原水平不变或升高则与治疗失败相关。抗真菌药物的使用会降低GM试验的敏感性。由于GM是水溶性的，也可以在尿、脑脊液、胸腔积液和肺泡灌洗液中检出。使用哌拉西林-三唑巴坦和阿莫西林可能会导致假阳性。有报道发现EBA-2与青霉、链格孢及拟青霉有交叉反应。BuscaA报道对异基因干细胞移植病人常规检测曲霉菌半乳甘露聚糖抗原(AGA)，若发热超过3d、抗菌治疗无效则再做胸部CT扫描，两者结合可提高侵袭性肺曲霉的诊断效率，早期提示进行抗真菌治疗，可延长病人的生存期。MarrKA等用曲霉菌的半乳甘露聚糖酶免疫分析检测了76个病人的986份血清标本，结果表明以0.5为阳性临界值可提高检测的敏感性和特异性。因GM血症常为一过性，故应对高危人群行动态检测。多项研究推荐使用连续两次OD指数超过0.5作为判定折点，以提高反应特异性和阳性预测值。

5.*新生隐球菌循环荚膜抗原测定* 已成为诊断新生隐球菌病，尤其是新生隐球菌脑膜炎的重要手段。乳胶凝集试验(LA)法5min即可出结果，特异性达90%～100%，可检出35ng/μl的抗原。ELISA敏感性高于LA，可检出6ng/μl的抗原。而脑脊液涂片印度墨汁染色镜检和真菌培养阳性率分别为50%和70%。

需要注意的是，在检测脑脊液标本时，可能会因为抗原量过高而出现假阴性，此时应做倍比稀释。另外，类风湿因子(RF)与隐球菌抗原可能存在交叉反应，低滴度时难以解释。与毛孢子菌有交叉反应，可采用EDTA或蛋白酶处理或煮沸5min，以除去RF。

(二)检测循环抗体

真菌抗体的免疫学检测方法，如补体结合试验(CF)、免疫扩散试验(ID)、乳胶凝集实验(LA)、放射免疫试验(RIA)、酶联免疫吸附试验(ELISA)等，用于常见条件性侵袭性真菌感染早期诊断价值不大，难以达到较高的敏感性和特异性。但真菌抗体检测对某些地方性条件性真菌感染显示出一定的应用价值。利用从真菌提取的天然抗原，成功建立了多种地方性真菌病血清学检测方法，用于包括芽生菌病、球孢子菌病、副球孢子菌病、组织胞浆菌病和毒霉病的早期诊断及流行病学调查，并显示出较高的敏感性和特异性。诊断不能建立在单个高滴度的血清学标本上，应连续进行动态观察。取样应有2～3周的间隔，以便对比。4倍以上增高被认为是有意义的。组织胞浆菌病、球孢子菌病检测特异抗体意义较大，孢子丝菌病在培养阴性而又高度怀疑时也可应用。抗体检测有其局限性，如免疫抑制病人有可能检测不到抗体，导致假阴性。另外，有些阳陛结果不能确切反映体内感染情况。如循环中发现念珠菌沉淀素，可能只是反映该菌在宿主体内寄居。

(三)体外抗原试验

当培养真菌没有产生显著的形态特征时，鉴定菌种常遇到困难。有人采用免疫扩散技术发展了一种体外抗原试验检测真菌培养基中的非细胞抗原，适用于以下菌种的鉴定：荚膜组织胞浆菌、皮炎芽生菌、波氏假性阿利什霉、甄氏外瓶霉、粗球孢子菌等。对于一些双相型真菌，沙氏培养基斜面培养10d，用硫柳汞水溶液提取可溶性抗原，然后与特异性抗血清进行免疫扩散。体外抗原试验技术上难度不大，只是对抗血清的特异性及敏感性有较高的要求，目前国外已有一些商业性试剂盒供应。

(四)真菌代谢物的检测

真菌代谢物的检测主要包括D-阿拉伯醇、L-阿拉伯醇、甘露聚醇。以酶荧光法定量检测D-阿拉伯醇脱氢酶，可快速诊断侵袭性念珠菌病。在其他系统性真菌感染中该产物也同样增高，提示可以作为诊断手段之一。JegorovA等报道应用质谱分析，可根据特异真菌代谢产物快速鉴定40多个不同真菌菌株。

(五)皮肤试验

迟发性皮肤超敏反应不仅可以判断真菌感染的情况，而且对评价机体的细胞免疫状态有重要意义。因此，对结果的判定应结合临床及其他实验室检查综合分析。因为不同菌之间可能存在交叉抗原，所以多采用几种菌进行皮试对鉴别诊断是适当的。另外，皮试不应在检测循环抗体之前进行，以免引起抗体假阳性出现或滴度假阳性增高。适用于本法的真菌感染包括：组织胞浆菌病、球孢子菌病、副球孢子菌病、孢子丝菌病等。皮肤试验用于对一些系统真菌感染的大规模人群筛选，是一个可靠的流行病学工具。

最后，需要注意的是对于血清学检查结果应多方面综合分析。如机体的免疫状况、基础疾病、用药情况、是否为正常菌丛、选用的血清学方法等，必要时要动态观察。

五、其他常见病原菌的免疫学检测技术

(一)腺病毒感染的免疫学检测技术

腺病毒属于腺病毒科人腺病毒属。病毒颗粒呈球形.直径60～90nm。为典型的20面体立体对称的DNA病毒。有40多个血清型，其中3、4、7型最易暴发流行，可引起临床多种疾病。经上呼吸道、眼结膜和

消化道感染，致鼻、咽、喉、支气管炎和肺炎等。

检测原理：固定在载玻片上的腺病毒感染细胞与稀释后的待测血清温育，如果血清中含有抗腺病毒的IgG、IgA、IgM类特异性抗体，即可与受染细胞核中的病毒抗原结合，在滴加荧光素（FITC）标记的抗人IgG（或抗人IgA、IgM）抗体后，即可在细胞膜片形成腺病毒抗原-抗腺病毒抗体（人Ig）-荧光素（FITC）标记抗人Ig抗体复合物，洗去未结合的无关成分，用荧光显微镜检查。

临床意义：腺病毒能够引起多种疾病，1～39型腺病毒感染约占呼吸道感染的6%。40、41型能引起胃肠炎。在幼儿病毒感染中，仅次于轮状病毒，占第二位。通过空气和污染物传播，在感染后头几天传染性最强。抗腺病毒不同血清型的抗体有交叉反应，故用3型腺病毒感染的细胞也适用于检测抗其他血清型的抗体。

（二）肺炎衣原体感染的免疫学检测技术

衣原体是介于病毒和细菌之间的一类独立微生物，需在活细胞内繁殖，不能在人工合成的培养基中生长。现有沙眼、肺炎、鹦鹉热和牲畜衣原体4个属。

1.间接ELISA法测定抗肺炎衣原体抗体　检测原理：包被抗原为分离纯化的肺炎衣原体抗原（感染CDC/CWL-029株的HL细胞裂解物），待测血清中的抗肺炎衣原体抗体可与之结合。以辣根过氧化物酶标记的抗人IgG（或IgA、IgM）作为第二抗体，在固相上形成肺炎衣原体-抗肺炎衣原体抗体（人IgG、IgA或IgM）-酶标记抗人IgG（IgA、IgM）复合物，洗去未反应物，加入酶底物/色原产生呈色反应，其颜色深浅与抗肺炎衣原体抗体水平成正比。

2.间接免疫荧光法测定抗肺炎衣原体抗体　检测原理：固定在载片上的肺炎衣原体感染细胞与稀释后的血清温育，如果标本阳性，不同免疫球蛋白类别的特异性抗体与衣原体抗原结合，结合的抗体与荧光素标记的抗人IgG（或抗人IgA、IgM）抗体反应，洗涤后用荧光显微镜观测。

临床意义：肺炎衣原体可引起急、慢性上呼吸道感染，肺炎（占肺炎发病率的10%），心内膜炎，脑膜炎，结节性红斑，也参与动脉粥样硬化的发病。抗肺炎衣原体抗体阳性提示有肺炎衣原体感染，但其确切的意义尚缺乏严格的临床评价。

（三）肺炎支原体感染的免疫学检测技术

支原体是一种类似细菌但不具胞壁的原核微生物，能在无生命的人工培养基上生长繁殖，直径50～300nm，能通过细菌滤器。支原体种类甚多，对人致病的有肺炎支原体、人型支原体、解脲脲原体等。肺炎支原体引起的主要疾病有原发性非典型肺炎（细支气管炎、支气管周围间质性肺炎）、咽炎和气管支气管炎。肺炎支原体主要在气管、支气管和细支气管的上皮细胞内增殖，经过10～20d的潜伏期，患者发生一些非特异性症状如头痛和发热，常伴有无力和干咳。在年轻人和较大的儿童，有15%～20%的社区获得性肺炎是由肺炎支原体引起。

检测原理：血清学检查早年应用冷凝集试验，患者血清在4℃可凝集人O型红细胞，滴度＞128有诊断价值，但阳性率仅50%左右。目前多用ELISA法测定抗肺炎支原体抗体。

将待测血清加入已包被肺炎支原体抗原（常用Mac ATCC15531株的去污剂提取物）的聚苯乙烯微孔板，如果血清中含有特异性抗体，就会与固相抗原结合。洗去未结合的物质，加入酶标记抗人IgG、IgA或IgM抗体，与固相上的免疫复合物反应，洗去未参与反应的过剩酶标抗体，再加入酶底物/色原溶液呈色，颜色的深度与待测血清中特异性抗体的量成正比。

临床意义：在肺炎支原体感染并出现症状后的第7d即可检测到IgM类抗体，于第10～30d后IgM类抗体浓度即可达高峰，12～26周后IgM类抗体滴度逐渐降低直至检测不到。IgM类抗体多在初发感染时检测到，因此，高浓度的IgM类抗体多频繁地发现于年轻人身上。相反，年纪较大的人因为通常经历了重复感染，其 IgM 类抗体浓度常常很低或检测不到。

在初次感染肺炎支原体时，IgA 类抗体在发生症状后的 3 周内出现，并达到峰值。但于发生症状的 5 周后该类抗体滴度即开始下降。

IgG 类抗肺炎支原体抗体较 IgA 和 IgM 类抗体出现迟，其浓度峰值出现在肺炎支原体感染症状发生后的第 5 周。少数情况下，肺炎支原体的急性感染并不伴有 IgM 和 IgA 类抗体的出现，唯有依靠 IgG 类抗体滴度的上升方可做出诊断。

（**陈海涛**）

第十章　临床微生物学检验

第一节　各种标本细菌学检验

一、呼吸道标本微生物学检验操作程序

（一）目的

规范呼吸道标本细菌学检验标准操作程序，确保检验结果准确可靠。

（二）适用范围

呼吸道标本细菌培养及涂片检查。

（三）标本

1.标本类型　痰、气管及支气管抽吸液、支气管肺泡灌洗液、支气管毛刷、支气管活检、肺抽吸液或肺活检。

2.标本采集

(1)采集时间：晨起第一口痰。支气管扩张患者，清晨起床后进行体位引流，可采集大量痰标本。

(2)采集方法

1)自然咳痰法：留取痰培养标本之前，用清水反复漱口，深部咳痰吐入无菌容器，标本量应≥1ml。若留取痰标本查抗酸杆菌，需嘱咐患者将24h痰液收集在洁净干燥耐高温的玻璃瓶内。

2)气管穿刺法：仅用于昏迷患者，由临床医师进行。用14号针头经环状软骨与甲状软骨膜小心穿刺，再以聚乙烯导管经针管伸至气管，然后以针筒套住导管往后拉抽吸分泌物，采集标本适用于厌氧培养。

3)纤维支气管镜抽吸：通常用于给患者行纤维支气管镜检查时抽取。支气管肺泡冲洗液也是用纤维支气管镜采集，不同的是须灌入生理盐水，使之达支气管、肺泡，再回收重复数次，目的是将肺泡内分泌物洗出来。此标本适用于厌氧菌的培养，诊断是否由厌氧菌引起的肺脓肿。

4)胃内采痰法：结核患者尤其婴幼儿患者不会咳痰，且有时会把痰咽入胃内，因此可以采胃内容物做结核鉴定。（该法于清晨空腹时，将胃管从鼻腔进入胃内，用10～20ml注射器抽取）。

5)小儿取痰法：用压舌板向后压舌，用棉拭子深入咽部。小儿经压舌刺激咳痰时，喷出肺部和气管分泌物，黏在棉拭子上。

(3)标本接受标准

1)不可接受的标本：痰标本呈水样或唾液样；未使用无菌容器留取标本；痰标本留取放置时间超过2h。

2)下呼吸道标本应在采集后立即送至细菌室，并于1小时内接种。室温下放置>2h会降低肺炎链球

菌、流感嗜血杆菌的分离率,而定植于上呼吸道的非致病菌则过度生长。特别注意:肺炎链球菌、流感嗜血杆菌等苛氧菌不喜低温,下呼吸道标本勿冷藏。

3)最好在应用抗生素前采集标本。

(四)仪器、试剂

1.所需仪器　VITEK Ⅱ鉴定系统,ATB鉴定系统,西门子 Walk Away 96 鉴定系统,革兰阴性菌鉴定卡(GN)、革兰阳性菌鉴定卡(GP)、真菌鉴定卡(YST)、ATB板条等,有效期及储存条件参见试剂说明书。

2.所需试剂　革兰染液、羊血平板、巧克力平板、麦康凯平板、氧化酶纸片、触酶试剂、凝固酶试剂、药敏纸片等。

3.其他设备　生物安全柜、CO_2 孵箱、离心涂片染色机、显微镜、接种环、接种针等。

(五)检验步骤

1.标本接收、核对与录入

(1)标本接收后,应按照《样本采集手册》的要求检查标本送检容器是否正确,标本量是否足够,标本状态是否合格,标本外观是否有污染、渗漏,是否在规定时间内送检等。不符合标本应拒收,并记录。

(2)标本核对:核对标本申请条码内容是否完整,与标本是否相符。有申请单的,核对申请单与标本标识是否一致(包括患者信息、标本类型等)。

(3)标本录入:严格按照《实验室信息系统》要求,对标本进行录入编号,打印实验室记录申请单。

2.涂片检查

(1)一般细菌涂片

1)涂片的制备:痰液标本应挑选脓性或带血部分,涂成均匀薄片。支气管抽吸液、支气管肺泡灌洗液应先离心,弃去上清液,取沉淀物涂片。废弃的原始样本应置于5000mg/L有效氯含量(1∶10倍稀释)的消毒液中浸泡30min后再处理。

2)兰染色镜检要求:痰涂片应评价标本质量。涂片记录包括革兰染色性状、细菌形态、排列分布方式、每油镜视野中细菌的大致数量等。细菌数量的大致报告:<1个/油镜,偶见;1～5个/油镜,少量;6～30个/油镜,中等量;>30个/油镜,大量。

3)痰标本质量评价方法:①目前采用的评价方法:低倍镜下观察最少10个视野,鳞状上皮细胞<25,WBC>25,细菌种类≤3种视为合格痰标本。在涂片中如有弹性纤维或柱状纤毛上皮细胞,应作为合格标本对待。②GOULD评价痰标本质量的方法见表10-1。

表10-1　痰标本显微镜检查的分类

分类	细胞数/低倍镜	
	WBC	鳞状上皮细胞
6	<25	<25
5	>25	<10
4	>25	10～25
3	>25	>25
2	10～25	>25
1	<10	>25

注:分类中1～3类为不合格标本;4、5类为合格标本;6类为气管穿刺液时,如未见白细胞,而鳞状上皮细胞>10/低倍,为不合格标本。

(2)抗酸染色涂片

1)直接涂片:适合清晨一口痰液标本,用接种环取干酪样或脓性部分的痰制成涂片。此类标本和临床送检的气管刷片染色前,均应在生物安全柜内紫外线照射30min以上。

2)离心沉渣涂片:适用于支气管抽吸液、支气管肺泡灌洗液,此类标本涂片前应高压灭菌处理,涂片方式同革兰染色。

3)浓缩集菌漂浮法:适用于24h的痰液标本。将痰标本高压灭菌后,放入100ml三角烧瓶内,根据标本量以1∶10的比例加二甲苯,瓶口盖塑料纸密封,充分振荡3~5min,加入无菌生理盐水至瓶口,静止2h。用一次性无菌吸管沿着瓶口壁吸取悬浮层,经过3000r/min离心沉淀30min,取沉淀物涂片。

4)抗酸杆菌数量分级标准

-:全视野或(100个视野)未找到抗酸杆菌

+:全视野发现3~9个

++:全视野发现10~99个

+++:每视野发现1~9个

++++:每视野发现10个以上

(五)细菌培养

1.痰标本的培养

(1)标本培养前的处理:不含或含黏液很少的标本,可直接接种。遇有含大量黏液的标本,应加入等量液化剂sputosol(一种商品化的痰液溶解剂),作用5~10min溶解黏痰,使痰液均质化后接种。

(2)痰分离培养(半定量计数培养):将处理后的痰液接种于羊血琼脂平板、巧克力琼脂平板和麦康凯琼脂平板上,若痰涂片发现真菌或临床要求培养真菌,则加做沙保弱琼脂平板,按规定划线要求作四区划线接种标本进行培养。四区划线方法:首先用棉签蘸取经sputosol液化的痰液,将其均匀涂布在平板原始区,占平板的1/4,再在平板一、二、三区依次分别用接种环划线4~6次,每划一个区域,应将接种环烧灼一次,待冷却后再划下一区域。两区相交之处,后区压前区的后1/4处。接种后置于5%~10% CO_2孵箱中,35℃培养18~24h,并根据菌落及形态特点作出初步判断并进行纯分离及生化鉴定。如24h无细菌生长应再放48~72h,观察菌落生长情况,如仍无生长则定为阴性。对于一些可疑慢生长菌,如奴卡菌、丝状真菌、放线菌,培养时间须延长至5天。

(3)半定量痰培养的临床意义(10-2)。

表10-2 呼吸道标本有意义的细菌浓度值

标本类型	有意义的细菌浓度(cfu/ml)
自然咳痰法	10^7
诱导痰	不确定
气管内吸取物	10^6
支气管肺泡灌洗液	10^4
保护性毛刷	10^3
支气管灌洗液	不宜做培养

2.肺泡灌洗液的培养　取1μl灌洗液标本接种,具体操作同痰液培养。培养后若有病原菌生长应进行菌落计数,平板生长菌落数乘以1000即每毫升的菌落数。

3.支气管灌洗液不建议做细菌培养。

(六)细菌鉴定

1.上呼吸道栖居正常菌群　草绿色链球菌、微球菌、表皮葡萄球菌、拟杆菌、梭状芽胞杆菌、厌氧球菌、奈瑟菌(致病菌除外)、嗜血杆菌(致病菌除外)、棒状杆菌(致病菌除外)。

2.下呼吸道感染的常见病原菌

(1)革兰阳性菌:肺炎链球菌、金黄色葡萄球菌、化脓性链球菌、厌氧球菌、结核分枝杆菌、放线菌、奴卡菌、酵母样菌、白喉棒状杆菌、丝状真菌。

(2)革兰阴性菌:卡他莫拉菌、流感嗜血杆菌、脑膜炎奈瑟菌、肺炎克雷白菌、其他肠杆菌科细菌、假单胞属细菌、嗜肺军团菌、百日咳鲍特菌。

3.应特别注意的病原菌

(1)肺炎链球菌:可引起大叶性肺炎或支气管肺炎,特别是耐青霉素的肺炎链球菌(PRP)及多重耐药株增加,应特别注意。

(2)化脓性链球菌:是引起化脓性感染的主要菌种,致病力强。引起痈、淋巴管炎、丹毒、扁桃体炎、产褥热及败血症等,产生红疹毒素菌株可致猩红热,A 群链球菌感染后的肾炎较多见。

(3)流感嗜血杆菌:主要引起人类的上呼吸道组织器官感染,如:急性咽炎、喉炎、气管炎、肺炎、中耳炎,可随血流入侵组织内部,引起脑膜炎、关节脓肿或其他部位的化脓感染。

(4)百日咳鲍特菌:为小儿百日咳的病原菌。患儿是唯一传染源,可通过飞沫传染,致病物质为不耐热的外毒素和耐热的内毒素,可引起痉挛性咳嗽,少数患儿可继发肺炎或原因不明的脑炎。

(5)白喉棒状杆菌:急性呼吸道传染病白喉的病原菌。白喉棒状杆菌常见从上呼吸道入侵,最初侵犯扁桃体、咽部、咽喉部,形成灰白色伪膜。一般不进入血流,产生的外毒素可损害心肌和神经系统,出现白喉的各种临床表现,死亡率高,此外,本菌可侵犯眼结膜、外耳道、阴道和皮肤伤口等,亦能形成伪膜。

(6)结核杆菌:结核杆菌不产生内、外毒素,其毒性物质主要为索状因子和硫脂。人类对其有较高的易感性,绝大多数由呼吸道入侵导致感染和发病。

(7)卡他布兰汉菌:过去认为本菌为上呼吸道的正常菌群,不致病,现已证实本菌可引起中耳炎、肺炎、菌血症、心内膜炎、脑膜炎(偶见)等,也是社区患者常见菌之一。

(8)嗜肺军团菌:一种具有高度暴发性流行性呼吸道疾病——军团菌病的病原菌。通过空气传播进入肺脏,易于侵犯患有慢性器质性疾病、免疫功能低下的患者。本菌可以从河流和污水中分离到,也可从空调器的冷却水、医院中的浴室、雾化器中分离到。因此,嗜肺军团菌为机会感染是医院内感染的主要致病菌之一。

(9)奴卡菌:对人有致病性主要是星型奴卡菌和巴西奴卡菌。星型奴卡菌主要通过呼吸道引起人的原发性、化脓性肺部感染,可出现肺结核样的症状。在感染的组织内和脓汁中有类似"硫磺样颗粒",呈淡黄色、红色或黑色,称色素颗粒,在痰液和脓胸液中不形成颗粒。

(七)结果报告

1.阴性结果报告:口腔正常菌群生长未检出病原菌时应报告"正常菌群生长"。

阳性结果报告:病原菌的计数达到感染诊断标准(106cfu/ml 以上),均应鉴定并报告计数、菌名和药敏结果。

2.为了及时监控院内感染病原菌的流行及耐药现状,对于铜绿假单胞菌、金黄色葡萄球菌、嗜麦芽窄食单胞菌、鲍曼不动杆菌等,计数在 10^5 cfu/ml 以上,建议鉴定并报告药敏。

3.虽然细菌数量未达到感染诊断标准,但涂片时也见到以下细菌形态,均应报告。如:肺炎链球菌,报告药敏;流感嗜血杆菌,报告 β-内酰胺酶。

4.对于假丝酵母菌的报告,因不好判断是否为感染菌,当细菌计数在 10^5 时,建议对一些免疫功能低下的患者(如血液科、肿瘤科、重症监护室、移植术后等)给予报告提示,不报告药敏。

5.对于丝状真菌的报告,因不好判断是否为污染菌,建议报告属的水平(对于不易鉴别的疑难菌,可报告丝状真菌),报告备注:“建议复查”。

6.标本抗酸染色阳性或培养出万古霉素耐药的葡萄球菌(VRS)、万古霉素耐药的肠球菌(VRE),要及时向相应科室及感染科报告。

7.当痰涂片标本质量不合格时,与临床沟通后仍继续培养,但在最终结果报告时备注:“标本质量不合格,结果仅供参考”。

(八)注意事项

1.呼吸道标本接收后应及时接种,及时放入 CO_2 孵箱,提高苛养菌的分离率。

2.呼吸道标本检查抗酸杆菌,一定要注意生物安全防护。

3.呼吸道病原菌的定植与感染的判断,是临床医生困惑的问题,微生物室工作人员处理痰培养时应密切与涂片结果结合,合格标本分离出的病原菌若与涂片一致,鉴定和药敏结果均有意义。对于临床医生抱怨痰培养结果的不稳定性,应及时与临床沟通,规范采样标准,共同提高痰培养结果的质量与可信性。

(九)临床意义

上呼吸道标本培养生长的细菌是否与疾病有关,需各方面综合分析,排除定值菌后,才可作出正确的判断。下呼吸道的痰液应是无菌的,而经口腔咳出的痰带有多种上呼吸道的正常寄生菌(如草绿色链球菌)。若从患者痰标本中查见致病菌或条件致病菌,提示可能有呼吸道细菌感染。肺炎链球菌是肺炎最常见的致病菌。儿童细菌性肺炎多为流感嗜血杆菌所致。医院获得性肺炎的常见病原菌是革兰阴性杆菌,主要有肺炎克雷白菌、铜绿假单胞菌、沙雷菌属和肠杆菌属细菌等。怀疑典型形态细菌所致肺部感染时,常先做痰液和支气管分泌物涂片、染色镜检,有助于细菌培养检查。

(十)支持文件

1.VITEKⅡ全自动细菌鉴定仪操作程序。

2.ATB 细菌鉴定系统操作程序。

3.Walk Away 96 全自动细菌鉴定和药敏分析仪操作程序。

4.BIOBSE BSC-1500C+Ⅱ型生物安全柜操作程序。

5.Heraeus CO_2 培养箱操作程序。

6.BUG BOX 厌氧培养箱操作程序。

7.离心涂片染色机操作程序。

(十一)记录表格

1.不合格标本拒收登记表。

2.临床沟通登记本。

二、血液及骨髓标本微生物学检验操作程序

(一)目的

规范血液及骨髓标本细菌学检验标准操作程序,确保检验结果准确可靠。

(二)适用范围

血液及骨髓标本细菌培养。

（三）标本

1.标本类型　血液及骨髓标本。

2.标本采集

(1)采血指征:发热(≥38℃)或低温(≤36℃)、寒战(注意在休克早期体温正常或低于正常)、白细胞增多($>12\times10^9/L$,特别有“核左移”,未成熟的或杆状核白细胞增多)、粒细胞减少(成熟的多核白细胞$<1\times10^9/L$)、血小板减少、皮肤黏膜出血、血压降低、CRP升高及呼吸快、昏迷、多器官功能衰竭,或同时具备上述几种体征时。

(2)采血时间:抗菌药物治疗之前,一般在患者寒战期、发热初期或发热高峰期时采集。对已应用药物而病情不允许停药的患者应在下一次用药前采血。怀疑伤寒患者,在病程第1～2周内采静脉血液。

(3)采血频率

1)可疑急性原发性菌血症或真菌血症、脑膜炎、骨髓炎、关节炎或肺炎,依据临床情况推荐成人在不同部位采血2～3份,每份分别做需氧、厌氧培养;婴幼儿患者,推荐同时在不同部位采集2份,可不做厌氧培养。

2)不明原因的发热(例如:深部脓肿、伤寒热、波浪热)首次取血作2～3份血培养,24～36h后,估计温度快要升高之前,立即再取血作2～3份血培养(通常在下午)。

3)可疑感染性心内膜炎,在1～2h内,取血作3份血培养,如果24h后3份结果均阴性,再取血作3份血培养。

4)入院前2周内接受抗生素治疗的患者,3天内连续取血作血培养,每天2份。

(4)采血量:成人:8～10ml;儿童1～5ml;血液和肉汤之比为1∶10～1∶5。

当采血量不足,应先注入需氧瓶,再注厌氧瓶。

骨髓标本,在病灶部位或髂前(后)上棘处严格消毒后抽取骨髓1ml培养。

(5)皮肤消毒程序

1)先用75%酒精擦拭静脉(从穿刺点向外画圈消毒,至消毒区域直径达3cm以上),待干30s。

2)再用1%～2%碘酊作用30s(操作同上)。对碘过敏的患者,用70%酒精消毒60s,待酒精挥发干燥后采血。

3)后用75%酒精脱碘。

(6)培养瓶消毒程序

1)75%酒精擦拭血培养瓶橡皮塞,待干60s。

2)假若橡皮塞子表面有残余酒精,用无菌棉签清除,然后注入血液。

(7)静脉穿刺和培养瓶接种程序

1)在穿刺前或穿刺期间,为防止静脉滑动,可戴乳胶手套固定静脉,不可接触穿刺点。

2)用注射器无菌穿刺取血后,勿换针头(如果行第二次穿刺,应换针头)直接注入血培养瓶,或严格按厂商推荐的方法采血。

3)血标本接种到培养瓶后,轻轻颠倒混匀以防血液凝固。

3.标本拒收标准及处理

(1)标本拒收标准:血培养瓶破裂或有明显污染;培养瓶标识与化验申请单不符;用过期的血培养瓶采集标本等。

(2)标本拒收处理:立即与临床医师联系,报告标本不合格的具体理由,建议补做血培养,做好微生物室标本拒收记录。

(3)当送检血培养的抽血量不足时,仍继续按照常规检验程序进行检验,但要及时与临床医生沟通,并且在最终结果报告中备注:“标本量不足,结果仅供参考”。

4.标本保存 标本采集后立刻送到实验室,不能及时送检,可短期内(≤12 小时)置于室温,切勿放在冰箱存放。冬季血培养瓶在送检过程中应采取一定的保暖措施。

(四)仪器、试剂

1.仪器

(1)法国梅里埃公司 BacT/AlerT 3D 血培养仪

培养瓶种类:SA 标准成人需氧培养瓶;SN 标准成人厌氧培养瓶;FA 成人需氧中和抗生素培养瓶;FN 成人厌氧中和抗生素培养瓶;PF 小儿需氧培养瓶;MP 非血液标本结核培养瓶;MB 血液标本结核培养瓶。

(2)美国 BD 公司 BACTEC9120/9240 血培养仪

培养瓶种类:标准需氧培养瓶、标准厌氧培养瓶、树脂需氧培养瓶、树脂厌氧培养瓶、树脂儿童瓶、MYCO/FLYTIC 含溶血素分枝杆菌/真菌培养瓶、LYTIC/10 Anaerobic 含溶血素厌氧菌培养瓶。

(3)VITEKⅡ鉴定系统;ATB 鉴定系统;西门子 Walk Away 96 鉴定系统;革兰阴性菌鉴定卡(GN)、革兰阳性菌鉴定卡(GP)、真菌鉴定卡(YST)、ATB 板条等,有效期及储存条件参见试剂说明书。

2.所需试剂 革兰染液、血平板、巧克力平板、厌氧平板、氧化酶纸片、触酶试剂、凝固酶试剂、药敏纸片等。

3.其他设备 生物安全柜、CO_2 孵箱、厌氧培养箱、显微镜、接种环、接种针等。

(五)检验步骤

1.接收标本后,检查培养瓶外观,核对检验条码、申请单和血培养瓶标签,确定无误后进入 LIS 系统录入标本信息,将培养瓶条码贴在对应的检验申请单上。

2.在血培养登记本上登记标本信息(患者姓名、年龄、科别、住院号、送检日期、标本种类、放入血培养仪的位置)

3.血培养瓶上机操作参考 BACT/ALERT 3D 血培养仪操作作业指导书、BACTEC 9120/9240 全自动血培养仪操作作业指导书。若临床申请布氏杆菌培养,上机设置培养时间为 14 天。

4.阳性瓶的处理:仪器报警及红灯闪烁的血培养瓶可能为阳性瓶。阳性瓶的处理应在生物安全柜内进行,先用 75%酒精消毒瓶口,颠倒混匀培养瓶数次,立即用注射器无菌法抽取阳性瓶中培养物作涂片、革兰染色、显微镜检查。同时需氧瓶接种羊血琼脂与巧克力琼脂,放入 CO_2 环境中培养;厌氧瓶转种厌氧血琼脂,放入厌氧环境中培养。依据显微镜检查结果,一方面向临床报告细菌形态及染色特性。另一方面可做直接药敏试验,此结果仅供参考,待获得纯培养细菌后作药敏试验并出具最终报告。

(六)病原菌的鉴定

1.血培养中可见的病原菌

(1)革兰阳性菌:金黄色葡萄球菌、表皮葡萄球菌、A 群 B 群链球菌、草绿色链球菌、肺炎链球菌、肠球菌、炭疽芽孢杆菌、厌氧链球菌、产单核李斯特菌、念珠菌、结核分枝杆菌等。

(2)革兰阴性菌:脑膜炎奈瑟菌、卡他布兰汉菌、伤寒及其他沙门菌、大肠埃希菌、肺炎克雷白菌、肠杆菌科细菌、铜绿假单胞菌、其他假单胞菌、不动杆菌、流感嗜血杆菌、布氏杆菌等。

(七)结果报告

1.阳性结果报告

(1)一级报告:血培养仪阳性报警提示有细菌生长,要立即将可疑生长的培养瓶转种相应培养基上并涂片，电话通知主管医生革兰染色特征和形态，同时记录报告的日期、时间、内容、及接听电话人的姓名。报告之前，应该回顾一下患者近期送检标本中微生物培养情况，这些结果有助于解释感染微生物的来源。

(2)二级报告：根据涂片结果选择初步药敏试验，经18～24h培养后将结果电话通知主管医生，提示高度敏感的抗菌药物，为二级报告。

(3)三级报告：完成细菌鉴定及标准化的药敏试验，并发出正式的细菌检验报告单为三级报告。

2.阴性结果报告　若培养5天仍无细菌生长者，根据血培养瓶的种类，报告无细菌生长或无厌氧菌生长。临床诊断为亚急性细菌性心内膜炎者或怀疑布鲁氏菌感染，可继续培养至2周再发出阴性报告。

3.污染菌的判断与报告　血培养常见污染菌有凝固酶阴性葡萄球菌、棒状杆菌、微球菌、丙酸杆菌、芽胞杆菌等，若单份培养瓶生长，象征污染的可能，如果是多份，不同部位检出上述细菌，提示有临床意义。出现以上情况均应与临床医生沟通，判定为污染菌报告结果需备注："可疑污染"。

4.当培养出万古霉素耐药的葡萄球菌(VRS)、万古霉素耐药的肠球菌(VRE)及重要的传染病原菌时，要及时向相应科室及感染科报告。

(八)注意事项

1.抽血后贴标签时，标签不能覆盖血培养瓶的条形码。

2.血培养瓶不能立即送至实验室，应置于室温，绝不可放置于冰箱。

(九)临床意义

1.血培养阳性的原因有多种：当细菌或真菌在血液中迅速繁殖，超出网状内皮系统清除能力，而且引流或抗感染治疗失败，就会产生持续菌血症，并感染血管外组织，也可能病原微生物经淋巴管进入血液；或患者发生血管内感染，例如感染性心内膜炎、真菌性动脉瘤、化脓性静脉炎、感染性动脉瘘和动静脉导管炎。

2.引起败血症的多为耐药性金黄色葡萄球菌、某些阴性杆菌；疖、痈、脓肿和化脓性骨髓炎继发的败血症主要由金黄色葡萄球菌和β-溶血性链球菌引起；尿道、胆道、胃肠道炎症和黏膜损伤引起的败血症以大肠埃希菌最常见；烧伤后铜绿假单胞菌和金黄色葡萄球菌多见。伤寒和副伤寒病程第1～2周做血培养，阳性检出率可达80%～90%。

3.草绿色链球菌为口腔和鼻咽部的正常菌群，其毒力很低，但由于拔牙等原因造成的局部损伤而侵入血流，可引起亚急性细菌性心内膜炎等感染，故从血液中分离出草绿色链球菌有临床意义。

4.厌氧菌引起的血液感染占菌血症的20%，其中4/5是单纯厌氧菌感染，病死率达50%。菌血症的细菌种类可因原发性感染和手术、外伤部位不同而异。产后菌血症大多由羊膜炎、子宫内膜炎等原发病灶引起。阑尾炎、溃疡性结肠炎、胃肠肿瘤、肺部感染、口腔感染、子宫积脓、褥疮溃疡等亦可发生菌血症。

5.布氏杆菌的鉴定及临床意义

(1)分离：本菌为需氧菌，初次分离培养时需5%～10% CO_2、35℃培养，生长缓慢，血平皿2～3d，可见微小针尖状菌落、不溶血。

(2)鉴定

革兰染色：革兰阴性短小杆菌，沙滩样。

生化：OXI(+)，尿素(+)(即刻反应)，H_2O_2(+)。

血清凝集反应：(+)。

(3)不推荐做体外药物抗菌敏感试验，没有判读标准。

(4)治疗：联合应用抗生素。

多西环素(200mg/d)+利福平(600～900mg/d，口服)，疗程6周。

多西环素+链霉素。

复方新诺明+氨基糖苷类(8岁以下儿童)。

(5)意义:此病为人兽共患病,广布世界各地,发展中国家多见。可通过人体的皮肤、呼吸道、消化道感染人体。从事兽医、皮毛加工业、屠宰业的工人发病率较高,极易引起实验室感染。在生物安全柜中进行,工作人员必须戴口罩、手套(Ⅱ级防护)。所有材料用具、废弃物都经高压灭菌后方可运出室外。

(十)支持文件

1.血培养仪 BACTALERT3D 仪器操作作业指导书。

2.BACTEC9120/9240 全自动血培养仪操作作业指导书。

3.VITEKⅡ全自动微生物分析仪操作作业指导书。

4.ATB 细菌鉴定系统操作程序。

5.Walk Away 96 全自动细菌鉴定和药敏分析仪操作程序。

6.6BIOBSE BSC-1500C+型生物安全柜操作作业指导书。

7.Heraeus CO_2 培养箱操作作业指导书。

8.BUC BOX 厌氧培养箱操作作业指导书。

9.危急结果和三级报告制度。

(十一)记录表格

1.血液培养仪使用登记本。

2.血液培养仪日常维护登记本。

3.危急值报告登记本。

4.不合格标本拒收登记本。

5.临床沟通登记本。

三、尿液标本微生物学检验操作程序

(一)目的

规范尿液标本微生物学检验标准操作程序,确保检验结果准确可靠。

(二)适用范围

尿液标本细菌培养及涂片检查。

(三)标本

1.标本类型　尿液。

2.标本采集

(1)中段尿标本的采集

女性:采样前应先用肥皂水清洗外阴部,再以无菌水冲洗,并用无菌纱布擦拭,然后排尿弃去前段尿,留取中段尿 10ml 左右于无菌容器内,立即送检。

男性:翻转包皮,先用肥皂水清洗尿道口,再以清水冲洗,留取中段尿 10ml 左右于无菌容器内,立即送检。

儿童、婴儿:多数情况下仅冲洗外阴是不够的,故采集标本较为困难,如尿内细菌明显增多,可高度怀疑尿路感染。

(2)两侧肾盂尿标本的采集:为确定菌尿是否来自肾脏,可用导尿管采集肾盂尿,充分冲洗膀胱后,由专科医师进行肾盂尿的采集。

(3)膀胱穿刺尿标本的采集：此法用于尿液的厌氧菌培养。由专科医师行耻骨上膀胱穿刺采集尿液，标本采集后排去注射器内的空气，针头插于无菌橡皮塞上及时送检。

(4)滞留导尿管集尿：用75%酒精消毒导管口，用针筒抽取5～10ml尿，置于无菌容器中送实验室，滞留导管会使膀胱带有细菌，尽可能不采用。

3.标本拒收标准

(1)标本标识与申请单项目不符。

(2)尿标本不是用无菌容器留取的。

(3)尿标本送检不及时，送检标本超过采集后2h。

4.标本保存　采集后标本应立即送检，如不能及时送检，应置4℃冰箱保存，但不能超过6h。

(四)仪器、试剂

1.所需仪器　VITEKⅡ鉴定系统；ATB鉴定系统；西门子Walk Away 96鉴定系统；革兰阴性菌鉴定卡(GN)、革兰阳性菌鉴定卡(GP)、真菌鉴定卡(YST)、ATB板条等，有效期及储存条件参见试剂说明书。

2.所需试剂　革兰染液、血平板、氧化酶纸片、触酶试剂、凝固酶试剂、药敏纸片等。

3.其他设备　生物安全柜、普通孵箱、离心涂片染色机、显微镜、接种环、接种针等。

(五)检验步骤

1.标本接收、核对与录入　同《呼吸道标本临床微生物学检验标准操作程序》。

2.涂片检查

(1)一般细菌涂片：以无菌操作吸取尿液5～7ml于无菌试管内，经3000r/min离心30min，弃去上清液，取其沉渣涂片。废弃的原始样本应置于5000mg/L有效氯含量(1∶10倍稀释)的消毒液中浸泡30min后再处理。革兰染色后镜检，观察有无细菌，以及细菌的染色性状、形态、排列方式、大体数量等。

(2)抗酸杆菌涂片：本室采用浓缩集菌漂浮法，具体操作同痰液标本的处理。

3.一般细菌培养　取中段尿，自然沉淀后弃去上清液，摇匀取沉淀物，用定量接种环取尿液1μl接种子血琼脂和麦康凯琼脂，35℃孵箱培养18～24h，观察有无菌落生长，若有细菌生长应进行菌落计数，平板生长菌落数乘以1000即每毫升尿液的菌落数。根据菌落特征及涂片、染色结果，选择相应方法进一步鉴定。若无细菌生长应放至48～72h继续观察。

4.特殊菌培养

(1)淋病奈瑟菌培养：选用TM琼脂平板接种，放入5%～10% CO_2环境中，35℃培养18～24h，观察有无菌落生长，如无细菌生长，继续观察48～72h。

(2)L型细菌培养：将尿液接种于L型平板和羊血平板上，置35℃培养，由于L型细菌生长缓慢，所以至少放置48h后观察是否有L型细菌生长。

(3)厌氧菌培养：必须用膀胱穿刺尿进行培养，接种于厌氧血琼脂平板，并置于厌氧环境中，35℃培养24～48h，挑取可疑菌落作耐氧试验及细菌鉴定。

(六)病原菌的鉴定

尿培养常见病原菌

(1)革兰阳性菌：金黄色葡萄球菌、腐生葡萄球菌、表皮葡萄球菌、肠球菌属、链球菌属、棒状杆菌属、分枝杆菌、真菌。

(2)革兰阴性菌：大肠埃希菌、肺炎克雷白菌、沙雷菌属、变形杆菌属、淋病奈瑟菌、肠杆菌属、沙门菌属、假单胞菌属等。

（七）结果报告

1.阳性结果报告　培养有细菌生长，经鉴定后为有意义的致病菌，则报告细菌名称、药敏结果及菌落计数（单位：cfu/ml）。一般认为：尿标本中革兰阴性杆菌计数大于10^5cfu/ml、革兰阳性球菌计数大于10^4cfu/ml方有诊断意义，报告鉴定结果及药敏试验。若细菌计数符合诊断标准，有两种有意义的致病菌均优势生长，分别鉴定和药敏。

2.阴性结果报告　培养48～72h后无细菌、无霉菌生长，则报告“无细菌生长，无霉菌生长”。

3.不合格标本结果报告　若尿液标本培养同时有≥3种细菌生长时，可视为污染标本，结果备注：“可疑污染，建议复查”。

（八）注意事项

1.尿液标本不可置肉汤中进行增菌培养。

2.中段尿标本不可作厌氧菌培养。

3.尿液标本的留取要谨防污染。

4.尿液标本的留取应尽量在应用抗菌药物之前。

（九）临床意义

1.尿液细菌学检查对于泌尿道感染的诊断具有重要价值，可以反映肾脏、膀胱、尿道、前列腺等处的炎症变化，帮助临床医师选择性用药，以减少因用药不当造成的耐药菌株增加。

2.尿液菌落计数低于诊断泌尿系感染的细菌学标准，并不能完全排除尿路感染。这多见于以下几种情况：应用抗菌药物、尿中细菌增殖受到抑制、病原菌增殖要求条件高、尿频致膀胱内细菌停留时间缩短、大量输液或使用利尿剂、使尿液稀释等。因此，本实验室对于特殊尿液标本仍然进行培养鉴定。

（十）支持文件

1.VITEKⅡ全自动细菌鉴定仪操作程序。

2.ATB细菌鉴定系统操作程序。

3.Walk Away 96全自动细菌鉴定和药敏分析仪操作程序。

4.BIOBSE BSC-1500C＋Ⅱ型生物安全柜操作程序。

5.Wise Cube数显经济型恒温恒湿箱操作程序。

6.BUG BOX厌氧培养箱操作程序。

7.离心涂片染色机操作程序。

（十一）记录表格

1.不合格标本拒收登记表。

2.临床沟通登记本。

四、脑脊液标本微生物学检验操作程序

（一）目的

规范脑脊液细菌学检验标准操作程序，确保检验结果准确可靠。

（二）适用范围

脑脊液标本细菌培养及涂片检查。

（三）脑脊液标本的采集

正常人体脑脊液是无菌的。当人体患有脑脊髓膜炎时，在脑脊液中可以出现病原菌。

1.临床指征　脑脊液为水样透明液体，成人为120～140ml。感染可见于：脑膜炎，如奈瑟菌脑膜炎、肺炎链球菌脑膜炎、流感嗜血杆菌脑膜炎等；慢性中耳乳突炎、鼻旁窦炎；继发于脑结核的结核性脑膜炎；继发于脑脓肿的化脓性脑膜炎和直接进入脑脊液感染。表现为发热、头痛、恶心、呕吐、颈项强直和反射增强；婴儿和新生儿中临床表现经常为不明确和无特异性，因此对于婴儿不明原因的发热，应怀疑为脑膜炎，采集脑脊液及时送检。临床多见由脑膜炎奈瑟菌、肺炎链球菌、流感嗜血杆菌、葡萄球菌、革兰阴性杆菌、链球菌和新型隐球菌引起的脑膜炎，死亡率较高。结核杆菌引起的脑膜炎称为非化脓性脑膜炎或结核性脑膜炎。

2.采集时间　怀疑为脑膜炎的患者，应立即采集脑脊液，最好在使用抗菌药物以前采集标本。

3.采集方法　由临床医师以无菌要求做腰椎穿刺，抽取脑脊液2～3ml，盛放于无菌容器内送检(注：脑脊液标本也可直接注入血培养儿童瓶送检，注入量为1～2ml)。

4.标本拒收标准

(1)标本标识与化验申请单不符。

(2)标本未用无菌试管留取。

5.标本保存　采集标本后立即送到实验室，不能及时送检可置室温，放置时间不应超过2h。脑脊液标本不可置冰箱保存，否则会使病原菌死亡，尤其是脑膜炎奈瑟菌、肺炎链球菌和嗜血杆菌。

(四)仪器、试剂

1.所需仪器　法国梅里埃公司BacT/Aler T3D血培养仪；美国BD公司BACTEC9120/9240血培养仪；VITEKⅡ鉴定系统；ATB鉴定系统；西门子Walk Away 96鉴定系统；革兰阴性菌鉴定卡(GN)、革兰阳性菌鉴定卡(GP)、真菌鉴定卡(YST)、ATB板条等，有效期及储存条件参见试剂说明书。

2.所需试剂　革兰染液、血平板、巧克力平板、氧化酶纸片、触酶试剂、凝固酶试剂、药敏纸片等。

3.其他设备　生物安全柜、CO_2孵箱、显微镜、接种环、接种针等。

(五)检验步骤

1.标本接收、核对、录入。

2.涂片检查　外观浑浊或脓样脑脊液可直接涂片，无色、透明的脑脊液，用离心涂片染色机甩片。涂片检查根据申请单的目的做相应的染色(革兰染色、抗酸染色、墨汁染色)，镜检观察有无细菌，以及细菌染色性状、形态、排列方式、大体数量等。

3.分离培养

(1)用接种环挑取混浊脑脊液，接种于血琼脂平板，必要时可接种巧克力平板，置于5%～10% CO_2环境中35℃培养18～24h，观察细菌生长情况，根据菌落特点、形态与染色及生化反应鉴定细菌，并作药敏试验。若无细菌生长应放置48～72h继续观察。

(2)无色清亮的脑脊液注入血培养瓶培养，具体处理方法参见《血液及骨髓标本细菌培养标准操作程序》。

(六)病原菌的鉴定

1.脑脊液培养可见病原菌

(1)革兰阳性菌：金黄色葡萄球菌、B群链球菌、A群链球菌、肺炎链球菌、肠球菌、消化链球菌、炭疽芽胞杆菌、结核分枝杆菌、产单核李斯特菌、新型隐球菌、白色念珠菌。

(2)革兰阴性菌：脑膜炎奈瑟菌、卡他布兰汉菌、流感嗜血杆菌、肠杆菌科细菌、假单胞菌、拟杆菌、无色杆菌、不动杆菌、脑膜败血性黄杆菌。

2.常见病原菌的鉴定参见《细菌鉴定标准操作程序》。

（七）结果报告

1.阳性结果报告

（1）一级报告：血培养仪阳性报警提示有细菌生长，要立即将可疑生长的培养瓶转种相应培养基上并涂片，电话通知主管医生革兰染色特征和形态，同时记录报告的日期、时间、内容及接听电话人的姓名。报告之前，应该回顾一下患者近期送检标本中微生物培养情况，这些结果有助于解释感染微生物的来源。

（2）二级报告：根据涂片结果选择初步药敏试验，经18～24h培养后将结果电话通知主管医生，提示高度敏感的抗菌药物，为二级报告。

（3）三级报告：完成细菌鉴定及标准化的药敏试验，并发出正式的细菌检验报告单为三级报告。

2.阴性结果报告　若培养5d仍无细菌生长者，根据培养瓶的种类，报告无细菌生长或无厌氧菌生长。

3.当培养出万古霉素耐药的葡萄球菌（VRS）、万古霉素耐药的肠球菌（VRE）时，要及时向相应科室及感染科报告。

（八）注意事项

1.抽取脑脊液时必须严格无菌操作，避免污染。

2.流感嗜血杆菌容易在外界环境中死亡，脑膜炎奈瑟菌对寒冷和干燥均很敏感，在体外容易自溶，故无论是涂片镜检还是进行培养，均应及时送检。

3.如果只采集了一管脑脊液，应首先送到微生物室。作脑脊液培养时，建议同时作血培养。采集脑脊液的试管不需要加入防腐剂。

（九）临床意义

正常人的脑脊液是无菌的，检出细菌提示细菌性（急性化脓性或结核性等）脑膜炎。化脓性脑膜炎最多见脑膜炎奈瑟菌，肺炎链球菌居第二位。3个月至5岁儿童细菌性脑膜炎的主要致病菌是流感嗜血杆菌，新生儿脑膜炎多由大肠埃希菌、B群溶血性链球菌和脑膜败血黄杆菌引起的，特别是早产婴儿。结核分枝杆菌引起结核性脑膜炎。85%脑脓肿患者脑脊液培养可检出厌氧菌，有时可为厌氧菌和需氧菌混合感染。

（十）支持文件

1.VITEKⅡ全自动细菌鉴定仪操作程序。

2.ATB细菌鉴定系统操作程序。

3.Walk Away 96全自动细菌鉴定和药敏分析仪操作程序。

4.BIOBSE BSC-1500C+Ⅱ型生物安全柜操作程序。

5.Heraeus CO_2 培养箱操作程序。

6.BUG BOX厌氧培养箱操作作业指导书。

7.离心涂片染色机操作程序。

8.BACT/ALERT3D血培养仪操作程序。

9.BACTEC9120/9240全自动血培养仪操作程序。

10.血液及骨髓标本细菌培养标准操作程序。

（十一）记录表格

1.不合格标本拒收登记表。

2.临床沟通登记本。

3.检验危急值处理登记表。

五、胸腹水等体液标本微生物学检验操作程序

(一)目的

规范胸腹水等体液标本微生物学检验标准操作程序,确保检验结果准确可靠。

(二)适用范围

胸腹水等体液标本细菌培养及涂片检查。

(三)标本

1.标本类型　胸水、腹水、关节液、鞘膜液等体液标本。

2.标本采集　由临床医师采用无菌方法,采集体内可疑感染部位的体液标本约 2ml,注入无菌试管立即送检。胸水、腹水等无菌体液还可取穿刺液 2～5ml 注入血培养瓶,混匀后立即送检。如怀疑厌氧菌感染,可作床边接种或取出标本后将注射器内空气排空,同时将针头插入灭菌胶塞内,以防空气进入,并立即送检。

3.标本拒收标准

(1)标本标识与申请单项目不符。

(2)标本不是无菌留取,容器不是无菌容器。

4.保本保存　采集后标本应立即送检,不能及时送检应置 4℃冰箱保存,放置时间不应超过 2h。

(四)仪器、试剂

1.所需仪器　法国梅里埃公司 BacT/AlerT 3D 血培养仪;美国 BD 公司 BACTEC9120/9240 血培养仪;VITEKⅡ鉴定系统;ATB 鉴定系统;西门子 Walk Away 96 鉴定系统;革兰阴性菌鉴定卡(GN)、革兰阳性菌鉴定卡(GP)、真菌鉴定卡(YST)、ATB 板条等,有效期及储存条件参见试剂说明书。

2.所需试剂　革兰染液、血平板、氧化酶纸片、触酶试剂、凝固酶试剂、药敏纸片等。

3.其他设备　生物安全柜、普通孵箱、显微镜、接种环、接种针等。

(五)检验步骤

1.标本接收、核对与录入。

2.涂片检查

(1)一般细菌涂片:脓性标本直接涂片,作革兰染色。浆液性标本需先离心(3000r/min)10min,弃去上清取沉淀物涂片。离心废弃的原始样本应置于 5000mg/L 有效氯含量(1∶10 倍稀释)的消毒液中浸泡 30min 后再处理。革兰染色镜检观察有无细菌,以及细菌的染色性状、形态、排列方式、大体数量等。

(2)抗酸杆菌涂片:本室采用浓缩集菌漂浮法,胸腹水等体液标本不能高压处理,其他操作同痰液标本的处理。

3.细菌培养

(1)一般细菌培养:脓性标本可直接接种血琼脂平板,35℃孵箱培养 18～24h,根据菌落和染色形态,作出初步判断,再按各类细菌的生物学特性进行鉴定。若无细菌生长应放置 48～72h 继续观察。若疑有奴卡菌,应延长培养时间。

(2)增菌-分离培养:胸腹水等无菌体液标本,可取 2～5ml 注入血培养瓶,具体处理方法参见《血液及骨髓标本细菌培养标准操作程序》。

(3)厌氧菌培养:脓性标本接种厌氧血琼脂平板置于厌氧环境中,35℃培养 24～48h,挑取可疑菌落作耐氧试验及细菌学鉴定;清亮的胸、腹水等标本置厌氧血培养瓶中培养,根据生长情况及涂片染色结果,按

厌氧菌生物学特性进行鉴定。

（六）病原菌的鉴定

无菌体液培养可见的病原菌

（1）革兰阳性菌：肺炎链球菌、A 群链球菌、葡萄球菌、草绿色链球菌、厌氧性链球菌、肠球菌、结核分枝杆菌、类白喉杆菌、产气荚膜杆菌、炭疽杆菌、放线菌、奴卡菌、真菌等。

（2）革兰阴性杆菌：大肠埃希菌、肺炎克雷白菌、臭鼻克雷白菌、梭杆菌、拟杆菌、假单胞菌属、军团杆菌、变形杆菌、流感和副流感嗜血杆菌、沙门菌、不动杆菌、产碱杆菌、产气肠杆菌。

（七）结果报告

1.阳性结果报告　查见有意义的细菌，报告细菌菌名和药敏结果。

2.阴性结果报告　一般细菌培养，经 48～72h 培养阴性，报告无细菌生长。增菌一分离培养 5d 阴性，根据血培养瓶的种类报告无细菌生长或无厌氧菌生长。厌氧菌培养 Sd 阴性，报告无厌氧菌生长。

3.当培养出万古霉素耐药的葡萄球菌（VRS）、万古霉素耐药的肠球菌（VRE）及重要的传染病原菌时，要及时向相应科室及感染科报告。

（八）注意事项

1.标本的采集一定要严格执行无菌操作技术，避免污染。

2.加入抗凝剂的标本，采集后要与抗凝剂充分混匀并及时送检。

3.需作厌氧菌培养的标本，运送过程中应严格注意保持厌氧环境。

（九）临床意义

各个部位穿刺液（胸水、腹水、心包液、关节液及鞘膜液等）的细菌学检查对于确定该部位是否有细菌感染具有重要的诊断价值。正常穿刺液是无菌的，若从患者穿刺液中查见致病菌或条件致病菌则提示该部位有细菌感染。

（十）支持文件

1.VITEKⅡ全自动细菌鉴定仪操作程序。

2.ATB 细菌鉴定系统操作程序。

3.Walk Away 96 全自动细菌鉴定和药敏分析仪操作程序。

4.BIOBSE BSC-1500C＋Ⅱ型生物安全柜操作程序。

5.WiseCube 数显经济型恒温恒湿箱操作程序。

6.BUGBOX 厌氧培养箱操作作业指导书。

7.离心涂片染色机操作程序。

8.BACT/ALERT3D 血培养仪操作程序。

9.BACTEC9120/9240 全自动血培养仪操作程序。

（十一）记录表格

1.不合格标本拒收登记表。

2.临床沟通登记本。

3.检验危急值处理登记表。

六、粪便标本微生物学检验操作程序

（一）目的

规范粪便标本细菌学检验标准操作程序，确保检验结果的可靠准确。

(二)适用范围

粪便标本细菌培养。

(三)标本

1.标本类型。

2.标本采集

(1)自然排便采集:自然排便后,挑取其脓血、黏液部分2～3g,液体粪便取絮状物2～3ml,盛于无菌容器内送检。

(2)粪便标本应该立即送检,室温保存不能超过2h,如不能及时送检可以放入磷酸盐甘油(pH 7.0)或转运培养基,但不能超过24h。

(四)仪器、试剂

1.所需仪器　VITEKⅡ鉴定系统;ATB鉴定系统;西门子Walk Away 96鉴定系统;革兰阴性菌鉴定卡(GN)、革兰阳性菌鉴定卡(GP)、真菌鉴定卡(YST)、ATB板条等,有效期及储存条件参见试剂说明书。

2.所需试剂　革兰染液、SS平板、高盐卵黄平板、沙保弱平板、氧化酶纸片、触酶试剂、凝固酶试剂、诊断血清、药敏纸片等。

3.其他设备　生物安全柜、普通孵箱、显微镜、接种环、接种针等。

(五)检验步骤

1.标本接收、核对与录入。

2.培养

(1)一般细菌培养:标本接种SS平板、高盐卵黄平板、沙保弱平板,35℃孵箱中培养18～24h后,根据菌落特性和形态染色,作出初步判断,再按各类细菌的生物学特性进行鉴定。如无细菌生长,继续观察培养至48～72h。

(2)厌氧梭状芽胞杆菌培养:取大便标本接种厌氧疱肉培养基80℃水浴15min,冷却后置于35℃孵箱中培养24～48h后,根据生长情况及涂片染色结果,按厌氧菌生物学特性进行鉴定。如无细菌生长,继续观察培养48～72h。

(六)病原菌的鉴定

粪便培养可见的病原菌

(1)革兰阳性菌:金黄色葡萄球菌、产气荚膜杆菌、真菌、难辨梭菌。

(2)革兰阴性菌:伤寒及其他沙门菌、志贺菌、致病性大肠埃希菌、弧菌属细菌、气单胞菌、邻单胞菌、小肠结肠炎耶尔森菌、弯曲菌等。

(七)结果报告

1.阳性结果报告　查出肠道致病菌,报告其菌名和药敏结果。

2.阴性结果报告

(1)需氧培养:报告“无沙门菌、无志贺菌、无金黄色葡萄球菌、无霉菌生长”。

(2)厌氧培养:报告“未分离出厌氧梭状芽胞杆菌”。

(八)注意事项

1.痢疾患者要采集大量脓血标本另行培养。

2.粪便标本有很多杂菌,但不能由此认为粪便标本的采集就无需注意杂菌污染,为防止污染必须注意标本的采集方法。

(九)临床意义

正常情况下肠道中有很多种细菌寄生,包括大量的厌氧菌、肠球菌、大肠埃希菌、肠杆菌、变形杆菌、粪产碱杆菌等。引起感染性腹泻的病原微生物有：①细菌性：产毒素性腹泻，包括霍乱弧菌、肠毒素型大肠埃希菌等；侵袭性腹泻，包括志贺菌、致病型大肠埃希菌和肠侵袭型大肠埃希菌等；食物中毒，包括沙门菌、金黄色葡萄球菌、副溶血型弧菌、腊样芽胞杆菌和肉毒梭菌等；伪膜性肠炎，包括艰难梭菌、金黄色葡萄球菌、肺炎克雷白菌、产气荚膜杆菌等；慢性腹泻，可能由结核杆菌引起。②真菌性：念珠菌、毛霉菌等。③病毒性：轮状病毒等。

（十）支持文件

1.VITEK-Ⅱ全自动细菌鉴定仪操作程序。

2.ATB细菌鉴定系统操作程序。

3.Walk Away 96全自动细菌鉴定和药敏分析仪操作程序。

4.BIOBSE BSC-1500C＋Ⅱ型生物安全柜操作程序。

5.WiseCube数显经济型恒温恒湿箱操作程序。

6.BUGBOX厌氧培养箱操作作业指导书。

7.离心涂片染色机操作程序。

（十一）记录表格

1.不合格标本拒收登记表。

2.临床沟通登记本。

七、生殖道分泌物标本微生物学检验操作程序

（一）目的

规范生殖道分泌物标本细菌学检验标准操作程序，确保检验结果的可靠准确。

（二）适用范围

生殖道分泌物细菌培养及涂片检查。

（三）标本

1.标本类型生殖道分泌物标本。

2.标本采集

（1）采集指征：在感染活动期或发生播散性感染可有发热。乏力往往与发热同时出现。某些感染如梅毒等累及神经系统时也会出现全身乏力。

（2）采集方法

1）阴道分泌物：用窥器扩张阴道，用灭菌棉拭子采取阴道口内4cm内侧壁或后穹隆处分泌物培养或涂片镜检。

2）宫颈分泌物：用窥器扩张阴道，先用灭菌棉球擦取宫颈口分泌物然后用灭菌棉拭子插入宫颈管2cm采取分泌物，转动并停留10～20s后将所采集分泌物置入灭菌试管内送检。

3）前列腺按摩液：清洗尿道口，冲洗尿道膀胱，从肛门用手指按摩前列腺，使前列腺液溢出并用无菌容器收集；无肉眼可见的脓液，可用灭菌拭子轻轻深入前尿道内，旋转拭子，采集标本。

4）精液：受检者应在5d以上未排精，清洗尿道口，采用手淫法或体外排精法，射精于灭菌容器送检。

（四）仪器、试剂

1.所需仪器 VITEKⅡ鉴定系统；ATB鉴定系统；西门子Walk Away 96鉴定系统；革兰阴性菌鉴定卡（GN）、革兰阳性菌鉴定卡（GP）、真菌鉴定卡（YST）、ATB板条等，有效期及储存条件参见试剂说明书。

2.所需试剂　革兰染液、血平板、巧克力平板、氧化酶纸片、触酶试剂、凝固酶试剂、诊断血清、药敏纸片等。

3.其他设备　生物安全柜、CO_2 孵箱、显微镜、接种环、接种针等。

（五）检验步骤

1.标本接收、核对与录入。

2.涂片检查

(1)一般细菌涂片：革兰染色后镜检，观察有无细菌，以及细菌的染色性状、形态、排列方式、大体数量等。如果涂片发现白细胞内有革兰阴性双球菌，呈双肾形，应高度怀疑淋病奈瑟菌的可能。

(2)抗酸杆菌涂片：涂片抗酸染色，若查见抗酸杆菌，报告大致数量。

3.培养

(1)一般细菌培养：前列腺液标本用定量接种环取 1μl 接种血琼脂，其他分泌物标本直接种血琼脂平板35℃孵箱中培养 18～24h 后，根据菌落特性和形态染色，作出初步判断，再按各类细菌的生物学特性进行鉴定。如无细菌生长，继续观察培养至 48～72h。

(2)厌氧菌培养：标本接种于厌氧血琼脂平板置于厌氧环境培养，35℃培养 24～48h，根据生长情况及涂片染色结果，挑取可疑菌落作耐氧试验及细菌鉴定。如无细菌生长，继续观察培养至 48～72h。

(3)特殊细菌培养：淋病奈瑟氏菌培养选用 TM 琼脂平板接种，放入 5%～10% CO_2 环境中，35℃培养18～24h，观察有无菌落生长，如无细菌生长，继续观察 48～72h。

（六）病原菌的鉴定

生殖道标本常见病原菌

(1)革兰阳性菌：葡萄球菌、肠球菌、链球菌属、消化链球菌、白色假丝酵母菌等。

(2)革兰阴性菌：淋病奈瑟菌、肠杆菌科细菌、拟杆菌、阴道加德纳菌、杜克雷嗜血杆菌等。

（七）结果报告

1.阳性结果报告　所检出致病菌的菌名、数量及药敏结果。前列腺液标本的计数，平板生长菌落数乘以 1000 即每毫升的菌落数。其他分泌物标本的计数，结合细菌生长数量所占的大体比例报告（少量、中等量、较多、大量）。

2.阴性结果报告　培养 48～72h 后阴性，则报告“无细菌生长”。

（八）注意事项

1.对于某些特殊细菌培养（如淋病奈瑟菌培养），应延长培养时间，在菌种鉴定及药敏试验结果尚未报出之前，应根据涂片镜检结果采取治疗措施。

2.厌氧菌培养应采用厌氧转运拭子留取标本，避免接触环境中氧气。

3.用于采集标本的拭子应该是对微生物无毒的纤维素拭子，采集后立即送检，以防干燥。

（九）临床意义

尿道口有表皮葡萄球菌、类白喉棒状杆菌、耻垢分枝杆菌等，阴道内常有乳酸杆菌、大肠埃希菌、酵母菌等正常菌群的存在，因此，生殖道感染的诊断应密切结合临床表现及其他检验结果综合考虑。淋病奈瑟菌常引起急、慢性尿道炎、阴道炎及新生儿眼结膜炎。杜克嗜血杆菌感染时软下疳为主要临床症状。潜伏期 1～14d，多于性交后 2～5d 发病。

（十）支持文件

1.VITEKⅡ全自动细菌鉴定仪操作程序。

2.ATB 细菌鉴定系统操作程序。

3.Walk Away 96 全自动细菌鉴定和药敏分析仪操作程序。

4.BIOBSE BSC-1500C+Ⅱ型生物安全柜操作程序。

5.Heraeus CO_2 培养箱操作程序。

6.BUGBOX 厌氧培养箱操作作业指导书。

7.离心涂片染色机操作程序。

(十一)记录表格

1.不合格标本拒收登记表。

2.临床沟通登记本。

八、脓液标本微生物学检验操作程序

(一)目的

规范脓液标本细菌学检验标准操作程序,确保检验结果的可靠准确。

(二)适用范围

脓液标本细菌培养及涂片检查。

(三)标本

1.标本类型　伤口创面和脓液标本。

2.标本采集

(1)开放性感染和化脓灶:标本采集前先用灭菌生理盐水冲洗表面污染菌,在患部附近的皮肤或黏膜,用灭菌纱布或棉球擦拭,使供培养用的标本,尽可能从深部流出,再用灭菌拭子采取脓液及病灶深部的分泌物。如为慢性感染,已形成肉芽或组织增生,可取感染部位下的组织,研磨成组织匀浆接种于适宜的培养基。

(2)对已破溃脓肿一般以无菌棉拭采取脓液及病灶深部的分泌物,而瘘管则以无菌方法采取组织碎片,置入无菌试管中送检。

(3)对于未破溃的脓肿可严格消毒后,以无菌注射器抽取脓汁及分泌物,也可切开排脓用无菌棉拭采取。

(4)对疑似放线菌感染的标本,常用无菌棉拭挤压瘘管,选取脓汁中"硫黄样颗粒",置于无菌管中送检,也可将无菌纱布塞入瘘管内,次日取出送检。

(5)患者局部已用抗生素及磺胺类药物,应在培养基加入抗抗生素物质,避免假阴性结果出现。创伤出血,敷有药物在 2h 以内及烧伤 12h 内均不应采集标本,此时获得的阳性结果机会甚少。

(6)采集标本时应注意观察脓汁及分泌物的性状、色泽及有无恶臭等,为培养鉴定提供依据。脓汁呈绿色时可能有铜绿假单胞菌感染,有恶臭味时可能有厌氧菌感染。在培养检查时要注意厌氧菌的培养。

(7)闭锁性脓肿:先用碘酊消毒皮肤和黏膜表面,然后用 75%酒精脱碘,再用灭菌干燥注射器穿刺抽取,将采集的标本置灭菌容器中。疑为厌氧菌感染时,应作厌氧菌培养,取出标本后应将注射器内空气排空,同时将针头插入灭菌胶塞内,以防空气进入。

(8)大面积烧伤的创面分泌物:由于创面的部位不同,细菌种类也不尽相同,要用无菌拭子采集多个部位标本。

3.标本运送　采集的标本应立即送检,如不能立即送检,放 4℃冰箱,但不能超过 6h。采集好的标本放入专用密闭送检箱中,运送时要注意避免对环境空间的污染。

4.注意事项

(1)尽可能在用药前采集标本,如果患者在采集标本前已用药,请在检验申请单上注明,检验人员可在培养基内加入相应拮抗物,以利于提高阳性检出率。

(2)采集标本时应注意脓液及分泌物的性状、色泽及气味,为分离鉴定致病菌提供依据。

(3)疑有某种细菌感染,若该细菌对干燥敏感,用棉拭子采集标本后,应立即放入液体培养基内;或采标本前先将棉拭子沾少许肉汤或生理盐水以保持标本湿度。

(4)深部脓肿常由包括厌氧菌在内的混合细菌感染所致,采集标本应遵守厌氧菌感染标本的采集原则。

(四)仪器、试剂

1.所需仪器　VITEKⅡ鉴定系统;ATB鉴定系统;西门子 Walk Away 96 鉴定系统;革兰阴性菌鉴定卡(GN)、革兰阳性菌鉴定卡(GP)、真菌鉴定R(YST)、ATB板条等,有效期及储存条件参见试剂说明书。

2.所需试剂　革兰染液、血平板、氧化酶纸片、触酶试剂、凝固酶试剂、药敏纸片等。

3.其他设备　生物安全柜、普通孵箱、显微镜、接种环、接种针等。

(五)检验步骤

1.标本接收、核对与录入。

2.涂片检查

(1)一般细菌涂片:革兰染色后镜检,观察有无细菌,以及细菌的染色性状、形态、排列方式、大体数量等。

(2)抗酸杆菌涂片:涂片抗酸染色,若有抗酸杆菌,报告大致数量。

3.培养

(1)一般细菌培养:标本接种血琼脂平板35℃孵箱中培养18～24h后,根据菌落特性和形态染色,作出初步判断,再按各类细菌的生物学特性进行鉴定。若无细菌生长应放置48～72h继续观察。

(2)厌氧菌培养:取脓液标本接种厌氧血琼脂平板置于厌氧环境培养,35℃培养24～48h后,根据生长情况及涂片染色结果,挑取可疑菌落作耐氧试验及细菌鉴定。若无细菌生长应放48～72h继续观察。

(3)苛养菌培养:接种于巧克力琼脂平板,置于5%～10% CO_2 孵箱中培养,35℃培养18～24h,观察有无菌落生长,如无细菌生长,继续观察48～72h。

(六)病原菌的鉴定

脓液标本培养常见的病原菌

(1)革兰阳性菌:葡萄球菌、链球菌、消化链球菌、炭疽芽孢杆菌、产气荚膜杆菌、溃疡棒状杆菌、结核分枝杆菌、丝状真菌、诺卡菌、放线菌、酵母样菌。

(2)革兰阴性菌:肠杆菌科细菌、假单胞菌、拟杆菌、梭状芽孢杆菌、产碱杆菌、无色杆菌、弧菌科细菌等。

(七)结果报告

1.阳性结果报告　所检出致病菌的菌名、数量及药敏结果。计数结合细菌生长数量所占的大体比例报告(少量、中等量、较多、大量)。

2.阴性结果报告　培养48～72h后阴性,则报告“无细菌生长”。

(八)注意事项

1.对于某些特殊患者(如气性坏疽患者),在菌种鉴定及药敏试验结果尚未报出之前,应根据涂片镜检结果采取治疗措施。

2.厌氧菌培养应采用厌氧转运拭子留取标本；穿刺时最好以针筒直接抽取，避免接触环境中氧气。

3.用于采集标本的拭子应该是对微生物无毒的纤维素拭子，采集后立即送检，以防干燥。

（九）临床意义

从脓液标本检出的病原菌中最常见的是由葡萄球菌和链球菌引起的局部化脓性感染，包括有毛囊炎、疖、痈、甲沟炎、扁桃体炎、乳腺炎、中耳炎、外科切口及创伤感染等。化脓性骨髓炎、化脓性关节炎的主要致病菌是金黄色葡萄球菌。慢性骨髓炎和慢性化脓性关节炎病原菌中，除上述细菌外，主要为结核分枝杆菌。脓液标本中可检出铜绿假单胞菌、变形杆菌和类白喉棒状杆菌等，常为继发感染或污染所致。器官脓肿和机体深部组织的脓肿多为厌氧菌感染。

（十）支持文件

1.VITEK-Ⅱ全自动细菌鉴定仪操作程序。

2.ATB 细菌鉴定系统操作程序。

3.Walk Away 96 全自动细菌鉴定和药敏分析仪操作程序。

4.BIOBSE BSC-1500C＋Ⅱ型生物安全柜操作程序。

5.WiseCube 数显经济型恒温恒湿箱操作程序。

6.BuGBox 厌氧培养箱操作作业指导书。

7.离心涂片染色机操作程序。

（十一）记录表格

1.不合格标本拒收登记表。

2.临床沟通登记本。

九、眼、耳、鼻、喉分泌物微生物学检验操作程序

（一）目的

规范眼、耳、鼻、喉分泌物细菌学检验标准操作程序，确保检验结果的可靠准确。

（二）适用范围

眼、耳、鼻、喉分泌物细菌培养。

（三）标本

1.标本类型　眼、耳、鼻、喉分泌物标本。

2.标本采集

（1）眼结膜标本：预先沾湿试子，在结膜上滚动采集标本；脓性分泌物较多时，用灭菌棉球擦拭，再用灭菌拭子取结膜囊分泌物培养或涂片检查。

（2）眼角膜标本：在麻醉下，用刮勺在溃疡或创伤边缘刮取碎屑，直接接种在培养基平板上并涂片。

（3）口咽部标本：先用一个拭子拭去溃疡或创面表面的分泌物，用第二个拭子采集溃疡边缘或底部，常规培养 2h 内送到实验室。检查脑膜炎奈瑟菌和白喉棒状杆菌时，如在咽部肉眼见有明显发红和有假膜存在时，应在局部涂抹。

（4）外耳炎标本：要用深部耳拭子采集标本。

（5）鼻腔标本：用无菌棉拭子，伸进一侧鼻孔约 2.5cm，与鼻黏膜接触，轻轻旋转拭子，蘸取黏膜上分泌物，缓慢抽出，置运送培养基或将拭子直接送检。

（6）窦内标本及深部组织标本：在手术中采集，原则是立即送检。

（四）仪器、试剂

1.所需仪器　VITEKⅡ鉴定系统；ATB鉴定系统；西门子 Walk Away 96 鉴定系统；革兰阴性菌鉴定卡(GN)、革兰阳性菌鉴定卡(GP)、真菌鉴定卡(YST)、ATB板条等，有效期及储存条件参见试剂说明书。

2.所需试剂　革兰染液、羊血平板、氧化酶纸片、触酶试剂、凝固酶试剂、药敏纸片等。

3.其他设备　生物安全柜、CO_2 孵箱、显微镜、接种环、接种针等。

（五）检验步骤

1.标本接收、核对与录入。

2.涂片检查

(1)一般细菌涂片：革兰染色后镜检，观察有无细菌，以及细菌的染色性状、形态、排列方式、大体数量等。

(2)抗酸杆菌涂片：涂片抗酸染色，若有抗酸杆菌，报告大致数量。

3.培养

(1)一般细菌培养：鼻、咽、喉标本接种羊血琼脂和巧克力琼脂，眼耳拭子接种羊血琼脂(若眼拭子临床怀疑有淋菌感染，应加做TM琼脂)放置 CO_2 孵箱中35℃培养18～24h后，根据菌落特性和形态染色，作出初步判断，再按各类细菌的生物学特性进行鉴定。若无细菌生长应放至48～72h继续观察。

(2)厌氧菌培养：标本接种厌氧血琼脂平板置于厌氧环境培养，35℃培养24～48h后，根据生长情况及涂片染色结果，挑取可疑菌落作耐氧试验及细菌鉴定。若无细菌生长应放48～72h继续观察。

（六）病原菌的鉴定

眼、耳、鼻、喉分泌物培养常见病原菌

(1)革兰阳性菌：金黄色葡萄球菌、肺炎链球菌、溶血性链球菌、溶血隐秘杆菌、白喉棒状杆菌、酵母样菌、丝状真菌等。

(2)革兰阴性菌：脑膜炎奈瑟菌、淋病奈瑟菌、嗜血杆菌、莫拉菌、百日咳鲍特菌、肠杆菌科细菌、假单胞菌等。

（七）结果报告

1.正常人咽喉部都有正常菌群，而培养的主要病原菌是B溶血性链球菌和溶血隐秘杆菌；特殊情况下(如咽喉部外伤、手术创伤等)重要病原菌应提示报告。

阳性结果报告：β溶血性链球菌或溶血隐秘杆菌。

阴性结果报告：正常菌群生长。

2.对于正常无菌的器官如眼内、耳内标本，培养阳性可直接报告检出的细菌及敏感试验结果。48～72h培养阴性报告“无细菌生长”。

3.阳性结果报告的计数问题

结合细菌生长数量所占的大体比例报告，少量、中等量、较多、大量。

（八）注意事项

1.应于抗菌药物治疗之前采集标本，咽部是呼吸和食物的通路，故以晨起采集为宜。

2.用于采集标本的拭子应该是对微生物无毒的纤维素拭子，采集后立即送检，以防干燥。

（九）临床意义

咽拭子、鼻咽、窦部标本微生物学检验有助于猩红热、风湿热、急性肾小球菌肾炎、脑膜炎、鼻窦炎的诊断。最常见病原菌为淋病奈瑟菌、葡萄球菌、链球菌、结膜干燥棒状杆菌、铜绿假单胞菌、肠道杆菌等。鼻咽部的感染多见于金黄色葡萄球菌、化脓性链球菌、铜绿假单胞菌，鼻窦炎也可由厌氧菌感染所致；百日咳鲍特菌发病初期检出率高，3～4周后则不易检出；白喉患者可从喉头分泌物内检出白喉棒状杆菌；急性咽喉炎以链球菌为最常见，其次为金黄色葡萄球菌、流感嗜血杆菌，和肺炎链球菌混合感染；溃疡性咽喉炎可由奋森螺旋体和梭形杆菌引起。

（十）支持文件

1.VITEK-Ⅱ全自动细菌鉴定仪操作程序。

2.ATB细菌鉴定系统操作程序。

3.Walk Away 96全自动细菌鉴定和药敏分析仪操作程序。

4.BIOBSE BSC-1500C＋Ⅱ型生物安全柜操作程序。

5.Heraeus CO_2 培养箱操作程序。

6.BUGBOX厌氧培养箱操作作业指导书。

7.离心涂片染色机操作程序。

（十一）记录表格

1.不合格标本拒收登记表。

2.临床沟通登记本。

十、组织标本微生物学检验操作程序

（一）目的

规范组织标本细菌学检验标准操作程序，确保检验结果的可靠准确。

（二）适用范围

组织标本细菌培养及涂片检查。

（三）标本

1.标本类型　组织标本。

2.标本采集

（1）皮肤、黏膜、指甲用棉签或小刀擦取或刮取，也可用手术切除或穿刺抽取置无菌试管送检；牙周穿刺活检或抽取炎性分泌物送检；窦道、瘘管用深部刮取术，采集一小部分管壁组织。采集标本后，应放入无菌的容器内送检。

（2）深部组织，如：肝、肾、肺、脑、胃、十二指肠、直肠、结肠、支气管、胆道、肠系膜、淋巴结、附件、扁桃体等，可通过手术或内窥镜检查时采集。

3.标本处理　一般细菌培养的组织标本应用无菌方式把组织或活检标本剪成碎片，然后加入1～2ml无菌生理盐水，研磨成组织匀浆。真菌培养的组织标本只能用无菌剪刀剪碎，而不能研磨组织碎片，否则可能损坏真菌菌丝。

（四）仪器、试剂

1.所需仪器　VITEKⅡ鉴定系统；ATB鉴定系统；西门子Walk Away 96鉴定系统；革兰阴性菌鉴定卡（CN）、革兰阳性菌鉴定卡（GP）、真菌鉴定卡（YST）、ATB板条等，有效期及储存条件参见试剂说明书。

2.所需试剂　革兰染液、血平板、氧化酶纸片、触酶试剂、凝固酶试剂、药敏纸片等。

3.其他设备　生物安全柜、普通孵箱、显微镜、接种环、接种针等。

（五）检验步骤

1.标本接收、核对与录入。

2.涂片检查

(1)一般细菌涂片:革兰染色后镜检,观察有无细菌,以及细菌的染色性状、形态、排列方式、大体数量等。

(2)抗酸杆菌涂片:涂片抗酸染色,若有抗酸杆菌,报告大致数量。

3.培养

(1)一般细菌培养:将处理好的标本接种血琼脂平板35℃孵箱中培养18～24h后,根据菌落特性和形态染色,作出初步判断,再按各类细菌的生物学特性进行鉴定。若无细菌生长应放置48～72h继续观察。

(2)厌氧菌培养:将处理好的标本接种厌氧血琼脂平板置于厌氧环境培养,35℃培养24～48h后,根据生长情况及涂片染色结果,挑取可疑菌落作耐氧试验及细菌鉴定。若无细菌生长应放48～72h继续观察。

(六)结果报告

1.阳性结果报告　所检出致病菌的菌名、数量及药敏结果。计数结合细菌生长数量所占的大体比例报告(少量、中等量、较多、大量)。

2.阴性结果报告　培养48～72h后阴性,则报告“无细菌生长”。

(七)注意事项

1.组织标本做细菌检查时,应同时作病理学检查。

2.如怀疑为军团菌感染要直接送检,不加生理盐水。

3.采集各种深部组织活检之前,应严格进行皮肤消毒。采集污染的组织标本(如尸检标本、褥疮),应先用70%酒精和烧红的烙铁或刀灼烧组织表面,或将组织标本置沸水中5～10s,消除表面污染后,无菌操作切开组织块,取内部组织进行微生物学检测。

4.各种活检组织标本,在常温下可保存最长时间为24小时。

(八)临床意义

肺部组织最常见的病原菌为肺炎链球菌、葡萄球菌属、结核分枝杆菌、克雷白菌属或军团菌、厌氧菌、肺炎支原体及真菌;亚急性心内膜炎的组织常见的病原菌是草绿色链球菌,由此可帮助鉴别病原菌。组织标本中分离出的病原菌必须结合基础疾病进行分析。疑似军团菌感染患者的肺组织,在分离到军团菌时可确定其病原性。而分离到无溶血链球菌,应作进一步分析方可确定。

(九)支持文件

1.VITEKⅡ全自动细菌鉴定仪操作程序。

3.ATB细菌鉴定系统操作程序。

3.Walk Away 96全自动细菌鉴定和药敏分析仪操作程序。

4.BIOBSE BSC-1500C+Ⅱ型生物安全柜操作程序。

5.WiseCube数显经济型恒温恒湿箱操作程序。

6.BUGBOX厌氧培养箱操作作业指导书。

7.离心涂片染色机操作程序。

(十)记录表格

1.不合格标本拒收登记表。

2.临床沟通登记本。

十一、静脉插管微生物学检验操作程序

（一）目的

规范静脉插管标本细菌学检验标准操作程序，确保检验结果的可靠准确。

（二）适用范围

静脉导管细菌培养。

（三）标本采集

以无菌手续留取静脉导管前5cm导管（近心端），放入无菌容器中尽快送检。

（四）仪器、试剂

1.所需仪器 VITEKⅡ鉴定系统；ATB鉴定系统；西门子Walk Away 96鉴定系统；革兰阴性菌鉴定卡（GN）、革兰阳性菌鉴定卡（GP）、真菌鉴定卡（YST）、ATB板条等，有效期及储存条件参见试剂说明书。

2.所需试剂 革兰染液、血平板、氧化酶纸片、触酶试剂、凝固酶试剂、药敏纸片等。

3.其他设备 生物安全柜、普通孵箱、显微镜、接种环、接种针等。

（五）检验步骤

用无菌镊子将5cm导管（近心端）在血琼脂平板上交叉滚动3次（Maki's接种法），然后压入血平板，在35℃孵箱中培养18～24h，根据菌落特征和形态染色，作出初步判断，再按各类细菌的生物学特性进行鉴定。若无细菌生长应放置48h继续观察。

（六）结果报告

1.阳性结果报告 所检出致病菌的菌名、数量及药敏结果。

2.阴性结果报告 培养48h后阴性，则报告“无细菌生长”。

（七）注意事项

1.如血琼脂平板上生长≥15个菌落，提示有潜在导管相关性感染，应进行细菌鉴定和药敏试验，同时建议抽血做血培养。

2.若为两种细菌生长，且菌落计数均≥15个菌落/平板，均应进行细菌鉴定和药敏，建议做血培养确证。

（八）临床意义

1.判断静脉导管是否有细菌生长，如菌落计数≥15个菌落/平板可能为感染菌，指导临床医生是否应该拔除导管，菌落计数≤5个菌落/平板可能为污染菌，应根据具体情况判定。

2.导管作为血管异物，长期使用致纤维素沉积、激活凝血系统、在管的尖端形成纤维凝血快，黏附于静脉壁，导致血栓形成。若细菌侵入并繁殖生长，极容易合并化脓性栓塞性静脉炎，并可导致导管败血症。

3.导管源性感染 应做导管近端培养，再加血培养，因为当接受导管治疗的患者有不明原因的发冷、发热时，应首先考虑导管感染或败血症，此时及时采血培养及导管近端培养，有助于明确病原。

4.重症患者需要导管检查、监护、全胃肠外营养（TPN）治疗，因此导管源性感染和导管源性败血症的发病率明显上升。长时间留置静脉导管后，静脉炎的发生率为13%～39%。

（九）支持文件

1.VITEKⅡ全自动细菌鉴定仪操作程序。

2.ATB细菌鉴定系统操作程序。

3.Walk Away 96全自动细菌鉴定和药敏分析仪操作程序。

4.BIOBSE BSC-1500C+Ⅱ型生物安全柜操作程序。

5.WiseCube数显经济型恒温恒湿箱操作程序。

(十)记录表格

1.不合格标本拒收登记表。

2.临床沟通登记本。

十二、抗菌药物敏感性试验操作程序

(一)概述

1.抗菌药物敏感性试验原理 抗菌药物敏感性试验是测定抗生素或其他抗微生物制剂在体外抑制细菌生长的能力。这种能力可以通过纸片扩散法或稀释法来测定。

2.常规药物敏感性试验的适用性 临床微生物实验室做药敏试验有两个主要目的:①指导临床医师对各类患者选择最佳抗菌药物;②在一定区域内积累对公共卫生有关的重要耐药的微生物流行病学资料。

经验性治疗仅对尚未获得耐药性的病原菌有效。通过药敏试验不仅直接检出临床分离的耐药性菌株,并且预测应用与病原菌直接相关的抗菌药物MIC治疗患者的可靠性。

3.药敏试验的临床意义

(1)可对抗菌药物的临床效果进行预测,查出耐药,减少治疗错误,便于医生选择个体化治疗方案,从而节省费用。

(2)利用药敏试验进行耐药监测及流行病学调查,为医院感染控制部门提供防治依据。

(3)药敏试验还可为新药的研究和评估提供有价值的信息。

(4)利用耐药监测结果控制抗菌药物应用可延长新药使用寿命。

4.药敏试验的指征

(1)对于能引起感染的病原菌,为保证治疗效果,若不能从该菌的种属特征可靠地推知其对抗菌药物的敏感性,就需要进行药敏试验。尤其当病原菌是属于对常用抗微生物药物能产生耐药的菌种时,就更需进行药敏试验。若感染是由公认的对某一高效药物敏感的微生物引起,就很少需要进行药敏试验。

(2)对于污染、机体共生的正常细菌群和那些与感染无关的细菌,可不必做药敏试验。

(3)对于同一患者、同一采集部位连续送检标本中分离出的同一细菌,3天以内只需做药敏一次,超过3天以上必须重新做药敏,以便及时监测新的耐药表型。

5.药物敏感试验的规则

(1)目前我国主要以美国临床和实验室标准协会(CLSI)所制定的药敏规则作为操作指南。CLSI标准中表1和表2是CLSI推荐并经美国食品管理委员会(FDA)通过的试验药物,已经体外药敏试验证实这些药的体外药敏试验有助于感染的控制和流行病学调查,并将其分为4组。

1)A组药物用于常规和首选试验,其结果也应常规报告。

2)B组包含一些临床上重要、特别针对医院感染的抗菌药物,可用于首选试验,但只是选择性地报告临床。例如当细菌对A组同类药物耐药时,可选择性报告B组中的一些结果。B组其他报告指征包括以下几点:①特定的标本来源(如三代头孢菌素对脑脊液中的肠道杆菌,或者磺胺甲噁唑/甲氧苄啶对泌尿道的分离菌株);②多种细菌感染;③多部位感染;④对A组药过敏、耐受或无效的病例;⑤以流行病学调查为目的向感染控制部门报告。

3)C组包括替代性或补充性抗菌药物,可在以下情况进行试验:某些单位潜在有对数种基本药物(特别是同类的，如β-内酰胺类或氨基糖苷类）局部流行或广泛流行的耐药菌株；治疗对基本药物过敏的患者；治疗少见菌的感染（如氯霉素对肠道外分离的沙门菌属或耐万古霉素的肠球菌）；以流行病学调查为目的向感染控制部门报告。

4）U组包含某些仅用于治疗泌尿道感染的抗菌药物（如呋喃妥因和某些喹诺酮类药物），这些药物对除泌尿道以外的感染部位分离的病原菌不应常规报告，其他具有较广治疗指征的药物也可包括于U组，其主要针对一些特定的泌尿道致病菌（如铜绿假单胞菌）。表中的小框中是一些类似的药物，同一框内的药物的结果解释和临床效力都很相似，因此不必重复试验，而用“或”字表示一组相关的药物，其抗菌谱和结果解释几乎完全相同，所以通常在每个小框中只选择一种药物进行试验。

5）常规药敏试验抗菌药物选择与分组详见CLSI最新版本。

（2）本实验室常规药敏试验抗菌药物的选择

1）药敏试验抗生素选择的基本原则。

2）根据《美国FDA通过的临床微生物实验室对常规药敏试验和报告的抗菌药物分组》原则。

3）根据本院细菌耐药监测结果。

4）根据本院临床抗生素遴选的种类。

（3）本实验室临床常规药敏试验的药物种类

1）肠杆菌科细菌抗菌药物的选择：头孢吡肟、阿米卡星、氨苄西林/舒巴坦、哌拉西林/他唑巴坦、头孢呋辛、头孢曲松、头孢他啶、环丙沙星、头孢哌酮/舒巴坦、亚胺培南、美罗培南。

2）革兰阴性非发酵菌抗菌药物的选择：头孢吡肟、阿米卡星、哌拉西林/他唑巴坦、头孢他啶、米诺环素、多黏菌素B、复方新诺明、环丙沙星、头孢哌酮/舒巴坦、亚胺培南、美罗培南。

3）葡萄球菌属抗菌药物的选择：头孢西汀、红霉素、克林霉素、阿米卡星、利福平、头孢唑啉、左氧氟沙星、利奈唑胺、替考拉宁、万古霉素、呋喃妥因。

4）肠球菌属抗菌药物的选择：青霉素、红霉素、呋喃妥因、氨苄西林、利福平、庆大霉素（120μg/片）、左氧氟沙星、利奈唑胺、替考拉宁、万古霉素、米诺环素。

5）嗜血杆菌/卡他莫拉菌抗菌药物的选择：氨苄西林、氨苄西林/舒巴坦、左氧氟沙星、阿奇霉素、头孢呋辛、复方新诺明、氨曲南、头孢曲松。

6）肺炎链球菌抗菌药物的选择：青霉素、红霉素、阿奇霉素、四环素、左氧氟沙星、复方新诺明、克林霉素、万古霉素。

7）奈瑟菌属抗菌药物的选择：青霉素、头孢呋辛、头孢曲松、四环素、环丙沙星。

8）假丝酵母菌属抗菌药物的选择：氟康唑、两性霉素B、伊曲康唑、伏力康唑。

9）嗜麦芽窄食单胞菌抗菌药物的选择：左氧氟沙星、米诺环素、复方新诺明。

10）洋葱假单胞菌抗菌药物的选择：头孢他啶、米诺环素、美罗培南、复方新诺明。

6.药敏试验判断原则　以一菌一药一条标准的原则划分。

（1）纸片扩散药敏试验判断标准：纸片扩散法药敏试验以抑菌环直径来表示该药对特定细菌的敏感程度分为敏感、中介度和耐药，分别以S、I和R来表示。这一敏感程度的划分首选经过大量临床分离菌的抑菌环直径与MIC比较，设立抑菌环直径与MIC的关系。第二步是分析MIC及相应抑菌环大小与按正常剂量用药的药代动力学的关系。第三步是确立体外试验结果与临床实际疗效的关系。

（2）稀释法药敏试验的判断标准：稀释法药敏试验以某种药物对特定细菌的最低抑菌浓度即MIC值报告，但为了使临床医生明确这些数据与治疗的关系，因此在常规MIC测定报告中同时提供“解释”标准是十分必要的。MIC值与抗菌药物在血液或组织中的浓度，以及“解释”标准关系如下：

1)敏感(S):表示某种抗菌药物对细菌的MIC值低于常规剂量下的抗菌药物血液或组织浓度4～8倍,可以用常规剂量治愈。

2)中度敏感(MS):表示某种抗菌药物对该细菌的MIC值接近用常规剂量后抗菌药物可达到的血液或组织浓度,细菌对此类抗菌药物敏感性低,这种药物可用于生理性浓集部位的感染。

3)耐药(R):表示某种抗菌药物对该细菌的MIC值等于或高于常规剂量下可获得的抗生素的血液或组织浓度,因此细菌不能被抑制。

(3)药敏试验结果与临床治疗的关系

1)敏感(S):表示该菌引起的感染可以用推荐剂量(常规剂量)的该抗菌药物治疗,禁忌证除外。

2)中介度(I):这一范围作为“缓冲域”,以防止由微小的技术因素失控所导致的结果解释错误。抑菌环落人中介度范围时意义不明确,如果没有其他可以替代的药物,需作稀释试验,根据MIC结果作出判断。

3)耐药(R):被测菌不能被常规剂量所能达到的组织或血液中的抗菌药物浓度所抑制。

(4)药敏试验判断标准按每年CLSI标准最新版本进行,如参见2010年CLSI修订版本:抗菌药物敏感性试验执行标准,第二十版。

7.药物敏感试验的质量保证　药物敏感试验的精确度与准确度受多种因素的影响,如接种菌量、试验稳定性、培养基的质量和操作员的熟练程度等,实验室为了药敏结果的正确报告必须定期进行药敏试验的质量保证工作。质控菌株的选择与质控结果的判断遵循CLSI最新标准。

(二)纸片扩散法药敏试验的操作程序

1.目的　规范药物敏感性试验标准操作程序,确保药敏结果准确。

2.原理　将含有定量抗菌药物的滤纸片贴在已接种了测试菌的琼脂表面上,纸片中的药物在琼脂中扩散,随着扩散距离的增加,抗菌药物的浓度呈对数减少,从而在纸片的周围形成一种浓度梯度。在药物扩散的同时,纸片周围抑菌浓度范围内的测试菌不能生长,而抑菌浓度范围外的菌株则继续生长,从而在纸片的周围形成透明的抑菌圈。不同抗菌药物抑菌圈的直径因受药物在琼脂中的扩散速率的影响而不同,抑菌圈的大小可反映测试菌对测定药物的敏感程度,并与该药对测试菌的最低抑菌浓度(MIC)呈负相关,即抑菌圈越大,MIC越小。

3.适用范围

(1)纸片法药敏试验的菌株包括从临床标本中分离的常见的、快生长的菌,如肠杆菌科、葡萄球菌、肠球菌、非发酵糖菌;还包括某些苛养病原菌,如流感嗜血杆菌、肺炎链球菌及其他链球菌、淋病奈瑟菌等。

(2)对每一种可能致病的细菌进行敏感试验时,使用的单个菌落都应选自原始的琼脂平板,鉴定种属的过程常与此同时进行。不同菌种的混合物不能在同一药敏平皿上进行试验。

4.仪器、试剂

(1)所需仪器:普通孵箱、CO_2孵箱、麦氏比浊仪或比浊管、镊子、药敏分析仪(必要时)。

(2)所需试剂

1)药敏培养基:MH琼脂(非苛养菌用)、HTM琼脂(嗜血杆菌用)、GC琼脂(淋病奈瑟菌用)、含5%羊血的MH琼脂(肺炎链球菌、草绿色链球菌、B溶血链球菌、脑膜炎奈瑟菌用)。

2)药敏纸片:购于温州康泰公司或英国OXOID公司。药敏纸片常规保存在－20℃以下冰箱,少量保存于4℃冰箱日常工作备用。

3)0.9%无菌生理盐水(自制后高压灭菌)、无菌棉拭子。

5.操作步骤

(1)菌液制备:用接种环或无菌棉拭子挑取已分纯的菌落4～5个放置无菌生理盐水中制备菌悬液,参照麦氏比浊仪或比浊管配制 0.5 麦氏单位菌液浓度。

(2)药敏培养基的选择：一般营养要求的非苛养菌用 MH 琼脂；嗜血杆菌用 HTM 琼脂；淋病奈瑟菌用专用的 GC 琼脂；肺炎链球菌、草绿色链球菌、β溶血链球菌、脑膜炎奈瑟菌用含 5%羊血的 MH 琼脂。

(3)接种平板：制备好的菌液必须在 15min 内使用。用无菌棉拭子蘸取菌液，在管壁上旋转挤压几次，去掉过多的菌液。用拭子涂布整个培养基表面，反复几次，每次将平板旋转 60°，最后沿平皿周边绕两圈，保证涂布均匀。

(4)贴纸片：须待平板上的水分被琼脂完全吸收后再贴纸片。用镊子取纸片一张，贴在琼脂平板表面，用镊尖压一下，使其贴平，纸片一旦贴下就不可再拿起，因纸片中的药物已经扩散到琼脂中。每张纸片间距不少于 24mm，纸片中心距平皿边缘不少于 15mm，直径为 90mm 的平板最好贴 6 张。贴上纸片后，须在 15 分钟内放(35±2)℃孵箱培养。

(5)孵育

1)孵育环境：非苛养菌放置 35℃普通孵箱；嗜血菌、淋病奈瑟菌、肺炎链球菌、β溶血链球菌、草绿色链球菌、脑膜炎奈瑟菌放置 5% CO_2 孵箱。

2)孵育时间

①葡萄球菌和肠球菌必须孵育 24 小时以检测对头孢西汀和万古霉素的耐药性。每日做完葡萄球菌和肠球菌药敏，在乎板上记录时间，将药敏平板放置某一孵育的固定位置，确保 24h 后观察结果。

②嗜血杆菌需 16～18h；肺炎链球菌、草绿色链球菌、β溶血链球菌、淋病奈瑟菌、脑膜炎奈瑟菌需 20～24h；其他非苛养菌 18～24h。

③测定囊性纤维化患者的铜绿假单胞菌的敏感性，应将孵育时间延长至 24h。

6.结果判断

(1)判断方法：一般细菌抑菌圈直径的判读，将平板置于反射光照明下用反射光阅读，用直尺或游标卡尺测量完整、清晰、完全抑制的抑菌圈直径，读取最近的整毫米数。葡萄球菌利奈唑胺、万古霉素抑菌圈直径的判读、肠球菌万古霉素抑菌圈直径的判读，需将平板正对光源，用透射光阅读。对于加入血的 MH 琼脂平板(如肺炎链球菌)，则将平板的盖子移去，在琼脂表面的上方测量并以反射光照明。抑菌圈直径结果的判读也可使用自动化药敏测量仪。

(2)判断标准：参考每年 CLSI 最新版本标准。

(3)注意事项

1)一般细菌抑菌圈的边缘应不见细菌的明显生长，在抑菌圈边缘需借助放大镜才能观察到的小菌落的微弱生长可忽略不计。当检测葡萄球菌或肠球菌时，在头孢西丁纸片(葡萄球菌)或万古霉素纸片(肠球菌)周围的抑菌圈内有任何可辨的菌株生长(包括针尖样菌落)则提示耐药。

2)对其他细菌，若在清楚的抑菌圈内有独立的菌落生长，则提示可能接种的菌种不纯，需要重新分离、鉴定和药敏试验，但此菌落也可能为抗菌药物选择出的高频突变耐药株。

3)变形杆菌可迁徙到某些抗菌药物抑菌圈内生长，所以在明显的抑菌圈内有薄膜样爬行生长可以忽略。

4)对甲氧苄啶和磺胺，拮抗物可使细菌轻微生长，所以抑菌圈直径的检测应不考虑细微生长的部分(生长菌苔的 20%或以下)而测量比较明显的边缘。

5)溶血性链球菌应检测生长抑制圈而不是溶血抑制圈。

6.药敏结果报告与解释

(1)参照 CLSI 最新标准对药敏试验结果做出评定，报告敏感、中介或耐药。

(2)产 ESBL 酶的细菌,药敏结果应报告对所有青霉素类、头孢菌素及氨曲南耐药。

(3)MRS(包括 MRSA 和 MRSCN)无论体外试验的结果敏感与否,均应报告对所有 β-内酰胺类抗生素(包括所有青霉素类、头孢菌素类、β-内酰胺类含酶抑制剂、碳青霉烯类等)耐药,而且 MRS 通常同时对氨基糖苷、大环内酯类、克林霉素和四环素多重耐药,在报告中必须加以提示。

(4)对于肠道分离的沙门菌和志贺菌,只有氨苄西林、一种喹诺酮类药物和磺胺甲嘧唑/甲氧苄啶可用于常规试验报告。肠道外感染沙门菌属分离株,应测试并报告氯霉素和一种三代头孢菌素。

(5)对于肠球菌属,头孢菌素类、氨基糖苷类(仅筛选高水平耐药性)、磺胺甲嘧唑/甲氧苄啶和克林霉素在体外可能有活性,但在临床上耐药,所以不能报告对这些药物敏感。

(6)苯唑西林的抑菌圈直径≥20mm 的肺炎链球菌对青霉素是敏感的(MIC≤0.06μg/ml)。当苯唑西林纸片筛选试验的直径≤19mm 时,可能是对青霉素耐药、中介或某些敏感的菌株,因此对于苯唑西林抑菌圈直径≤19mm 的肺炎链球棉株应检测其 MIC。

(三)万古霉素 E-test 药敏试验操作程序

1.目的　规范葡萄球菌万古霉素药敏试验的标准操作程序,确保药敏结果准确。

2.原理(E-test 试验原理)　E-test 是一种抗生素浓度梯度法直接测量 MIC 的药敏试验,它结合稀释法和扩散法的原理与特点。E-test 试条一面固定有一系列预先制备的、稀释度呈指数级连续增长的抗生素,另一面有读数和判别的刻度。当试条放在接种有细菌的琼脂上,孵育过夜后,围绕试条可见椭圆形抑菌环,环的边缘与试条交点的刻度即为抗生素抑制细菌的特定浓度,又称抑制浓度(IC)。

3.适用范围　适用于临床标本中分离的葡萄球菌。

4.仪器、试剂

(1)所需仪器:普通孵箱、麦氏比浊仪或比浊管、镊子。

(2)所需试剂

1)药敏培养基:MH 琼脂。

2)E-test 试条:购于英国 OXOID 公司。

3)0.9%无菌生理盐水(自制后高压灭菌)、无菌棉拭子。

5.操作步骤

(1)菌液制备、接种平板:参见《纸片扩散法药敏试验操作程序》。

(2)放置 E-test 试条:待接种的 MH 平板干燥后,用镊子将试条放在琼脂表面,可用镊尖轻压以驱赶其下方的气泡。试条的刻度面应朝上,药物最高浓度应靠平板边缘,试条一旦贴上琼脂表面就不能再移动。

(3)孵育:35℃普通孵箱孵育 24h。

(4)结果判读

1)判读方法:在椭圆形抑菌环与试条交点处读取 MIC 值,应读取除薄雾状和散在菌落生长外完全抑制处的数值。

2)判读标准:参考每年 CLSI 最新版本标准。

3)注意事项

①凝固酶阴性葡萄球菌终点有拖尾现象,表示有对该抗生素的耐药亚群存在,忽略拖尾。

②抑菌环与试条的交点位于两刻度之间时,读取临近的上方高浓度数值。试条两边产生不同的交点时,读取较高数值,若两边交点的数值之差大于 1 个稀释度以上,则需重复试验。忽略试条边缘的薄线生长,这常为细菌沿培养基水渠生长的结果。应参照生产厂家的说明书。

6.药敏结果报告与解释

(1)参照CLSI M100-S20文件标准,金黄色葡萄球菌万古霉素MIC≤2μg/ml为敏感,4～8μg/ml为中介,≥16μg/ml为耐药。CLSI规定,检测到万古霉素MIC≥8μg/ml的任何金黄色葡萄球菌,应送到参考实验室。

(2)参照CLSI M100-S20文件标准,凝固酶阴性葡萄球菌球菌万古霉素MIC≤4μg/ml为敏感,8～16μg/ml为中介,≥32μg/ml为耐药。CLSI规定,检测到万古霉素MIC≥32μg/ml的任何凝固酶阴性葡萄球菌,应送到参考实验室。

(四)肺炎链球菌青霉素药敏试验操作程序

1.目的　规范肺炎链球菌青霉素药敏试验的标准操作程序,确保药敏结果准确。

2原理　CLSI M100-S20文件规定,肺炎链球菌青霉素敏感性试验用苯唑西林预测(纸片扩散法)。若苯唑西林抑菌圈直径≥20mm,报告青霉素敏感;若苯唑西林抑菌圈直径≤19mm,应检测青霉素MIC值,依据CLSI标准判定结果。

3.适用范围　适用于临床标本中分离的肺炎链球菌。

4.仪器、试剂

(1)所需仪器:CO_2孵箱、麦氏比浊仪或比浊管、镊子。

(2)所需试剂

1)药敏培养基:含羊血5qo的MH琼脂。

2)苯唑西林纸片、青霉素E-test试条均购于英国OXOID公司。

3)0.9%无菌生理盐水(自制后高压灭菌)、无菌棉拭子。

5.操作步骤

(1)苯唑西林药敏纸片扩散法操作参见。

(2)纸片扩散法结果的分析:苯唑西林的抑菌圈直径≥20mm时,可报告此菌株对青霉素是敏感的。若苯唑西林的抑菌圈直径≤19mm,可发生在青霉素耐药、中介或某些敏感菌株中,因此,应检测青霉素的MIC值。

(3)青霉素MIC值的检测:采用E-test试条。5% CO_2孵箱20～24h,结果判读时应移除平皿盖,忽略溶血,读取抑菌环生长完全被抑制处与青霉素试条的交界处。

6.药敏结果报告与解释

(1)苯唑西林的抑菌圈直径≥20mm时,报告此菌株对青霉素是敏感的(MIC≤0.06μg/ml)。同时菌株对氨苄西林、阿莫西林、阿莫西林-克拉维酸、氨苄西林-舒巴坦、头孢克罗、头孢地尼、头孢吡肟、头孢噻肟、头孢丙烯、头孢布坦、头孢曲松、头孢呋辛、头孢泊肟、厄他培南、亚胺培南、美罗培南也敏感。

(2)肺炎链球菌青霉素判断折点分为脑膜炎和非脑膜炎解释标准。脑脊液分离菌株,仅按脑膜炎解释标准报告结果;脑脊液外分离的所有菌株,应按脑膜炎和非脑膜炎解释标准报告结果。

CLSI M100-S20文件规定青霉素MIC判断折点如下。

1)青霉素注射剂(非脑膜炎):≤2μg/ml为敏感,4μg/ml为中介,≥8μg/ml为耐药。

2)青霉素注射剂(脑膜炎):≤0.06μg/ml为敏感,≥0.12μg/ml为耐药。

3)对从脑脊液、血液和其他深部组织分离到的肺炎链球菌菌株,应该常规检测其对青霉素、头孢噻肟、头孢曲松、美罗培南和万古霉素的MIC。

(叶芳红)

第二节　临床细菌检验标本的采集、运送和保存

一、临床细菌检验标本的采集、运送和保存

正确的标本的采集、运送和处理对于保证临床细菌室的工作质量至关重要，应予高度重视，必须理解保持标本自然状态，才能保证检验质量。实验室有责任将标本选择(包括时间和解剖部位)、收集、保管、运送、接受和安全等关键性信息，用护理手册形式，提供各临床部门参考，以期达到规程的要求。

(一)标本管理的安全警示

1.所有标本的采集、运送和处理应在无菌操作，防止污染原则下认真进行。

2.已采集原始标本都应置于防漏、密封的容器中运送，含有明显区分各部门文字标志。

3.带针头的注射器运送标本到实验室，用无菌试管或防护装置套住注射针，再置于防漏塑料袋中运送。

(二)标本的运送和采集

1.避免来自寄生菌的污染，应当保证每份标本代表感染过程。健康宿主在感染的许多部位也可出现的正常菌丛，主要来自皮肤、黏膜和呼吸道，它若过早、过度生长，就会掩蔽了真正的病原菌，干扰培养结果解释。

2.选择正确的解剖部位、合适时间、合乎规程技术，采集标本。

3.活组织或针筒抽取是厌氧菌培养首选采集标本方法，但绝不可冷冻，宁可在室温中保存。

4.采集足够量标本，材料不足可能产生假阴性结果。

5.每份标本都应标记患者姓名、送检号码、材料来源、具体部位、日期、时间以及相关临床信息。

6.标本应置于有特殊标记、有助疑似病原菌生存、不易泄露及防止潜在性生物危险的容器中。

二、标本运送

1.已采集标本，常规性细菌学检验，不超过1h送交实验室，最好半小时，延迟运送影响病原菌检出。

2.常规性细菌培养标本保存在4℃也不能超过24h。

3.包括厌氧菌培养的临床细菌检验标本，运送时间与原始标本的量有关，标本量少应加快运送，可在15～30min内送达。不能及时运送组织标本必须保存在厌氧环境条件下，25℃，可以保存20～24h。

4.如疑似对低温敏感的淋病奈瑟菌、脑膜炎奈瑟菌、流感嗜血杆菌感染标本应立即处理。脑脊髓液、生殖道、眼睛、内耳标本绝不可以冷藏。

5.社区到实验室或转送到另一实验室，不论两者距离远近，均应严格执行有关病原微生物标本运送规定，应该标记清楚，包装完整和运输中保护装置，指定运送信使，提供运输工具。任何临床标本，包括拭子、体屑、体液或组织块，已知或可能含有被分离的致病菌，都是潜在性生物危险材料。

三、临床细菌检验标本的处理

从临床标本中，分离细菌的目的是为疾病的病原学诊断，也即查找与疾病相关的微生物，及其对抗生

素的敏感性，对临床诊断、治疗、预后和流行病学调查很有价值。在分离时应掌握以下原则。

人体的很多部位与外界生活环境相通，存在正常菌群，但不致病，故分离时应区别标本中是常居菌群污染还是致病菌。如痰标本，由于咳出时痰必须经过口咽部，而口咽部又存在大量的正常菌群，标本必然混入有常居菌群，故了解口咽部存在的常居菌群，对于区分致病菌是必要的。另外，机体的某些部位是无菌的，如检到细菌，应视为致病菌，如血液、脑脊液、骨髓等要求在采集标本过程中，按照操作规程进行，排除标本污染，特别是条件致病菌，必要时重复取样。

了解标本来源及临床信息，有目的地检出病原菌，因此，要求送检至细菌室的标本必须同时有一完整、清楚的申请单，包括标本来源、是否用过抗生素和采集时间、部位和方法等，否则，临床细菌室可予退回标本。

根据标本来源和可能存在的致病菌，确定选用各种分离培养基及孵育环境。如痰标本一般选用血琼脂平板、中国蓝/麦康凯琼脂、巧克力琼脂平板作分离。血平板用于化脓性链球菌、无乳链球菌、肺炎链球菌、白喉棒状杆菌等的分离，中国蓝/麦康凯用于筛选革兰阴性杆菌，而含300μg/ml杆菌肽的巧克力平板用于筛选嗜血杆菌等，以期提高细菌检验的准确性。如果临床医师有特殊要求，需选专用培养基做细菌分离时，可选用不同的培养基来替换，或增加新的培养基，以期达到预定要求。

四、血液和骨髓标本的接种和注意点

（一）标本的接种

1.培养基

（1）血培养基中都必须添加SPS（聚茴香脑磺酸钠），浓度应为0.25～0.5g/L。SPS既是一种抗凝剂，它又可抑制血清中杀菌物质、吞噬细胞、灭活补体、中和溶菌酶及氨基糖苷类抗生素对细菌的作用。但SPS本身有可能抑制个别细菌的生长，如脑膜炎奈瑟菌、淋病奈瑟菌。

（2）培养基种类很多，不论哪一种都有需氧菌培养和厌氧菌培养。

1）液体培养基最常用有牛肉浸出液加蛋白胨，氯化钠作为基础培养基，添加适合不同细菌需要的营养成分。另外有脑心浸液、布氏菌用培养基和胰酪蛋白胨豆胨肉汤（TSB）等基础培养基。

2）双相培养基，即在培养瓶内有琼脂层与肉汤。

3）自动化仪用的培养基种类很多，有需氧、厌氧、真菌培养基。

培养基中p-氨基苯甲酸溶液使用浓度：配制0.5%溶液，取10ml加于1000ml培养基中。

硫酸镁浓度：24.7%硫酸镁（单独灭菌）20ml加于1000ml培养基中。

2.取血量　一般以肉汤培养基的1∶5～1∶10为宜。

（二）注意点

1.血液标本应尽可能抽取患者动、静脉血管中血液。

2.血液标本采集自留置管，中心静脉导管内，应在申请检验单上注明。

3.双相血液培养瓶不要误认为瓶内琼脂斜面上出现菌落提示细菌生长，应当每日观察液体培养基层，出现前述现象，即予移种处理。

4.双相血液培养瓶中琼脂斜面上出现菌落，需经革兰染色证实为单一形态、染色的细菌，可用于鉴定或药敏。

5.设有自动血液培养监测仪的实验室，建议24h值班制，处理监测仪阳性报警标本，及时提供临床信息。

6.血液标本在采集、接种、运送过程中考虑有潜在被污染可能性，尤其在静脉穿刺术中，皮肤消毒应严格按规程操作，一般污染率应少于2%～3%，实验室发现高污染率立即进行调查并改进。

7.常见污染菌如凝固酶阴性葡萄球菌、棒状杆菌、芽孢杆菌属菌种、丙酸杆菌属菌种等，若单份培养瓶出现上述菌种生长，象征污染的可能，如果是多份，不同部位检出上述菌种，提示有临床意义的菌血症。

8.菌血症患者中有5%～10%是多菌性菌血症，进行次代培养，应提供适用于肠道的非发酵菌、需氧性、厌氧性和苛氧性细菌生长培养基以及其培养条件，以免遗漏。

五、脑脊液标本的收集、运送和处理

脑脊液采集后，置于无菌试管中，15min内运送实验室，绝不可冷藏。每种检验需要最小量：细菌培养≥1ml，真菌≥2ml，抗酸杆菌≥2ml。

实验室接到标本须做直接涂片镜检和培养。

（一）肉眼观察和涂片检查

1.首先观察脑脊液的外观，除结核性脑膜炎、无菌性脑膜炎外，其他细菌引起的化脓性脑膜炎，脑脊液多呈明显混浊，经抗生素治疗后，亦可不混浊，若混浊或脓性脑脊液可直接涂片，革兰染色后镜检。无色透明的脑脊液，应以3000r/min离心，10～15min，取沉淀物涂片，做革兰染色，镜检。根据染色结果及细菌形态特征，常可初步提示以下感染细菌的种类。

（1）检到革兰阴性、平面相对的双球菌，大小着色深浅常不一致，并常位于细胞内（早期病人的脑脊液中，细胞较少时可见到较多的双球菌位于细胞外）。上述情况，可报告：找到革兰阴性双球菌，位于细胞内（外）。

（2）检到革兰阳性、菌体周围有明显荚膜双球菌，可报告："找到革兰阳性双球菌。"

（3）检到革兰阴性、多形性、菌体大小不一，有杆状或丝状的细菌，可报告"找到革兰阴性杆菌，呈多形态性"。

（4）检到小的、规则的革兰阳性杆菌，单独或呈"V"形排列，出现于大量单核细胞之间者，可报告：找到革兰阳性杆菌，形态细小排列规则。

（5）其他则根据其形态、排列及染色性，报告：找到革兰阳（阴）性球（杆）菌。

2.结核分枝杆菌涂片检查：脑脊液以4000r/min离心30min，取沉淀物作小而集中的涂片；亦可将脑脊液在室温下静置数小时或18～24h，待形成纤维网后，取此脑脊液倾于新的、无划痕的洁净载玻片上，多余的液体任其溢出载玻片，使纤维网自然展开，干燥、固定后用萋-纳染色，检查有无抗酸性杆菌。

3.新型隐球菌涂片检查：脑脊液的离心沉淀物用墨汁负染色，可在黑色背景中，检到菌体周围有宽大透明的荚膜，似一晕轮，有时可见到出芽的酵母菌。新型隐球菌，特别是荚膜狭窄者易与白细胞相混淆，可用0.1%甲苯胺蓝染色法加以区别。新型隐球菌的菌体呈红色圆球状，荚膜不着色，白细胞染色呈深蓝色。

（二）培养

一般培养主要适用于脑膜炎奈瑟菌、链球菌、葡萄球菌、大肠埃希菌、产气肠杆菌、流感嗜血杆菌等细菌的分离。

用接种环挑取混浊脑脊液或经离心后的沉淀物，分别接种于血琼脂平板上，置35℃ CO_2 环境中培养18～24h，观察有无细菌生长。根据菌落特点及染色后镜检的特征，初步判定细菌种类，并进一步做生化反应及血清学检查，加以鉴定，并作出报告。

血平板和巧克力平板是分离用的最基本培养基。巧克力平板 CO_2 环境培养，有利于检出脑膜炎奈瑟菌、肺炎链球菌及嗜血杆菌等。血平板 CO_2 环境培养，易于识别β-溶血链球菌和肺炎链球菌。接种中国蓝平板以分离、鉴别革兰阴性杆菌。

六、尿标本的采集、运送和处理

(一)中段尿采集

清洁外阴及尿道口周围,自然排尿,让尿流不间停,截留中段尿,置于无菌大口容器或尿运送杯中,不少于1ml。结核分枝杆菌应连续3天采用中段尿法或导尿管。取不少于40ml/次的晨尿于灭菌皿内送检。

(二)直接插导管采集尿标本

一般插入导管后先让尿流弃15ml再留取培养标本。尽量不采用导管采集标本,极容易让尿道细菌从进入膀胱,增加医源性感染危险。

(三)滞留导管集尿

用70%酒精消毒导管口,用针筒抽取5~10ml尿,置于无菌容器中送实验室,滞留导管会使膀胱带有细菌,尽可能不采用。尿标本采集后,常规是2h内送交实验室,如置于4℃保存,应于24h内送交实验室。规定每日1次。实验室收取标本后,立即进行处理。

(四)涂片检查

1.一般细菌涂片　以无菌操作吸取尿5~7ml,放入无菌试管内,经3000r/min离心30min后,倾去上清液,取其沉渣,制成涂片,革兰染色,镜检。如发现有革兰阴性或阳性细菌,即可做出初步报告。

2.淋球菌涂片　尿标本如一般细菌涂片所述处理后另制一张涂片以吕氏亚甲蓝染色,镜检。如镜下见双球菌并在革兰染色涂片中为革兰阴性双球菌,肾形,存在于细胞内或细胞外,经培养证实后方可做出报告。

3.念珠菌涂片　将尿液离心沉淀后,取沉淀物放于洁净玻片上,覆以盖玻片,略加压力,使成薄片,直接用高倍镜观察。如沉渣太多,可滴加10%氢氧化钾,使之溶解后再作镜检。同时制作薄片,干后经火焰固定,革兰染色,油镜检查。发现有卵圆形的芽生孢子和管状的假菌丝,且革兰染色为阳性,就可报告检出念珠菌。

4.结合分枝杆菌涂片　尿液经4000r/min离心30min,取沉淀做涂片,萋-钠及潘本汉染色,如两张涂片均查出红色杆菌,可报告:找到抗酸杆菌。如萋-钠染色片上查见红色杆菌,而潘本汉染色中未查见红色杆菌,则可能为耻垢分枝杆菌。

(五)培养

现在临床上多用中段尿做细菌培养,应做菌落计数,培养结果才有诊断价值。

1.尿定量培养　用定量加液器取尿液5μL,滴加于血琼脂平板上呈一条直线,后用接种环沿直线左右划线,从上而下一次完成,不可来回划线和分区划线,或用3mm直径定量接种环(商业供应)取尿液标本划线于血琼脂平板上。上述定量接种后,置35℃孵箱中培养过夜,计数生长菌落,乘以稀释倍数,求出每毫升生长菌落数。

2.培养基选择　血平板和中国蓝/麦康凯是基本培养基,一般的革兰阳性和阴性细菌可生长。用过抗生素的患者,尿培养须接种高渗培养基,以免漏查L-型细菌。

3.淋病奈瑟菌培养　接到标本后立即接种于MTM或巧克力平板(加有万古霉素3μg/ml、黏菌素7.5μg/ml、制霉菌素12.5μg/ml)上,置35℃,5%~10% CO_2 环境下培养24h,若无菌生长,则继续培养至48h。若有小而隆起、湿润、透明的菌落,涂片镜检为革兰阴性肾形双球菌,则按淋病奈瑟菌进行鉴定。

4.厌氧菌培养　必须用膀胱穿刺尿液进行培养,接种厌氧菌培养基。

5.常规尿标本培养，孵育48h后未生长可报告：普通培养两日无细菌生长。

七、下呼吸道标本的处理

标本来源有多种：痰、支气管肺泡灌洗吸出液、支气管冲洗液或刷子、肺穿刺或活组织等。尤其是痰标本，应在医护人员指导下留取标本，告诉病人先用冷开水漱口清洗咽喉，咳出深部痰液最好为晨痰，置于无菌广口容器中，常规培养不超过2h送到实验室立即接种，符合要求的痰标本应在低倍镜视野中10个以下鳞状上皮细胞，以及25个白细胞以上。

（一）痰涂片检查

痰涂片的目的有二：其一，为确定标本是否适合做细菌培养。采用的方法是直接涂片镜检，依据低倍镜下观察白细胞和上皮细胞数目的多少来判定。其二，是初步判定是否有病原菌存在。

1.一般细菌涂片检查　挑选痰液中脓性或带血部分，涂成均匀薄片，革兰染色，镜检。如见到排列成葡萄状的革兰阳性球菌，可报告：找到革兰阳性球菌；如见到瓜子仁形或矛头状的尖端相背、成双排列、具有明显荚膜的革兰阳性球菌时，可报告：找到革兰阳性双球菌；如见短而粗的革兰阴性杆菌，排列多成双且有明显荚膜时，可报告：找到革兰阴性杆菌；如见到不易识别的细菌，则报告：找到革兰阴（阳）性杆（球）菌。

2.结核分枝杆菌涂片　直接涂片：以接种环取干酪样或脓性部分的痰液制成涂片，做萋-纳染色，用油镜检查，根据所见结果报告：找到（或未找到）抗酸性杆菌。

3.放线菌及诺卡菌涂片检查　将痰液用生理盐水洗涤数次，如含血液，则加蒸馏水溶解红细胞，然后挑取黄色颗粒（硫磺颗粒）或不透明着色斑颗粒，置载玻片上，覆以盖玻片，轻轻挤压，置高倍镜下观察其结构。如见中央为交织的菌丝，其末端较粗杆形呈放射状排列。然后取去盖玻片，干后做革兰及萋-纳染色，镜检。

（1）如查见中间部分的菌丝为革兰阳性，而四周放射的末梢菌丝为革兰阴性，萋-纳染色为非抗酸性者，可报告：找到形态、染色疑似放线菌。

（2）如查见革兰染色反应与放线菌相同，但萋-纳染色为弱抗酸性时，可报告：找到形态、染色疑似诺卡菌。

（二）培养

1.痰培养前的处理

（1）痰的洗净：由于痰含有正常菌群，影响病原菌的检出；将痰加入15～20ml灭菌生理盐水的试管中，剧烈震荡5～10s，然后用接种环将沉淀于管底的浓痰小片沾出，再放入另一试管内，以同样的方法反复2次，最后将剩余的脓痰接种在培养基上。

（2）痰均质化：痰均质化法以用胰酶均质化为多见。其方法为向痰液内加等量的pH7.6的1%胰酶溶液，放置37℃90min即能使痰液均质化，而对细菌培养无甚影响。此外，还可用玻璃组织研磨器。

2.培养基选择　除基本分离培养外，还须用特殊培养基和适当的培养环境。一般须用以下几种分离方法：

（1）血平板：适用于分离各种细菌，特别是β-溶血性链球菌、葡萄球菌。血平板放CO_2环境易于分离肺炎链球菌和β-溶血性链球菌。

（2）巧克力平板于CO_2环境下分离嗜血杆菌、脑膜炎奈瑟菌、淋病奈瑟菌。

（3）中国蓝/麦康凯平板分离革兰阴性杆菌。

（4）TTC-沙氏培养基分离念珠菌及其他酵母菌、奴卡菌等。

(5)结核培养:用罗-琴培养。

3.对于直接来自下呼吸道的标本(如灌洗液)　定量或半定量做细菌计数培养,毛刷于0.5ml大豆胰胨肉汤中做以上培养。菌落计数104cfu/ml以上有临床意义。

八、粪便标本的采集、运送

1.常规性培养　直接留置粪便标本于清洁、干燥广口容器中或转移至Cary-Blair保存运送系统中。

2.直肠拭子　无菌拭子插入肛门2～4cm,在肛门括约肌处柔和地旋转拭子,可在拭子上明显见到粪便,插入Cary-Blair系统管运送。患者不能自行采集。

3.除婴儿患者外,不推荐用拭子做常规性病原菌培养。

九、眼、耳、鼻、喉标本的收集和处理

采集耳、鼻、喉拭子时易被黏膜上的正常菌群污染,应在采集标本和分培养时注意。

1.眼结膜标本　预先沾湿拭子,在结膜上滚动采集标本。标本在15min内送达实验室。

2.眼角膜标本采集　在麻醉下,用刮勺在溃疡或创伤边缘刮取碎屑,直接接种在培养基平板上培养和涂片。眼部感染所获取的标本量很少,建议医师取样后直接接种在平板上培养和涂片。

3.口腔咽部标本　先用一个拭子揩去溃疡或创面浅表分泌物,第二个拭子采集溃疡边缘或底部,常规培养不超过2h运送实验室。

4.耳标本采集　患有外耳炎患者,需要深部耳拭子,因为浅表拭子可能遗漏链球菌引起的蜂窝织炎。

5.鼻标本留取　用一根无菌棉拭子,伸进一侧鼻孔约2.5cm,与鼻黏膜接触,轻轻地旋转拭子,蘸取黏膜上分泌物,缓慢抽出,置于运送培养基或将拭子直接送检。

十、脓液标本的采集运送

1.开放脓肿　用无菌盐水或70%乙醇擦去表面渗出物,用拭子深入溃疡基底部或边缘部,采集两个拭子,分别做培养和革兰染色。

2.闭锁脓肿　用注射器抽取,刺入无菌橡皮塞中送检。

十一、无菌体液标本的采集、运送和处理

当留取标本时,防止无菌体液凝固,在无菌容器内预先加入灭菌肝素0.5mg(可抗凝5ml标本)再注入各种穿刺液,轻轻混合。

(一)涂片检查

这类标本因原部位是无菌的,只要检出细菌即可作出诊断。故直接涂片很重要。

标本如为浆液,可先经3000r/min离心,取沉淀涂片。如为脓液,可直接涂片。涂片固定后,做革兰染色和抗酸染色。

胸水和腹水的涂片可以为单一菌种,但也可出现混合菌的情况,因为胸水和腹水是由胸腔和腹腔内器官的炎症造成,而这些器官的感染往往是混合菌引起,包括革兰阳性和阴性细菌,在观察涂片时应予注意。

胸水涂片中如检到梭形革兰阴性杆菌，说明有厌氧菌的感染可能，在报告中应明确表示。

涂片做抗酸染色很重要，不少感染是结核性的，另外诺卡菌是部分抗酸性的，做抗酸染色也有利于发现这类细菌的存在。

（二）培养

1.须做需氧和厌氧菌培养，根据临床提示的要求增加结核及真菌培养，无菌体液含细菌数量较少，因此，必须做增菌培养。如标本外观非脓样，可加大接种量。

2.培养基的选择：根据实际情况接种2套血平板（需氧、厌氧），分区划线，一个置厌氧环境孵育48h，分离厌氧菌，另一个于需氧环境分离一般细菌。

接种巧克力平板置CO_2环境中以分离嗜血杆菌。

接种中国蓝或麦康凯琼脂，分离革兰阴性肠道菌及非发酵菌类。

接种沙氏培养基分离真菌。

接种罗-琴培养基分离结核分枝杆菌。

无菌体液分别接种需氧、厌氧增菌培养基，在需氧及厌氧环境中培养。亦可按血液标本处理方法进行。

平板经35℃ 24～48h孵育后，如有细菌生长，按常规鉴定，无细菌生长的平板还应继续孵育至第3天。如疑有诺卡菌，平板应持续孵育7天证实无菌生长，才能报告阴性。

每天观察各种增菌培养基，疑有细菌生长时，立即移种至需氧、厌氧平板或巧克力平板上，必要时在CO_2环境中孵育。增菌培养基持续孵育5天仍无细菌生长者，方可报告阴性。

十二、生殖系统标本的采集和处理

阴道、子宫颈陷凹、子宫内膜、生殖道创伤、前庭大腺、羊水膜及前列腺等分泌物应由医师采集、收集于无菌试管内送检。淋病奈瑟菌检查时，不论男女尿道及子宫颈均需用拭子插入尿道及子宫颈3cm深取样送检，要避免受阴道分泌物污染拭子。

（一）涂片检查

1.一般细菌及淋病奈瑟菌涂片检查　涂片，干后进行革兰染色，镜检如白细胞内有革兰阴性双球菌，呈双肾形，即可根据形态做出初步报告，立即通知临床；再经培养鉴定证实，发出正式报告。

2.杜克雷嗜血杆菌涂片检查　涂片革兰染色，镜检，发现有细小的革兰阴性杆菌，单独存在或成丛，有时有两级浓染现象者，可作出初步报告。

3.结核分枝杆菌涂片检查　涂片做抗酸染色。

4.念珠菌涂片　用生理盐水制湿片，加盖玻片，直接镜检。或革兰染色。

（二）培养

1.普通细菌及淋病奈瑟菌培养：一般情况下，可用血琼脂平板和中国蓝平板，35℃孵育。若培养淋病奈瑟菌则应增加专用巧克力琼脂平板，置5%～10% CO_2环境孵育。

2.厌氧培养：接种厌氧血平板，置厌氧环境，分离厌氧菌。

3.结核分枝杆菌培养：接种罗-琴培养基。

4.念珠菌培养：接种沙氏培养基2个，分别放室温22℃及35℃孵育。

十三、临床常见微生物的结果报告和解释

（一）葡萄球菌属的报告结果和解释

从临床标本中分离到金黄色葡萄球菌，应考虑是致病菌。金黄色葡萄球菌是该属产毒素和毒性酶最多、毒力最强的种，引起人类机会性和医院内感染，是引发疾病和死亡的主要致病菌之一。该菌产生毒素有溶血毒素（α、β、γ和δ）、杀白细胞毒素、肠毒素、表皮溶解毒素和毒性休克综合征毒素1（TSST1）等。其对人类致病主要为：①侵袭性疾病，通过皮肤局部感染，主要是毛囊炎，疖、痈和蜂窝织炎，术后创口化脓感染及脓肿。器官的化脓性感染，如肺炎、胸膜炎、心包炎、心内膜炎、羊膜炎。全身感染败血症，如脓毒血症、骨髓炎和大脑炎，是脑脊髓分流术后脑膜炎第二位的病原菌。②毒素性疾病是由产肠毒素的金黄色葡萄球菌菌株污染食品，如食用肉类、肉类制品、牛乳制品和面包制品等发生食物中毒或中毒性休克综合征，以及耐药菌株产生急性假膜性小肠结肠炎等。对那些表型不典型，如在厌氧条件下生长的金黄色葡萄球菌，或在常规培养基上生长缓慢，菌落细小，自然出现变异株（SCVS），应仔细观察血琼脂平板菌落形态，β-溶血环，革兰染色后菌体大小、排列，触酶，凝固酶试验，或采用商业鉴定系统，鉴定到种级水平。

凝固酶阴性葡萄球菌（Scon）是人类正常微生物丛的主要菌种组分，尤其是表皮葡萄球菌引发医院内感染，众多的菌血症病例中，与修补或置换瓣膜心内膜炎、关节术后、免疫受损住院患者、外科创伤、泌尿道和静脉导管感染等相关。确定其病原性，在报告结果时应注意：①纯培养分离菌株来自无菌体液或感染部位；②同一菌种反复多次分离到，或占优势生长。

腐生葡萄球菌从尿道感染患者尿中分离到，一直被认为是致病菌。基于对该菌潜在性病原菌的理解，传统菌落计数在10^5/ml时，两次以上的男性中段尿，提示尿道感染或菌尿症。但因尿中细菌繁殖相对缓慢，低数值菌落计数在10^2～10^4/ml时，出现在脓尿患者，不能排除其临床意义。

溶血葡萄球菌、里昂葡萄球菌等凝固酶阴性葡萄球菌易引起先天性瓣膜心内膜炎，这些先天性患者，需要更换瓣膜，显示较高的死亡率，必须快速辨认该菌，合适的抗生素治疗，可获得较好效果。引发败血症、腹膜炎、泌尿道感染、创伤、骨、关节等感染亦有报告。

除金黄色葡萄球菌外，另外三种产葡萄球菌凝固酶的是中间葡萄球菌、猪葡萄球菌和施氏葡萄球菌凝聚亚种，中间葡萄球菌、猪葡萄球菌主要引起动物的机会感染，尤其是中间葡萄球菌对人类感染往往与动物咬伤、抓伤有关，该菌也可发生感染性食物中毒。

施氏葡萄球菌凝聚亚种曾从狗的外耳炎标本中分离到。

（二）链球菌属的报告结果和解释

化脓链球菌（A群）常借直接接触，飞沫吸入或通过皮肤、黏膜、伤口入侵，也可由被污染食品经口传入。它引起的疾病约占人类链球菌感染的90%，其传染源为患者和带菌者。该菌种有较强的侵袭力，能产生多种胞外酶和外毒素。此菌所致疾病大致可分为化脓性、中毒性和变态反应三类。化脓性感染包括淋巴管炎、淋巴结炎、蜂窝织炎、痈、脓疱疮等局部和皮下组织感染；其他系统感染包括扁桃体炎、咽炎、鼻窦炎、产褥热、中耳炎和乳突炎。中毒性疾病如猩红热。变态反应疾病有风湿热和急性肾小球肾炎。

无乳链球菌（B群）正常寄居于妇女阴道和人体肠道，带菌率可达30%左右，此菌可引起新生儿感染：①早期暴发性败血症，常见出生6日内婴儿，具有败血症一般表现，死亡率高达50%～70%，通过无症状带菌母亲分娩传播。②晚期发病的比脓性脑膜炎，平均发病年龄为4周，多伴有败血症，病死率约15%。系院内感染所致。成人B群链球菌感染包括菌血症、心内膜炎、皮肤和软组织感染及骨髓炎。

肺炎链球菌存在于正常人群的口腔、鼻咽部，属正常菌群。但带有荚膜的肺炎链球菌菌株在细菌的侵

袭力上起重要作用，若失去荚膜则毒力减低或丧失。该菌可引发大叶性肺炎或支气管炎。此外，还可引起中耳炎、乳突炎、鼻窦炎、脑膜炎和败血症，本菌也在眼科中角膜溃疡和原发性腹膜炎的相关标本中培养到。

牛链球菌(尤其是1型牛链球菌)：引起菌血症与胃肠道良性肿瘤有关，也是心内膜炎的病因，并从脑膜炎患者分离到。

猪链球菌：已报道对猪致病的猪链球菌可引起人的脑膜炎，该菌含有 Lance-field R、S、T 抗原及多种荚膜抗原的细菌，并存在血清学异质性。

豕链球菌：对猪致病偶尔引起人感染，并含有 Lancefield E、P、U、V 抗原，对杆菌肽耐药，CAMP 试验阳性。可通过 PYR 试验阳性与 B 群链球菌鉴别。

来自严重感染患者分离的草绿色链球菌，特别是心内膜炎和中性粒细胞减少患者，由于草绿色链球菌在这些患者中，可发生致命性休克，以及肺部感染继发菌血症。因此，鉴定到群或种水平，有助于临床抗感染治疗。

(三)肠球菌属的结果报告和解释

现已确定肠球菌含有多种潜在性毒力因素，但对人类致病作用的毒力，未被建立。

肠球菌属菌种，引发人类感染，最常见的是尿路感染，其次为胆道感染及菌血症。人类肠球菌感染中以粪肠球菌最常见，其次是屎肠球菌，其他菌种占很少比例。如铅黄、棉子糖、鸟、盲肠、殊异、耐久、鹑鸡、浅黄、小肠、蒙氏、苍白、粪肠球菌变异菌株，亦都从人标本中检到。而鸽、病臭、驴、假鸟、鼠、解糖和硫磺色肠球菌从未在临床标本中分离到。

肠球菌可引起呼吸道、中枢神经系统、耳炎、窦炎、脓毒性关节炎、眼内炎等感染，但极少见。

(四)气球菌属及其相关菌属的结果报告和解释

气球菌属某些菌种是人体正常菌群，偶可引起临床感染。

在本节所包含的细菌，可能在临床标本培养中作为污染菌出现，但常作为条件性致病菌被分离到。有免疫受损害患者、长期使用抗生素治疗的住院病人和异体物质存在者的血、CSF、尿、创伤标本分离到可能有临床意义。

(五)奈瑟菌属、卡他莫拉菌的结果报告和解释

脑膜炎奈瑟菌引发的流行性脑膜炎，主要相关毒力因子是多糖类荚膜抗原；有13种血清群，分A、B、C、D、H、I、K、L、X、Y、Z、W135和29E群，感染最多的是A、B、C、Y和W135血清群。人类是该菌的自然宿主，其播散是由人传入，经呼吸道传播。脑膜炎奈瑟菌亦可在人类口咽、鼻咽无症候存在，有8%～20%健康带菌者。青年和大龄儿童带菌率最高，带菌可以短暂、间歇、持续。带菌菌株含荚膜(血清分群)或无荚膜(不可分群)，个别带菌者可定植无荚膜菌株。

来自血源性播散脑膜炎奈瑟菌，引发骨髓炎、关节炎、蜂窝组织炎、心包炎和特发性腹膜炎，肺炎与其他急性细菌性肺炎类似。

成人、儿童、新生儿脑膜炎及眼结膜炎，可继发全身性感染，或限制于眼内原发性感染、角膜溃疡、角膜炎、结膜下出血、虹膜炎。

淋病奈瑟菌唯一寄生宿主是人类，它的传播主要通过性接触。男性中淋病奈瑟菌引起尿道炎，绝大多数出现排尿困难和尿道脓性黏液分泌物溢出。约有2.5%被感染男子，参与性传播而临床上无明显症状，其中有5%未经处理自发消除。

女性原发性淋病奈瑟菌感染者，70%～90%在子宫颈内膜同时伴尿道感染。患有淋病奈瑟菌阴道炎产妇可引起新生儿感染，出现淋病奈瑟菌眼结膜炎(婴儿眼炎)或咽部的淋病奈瑟菌感染。淋病奈瑟菌亦

可在咽部和肛门直肠感染。90%以上咽部淋病奈瑟菌的感染者无症状，通过咽部的标本培养，分离到细菌而被诊断。肛门直肠的淋病奈瑟菌感染主要发生在同性恋男子。

只有0.5%～3%感染者淋病奈瑟菌入侵血流，引发播散性淋病奈瑟菌感染。

实验室工作者在操作过程中，不慎偶然可获得眼的淋病奈瑟菌感染，若不予适当治疗，可导致溃疡性角膜炎、角膜穿孔和失明。

值得注意的是灰色奈瑟菌亦可引起新生儿眼结膜感染，常在开始时易被误诊为淋病奈瑟菌，该菌亦是革兰阴性双球菌。

研究发现，卡他莫拉菌在1.5%～5.4%健康成人，50.8%的健康儿童和26.5%的老年人群的呼吸道中存在。儿童感染可发生中耳炎、窦炎。该菌引发的支气管炎、肺炎等下呼吸道感染，主要见于老年或免疫受损者。

该菌曾从原发菌血症、心内膜炎、脑膜炎、眼的感染、泌尿道感染、创伤感染、败血性关节炎、下呼吸道感染、持续非卧床腹膜透析相关腹膜炎的标本中分离到。

卡他莫拉菌在下列情况培养时，必须鉴定和报告：①从鼓膜穿刺、中耳、耳窦吸出标本分离到；②临床患有支气管炎、肺炎疾病标本，直接涂片革兰染色，镜检有大量革兰阴性双球菌并在细胞内，且获纯培养；③正常无菌体液标本，生长的卡他莫拉菌。

（六）李斯特菌属和丹毒丝菌属的结果报告与解释

李斯特菌属菌种广泛分布在环境中，曾从土壤、腐烂蔬菜、饲料、污水、新鲜或冷冻家禽、肉类、生乳、乳酪、屠宰场废料以及无症状人群、动物带菌者中检出，也从多种哺乳动物、鸟类、鱼类、甲壳虫和昆虫中分离到。该菌适应于4℃生长，故有许多机会进入食品，引起感染。

该属唯有产单核李斯特菌，有较高致病性。在成人可引起原发性脑膜炎、脑炎、败血症。

猪红斑丹毒丝菌广泛分布于自然界，适宜于低温、碱性条件和有机物寄生生存，但常见与猪相关的动物疾病。人类的感染是皮肤擦伤、咬伤、创伤，多见于双手、双臂，大多数发生在兽医、屠宰工人、水产饲养者，疾病局限于蜂窝织炎，或者损害局部变硬无痛感、水肿和发炎，边缘清楚但不化脓，预后一般较差。

扁桃体丹毒丝菌从未在人类标本中获得。

（七）棒状杆菌属及相关菌属的结果报告和解释

棒状杆菌属菌种多数是人类皮肤和黏膜的正常菌群，但分布不一，白喉棒状杆菌在温带常栖居于人鼻咽部，而在潮湿的热带地区，人类皮肤带菌者极为普遍且常伴溃疡存在。此菌经飞沫或接触污染物品而传播，侵入上呼吸道，在鼻咽部黏膜繁殖并产生毒素，使局部毛细血管扩张、充血，上皮细胞发生坏死，白细胞及纤维素渗出，形成灰白色膜状物，称之为假膜。外毒素进入血流，迅速与易感组织结合而导致细胞损害。常侵入心肌及外周神经，以支配腭肌、咽肌的神经受损较多，临床上常引起心肌炎、软腭肌麻痹及肝、肾、肾上腺组织严重病变，病死率为10%～15%。其他一些重要的条件致病菌如无枝菌酸棒状杆菌、纹带棒状杆菌、人皮杆菌只是皮肤的正常菌群，一般不寄居于咽部。口咽部主要是坚硬棒状杆菌、罗斯菌、耳棒状杆菌和耳炎苏黎世菌。还有部分寄居在眼结膜、泌尿生殖道。溶血隐秘杆菌可以分离自咽部、伤口，伯氏隐秘杆菌主要分离自皮肤溃疡处，但尚不能确定这两种细菌是皮肤或胃肠道的正常菌群，化脓隐秘杆菌主要来自动物的黏膜。

棒状杆菌在以下情况下需鉴定到种：①来自无菌体液如血流（多个标本仅一次阳性除外）；②优势菌；③尿标本纯培养（10^4 cfu/ml以上）或优势菌（10^5 cfu/ml以上）。

在以下情况棒状杆菌是有临床意义的：①多个标本均匀分离到同一种棒状杆菌；②标本直接染色找到棒状杆菌，同时有白细胞反应；③标本分离到其他致病性较弱的细菌。

白喉棒状杆菌或溃疡棒状杆菌是白喉的主要病原菌。阴道加德纳菌主要引起细菌性阴道炎，也分离自男性尿道。

（八）诺卡菌属和红球菌属的报告结果和解释

星形诺卡菌可引起原发性化脓性肺部感染，出现类似结核的症状；肺部病灶向其他组织器官扩散，形成皮下脓肿、多发性瘘管、脑脓肿、腹膜炎等。组织病理变化主要表现为化脓性肉芽肿样改变，在感染的组织内及脓汁内也有类似"硫磺样颗粒"，呈淡黄色、红色或黑色，称色素颗粒。巴西诺卡菌可引起足放线菌病，表现为足部或腿部皮下肿胀、脓肿及多发性瘘管等。

马红球菌是人类条件致病菌，该病的发生非常隐蔽，且临床表现与放线菌，真菌极其相似，准确诊断常依据临床标本中活菌检验和细菌培养分离鉴定。感染马红球菌的 HIV 患者死亡率超过 50%，且在已确认治疗有效情况下也易于复发。此外可引起人和动物呼吸道感染，亦可引起胸膜炎和败血症等，而其他红球菌更少见。

（九）分枝杆菌属的结果报告和解释

结核分枝杆菌不产生内毒素和外毒素，无荚膜和侵袭性酶。大量生长繁殖，机体对菌体成分与其代谢产物引起免疫损伤及变态反应，导致一系列组织细胞学上的变化。菌细胞产生的毒性物质主要为索状因子和硫酯，前者可作用于巨噬细胞的线粒体，影响细胞呼吸和氧化磷酸化作用；后者能阻止溶酶体和吞噬体融合，细菌得以在巨噬细胞内长期生存和繁殖。

结核分枝杆菌可通过多种途径，如呼吸道、消化道、皮肤黏膜损伤等处等入侵机体，肺、肠、肾、关节、淋巴系统、神经系统、泌尿系统等全身各器官组织皆可受染，临床以肺结核最为常见。

人类对结核分枝杆菌有较高的易感性，初次感染后亦可获得特异性免疫，能够阻止入侵细菌随淋巴-血流播散，但不能预防再感染，于是出现感染率高而发病率低的情况。

快速生长分枝杆菌主要的种别有偶发分枝杆菌、脓肿分枝杆菌、龟分枝杆菌和耻垢分枝杆菌，这些分枝杆菌引起的感染性疾病主要是皮肤软组织感染，尤其是手术或创伤后容易发生皮肤软组织感染，以及由于注射器及注射药物的污染而发生注射部位感染的爆发流行，国内外已发生多起上述感染的爆发流行。当然这些快速生长分枝杆菌也可引起肺部及骨、关节等部位的感染。

（十）需氧性芽孢杆菌属的结果报告和解释

除了炭疽芽孢杆菌外，绝大多数芽孢杆菌都是环境中的污染菌，但在伤口多次分离到中等量或大量需氧芽孢杆菌，通常还是有意义的，在血液中多次获得纯培养，也需要慎重考虑。

炭疽芽孢杆菌是炭疽的病原菌，主要传播途径为摄入污染食物或皮肤接触，引起肺、皮肤、肠的炭疽病，均可并发败血症和炭疽性脑膜炎，近年来其作为一种生物恐怖武器潜在性病原菌而受到人们的关注。蜡样芽孢杆菌可引起败血症、心内膜炎、创伤和肺部感染以及爆发性食物中毒，该菌还可引起人爆发性眼感染，常导致眼球摘除或失明，若在眼睛分泌物中分离到该菌应立即与临床联系。

（十一）肠杆菌科的报告结果和解释

肠杆菌科菌种广泛分布于植物、土壤、水以及人类和动物的肠道内，是人类肠道正常菌群主要组成部分，但在人体其他部位就不是正常菌丛。某些菌属菌种是院内感染颇为主要的病原菌。从临床分离到的革兰阴性杆菌中，肠杆菌科菌种占 80%，是临床实验室检出细菌的 50%；将近 50%败血症病例和 70%以上泌尿道感染由肠杆菌科细菌引起。呼吸道、创伤、血流和中枢神经系统感染，其中败血症、脑膜炎最常见于医院内获得性感染，上述感染的培养物必须迅速鉴定和药敏试验，及时报告。

人类肠道内感染，只有四个属菌种，埃希菌属、沙门菌属、志贺菌属和耶尔森菌菌属。至于其他属菌种如枸橼酸杆菌属、爱德华菌属、哈夫尼菌属、摩根菌属、变形杆菌属、克雷伯菌属、肠杆菌属和沙雷菌属菌种亦可能偶尔从腹泻患者分离到，对这些菌株尚无法证明它们的致病机制。

沙门菌所致的疾病主要有两类，一类是伤寒和副伤寒，另一类是急性胃肠炎。沙门菌常能产生类似霍乱毒素样的沙门菌毒素，若摄入已被毒素污染的食物，则引起急性胃肠炎，称毒素性食物中毒。另一类是沙门菌菌株被摄入后，可在肠道内大量繁殖，引起急性肠炎，称为感染性食物中毒。此外，亦偶可引起肠道外的各种炎症如菌血症、胆囊炎、肾盂肾炎、骨髓炎、心内膜炎和脑膜炎等。另外，沙门菌广泛分布于各种脊椎动物、家禽、爬虫类的肠道内。它们所携带的菌株随粪便排出，经常污染水源和土壤，引起动物和人类的感染。20 世纪 70 年代美国家养宠物小乌龟成为沙门菌病的重要传染源。

类志贺邻单胞菌已证明在腹泻病因中的作用，但不是固有的致病菌。

（十二）弧菌属的报告结果和解释

霍乱是由霍乱弧菌 01 和 0139 株引起的急性肠道传染病，是国际检疫传染病之一，也是《中华人民共和国传染病防治法》规定的甲类传染病之一。

霍乱于 1961 年前的六次世界大流行，均由印度为发源地，由 01 群霍乱弧菌古典生物型引起。始于 1961 年至今尚未停息的第七次霍乱大流行，以印度尼西亚苏拉威西岛为发源地，由 01 血清群霍乱弧菌 El-Tor 生物型所引起，实际上也是 El-Tor 霍乱弧菌首次世界大流行。1992 年 10 月印度马德拉斯发生由 0139 血清群霍乱弧菌引发的霍乱病，并迅速传播亚洲、欧洲和美洲大陆。

临床实验室当检测到该菌时，应及时与当地疾病控制中心联系，保留菌种及一切原始检材，等待确证和处理。

弧菌属菌种原栖居于海洋水产品及小海鲜类动植物肠道和体表，它的分布取决于温度、Na^{+} 浓度和营养物质的含量，12 个菌种皆可在人类临床标本中出现，除弗氏弧菌外，全部是人类致病菌，最常见的是腹泻或肠外感染，但某些菌种可能两者都出现。

（十三）气单胞菌属的报告结果和解释

气单胞菌属菌种主要引起人类肠内感染，腹泻较常见，临床上出现水样便。嗜水气单胞菌和维氏气单胞菌温和生物变种可产生溶血素毒力因子。肠外感染如创伤感染、败血症、眼部感染、呼吸道感染等，绝大多数和水及水生动物接触有关。

（十四）不动杆菌属、莫拉菌属、金黄杆菌属的报告结果和解释

不动杆菌存在于正常人体的皮肤、口腔、呼吸道、胃肠道和泌尿道，在自然环境和医院环境中也有广泛分布。不动杆菌毒力低，为条件致病菌，主要引起医院获得性肺炎尤其是呼吸机相关性肺炎（VAP）、尿路感染、伤口感染、菌血症、继发性脑膜炎等，在非发酵菌引起的感染中其分离率仅次于铜绿假单胞菌。

莫拉菌是人体皮肤黏膜表面的正常寄生菌，非液化莫拉菌、林氏莫拉菌、奥斯陆莫拉菌也是呼吸道正常菌群的一部分，很少致病，可引起眼结膜炎、气管炎、肺炎、脑膜炎、心包炎、心内膜炎等。

金黄杆菌常存在于水、土壤、植物中，也可发现于食品中。产吲哚金黄杆菌是人体常见寄生菌，但致病性弱，感染与各种插管有关；脑膜败血性金黄杆菌在临床标本中最常见，是一种条件致病菌，主要引起新生儿脑膜炎，很少引起成人肺炎和败血症。

（十五）假单胞菌属的报告结果和解释

铜绿假单胞菌广泛分布于自然界，尤其是水和潮湿地带，该菌对抗菌药物有自然抵抗力，因此是医院内感染的主要病原菌之一，特别是较虚弱患者、长期卧床、各种医疗器械受检者、呼吸机使用、气管切开、尿道插管、血管内导管更为易感。其他如烧伤、褥疮、溃疡继发感染、神经外科术后、肺部感染和败血症。分离自无菌部位的铜绿假单胞菌被认为是有意义的病原菌。来自有正常菌丛部位的分离菌株，若有明显的临床症状，如毛囊炎、外耳炎，则有临床意义。呼吸道分离的黏液型铜绿假单胞菌，提示肺囊性纤维化。虽

然其他假单胞菌在临床标本中分离比较少见,但也与感染相关,尤其是菌血症患者。来自血液、无菌体液的假单胞菌,大多有临床意义。

(十六)伯克霍尔德菌属、寡养单胞菌属、丛毛菌属、食酸菌属及相关菌属的报告结果和解释

关于鼻疽伯克霍尔德菌和假鼻伯克霍尔德菌,NCCLS M100-S14 文件规定:与炭疽芽孢杆菌、鼠疫耶尔森菌作为潜在性生物恐怖病原菌处理。该菌种均可引起马、骡、驴、猫、狗等动物感染。人类感染是经伤口、黏膜、呼吸道而进入体内。急性患者可有高热、衰竭等全身症状,病菌进入血流,可形成菌血症及内脏脓肿,最后常因脓毒血症死亡。洋葱伯克霍尔德菌存在于土壤及水中,在医院环境中常污染自来水、体温表、喷雾器、导尿管等,因而可引起多种医院感染,包括败血症、心内膜炎、肺炎、伤口感染、脓肿等。

嗜麦芽寡养单胞菌广泛存在于自然界中,也可寄居于人的呼吸道和肠道内,为条件致病菌,可引起呼吸道、泌尿道和伤口感染及心内膜炎、脑膜炎等。对碳青霉烯类抗生素天然耐药,有别于其他革兰阴性杆菌。

丛毛菌属、食酸菌属为条件致病菌,可引起呼吸道等部位的感染。

(十七)嗜血杆菌属的报告结果和解释

嗜血杆菌属是人类上呼吸道的正常菌群,副流感嗜血杆菌约占 3/4,主要寄居在口咽部,但鼻腔很少寄生。约 80%的健康儿童鼻腔内有少量的无荚膜流感嗜血杆菌(主要是生物型Ⅱ或Ⅲ)定植,但带荚膜流感嗜血杆菌的定植率很低。嗜沫嗜血杆菌、副嗜沫嗜血杆菌、惰性嗜血杆菌也都是口腔的正常菌群。溶血嗜血杆菌主要寄居在牙龈。从无菌体液或非上呼吸道标本中检出嗜血杆菌均有临床意义,痰标本还需结合痰涂片结果。

临床常见的嗜血杆菌引起的感染如下:

1.流感嗜血杆菌　有荚膜 b 血清型流感嗜血杆菌(大多属于生物型 I)致病性强,主要引起细菌性脑膜炎,特别是 6～7 个月幼儿发病率较高,也是伴有败血症急性会厌炎的主要病原菌,细菌也可随血液引起化脓性关节炎、骨髓炎、蜂窝织炎、心包炎、亚急性心内膜炎和败血症。肺炎主要由非 b 型引起。无荚膜流感嗜血杆菌主要引起儿童中耳炎、化脓性细菌性结膜炎、鼻窦炎、急性或慢性下呼吸道感染,很少引起菌血症。流感嗜血杆菌还可引起尿路感染和腹膜炎。

2.副流感嗜血杆菌　引起咽炎及心内膜炎,在脑脓肿与新生儿脑膜炎也分离到该菌。

3.埃及嗜血杆菌(曾称郭-魏杆菌)　主要引起急性化脓性结膜炎,具有传染性,夏季好发。

4.杜克雷失血杆菌　引起性传播疾病软下疳,主要病变为外阴脓疱、溃疡、淋巴结肿大,最近因其有利于 HIV 的传播而受到人们的重视。

5.其他　寄居于口腔的嗜血杆菌属细菌如嗜沫嗜血杆菌、副嗜沫嗜血杆菌、迟缓嗜血杆菌,可引起暂时的菌血症、亚急性心内膜炎、脑脓肿、鼻窦炎、关节炎、骨髓炎、伤口和术后感染,多数与接受牙科治疗有关。

(十八)放线杆菌属、艾肯菌属、金氏杆菌属、心杆菌属和色杆菌属的结果和解释

嗜血杆菌属、放线杆菌属、心杆菌属、艾肯菌属、金氏杆菌属细菌统称为 HACEK 群细菌,均为人类口腔正常菌群,主要引起心内膜炎。该类菌种引发心内膜炎,病程较长(2 周～6 个月),赘生物大,易形成栓塞;血液培养生长慢(约 6 天),瓣膜受损害严重。紫色色杆菌主要寄生在水、土壤及腐败有机物,人类通过水和土壤等感染伤口或创面,亦有经食物进入人体,引起腹泻、泌尿道感染、败血症、脑膜炎等,以儿童多见。

(十九)产碱杆菌属、无色杆菌属、苍白杆菌属和根瘤菌属的结果和解释

在临床标本中以粪产碱杆菌、木糖氧化无色杆菌木糖氧化亚种最为常见。粪产碱杆菌广泛分布于自

然、水和土壤中，亦存在于人和动物肠道中，并污染人体和医疗器械，可引起各种机会性感染如心内膜炎、外伤感染和败血症等。木糖氧化无色杆菌木糖氧化亚种主要引起免疫力低下患者感染，也可定植在囊性纤维化病患者和气管插管患者的呼吸道，加重肺部感染症状。

放射根瘤菌为植物病原菌，广泛分布于土壤等自然环境中，亦是条件致病菌。可从血液、腹膜透析液、尿、腹水等标本中分离得到。

（二十）巴斯德菌属的结果和解释

巴斯德菌属常寄生于动物的呼吸道和消化道黏膜，主要为动物病原菌，人可通过接触感染的动物而发病，据分析来自人类的分离菌种大约60%是多杀巴斯德菌多杀亚种，18%是犬巴斯德菌，13%是多杀巴斯德菌败血亚种，5%是喉巴斯德菌，3%是咬巴斯德菌。90%以上感染与动物的咬伤、抓伤和舔皮肤损伤有关。引起全身性感染如肺炎、脑膜炎、脑脓肿、腹膜炎等。临床诊断根据有动物（如猫、狗）咬伤或抓伤病史及典型症状，以及实验室检查加以诊断。

（二十一）鲍特菌属的结果和解释

百日咳鲍特菌是百日咳的病原菌，尤其3岁以下儿童易感。百日咳鲍特菌也可引起人类百日咳及急性呼吸道感染，但症状较轻。细菌培养对百日咳的诊断有100%的特异性，但阳性率低，主要由于标本收集欠佳、转运时间太长，未用合适培养基，以及早期应用抗菌药物等因素有关。

（二十二）弗朗西丝菌属的结果和解释

土拉热弗朗西丝菌是土拉热病的病原菌，该菌引起野生动物的自然疫源性疾病。人类感染土拉热可通过皮肤接触，蜱或鹿蝇叮咬或与被感染动物密切接触，吸入污染的空气，吃未煮熟受染动物及饮用污染的水，很多病例是通过捕猎者剥皮时感染。该病突然发作，如发热、寒战、头痛和全身症状，同时有咳嗽和腹部症状。根据几个不同特征，分溃疡腺型、腺型、眼腺型、脑膜炎型、胃肠炎型、肺炎型和伤寒样型。该菌被用作生物恐怖的潜在性病原菌。本菌属强烈传染性菌种，分离鉴定工作应在生物安全三级实验室内进行，注意安全，防止交叉感染，工作人员应经专业培训，并接受预防接种。

蜃楼弗朗西丝菌常以条件致病菌出现。文献报道多数分离自血液、骨髓、脑脊液、心包液等。

（二十三）布鲁菌属的结果和解释

布鲁菌病是人兽共患病，广布世界各地，特别是发展中国家多见。通过人体的皮肤、呼吸道、消化道进入人体引起感染，以长期发热、多汗、关节痛及全身乏力、疼痛为主要特征。发病年龄以青壮年为主，从事兽医、皮毛加工业、屠宰业的工人发病率较高。轻易引起实验室感染，操作时要倍加小心，应在生物安全柜中进行。工作人员必须戴口罩，衣帽手套，在工作台上铺上用消毒液浸泡的纱布，结束时，所有材料用具，废弃物都经高压灭菌后，方可运出室外。

（二十四）军团菌属的结果和解释

军团菌广泛分布于自然界，特别在水中，是条件致病菌，夏末初秋流行，也有散发。军团长菌病主要由嗜肺军团菌引起。军团菌引发军团菌病的范围，从轻微的自限性疾病庞城热到致命疾病军团菌肺炎。庞城热是1968年在密执安州庞城地方发生急性发热，上呼吸道感染症状但没有肺炎，潜伏期短、发病率高（90%以上）不需抗生素治疗一周内完全恢复。主要是嗜肺军团菌1、6和7血清型以及麦氏军团菌、菲氏军团菌和不同军团菌。

在欧洲和北美，所有散发性需入院治疗者的社区获得性肺炎，军团菌占2%～15%，是社区获得性肺炎的主要病原菌，最常见的菌种是嗜肺军团菌1、6血清型，还有4血清型、麦氏军团菌、长滩军团菌和杜氏军团菌，博氏军团菌较少见。

该菌目前尚无人传入的可靠证据，呼吸道吸入外环境气雾中细菌，或吸入了水中、口咽部细菌。据估计军团菌中引起肺炎大概不到1%～5%，在暴发时期高危人群发病高达30%。

空调设备、冷凝水中检出军团菌阳性率最高，河水、土壤、医院淋浴喷头，冷却塔、供水系统和污水中检出率也较高。

临床疑似军团病的诊断是通过临床标本直接分离病原菌，或应用荧光抗体染色法直接检测标本中的微生物，也有测定特异抗体滴度是否升高进行确诊。

1.在呼吸道标本中，很难培养到军团菌，如培养到军团菌即可确诊军团菌病。

2.直接免疫荧光法(DFA)：直接在荧光显微镜下观察标本中的军团菌，敏感性较差，阳性率低，但应用于未知菌株的鉴定其特异性被肯定。

3.尿抗原试验报告阳性或阴性是基于EIA法的S/N值或者在ICT试验层析膜上有没有出现粉红或紫红色的线条。EIA法阳性的S/N值为3.0以上，有些数据表明2.5～3.0之间也可报阳性，但若S/N值在这范围内的可以报“可疑”。

4.血清学方法应用：如免疫荧光法、乳胶凝集等。采用间接荧光抗体法(IFA)检测军团菌特异性抗体，起病时及3～8周后两次血清抗体滴度呈4倍以上增长，单次抗体大于1：256(IFA)，或凝集抗体从1：40呈4倍以上增长或单次凝集滴度为1：320者，可确定感染(见表10-3)。

表10-3 军团菌的检验方法与评价

试验	敏感性(%)	特异性(%)	评注
培养	80	100	参考方法，检验时间过长，抗生素治疗后很难检出
直接免疫荧光	30～70	96～99	快速准确，但受菌种血清型的限制，与其他革兰阴性菌有交叉反应
PCR	60～100	88～100	快速准确，但忌污染
尿抗原	80	97～100	抗原分泌时间长，易检出，但只能检出单一血清型(嗜肺军团菌1型)
血清学(间接免疫荧光)	40～75	96～99	快速，但不利于早期诊断，可作流行性调查

(二十五)弯曲杆菌属、弓形菌属和螺杆菌属报告结果和解释

弯曲杆菌属菌种，为各种动物体内寄生性菌株，如牛、羊、猪等，亦可在家庭宠物中存在，人体中主要寄生在牙周黏膜中。

空肠弯曲菌除引发各种动物疾病外，也常引起人类的胃肠炎、腹泻，胎儿弯曲杆菌通常与免疫功能受损者菌血症等有关。

近来备受关注的是与空肠弯曲杆菌相关的GBS是一种急性肌肉神经麻痹瘫痪症。由此菌引发的比例占所有GBS的20%～40%。

布氏弓形菌已从菌血症、心内膜炎、腹膜炎和腹泻患者样本中分离到。嗜低温弓形菌也从菌血症和腹泻患者标本中检到。

(二十六)消化球菌属和消化链球菌属的报告结果和解释

黑色消化球菌是人体正常菌群部分，通常寄居于体表与外界相通的腔道中，是条件致病菌，可引起人体各组织和器官的感染。并常与其他细菌混合感染。厌氧消化链球菌主要寄生于人和动物的口腔、肠道、阴道，可从多种临床标本中分离到，引起人体各部位组织和器官的感染，多见于混合性感染。

(二十七)韦荣球菌属的报告结果和解释

小韦荣球菌是人类肠道正常菌群的组成部分，小韦荣球菌、不典型韦荣球菌、殊异韦荣球菌是口腔正常菌群。厌氧性革兰阴性球菌很少致病。作为条件致病菌，韦荣球菌属可引起口腔、创伤、头、颈和软组织的感染。

(二十八)拟杆菌属和梭杆菌属及相关菌属的结果和解释

拟杆菌常寄生于人的口腔、肠道和女性生殖道。是人类和动物肠道的重要组成菌群。主要引起内源

性感染，是一种条件致病菌，其中脆弱拟杆菌占临床厌氧菌分离菌株的首位。产生肠毒素的脆弱拟杆菌已从幼小动物的肠道、患细菌性腹泻的小孩以及健康小孩和成人的粪便标本中分离出。脆弱拟杆菌也可引起女性生殖系统、胸腔及颅内感染。梭杆菌属主要寄生在人和动物的口腔、上呼吸道、肠道和泌尿生殖道，可引起人的口腔、泌尿道、肺部等部位感染，其中梭杆菌在临床感染中最常见。

（二十九）丙酸杆菌属、放线菌属、真杆菌属、乳杆菌属和双歧杆菌属的报告结果和解释

痤疮丙酸杆菌是皮肤上的优势菌群，栖居于毛囊皮脂腺内，可从人的鼻咽、口腔、肠道和泌尿道中分离。衣氏放线菌主要寄生在口腔，可经破损处引起临近面、颈部感染，即放线菌病，也可吸入肺部引起肺和胸部放线菌病。真杆菌是人和动物口腔和肠道正常菌群的菌种，对机体有营养、生物拮抗和维持肠道微生态学平衡功能。乳杆菌是脊椎动物消化道、阴道的正常共生菌，对致病菌的繁殖有抑制作用。双歧杆菌属中的细菌是人和动物肠道内的重要生理菌群，此外在口腔和阴道中也有双歧杆菌栖居，它在体内起到调节和维持人体微生态学平衡的重要作用，该属中的齿双歧杆菌可从龋齿中检出，可能与龋齿有关。

（三十）梭状芽孢杆菌属的报告结果和解释

梭状芽孢杆菌属菌种广泛存在于土壤、水和海洋沉积物中，与人类有关的菌种主要寄居于人、动物肠道以及腐败物中，多数为腐生菌，少数是病原菌，能产生外毒素和侵袭性酶，可使人类和动物致病。

1.*内源性感染* 梭状芽孢杆菌引起的内源性感染远比外源性感染常见，其易感因素包括损伤、手术处理、血管郁积、肠梗阻、应用免疫抑制剂及化疗制剂，以往曾使用抗菌药物，基础疾病诸如白血病、肿瘤、糖尿病。在合适条件下细菌在机体任何部位均可入侵繁殖。

2.*破伤风梭菌* 该菌分布广泛，常存在于土壤、人和动物肠道中，芽孢在土壤中能存活数年。当机体受伤时可入侵伤口，在厌氧环境中能存活数年。主要产生两种毒素：破伤风痉挛毒素和破伤风溶血毒素，引起机体强直性痉挛，抽搐，角弓反张，称为破伤风，病死率达 50%。

3.*肉毒梭菌* 注菌可引起人类和动物肉毒中毒，分为八个毒素型，其中 A、B、E、F 型对人致病，A、B 型最常见。该菌在厌氧环境下产生毒性极强的肉毒毒素，经血液到达运动神经末梢，干扰和阻断神经接头，释放乙酰胆碱，引起肌肉麻痹，可分为四种临床类型：

(1)食物性肉毒中毒，如火腿、香肠、蜂蜜、发酵豆制品、肉类制品（消毒不彻底罐头）食物被肉毒素梭菌和（或）肉毒毒素污染。

(2)创伤肉毒中毒，肉毒梭菌在伤口生长繁殖，毒素经淋巴液和血液入侵，临床无胃肠症状。

(3)婴儿肉毒中毒，肉毒梭菌芽孢在婴儿肠道内发芽、繁殖释放毒素。

(4)儿童和成人肠道内定植的肉毒梭菌释放毒素引起肉毒中毒。最近有报道肉毒梭菌毒素经气溶胶吸入，可引起肉毒中毒，成为潜在性生物恐怖病原菌武器。

4.*产气荚膜梭菌* 产气荚膜梭菌可引起多种组织感染，如单纯的创伤性肌肉坏死、坏疽性胆囊炎、流产后败血症、梭菌蜂窝织炎、坏死性肺炎、脓胸以及心内膜炎等。产气荚膜梭菌产生外毒素及多种侵袭性酶，其中最重要的是 α-毒素（α-卵磷脂酶 C），可根据产生外毒素分成 A、B、C、D、E、F 六个毒素型，对人致病的主要是 A 和 F 型，A 型最常见，引起气性坏疽和胃肠炎型食物中毒，F 型可引起人类坏死性肠炎。此外多诺维梭菌、败毒梭菌和溶组织梭菌等可引发气性坏疽疾病。

5.*艰难梭菌* 艰难梭菌可存在于人和动物肠道中，产毒素菌株的大量繁殖可引起抗生素相关性腹泻和伪膜性肠炎，也是医院获得性腹泻的主要病原菌之一，它主要产生两种毒素：肠毒素（毒素 A）和细胞毒素（毒素 B）。现有试剂盒和细胞学方法直接检测毒素。

（三十一）细菌的 L 型结果报告和解释

细菌 L 型生长判定：①普通培养基上不生长，L 型专用培养基上生长，结合菌落、染色形态特征，可报告检到细菌 L 型。②在普通培养基不生长，经细菌 L 型专用培养基反复传代而获得原型菌株者，报告细菌

L 型。③在普通培养基上生长同时又在细菌 L 型专用培养基上生长典型的菌落者，经涂片、染色呈现细菌 L 型特征者；报告检到 XX 种细菌与细菌 L 型。

结果报告需注意以下几点：单凭涂片、染色、镜检报告细菌 L 型是不可靠的。因为细菌在不同生存环境下以及不同的、菌龄，体内外可呈现不同的形态，勿误为 L 型。已确定的细菌 L 型进行返祖后，将原型细菌鉴定菌种再进行报告。实验室检查发现细菌 L 型时，应考虑是否存在标本污染，可连续检查，出现两次以上阳性结果，方可确定。

细菌 L 型分布于自然界，，也可在所有类型的临床标本中遇到，包括病房环境及工作人员的手上。它在疾病中的作用，一直很难确定。

（三十二）念珠菌属结果报告和解释

念珠菌广泛分布于自然界如在蔬菜、水果的汁液，动物粪便，土壤中皆可存在。正常人的口腔、肠道及皮肤上亦可分离出本菌；住院病人的上述标本中可有 10%～20%的分离率。

可引起皮肤和指（趾）甲感染、鹅口疮、阴道炎，也可导致呼吸系统、泌尿系统感染，甚至可致败血症、心内膜炎、脑膜炎等严重疾病。

院内血流感染病原菌中念珠菌约占 10%。念珠菌菌血症 97%是由白念珠菌、光滑念珠菌、近平滑念珠菌、热带念珠菌和克柔念珠菌引起。一般念珠菌培养 1～3 天即可生长，7 天不长，报告阴性。

（三十三）支原体和脲原体报告结果和解释

支原体借其特殊的终端结构，吸附在宿主细胞表面，其产物可损伤细胞，并进入宿主细胞内。因种类不同可引起肺炎、咽炎、泌尿生殖炎，与不孕不育、不良妊娠等有关。

（三十四）衣原体结果报告与解释

衣原体可引起沙眼、尿道炎、附睾炎、肺炎、盆腔炎、鹦鹉热等。

（艾　雷）

第三节　主要细菌学检验

一、革兰阳性球菌

（一）葡萄球菌属

【临床意义】

1.葡萄球菌属是从临床标本检出的革兰阳性球菌中最为常见的一群细菌，分为凝固酶阴性和凝固酶阳性两类。凝固酶阳性葡萄球菌有金黄色葡萄球菌、中间型葡萄球菌和猪葡萄球菌、施氏葡萄球菌等，其中金黄色葡萄球菌（SA）是致病菌，常引起毛囊炎、脓肿、蜂窝织炎、肺炎、脓毒血症、败血症、食物中毒、假膜性肠炎、剥脱性皮炎和中毒性休克等。凝固酶阴性葡萄球菌（CNS）有表皮葡萄球菌、腐生葡萄球菌、人葡萄球菌、溶血葡萄球菌、模仿葡萄球菌、头状葡萄球菌、孔氏葡萄球菌、木糖葡萄球菌、沃氏葡萄球菌、耳葡萄球菌等。表皮葡萄球菌（SE）和腐生葡萄球菌可引起尿路感染、败血症和心内膜炎等各种机会感染，属条件致病菌。临床使用的各种导管、人工瓣膜及其他侵袭性检查治疗用品受表皮葡萄球菌污染的频率很高。另外，即使在理想的消毒条件下，仍有 3%～5%的血培养中混有污染菌.主要来源就是皮肤寄生的凝固酶阴性葡萄球菌。近年来凝固酶阴性葡萄球菌引起的感染逐渐上升，且耐药菌株不断增加，临床需密切注意。

2.根据美国临床实验室标准化研究所(CLSI/NCCLS)推荐的抗菌药物选择方法,临床实验室葡萄球菌属药敏试验一般选择下列抗生素:A组:苯唑西林、青霉素、阿奇霉素(或红霉素或克拉霉素)、克林霉素、复方新诺明;B组:达托霉素、利奈唑胺、万古霉素、泰利霉素、多西环素、四环素、利福平;C组:环丙沙星(或左氧氟沙星或氧氟沙星)、莫西沙星、庆大霉素、氯霉素、奎奴普汀/达福普汀;U组:洛美沙星、诺氟沙星、呋喃妥因。一般不必选择青霉素、苯唑西林以外的β内酰胺类抗生素。这是因为:青霉素敏感的葡萄球菌对其他青霉素类、头孢菌素类和碳青霉烯类也是敏感的;青霉素耐药而苯唑西林敏感的菌株对青霉素酶不稳定的青霉素类耐药,但对其他青霉素酶稳定的青霉素类、β内酰胺类和β内酰胺酶抑制剂复合物、第一代头孢菌素类和碳青霉烯类是敏感的;苯唑西林耐药的葡萄球菌对所有当前可用的β内酰胺类抗生素均耐药,通常还对氨基糖苷类、大环内酯类、克林霉素、四环素等多重耐药。因此,仅测试青霉素和苯唑西林就可以推知一大批β内酰胺类抗生素的敏感性与耐药性,不必常规测试其他青霉素类、β内酰胺酶抑制剂复合物、头孢菌素类和亚胺培南。对MRS轻度感染可用利福平、复方磺胺甲恶唑和环丙沙星,而严重的全身感染只能用万古霉素。

(二)链球菌属

【临床意义】

1.链球菌　是革兰阳性球菌中另一类常见细菌。根据其溶血性状分为α、β、γ三种。α溶血性链球菌(草绿色链球菌)为口腔、消化道、及女性生殖道正常菌群。

30%～40%亚急性心内膜炎由草绿色链球菌引起。变异链球菌可致龋齿;血液链球菌、温和链球菌、格氏链球菌、口腔链球菌和中间型链球菌常分离自深部脓肿,特别是肝和脑的脓肿。β溶血性链球菌分为多种血清群,致病者主要是A群和B群,C、D、G群也有致病性。A群链球菌(化脓性链球菌)可引起化脓性感染如皮肤软组织感染、疖肿、脓肿、丹毒、淋巴管炎、淋巴结炎、伤口感染、扁桃体炎、蜂窝织炎、中耳炎、肺炎、心内膜炎、脑膜炎等;产生红疹毒素的菌株可致猩红热;某些A群化脓性链球菌还可引起变态反应性疾病,包括风湿热、急性肾小球肾炎等。B群链球菌(无乳链球菌),寄居于女性生殖道和人体肠道,可引起产妇的感染及新生儿的败血症、脑膜炎和肺炎。C群链球菌可引起脑膜炎、肾炎、心内膜炎、蜂窝织炎和持续性败血症等。γ链球菌不溶血,一般无致病力,偶尔引起细菌性心内膜炎及尿路感染等。

2.肺炎链球菌　是大叶性肺炎、支气管肺炎的病原菌,还可引起化脓性脑膜炎、心内膜炎、中耳炎、菌血症等。一直以来,肺炎链球菌对青霉素具有高度的敏感性,临床上把青霉素用作治疗肺炎链球菌感染的首选药物。目前这一传统治疗经验受到了挑战。近年来出现耐青霉素及多重耐药的肺炎链球菌(PRP),由于青霉素结合蛋白PBPs改变(以PBP2b突变多见),导致其与青霉素结合力下降,须引起高度重视。现在认为,青霉素敏感的肺炎链球菌对氨苄西林、阿莫西林、阿莫西林/克拉维酸、氨苄西林/舒巴坦、头孢克洛、头孢唑啉、头孢地尼、头孢吡肟、头孢拉定、头孢噻肟、头孢丙烯、头孢曲松、头孢呋辛、头孢泊肟、头孢唑肟、厄他培南、亚胺培南、氯碳头孢和美洛培南等均敏感,所以不需要再测定这些药,而青霉素中介或耐药的肺炎链球菌,这些药的临床有效率较低。

3.牛链球菌　可引起人心内膜炎、脑膜炎和菌血症并与结肠癌有相关。

4.猪链球菌　是人畜共患菌,患者因接触病患猪感染,未发现人与人传播,引起人脑膜炎和败血症,并造成死亡。

(三)肠球菌属

【临床意义】

1.肠球菌曾被归入D群链球菌,但种系分类法证实它不同于链球菌属细菌,现单列为肠球菌属。临床上常见的是粪肠球菌和屎肠球菌是目前医院内感染重要病原菌。肠球菌最常引起泌尿系感染,其中绝大部分为医院内感染，多数与尿路的器械操作、留置导管和尿道结构异常有关。其次可引起腹部及盆腔的创伤和外科感染。肠球菌引起的菌血症常发生于有严重基础疾患的老年人、免疫功能低下患者以及长期住院接受抗生素治疗的患者，原发感染灶常为泌尿生殖道、腹腔化脓性感染、胆管炎和血管内导管感染等。呼吸系统的肠球菌感染比较少见。由于头孢菌素、氨基糖苷类（与青霉素类或万古霉素协同除外）、克林霉素、甲氧苄啶磺胺甲噁唑等对肠球菌属无效，而以上药物是医院内感染治疗的最常用药物，从呼吸道标本分离出肠球菌，多是因为长期使用(以上)抗生素造成肠道菌群失调、菌群定殖移位所致。因此，在临床诊断和治疗前应认真评估分离菌的临床意义。

2.所有肠球菌属对于头孢菌素、氨基糖苷类（高水平耐药筛选除外）、克林霉素和复方新诺明是天然耐药，即使在体外显示活性，但临床上无效。肠球菌属药敏试验临床微生物实验室选择药物通常为：A 组：青霉素、氨苄西林；B 组：达托霉素、万古霉素，奎奴普汀/达福普汀，利奈唑胺；C 组：四环素类和红霉素、氯霉素、利福平、高浓度的庆大霉素和链霉素；U 组：为环丙沙星、左氧氟沙星、诺氟沙星，呋喃妥因等。近年来不断上升的肠球菌感染率与广泛使用抗生素出现的耐药性以及广谱抗生素的筛选有密切关系。对肠球菌的耐药性应高度警惕，避免高耐药、多重耐药菌株出现和播散。

3.肠球菌的耐药性分为天然耐药和获得性耐药。对于一般剂量或中剂量氨基糖苷类耐药和对万古霉素低度耐药常是先天性耐药，耐药基因存在于染色体。近年来获得性耐药株不断增多，表现为对氨基糖苷类高水平耐药和对万古霉素、林可霉素高度耐药。目前，肠球菌的耐药问题包括：

（1）耐青霉素和氨苄西林的肠球菌。氨苄西林和青霉素的敏感性可用来预测对阿莫西林、氨苄西林/舒巴坦、阿莫西林/克拉维酸、哌拉西林和哌拉西林/他唑巴坦的敏感性。

（2）氨基糖苷类高水平耐药（HLAR）的肠球菌。临床微生物实验室一般应用大剂量的庆大霉素和链霉素筛选，其他氨基糖苷类不需进行测试，因为它们对肠球菌的活性并不优于庆大霉素和链霉素，敏感结果预示氨苄西林、青霉素或万古霉素与这种氨基糖苷类抗生素具有协同作用，耐药结果（HLAR）则预示它们之间不存在协同作用。

（3）耐万古霉素的肠球菌（VRE）。1988 年首次报道出现 VRE，目前国内三级甲等以上医院 VRE 已占分离肠球菌的 1%～5%。肠球菌对万古霉素的耐药可分为低水平耐药（MIC 为 8～32mg/L）和高水平耐药（MIC 64mg/L）。根据肠球菌对万古霉素和替考拉宁（壁霉素）的不同耐药水平及耐药基因，VRE 分为四种表型，分别是 VanA、VanB、VanC 和 VanD。其中 VanA、VanB 和 VanD 均为获得性耐药：VanA 对万古霉素和替考拉宁均呈高水平耐药；VanB 对万古霉素低水平耐药，对替考拉宁敏感；VanD 对万古霉素耐药，对替考拉宁敏感。VanC 为天然耐药，对万古霉素低水平耐药。最近又有获得性 VanE 型 VRE 的报道。对 VanA 型、青霉素敏感或低耐药的非 HLAR 菌株，可用青霉素＋庆大霉素。对 VanB 非 HLAR 的菌株，用替考拉宁＋庆大霉素；同时有 HLAR 的菌株，用替考拉宁、新生霉素＋喹诺酮类。对多重耐药的 VRE 菌，目前尚无有效的治疗方法，堪称超级细菌。

4.由于屎肠球菌的耐药性明显强于粪肠球菌，而鹑鸡肠球菌和铅黄肠球菌对万古霉素低水平天然耐药，因此临床应要求微生物实验室将肠球菌鉴定到种。

（四）微球菌属

【临床意义】

主要包括藤黄微球菌、里拉微球菌，南极微球菌和内生微球菌。为条件致病菌，当机体抵抗力降低时感染本菌可致病，如引起脓肿、关节炎、胸膜炎等疾病。

二、革兰阴性球菌

(一)奈瑟菌属

主要致病菌包括:脑膜炎奈瑟菌和淋病奈瑟菌。

1.脑膜炎奈瑟菌

【临床意义】

脑膜炎奈瑟菌通常寄居于宿主的鼻咽腔内、口腔黏膜上,通过呼吸道分泌物或空气微颗粒传播。它是流行性脑脊髓膜炎的病原体,多为隐性感染,当宿主抵抗力降低时,先引起呼吸道感染,细菌进入血液时导致菌血症,大量繁殖入侵淋巴结到达脑脊膜,即发生急性化脓性脑膜炎。发病高峰为冬末春初,感染者多为学龄儿童、青少年。治疗药物首选为青霉素。

2.淋病奈瑟菌

【临床意义】

淋病奈瑟菌(简称淋球菌)是常见的性传播疾病一淋病的病原菌,主要通过性接触直接侵袭感染泌尿生殖道、口咽部和肛门直肠的黏膜。淋病的临床类型可分为:

(1)单纯淋病:大部分患者表现为本型。男性感染后 7 天内发生急性尿道炎,表现为尿频、尿急、尿痛,尿道口有脓性分泌物,不及时治疗可继发附睾炎、前列腺炎和尿道狭窄。妇女的原发部位是子宫颈内膜,表现为子宫颈红肿、阴道分泌物增多和排尿困难。在女性单纯淋病患者中,无症状和轻微症状患者较多,故易忽略,不能及时就医而继发合并症,以及成为传染源而继续感染他人。

(2)盆腔炎性疾病:单纯淋病女性患者不及时治疗可发生盆腔炎性疾病。本病是造成女性生殖系统损害的严重并发症,表现为子宫颈内膜炎、输卵管炎、盆腔炎和输卵管脓肿等。

(3)口咽部和肛门直肠淋病:前者表现为轻度咽炎,后者表现为里急后重、局部灼痛和脓血便。

(4)结膜炎:多见于新生儿,因分娩时接触患淋病产妇的产道分泌物所致,不及时治疗可导致失明。

(5)播散性淋病:1%~3%的淋病患者可发展为播散性淋病,尤其见于补体功能缺陷的患者,表现为畏寒、发热、皮肤病变和多关节肿痛,少数患者可发生化脓性关节炎和脑膜炎。

淋病的实验室检测主要有分泌物的涂片检查、淋病奈瑟菌的分离培养及药敏试验、淋球菌 β-内酰胺酶测定等。淋球菌分离培养是目前世界卫生组织推荐的筛查淋病患者的唯一方法。目前,质粒介导对青霉素和四环素的耐药性在淋病奈瑟菌中已愈来愈多见。虽然多数淋病奈瑟菌对大观霉素、第三代头孢菌素和氟喹诺酮类抗菌药物等很敏感,但对于本菌的临床分离株应强调做药敏试验,有助于临床合理用药。

(二)卡他莫拉菌

【临床意义】

主要寄居在人的鼻咽部,是导致中耳炎、鼻窦炎、慢性阻塞性肺炎的病原体,对免疫缺陷者可致菌血症、心内膜炎,甚至脑膜炎等。

三、需氧革兰阳性杆菌

(一)棒状杆菌属

【临床意义】

主要致病菌为白喉棒状杆菌。白喉杆菌通过呼吸道传染,引起白喉,是一种急性呼吸道疾病。除好发于咽喉部、气管鼻腔等处外，亦可偶发于眼结膜、阴道及皮肤等处。白喉杆菌在侵犯的局部增殖，产生大量的外毒素，具有强烈的细胞毒作用，能抑制敏感细胞蛋白合成，引起局部黏膜上皮细胞坏死。浸出液中纤维蛋白将炎性细胞、黏膜坏死细胞和菌体凝结在一起，形成白色膜状物，称为伪膜或假膜，与黏膜紧密相连，不易拭去；若假膜延伸至喉内或假膜脱落造成气管阻塞，可造成呼吸道阻塞，严重者可因窒息死亡，是白喉早期致死的主要原因。白喉杆菌产生的外毒素由局部进入血液造成毒血症，侵害心肌和外周神经，引起心肌炎和软腭麻痹等白喉的各种临床症状。本病死亡率较高，50%以上的死亡病例是由于心肌炎发展至充血性心力衰竭所致。近几年来，白喉发病率有升高趋势。调查人群在感染或计划免疫后对白喉是否产生免疫力，可用白喉外毒素做皮内试验，又称锡克试验。治疗白喉患者最重要的制剂是白喉抗毒素，另外，青霉素和红霉素可用于消除上呼吸道的白喉杆菌或排除携带者。

棒状杆菌属是一群革兰阳性杆菌，除白喉棒状杆菌以外的其他棒状杆菌统称为类白喉棒状杆菌，多数不致病，有一些可能是条件致病菌。如溃疡棒状杆菌可引起渗出性咽炎、白喉样疾病及其他组织感染；解脲棒状杆菌可从膀胱炎和尿道结石患者尿中分离到：JK 棒状杆菌可引起败血症、心内膜炎、皮肤与软组织感染等；干燥棒状杆菌可引起心瓣膜置换术后心内膜炎及外伤后深部组织感染。红霉素、青霉素、第一代头孢菌素或万古霉素可用于治疗类白喉杆菌感染。

（二）隐秘杆菌属

【临床意义】

常见菌种有溶血隐秘杆菌、伯尔德隐秘杆菌、化脓隐秘杆菌等。化脓隐秘杆菌引起伤口和软组织感染，脓肿形成，菌血症。溶血隐秘杆菌引起大龄儿童咽炎，伤口和软组织感染，骨髓炎，心内膜炎。伯尔德隐秘杆菌引起脓肿，常合并厌氧菌感染。

（三）加德纳菌属

【临床意义】

加德纳菌属只有阴道加德纳菌一个种。阴道加德纳菌是细菌性阴道炎（BV）的病原菌之一。BV 的临床特征是阴道排出物增多，并有种恶臭气味，症状可不典型。其诊断依据是：①阴道排出物增多，稀薄、均质、灰白色，有恶臭味，pH>4.5；②有线索细胞，即阴道上皮细胞被革兰阴性小杆菌覆盖；③胺实验阳性：10% KOH 滴到阴道分泌物上，立即出现鱼腥味和氨味。

（四）李斯特菌属

【临床意义】

与人类疾病有关的主要是单核细胞增生李斯特菌和伊氏李斯特菌。由李斯特菌引起的人类疾病称“李斯特菌病”，单核细胞增生李斯特菌的主要通过污染的食品感染人，很可能是细菌通过胃肠道黏膜的屏障进入血流，有暴发流行以及散发两种。单核细胞增生李斯特菌还可通过胎盘和产道感染新生儿，引起新生儿、婴儿化脓性脑膜炎、败血症性肉芽肿等，死亡率为 23%～70%。妊娠妇女感染后可引起流产。偶尔还可引起成人心内膜炎、败血症、结膜炎等。有报告表明，单核细胞增生李斯特菌的易感人群是孕妇和她们的胎儿、老人，以及免疫抑制状况的人（如 AIDS 患者）。

（五）丹毒丝菌属

【临床意义】

丹毒丝菌属主要致病菌为猪红斑丹毒丝菌。红斑丹毒丝菌病是一种急性传染病，主要发生于家畜、家禽，人也可感染发病。猪红斑丹毒丝菌，主要通过受损的皮肤感染人，引起类丹毒，大多发生于手部，始于伤口，随后局部皮肤红肿有水瘤，局部淋巴结肿大，有时伴有关节炎，也可引起急性败血症或心内膜炎。人类感染多发生在兽医，屠宰，工人和渔业工人身上。

(六)芽胞杆菌属

【临床意义】

常见菌种为炭疽芽胞杆菌,蜡样芽胞杆菌等。

1.*炭疽芽胞杆菌*　炭疽芽胞杆菌引起的炭疽病遍及世界各地,四季均可发生。人类炭疽根据感染的途径不同,分为体表、肠道及吸入性感染,可分别引起皮肤炭疽、肠炭疽、肺炭疽、纵隔炭疽。

(1)皮肤炭疽:较多见,约占95%以上,多发于暴露的皮肤部位。1～2d出现症状,开始似蚊虫叮咬一样的痒,然后出现斑疹、疱疹、严重水肿,继而形成无痛性溃疡,中心有血性渗出物并结成黑痂。常伴有局部淋巴结肿大、发热、头痛,并发败血症,可发生中毒性休克。

(2)肺炭疽:感染后12h就可出现症状。初期类似感冒,然后突然高热、寒战、胸痛、出血,咳血性痰,很快出现呼吸衰竭,中毒性休克死亡。

(3)肠炭疽:感染后一般12～18h出现症状。主要为急性胃肠炎表现,如恶心、呕吐、腹痛、发热、血性水样便,因中毒性休克死亡。这三型炭疽均可并发败血症和炭疽性脑膜炎。患者病后可获得持久免疫力,再次感染甚少。

2.*蜡样芽胞杆菌*　蜡样芽胞杆菌广泛分布于土壤、水、尘埃、淀粉制品、乳及乳制品中,可引起食物中毒,并可致败血症。蜡样芽胞杆菌引起的食物中毒有两种类型:一是腹泻型,胃肠炎症状,潜伏期平均为10～12h,病程一般为2h;二是呕吐型,于进餐后1～6h发病,病程平均不超过10h。由蜡样芽胞杆菌引起的眼内炎是一种严重的疾病,对眼有穿透性损伤或血源性扩散,且进展的非常迅速。蜡样芽胞杆菌还可引起其他部位的感染,有一种烧伤感染会致命。

(七)诺卡菌属

【临床意义】

与人类疾病关系最大的有星形诺卡菌和巴西诺卡菌,多为外源性感染,星形诺卡菌主要通过呼吸道引起原发性、化脓性肺部感染,可出现类似结核的症状,进一步可通过血流向其他组织器官扩散,进而引起脑膜炎、腹膜炎等。星形诺卡菌肺炎患者的痰标本呈肺结核样的乳酪样痰。巴西诺卡菌常通过损伤的皮肤侵犯皮下组织产生慢性化脓性肉芽肿,表现为脓肿和多发性瘘管,故称为足菌肿,好发于腿和足部。诺卡菌病的治疗首选磺胺类,可单独使用,也可与四环素、链霉素、氨苄西林等联用。

(八)红球菌属

【临床意义】

最常引起人体感染的病原菌为马红球菌,常引起免疫力低下人群如艾滋病人的呼吸道感染以及胸膜炎和败血症。支气管红球菌可从某些肺结核和支气管扩张患者痰液中分离到。

(九)分枝杆菌属

【临床意义】

目前属内有150个种和亚种,分为:结核分枝杆菌、非结核分枝杆菌(NTM)、麻风分枝杆菌和腐物寄生性分枝杆菌。广泛分布于土壤、水、人体和动物体内,主要引起肺部病变,尚可引起全身其他部位的病变,常见的有淋巴结炎、皮肤软组织和骨髓系统感染,对严重细胞免疫抑制者还可引起血源性播散。

1.*结核分枝杆菌*　是人类分枝杆菌病最主要的病原体,因其胞壁含有大量脂质成分,抵抗力强,能耐低温、耐干燥,在干燥的痰中可存活6～8个月,含有结核分枝杆菌痰液的尘埃可保持8～10d的传染性。该菌对湿热敏感,60℃半小时、80℃以上5分钟以内可死亡,在煮沸条件下可完全杀菌,所以对于痰液污染物可通过焚烧灭菌。另外,结核分枝杆菌对紫外线抵抗力差,日光直射4h即可死亡。虽然在70%～75%乙醇中数分钟即被杀死,但由于乙醇能使痰中的蛋白质凝固,因此不宜用于痰的消毒。对人类致病的结核分枝杆菌包括人结核分枝杆菌、牛结核分枝杆菌、非洲分枝杆菌，统称为“结核分枝杆菌复合群”。不同结核分枝杆菌复合群引起的临床症状相似，治疗也相同。我国以人结核分枝杆菌感染的发病率最高，主要通过呼吸道、消化道和损伤的皮肤等多途径感染机体，引起多种脏器组织的结核病。其中以肺结核最为多见，开放性肺结核患者咳嗽时排出颗粒形成气溶胶，当易感者吸入气道达肺中后引起感染。原发病灶多见与肺尖、下叶的上部接近胸膜处，多能自愈，形成纤维化或钙化灶。机体内有潜在感染灶的人，一般来讲有10%可能复发，在感染的最初几年危险性最高。在AIDS病人中，肺结核多为原发性，进展迅速，经血流播散，局部的纤维化和干酪样病变较少。93%的从未经治疗患者中分离到的结核分枝杆菌对抗结核药物敏感，对两药或三药治疗方案反应良好。但由于发生基因突变，目前2/3以上的临床分离株对多种抗结核药物产生耐药性。

据国家最新统计资料显示，肺结核已成为目前我国最多发的传染病之一，仅次于乙型肝炎，呈“三高一低”的趋势，即：患病率高，死亡率高，耐药性高；递降率低。目前对于结核的治疗必须坚持以下原则：结核分枝杆菌的自发性耐药突变相当多，如果对这些患者仅用一种抗结核药物，则会很快对这种药物产生耐药，造成治疗失败。因此，至少要2～3种以上的药物联合治疗，防止耐药菌株出现，即使痰中检测不出抗酸杆菌后仍需继续治疗；尽管治疗前药敏试验对于结核的初始治疗作用不大，但为了公众的利益必须进行。

2.麻风分枝杆菌　是麻风病的病原菌。麻风病是由于细胞免疫缺陷，使感染的麻风分枝杆菌大量繁殖形成局部肉芽肿所致，可影响皮肤、外周神经，表现为皮肤感觉缺失和周围神经增厚。从鼻肉芽肿上脱落的菌体是传播的主要原因，可因密切接触引起感染。麻风杆菌在体外不能培养。

3.非结核分枝杆菌(NTM)　属于环境分枝杆菌，主要来源于污水、土壤、气溶胶。流行病学显示NTM的感染率日趋上升。非结核分枝杆菌感染具有以下特点：①多发生于机体免疫力低下时，为机会性感染，患者多为老年基础肺疾病者、使用激素、免疫抑制剂者、AIDS患者等；②该菌的致病力较结核分枝杆菌低，它所导致的疾病往往进展缓慢、病程较长，且病灶范围小、症状轻；③多合并有人类免疫缺陷病毒感染，NTM是AIDS的主要机会致病菌，最常见的感染是鸟-胞内分枝杆菌；④可与结核分枝杆菌合并感染，多见于有空洞的结核患者身上；⑤对抗结核药具天然的耐药性，临床疗效不佳；⑥肺部症状与X线表现程度不符，肺结核分枝杆菌引起的肺部感染症状较轻，但胸片可表现为广泛的病灶。

四、肠杆菌科细菌

肠杆菌科细菌是临床标本中最常见的革兰阴性杆菌。正如其名，肠杆菌科细菌在人类和动物的肠道内大量存在，随人和动物的排泄物广泛分布于土壤、水和腐物中。大多数肠杆菌科细菌是肠道的正常菌群，但当宿主免疫力降低或细菌侵入肠道外部位(移位定植)等特定条件下可成为条件致病菌而引起疾病。有些肠杆菌科细菌是致病菌，主要有伤寒沙门菌、志贺菌、致病性的大肠埃希菌、耶尔森菌等。

(一)埃希菌属

【临床意义】

目前属内有6个种，其中以大肠埃希菌最常见。是人类和动物肠道的正常菌群，正常情况下不致病。大肠埃希菌在婴儿出生后数小时就进入肠道并终生伴随。当机体抵抗力降低或细菌入侵肠外部位时可成为条件致病菌引起感染，以化脓性炎症最为常见。某些特殊菌株致病性强，能直接导致肠道感染。

埃希菌属是医院感染的重要病原菌之一，也是食物和饮料的卫生学标准。所致疾病可分2类：

1.肠道外感染以泌尿系感染为主，如尿道炎、膀胱炎、肾盂肾炎　还可引起菌血症、败血症、肺炎、腹膜炎、胆囊炎、阑尾炎、术后伤口感染，以及新生儿的脑膜炎等，属条件致病菌感染，多见于婴儿、老年人和免疫功能低下者。

2.肠道内感染主要为腹泻　引起肠道感染的大肠埃希菌主要有5组：

(1)产肠毒素型大肠埃希菌(ETEC)：是5岁以下婴幼儿和旅游者腹泻的重要病原菌，经粪-口感染，由质粒介导产生耐热肠毒素ST和不耐热肠毒素LT而引起腹泻，不侵犯肠黏膜上皮。可为轻度水样泻或类似霍乱的严重腹泻，可伴恶心、呕吐、腹痛和发热等症状。

(2)肠致病性大肠埃希菌(EPEC)：是婴幼儿腹泻的主要病原菌，严重者可致死，成人少见。EPEC多不产生肠毒素(某些菌株产生类志贺毒素)，病菌在十二指肠、空肠和回肠上端大量繁殖形成微菌落，导致肠黏膜的刷状缘破坏、绒毛萎缩、上皮细胞排列紊乱和功能受损而造成严重腹泻。表现为发热、呕吐、腹泻，粪便常为黏液性。

(3)肠侵袭性大肠埃希菌(EIEC)：相对较少见，不产生肠毒素，死亡后产生内毒素，导致肠黏膜上皮发生炎症或溃疡。临床表现为细菌性痢疾样症状。腹泻呈脓血便，有里急后重，主要侵犯较大儿童和成人。

(4)肠出血性大肠埃希菌(EHEC)：其代表血清型为O157∶H7。所有血便患者均应常规做O157∶H7的培养，尤其在发病季节有指征的患者其粪便检查应包括O157∶H7的培养。O157∶H7大肠埃希菌感染可以表现为无症状感染、轻度腹泻、出血性肠炎(HC)、溶血性尿毒综合征(HUS)、血栓性血小板减少性紫癜(TTP)，以出血性肠炎最多见。

(5)肠聚集性大肠埃希菌(EAggEC)：引起婴儿持续性腹泻脱水，偶有血便。

(二)志贺菌属

【临床意义】

1.该属是主要的肠道病原菌之一，目前属内有4个血清群，历史上曾作为4个种处理。A群为痢疾志贺菌，B群为福氏志贺菌，C群为鲍氏志贺菌，D群为宋内志贺菌。本菌属是人类细菌性痢疾最常见的病原菌，其致病物质主要是侵袭力和内毒素，临床呈现典型的黏液脓血便。痢疾志贺菌1型还能产生一种外毒素(称志贺毒素)，具有神经毒性、细胞毒性和肠毒性。因此痢疾志贺菌引起的菌痢症状最重。宋内志贺菌最轻。我国以福氏志贺菌流行为主，尤其是福氏志贺菌2型，其次是宋内志贺菌。福氏志贺菌感染易转变为慢性，病程迁延，慢性患者和恢复期带菌常见。

2.小儿常可发生中毒性菌病，患儿多无明显的消化道症状，主要表现为全身性中毒症状，由内毒素大量释放引起，死亡率高，各型志贺菌都有可能引起。

3.治疗志贺菌感染的药物很多，但该菌易出现多重耐药性。根据CLSI/NCCLS要求，临床实验室常规药敏仅测试和报告氨苄西林、复方新诺明和一种喹诺酮类抗生素。若肠外分离菌株，加试三代头孢(一种药物)和氯霉素。第一代和第二代头孢菌素以及氨基糖苷类抗生素在体外测试可能为敏感，但临床无效，不能报告敏感。

(三)沙门菌属

【临床意义】

本属细菌分为肠道沙门菌和邦戈沙门菌两个种。肠道沙门菌可再分为6个亚种，包括肠道沙门菌肠道亚种，肠道沙门菌萨拉姆亚种等等。对人类致病的主要是肠道沙门菌肠道亚种的一些血清型，如伤寒血清型、副伤寒甲血清型、鸡沙门血清型等。目前，临床微生物实验室多以菌种的形式代替血清型报告，如伤寒沙门菌、甲型副伤寒沙门菌、鼠伤寒沙门菌、猪霍乱沙门菌等。

1.沙门菌致病物质主要有　①表面抗原：沙门菌的表面有M抗原、5抗原及Vi抗原，有Vi抗原的菌株比无Vi抗原的菌株致病力强；②内毒素：沙门菌有较强的内毒素，可引起肠热症；③肠毒素：某些沙门菌

(如鼠伤寒沙门菌)能产生类似大肠埃希菌的肠毒素。

2.沙门菌所致疾病,最常见的是急性胃肠炎(食物中毒) 由摄入大量鼠伤寒沙门菌、猪霍乱沙门菌、肠炎沙门菌等污染的食物引起。潜伏期6～24h,主要症状是发热、恶心、呕吐、腹痛、腹泻,一般在2～3d内自愈。吐泻剧烈者伴脱水,导致休克肾衰而死亡。严重后果者主要见于婴儿老人及体衰者。

3.沙门菌所致另一类重要疾病是伤寒和副伤寒 伤寒和副伤寒是一种独特的急性全身性发热性单核细胞内感染,主要由沙门菌属中的伤寒沙门菌和甲型、乙型、丙型副伤寒沙门菌引起,偶尔由鼠伤寒沙门菌引起。伤寒与副伤寒患者外周血白细胞总数往往降低,伴中性粒细胞减少和嗜酸性粒细胞消失。病原菌的检出是本病的确诊依据,疾病早期以血培养为主,第1周阳性率最高,可达90%,病程后期以粪、尿等培养为主,骨髓培养阳性率较血培养高,全程可取骨髓分离培养细菌。粪、尿培养一般于病程第2～3周阳性率较高,粪便培养阳性应结合临床表现,单纯大便培养阳性可为伤寒带菌状态。另外,取玫瑰疹刮取物或活检切片进行培养,也可获阳性结果。

4.伤寒沙门菌和副伤寒沙门菌的菌体(O)抗原、鞭毛(H)抗原及Vi抗原能刺激机体产生相应的抗体 肥达反应是测定患者血清中O,H抗体效价的一种传统血清学诊断方法,肥达反应与细菌分离培养同时进行或在后者失败的情况下,能辅助诊断伤寒,甲、乙、丙型副伤寒沙门菌引起的肠热证。通常伤寒与副伤寒发病1周后肥达试验开始出现阳性,第3～4周阳性率可达90%,其效价随病程演进而递增,第4～6周达高峰,病愈后阳性反应可持续数月之久。其结果解释应注意:

(1)正常值:各地区有所不同,一般O>1∶80,H>1∶160,A、B、C>1∶80才有临床意义;或在疾病早期及中后期分别采集2次血清,若第二份血清比第一份的效价增高4倍以上具有诊断价值。

(2)O抗原刺激机体产生的抗体为IgM,出现较早,存在于血清内的时间较短;H抗体为IgG,出现较迟,持续存在的时间较长。①O高H不高:可能为疾病的早期;沙门菌属中其他菌种感染引起的交叉反应;或H-O变异的沙门菌引起的感染等。建议1周后复查。如1周后H也有升高,可证实为肠热症。②H高O不高:可能为疾病的晚期;以往患过伤寒、副伤寒或接受过预防接种;回忆反应等。

(3)伤寒沙门菌与甲型、乙型副伤寒沙门菌有部分共同的O抗原,可使体内产生相同的O抗体,故O抗体特异性较低,增高时只能诊断为伤寒类疾病的感染。而伤寒与副伤寒时产生的H抗体特异性较高,在免疫学反应中不发生交叉凝集,因此某一种鞭毛抗体(“H”、“A”、“B”、“C”)的升高,对伤寒与各型副伤寒有鉴别诊断意义。

Vi抗原存在于新从患者分离的伤寒沙门菌及丙型副伤寒沙门菌菌体最表层。患者感染后Vi抗体的升高,往往在病程3～4周之后,Vi凝集试验≥1:5者提示为伤寒带菌,对本病的早期诊断没有意义。

本试验结果的影响因素:①过去曾预防接种伤寒、副伤寒疫苗者,H抗体效价明显升高,并持续数年,而O抗体低于正常值;②以往患过伤寒病或曾接种伤寒菌疫苗,新近又感染流行性感冒或布鲁菌病,可产生高效价H抗体,O抗体则较低,但H抗体很快消失,此种反应称为回忆反应;③由于人们在日常生活中可能发生隐性感染而产生抗体,尤其在流行地区正常人凝集效价可稍增高,故在判断结果时应考虑本地区正常人群的自然凝集价水平,以作为参考;④沙门菌属各菌种之间有某些共同抗原,在凝集试验中可能出现类属交叉凝集反应,但效价较低;⑤阴性结果不能完全排除伤寒的可能,应注意有10%左右已确诊为伤寒者,在整个病程中抗体效价始终不升高,这可能与早期应用抗生素、免疫耐受和免疫缺陷有关。⑥肥达反应特异性不强,机体免疫功能紊乱、结核、败血症、斑疹伤寒、病毒性肝炎及部分急性血吸虫病患者,可出现假阳性反应;⑦血清溶血、菌液过浓等均会影响结果,菌液过期或产生自凝者不宜使用。

5.沙门菌偶尔还可引起肠道外的各种炎症,如胆囊炎、肾盂肾炎、脑膜炎、骨髓炎、心内膜炎和内脏脓肿。

6.与志贺菌属相同的是，临床微生物实验室常规仅测试和报告沙门菌对氨苄西林、一种喹酮类药和复方新诺明的敏感情况；对于胃肠外分离的沙门菌属，还要测试并报告氯霉素及某一种第三代头孢菌素的结果；对于胃肠外分离的沙门菌属，奈啶酸耐药、氟喹诺酮类敏感时用喹诺酮治疗可能出现临床治疗失败或延迟反应。

（四）枸橼酸杆菌属

【临床意义】

属内有 11 个种，常见菌种有：弗劳地枸橼酸杆菌、科斯枸橼酸杆菌（即原来的异型枸橼酸杆菌）、丙二酸盐阴性枸橼酸杆菌等等。弗劳地枸橼酸杆菌，是肠道的正常菌群成员，为条件致病菌，某些菌株产生肠毒素 LT 及 ST，导致原发性肠道感染而引起腹泻；和某些肠道外感染有关，常致尿道感染、菌血症、败血症和肺炎、腹膜炎、创伤感染、新生儿脑膜炎、脑脓肿，临床分离的菌株常具有多重耐药性。科斯枸橼酸杆菌最常从尿和呼吸道标本中分离出，引起新生儿脑膜炎和脑脓肿的病例有上升趋势，其死亡率高达 1/3，且至少有 75％的患儿发生严重的神经损害。

（五）克雷伯菌属

【临床意义】

本菌属包括肺炎克雷伯菌、产酸克雷伯菌、土生克雷伯菌、植生克雷伯菌、运动克雷伯菌等 9 个种。肺炎克雷伯菌又分肺炎、臭鼻、鼻硬节 3 个亚种，从临床标本中分离的克雷伯菌属 95％为肺炎克雷伯菌肺炎亚种，是国内导致医院感染最常见的细菌之一。肺炎克雷伯菌通常寄居于人体的肠道和呼吸道，为条件致病菌；当机体虚弱时，口咽部定居的细菌可成为肺部感染的来源。本菌所致的原发性肺炎可使肺部广泛坏死出血，常并发胸膜炎，引起胸痛；还可引起肺外感染，如尿道感染、败血症、伤口感染、脑膜炎等。臭鼻亚种可致臭鼻症，尚可引起败血症、泌尿道感染和软组织感染。鼻硬结亚种可使人鼻咽、喉及其他呼吸道结构发生慢性肉芽肿，使组织坏死。产酸克雷伯菌还可导致原发性肠道感染，与感染性腹泻相关。本菌对氨苄西林天然耐药。

（六）肠杆菌属

【临床意义】

肠杆菌属现有 21 个种和 2 个亚种，临床最常见的有：产气肠杆菌（现也称运动克雷伯菌）和阴沟肠杆菌，是肠道正常菌群的一部分，一般不会引起腹泻，广泛存在于自然环境中，能引起多种肠道外的条件致病性感染，如泌尿道、呼吸道和伤口感染，亦可引起菌血症和脑膜炎。坂崎肠杆菌能引起新生儿脑膜炎和败血症，死亡率高达 75％。格高菲肠杆菌能引起泌尿道感染，生癌肠杆菌可引起多种临床感染，包括伤口感染、尿道感染、菌血症、肺炎等。

此类细菌常编码产生色色体介导的 Bushl(AmpC)型的 β-内酰胺酶，表现为对第一、二、三代头孢菌素、头霉素类、加酶抑制剂类抗生素均耐药，但对碳青霉烯类、第四代头孢菌素敏感。肠杆菌属细菌可在第三代头孢菌素的治疗过程中产生多重耐药性，即最初敏感的菌株在开始治疗 3～4d 内就可变成耐药菌株，因此需反复测试重复分离的菌株。多重耐药的阴沟肠杆菌引起的败血症有很高的死亡率。阴沟肠杆菌和产气肠杆菌对头孢西丁、头孢噻吩天然耐药。

（七）沙雷菌属

【临床意义】

现有 14 个种和 4 个亚种，临床常见的有黏质沙雷菌和液化沙雷菌，是水和土壤中的常见菌。其中，黏质沙雷菌是引起肠道外感染的重要条件致病菌之一，常引起人类各种感染，特别是尿路感染，肺炎、创面感染、败血症。与肠杆菌属细菌类似的是在第三代头孢菌素的治疗过程中可诱导形成多重耐药性，最初敏感的菌株在开始治疗 3～4d 内就可变成耐药菌株，因此需反复测试重复分离的菌株。沙雷菌属对头孢呋肟、呋喃坦叮及四环素天然耐药。

(八)耶尔森菌属

【临床意义】

本属细菌有 15 个种和 2 个亚种，临床常见的有：鼠疫耶尔森菌、小肠结肠炎耶尔森菌、假结核耶尔森菌等。鼠疫耶尔森菌是烈性传染病鼠疫的病原菌，主要在啮齿动物间流行。假结核耶尔森菌可引起人肠系膜淋巴结炎、腹泻和败血症。小肠结肠炎耶尔森菌可致胃肠炎、菌血症和败血症、肠系膜淋巴腺炎、关节炎等。假结核耶尔森菌可导致肠炎、淋巴感染、和败血症。耶尔森菌属引起动物源性感染，通常先引起啮齿动物和鸟类感染。人对本菌的感受性没有年龄和性别差异，而取决于受感染的方式。人类主要通过吸血节肢动物叮咬或食用污染食物等途径而受感染。

(九)变形杆菌属

【临床意义】

变形杆菌属有 4 个种，分别为普通变形杆菌、奇异变形杆菌、产黏变形杆菌、潘尼变形杆菌。变形杆菌属除了产黏变形杆菌以外，都是条件致病菌。本属细菌常出现于土壤、水和被粪便污染的物体上。该属所致的感染非常广泛，特别是作为尿路感染病原菌，与尿道结石形成有一定关系(变形杆菌和普罗威登斯菌水解尿素生成氨水，使尿液碱化，导致结石的形成)，还可引起伤口感染、食物中毒、婴幼儿原发或继发感染性腹泻和新生儿脐炎等。其他的还有腹膜炎、盆腔炎、肺炎、眼结膜炎、骨髓炎等，严重者可导致败血症、脑膜炎。奇异变形杆菌对呋喃妥因、多黏菌素和四环素天然耐药；普通变形杆菌对第一代头孢、氨苄西林、多黏菌素、四环素、呋喃妥因天然耐药。

(十)普罗威登斯菌属

【临床意义】

普罗菲登斯菌属包括 8 个种，临床相关的主要有产碱普罗威登斯菌、拉氏普罗威登斯菌、司徒普罗威登斯菌、雷极普罗威登斯菌和海氏普罗威登斯菌。本菌属与变形杆菌一样，有可能促进尿中结晶形成，与泌尿系结石的形成有关。雷极普罗威登斯菌和司徒普罗威登斯菌可致泌尿道感染和其他肠道外感染，并且司徒普罗威登斯菌具有更高的致病力和耐药性，可引起许多医院感染的暴发流行。产碱普罗威登斯菌一般由患者粪便中，特别是小儿的粪便中检出。而拉氏普罗威登斯菌可从健康人群及腹泻病人的粪便中分离到，但未有证据证明该菌与腹泻直接相关。海氏普罗菲登斯菌存在于健康企鹅的肠道中。

(十一)摩根菌属

【临床意义】

摩根菌属包括 2 个种，分别为摩根摩根菌和耐冷摩根菌。该菌被证明是导致条件性继发感染的病原菌，可引起尿路感染和创伤感染，还可引起腹泻。

(十二)邻单胞菌属

【临床意义】

本属只有 1 个菌种即类志贺邻单胞菌，普遍存在于水和土壤表面。本菌主要引起胃肠炎，好发于夏季，主要与食人生的海产品有关。临床症状可以是短时间的水样腹泻或痢疾样腹泻；也能引起肠道外感染，主要是败血症，在机体免疫力降低时，还可引起蜂窝组织炎、骨髓炎、脑膜炎等。

其他可作为条件致病菌的肠杆菌科细菌还有哈夫尼亚菌属、爱德华菌属、克吕沃尔菌属、拉恩菌属、西地西菌属、塔特姆菌属等，临床较为少见。

五、非发酵菌

非发酵菌的完整提法是“不发酵葡萄糖的革兰阴性杆菌”，指的是一群因缺乏糖酵解的酶类，而只能在有氧的环境中以有氧方式，而不能以厌氧或兼性厌氧方式进行代谢的需氧菌。非发酵菌的类别很多，其中与临床感染关系密切的有假单胞菌属、不动杆菌属、产碱杆菌属、莫拉菌属等。除了铜绿假单胞菌和其他几种极少见的菌种，非发酵菌的毒力一般较低，主要引起体弱者或免疫力低下者的医院内感染。但是，由于严重疾病患者在住院患者中的比例日益增高，特别是一些恶性肿瘤患者以及导管插入术、介入治疗、长期抗生素、激素治疗等因素日益普遍，导致非发酵菌已成为多种感染性疾病的重要病原菌。尤其是像铜绿假单胞菌、嗜麦芽窄食单胞菌、鲍曼不动杆菌等多是多重耐药菌株，造成临床治疗困难。

大多数非发酵菌在不同环境中都有其自然定植部位，可成为人类感染的潜在传染源，如医院环境中的各种水源，包括洗刷间、水房、消毒液、雾化器等；各种仪器、用具表面，包括体温计、拖把、毛巾、纱布等；以及身体的某些潮湿部位，如腹股沟、腋窝等。

（一）假单胞菌属

【临床意义】

1.目前属内有180多个种和15个亚种，常见于医源性感染，以本属中的铜绿假单胞菌最多见和致病力最强，是医院内感染主要的病原菌。铜绿假单胞菌的感染多发生于烧伤、囊性纤维化、急性白血病、器官移植患者，以及年老体弱、免疫力差的患者，感染多位于潮湿部位，可引起伤口感染、烧伤后感染、败血症、肺部感染、尿路感染、化脓性中耳炎、眼部感染（可导致角膜穿孔）等各种化脓性感染以及婴儿腹泻等，还可通过血源性感染导致心内膜炎、脑膜炎、脑脓肿、骨和关节感染等，且大多数心内膜炎需手术置换瓣膜，否则感染难以清除。铜绿假单胞菌耐药性强，天然耐受第一、二代头孢菌素、第一代喹诺酮类抗生素、复方新诺明，除产生多种β-内酰胺酶外，还与其外膜通透性低以及主动泵出机制等有关。铜绿假单胞菌还常在感染的部位形成生物膜（BF），具有更强的抗生素抗性（与浮游细菌相比，形成BF的细菌对抗生素的抗性可提高10～1000倍）。铜绿假单胞菌慢性感染的囊性纤维化患者的呼吸道分泌物中常可见一种异常的黏液样形态的铜绿假单胞菌，这是由于其产生的大量多糖（藻酸盐）包围菌体所致，而藻酸盐的产生导致诊断、治疗的困难。因此，临床上感染的铜绿假单胞菌常难以完全清除。

2.荧光假单胞菌和恶臭假单胞菌可见于水和土壤中，是人类少见的条件致病菌。其中荧光假单胞菌能在4℃生长，是血制品的常见污染菌；恶臭假单胞菌可引起皮肤、泌尿道感染和骨髓炎等。

按CLSI/NCCLS推荐，经美国FDA通过的假单胞菌抗生素体外药物敏感试验选择的抗生素分为4组：A组首选药物及常规试验报告的药物为：头孢他啶、庆大霉素、哌拉西林、妥布霉素；B组与A组平行做药敏试验，但应选择性报告的药为：头孢吡肟、替卡西林、哌拉西林/他唑巴坦、氨曲南、亚胺培南、美罗培南、阿米卡星、环丙沙星、左氧氟沙星；D组或U组，作为补充，或仅用于尿路感染的抗生素为：洛美沙星或诺氟沙星、氧氟沙星。值得注意的是，在长期应用各种抗生素治疗过程中，铜绿假单胞菌可能发生耐药突变，因此初代敏感的菌株在治疗3～4d以后，测试重复分离菌株的药敏试验是必要的。

（二）伯克霍尔德菌属

【临床意义】

目前属内有60多个种，临床最多见为洋葱伯克霍尔德菌，本菌的7个基因型很难分开，通常称洋葱伯克霍尔德菌复合群，可从各种水源和潮湿表面分离到，为条件致病菌，在医院环境中常污染自来水、体温表、喷雾器、导尿管等，因而引起多种医院感染，包括心内膜炎、败血症、肺炎、伤口感染、脓肿等，在慢性肉芽肿和肺囊性纤维化的患者中常引起高死亡率和肺功能的全面下降。本菌对氨基糖苷类抗生素耐药，对复方新诺明多敏感。根据CLSI/NCCLS推荐，洋葱伯克霍尔德菌药敏选药A组为：甲氧苄啶-磺胺甲噁唑；B组为：头孢他啶、米诺环素、美洛培南、替卡西林/克拉维酸、左氧氟沙星；C组为：氯霉素。

（三）窄食单胞菌属

【临床意义】

目前属内有8个种，临床常见菌为嗜麦芽窄食单胞菌，也称嗜麦芽寡养单胞菌，旧称嗜麦芽假单胞菌。分布广泛，可引起条件感染，是目前医院获得性感染的常见病原菌之一，可致多种疾病，包括肺炎、菌血症、心内膜炎、胆管炎、脑膜炎、尿路感染和严重的伤口感染等。本菌对临床常用的大多数抗生素天然耐药，包括碳青霉烯类的亚胺培南（泰能）、美洛培南等，但对复方新诺明几乎100%敏感。因此，复方新诺明是临床治疗嗜麦芽窄食单胞菌感染的首选抗生素，也可以根据药敏试验的结果选择。根据CLSI/NCCLS推荐，嗜麦芽窄食单胞菌药敏选药：A组为：复方新诺明；B组为：替卡西林/克拉维酸、头孢他啶、米诺环素、左氧氟沙星；C组为：氯霉素。

（四）不动杆菌属

【临床意义】

本菌属目前可分为21个基因种，在自然环境广泛分布，存在于正常人体的皮肤、呼吸道、胃肠道、生殖道，是机会致病菌，在非发酵菌中出现的频率仅次于铜绿假单胞菌而占第2位。临床标本中常能分离到的不动杆菌属细菌有醋酸钙不动杆菌、溶血不动杆菌、鲍曼不动杆菌等，最常见的是鲍曼不动杆菌。由于醋酸钙不动杆菌、溶血不动杆菌和鲍曼不动杆菌的表型试验不易区分，很多临床实验室将它们统称为“醋酸钙—鲍曼不动杆菌复合群”，对氨基青霉素类、第一代和第二代头孢菌素、第一代喹诺酮类抗生素均天然耐药。洛菲不动杆菌的耐药性相对要差得多。由于不动杆菌能获得多重耐药性（在医院感染病原菌耐药性的传递中发挥重要作用）和能够在大多数环境表面生存，所以由不动杆菌引起的医院内感染近10年来增高的趋势明显，且多是多重耐药菌株。最常见的分离部位是呼吸道、尿道和伤口，所致的疾病包括肺炎、心内膜炎、脑膜炎、皮肤和伤口感染、腹膜炎、尿路感染等。

（五）产碱杆菌属

【临床意义】

目前属内有15个种和8个亚种，有临床意义的主要有木糖氧化产碱杆菌和粪产碱杆菌。通常是人和动物肠道的正常寄生菌，在皮肤和黏膜也能分离到本菌，水和土壤中等潮湿环境中均有本属细菌的存在。在很多临床标本中也可以分离到，为条件致病菌，主要引起肺炎、菌血症、脑膜炎、尿路感染等。

（六）无色杆菌属

【临床意义】

属内包括6个种和2个亚种，临床常见木糖氧化无色杆菌，是条件致病菌，可从医院环境和临床标本中分离到，包括血液、痰、尿等标本，可引起医院内感染和暴发流行，主要引起囊性纤维化患者呼吸道感染。

（七）苍白杆菌属

【临床意义】

目前属内有13个种，临床常见的有：人苍白杆菌、中间苍白杆菌、嗜血苍白杆菌和假中间苍白杆菌等。可从各种环境和人体部位中分离到，在常规培养基上生长良好，人苍白杆菌主要引起菌血症、眼内炎、脑膜炎、坏死性筋膜炎、胰腺脓肿和足刺伤后引起的骨软骨炎等。对氨基糖苷类、喹诺酮类、复方新诺明等敏感，对其他抗生素多耐药。

(八)金黄杆菌属

【临床意义】

目前属内有40多个种,临床常见菌种有:脑膜败血性金黄杆菌(现在命名为脑膜败血性伊丽莎白菌)、产吲哚金黄杆菌。金黄杆菌属为环境菌群,在医院主要存在于有水的环境和潮湿表面,常污染医疗器械和材料引起医源性感染。可以引起术后感染和败血症,也可以导致新生儿脑膜炎,感染与各种插管有关。金黄杆菌属对多种抗菌药物如氨基糖苷类、四环素类、氯霉素天然耐药,但对通常用于治疗阳性菌感染的抗菌药物如利福平、万古霉素、红霉素、克林霉素、复方新诺明敏感。但产吲哚金黄杆菌对万古霉素、克林霉素、红霉素、替考拉宁耐药。

(九)莫拉菌属

【临床意义】

隶属于莫拉菌科,目前属内有21个种。莫拉菌属是黏膜表面的正常菌群,致病力低,通常位于呼吸道,较少位于生殖道。医学上重要的莫拉菌是腔隙莫拉菌,能引起眼部和上呼吸道感染;非液化、奥斯陆、亚特兰大、苯丙酮酸等莫拉菌偶尔可引起败血症、脑膜炎、肺炎、肺脓肿及泌尿道感染。多数莫拉苗对青霉素敏感,临床分离株一般可不做药敏试验,但随着耐药菌株的日益增加,β内酰胺酶检测还是很有必要的。

(十)丛毛单胞菌属

【临床意义】

属内有21个种,临床常见菌为土生丛毛单胞菌和睾酮丛毛单胞菌,可从血液、脓液、尿液、胸腹水和呼吸道分泌物等临床标本中分离出,是条件致病菌,可引起菌血症、尿路感染及肺部感染等。

(十一)希瓦菌属

【临床意义】

目前属内有50个种。海藻希瓦菌和腐败希瓦菌与临床关系较密切,常引起败血症、肺炎、关节炎、腹膜炎、脓胸、软组织和眼睛等部位的感染。

另外,还有食酸菌属、根瘤菌属、巴尔通体属、甲基杆菌属、黄单胞菌属、鞘氨醇单胞菌属等。

六、弧菌属和气单胞菌属

(一)弧菌属

【临床意义】

1.弧菌属目前共有90个种,其中从临床分离的有12个种。包括O1群、O139群和非O1群霍乱弧菌、副溶血弧菌、拟态弧菌、河流弧菌、豪氏弧菌等。其中,以霍乱弧菌和副溶血弧菌最为重要。根据菌体抗原,O1群霍乱弧菌分为小川型、稻叶型和彦岛型;根据生物学特性,O1群霍乱弧菌又分为古典生物型和埃尔托(EITor)生物型。霍乱弧菌是引起烈性传染病霍乱的病原菌,通过侵袭力和霍乱肠毒素致病,可引起严重的呕吐和腹泻,患者腹泻粪便呈米泔水样。1817年以来,霍乱弧菌曾引起7次世界大流行,前6次均为O1群霍乱弧菌古典生物型引起,第7次为EITor生物型引起;1992年10月在孟加拉和印度流行的霍乱为O139血清群引起。治疗霍乱需补充水和电解质,纠正脱水,用抗生素的目的是缩短腹泻时间以减少脱水。多数弧菌对四环素敏感,但也有多重耐药现象。

2.副溶血弧菌主要引起肠道感染,进食副溶血弧菌污染的海产品可导致急性胃肠炎和食物中毒。其他能引起伤口感染、中耳炎和败血症等肠外感染的弧菌有解藻酸弧菌、辛辛那提弧菌、创伤弧菌、弗氏弧菌、河流弧菌、麦氏弧菌和皇室鱼弧菌。凡在流行季节有腹泻症状并有食用海产品史或与海水、海洋动物接触后发生伤口感染的患者，均应高度怀疑弧菌属细菌的感染。

（二）气单胞菌属

【临床意义】

1.目前该菌属共有23个种，和12个亚种，广泛存在于淡水、海水、土壤、鱼类和脊椎动物肠道中，人类接触后可引起感染，是人类急性腹泻的重要病原菌。特别是5岁以下的儿童易发生气单胞菌性腹泻，大多数病例属于这一年龄段。除了胃肠炎，气单胞菌还与伤口感染、骨髓炎、腹膜炎、败血症、呼吸道感染等有关。临床常见的有嗜水气单胞菌、豚鼠气单胞菌和维氏气单胞菌、杀鲑气单胞菌等。

2.患严重气单胞菌性腹泻的患者可给予特殊抗菌治疗。嗜水气单胞菌对头孢噻吩、氨苄西林、羧苄西林耐药，对四环素敏感性不定，对广谱头孢菌素大多敏感。嗜水气单胞菌通常对复方新诺明、氟喹诺酮、氨基糖苷类抗生素敏感。

（代允普）

第十一章　临床寄生虫学检验

第一节　病原学诊断技术

一、粪便检查技术

粪便检查是诊断寄生虫病常用的病原学检测方法。人体内寄生的蠕虫、原虫，生活史的某一时期均可随宿主粪便排出体外。要取得准确的结果，粪便必须新鲜（特别是检查原虫滋养体时），送检时间一般不宜超过24h，如检查肠内原虫滋养体，最好立即检查，稀便应在30min内，软便应在1h内检查，注意保温。盛粪便的容器须洁净、干燥，并防止污染；粪便不可混入尿液及其他体液等，以免影响检查结果。在盛粪便的容器上应记录检查者姓名、粪便收集的日期和时间。单一的检查方法往往容易漏诊，两种或几种方法联合使用，可以提高检出率。

（一）直接涂片法

直接涂片法用以检查蠕虫卵、原虫的包囊和滋养体。方法简便，快速，但是由于所用的粪量少，对轻度感染很容易漏诊，若连续作3次涂片，可以提高检出率。

1.生理盐水直接涂片法　该法可用于检查粪便中的蠕虫卵、幼虫、原虫包囊、滋养体或卵囊等。在洁净的载玻片上滴一滴生理盐水，用棉签或牙签挑取绿豆大小的粪便块，在生理盐水中涂抹均匀，除去大块粪渣，加盖片，避免出现气泡和液体溢出。涂片的厚度以透过玻片隐约可辨认书上的字迹为宜。一般先在低倍镜下检查，再换高倍镜观察。此法是检查粪便中蠕虫卵最常规、最简单的诊断方法。应注意虫卵与粪便中异物的鉴别。虫卵都具有一定的形状和大小，卵壳表面光滑整齐，具固有的色泽，卵内含卵细胞或幼虫。本方法也适用于原虫滋养体的检查，粪便应在排出后立即送检，取有脓血及黏液部分涂片，涂片应较薄，并注意保温，气温越接近体温，滋养体的活动愈明显，必要时可用保温台保持温度。对观察溶组织内阿米巴、蓝氏贾第鞭毛虫和结肠小袋纤毛虫的活滋养体特别有用。最后根据虫卵的形态特点或原虫滋养体的大小、形态等特点进行鉴别。

注意事项：①粪便要新鲜，不能混入尿液、污水、泥土、药物或其他杂物等；②涂片的厚度适宜；③棉签或牙签要清洁干燥；④容器外要用标签标注；⑤注意粪便的性状和颜色，如有脓血，应取材进行检查；⑥粪便中常有一些宿主残留物或脱落细胞，已与虫卵、滋养体等混淆，要注意区别。

2.碘液直接涂片法　主要用于粪便内原虫包囊的检查。直接涂片方法同上，以一滴碘液代替生理盐水，粪便涂抹方法同上。或在已经涂好的生理盐水直接涂片上，从盖玻片一侧滴碘液一滴，待其渗入后观察。此法用于检查阿米巴和其他原虫（隐孢子虫）包囊，滋养体在碘液中变形，甚至死亡。碘染溶组织内阿

米巴包囊细胞核不着色且具有反光性，细胞质黄色，糖原泡棕色，拟染色体不着色；碘染隐孢子虫卵囊油镜下呈圆形或卵圆形折光颗粒，不吸收碘液。最后从大小、形状、核的数目、核型、拟染色体等几个方面进行鉴别。

注意事项：①碘液不宜过多、过浓，否则粪便易凝结成团，致使包囊折光性降低，不利于观察；②涂片的厚度适宜，不宜过厚或过薄；③因包囊间隙排出，需多次检查，以防漏检；④容器外要用标签标注；⑤注意与粪便中的杂质相区别。

（二）改良加藤法

改良加藤法适用于蠕虫卵检查。取约 50mg（已用 100 目不锈钢筛除去粪渣）粪便，置于载玻片上，使粪便铺开（20mm×25mm），覆以浸透甘油-孔雀绿溶液的玻璃纸片，用橡皮塞轻压，或反扣于玻璃板上，置于 30～36℃温箱中约半小时或 25℃室温中 1～2h。待粪膜稍干，即可镜检。

使用改良加藤法需掌握粪膜的合适厚度和透明的时间，粪膜要厚薄均匀。如粪膜厚透明时间短，虫卵难以发现；如透明时间过长则虫卵变形，也不易辨认。特别是钩虫卵和血吸虫卵，如检查钩虫卵时，透明时间宜在 30min 以内。

（三）浓集法

粪便中含有少量的虫卵和包囊，用直接涂片法很难检出，若用较多的粪便，通过各种方法使蠕虫卵浓集则易于检出。浓集法即是利用虫卵的比重不同而使虫卵集中。

1.沉淀法

沉淀法：适用于原虫包囊、球虫卵囊和蠕虫卵的收集。原虫包囊和蠕虫卵的比重比水大，可沉积于容器底部，有助于提高检出率。沉淀所需的时间与包囊和虫卵的比重以及粪便的浓度都有关系。但比重较小的钩虫卵和某些原虫包囊则效果较差。

（1）重力沉淀法：即自然沉淀法，又称水洗沉淀法。本法是利用虫卵和包囊的比重比水大而自然下沉的原理，使大量粪便中的虫卵和包囊下沉而达到浓集的目的。本法主要用于蠕虫卵检查，蠕虫卵比重大于水，可沉于水底，使虫卵浓集。加之，经水洗后，视野清晰，易于检查。有些虫卵，如钩虫卵，比重较轻，应用此法效果不佳。原虫包囊的比重一般在 1.060～1.070 之间，小于蠕虫卵的比重，因此收集原虫包囊需要时间较长。

取粪便 20～30g，加 10～12 倍水制成混悬液，用金属筛（40～60 孔）或 2～3 层湿纱布过滤，再加清水冲洗残渣；过滤粪液在容器中静置 25min，倒去上液，重新加满清水，以后每隔 15～20min 换水一次（共 3～4 次），直至上清液清澈为止。最后倒去上清液，取沉渣作涂片镜检。检查血吸虫卵时，沉淀时间不宜过长，尤其在室温高于 15℃时，卵内毛蚴易孵化。当检查包囊时，换水间隔时间宜延长至约 6h。

注意事项：①粪便要充分搅匀后过滤；②注意换水时间；③换水时应一次倒完上清液，避免沉渣浮起，使虫卵或包囊随上清液流失；④注意粪便对环境的污染。

（2）离心沉淀法：取粪便约 1g，加水 10ml，调匀过滤后离心（1500～2000r/min）1～2min，倒去上液，注入清水，再离心沉淀，如此反复沉淀 3～4 次，直至上液澄清为止，最后倒去上液，取沉渣镜检。本法省时、省力，适用于临床检验。

（3）醛醚沉淀法：取粪便 1～2g 置于小容器内，加水 10～20ml 充分混匀，将粪便混悬液经 2 层纱布（或 100 目/时金属筛网）过滤，离心（2000r/min）2min；倒去上层粪液，保留沉渣，加生理盐水 10ml 混匀，离心 2min；倒去上液，加 10％甲醛 7ml；静置 5min 后加乙醚 3ml，塞紧管口并充分摇匀；取下管口塞，离心 2min。试管直立静置，可见管内自上而下分为 4 层，顶层为乙醚，第二层为杂质，第三层为甲醛透明层，第四层为沉淀层（此层含有原虫包囊或蠕虫卵）。倒去上三层液体，留少量甲醛液，取管底沉渣涂片镜检，查包囊时可滴加碘液。应用此法时，试剂最好用蒸馏水配制。加甲醛的目的在于固定和保存包囊或虫卵，乙醚的作用在于除去粪便中的油脂，并可除去臭味。本法不仅浓集效果好，而且不损伤包囊和虫卵的形态，易于观察和鉴定。对于含脂肪较多的粪便，本法效果优于硫酸锌漂浮法，但对布氏嗜碘阿米巴包囊、贾第虫包囊及微小膜壳绦虫卵等的检查效果较差。

注意事项：①不适用于经福尔马林保存数天后的虫卵和包囊；②不用于原虫滋养体的检查；③若检查包囊，需做碘液染色检查。

(4)汞碘醛离心沉淀法(MIFC)：本法综合了浓集、固定和染色三个步骤，适用于原虫包囊、滋养体及蠕虫卵和幼虫的检查。

检查时取汞醛液 9.4ml 及 5%卢戈液 0.6ml 混合备用。但混合液保存 8h 后即变质，不应再用；碘液 1 周后亦不宜再用。

取粪便 lg，加汞碘醛液 10ml，充分混匀，用 2 层湿纱布过滤，再加入乙醚 4ml，塞紧管口摇匀后静置 2min，离心(2000r/min)1～2min，管内从上到下即分成乙醚、粪渣、汞碘醛及沉淀物 4 层。倒去上面 3 层，将沉淀摇匀，用吸管吸取沉渣镜检。

注意事项：①汞碘醛液在检查时临时混合，保存不能超过 8 小时，否则会发生变质；②如检查包囊，需要做碘液染色检查。

2.浮聚法

浮聚法：利用比重较大的液体，使较轻的原虫包囊或蠕虫卵上浮，集中于液体表面。

(1)饱和盐水浮聚法：是利用饱和盐水的比重较大，而某些蠕虫卵的比重小而上浮于液面的原理来达到浓集的目的。此法用以检查钩虫卵效果最好，也可用于检查其他线虫卵和微小膜壳绦虫卵。但不适于检查吸虫卵、原虫包囊、未受精蛔虫卵和带绦虫卵。用竹签取黄豆粒大小(约 lg)的粪便置于浮聚瓶(高 3.5cm，直径约 2cm 的圆形直筒瓶)中，加入少量饱和盐水(比重 1.20)，用玻璃棒搅动调匀，再慢慢加入饱和盐水，除去液面上漂浮的大块杂质，至液面接近瓶口时改用吸管慢慢滴加，使液面略高于瓶口，以不溢出为止。此时在瓶口覆盖一载玻片(7.5cm×5cm)，静置 15～20min 后，将载玻片提起并迅速翻转，避免液体滴落，覆以盖玻片，置显微镜下直接镜检。

注意事项：①将栽玻片盖于杯口时，注意不要有气泡残留；②静置时间要适宜，过短影响检出率，过长虫卵容易变形而不易辨认。

(2)硫酸锌离心浮聚法：是利用包囊、虫卵等比重小于 33%硫酸锌的比重，经离心后上浮于液面的原理来达到凝集的目的。此法适用于检查原虫包囊、球虫卵囊、线虫卵和微小膜壳绦虫卵。取粪便约 1g，加 10～15 倍的水，充分搅碎，按离心沉淀法过滤，反复离心。(2000r/min)3～4 次，至上层液体变清为止，最后倒去上清液，在沉渣中加入比重 1.18 的硫酸锌液(33%的溶液)3～4ml，调匀后再加硫酸锌溶液至距管口约 1cm 处，离心 1min。用金属环取表面的粪液置于载玻片上(2～3 次)，加碘液一滴(查包囊)，混匀后镜检。取标本时，用金属环轻轻接触液面即可，切勿搅动。离心后应立即取标本镜检，如若放置时间超过 1h 以上，会因包囊或虫卵变形而影响观察效果。

注意事项：①加硫酸锌溶液前，应将上层液体倒净；②取标本时，切勿搅动液面；③离心后立即镜检，放置时间过久会对检测结果产生影响。

(3)蔗糖离心浮聚法：此法适用于检查粪便中隐孢子虫的卵囊。取粪便约 5g，加水 15～20ml 调匀，以 260 目/时尼龙袋或 4 层纱布过滤。取滤液离心 5～10min，吸弃上清液，加等量饱和蔗糖溶液(蔗糖 500g，蒸馏水 320ml，石炭酸 6.5ml)再离心 10min，然后如同饱和盐水浮聚法，取其表面膜镜检(高倍镜或油镜)。卵囊透明无色，囊壁光滑，内含一小暗点和淡黄色的子孢子。隐孢子虫的卵囊在漂浮液中浮力较大，常紧贴于盖片之下，鉴于 th 后卵囊脱水变形不易辨认，故应立即镜检。也可用饱和硫酸锌溶液或饱和盐水替代蔗糖溶液。

饱和蔗糖溶液配制：在 320ml 蒸馏水中加入 500g 蔗糖，煮沸至蔗糖完全溶解，仔细加入石炭酸 6.5ml 并搅动，置室温冷却。

3.尼龙袋集卵法　本法主要用于血吸虫卵的浓集。先将 120 目/时(孔径略大于血吸虫卵)的尼龙袋套于 260 目/时(孔径略小于血吸虫卵)的尼龙袋内(两袋的底部均不黏合，分别用金属夹夹住)。取粪便 30g，放入搪瓷杯内加水捣碎调匀，经 60 目/时铜筛滤入内层尼龙袋，然后将两个尼龙袋一起在清水桶内缓慢上下提动洗滤袋内粪液，或在自来水下缓缓冲洗，至袋内流出清水为止。将 120 目/时尼龙袋提出，弃去袋内粪渣，取下 260 目/时尼龙袋下端金属夹，将袋内粪渣全部倒入三角量杯内，静置 15min。倒去上清液，吸沉渣镜检或将沉渣倒入三角烧瓶内做血吸虫毛蚴孵化。

本法有费时短、虫卵丢失少等优点，并可避免在自然沉淀过程中孵出的毛蚴在换水时被倒掉。尼龙袋在每次使用后，需用清水冲洗，然后于 70～80℃热水中浸泡 2～3min，以达到杀卵目的。必须严格清洗干净，防止交叉污染，影响检查结果。

注意事项：①应缓慢清洗或冲洗；②使用后的尼龙袋应放入来苏水溶液中浸泡消毒半小时，然后清水冲洗干净，晒干保存。

附：虫卵计数法

虫卵计数用于估计人体内寄生虫的感染度。蠕虫排卵量和宿主的年龄、营养、健康等情况，以及寄生虫的成熟情况都有一定的关系，因此计数结果只能做比较观察和参考。

1.司徒尔虫卵计数法　用特制的计卵瓶(或普通三角烧瓶代替)，容量为 65ml 左右，在烧瓶的颈部相当于 56ml 和 60ml 处有两个刻度。收集病人 24h 粪便并记录其重量；把 0.1ml/L NaOH 溶液倒入计卵瓶内至 56ml 处；再慢慢地加入粪便，到液面上升到 60ml 处，即加入粪便 4ml 相当于 4g；然后放入玻璃珠十余颗，用橡胶塞塞紧瓶口，充分摇动，使其成为十分均匀的混悬液，必要时可过夜；计数时充分摇匀，用有刻度的小吸管吸取 0.075ml 或 0.15ml 粪液置于载玻片上，加盖片，在低倍镜下计数全片的虫卵数，乘以 200(0.075ml)或 100(0.15ml)，即得每克粪便虫卵数；将每克粪便虫卵数乘以病人 24h 粪便全量，即可算出病人一天内排出虫卵的总数，如此也可算出寄生的雌虫数，计算成虫数时，用雌虫数乘以 2；由于粪便的性状明显地影响估算结果，因此不成形的粪便的虫卵数应再乘以粪便性状系数，即半成形粪便×1.5，软湿形粪便×2，粥状粪便×3，水泻粪便×4。

2.改良加藤厚涂片法　适用于各种蠕虫卵的检查及计数，可用于测定人群的感染度和考核防治效果。此法系应用改良聚苯乙烯作定量板，大小为 40mm×30mm×1.37mm，模孔为一长圆孔，大小为 8mm×4mm，两端呈半圆形，所取的粪样平均为 41.1mg。操作时将大小约 4cm×4cm 的 100 目/时尼龙网或金属筛网覆盖在粪便标本上，自筛网上用刮片刮取粪便，把定量板放在载玻片上，用一手的两指压住定量板的两端，将刮片上的粪便填满模孔，刮去多余粪便。掀起定量板，载玻片上留下一个长形粪样，然后在粪条上覆盖含甘油孔雀绿溶液的大小约为 22mm×30mm 的玻璃纸条，展平后加压，使玻璃纸下的粪便铺成长椭圆形。经 1～2h 粪便透明后置镜下计数，也可置于 30～36℃温箱中约 30min 后镜检。将所得虫卵数乘以 24，再乘上粪便性状系数，即为每克粪便虫卵数(EPG)。如果所取粪便容量为 50mg，应乘以 20。

(四)钩蚴培养法

钩蚴培养法是根据钩虫卵在适宜温湿度条件下可在短时间内孵出幼虫的原理而设计的方法。此法检出率比粪便直接涂片高 7.2 倍。并且不需要使用显微镜，一般用肉眼或放大镜即可观察。目前常用的是试管培养法。将滤纸剪成与试管(1cm×10cm)等宽但较试管稍长的 T 字形纸条，用铅笔书写受检者姓名或编号于横条部分。取粪便约0.2～0.4g，均匀地涂抹在纸条竖部的上部2/3处，再将纸条插入试管，沿管壁加冷开水，使滤纸下端浸泡在水中，以粪便不接触水面为宜。在25～30℃条件下培养。培养期间每天沿管壁补充冷开水，以保持水面高度，维持滤纸湿度。3天后用肉眼或放大镜检查试管底部或取沉渣检查。钩蚴在水中常作蛇行游动，虫体透明。如未发现钩蚴，应继续培养观察至第5天。气温太低时可将培养管放入温水（30℃左右）中数分钟后，再行检查。

此法亦可用于分离人体肠道内各种阿米巴滋养体及人毛滴虫滋养体，且能提高检出率。但是，每管粪便量应为1.0g；适宜温度为25～30℃；培养时间为2～4d。临床上为了及时报告致病性原虫，可于培养48h后镜检。

（五）毛蚴孵化法

毛蚴孵化法适用于早期血吸虫病患者的粪便检查。根据血吸虫卵在排出时卵内即含有成熟毛蚴，在适宜温度和光照的条件下，在清水中短时间内可孵出毛蚴的特性而设计的方法。取粪便约30g，先经水洗沉淀法浓集处理（也可用尼龙袋集卵法收集虫卵），将粪便沉渣倒入500ml三角烧瓶内，加冷开水至离瓶口1cm处，在20～30℃的条件下，用柔和灯光照射，经4～6h后用肉眼或放大镜观察结果。观察时应将三角烧瓶向着光源，并衬以黑色背景，如见水面下有白色点状物作直线来往游动，即是毛蚴。必要时也可以用吸管将毛蚴吸出镜检。如无毛蚴，每隔4～6h（24h内）观察一次。气温高时，毛蚴可在短时间内孵出，因此在夏季要用1.2%食盐水或冰水冲洗粪便，并放入冰箱中自然沉淀，最后一次才改用室温清水。

注意事项：①毛蚴有向上性，因此液体要加至三角烧瓶颈部；②氯能抑制毛蚴孵化，应将自来水放置于容器内过夜，自然脱氯，或加入少量硫代硫酸钠除去余氯；③注意毛蚴与水中原生动物的鉴别；④夏季温度高时，可采取措施抑制毛蚴过快孵化。

毛蚴促孵法：将用沉淀法处理后的粪便沉渣置于三角瓶内，不加水，或将粪便置于吸水纸上，再放在20～30℃温箱中过夜。检查时，加清水，2h后就可见到孵出的毛蚴。采用此法，毛蚴孵出时间较一致，数量也较多。

目前，孵化用器皿有所改进，用三角烧瓶顶管法效果更好。该装置由三角烧瓶、橡皮塞和玻璃管组成，橡皮塞中间有一圆孔，把玻璃管（12cm×1.5cm）插入其中。常规水洗沉淀收集虫卵，将粪渣倒入三角烧瓶（大小视粪量而定）内，加清水至瓶口，盖紧橡皮塞，用滴管向玻璃管中加清水至中间位置，常规孵化。此装置可以使孵出的毛蚴集中在一个较小的区域，便于观察，也便于收集毛蚴。

（六）成虫检查法

某些肠道寄生虫有时能自然排出，服用驱虫药后虫体可随粪便排出，通过对排出的虫体进行检查和鉴定，可作为诊断和疗效考核的依据。在粪便中可以收集到自然或服药后排出的蛔虫、蛲虫、带绦虫孕节、姜片虫以及粉螨等。

1.淘虫检查法　一般来说粪便中的线虫容易识别，用镊子或竹签拣出肉眼可见的大型虫体并注意不要挑破，将其放入大玻璃皿内，用清水洗干净，再放入生理盐水中观察。对于小型蠕虫，可收集患者24～72h的全部粪便，加水搅拌，用40目铜筛滤出粪渣，经水反复冲洗后，倒在盛有清水的大型玻皿内，若纤维较多时，为便于拣虫可在玻皿内加美蓝溶液，使纤维等混杂物染成蓝色，而虫体不着色为灰白色，容易区分。检查混杂在粪渣中的虫体时，应在玻皿下衬以黑纸，用肉眼或放大镜检查。对于小型蠕虫可以透明后，在显微镜下检查，或染色制片后再检查。有时为考核驱虫疗效，常需从粪便中淘取蠕虫进行鉴定与计数。一般肉眼可直接观察的有蛔虫、钩虫、雌性蛲虫、姜片虫和3龄蝇蛆等。而有些需要放大后才可辨认，如几种小型吸虫（横川吸虫、异形吸虫、棘隙吸虫等）、钩虫和蛔虫的幼虫、雄性蛲虫、2龄蝇蛆和粉螨等。

2.带绦虫孕节检查法　带绦虫的孕节可在肠腔内自行脱落，随粪便排出体外，特别是牛带绦虫孕节活动力强，常自动逸出肛门。当发现粪便中有长方形、乳白色的节片时，用镊子取出，将节片用清水洗净，置于两载玻片之间，轻轻压平，对光观察内部结构，并根据子宫分支情况鉴定虫种。若节片已干硬，可用生理盐水浸软，或用乳酸酚浸泡透明后观察。也可以用注射器从孕节后端正中部或生殖孔缓慢注入碳素墨水或卡红，待子宫分支显现后计数。若是服药驱虫的患者，还应仔细淘洗粪便检查头节。操作过程中应戴好手套，防止感染，使用过的手套和器皿需放入来苏尔水中浸泡30min或煮沸消毒，以防虫卵污染。

3.蛲虫成虫检查　雌性蛲虫常在宿主睡眠期间爬出肛门产卵，可在肛门周围被检获。夜间患儿入睡2h后，将其肛门皱襞充分暴露，在良好照明下仔细检查肛门周围皮肤，若发现白色小虫，可用透明胶纸粘贴后贴于载玻片镜检，或用镊子夹入盛有70%酒精的小瓶内送检。

（七）染色检查法

染色检查法是检查隐孢子虫卵囊的最适方法。目前最佳的染色方法为金胺-酚改良抗酸染色，其次为金胺酚染色法和改良抗酸染色法。对于新鲜粪便或经10%福尔马林固定保存（4℃下、1个月内）的含卵囊粪便都可用这三种方法染色。也有用沙黄-美蓝染色法，卵囊形态与改良抗酸染色基本相似，但非特异的红色颗粒特别多，卵囊少时难以发现。上述染色标本均可长期保存。对于粪便中阿米巴和蓝氏贾第鞭毛虫包囊和滋养体的检查用品红-固绿或苏木素染色效果良好，将分别介绍。

1.金胺-酚染色法　染液配制：第一液（金胺-酚染色液1g/L）：金胺0.1g，石炭酸5.0g，蒸馏水100ml；第二液（3%盐酸酒精）：盐酸3ml，95%酒精100ml；第三液（高锰酸钾液5g/L）：高锰酸钾0.5g，蒸馏水100ml。

染色步骤：滴加第一液于晾干的粪膜上，10～15min后水洗；滴加第二液，1min后水洗；滴加第三液，1min后水洗，待干；置荧光显微镜下检查。

低倍荧光镜下，可见卵囊为一圆形小亮点，发出乳白色荧光。高倍镜下卵囊呈乳白或略带绿色，卵囊壁为一薄层，多数卵囊周围深染，中央淡染，呈环状，核深染结构偏位，有些卵囊全部为深染。但有些标本可出现非特异的荧光颗粒，应注意鉴别。

2.改良抗酸染色法

染色液配制：第一液（石炭酸复红染色液）：碱性复红4g，95%酒精20ml，石炭酸8ml，蒸馏水100ml；第二液（10%硫酸溶液）：纯硫酸10ml，蒸馏水90ml（边搅拌边将硫酸徐徐倾入水中）；第三液（孔雀绿液20g/L）：20g/L孔雀绿原液1ml，蒸馏水10ml。

染色步骤：滴加第一液于晾干的粪膜上，5～10min后水洗；滴加第二液，1min后水洗；滴加第三液，1min后水洗，待干；置显微镜下观察。

经染色后，卵囊呈玫瑰红色，圆形或椭圆形，背景为绿色。如果染色时间长，脱色时间需相应延长。卵囊内子孢子均染为玫瑰红色，子孢子呈月牙形或多形态。

不具备荧光显微镜的实验室，亦可用本方法先染色，然后在光学显微镜下过筛检查。如发现小红点再用油镜观察，可提高检出速度和准确性。

3.金胺-酚染色-改良抗酸复染法　用本法可克服上述染色法的缺点。具体方法是：先用金胺酚染色后，再用改良抗酸染色法复染。再用光学显微镜观察，卵囊同抗酸染色法所见，但非特异性颗粒被染成蓝黑色，两者颜色截然不同，极易鉴别，使检出率和准确性大大提高。

4.沙黄-美蓝染色法　染液配制：沙黄染液：沙黄0.25g，95%乙醇10ml，蒸馏水90ml；将沙黄溶解于乙醇中，然后用蒸馏水稀释。美蓝染液：美蓝0.6g，95%酒精30ml，0.01%氢氧化钾溶液100ml；先将美蓝溶于酒精，再与0.01%氢氧化钾溶液混合后保存在棕色瓶内。

染色步骤：涂片火焰或甲醛固定，加3%盐酸甲醇溶液，3～5min后水洗，加1%沙黄水溶液，加热蒸发1～2min，冷却后水洗，再加1%美蓝溶液染30s，水洗干燥后镜检，卵囊橘红色，子孢子纤细淡染。

5.劳氏酸性品红-固绿染色法 适用于各种阿米巴和蓝氏贾第鞭毛虫包囊和滋养体的染色鉴定。所用染液具有固定和染色的双重作用。

染液配制：丙酮 50ml，冰醋酸 50ml，甲醛 10ml，肖丁液 890ml（饱和氯化汞水溶液 66ml、95％酒精 33ml、冰醋酸 5ml），以上各液混匀后再加入酸性品红 1.25g，固绿 0.25g。溶解后贮存于棕色瓶中备用。本溶液可保存 2 个月以上。

染色步骤：将粪便在洁净无油的载玻片上涂成均匀的薄膜，趁湿时立即滴加劳氏液覆盖全部粪膜。将玻片置酒精灯上微微加热，并缓慢通过火焰 2～3 次，直至出现蒸汽为止，但切勿煮沸或烤干。经流水冲洗后，依次经 50％、70％及 80％酒精各 1min，95％及无水乙醇各 30s，二甲苯透明 1min，最后用中性树胶封片，镜下观察。染色后虫体呈蓝色，核为紫红色，结构清晰，标本可保存半年。

6.福氏快速苏木素染色法

染液配制：苏木素粉 10g，溶于 95％酒精 100ml 中，室温下放置 6～8 周，使之氧化成熟。如急于使用，可将玻瓶曝晒于阳光下，每日振摇，可加速其氧化。成熟的染液滴于水中呈鲜艳的紫色，而未成熟者则呈淡红或红紫色。此为原液，在使用时按 1∶19 加蒸馏水，配成 0.5％的染液。已配好的染液可保存 3～6 个月。

染色步骤：将粪便在洁净的载玻片上涂成薄膜，立即放入 50℃的肖丁液中 2min；然后将标本依次放入碘酒精（70％酒精加卢戈碘液数滴使成琥珀色）、70％酒精和 50％酒精中各 2min，用自来水和蒸馏水各洗 1 次；放入 40℃的 2％铁明矾溶液（硫酸铁铵 2g 溶于 100ml 蒸馏水中，临用前配）中 2min，流水洗 2min；放入 40℃的 0.5％苏木素溶液中染色 5～10min，流水洗 2min；放入冷 2％铁明矾溶液中褪色 2min 后，将载玻片置显微镜下检查褪色分化情况（观察时应注意勿使玻片干燥），如核颜色偏深，则应继续褪色，直至核膜、核仁均清晰可见为止；然后流水洗 15～30min，使标本显现蓝色为止，再用蒸馏水洗 1 次；而后逐级酒精脱水、二甲苯透明、中性树胶封片、镜下观察。苏木素染色后原虫胞质呈灰褐色，胞核、包囊内拟染色体以及阿米巴大滋养体吞噬的红细胞均染成黑色，糖原泡则被溶解呈空泡状。

二、肛周虫卵检查技术

肛周虫卵检查技术是针对某些寄生虫的特殊排卵方式设计的检查方法。如蛲虫卵检查，蛲虫雌虫在人体肠道内不排卵或仅排出少量虫卵，当入夜间睡眠时，肛门括约肌处于松弛状态，雌虫通常移行到肛门外，受温度和氧气的刺激，在肛周皮肤上排出大量虫卵。本法也适用于带绦虫卵的检查。

1.透明胶纸法 将市售透明胶带（宽约 2cm）剪成长约 6cm，粘在载玻片上，使用时揭开胶纸，用有胶的一面粘贴肛门周围的皮肤，背面用棉签拭子压迫，取下后将有胶面平贴在载玻片上，在显微镜下检查。

2.棉签拭子法 先将消毒棉签浸泡在生理盐水中，取出时挤去过多的盐水，在肛门周围搽拭，随后将棉签放入盛有饱和盐水的试管中，充分搅动，迅速提起棉签，在试管内壁挤干盐水后弃去，再加饱和盐水至管口处，覆盖一载玻片使其接触液面，5min 后取下载玻片镜检。也可将擦拭肛门的棉签放在盛清水的试管中，经充分浸泡，取出，在试管内壁挤去水分后弃去。试管静置 10min，或经离心后，倒去上液，取沉渣镜检。

3.胶膜粘贴法 胶膜采用牢固程度较好的聚酯作为基质，在上面均匀涂布不干胶液（淡绿色），再覆盖保护纸。胶膜设计为圆形，面积 36.3cm^2，圆形中标有圆心和通过圆心的直径轴及箭头，以显示采样时的方向。采样时，圆心位置应针对肛门，可用手指在胶膜背面按压贴匀，然后轻轻揭下胶膜，按照直径对折即可。观察时将对折的胶膜置于两载玻片之间，在体视显微镜下检查，由于蛲虫卵无色，在淡绿色的胶膜上清晰可见，易于观察。本法胶膜为圆形设计，增加了与肛周的接触面积，不易漏检；并且在检查时胶膜的圆心正对肛门，箭头指向会阴部，统一了检测面，易于标准化。

三、血液检查技术

血液检查是诊断疟疾、丝虫病的基本方法。也用于弓形虫、锥虫、杜氏利什曼原虫的检查，但效果一般。涂制血膜用的载玻片用前需在铬酸洗液中浸泡1～2d，然后依次用自来永、蒸馏水冲洗，在95%酒精中浸泡，擦干或烤干后使用。采血针用前必须消毒或用一次性采血针，一人一针，以免交叉感染。

铬酸洗液配制：工业浓硫酸100ml，重铬酸钾80g，水1000ml。配制时应在玻璃或陶瓷容器中进行。先用冷水将重铬酸钾溶化，然后徐徐加入浓硫酸，并用玻璃棒搅拌。切勿把水加入浓硫酸中，以免爆炸。载玻片在放入洗液之前应去除污渍，清洗干净。

（一）血涂片制作技术

1.取血　用75%酒精棉球消毒患者耳垂或指尖，右手持采血针，刺破皮肤，挤出血滴。血膜应尽快制作，以防凝固。对于检查疟原虫，现症病人一般可随时取血，间日疟原虫宜在发作后数小时采血，恶性疟在发作初期采血可见大量环状体，1周后可见配子体。对于检查微丝蚴，宜在晚间9时到次晨2时取血。

2.涂片

（1）新鲜血片：主要用于微丝蚴的检查。自耳垂或指尖采血1滴置于载玻片上，加一滴水溶血稀释，加盖片，在低倍镜下观察，发现蛇形游动的幼虫后，仍需做染色检查，以确定虫种。

（2）薄血膜涂片：取一洁净载玻片，在其中部蘸血一小滴（约1μl）。左手持该片两端边缘，右手持另一洁净载片为推片，要求边缘光滑（最好为磨口边缘），将推片的一端中央置于血滴之前，使两载玻片之间的角度为30°～45°，待血液沿推片边缘扩散后，自右向左推成薄血膜。推片时用力要均匀，速度要适中，切勿中途停顿。两片夹角要适宜，过小血膜太薄，过大血膜太厚，都不利于观察。理想的薄血膜，应是一层均匀分布的血细胞，血细胞间无空隙且不重叠，血膜末端呈扫帚状。

（3）厚血膜涂片：如果检查疟原虫，可制作于同一薄血膜片上。在载玻片的右1/3处蘸血一小滴（约4μl），以推片的一角，将血滴自内向外作螺旋形涂开，使之成为直径约1cm，厚薄均匀的厚血膜，平置，自然晾干（不能加热干燥以免血红蛋白凝固而无法脱除）。厚血膜为多层血细胞的重叠，约等于20倍薄血膜的厚度，太厚则容易脱落，太薄则与薄血膜无明显差别。如果检查微丝蚴，在耳垂或指尖取血3大滴（60μl）置于载玻片上，用另一载玻片将血滴涂布成2cm×3cm大小的椭圆形血膜，应厚薄均匀、边缘整齐。平放、隔夜自然干燥。然后将血片插入水中溶血，待血膜呈现乳白色时取出晾干。

（二）血涂片染色技术

血涂片必须充分晾干，否则染色时容易脱落。固定时用小玻棒蘸甲醇或无水乙醇在薄血膜上轻轻抹过。如薄、厚血膜在同一玻片上，应先将厚血膜溶血，再与薄血膜一同固定、染色。滴加蒸馏水于厚血膜上，待血膜呈灰白色时，将水倒去，晾干。在稀释各种染液时，如用缓冲液则染色效果更佳。

M/15磷酸氢二钠液：无水Na_2HPO_4 9.64g，加蒸馏水至1000ml。

M/15磷酸二氢钾液：KH_2PO_4 9.07g，加蒸馏水至1000ml。使用时将上述原液按下表配制成pH7.0或7.2的缓冲液。

疟原虫血涂片常用的染色方法有姬氏染色、瑞氏染色和荧光素吖啶橙染色。对于检查微丝蚴，染色液可用Wright和Giemsa染液，但为了更好地鉴别虫种，用德氏苏木素染液效果更好，苏木素染液是一种染细胞核的优良染色剂，并可使细胞中不同的结构呈现不同的颜色。

1.姬氏染色法

染液配置：姬氏染剂粉1g，甲醇50ml，纯甘油50ml。将姬氏染剂粉置于研钵中(最好用玛瑙研钵)，加小量甘油充分研磨，不断加甘油再磨，直至50ml甘油加完为止，研磨半小时以上，倒入棕色玻璃瓶中。然后用甲醇分次冲洗研钵中的染料，倒入玻璃瓶直至50ml甲醇用完为止，塞紧瓶塞，充分摇匀，置65℃温箱内24h备用。

染色方法：用pH 7.0～7.2的磷酸盐缓冲液，按10∶1稀释姬氏染液；用蜡笔画出染色范围，将稀释的姬氏染液滴于已固定的薄、厚血膜上，染色30min(室温)，再用上述缓冲液或自来水轻轻冲洗血膜，注意不可直接对着血膜冲洗。血涂片阴干后镜检。此法染色效果良好，血膜褪色较慢，保存时间较久，但染色时间较长。

2.瑞氏染色法

染液配置：瑞氏染剂粉0.2～0.5g，甲醇97ml，甘油3ml。将瑞氏染剂加入甘油中充分研磨，然后加少量甲醇，研磨后倒入棕色瓶内，再分几次用甲醇冲洗研钵中的染液，倒入瓶内，直至用完为止。充分摇匀，塞紧瓶口，置阴暗处。1～2周后过滤备用，或放入37℃温箱24h后过滤备用。

染色方法：瑞氏染剂含甲醇，薄血膜不需先固定。染色前先将溶过血的厚血膜和薄血膜一起用蜡笔画好染色范围，以防滴加染液时外溢。快速滴加足量的染液覆盖全部厚、薄血膜上，以防甲醇挥发，染液干涸在血膜上；30～60s后用滴管加等量的蒸馏水，轻轻摇动载玻片，使蒸馏水和染液混合均匀，此时出现一层灿铜色浮膜(为染色)，3～5min后用水缓慢从玻片一端冲洗(注意勿先倒去染液或直对血膜冲洗)，阴干后镜检。此法操作简便，适用于临床诊断，但血片较易褪色，保存时间不长，因此多用于临时性检验。

3.德氏苏木素染色法　染液配制：取苏木素4g溶于纯酒精或95%的酒精10ml中，加硫酸铝铵(10%)100ml，倒入棕色瓶中，瓶口用两层纱布扎紧，在阳光下氧化2～4周，过滤，加甘油25ml和甲醇25ml，再过滤一次，保存备用。

染色方法：将Delafield染液稀释10倍左右，将溶血、固定的厚血膜置于其内10～15min，在1%酸酒精中分色1～2min，蒸馏水洗涤1～5min，至血膜呈蓝色，再用1%伊红染色0.5～1min，以水洗涤2～5min，晾干后镜检。

4.改良德氏苏木素染色法

染液配制：取苏木素用无水乙醇配成10%(W/V)的溶液，将该溶液室温下放置1～2个月，使其充分作用，临用时，取10ml上述溶液，加饱和硫酸铝铵溶液100ml、甲醇25ml、甘油2ml混匀后即可用于染色。

染色方法：将干燥保存的血涂片放入蒸馏水中10～20min，以溶解细胞和去除结晶，取出玻片放入37℃温箱内干燥或在室温下自然干燥，将干燥后的玻片放入95%或无水乙醇中固定30min后取出干燥，再将玻片放入上述苏木素染液中，染色12～24h，取出玻片，用自来水反复冲洗，去除染液。将玻片放入3%～5%的盐酸溶液中进行分色，其间不断在显微镜下观察，至微丝蚴体核鲜艳，鞘膜清晰时，用蒸馏水冲洗除酸。如果染色效果不满意可重复染色步骤。冲洗后的玻片充分干燥，置显微镜下观察。低倍镜下观察虫体分布均匀，体态自然，着色适中，与背景反差明显。高倍镜下观察虫体色泽鲜艳，鞘膜清楚，头间隙、体核、尾核、神经环清晰。

注意事项：①制作血膜注意事项：a.常用静脉采血，若高度怀疑疟疾，则需采集末梢血；b.厚血膜不需固定，薄血膜需固定；c.玻片清洁保存；d.血膜应干透，不宜过厚；e.推片时，其边缘必须平滑而无凹凸不平，否则血片厚薄不均；涂片时勿使指头与栽玻片表面接触而沾上油污。②制作血膜的载玻片必须清洁，无油污。③采血：a.采血针必须一人一针，严禁重复使用，防止交叉感染；b.采血深度大致1～2mm；c.采血部位可选择耳垂、无名指端或指纹面。④生物安全：a.穿实验服，戴安全镜、手套；b.若操作中皮肤有伤口，使用药物并包裹好；c.使用一次性注射器和针头，用后消毒处理。

（三）其他血液检查方法

1.浓集法检查活微丝蚴　取静脉血1ml，置于盛有0.1ml 3.8%枸橼酸钠的离心管中，摇匀，加蒸馏水9ml，待红细胞溶解后，再离心(3000r/min)2min，弃去上清液，加水再离心，取沉渣镜检。也可在离心管中加蒸馏水半管，加血液10～12滴，再加生理盐水混匀，离心(3000r/min)沉淀3min，取沉渣镜检。

2.离心浓集法检查疟原虫　由于被疟原虫大滋养体、裂殖体和配子体寄生的红细胞密度变小，因此离心后被疟原虫寄生的红细胞浓集于正常红细胞的上层，故可用含抗凝剂的塑料管取血，经1500r/min离心3min，然后取上层血细胞制成血涂片，固定染色后镜检。但此法对环状体疟原虫无浓集作用。

3.QBC法检查疟原虫

原理：QBC是定量血沉棕黄层分析法，其原理是感染疟原虫的红细胞比正常红细胞轻，又比白细胞重，离心后分层，受染红细胞则集中于正常红细胞压积层和褐色层（从上到下依次为血小板层、淋巴细胞和单核细胞的混合物、粒细胞层）的交界处。

操作方法：指尖采血置于装有0.01%吖啶橙、草酸钾、肝素、EDTA和1个与白细胞密度相同的塑料浮标的特制毛细管中。置水平离心机10000r/min离心5min，离心后浮标自动定位于褐色层。将QBC管水平放在有凹口的专用板上，滴香柏油，用落射荧光显微镜检查1min。疟原虫胞核呈绿色光点，胞质则为橘黄或红色，多集中于白细胞与正常红细胞交界处约1mm的区带中。

QBC法的优点在于快速、敏感，可以检出低原虫血症，QBC法敏感性可达1个原虫/10^5RBC。但此方法需要使用荧光显微镜，且毛细管费用较高，虫种鉴别、计数困难，因此目前该法尚难以取代传统的厚、薄血膜镜检方法。

四、活组织检查技术

（一）淋巴结活组织检查技术

组织内寄生虫由于治疗后淋巴结内原虫消失慢，又常是复发的病灶，故该方法常被用于疗效评价和追踪观察。一般选择表浅、肿大的淋巴结。

1.利什曼原虫　检出率低于骨髓穿刺，但方法简便、安全。对于以往治疗的患者，因其淋巴结内原虫消失较慢，故仍有一定的诊断价值。穿刺部位一般选择腹股沟部位，其他部位的淋巴结如若肿大，亦可用作穿刺。局部消毒后，用洗净的左手拇指和食指捏住一个淋巴结，向上提起，并使其固定于两指之间，注意穿刺部位不得污染。右手取高压消毒的针头(6号)，先穿过皮肤，然后刺入淋巴结内，待数秒钟后即可将针头拔出，无需用针筒抽吸。将针内的淋巴组织液涂在玻片上，由于所获的液体量甚少，应仔细做成涂片。也可做淋巴结活组织检查，将取出的淋巴结一半做病理切片检查，一半做若干印片，干燥、固定、染色后镜检。多用于淋巴结型黑热病的诊断。

2.丝虫成虫　淋巴结穿刺抽取丝虫成虫，或摘取淋巴结剖检成虫，也可作淋巴结病理切片。

注意事项：①饭前穿刺，以免脂质过多，影响染色；②为获得抽出物，可抽吸多次，但不能发生出血，一旦出血须停止操作；③选择易于固定的部位，淋巴结不宜过小，远离大血管；④涂片前，注意观察抽出物的外观性状；⑤切忌在拔针前使用棉签消毒穿刺点；⑥载玻片须清洁干净；⑦穿刺器械应严格消毒，一人一针，防止交叉感染，无菌操作。

（二）皮肤活组织检查技术

1.溶组织内阿米巴　对于疑似皮肤阿米巴病的患者，在其皮肤溃疡处取皮损组织涂片检查溶组织内阿米巴滋养体。

2.利什曼原虫　对于疑似皮肤型黑热病的患者，可选择皮肤上出现丘疹和结节等皮损较明显之处，作局部消毒，用干燥灭菌的注射器，刺破皮损处，抽取组织液做涂片；或用消毒的眼科剪刀，从皮损表面剪取一小片皮肤组织，以切面做涂片；也可将局部皮肤消毒后，以洗净的左手拇指和食指捏住皮肤结节，使其固定于两指间，再用灭菌干燥手术刀轻轻切开皮肤，刮取切口两侧的皮肤组织，制成涂片，用 Wright 或 Giemsa 染液染色后镜检。也可取皮损处组织作病理切片检查。

3.囊尾蚴、裂头蚴、并殖吸虫　用手术方法取出皮下结节，剖检其中的虫体，必要时可压片或作组织切片染色检查。

4.蠕形螨　将市售透明胶纸(宽 1.5cm)剪成 2cm 长若干块(以防胶纸太长在睡眠中脱落)，于睡前洗脸后贴在受检者颜面部，一般选取额部、颊部及鼻部，次晨取下贴回载玻片上镜检。也可用手指或刮螨器挤压、刮取皮脂或皮屑，用解剖针挑至载玻片上，滴加纯甘油一滴混匀，盖上盖玻片镜检。目前其改进为挤黏结合法，即将透明胶带贴于受检部位，用双手拇指贴在胶带的不同部位用力挤压，将分泌物挤出并粘在胶带上，取下胶带贴回载玻片上镜检。此法省时、不易漏检，适合流行病学调查。

5.疥螨　用 6 号消毒针头挑出隧道末端疑似物，或用消毒的手术刀片刮取丘疹顶部角质部分，将其置于滴有甘油的载玻片上，混匀后加盖片镜检。

(三)肌肉活组织检查技术

在局部麻醉下，从肌肉组织中取下小块样本对肌肉进行显微镜检查。主要用于检查旋毛形线虫幼虫。因其幼虫寄生在宿主横纹肌内。用外科手术从患者腓肠肌、肱二头肌或股二头肌取米粒大小肌肉一块，置于载玻片上，加 50%甘油一滴，盖上另一载玻片，均匀压紧，低倍镜下观察。取下的肌肉也可作病理切片检查。肌肉活检还可以检查猪裹尾蚴、肺吸虫童虫、曼氏迭官绦虫裂头蚴等。

注意事项：①旋毛虫感染者取下的肌肉应立即检查，否则虫体变模糊，不易检查；②应尽量摘取高度怀疑的肌肉，最好在多个位点摘取；③对患者食剩的肉食品，应同时镜检。

(四)肠黏膜活组织检查技术

对不明原因的腹泻或多次粪检阴性而怀疑有溶组织内阿米巴、日本血吸虫、蓝氏贾第鞭毛虫等感染者，必要时可采用内镜、乙状结肠镜或纤维结肠镜检查小肠或结肠的炎症或溃疡部位。慢性及晚期血吸虫患者肠壁组织增厚，虫卵排出受阻，粪便中不易查虫卵，可做肠镜并取材直肠活组织检查。

1.溶组织内阿米巴　活体组织检查主要针对慢性患者，用乙状结肠镜观察溃疡形状，自溃疡边缘或深层刮取溃疡组织，生理盐水涂片镜检，观察活滋养体。也可取出一小块病变黏膜组织，固定、切片、染色检查。对于结肠损害严重的病人容易造成肠穿孔，所以不宜采用。

2.蓝氏贾第鞭毛虫　用小肠窥镜取小肠活组织，将绒毛面组织在载玻片上涂抹，晾干、固定(甲醇)、染色后镜检。也可制成切片检查。

3.隐孢子虫　用乙状结肠镜获取肠黏膜标本，染色后显微镜下检查隐孢子虫卵囊。

4.日本血吸虫　慢性和晚期血吸虫病人肠壁组织增厚，虫卵排出受阻，在粪便中不易查获虫卵，可用直肠镜检查。用直肠镜或乙状结肠镜自可疑病变处钳取米粒大小的肠黏膜一块，用生理盐水冲洗后，作切片或压片，镜检。检查时应确定虫卵中毛蚴是否存活。对从未经过治疗的病人检出虫卵，不论死卵、活卵，均有诊断价值；对有治疗史的患者，只有查见活卵或近期变性卵，才有诊断意义。

注意事项：①对患有急性化脓性炎症、肛门裂、出血性疾病、大量腹水或巨大腹腔肿瘤、高血压及心脏病、孕妇、体质衰弱等的患者，禁忌进行肛门、直肠或乙状结肠活组织检查；②术前要仔细检查所用器械，注意光源装置是否完好；③检查时须仔细认真，看不见肠腔时，不可盲目推进，推进困难时应及时停止，并请有经验医师协助指导；④记录时要说明患处或取材处与肝门的距离，并用时钟方向报告病变位置；⑤术后应休息数小时，避免剧烈活动或用力排便，观察患者有无异常表现，有肠出血及穿孔时，应及时进行外科处理。

（五）肺活组织检查技术

检查卡氏肺孢子虫包囊。可行经皮穿刺肺活检，支气管镜肺活检或开胸肺活检。取吸出液或肺组织作涂片，自然干燥后甲醇固定，用改良六甲基四胺银染色。下面主要介绍经皮穿刺法：嘱患者进行数次深呼吸，最后一次深呼吸后，屏气15～30s，用20～23号静脉针接10ml注射筒，于右侧腋中线上第4、5肋之间进针，达肺实质后用力抽吸并稍作移动，然后缓慢拔出注射器，让患者安静呼吸，并连续观察患者的一般状态。

改良四胺银染色步骤：①将肺组织涂片置于5%铬酸中，20℃ 20min，蒸馏水冲洗；②1%重亚硫酸氢钠1min，自来水冲洗后，蒸馏水洗涤3～4次；③放入四胺银工作液内，并在60℃孵育约90min，至标本转至黄褐色为止，流水、蒸馏水各洗5min；④0.1%氯化金1～2min，蒸馏水洗4～5次；⑤3%硫代硫酸钠1～2min，蒸馏水洗10min；⑥亮绿复染45s；⑦95%、99%和100%酒精逐级脱水；⑧二甲苯透明3次，中性树胶封片。染色结果显示，卡氏肺孢子虫包囊呈圆形、卵圆形或不规则的多角形，囊壁为褐色或黑色，背景为淡绿色，囊内小体不着色。若囊内小体逸出，空囊形成的括弧样结构是确定肺孢子虫包囊的典型特征，有重要的诊断价值。红细胞为淡黄色。

注意事项：①上呼吸道急性炎症期间，咳嗽较重，哮喘发作，严重心脏病患者不应做纤支镜检查；②检查支气管时，应先检查健侧，再查患侧；③检查时可能要注射阿托品，患有青光眼、心动过速、前列腺肥大或近期有尿潴留的患者，须向医生提前说明，以防出现意外；④注意黏膜有无充血、溃疡、肿瘤、瘢痕及管壁有无狭窄或腔外压迫等情况；⑤气管内分泌物应充分吸出；⑥检查后会有短时间的少量痰中带血，这是正常现象，若出血较多，可用止血药或止咳药，同时注意患者全身情况。

（六）肝脾活组织检查技术

可以检查溶组织内阿米巴、杜氏利什曼原虫，但易损伤组织，要求有熟练的技术，目前已很少使用。

五、其他标本的检查技术

（一）尿液检查技术

可用于检查阴道毛滴虫、微丝蚴。班氏吴策线虫微丝蚴偶然在尿中或乳糜尿中发现。常规检查一般留取中段尿，男、女性新鲜尿沉淀中可查见阴道毛滴虫滋养体。取尿液3～5ml，离心(2000r/min) 3～5min，取沉渣镜检。若是乳糜尿需加等量乙醚，用力振荡，使脂肪溶于乙醚，然后吸去脂肪层，离心，取沉渣镜检。

注意事项：①尿液收集杯应干燥清洁；②尿液必须保持新鲜，运送过程须加盖，防止污染；③一般在室温下检测，如发现异常结晶，可放在37℃下，一般结晶可消失，若还发现结晶，需结合临床症状。

（二）痰液检查技术

痰液是气管、支气管和肺泡的混合物，由于支气管内上皮细胞的纤毛运动而移行至气管上部，通过咳嗽反射排出体外。痰中可能查见肺吸虫卵、溶组织内阿米巴滋养体，也可查见棘球蚴的原头蚴。肺棘球蚴破裂，其内角皮层碎片、原头蚴或小钩可随痰咳出。偶可见粪类圆线虫幼虫、蛔蚴、钩蚴和尘螨等。卡氏肺孢子虫的包囊也可出现于痰中，但检出率极低。

卫氏并殖吸虫卵虽在粪便中可查见，但也常检查痰液。可先用生理盐水直接涂片法检查新鲜痰液，最好选带铁锈色的痰，涂成痰膜，加盖片镜检。如未发现肺吸虫卵，但见有夏科一雷登晶体，提示可能是肺吸虫患者，多次涂片检查为阴性者，可改用浓集法。收集 24h 痰液，置于玻璃杯中，加入等量 10% NaOH 溶液，用玻棒搅匀后，放入 37℃温箱内，2h 后痰液消化成稀液状。分装于数个离心管内，以 1500r/min 离心 5～10min，弃去上清液，取沉渣镜检。

在阿米巴肺脓肿患者痰液中可发现溶组织内阿米巴滋养体。取新鲜痰液作生理盐水涂片，天冷时应注意保温。因 NaOH 会破坏阿米巴，因此不宜用此法消化痰液。

注意事项：①患者留痰液前应先刷牙，避免食物残渣混入痰内；②注意观察痰液颜色（肺吸虫）；③痰液要新鲜（卡氏肺孢子虫）；④小心处理痰液，避免污染。

（三）十二指肠抽取物检查技术

用于检查蓝氏贾第鞭毛虫滋养体、华支睾吸虫卵、肝片形吸虫卵和布氏姜片虫卵等；在急性阿米巴肝脓肿患者胆汁中偶可发现大滋养体；也可以发现粪类圆线虫、等孢球虫和隐孢子虫。用十二指肠引流管抽取十二指肠液及胆汁，以直接涂片法镜检；也可以经离心浓集后，取沉渣镜检。将各部分十二指肠引流液滴于载玻片上，加盖片后直接镜检。为提高检出率，常将各部分引流液加生理盐水稀释搅拌后，分装于离心管内，2000r/min，离心 5～10min，吸取沉渣涂片镜检。如引流液过于黏稠，应先加 10% NaOH 消化后再离心。现在有一种方法简单、易于接受的肠检胶囊法，让受检者吞下装有尼龙线的胶囊，线的游离端固定在颈部或胸部，4h 后拔出，刮取黏附在尼龙绳远端的黏液涂片镜检。

注意事项：若引流过于黏稠，可用 10%氢氧化钠消化后再离心。

（四）阴道分泌物检查技术

主要用于检查阴道毛滴虫，偶尔可查见蛲虫成虫或虫卵。

1.*直接涂片法*　用消毒棉签在受检者阴道后穹隆、子宫颈及阴道壁上取分泌物，然后用生理盐水涂片法镜检，即可发现活动的虫体。天气寒冷时，应注意保温。

2.*悬滴法*　先在一盖玻片周缘涂一薄层凡士林，中间滴 1～2 滴生理盐水。将阴道分泌物涂于生理盐水中，翻转盖片小心覆盖在一具凹孔的载玻片上，稍加压使两片黏合，液滴即悬于盖片下面，镜检。

3.*涂片染色法*　将拭取的阴道后穹隆分泌物涂于载玻片上，干后用甲醇固定，经瑞氏或姬氏染色后镜检。

4.*培养法*　将阴道分泌物无菌接种于阴道毛滴虫培养基（如肝-胨-糖培养基），37～38℃培养，24～48h 后涂片镜检。

注意事项：①收取新鲜阴道分泌物，迅速送检；②采集用的器皿须预先保温；③阴道窥镜用少量生理盐水清洗，不可用润滑剂；④勿先倒去染液或直对血膜冲洗。

（五）脑脊液检查技术

脑脊液是存在于脑室及蛛网膜下腔内的一种无色透明液体，循环流动于脑和脊髓表面。脑脊液的主要功能是缓冲保护脑和脊髓，减少或消除外力对脑和脊髓的冲击作用；调节颅腔、脊髓腔的容积，维持血渗透压，保持颅内压的稳定，完成神经细胞和体液间的物质代谢交换；调节神经系统碱储量，调节和维持正常的酸碱平衡。若发生寄生虫感染，可引起脑脊液成分改变，因此，脑脊液检测对神经系统寄生虫疾病的诊断意义重大。本方法在寄生虫领域主要用于检查弓形虫，取患者脑脊液涂片，一般采用腰椎穿刺术获取脑脊液，沉淀后涂片固定，吉姆萨染色后镜检滋养体。

注意事项：①严格掌握腰椎穿刺的适应证、禁忌证、并发症和穿刺注意事项；②样本室温存放（脑囊虫、弓形虫）；③脑脊液采集后一般在 1 小时内送检，避免凝固和混入血液；④脑脊液涂片固定时间不能太长，以免细胞皱缩，更不能高温固定。

（六）骨髓检查技术

主要用于检查杜氏利什曼原虫无鞭毛体。一般常作髂骨穿刺（有时也可用棘突穿刺），比较安全。嘱病人侧卧，露出髂骨部位，用手指确定髂骨上棘，将该处周围皮肤用碘酒及酒精消毒，一般在局部麻醉下进行。穿刺针的大小，视病人年龄不同而异，婴儿及幼童用20号穿刺针，年龄较大的儿童及青年可用5cm长的18号腰椎穿刺针，成人用17号穿刺针，均需经压力蒸汽灭菌。以髂骨前上棘后约1cm为穿刺处，先刺入皮肤，然后将针竖起，使与水平线成70°～80°，穿过皮下组织及骨膜后，即能觉出针头已触及骨的表面，可用旋转式的动作，将针尖钻入骨内。按病人年龄大小及胖瘦不同，穿刺的深度为0.5～1.0cm，由浅入深，只要放手后针不斜倒，表示针尖已入骨内，可将针轴拔出，接以2ml或5ml注射器，抽得骨髓后，应立即将穿刺针拔出，将骨髓制成涂片以便检查。骨髓涂片制成后让其自然干燥，用记号笔编号。染色前先用甲醇固定，将姬氏染液以水配制成3%的稀释液，染色30min，或在2ml水中加姬氏染液3滴，滴在涂片上，染色20min。然后用流水轻轻冲洗晾干，即可用光学显微镜（油镜）检查。此法常用于诊断内脏利什曼病。

也可将穿刺物无菌接种于NNN培养基，22～24℃培养，10天后用白金耳取少量培养液置显微镜下检查，如查见利什曼原虫的前鞭毛体，即可确定诊断；或者把穿刺物接种于易感动物（如金地鼠），1～2月后取肝脾作印片，染色镜检。

NNN培养基制备：琼脂14.0g，氯化钠6.0g，蒸馏水900ml，盛入烧瓶中加热熔化，分装试管，每管3ml。经压力蒸汽灭菌，待稍冷却后每试管加入相当1/3量的去纤维兔血，均匀混合后斜置待冷。冷却后每管加入0.5ml洛克溶液，4℃冷藏备用。

（七）其他检查技术

前列腺液检查：用于检查男性泌尿生殖道的阴道毛滴虫。嘱病人排空尿液，用前列腺按摩法取前列腺液少许，用生理盐水直接涂片法镜检阴道毛滴虫滋养体，也可将涂片晾干后染色镜检。

鞘膜积液检查：主要用于检查班氏微丝蚴。常规消毒阴囊皮肤，用注射器抽取鞘膜积液，直接涂片检查或离心后取沉渣镜检，也可将鞘膜积液制成涂片，干燥后用甲醇固定，用吉姆萨染色后观察丝虫微丝蚴。注射器必须清洁无菌，抽取后必须迅速送检。

胸腹腔积液检查：主要用于检获棘球蚴碎片或原头蚴，偶可检查到弓形虫、微丝蚴或卫氏并殖吸虫卵等。常规取积液，直接涂片镜检或将腹水和胸水加适量生理盐水稀释混匀后，分装离心管内，以2000r/min离心5～10min，吸取沉渣涂片镜检或染色后镜检。注意采集积液应尽量避免凝固和混入血液。

口腔内刮拭物检查：用于检查齿龈内阿米巴和口腔毛滴虫。取一干净牙签在龋齿、牙龈红肿处或正常牙缝间刮取少许牙垢，用生理盐水直接涂片法镜检，必要时可用苏木素染色后镜检。

（谢育昌）

第二节　免疫学诊断技术

对于寄生虫病的诊断，传统的方法是根据寄生虫生活史的特点，从病人的粪便、血液或其他排泄物以及组织中查见寄生虫的某一发育虫期而确诊，即上一章所介绍的病原学诊断，广泛应用于各寄生虫病的诊断。然而，有些寄生虫寄生于人体内的实质器官，进行病原学检查取材不易，往往给疾病的确诊及鉴别诊断造成困难；加之病原学检查耗时耗力，一般不适于现场大规模普查；并且，随着我国寄生虫病防治工作的进展和深入，寄生虫的感染率和感染度显著下降，用经典的病原学检查方法亦不易查见病原体；而且对早期和隐性感染，以及晚期和未治愈的患者常常出现漏诊。这些都说明，有必要发展一种更为敏感而特异的检测方法。免疫学诊断技术则可作为辅助手段而弥补这方面的不足。寄生虫病的免疫诊断，主要是应用免疫学方法检测患者血循环中或体液中针对寄生虫的抗体或检测由寄生虫本身分泌排泄的抗原。随着抗原纯化技术的进步、诊断方法准确性的提高和标准化的解决，使得免疫学诊断技术更加广泛地用于寄生虫病的临床诊断、疗效考核以及流行病学调查。其方法大多较为敏感，可以检出微量存在的抗体或抗原。对临床上疑似的病人，可提供诊断依据，有重要的辅助诊断价值；在寄生虫病防治工作中，可进一步查清病人，监测疫情变化并评价防治工作效果。所以在寄生虫学范畴内，免疫学的检测方法日益受到重视，并被列为重要的诊断方法。

寄生虫侵入人体，刺激机体引起免疫反应，利用免疫反应的原理在体外进行抗原或抗体的检测，达到诊断的目的称为免疫学诊断。包括皮内反应和血清学诊断。皮内反应的特异性较低，可供初次筛选病人之用。血清学诊断包括应用不同的反应方法检查特异性抗原或抗体。特异性抗原阳性表示有现存感染，而特异性抗体阳性表明患者过去或现在的感染，因而可用作诊断或辅助诊断。

随着免疫学理论的进展和相关技术的发展，检测技术也不断发展和更新，新方法层出不穷。已从简单血清沉淀试验和凝集试验发展为微量、高效和快速的免疫标记技术（采用荧光素、酶、放射性核素等标记物），以及具有分子水平的酶联免疫印迹技术，这些诊断技术可用以检测感染宿主体内的循环抗体或循环抗原，并可望用以鉴别不同的病期、新感染活动期或治疗效果的评价等。血清学诊断方法在弥补病原学诊断的缺陷方面，将起着愈来愈重要的作用。

一、抗原制备技术

抗原是体外免疫反应的基本条件之一，可用以检测相对应的抗体。由于寄生虫生活史和组织学的复杂性，加之虫种发生过程表现的遗传差别，以及为适应环境变化有些寄生虫产生变异等多种原因，寄生虫抗原十分复杂。由于寄生虫抗原在寄生虫感染的免疫学诊断、致病机理以及疫苗研究中的重要作用，因此关于寄生虫抗原的制备一直是寄生虫感染免疫学研究的重要课题之一。

（一）寄生虫抗原种类

应用于免疫学诊断的寄生虫抗原有虫体抗原、排泄分泌抗原和膜抗原等，其化学成分大多为蛋白质，有些是多糖、糖蛋白或糖脂。

1.虫体抗原　也称体抗原，是寄生虫免疫检验中应用最为广泛的抗原，大致可分为整体抗原和可溶性抗原。整体抗原可以是寄生虫生活史中的任何一个阶段，比如虫卵、幼虫以及成虫均可用作诊断抗原，可以是整虫、虫体的石蜡切片或冰冻切片（也称之为固相抗原）。例如，血吸虫病诊断用的环卵沉淀试验和尾蚴膜试验是采用完整的虫卵及尾蚴；间接免疫荧光试验，既可用整虫，也可用虫体的切片。可溶性抗原包括粗抗原和部分纯化抗原，有不少方法是应用寄生虫的不同发育阶段的组织匀浆或提取物，可作为皮内试验、免疫电泳、对流免疫电泳、间接血细胞凝集试验以及酶联免疫吸附试验等的抗原。虫体抗原较稳定，往往具有一定的免疫原性，但免疫原性不如膜抗原和代谢抗原强。

2.排泄分泌抗原（ESA）　又称代谢抗原，也称循环抗原，主要是来自生活虫体的分泌排泄产物、酶类及脱落的表皮、死亡虫体的崩解产物等。多收集自虫体的培养液，为功能性抗原，有较好的免疫原性，可以应用于免疫诊断。排泄分泌抗原与宿主免疫系统直接接触，为诱导免疫反应的重要抗原。

3.膜抗原　又称表面抗原，分为膜表面蛋白和膜组成蛋白。前者可用金属螯合物或高离子强度的缓冲液溶解；后者可用清洁剂、有机溶剂和其他试剂如尿素、盐酸胍而获得，提取后可用于免疫诊断。如疟原虫环子孢子蛋白（CS）具有很强的免疫原性。

此外，随着基因工程技术的发展，重组抗原越来越多的应用于免疫学诊断中。

（二）抗原制备技术

由于寄生虫在其生活史和存活于宿主体内期间具有或产生非常复杂的混合物质，因此必须仔细考虑选择用于免疫学试验的抗原性质和来源。随着生物化学和物理化学技术的不断发展，制备更好的抗原以及使用纯化抗原已成为可能。下面将介绍抗原制备的相关技术。

1.组织细胞的粉碎技术　除了某些寄生虫的囊液抗原，例如棘球蚴液、囊尾蚴液等，凡要提取组织内、细胞膜上及胞内的生物活性物质，都必须把组织和细胞粉碎，使活性物质充分释放到溶液内。对于寄生虫不同时期的虫体抗原常用以下方法进行细胞粉碎。

（1）玻璃匀浆器：由一个内壁经过磨砂的玻璃管和一根一端为球状（球面经过磨砂）玻璃研杆组成。将虫体置于管内，加适量溶液，插入研杆，用手或电动转动研杆，并上下移动。用此法细胞破碎程度比较高，对大分子的破坏也少。

（2）超声波粉碎法：根据不同组织采用不同频率，处理10～15min，超声波处理时溶液温度升高，使不耐热的物质失活，使用时为防止温度升高，除间歇开机外，还需人工降温，避免溶液内存在气泡。核酸及某些酶对超声波很敏感，要慎用。

（3）反复冻融法：将待破碎材料置于－20～－15℃，冻固后取出，然后缓慢解冻，如此反复操作，可使大部分细胞及胞内的颗粒破碎，但也可使生物活性物质失活。

（4）冷热交替法：把组织材料投入90℃左右水中维持数分钟后取出，立即投入冰浴内使之迅速冷却，可使大部分细胞破碎。可用于提取蛋白质和核酸。

2.抗原的提取技术　提取是指在分离纯化前期，将经过处理或粉碎了的细胞置于一定条件和溶剂中，让被提取物充分地释放出来的过程。影响提取的因素主要来自被提取物在提取溶剂中的溶解度大小以及它由固相扩散到液相的难易。一个物质在某一溶剂中的溶解度大小和该物质的分子结构及使用的溶剂的理化性质有关。一般说来，极性物质易溶于极性溶剂，非极性物质易溶于非极性溶剂。因此，在不同的抗原提取过程中，所选用的溶剂的性质、pH值、离子强度、温度及介电常数等因素是提取成败的重要因素。下面主要介绍蛋白质抗原的提取方法。

（1）水溶液提取法：由于蛋白质大部分溶于水、稀酸和稀碱溶液，因此提取蛋白质以水溶液为主，其中尤以稀盐和缓冲系统的水溶液对蛋白质稳定性好、溶解度大，是提取蛋白质最常用的溶剂，通常用量是原材料体积的1～5倍，提取时需要均匀的搅拌，以利于蛋白质的溶解。蛋白质是具有等电点的两性电解质，提取液的pH值应选择在偏离等电点两侧的pH范围内。用稀酸或稀碱提取时，应防止过酸或过碱而引起蛋白质可解离基团发生变化，从而导致蛋白质构象的不可逆变化。一般来说，碱性蛋白质用偏酸性的提取液提取，而酸性蛋白质用偏碱性的提取液。提取的温度要视有效成分性质而定。一方面，多数蛋白质的溶解度随着温度的升高而增大，因此，温度升高利于溶解，缩短提取时间；但另一方面，温度升高会使蛋白质变性失活，因此，基于这一点考虑提取蛋白质时温度通常选在5℃以下。为了避免蛋白质提取过程中的降解，可加入蛋白水解酶抑制剂，如二异丙基氟磷酸、碘醋酸等。盐溶液稀浓度可促进蛋白质的溶解，称为盐溶作用。同时稀盐溶液因盐离子与蛋白质部分结合，具有保护蛋白质不易变性的优点。通常采用类似生理条件下的缓冲液，如0.02～0.05mol/L的磷酸盐缓冲液（pH 7.0～7.5）或0.15mol/LTris-HCl（pH 7.5～8.0）缓冲液作提取液。

（2）有机溶剂提取法：一些和脂质结合比较牢固或分子中非极性侧链较多的蛋白质，不溶于水、稀盐溶液、稀酸或稀碱中，可用酒精、丙酮和丁醇等有机溶剂来提取，它们具有一定的亲水性，还有较强的亲脂性，是提取脂蛋白的理想提取液。丁醇提取法对提取一些与脂质结合紧密的蛋白质特别优越，一是因为丁醇亲脂性强，特别是溶解磷脂的能力强；二是丁醇兼具亲水性，在溶解度范围内不会引起蛋白质的变性。另外，丁醇提取法的 pH 及温度选择范围较广。

2.抗原分离纯化技术　目前寄生虫感染的免疫学诊断应用最多的是抗体检测方法，这就要求检测用抗原有一定的敏感性和特异性。由于大多数的寄生虫属于多细胞动物，抗原成分相当复杂，在寄生虫的不同发育阶段，种、属、科甚至纲之间，都可能有共同抗原存在。抗原成分的部分共同性，诱发产生相应的抗体，因之，在免疫学试验时，势必出现交叉反应，从而降低了试验的特异性。虽然有时用粗提抗原也能取得实际有效的结果，但应尽可能予以纯化，以提高试验的敏感性和特异性。此外，免疫血清的特异性主要取决于免疫用抗原的纯度。因此，如欲获得高特异性的免疫血清，必须预先纯化抗原。从组织细胞中提取出来的生物大分子是不纯净的，必须进一步分离纯化才能获得抗原纯品。在生物大分子制备工作中，分离纯化是比较复杂和重要的一个环节。分离纯化蛋白质的方法很多，我们可以根据蛋白质分子大小的不同，溶解度的不同，在不同 pH 环境中带电性质和电荷数量的不同，以及某些蛋白质能够与其配体特异而非共价结合的特点，采取不同的方法。并且蛋白质在组织或细胞中是以复杂的混合物形式存在，每种类型的细胞都含有上千种不同的蛋白质，为了达到更好的效果往往采取几种方法联合使用。下面我们就详细介绍几种常用的方法。

(1)透析与超滤：透析法是利用半透膜将分子大小不同的蛋白质分开。超滤法是利用高压力或离心力，使水和其他小的溶质分子通过半透膜，而蛋白质留在膜上，可选择不同孔径的滤膜截留不同相对分子质量的蛋白质。

(2)凝胶过滤法：也称分子排阻层析或分子筛层析，这是根据分子大小分离蛋白质混合物最有效的方法之一。柱中最常用的填充材料是葡聚糖凝胶和琼脂糖凝胶。

(3)盐析：中性盐对蛋白质的溶解度有显著影响，一般在低盐浓度下随着盐浓度升高，蛋白质的溶解度增加，此称盐溶；当盐浓度继续升高时，蛋白质的溶解度不同程度下降并先后析出，这种现象称盐析。将盐加到蛋白质溶液中，当盐浓度增加到一定程度时，盐离子与水分子作用，使水的活度降低，原来溶液中大部分的自由水转变为盐离子的水化水，从而降低蛋白质极性基团与水分子之间的作用，破坏蛋白质分子表面的水化层，使蛋白质胶粒相互聚集并沉淀析出。盐析时若溶液 pH 在蛋白质等电点则效果更好。由于各种蛋白质分子颗粒大小、亲水程度不同，故盐析所需的盐浓度也不一样，因此调节混合蛋白质溶液中的中性盐浓度可使各种蛋白质分段沉淀。

蛋白质盐析常用中性盐，主要有硫酸铵、硫酸镁、硫酸钠、氯化钠、磷酸钠等。其中应用最多的是硫酸铵，它的优点是温度系数小而溶解度大(25℃时饱和溶液为 4.1mol/L，即 767g/L；0℃时饱和溶解度为 3.9mol/L，即 676g/L)，在这一溶解度范围内，许多蛋白质都可以盐析出来；另外硫酸铵分段盐析效果也比其他盐好，不易引起蛋白质变性；硫酸铵溶液的 pH 常在 4.5～5.5 之间，当用其他 pH 值进行盐析时，需用硫酸或氨水调节。

蛋白质盐析时温度要求并不严格，除对温度敏感的蛋白质在低温(4℃)操作外，一般可在室温中进行；大多数蛋白质在等电点时在浓盐溶液中的溶解度最低；蛋白质浓度高时，欲分离的蛋白质常常夹杂着其他蛋白质一起沉淀出来(共沉)，因此在盐析前应适当稀释蛋白质；蛋白质沉淀后宜在 4℃ 放置 3h 以上，以形成较大沉淀而易于分离。

蛋白质用盐析方法沉淀分离后，还需要脱盐才能进一步精提纯。脱盐常用透析法，如上所述。

(4)电泳法：蛋白质的电泳分离是重要的生物化学分离纯化技术之一。电泳是指带电粒子在电场作用下，向着与其电荷相反的电极移动的现象。各种蛋白质在同一 pH 条件下，因相对分子质量和电荷数量不同而在电场中的迁移率不同而得以分开。值得重视的是等电聚焦电泳，这是利用一种两性电解质作为载体，电泳时两性电解质形成一个由正极到负极逐渐增加的 pH 梯度，当带一定电荷的蛋白质在其中泳动时，到达各自等电点的 pH 位置就停止，此法可用于分析和制备各种蛋白质。此外，根据所采用的支持物不同，有琼脂糖凝胶电泳，淀粉凝胶电泳，聚丙烯酰胺凝胶电泳等。其中聚丙烯酰胺凝胶电泳（PAGE）由于无电渗作用，样品用量少（1～100μg），分辨率高，可检出 10-12～10-9mol 的样品，凝胶机械强度大，重复性好等优点而受到广泛的应用。

（5）离子交换层析法：以纤维素、交联的葡萄糖凝胶或聚丙烯酰胺凝胶为载体，通过酯化、醚化或氧化等化学反应引入具有碱性或酸性的离子基团的离子交换剂（阴离子交换剂、阳离子交换剂），制备成柱后与蛋白质的离子基团进行交换吸附。蛋白质在不同 pH 的缓冲液中带有游离的氨基或羧基可与离子交换剂的酸性或碱性基团进行交换吸附，由于待分离的各种蛋白质因等电点、电荷的不同而与离子交换吸附的能力不同、可被不同离子强度和 pH 值的缓冲液洗脱，从而达到分离纯化的目的。

（6）亲和层析法：是分离蛋白质的一种极为有效的方法，它经常只需经过一步处理即可使某种待提纯的蛋白质从很复杂的蛋白质混合物中分离出来，而且纯度很高。这种方法是利用生物高分子可以和它们相应的配体（如抗原和抗体、酶和底物）进行特异而非共价地结合，这种结合又可在一定的条件下解离，从而达到分离和纯化。用此法来纯化抗原就是将某种纯化抗体连接于某种固体支持物上（如琼脂糖上），制成一种免疫吸附剂，装成柱，再将相应的粗抗原滴入柱中，此时特异性的抗原与抗体结合，而非特异性及非抗原性物质从柱中流出，经充分洗涤除去柱内的非抗原性物质，然后通过改变缓冲液的 pH 值和离子强度，将抗原物质从固相抗体上解离下来，获得纯化的抗原。

4.纯化抗原的浓缩　在制备生物大分子时，常在提取后进行浓缩。常用的方法有以下几种。

（1）吸收浓缩：这是一种通过吸收剂吸收溶液中的溶剂分子达到浓缩目的的方法。使用的吸收剂应不与溶液起化学反应，且对生物大分子不起吸收作用。最常用的吸收剂有聚乙二醇（PEG）、凝胶和蔗糖等。使用 PEG 或蔗糖吸收剂时，先将生物大分子溶液装入透析袋里，扎紧袋口，外加吸收剂覆盖，袋内溶剂渗出被吸收剂吸去，吸收剂被溶剂饱和后，亦可更换，直至浓缩至所需浓度为止。吸收剂可经加热除去吸收的水分后再次使用。选择凝胶颗粒筛孔的大小应为溶剂及低分子物质能进入胶粒孔内，而生物大分子完全被排除在胶粒之外。可将洗净干燥的凝胶直接加入待浓缩的溶液中，凝胶颗粒亲水性很强，在水中溶剂及小分子物质被吸收到胶粒内，生物大分子仍保留在剩余的溶液中，通过离心或过滤除去凝胶颗粒，即可得浓缩的生物大分子溶液，同时亦可起到浓缩及分离纯化两种作用。

（2）蒸发浓缩：蒸发浓缩装置常按照加热、扩大液体体表面积、减压及加速空气流动等因素而设计。如可将生物大分子溶液装入透析袋，扎紧袋口，然后将透析袋置电扇旁吹风，促使水分缓慢蒸发，可起到浓缩作用。

（3）超滤浓缩：这是使用一种特定孔径的滤膜对溶液中各种溶质分子进行选择性过滤的方法。溶液在一定压力下通过滤膜时，溶液和小分子物质可以通过，而大分子仍保留于原来的溶液中。超滤浓缩尤其适用于蛋白质和酶的浓缩和脱盐，并可用于生物大分子的分离纯化，具有成本低、操作方便，能较好保持生物大分子的生物活性及回收率高等优点。通过超滤浓缩，蛋白质的稀释液可浓缩到 10%～15%，回收率达 90%。

5.浓缩抗原的保存　浓缩抗原可于液态或干燥状态储存，并应低温保存。液态贮存样品必须浓缩至一定浓度后才能封装储存，样品太稀时易引起生物大分子聚合变性，同时应有严格的防腐措施，常用防腐剂有甲苯、氯仿、叠氮钠和硫柳汞等。常用的稳定剂有甘油、蔗糖等。可采用低温干燥的方法将抗原冻干保存。干燥制品较稳定，在 0～4℃条件下可保存数年。

6.纯化抗原的鉴定　纯化蛋白质抗原的定性鉴定常用的方法有双向免疫扩散、免疫电泳及聚丙烯酰胺凝胶电泳等。纯化蛋白质抗原浓度的定量测定可用双缩脲法或酚试剂法，亦可用紫外光吸收法。

（三）寄生虫抗原的制备

寄生虫抗原的制备在蠕虫多从实验动物或自然感染的保虫宿主中获取成虫、幼虫、虫卵、囊液或分泌排泄物；原虫除可从实验动物获取外，常采用培养的方法得到大量的虫体或分泌代谢物为抗原材料，依据不同的免疫检测方法对抗原的要求，采用不同的方法制备抗原。

1.虫体抗原　虫体抗原是寄生虫免疫检验中采用最为广泛的抗原，它可分为固相抗原和可溶性抗原，应用于不同的试验方法。

(1)固相抗原：固相抗原是将完整的虫体或虫体的一部分做成抗原。如将感染有疟原虫的人血或动物血推成血片；将提纯的弓形虫速殖子或杜氏利什曼原虫的前鞭毛体悬液滴在玻片上，干燥后固定制成全虫抗原；将含有旋毛虫囊包的实验动物肌组织，猪体囊虫头节，肺吸虫、华支睾吸虫、丝虫的成虫等制成石蜡切片或冰冻切片。这些固相抗原多用于间接荧光抗体试验、免疫酶染色试验或免疫金银染色试验。又如将感染了血吸虫的实验家兔肝组织经过组织捣碎器制成匀浆，用铜筛过滤，取沉淀物离心，除去肝组织后，再经 130～150 目尼龙绢过滤、离心沉淀获得新鲜虫卵，或再经冰冻干燥制成干卵，即得虫卵抗原，供血吸虫病的环卵沉淀试验使用。

(2)可溶性抗原：根据试验要求采用不同的方法制备各种可溶性抗原。制备成虫抗原一般是将收集来的新鲜虫体用生理盐水充分洗涤，除去附着在虫体上的宿主组织，然后经过冰冻干燥，研磨成细粉，丙酮脱脂。所得细粉再在生理盐水或缓冲液中冷浸、超声粉碎、再冷浸，离心后的上清液即为可溶性抗原。原虫可直接将洗净纯化后的虫体加蒸馏水，经反复冻融，再经超声粉碎后离心取上清液。可溶性抗原经分光光度计测蛋白后分装，置－20℃保存备用。

棘球蚴、囊尾蚴的囊液用无菌注射器抽取，弃去有污染的囊液经 3000r/min 离心 30min，取上清液，无菌过滤，分装，置－20℃保存备用。

2.分泌代谢抗原　此类抗原多收自虫体的培养液，从中提取抗原用于免疫试验。据报道，用马来丝虫微丝蚴和成虫体外培养，取培养液为分泌代谢抗原作免疫诊断。

3.膜抗原　膜抗原是虫体的膜蛋白，分表面蛋白和膜组成蛋白。表面蛋白可用金属螯合物如乙二胺四醋酸或高离子强度的缓冲液溶解，膜蛋白可用清洁剂如 1% Np_{40} 或 0.5% NP_{40}，有机溶剂或其他促溶剂如尿素、盐酸胍提取抗原。例如，现在已有用于弓形虫病诊断的弓形虫速殖子表膜 P_{30} 抗原，诊断血吸虫病的血吸虫童虫表膜蛋白抗原。

以上方法制备的大多数抗原为粗制抗原。粗制抗原制备较简易，抗原量获得也较多，但成分不纯，即有特异性抗原成分又有共同性抗原成分，因此在免疫学诊断中常因交叉反应出现假阳性，影响结果判定。为了提高一些试验的免疫反应特异性，可将粗制抗原纯化，从复合抗原中分离出特异性更高的抗原成分。例如，在曼氏血吸虫研究中，Ruppel(1985，1987)报道了一种相对分子质量 31000 蛋白质成分可用于诊断曼氏血吸虫病；在日本血吸虫研究中，裘丽姝(1988)用日本血吸虫成虫盐水浸液抗原(ASE)与各型血吸虫病患者血清进行免疫印渍试验，提示相对分子质量 31000/32000 抗原可作急性感染患者的诊断抗原，相对分子质量 24000/25000 抗原可用作慢性血吸虫患者的诊断抗原，相对分子质量 37000/38000 抗原可用作晚期血吸虫病患者的诊断抗原；在肺吸虫，Sugiyama(1988)用卫氏并殖吸虫成虫与感染猫、鼠血清进行免疫印渍试验发现了一种相对分子质量 27000 的抗原，可作为卫氏并殖吸虫病的诊断标准抗原；在丝虫，Yazdanbakhsh(1990)报道有一种相对分子质量为 17000 的多肽具有特异性诊断价值；在旋毛虫，已有报告旋毛虫体表蛋白具有属和种的特异性，并具有较强的免疫原性，免疫小鼠结果诱导较强的保护性免疫，该抗原还具有潜在的诊断价值(MMuno，1990)。

4.重组抗原　近年来随着分子生物学的迅速发展，许多生物技术引入到寄生虫学的研究中。运用分子克隆等技术可以获得大量纯化的重组寄生虫抗原，将使一些来源困难的抗原在分子水平上得到较好的研究，使寄生虫诊断抗原得到进一步鉴定和应用。

1.基因工程抗　原基因工程的核心是DNA重组技术，即采用分子生物学方法分离具有遗传信息的DNA片段，使其与适宜的载体DNA重组，再将该体外重组的DNA分子引入活细胞扩增，从众多的重组DNA克隆中筛选出所需要的克隆，并使其进一步扩增，复制所需的DNA供分析，或引入特定的宿主细胞内表达基因产物。DNA重组技术生产抗原的基本过程包括：基因分离与纯化；基因的剪切及与载体DNA的连接；重组DNA导入宿主细胞；重组体的筛选；重组体在细胞内的高效表达；重组蛋白的分离纯化。该技术能将寄生虫体内编码某一特定抗原的基因，通过扩增、纯化后，与合适的载体重组转移到另一种生物体内，使后者获得前者的遗传特征，表达重组寄生虫抗原。现在已能在大肠杆菌、芽胞杆菌、链霉菌、酵母菌、丝状真菌、哺乳动物细胞和昆虫细胞等中表达重组寄生虫抗原。目前，国内已有多种寄生虫cDNA文库被构建，如疟原虫、弓形虫、细粒棘球蚴和肝吸虫等。这些基因库为从大肠杆菌表达寄生虫抗原提供了有力的技术支持。已有许多用大肠杆菌等表达的基因重组抗原用于诊断寄生虫感染或用于免疫保护性的研究等，如日本血吸虫Sjp50、GST-Sj 31、14-3-3蛋白、盘尾丝虫Ov-47蛋白和细粒棘球绦虫EG95等。Raj等(1999)用得自婴儿利什曼原虫的重组抗原ORFF检测内脏利什曼病人，表现出很好的特异性和敏感性，抗原用量仅为5ng，阳性率100%，无交叉反应，且对于皮肤利什曼病人呈阴性反应，显示出良好的应用前景。

2.细胞工程抗原　细胞工程指用杂交瘤技术生产抗原，包括用B淋巴细胞杂交瘤技术制备内影像抗独特型抗体，以及用体细胞杂交瘤技术制备抗原分泌型杂交瘤细胞。内影像抗独特型抗体具有模拟抗原的作用，能诱发所模拟的抗原引起的效应，可以替代虫源抗原，尤其是糖类抗原决定簇的抗原。在20世纪80年代，国外报道应用体细胞杂交瘤技术和体外培养技术用聚乙二醇(PEG)成功地将寄生虫细胞与小鼠骨髓瘤细胞系融合，形成杂交瘤细胞，并分泌特异性抗原。抗原分泌型杂交瘤细胞是抗原纯化的一种方法，因为它们仅分泌一种抗原。原虫和蠕虫的抗原均可用该方法获得，如肝片吸虫抗原以及多房棘球绦虫抗原等。

二、抗体制备技术

抗体是机体在抗原刺激下所产生的特异性球蛋白。抗体存在于血清、黏膜分泌液及其他体液中，由遗传基因决定所产生的抗体称为天然抗体，而由抗原激发免疫细胞产生的抗体称为免疫抗体或称特异性抗体。特异性抗体是免疫应答中的重要产物，亦是体外免疫反应的基本条件之一，免疫学技术中需要各种各样的特异性抗体。对于抗原的分析鉴定和定量检测极为重要，在各种免疫学诊断中应用极为广泛。以抗原免疫动物来制备的抗血清是一个非常复杂的混合物，包括血清的全部成分。但是同抗原特异性结合的抗体则主要是血清中的免疫球蛋白组分。通常用于制备酶标抗体或荧光抗体的免疫球蛋白必须高度纯化并具有特异性，不应含有非抗体的血清蛋白。因此，为了浓缩和提高抗体的效价，或为制备免疫球蛋白特异性抗体时，通常也需要分离和纯化免疫球蛋白。γ球蛋白(IgG)是血清免疫球蛋白的主要成分，约占全部免疫球蛋白的75%，因此，抗体的分离纯化主要是分离纯化IgG。对免疫球蛋白的分离纯化有两方面的含义：一是从理化性质上提取均质的免疫球蛋白部分，去除杂质蛋白、提高免疫球蛋白的含量。二是从免疫学角度上提取对某种特定抗原的特异性抗体，这种特异性抗体可以是几类免疫球蛋白(如IgG、IgM、IgA)的混合物。存在于血清中的抗体的活性是相对稳定的，因此要根据实验的要求，减少不必要的纯化过程，保证抗体的活性和避免抗体绝对量的损失。中性盐沉淀法是抗体分离和纯化的首选方法，但利用盐析法提取，不能得到纯净的免疫球蛋白。欲获得较纯净产品，还需要结合其他方法，如凝胶过滤、离子交换、亲和层析和区带电泳等进行进一步分离纯化。目前人工制备的特异性抗体分为三种类别，即多克隆抗体、单克隆抗体和基因工程抗体。

（一）多克隆抗体

传统的方法是将抗原注入人体或动物，由人或动物体内 B 细胞产生抗体。由于一种天然抗原性物质往往具有多种不同的抗原决定簇，而每一决定簇都可刺激机体一种抗体形成细胞产生一种特异性抗体。因此将抗原注入机体所产生的抗体是针对多种抗原决定簇的混合抗体，故称之为多克隆抗体(PcAb)，也是第一代抗体。多克隆抗体是不均一的，因此在进行免疫反应时，特异性不高，易发生交叉反应，效价也不理想，从而应用受到限制。

免疫血清的制备是免疫诊断技术中重要的组成部分，而制备高效价、高特异性的免疫血清必须有理想的抗原、适宜的动物和有效可行的免疫方法。天然的寄生虫抗原极少是单一成分，因此免疫动物后只能获得多克隆抗体(PcAb)。常用的寄生虫抗原有活虫抗原、整体灭活抗原、组织细胞抗原(包括虫卵抗原)及可溶性抗原等。根据抗原的性质确定适宜的剂量、接种途径和免疫间隔时间，对于获取高效价免疫血清极为重要。寄生虫抗原免疫动物多需与佐剂混合使用，可加快血清抗体的合成。常用佐剂有弗氏不完全佐剂、弗氏完全佐剂和人工合成的一种卡介苗细胞壁成分——胞壁酰二肽。常用动物有兔、豚鼠、小鼠或鸡等。作为人工免疫的动物，应避免自然感染寄生虫，免疫前应预先测定其血清标本，观察是否存在有针对注入抗原的“天然”抗体。个体选择必须是适龄、健壮，最好为雄性。动物免疫后要认真记录。免疫途径有皮内、皮下、肌肉、淋巴结、腹腔或静脉等。免疫时一般采用多点皮内注射，如腹部、背部两侧、耳后或淋巴结周围等。皮内免疫可提高抗体水平；静脉或腹腔注射多用于加强免疫；淋巴结内注射可节约抗原。一般 4 周后可采血分离血清，采血前动物应禁食 24h 以防血脂过高。兔或豚鼠可从心脏抽血，小鼠可自眶窦取血或心脏抽血。采血时应无菌操作，将血盛于无菌玻璃平皿或三角烧瓶中，37℃ 1h 后置于冰箱 4℃过夜，待血块自然收缩后分离血清，分装冻存备用。要从免疫血清中获取目的抗体，可应用亲和层析法或吸附法。前者是将无关抗原交联到琼脂糖上，装柱后将免疫血清通过层析柱，无关抗体被吸附在柱上，流出液则是特异性抗体；后者是将无关抗原交联到颗粒状凝胶载体上制成固相吸附剂。对于纯化免疫球蛋白，可根据情况采用盐析法、离子交换层析法或亲和层析法。此外，动物或人体自然感染寄生虫后，其血清有时亦含有高效价的 PcAb，从而被用于免疫诊断。

（二）单克隆抗体

1975 年 Kohler 和 Milstein 发现将小鼠骨髓瘤细胞与和绵羊红细胞免疫的小鼠脾细胞进行融合，形成的杂交瘤细胞既可产生抗体，又可无性繁殖，从而创立了单克隆抗体杂交瘤技术。这一技术上的突破使血清学的研究进入了一个高度精确的新纪元。单克隆抗体(McAb)则是由一个产生抗体的细胞与一个骨髓瘤细胞融合而形成的杂交唐细胞经无性繁殖而来的细胞群所产生的，所以它的免疫球蛋白属同一类型，质地均一，而且它是针对某一抗原决定簇的，因此特异性强，亲和性也一致。应用杂交瘤技术可获得几乎所有抗原的单克隆抗体，只要这种抗原能引起小鼠的抗体应答。这种用杂交瘤技术制备的单克隆抗体可视为第二代抗体。

利用杂交瘤技术制备 McAb 的基本原理是：淋巴细胞产生抗体的克隆选择学说，即一种克隆只产生一种抗体；细胞融合技术产生的杂交瘤细胞可以保持双方亲代细胞的特性；利用代谢缺陷补救机理筛选出杂交瘤细胞，并进行克隆化，然后大量培养增殖，制备所需的 McAb。

经过多年的研究，McAb 广泛用于寄生虫病临床与实验研究。如寄生虫虫种与虫株的分型和鉴定、建立以检测循环抗原为主的免疫诊断方法、分析和纯化抗原制备靶抗原、寄生虫感染免疫、保护性免疫和虫苗制备等方面。目前，国内外的报告涉及 McAb 用于疟疾、弓形虫病、血吸虫病、肺吸虫病、棘球蚴病和丝虫病等方面。有关 McAb 在疟疾中的应用，如对虫种、虫株的鉴定与分型，通过采用 McAb 对环子孢子蛋白(CSP)抗原及裂殖体糖蛋白研究，为疟原虫分型鉴定提供了新的依据；McAb 的应用又为提高临床免疫诊断价值提供了极好的工具，近年来，国内已有报告采用 McAb 双夹心斑点金银染色法和双夹心斑点酶联免疫吸附试验检测疟原虫循环抗原，阳性率分别达 90.0%～93.3%和 85.0%～86.7%，具有较高的特异性和重复性，另外发现某些抗子孢子、裂殖体(子)和配子体的 McAb 具有保护性作用。保护性 McAb 的发现不仅为制备虫苗的靶抗原提供了条件，而且为进行被动免疫开辟了途径。

在血吸虫病方面，McAb 已应用于血吸虫抗原分析、免疫学诊断和保护性免疫研究。国内外均已报道，采用 McAb 检测血吸虫循环抗原，如 Sj23，Sm38，Sj70 等抗原，其阳性率在 90%～97%，交叉反应低且有良好的疗效考核价值。有关保护性免疫研究方面，主要集中在相对分子质量分别为 28000 和 38000 的抗原。现有资料初步表明，以 McAb 提纯的相对分子质量为 28000 的抗原免疫大白鼠后，可获得 70%的保护率。在丝虫病方面，应用杂交瘤技术已制备出识别马来微丝蚴表面相对分子质量分别为 70000、75000、110000 等抗原的 McAb，某些 McAb 能介导巨噬细胞黏附于微丝蚴表面，引起虫体死亡。将这些 McAb 被动转移给受体动物，在体内能降低微丝蚴血症。

据报道，鼠源性单抗是小鼠 Ig，在临床治疗应用上受到限制，用于人体能导致异种蛋白反应。因此，有必要探求人-人细胞杂交瘤产生人单抗。

(三)基因工程抗体

自 1975 年单克隆抗体杂交瘤技术问世以来，单克隆抗体在医学中被广泛地应用于疾病的诊断及治疗。但目前绝大多数单克隆抗体是鼠源的，用于人体易产生抗鼠抗体，因此，理想的单克隆抗体应是人源的，但人-人杂交瘤技术目前尚未突破，即使研制成功，也还存在人-人杂交瘤体外传代不稳定，抗体亲和力低及产量不高等问题。目前较好的解决办法是研制基因工程抗体以代替鼠源单克隆抗体用于临床。

20 世纪 80 年代中期开始第三代抗体——基因工程抗体的研制。用分子生物学技术改造鼠源抗体实现人源化，如人-鼠嵌合抗体和改型抗体的制备。也可制备小分子抗体，如 Fab、Fv 和单链抗体(SFv)。近年发展的抗体库技术使人源抗体制备获得突破。抗体库技术系指用基因克隆技术将全套抗体重链及轻链可变区基因克隆出来，重组到原核表达载体，通过大肠杆菌直接表达有功能的抗体分子片段，最后筛选到特异的可变区基因。抗体库技术应用了新发展的 PCR 技术，用一组引物即可克隆出全套抗体的可变区基因。另一项突破技术是大肠杆菌成功表达分泌型抗体分子片段。目前应用的有组合抗体库技术和噬菌体抗体库技术。另外，用基因工程方法还可制备双特异抗体(BsAb)，又称双功能抗体。BsAb 与天然抗体有许多不同之处，它可同时与两种抗原发生反应并使之交联，可使某种效应因子定位于靶细胞，是制备免疫毒素(俗称生物导弹)的重要技术。过去用化学交联或细胞工程方法制备 BsAb，但难以达到应用阶段。而基因工程 BsAb，采用小抗体分子片段如 Fab、Fv 或 ScFv，经基因操作在体外或细胞内组装，直接表达 BsAb。根据免疫网络学说，经实验证明，针对外来抗原的抗体分子(Abl)，其可变区上的独特型(Id)可以刺激机体产生相应的抗 Id 抗体(Ab2)。Ab2 可分为 4 种类型，其中 Ab2β 具有与外来抗原相似的氨基酸排列顺序或空间构象，成为抗原的内影像，它能在体内模拟始动抗原的作用。因此制备 Ab2β，将其作为抗原的替代物免疫动物产生抗体，建立了不用抗原来制备抗体的方法，而且这种具有抗原内在影像的抗体又可开发成一种新型的疫苗。国内有关日本血吸虫疫苗候选分子单克隆抗独特型抗体的人源化改造研究已经起步。

三、皮肤试验技术

皮肤试验(ST)简称皮试,是借助抗原、抗体在皮肤的反应进行免疫学检测的方法。当试验抗原进入致敏者皮肤时,皮肤中结合有 IgE 的肥大细胞或致敏 T 细胞就会与试验抗原结合,引起速发型或迟发型的皮肤超敏反应。具体试验方法可分为皮内试验、挑刺试验和斑贴试验。其中皮内试验和挑刺试验常用于某些寄生虫感染的诊断。

(一)皮内试验

皮内试验(IDT)是最常用的皮肤试验,应用范围广。主要是利用宿主的速发型变态反应,将特异性抗原液注入皮内,观测皮丘及红晕反应以判断有无特异抗体(IgE)的存在称皮内试验。

皮内试验操作简单,可在短时间内观察结果。一般认为,其阳性检出率可达 90%以上,但特异性较低,由于寄生虫病之间有明显的交叉反应,病人治疗若干年后皮内试验仍可呈阳性反应,因此,皮内试验不能作为确诊的依据,也不宜用于疗效考核,只能在流行区对可疑患者起过筛作用。皮内试验可用于多种寄生虫病的检测,如血吸虫病、肺吸虫病、华支睾吸虫病、包虫病和丝虫病等。

方法:将试验抗原与对照液用皮试针头分别注入皮内(注意不是皮下),使局部产生一个圆形小丘。皮内试验的敏感性比其他皮肤试验高,所用抗原应适当稀释,以免出现严重反应,当高可疑性抗原出现阴性结果时,应逐渐加大抗原浓度进行重复试验。

皮内试验最常用于血吸虫病的调查,操作简单,并且可即时观察结果,适宜现场应用。大多用粗制可溶性血吸虫虫卵抗原(稀释度为 1∶4000)或成虫冷浸抗原(稀释度为 1∶8000)敏感性高。前臂皮内注射肝卵抗原或成虫抗原 0.03ml,作直径约 0.5cm 的丘疹,15min 后风团直径达 0.8cm 或以上为阳性,其阳性率在 93%～97%,但有部分假阳性反应(2.1%～3.5%),并且对其他寄生虫病如肺吸虫病、华支睾吸虫病的交叉反应较高。

1.肺吸虫病皮内试验临床意义　用 1∶1000～1∶2000 的肺吸虫抗原液 0.1ml 注入受试者前臂掌侧皮内,皮丘>10mm,红晕>20mm,伪足>1 个为阳性。本试验阳性率高,但与血吸虫、华支睾吸虫等有交叉反应。该试验常用于大面积普查时的筛选,阳性反应结合临床表现有诊断意义。

2.华支睾吸虫病皮内试验临床意义　用 1∶15000 华支睾吸虫成虫抗原液 0.1ml 作前臂掌侧皮内注射,丘疹大于 10mm 为阳性反应。阳性结合流行病学资料及临床表现有诊断意义。本试验阳性率高达 0.95(95%),与血吸虫、蛔虫、钩虫、鞭虫等极少有交叉反应,可作为流行病学调查用。

3.包虫病皮内试验临床意义　用高压灭活的包虫囊液 0.1～0.2ml 注射于受试者掌侧皮内,丘疹大于 20mm 时为阳性。该试验灵敏性高,特异性差,阳性率可达 0.95(95%)左右。皮试阳性则说明为包虫病。其阳性反应具有双相性,皮试后 5～20min 内出现即时反应,2～24h 出现延迟反应,两者均有诊断价值。肝癌和结核病患者偶见假阳性反应。

4.囊虫病皮内试验临床意义　囊液 0.1～0.2ml 注射于受试者前臂掌侧皮内。阳性时提示囊虫感染。

5.丝虫病皮内试验临床意义　注射犬丝虫抗原 0.05ml 于皮内,5min 后皮疹大于 0.9cm 为阳性。

(二)挑刺试验

挑刺试验(PT)也称点刺试验。挑刺试验主要用于Ⅰ型变态反应,该法虽比皮内试验敏感性稍低,但假阳性较少,与临床及其他试验的相关性较强。此法多用于诊断螨性变态反应性疾病。

1.方法　诊断前先用酒精棉球清洁前臂屈面皮肤,然后将阴性对照液、粉尘螨点刺液、阳性对照液按自上而下的顺序滴在已清洁的前臂皮肤上,每两滴间距离不小于 5cm 以防止反应红晕互相融合。用特制的

点刺针或消毒的大头针或注射针头刺入皮肤1mm，挑破皮肤浅层，以不出血为宜，使针尖下面有少量试液进入皮肤，2～3min后拭去残留试液。同时试验多种抗原时，千万注意不要将不同的抗原液交叉混合，以免出现假阳性。15～20min后观察结果，记录丘疹面积判定反应级别。

2.结果判定 根据粉尘螨点刺液与阴性对照和阳性对照所致丘疹的面积比值来判定反应级别。

(1)“－”比值为阳性对照丘疹0～25%或与阴性对照相同。

(2)“＋”比值为阳性对照丘疹26%～50%。

(3)“＋＋”比值为阳性对照丘疹51%～100%。

(4)“＋＋＋”比值为阳性对照丘疹101%～200%。

(5)“＋＋＋＋”比值为阳性对照丘疹200%以上。

划痕试验是挑刺试验的一个变型，用三棱针或注射器针头在皮肤划一条或多条约1cm长的创痕。因为划痕的轻重与长短难于掌握一致，故不常用。

四、凝集反应技术

凝集反应是指颗粒性抗原(完整的病原微生物或红细胞等)与相应抗体结合，在有电介质存在的条件下，经过一定时间，出现肉眼可见的凝集小块，具有特异性，既是定性检测方法，又可作半定量检测。分为直接凝集反应和间接凝集反应两类。目前，在寄生虫感染的诊断中常用间接凝集反应。

(一)间接血凝试验

间接血凝试验(IHA)是以红细胞作载体，以红细胞凝集状况为读数的血清学方法。最常用的红细胞为绵羊或人(O型)红细胞，来源方便。目前均用醛化红细胞，可保存半年而不失其免疫吸附性能。

1.致敏红细胞制备步骤(红细胞鞣化和致敏)

(1)取醛化红细胞，用0.15mol/L，pH 7.2的磷酸盐缓冲液(PBS)离心洗涤2次，并用PBS配成2.5%悬液；

(2)加等量1∶2000鞣酸溶液(鞣酸不同批号，质量相差较大，必须预试，测定适宜浓度)37℃孵育20min，不时摇动；

(3)离心去上清，用PBS洗涤1次，再用0.15mol/L，pH 6.4的PBS配成10%悬液；

(4)每份悬液加等量适当稀释的抗原液，置于37℃水浴箱中30min(每5min振动一次)，离心去上清，以pH 7.2的PBS洗涤2次，再用含1%正常兔血清(NRS)的10%蔗糖缓冲液配成5%细胞悬液。加1‰叠氮钠防腐，在4℃下保存备用。每批致敏细胞均需用已知阳性和阴性血清滴定敏感度或特异性。阳性滴度在1∶640以上且阴性血清不出现反应者可用于检测。

一般抗原致敏红细胞比较容易，而用抗体致敏红细胞比较困难，主要原因是抗血清中蛋白质的成分很复杂，其中除了具有抗体活性的免疫球蛋白之外，还有非抗体活性的免疫球蛋白，这两种免疫球蛋白很难使之分开，而且这两种免疫球蛋白均能同时结合或吸附在红细胞表面，一旦非抗体活性免疫球蛋白在红细胞表面达到一定数量时，致敏的红细胞就不能再与相应的抗原形成可见的凝集。因此，一般实验室均用抗原来致敏红细胞。

2.IHA操作过程 在U型(或V型)微量红细胞凝集板上，将被试血清用1%NRS或BSA生理盐水作倍比系列稀释，每孔含稀释血清0.05ml。每孔加0.01ml致敏红细胞悬液(可用移液器或标定过的OT针头滴加)，充分振荡摇匀，并加盖在室温下静置1～2h判读结果。

3.结果判断 根据红细胞在孔底的沉积类型而定。

(1)“－”红细胞沉于管底,呈圆点形,外周光滑。

(2)“±”红细胞沉于管底,周围不光滑或中心有白色小点。

(3)“＋”红细胞沉积范围很小,呈较明显的环形圈。

(4)“＋＋”红细胞形成薄层凝集,面积较小,边缘松散。

(5)“＋＋＋”红细胞布满管底呈毛玻璃状。

(6)“＋＋＋＋”红细胞呈片状凝集或边缘卷曲。以出现阳性反应(＋)的最高稀释度为该血清的滴度或效价。

4.包虫病IHA试验

(1)抗原制备:用2.5%戊二醛醛化的绵羊红细胞,经终浓度1±20000鞣酸处理后,以最适浓度的囊液粗抗原或纯化的抗原致敏。致敏后的红细胞以含10%蔗糖及1%正常兔血清的pH 7.2的PBS配成5%悬液分装安瓿(1ml/支),置4℃冰箱保存或冻干封存(0.2ml/支)。使用浓度为1%。

(2)操作方法

1)准备抗原,如为冻干产品,则加入1ml蒸馏水稀释混匀备用。

2)用微量滴管滴加1%兔血清-磷酸缓冲液于V型微量反应板上第一孔加3滴,其余各孔均为1滴(25μl),至少做六孔。第一孔加待检血清1滴(25μl)即血清稀释度为1∶4;混匀后从中吸取血清1滴加入第二孔;混匀,依次作倍比稀释;最后一孔混匀后吸弃1滴。并平行做阴性、阳性对照。

3)从第二孔起,每孔加入致敏红细胞悬液1滴(25μl);立即振摇1min;加盖板,室温下静置1h,观察结果。

(3)结果判断:阴性反应:红细胞全部沉入孔底呈点状,边缘光滑。阳性反应:以血清1∶128稀释出现阳性反应者(＋＋或＋＋＋)判为包虫血清抗体阳性。

血吸虫病的IHA临床意义:目前对血吸虫病应用纯化虫卵抗原IHA。采用经Sephadex G-100柱层析纯化的血吸虫卵抗原致敏红细胞作IHA,提高了方法的敏感性、特异性和重现性,为在疫区扩大应用提供了条件。用1∶10血清稀释出现“＋”凝集为阳性反应。该法的阳性率约为92%～96%,假阳性率为2.5%,假阴性率约3%。与肺吸虫患者血清有明显的交叉反应,阳性率20%～30%,与丝虫病交叉反应10%左右。

脑囊虫病的IHA临床意义:血清凝集滴度大于1∶8,脑脊液凝集滴度大于1∶2,可诊断为脑囊虫病。阳性率为78.0%～91.4%。

弓形虫病的IHA临床意义:一般在病后一个月左右出现阳性。血清抗体效价1∶64为既往感染;1∶256可能为近期感染,1∶1024为现在急性感染。重复性差和致敏红细胞不稳定是其缺点。

IHA操作简便,敏感性高,适于现场使用,可用以辅助诊断病人,以及作为流行病学调查及综合查病的方法,先后在多种寄生虫感染中应用,如血吸虫、疟原虫、猪囊虫、旋毛虫、肺吸虫、阿米巴、弓形虫和肝吸虫等。有些已制成商品诊断试剂盒。此法不足之处是不能提供检测抗体的亚型类别,容易发生异常的非特异凝集。另外抗原的标准化和操作方法规范化亟待解决。

(二)间接血凝抑制试验

间接血凝抑制试验(IHAI)是由间接凝集试验衍生的一种试验方法。其原理是将待测抗原(或抗体)与特异性抗体(或抗原)先行混合,作用一定时间后,再加入相应的致敏载体悬液。如待测抗原与抗体对应,即发生中和,随后加入的相应致敏载体颗粒不再被凝集,即原来本应出现的凝集现象受到抑制。此试验的灵敏度高于一般的间接凝集试验。

1.检测抗原法　诊断试剂为抗原致敏的载体和相应的抗体,二者混合应出现凝集。将待测标本作倍比稀释后，加入定量的特异性抗体混合，37℃作用2h，使其充分结合。然后加入抗原致敏的载体悬液，再经37℃ 1～2h。若不出现凝集现象，说明标本中存在与致敏载体相同的抗原，为阳性反应。

2.检测抗体法　诊断试剂为抗体致敏的载体和相应的抗原，二者混合应出现凝集。将待测标本作倍比稀释后与定量的已知抗原混合，37℃作用2h。然后加入抗体致敏的载体，再次温育。若无凝集现象出现，说明标本中含有与致敏载体相同的抗体，为阳性反应。

（三）胶乳凝集试验

胶乳凝集试验的原理与间接凝集试验相同，将可溶性抗原（或抗体）致敏胶乳微粒，形成的免疫胶乳可与相应的抗体（或抗原）结合，发生特异的凝集反应。所用的载体颗粒为聚苯乙烯胶乳，是一种直径约为0.8μm大小的圆形颗粒，带有负电荷，可物理性吸附蛋白分子，但这种结合牢固性差。也可制备成具有化学活性基团的颗粒，如带有羧基的羧化聚苯乙烯胶乳等，抗原或抗体以共价键交联在胶乳表面。这种用交联致敏的胶乳试剂性能稳定，保存期长。

操作方法：在黑色背景的玻片上滴加待测样品，再加免疫胶乳1滴，摇动混匀2～3min，肉眼观察出现明显凝集现象者为阳性。

本试验主要应用于弓形虫病、囊虫病、旋毛虫病、血吸虫病、棘球蚴病等诊断。国内外均有试剂盒供应，但国内应用不是很广泛。胶乳为人工合成的载体，因此其性能比生物来源的红细胞稳定，均一性好。但胶乳与蛋白质的结合能力以及凝集性能不如红细胞，因此作为间接凝集试验，胶乳试验的敏感度不及血凝试验。

日本血吸虫病胶乳凝集试验的临床意义：胶乳凝集试验滴度＞1∶10为阳性。其阳性符合率为89.5％～93.8％，假阳性率为0～3％，与丝虫病、华支睾吸虫病及肺吸虫病有7.7％～10.0％的交叉反应。用化学交联法制成的胶乳试剂很稳定，较易达到标准化。

五、沉淀反应技术

沉淀反应是指可溶性抗原（多是蛋白质、多糖、类脂等可溶性物质）与其相应的抗体相遇后，在电解质参与下，抗原抗体结合形成白色絮状沉淀，出现白色沉淀线，此种现象称为沉淀反应。根据沉淀反应介质和检测方法不同，大体分为液相沉淀试验和凝胶扩散试验，主要包括有环状沉淀反应、絮状沉淀反应和琼脂扩散反应。在一定条件下抗原与抗体于琼脂凝胶中相遇，在比例适合处形成可见的白色沉淀线。如将一定量的抗体先混入琼脂凝胶中，使抗原溶液在凝胶中扩散，称单相免疫扩散，其沉淀环大小与抗原量成正比；如将抗原与抗体分置在凝胶的不同位置，让两者自由扩散，在其间形成沉淀线，称为双向免疫扩散，其沉淀的数目、位置和形状等与抗原与抗体纯度、浓度和扩散速度（相对分子质量）有关。双向免疫扩散试验可用已知抗原鉴定抗体，或用已知抗体鉴定抗原。该法可用于肺吸虫病、棘球蚴病等的免疫诊断，特异性较强，结果可靠，但敏感性较差，扩散缓慢而使试验耗时较长，结果不能精确定量。

许多免疫检测技术都是在沉淀反应的基础上建立起来的，因此沉淀反应是免疫学技术的核心。下面着重介绍在血吸虫病诊断方面常用的环卵沉淀试验。

环卵沉淀试验（COPT）为血吸虫病诊断特有的检测方法。

1.原理　是以完整血吸虫虫卵为抗原的特异免疫血清学试验（也有用血吸虫病鼠肝组织制成的石蜡切片为抗原的），成熟虫卵内毛蚴或胚胎分泌排泄的抗原物质经卵壳微孔渗出，与检测血清内的特异抗体结合，可在虫卵周围形成特殊的复合物沉淀，在光镜下判读反应强度，并计数反应卵的百分率即环沉率。

2.操作方法　用载玻片或凹玻片进行，加样本血清后，挑取适量鲜卵或干卵（约100～150个，从感染动物肝脏分离)，覆盖 24mm×24mm 盖片，四周用石蜡密封，37℃保温 48h 后，低倍镜观察结果，必要时需观察 72h 的反应结果。典型的阳性反应为泡状、指状、片状或细长卷曲状的折光性沉淀物，边缘整齐，与卵壳牢固粘连。阴性反应必须观察全片；阳性者观察 100 个成熟卵，计算出现沉淀物的卵数及反应强度。

环沉率是指 100 个成熟虫卵中出现沉淀物的虫卵的百分数。凡环沉率≥5%者可报告为阳性(在基本消灭和已消灭血吸虫病地区，环沉率≥3%者可判为阳性)，1%～4%者为弱阳性。环沉率在治疗上具有参考意义。

3.结果判定

(1)“－”：出现折光淡，与虫卵似连非连的“影状”物(外形不甚规则，低倍镜下有折光，高倍镜下为颗粒状)以及直径小于 10μm 的泡状沉淀物。阴性反应者需看完全片，如全片虫卵数少于 60 个则无效。

(2)“＋”：虫卵外周出现泡状沉淀物(直径大于 10μm)，累计面积小于虫卵面积的 1/2；或呈指状的细长卷曲样沉淀物，不超过虫卵的长径。

(3)“＋＋”：虫卵外周出现泡状沉淀物的面积大于虫卵面积的 1/2；或细长卷曲样沉淀物相当或超过虫卵的长径。

(4)“＋＋＋”：虫卵外周出现泡状沉淀物的面积大于虫卵本身面积；或细长卷曲样沉淀物相当或超过虫卵长径的 2 倍。

4.改进的 COPT 方法

(1)双面胶纸条法：将双面胶纸条制成特定的式样作 COPT，可省略蜡封片法的繁琐步骤，具有操作简易，方法规范，提高工效和避免空气污染的优点。双面胶纸条法 COPT(DGS-COPT)已在现场扩大应用，今后若能将该法配套干卵，则更能提高它的应用价值。

(2)血吸虫干卵抗原片(或膜片)COPT：利用环卵抗原活性物质的耐热特性，将分离的纯卵超声和热处理，定量滴加，烤干固定于载玻片或预制的聚乙稀薄膜上。此种干卵膜片，保存时间较长(4℃半年)，已有市售商品。试验时只需加入血清试样，湿盒孵育，判读结果与常规法相同。干卵膜片法还具有简化操作规程，提高卵抗原的规范要求，并可长期保存等优点。

COPT 可作为诊断血吸虫病的血清学方法之一，也可用作临床考核疗效和血清流行病学调查及监测疫情。

六、免疫电泳技术

免疫电泳技术是电泳分析与沉淀反应的结合产物。这种技术有两大优点，一是加快了沉淀反应的速度，二是将某些蛋白组分利用其带电荷的不同而将其分开，再分别与抗体反应，以此作更细微的分析。免疫电泳技术的种类很多，这里仅将常用的对流免疫电泳技术介绍如下。

对流免疫电泳试验(CIE)以琼脂糖凝胶为基质，将双向免疫扩散与电泳相结合的一种快速、敏感的电泳技术。

操作方法：制备琼脂板及打孔、加样，在靠近负极的孔中加入抗原，正极端孔中加入抗体，然后电泳，按琼脂板长度电压 4～6V/cm 或电流 2～4mA/cm，电泳 45～60min 后观察结果。大部分蛋白质带负电，在电场中向正极移动；而抗体 IgG 由于相对分子质量大，暴露的极性基团较少，同时因电渗作用向负极泳动，抗原抗体相遇在最适比例处出现乳白色沉淀线为阳性反应。

对流免疫电泳较简单的扩散法和常规免疫电泳法至少敏感 10～15 倍，省时，省料。可用已知抗原检测抗体，也可用已知抗体检测抗原，反应结果特异，阳性反应的可信度高，适用范围广。近年来以本法为基础改进的技术有酶标记抗原对流免疫电泳(ELACIE)和放射对流免疫电泳自显影(RCIEPA)等技术,二者克服了电泳技术本身不够灵敏的弱点。本法适用于血吸虫病、肺吸虫病、阿米巴病、贾第虫病、锥虫病、棘球蚴病和旋毛虫病等的血清学诊断和流行病学调查。

七、免疫标记技术

免疫标记技术指用荧光素、放射性同位素、酶、铁蛋白、胶体金及化学(或生物)发光剂等作为追踪物,标记抗体或抗原进行的抗原抗体反应;并借助荧光显微镜,射线测量仪,酶标检测仪,电子显微镜和发光免疫测定仪等精密仪器,对实验结果直接镜检观察或进行自动化测定,可以在细胞、亚细胞、超微结构及分子水平上,对抗原抗体反应进行定性和定位研究。近年来,随着分子生物学、细胞生物学、基础免疫学和免疫化学等学科的进展以及应用现代高新技术建立的仪器分析日趋发展,免疫标记技术也不断完善和更新,各种新技术和新方法不断涌现,至今已发展成为一类检测微量和超微量生物活性物质的免疫生物化学分析技术。因此,免疫标记技术在敏感性、特异性、精确性及应用范围等方面远远超过一般免疫血清学方法。

根据试验中所用标记物的种类和检测方法不同,免疫标记技术分为免疫荧光技术,放射免疫技术,免疫酶技术,免疫电镜技术,免疫胶体金技术等。

(一)免疫荧光标记技术

1.*原理* 免疫荧光分析技术(IFA)是将抗原抗体反应的特异性和敏感性与显微示踪的精确性相结合。以荧光素作为标记物,与已知的抗体(或抗原)结合、但不影响其免疫学特性。然后将荧光素标记的抗体作为标准试剂,用于检测和鉴定未知的抗原。在荧光显微镜下,可以直接观察呈现特异荧光的抗原抗体复合物及其存在部位。在实际工作中,由于用荧光素标记抗体检查抗原的方法较为常用,所以一般通称为荧光抗体技术。目前用于标记抗体的荧光素主要有异硫氰酸荧光黄(FITC)、四乙基罗丹明(RB200)及四甲基异硫氰酸罗丹明(TRITC)。实际上应用最广的是FITC。

2.*荧光抗体染色方法* 根据染色过程中抗原抗体反应的不同组合,经典的荧光抗体技术有以下几种方法。

(1)直接法:这是荧光抗体技术最简单和基本的方法。滴加荧光抗体于待检标本片上,经反应和洗涤后在荧光显微镜下观察。标本中如有相应抗原存在,即与荧光抗体特异结合,在镜下可见有荧光的抗原抗体复合物。此法的优点是简单、特异。但其缺点是检查每种抗原均需制备相应的特异性荧光抗体,且敏感性低于间接法。

(2)间接法:也称间接荧光抗体法(IFA)。将抗原与未标记的特异性抗体(如患者血清)结合,作用一定时间后洗去未结合的抗体,然后使之与荧光标记的抗免疫球蛋白抗体(抗抗体)结合,三者的复合物可发出荧光。本法的优点是制备一种荧光标记的抗体,可以用于多种抗原、抗体系统的检查,既可用以测定抗原,也可用来测定抗体。IFA的抗原可用虫体或含虫体的组织切片或涂片,经充分干燥后低温长期保存备用。一张载片可等距置放多个抗原组织,用以同时检测多个样本或确定滴度。间接法有时易产生非特异性荧光,为其缺点。

(3)补体法:此法是间接法的一种改良,即利用补体结合反应的原理,在抗原抗体反应时加入补体,再用荧光素标记的抗补体抗体进行示踪。本方法主要优点是只需制备一种荧光素标记的抗补体抗体,就可用于检测各种抗原抗体系统,不受抗体来源的动物种属限制,敏感性也较高。缺点是易出现非特异性染色,操作过程复杂。

(4)双标记法:用两种荧光素(镜下显示不同颜色的荧光)分别标记所需的特异性抗体,用于检测同一标本中不同的抗原。

3.IFA的操作方法

(1)抗原标本用记号笔或蜡笔将各个抗原组织围圈隔离。

(2)在每个抗原位置滴加已稀释的血清样本或样本稀释系列,使样本液充满圈内,置湿盒37℃孵育30min。

(3)用pH 8.0的0.01mol/L的PBS冲洗后再置同样PBS液中浸泡5min,不时摇动,如此2遍,然后取出吹干。

(4)在抗原位置滴加经pH 8.0的PBS适当稀释的羊抗人IgG荧光抗体(每批结合物的工作浓度需经滴定),使完全覆盖抗原膜,置湿盒37℃孵育30min。

(5)经洗涤(同步骤3)后用0.1%伊文思蓝液复染10min,然后以PBS流水冲洗0.5~1min,吹干;

(6)用pH 8.5或pH 8.0碳酸(或磷酸)缓冲甘油封片,也可加一小滴PBS(pH 8.0)覆以盖片在荧光显微镜下检查。

4.结果 镜检应及时进行以免荧光衰变。可使用荧光光源或轻便荧光光源,配以适合的激发滤片和吸收滤片,在低倍或高倍镜下检查。以见有符合被检物形态结构的黄绿色清晰荧光发光体、而阴性对照无可见荧光者为阳性反应。根据荧光亮度及被检物形态轮廓的清晰度,把反应强度按5级区别(+++、++、+、±、-),"+"以上的荧光强度定为阳性。

【黑热病IFA实验】

1.抗原片的制备 收集经NNN培养基培养10d左右的利什曼原虫前鞭毛体,离心沉淀(3000r/min)15min,弃上清液,加生理盐水冲匀,再经离心洗涤3次后,用含0.2%甲醛的pH 7.2的PBS(0.01mol/L)固定,置冰箱内1h取出,离心沉淀,弃上清,再用PBS洗涤一次,稀释至每个视野50~100个前鞭毛体,滴于玻片上,电扇吹干。此抗原片,可置-20℃冰箱中备用。

2.干血滴的制备 在滤纸上画直径1.2cm的圆圈,在圈内滴入2滴(相当于20Him3)病人耳垂血,晾干后放入装有干燥剂的塑料袋内,置冰箱保存待查。

3.实验步骤

(1)从滤纸上剪下干血滴,以0.2ml pH7.2的PBS(0.01mol/L)浸泡,相当于1∶20血清的稀释度(如被检样本为血清,则作1∶20稀释),置冰箱内过夜。

(2)作倍比稀释至1∶320或1∶640,把不同稀释度的血清或干血滴浸泡液分别滴在抗原片上,置湿盒内于37℃温育30min后,用pH 7.2~8.0的PBS缓慢洗去血清或干血滴浸泡液,再以PBS浸泡10min,继续用蒸馏水洗一次,电扇吹干。

(3)分别滴加1∶10稀释的荧光标记的羊抗人IgG,置湿盒内于37℃温育30min,如前清洗,电扇吹干待检。

(4)检查时在玻片上加蒸馏水一滴,覆以盖玻片,用荧光显微镜或6×40倍的光学显微镜在高压汞灯荧光光源的配合下进行观察。阳性者虫体的胞质及鞭毛呈黄绿色荧光,轮廓清楚,而核及动基体一般不显荧光。

4.结果判定 每次试验均以病人干血滴(或血清)和正常人干血滴(或血清)浸泡液及PBS作对照,由于正常人血样在1∶20稀释时亦偶可出现"+",故以"++"为阳性标准,并以1∶20(即1∶20/++)为最低阳性稀释度。

该法具有较高的敏感性、特异性和重现性,国内外广泛应用于寄生虫病的血清学诊断、血清流行病学调查和监测疫情。间接免疫荧光试验(IFA)是当前公认的最有效的检测疟疾抗体的方法,常用抗原为疟疾患者血液中红内期裂殖体抗原;以恶性疟原虫或食蟹猴疟原虫(代替间日疟原虫)的亚厚涂片为抗原,室温下干燥、固定,滴加待检血清,然后加荧光素标记的二抗,洗涤后在荧光显微镜下观察,此抗原片在−30℃可保存1年左右。IFA对肠外阿米巴,尤其是阿米巴肝脓肿也有很高的诊断价值,所用抗原是阿米巴培养物悬液或提取的可溶性抗原。也有用于丝虫病、血吸虫病,肺吸虫病、华支睾吸虫病、包虫病及弓形虫病的血清学诊断。

疟疾间接免疫荧光抗体试验临床意义:>1∶80以上者表明不久前有疟疾感染或疟疾未根治。对恶性疟疾患者抗体效价≥1∶80时,可认为是带虫者或近期感染疟疾的标志。

弓形虫病间接荧光抗体试验临床意义:正常值≤1∶16。本试验灵敏度较高,≥1∶32为阳性,≤1∶64为既往感染,1∶256可能为近期感染,1∶1024为现在急性感染。但如血清类风湿因子阳性时常同时存在着本试验的假阳性反应。新生儿如检出IgM抗体,代表婴儿受到感染后自身产生了抗弓形虫IgM抗体,而非母亲传输而来。

阿米巴病间接免疫荧光抗体试验临床意义:检查阿米巴肝脓肿病人血清抗体,阳性率可达90%~100%。血清抗体滴度在1∶80或1∶160有诊断意义。治疗后抗体滴度下降。肠道阿米巴疾病阳性率较低为59%~91%。

(二)放射免疫标记技术

放射免疫标记技术是将同位素分析的高灵敏度与抗原抗体反应的特异性相结合,以放射性同位素作为示踪物的标记免疫测定方法。此项技术具有灵敏度高[可检测出纳克(ng)至皮克(pg),甚至飞克(fg)的超微量物质]、特异性强(可分辨结构类似的抗原)、重复性强、样品及试剂用量少、测定方法易规范化和自动化等多个优点。

放射免疫测定(RIA)是标记抗原和未标记抗原对有限量抗体的竞争性结合或竞争性抑制反应。在RIA反应系统中,标记抗原(Ag+)、末标记抗原(Ag)和特异性抗体(Ab)三者同时存在时,由于两种抗原具有相同的决定簇,互相竞争结合抗体的能力相同,结果形成Ag*-Ab和Ag-Ab复合物。当Ag*和Ab的量固定时,二者结合形成免疫复合物就受到Ag含量的制约。Ag*-Ab复合物的形成量与Ag含量之间呈一定的负相关函数关系。

将检品(或标准品)、标记抗原及抗血清同时加入反应体系,温育后进行测定。用γ-计数仪分别测量各管沉淀物(B)的放射性强度,以两管cpm的均值表示,再以第1、2管的cpm值为B。分别计算结合率(B%)。用B%为纵坐标,不同浓度的标准品为横坐标绘制标准曲线。根据待检品管的B%,从标准曲线中即可查得。

此项技术需要放射性同位素及其安全保护装置,另外在检测中需要一定的仪器和设备,在推广应用时,常常受到一定限制。

(三)酶免疫标记技术

免疫酶技术就是将抗原和抗体的免疫反应和酶的催化反应相结合而建立的一种新技术。酶与抗体或抗原结合后,既不改变抗体或抗原的免疫学反应的特异性,也不影响酶本身的酶学活性,即在相应而合适的作用底物参与下,使基质水解而呈色,或使供氢体由无色的还原型变为有色的氧化型。这种有色产物可用肉眼、光学显微镜和电子显微镜观察,也可以用分光光度计加以测定。呈色反应显示了酶的存在,从而证明发生了相应的免疫反应。所以,这是一种特异而敏感的技术,可以在细胞或亚细胞水平上示踪抗原或抗体的所在部位。到目前为止,所应用的酶大多是辣根过氧化物酶,其次有碱性磷酸酶、酸性磷酸酶、葡萄糖氧化酶和β-D-半乳糖苷酶,每种酶通过与自己的特殊作用底物反应,而产生不同的颜色。

酶免疫技术主要分为酶免疫组织化学技术和酶免疫测定两大类，前者用于组织切片或其他抗原的定位，将在本章的第八节介绍，而后者用于体液中抗原抗体的定性或定量测定。在酶免疫测定的操作中不需通过离心或洗涤步骤来分离结合的和游离的酶标记物，这种方法称为均相酶免疫测定法。反之，操作中需要在分离结合的和游离的酶标记物后，才能测定某一待测抗原或抗体的，称为非均相酶免疫测定法，这是目前应用最广的一类免疫检测技术，如酶联免疫吸附试验。在非均相酶免疫测定方法中，根据是否使用固相支持物作为吸附抗体或抗原的载体，又分为固相酶免疫测定和液相酶免疫测定两种类型。以下着重介绍酶联免疫吸附试验(ELISA)。

1.酶联免疫吸附试验(ELISA)

(1)ELISA 的基本原理

1)抗原或抗体能物理性地吸附于固相载体表面，可能是蛋白和聚苯乙烯表面间的疏水性部分相互吸附，并保持其免疫学活性。

2)抗原或抗体可通过共价键与酶连接形成酶结合物，而此种酶结合物仍能保持其免疫学和酶学活性。

3)酶结合物与相应抗原或抗体结合后，可根据加入底物的颜色反应来判定是否有免疫反应的存在，而且颜色反应的深浅是与标本中相应抗原或抗体的量成正比例的，因此，可以按底物显色的程度显示试验结果。

由于 ELISA 法一方面是建立在抗原与抗体免疫学反应的基础上，因而，具有特异性；而另一方面又由于酶标记抗原或抗体是酶分子与抗原或抗体分子的结合物，它可以催化底物分子发生反应，产生放大作用，正因为此种放大作用而使本法具有很高的敏感性。因此，ELISA 法是一种既敏感又特异的方法。

(2)常用的 ELISA 方法

1)间接法：此法是测定抗体最常用的方法。将已知抗原吸附于固相载体，加入待检标本(含相应抗体)与之结合，洗涤后加入酶标抗抗体(对人的标本来说即加酶标抗人球蛋白 IgG、IgM)和底物进行测定。本法用不同种抗原包被固相载体后，只要用一种酶标记抗人球蛋白，即可作多种人的寄生虫病的血清学诊断。如用酶标记抗人 IgM，则可用于早期诊断。

操作步骤：①用已知抗原包被固相载体：用包被缓冲液稀释抗原至最适浓度(5～20μg/ml)各 0.3ml 加于微反应板每个凹孔中，4℃过夜或 37℃水浴 2～3h，贮存冰箱；②洗涤：移去包被液，凹孔用洗涤缓冲液(含 0.05%吐温－20)洗 3 次，每次 5min；③加待检标本：每凹孔加入用含有 0.05%吐温－20 的稀释缓冲液稀释的被检血清各 0.2ml，37℃作用 1～2h；④洗涤：重复步骤 2；⑤加入酶结合物：每凹孔加入稀释缓冲液稀释的酶结合物 0.2ml，37℃作用 1～2h；⑥洗涤：重复步骤 2；⑦加底物：加入 0.2ml 底物溶液于每个凹孔，室温作用 30min(另作一空白对照，0.4ml 底物加 0.1ml 终止剂)；⑧加终止剂：每凹孔加 2mol/L H_2SO_4 或柠檬酸 0.05ml；⑨观察记录结果：目测或用酶标仪测定 OD 值。

2)竞争法：此法可用于抗原和半抗原的定量测定。首先将特异性抗体吸附于固相载体表面，经洗涤后分成两组，一组加酶标记抗原和被测抗原的混合液，而另一组只加酶标记抗原，再经孵育洗涤后加底物显色，这两组底物降解量之差，即为我们所要测定的未知抗原的量。该法的优点是快，因为只有一个保温洗涤过程。但需用较多量的酶标记抗原为其缺点。

操作步骤：①包被抗体：用包被缓冲液稀释特异性抗体球蛋白至最适浓度(1～10μg/ml)，每凹孔加 0.3ml，4℃过夜，或 37℃水浴 3h，贮存冰箱；②洗涤：移去包被液，凹孔用洗涤缓冲液(含 0.05%吐温－20)洗 3 次，每次 5min；③加抗原：分 2 组，a 组加酶标记抗原和被检抗原混合液 0.2ml，另一组只加酶标记抗原液 0.2ml，37℃作用 1～2h；④洗涤：重复步骤 2；⑤加底物：加入 0.2ml 底物溶液于每个凹孔，室温作用 30min；⑥加终止剂：每凹孔加 2mol/L H_2SO_4 或柠檬酸 0.05ml；⑦观察结果：用酶标仪测定 a、b 两组 OD 值，并求出差数。

3)双抗体夹心法:此法常用于测定抗原。用特异性抗体包被于固相载体,经洗涤后加入含有抗原之待测样品,如待检样品中有相应抗原存在,即可与包被于固相载体上的特异性抗体结合,经保温孵育洗涤后,即可加入酶标记特异性抗体,再经孵育洗涤后,加底物显色进行测定,底物降解的量即为欲测抗原的量。

操作步骤:①包被抗体:用包被缓冲液稀释特异性抗体球蛋白至最适浓度(1～10℃ g/ml),每凹孔加0.3ml,4℃过夜,或37℃水浴3h,贮存冰箱;②洗涤:移去包被液,凹孔用洗涤缓冲液(含0.05%吐温－20)洗3次,每次5min;③加被检标本:每凹孔加入0.2ml用稀释缓冲液稀释的含抗原的被检标本,37℃作用1～2h;④洗涤:重复步骤2;⑤加酶标抗体:加入0.2ml用稀释缓冲液稀释的酶标记特异性抗体溶液,37℃作用1～2h或由预实验确定作用时间;⑥洗涤:重复步骤2;⑦加底物:加入0.2ml底物溶液于每个凹孔,室温作用30min(另作一空白对照,0.4ml底物加0.1ml终止剂);⑧加终止剂:每凹孔加2mol/L的H_2SO_4或柠檬酸0.05ml;⑨观察记录结果:目测或用酶标仪测定OD值。

4)改良双抗体夹心法:本法首先是将特异性抗体a包被于固相载体,经洗涤加入含有欲测抗原之待检样品。经孵育洗涤后再加一次未标记的特异性抗体b,而这次加入的抗体b于第一次包被于固相载体上的特异性抗体a对被测抗原来说都是特异性的,但不是用同种动物免疫制备的,否则可出现非特异性反应。经孵育洗涤后,再加酶标记抗b抗体,再经孵育洗涤后加底物显色进行测定。这种方法与双抗体夹心法不同之处是多加了一层抗体。因此,放大的倍数更高,故比双抗体夹心法更加灵敏。同时避免标记特异性抗体,而只要标记一种抗抗体,即可达到多种应用。

酶联免疫吸附试验为高灵敏检测技术,结果可定量表示;可检测抗体、抗原或特异性免疫复合物;微量滴定板法消耗样本试剂少,能供全自动操作,适用批量样本检测,因此在寄生虫感染的研究和诊断领域乃至血清流行病学调查方面均被广泛应用。国内外有多种寄生虫感染的ELISA试剂盒出售,包括血吸虫病、弓形虫病、阿米巴病、丝虫病、蛔虫病、旋毛虫病和犬蛔虫病等ELISA检测试剂盒。ELISA操作程序的简单快速不如IHA,但方法具有很大的改良潜力和适应范围。判断结果需用分光光度计,限制了扩大应用;另外,应用抗原和酶结合物尚需进一步标准化,操作方法也应规范化。

5)改进的酶联免疫吸附试验(以血吸虫为例)

①快速-ELISA:改进特点为用PVC薄膜代替聚苯乙烯微量反应板作载体,将1%可溶性血吸虫卵抗原与尿素溶解性血吸虫卵抗原等量相混合预吸附于薄膜上;用抗人IgG McAb代替羊抗人IgG制备酶结合物,用底物TMB代替OPD。该法主要以目视法判断结果,整个操作流程仅需20min左右。

②硫酸铵沉淀抗原-ELISA:可溶性血吸虫虫卵抗原经饱和硫酸铵沉淀后用作ELISA诊断抗原;在系列实验基础上,使操作方法达到规范化;用质量控制图控制检测差异,并以标准曲线单位判断结果;缩短检测时间,节省试剂用量,提高了敏感性、特异性和重现性。

(3)诊断包虫病ELISA试验

1)抗原:包虫囊液纯化抗原(磷钨酸、氯化镁沉淀法制备)。

2)操作方法:①抗原包被聚苯乙烯板:用0.05mol/LpH9.6碳酸缓冲液稀释抗原至最适浓度,每凹孔加入100μl,置温盒,4℃过夜(或12～24h).次日,倾去抗原,用含0.05%吐温-20磷酸缓冲盐水(0.01mol/L,pH 7.4 PBS-T)洗涤3次,每次5min,甩干;②加待检血清:血清用PBS-T作1∶200稀释,每凹孔加入100μl,每板应设参考阳性一孔,参考阴性三孔及PBS对照一孔,置温盒,37℃下1h,然后取出,倾去血清,洗涤同前;③加结合物:加入用PBS-T作工作稀释度的辣根过氧化物酶(HRP)标记结合物100μl,37℃下th,倾去结合物,洗涤同前;④加底物:通常加邻苯二胺(OPD)底物溶液(10mg OPD＋25ml pH 5.0柠檬酸缓冲液＋30% H_2O_2 10μl)100μl,37℃,30min;⑤加终止液:2mol/L H_2SO_4 50μl。

3)结果判定:在酶标专用比色计上读取 492nm 时的 OD 值,以待测样本 S,对阴性对照血清(N)的 S/N 值≥2.1 为阳性临界值。

(4)诊断包虫病 PVC 薄膜快速 ELISA

1)抗原:包虫囊液纯化抗原。

2)操作方法:①取已包被好抗原的 PVC 薄膜软板,编号,用 PBS-T 洗一次,然后每孔加 PBS-T 各 200μl;②加待检血清及参考血清(每板作阴性对照一孔、阳性对照一孔)每凹孔 10μl,混匀,置湿盒 37℃下 5min(或 25℃下 10min)。倾去血清,用 PBS-T 连续洗 8 次,甩干;③加酶结合物:按工作浓度稀释,每孔 200μl,37℃下 5min,倾去结合物,同上洗涤 8 次,再加蒸馏水洗一次,甩干;④加入底物溶液:含 3% H_2O_2 的 TMB 底物,每凹孔 200μl,反应 5～10min(TMB 底物溶液的制备:TMB 50mg 溶于 10ml 二甲亚砜中作为母液,4℃保存。用前取母液 1ml+pH 5.0 柠檬酸缓冲液 50ml+30%$H_2O_2$8μl)。

3)结果判定:按每批的阴性及阳性对照目视判断结果。阴性基本无色,阳性为鲜蓝色。

(5)诊断黑热病 PVC 薄膜快速 ELISA

1)抗原(前鞭毛体可溶性抗原):收集利什曼原虫前鞭毛体,以生理盐水离心洗涤 3 次,按压积体积加 10 倍量的 0.01%硫柳汞生理盐水,在冰浴中超声处理 2 次,每次 10min,反复冻融 5 次,经 4000r/min 离心 3min,上清液存－20℃贮存备用。

2)操作方法:①实验前先在 PVC 致敏膜背面上编号,然后每孔加血清稀释液(PBS-T)0.2ml;②按编号加入待测血清及参考血清(每批设一个阴性对照,一个阳性对照),每孔 10μl,混匀置 37℃下 5min(如放 25℃室温,则需 10min);③温育后,倾去稀释血清,用洗涤液(NaCI/T)连续洗 8 次,空干;④加入按工作浓度稀释的酶结合物,每孔 0.2ml,放 37℃内 5min;⑤倾去酶结合物,先用洗涤液洗 8 次,再用蒸馏水洗一次,空干;⑥加入已加 3% H_2O_2 的四甲基联苯胺(TMB)底物液,每孔 0.2ml,反应 5～10min,即可观察结果。

3)结果判定:目视判断:按每批的阳性对照及阴性对照判断结果。阳性为鲜蓝色,阴性基本无色。分光光度计比色判断:不用 H_2O_2 终止,选用 595nm 波长比色,以 P/N≥2.1 判为阳性(P-患者的光密度值;N-正常人的光密度值)。

血吸虫病 ELISA 试验临床意义:OD 值≥0.5 为阳性反应。阳性率 90%～100%,假阳性反应 0～2.3%,与旋毛虫有明显交叉反应。本试验可作为血吸虫病的疗效考核指标,对疫情监测亦有重要价值。

2.斑点 ELISA(Dot-ELISA)　斑点 ELISA 是近年新发展的一种 ELISA 技术,选用对蛋白质有很强吸附能力的硝酸纤维(NC)薄膜作固相载体,底物经酶促反应后形成有色沉淀物使薄膜着色,然后目测或用光密度扫描仪定量。Dot-ELISA 可用来检测抗体,也可用来检测抗原,由于该法检测抗原时操作较其他免疫学试验简便,故目前多用于抗原检测。

操作方法:加抗原或抗体 1～2μl 于 NC 膜上作为包被,然后将待检血清作 1∶1～1∶20 稀释,用微量加样器将 1μl 血清点滴于硝酸纤维膜(NC)上,置于 70℃下 1h,将 NC 膜浸于 1%BSA-PBS 中,室温摇荡 1h,洗涤 2 次,加 1∶1000 稀释的 McAb 酶标记物,室温摇荡 2h,洗涤 3 次后,加底物,辣根过氧化物酶的不溶性底物有 3,3′二氨基联苯胺或 4-氯-1-乙萘酚,15min 后,流水终止反应,以目视法判断结果。使用 3,3′二氨基联苯胺时凡显示棕色斑点者为阳性,否则为阴性。以产生棕色斑点反应的最高稀释度为抗原滴度。4-氯-1-乙萘酚显紫蓝色,背景较好。

该法简易,快速,适合于现场应用,有广阔的应用前景。现有的资料初步证明,该法具有诊断病人和考核治疗效果价值,国内已用于血吸虫病、疟疾、丝虫病、棘球蚴病的诊断。国内学者曾比较斑点 ELISA 和双抗体夹心 ELISA 用于检测班氏丝虫病人循环抗原,采用相同的单克隆抗体和病人血清进行两种方法对比试验,结果显示两种方法检测的特异性均大于 95%,但是它们的敏感性有明显不同。国外还用作旋毛虫病、弓形虫病以及肺孢子虫病的血清学诊断。

诊断黑热病 Dot-ELISA 实验(酶标记单克隆抗体):①以戊二醛二步法标记提纯的单克隆抗体制备成 HRP-McAb,－30℃保存备用;②将待测血清依次作倍比稀释至 1∶8。吸取 2μl 样本滴于硝酸纤维膜上,4℃阴干;③滴有血清的硝酸纤维(NC)膜置于标准缓冲液(0.1mol/L Tris-HCl pH 7.4 的 0.25%明胶,0.5% NP-40)内,室温摇床洗涤 4 次,每次 10min;④洗涤后加 1∶100 稀释的 HRP-McAb,室温摇床 2h,标准缓冲液洗涤 6 次,每次 10min;⑤加底物 4-氯乙萘酚,摇床 10min,水洗中止反应;⑥目测以出现蓝灰色斑点者为阳性反应。阴性则无蓝灰色斑点或仅有血清痕迹。每次试验均需设有阳性及阴性对照。

3.免疫印迹试验

(1)免疫印迹试验原理:是以聚丙烯酰胺凝胶电泳、转移电泳、固相酶免疫试验三种方法合一的实验技术,是近年来发展迅速的一种新技术。用于分析蛋白抗原和鉴别生物学活性抗原组分的有效方法,近年已应用于检测寄生虫感染宿主体液内针对某相对分子质量抗原的相应循环抗体成分或谱型,是一项高敏感和高特异的诊断方法,具有很大发展潜力。用于诊断的免疫印迹试验以采用酶标记的探针(即二抗及其标记结合物)为安全方便,称酶免疫转移印迹试验(EITB)。

(2)EITB 操作方法(以血吸虫 EITB 为例)

1)样本分离

①取日本血吸虫新鲜成虫按 5～10 对/1.5ml 比例加样本缓冲液,匀浆,置沸水浴 2min,离心(10000r/min,30min),取上清液备用;

②上述成虫抗原样本进行单梳十二烷基硫酸钠-聚丙烯酰胺凝胶电泳(SDS-PAGE)电泳分离。左侧梳孔加标准相对分子质量蛋白,梳孔右侧样槽加抗原液,电压控制在 160～180V 之间。

2)电泳转印

①从电泳板中取出已完成电泳的凝胶片浸泡于盛有转印缓冲液(TB)的搪瓷盘内。

②在 TB 液内组成转印夹心板层:取相应大小的硝酸纤维(NC)薄膜,徐徐浸泡在 TB 液,将凝胶片与薄膜光面紧贴。两面各放置浸湿滤纸两层而后海绵垫(厚 0.5～1cm)一层,做好方位标记,最后夹子二层有孔塑料衬板之间,绝对避免各层之间留有气泡。

③将 TB 倒入转印槽中,然后插入转印板,使凝胶片位于阴极侧,NC 薄膜位于阳极侧。

④置转印槽于 4℃冰箱内,通电转印数小时或过夜,电流控制在 250mA 上下(约 40～50V)。

3)探针检测

①取出转印好的 NC 薄膜,水平地放入猝灭剂中,室温摇动 1h 以封闭未吸附蛋白质的区域,然后用洗涤缓冲液洗 2～3 次,每次 30min 以除去变性剂,使蛋白质的天然状态和生物学特性得以恢复。

②平置 NC 薄膜于浸有 Tris-缓冲盐水(TBS)的滤纸上,用刀片将薄膜按电泳方向分割为宽约 0.5cm 的直条,用铅笔做好上端标记。

③取其中一个细条,并同标准蛋白条带一起作氨基黑染色(也可用考马斯亮蓝染或银染)测试分离效果并确定相对分子质量位置。其余细条晾干后置 4℃作印迹试验备用(抗原活性可保持 3 个月以上)。

4)印迹试验

①置上述抗原条于分格反应板的反应槽内,正面向上,每槽一条,预先用 0.05% TBS-Tween 液浸湿(TBS-T)。

②被检血清用 TBS-T 液稀释(常用 1∶150),加入反应槽中,以浸没膜条为限。通常需 0.5～1.5ml,相当于 10ml 血样量(每槽加液量相同)。

③室温(20～25℃)振荡 60min,以后用 TBS-T 洗 6 次,每次 3min。

④加入已稀释的羊抗人酶结合物,温育1.5h,洗涤如上。

⑤加入新鲜配制的底物溶液(TBS 50ml+0.3%萘酚甲醇液 3ml+30% H_2O_2 10ml);或(DAB,5mg/ml 0.05mol/L 柠檬酸磷酸缓冲液,pH 5.0,每60ml加3% H_2O_2 20μl和1% $CoCl_2$ 0.2μl和1% CoC 120.6ml)。

⑥15min后用蒸馏水冲洗数次以终止反应,薄膜条取出置玻板自然干燥。

⑦阳性反应可见蓝黑色(4-氯-1-萘酚底物)或棕褐色(DAB)条带。

5)主要试剂

①样本缓冲液:含甘油10ml,2-巯基乙醇5ml,10% SD S30ml。

②转印缓冲液(TB):Tris3g,甘氨酸14g,甲醇250ml,水加至1000ml。

③Tris缓冲盐水(TBS):10mmol/L,Tris含0.9% NaCl,用1mol/LHC1调pH至7.4。

④TBS-T液:TBS液内含0.05%吐温-20于TBS液。

⑤猝灭剂:1%~5% BSA或0.1%~0.3%吐温-20于TBS液。

⑥氨基黑染液:0.1% W/V氨基黑(C.I.20470),45%w/v甲醇,10%W/V冰醋酸。

⑦脱色液:90%w/v甲醇,2%冰醋酸。

(3)诊断包虫病的EITB试验

1)抗原膜条制备:采用5%~20%厚0.75mm梯度胶,包虫囊液抗原按1μg/mm加入,上槽缓冲液为0.1mol/L硼酸缓冲液,下槽液为0.424mol/LpH 9.18 Tris/HCl,抗原经SDS-PAGE电泳分离后,再经转移电泳。转移电泳液为0.212mol/L pH 9.18 Tris/HCL,含20%甲醇电泳30min,即将分离的抗原蛋白带由凝胶转移到硝酸纤维膜上,此膜用PBS-T洗3次,PBS洗1次,每次5min,然后将膜切成3mm宽的长条,此为抗原膜条,夹于PBS湿滤纸中封于塑料袋,保存于冰箱中备用,若存于低温冰箱,可长期保存。

2)操作方法

①试验时,将膜取出或解冻。先于反应槽中加入495μl含5%脱脂奶粉及3%吐温PBS,再加入5pl待检血清,最后加入抗原膜条,每批试验应设参考阳性、阴性和PBS对照。室温振摇1h(4℃可过夜)。次日,用0.3%吐温-PBS洗4次,每次5min吸干。

②加入工作浓度稀释的结合物,室温1h,洗涤同前。

③加入DAB-H_2O_2系统(25mg 3,3′-二氨基联苯胺+50ml无吐温PBS+5μlH_2O_2)显色10min,自来水冲洗终止反应,晾干。

3)结果判定:目测特异性条带,以60000、36000、32000、24000、20000、17000和12000为阳性条带。其中只要出现12000、17000、24000条带即可判为阳性。

(4)泡型包虫病特异性EITB技术

1)抗原膜条制备:收取人工感染多房棘球蚴的长爪沙鼠腹腔中的包囊,剪碎后收集原头节,反复洗涤后,用去氧胆酸钠溶液溶解并抽提后,用PBS透析,收集抗原,测定蛋白质含量并调整至2mg/ml浓度。

2)操作方法:用12%或20%浓度聚丙烯酰胺凝胶或8%~16%梯度胶(厚1.5mm)按常规进行SDS-PAGE电泳。在长度为6cm的胶上每一大孔加蛋白质400μg。电泳后按常规转移至硝酸纤维膜上(孔径0.45μm)。然后切成膜条,进行免疫印迹试验。待检血清稀释1∶50。

3)结果判定:在相对分子质量为18000位置出现酶免疫染色条带者为阳性。

EITB用作鉴定寄生虫抗原的特定组分蛋白及诊断寄生虫病的方法,在疟原虫、弓形虫、血吸虫、肺吸虫和包虫等的研究分析方面有很多报道。国内用于检测包虫病患者血清抗体也获良好结果,初步应用于血吸虫感染现场调查。批量制备电泳分离的抗原薄膜条带,有可能成为适用于现场查病的特异性诊断药盒,不失为一项具有诊断潜能的新技术。免疫印迹的固相膜不易破碎,可存放6～12个月,可作多次分析,反应剂量小。随着技术的完善,IBT可望成为高度敏感和特异的诊断寄生虫病和区别寄生虫感染期的有效方法。

(5)诊断包虫病McAb-EITB试验

1)血清样品处理:每份待检血清各取50μl,加pH 7.4的PBS至1ml,3000r/min离心30min,取上清加0.2ml30%聚乙二醇(PEG),4℃过夜,3000r/min离心30min,再以50% PEG洗涤,3000r/min离心30min,最后沉淀物加50μlPBS溶解备用。

2)十二烷基硫酸钠聚丙烯酰胺凝胶电泳(SDS-PAGE):实验使用10%分离胶(浓缩液3.3μl,3mol/L Tris-HCl 1.25ml,10%十二烷基硫酸钠(SDS)100μl,四甲基乙二胺(TEMED)5μl,10%过硫酸铵Ap50μl);3%浓缩胶(浓缩液0.5ml,Imol/L Tris-HCl 0.625ml,H_2O_2 3.8ml,10% SDS 50μl,TEMED 5μl,10% Ap 25μl)。待胶板聚合完成后,每槽上样处理血清2μl。将制板插入电泳槽中,200V电泳50min。

3)电泳转移:将胶膜覆盖在硝酸纤维膜上对正,排除气泡。开动电源,电流为200mA,电压为15V,电泳30min即可。

4)转移后硝酸纤维膜用标准缓冲液(Tris-HCl pH 7.4,明胶0.25%,0.5 NP-40)洗三次,每次10min。

5)加1∶500稀释的HRP-McAb L12H4,37℃ 1h后4℃过夜,标准缓冲液洗三次,DAB-H_2O_2系统显色10min,水洗中止反应。

6)目测特异性条带,以130000、100000和25000为阳性条带。

(四)胶体金标记技术

胶体金标记技术是以胶体金作为示踪标记物,应用于抗原抗体反应的一种新型免疫标记技术。已成为继荧光素、放射性同位素和酶之后免疫标记技术中较常用的一种非放射性示踪剂。胶体金是由氯金酸在还原剂如白磷、抗坏血酸、枸橼酸钠和鞣酸等作用下,聚合成特定大小的金颗粒,并由于静电作用成为一种稳定的胶体状态,故称为胶体金。利用它在碱性环境中带负电荷的性质,与蛋白质分子的正电荷基团借静电吸引而形成牢固结合,除抗体蛋白外,胶体金还可与其他多种生物大分子结合。

由于标记物制备简单,方法敏感特异,不需使用放射性同位素或有潜在致癌性的酶显色底物,因而应用范围广。近年来,胶体金技术已应用于免疫转印、流式细胞术、液相和固相免疫测定中的斑点金免疫渗滤测定法等多种标记免疫检测方法中。

1.斑点金免疫渗滤测定法(DIGFA)

(1)原理:此法是在斑点免疫渗滤测定法(DIFA)基础上,改用胶体金标记物代替酶,省却加底物显色步骤。以硝酸纤维膜(NC)为载体,将试剂及样本滴加在膜上,通过渗滤而逐步起反应,全过程可在数分钟内完成,阳性结果在膜上呈现红色斑点。

(2)操作方法

胶体金的制备:根据对金颗粒直径的不同要求选取不同的方法。主要有白磷还原法、抗坏血酸还原法、枸橼酸三钠还原法和鞣酸-枸橼酸钠还原法,可获得3～150nm之间的各种大小不同的胶体金颗粒。其中以枸橼酸三钠还原法和鞣酸-枸橼酸钠还原法较好,制备的胶体金颗粒大小直径比较均匀。

胶体金标记蛋白的制备:胶体金标记实质是抗体蛋白等生物大分子被吸附到胶体金颗粒表面的包被过程。胶体金颗粒表面带负电荷,与蛋白质分子的正电荷之间靠静电力相互吸引,达到范德华引力范围内即形成牢固地结合,胶体金颗粒的粗糙表面也是有利于形成吸附的重要条件。此过程与胶体金的颗粒大小、离子浓度、蛋白质相对分子质量等因素有关。结合过程主要是物理吸附,不影响蛋白质的生物活性。

方法步骤:①测定法的装置为一塑料小盒,分底盖两部分,盖的中央有一个小孔(直径0.5cm),盒底充填吸水性强的垫料，在盖孔下紧贴垫料处放置一片硝酸纤维薄膜(NC)，紧闭盒盖，即为渗滤装置；②在孔中央的NC膜上点加1～2μl特异性抗体(或抗原)，室温下自然干燥，保存备用；③试验时，先在小孔的NC膜上加2滴(100μl)封闭液(含0.2% BSA和0.05%吐温-20的50mol/L，pH 7.2 PBS)，待其渗入盒内；④在NC膜上加待检标本1滴(50μl)，待其渗入盒内；⑤滴加胶体金标记的抗体1滴(50μl)，待其渗入与NC膜上吸附的检品发生反应；⑥加洗涤液2滴(100μl，50mol/L，pH 7.2 PBS)待其渗入，阳性反应时，在小孔NC膜上出现红色斑点。全部试验过程可在5min内完成。

2.斑点免疫金银染色法(Dot-IGS/IGSS)

(1)原理：将斑点酶联免疫吸附试验(Dot-ELISA)与免疫金银染色法相结合。蛋白质抗原通过直接点样或转移电泳吸附在硝酸纤维素膜(NC膜)上，与特异性抗体反应后，再滴加胶体金标记的第二抗体，结果在抗原抗体反应处发生金颗粒聚集，形成肉眼可见的粉红色斑点，再通过银显影液增强，即斑点金银染色法(dot-IGS/IGSS)。

(2)操作方法：①抗原点样：用微量加样器在NC膜上直接点样1～2μl，或经转移电泳将抗原吸附在NC膜上，自然干燥；②封闭未饱和的蛋白结合位点：将点样后的NC膜浸入20mmol/L，pH 7.6 TBS内，37℃ 30min；③抗原抗体反应：NC膜用TBS洗涤3次，各5min，然后与适当稀释的第一抗体在室温反应2h。阴性对照以稀释液代替抗体；④与金标抗体反应：即免疫金染色。金标抗体用含0.4%明胶和0.1% BSA的TBS适当稀释，将NC膜洗涤3次，各5min，浸入金标抗体溶液内。反应时间视金标抗体稀释度而定，一般1:25稀释反应时间为2h；1∶100～1∶200稀释则需16h；⑤银显影反应：需要时可将金标抗体染色后的NC膜，用TBS洗涤3次，各5min，再用双蒸水洗2次，各5min，浸入0.2mol/L的pH3.85枸橼酸盐缓冲液内2min，然后放入银显影液中，避光作用5～15min，再移入定影液中5min。自来水冲洗，自然干燥。阳性结果在NC膜上形成棕黑色斑点、阴性对照基本上不显色。

(五)生物素-亲和素标记技术

生物素-亲和素系统是一种新型生物反应放大系统。由于它具有生物素和亲和素之间高度亲和力及多级放大效应，并与荧光素、酶和同位素等免疫标记技术有机地结合，使各种示踪免疫分析的特异性和灵敏度进一步提高，已广泛应用于生物医学实验研究的各个领域，用于抗原、抗体的定性、定量及定位研究。

生物素-亲和素系统(BAS)广泛应用于各种免疫学实验方法，尤其在免疫酶技术中的应用更为普遍。BAS试验系统的基本方法最常用的有BAB法(BAB)，其利用亲和素的多价性，以游离的亲和素作为桥臂居中，将生物素化抗体和标记生物素(如酶标生物素)联结起来，使大量酶分子积聚于复合物周围；然后加相应底物，会产生强烈的酶促反应，故可提高检测的灵敏度。

ABC法是BAB法的改良，先按一定比例将亲和素或链霉亲和素与酶标生物素结合，形成可溶性的亲和素(或链霉亲和素)-生物素-过氧化物酶复合物(ABC)。当其与生物素化抗体(直接法)或生物素化第二抗体(间接法)相遇时，ABC中未饱和的亲和素结合部位可与抗体上生物素结合，使抗原抗体反应体系与ABC标记体系连成一体，成为一个多级放大体系。其中网络大量酶分子，使该法的检测敏感性明显提高。

标记亲和素-生物素法(BA法)是以标记亲和素或链霉亲和素直接与免疫复合物中的生物素化抗体连接进行检测。该法也有相当高的灵敏度，由于省略了加标记生物素的步骤，操作较BAB法简便。

BAS在免疫荧光分析(IFA)、酶免疫测定(EIA)、放射免疫测定(RIA)中的应用，进一步提高了各种液相和固相免疫测定方法的灵敏度和稳固性，使其更加适用于微量抗原和抗体的定性、定量检测。已广泛用于病原生物学学科的实验研究领域。

(六)免疫电镜技术

免疫电镜技术(IEM)是将抗原抗体反应的特异性与电子显微镜的高分辨力相结合，在亚细胞和超微结构水平上对抗原物质进行定位分析的一种高度精确、灵敏的方法。如果将抗原或抗体进行示踪标记即为免疫标记电镜技术。特异性抗体(或抗原)用铁蛋白、酶和胶体金等标记后使之与组织超薄切片中的抗原(或抗体)结合,在电镜下可观察到标记物所在位置,即为抗原抗体反应的部位。目前除可以标记抗体外,还可使用其他标记物如葡萄球菌A蛋白(SPA)、生物素和亲和素、凝集素等;检测方法也改进为应用双功能抗体法、搭桥法和不标记抗体的过氧化物酶-抗过氧化物酶(PAP)法等。

1.铁蛋白标记免疫电镜技术 铁蛋白(Fn)是直径为12~14nm的球形蛋白,通过双功能交联剂可与抗体、SPA等共价结合,在电镜下Fn很容易和其他粒子相区别,显像清晰。但由于Fn的相对分子质量太大,难以透过细胞膜和组织,只适用于细胞表面抗原的定位,而且其染色标本只适合于电镜观察,不能用普通光学显微镜观察。

2.酶标记免疫电镜技术 目前最常用的是以辣根过氧化物酶(HRP)标记抗体,然后通过底物系统被酶分解的显色反应,来显示抗原抗体的反应部位。HRP的相对分子质量比铁蛋白小近20倍,酶标记抗体较易透过经适当处理后的组织和细胞膜,能用于定位细胞内抗原,但酶反应产物的分辨率不如铁蛋白、胶体金等颗粒性标记物高。

3.胶体金标记免疫电镜技术 胶体金是当前免疫电镜工作者最感兴趣的标记物。胶体金是氯金酸($HAuCl_4$)的水溶胶颗粒,在电镜下比铁蛋白颗粒更致密,易于辨认,定位也比酶反应物精确。胶体金容易和多种大分子物质,包括抗体、A蛋白、凝集素等结合。使用不同直径的胶体金颗粒制备标记物,可以在同一标本片上显示两种或多种抗原物质,即所谓双标记或多标记。胶体金标记物还可代替铁蛋白作为扫描免疫电镜和冷冻蚀刻免疫电镜的标记物。

八、免疫组织化学技术

免疫组织化学又称免疫细胞化学,是组织化学的分支。它是用标记的特异性抗体(或抗原)对组织内抗原(或抗体)的分布进行细胞和组织定位的检测技术。它把免疫反应的特异性、组织化学的可见性巧妙地结合起来,借助显微镜(包括荧光显微镜、电子显微镜)的显像和放大作用,在细胞、亚细胞水平检测各种抗原物质(如蛋白质、多肽、酶、激素、病原体以及受体等)。近年来免疫细胞化学迅猛发展,继酶标记抗体技术后,建立了辣根过氧化物酶-抗过氧化物酶(PAP)技术。使免疫细胞化学得到了日益广泛的应用。20世纪80年代,抗生物素-生物素(ABC)法建立后,免疫金-银染色法、半抗原标记法、免疫电镜技术等相继问世,使免疫细胞化学技术成为当今生物医学中形态、功能、代谢综合研究的一项有力工具。随着抗原的提纯和抗体标记技术的改进,特别是单克隆抗体技术和原位杂交技术的引入,使免疫细胞化学在生物基础研究中日益显示出巨大的实用价值,并使实验向临床、定量和分子水平深入。

(一)免疫组织化学的全过程

免疫组织化学的全过程包括:抗原的提取与纯化;免疫动物或细胞融合,制备特异性抗体以及抗体的纯化;将显色剂与抗体结合形成标记抗体;标本的制备;免疫细胞化学反应以及呈色反应;观察结果。由于抗体的商品化,免疫组织化学实验目前多从取材及标本制备开始。

1.标本的采集、保存 若标本为穿刺液,可直接涂片或经离心沉淀后作涂片;体液、腹水、尿液等可经过离心,取沉淀物涂片;悬浮培养的细胞可离心沉淀制备细胞涂片,经丙酮固定、吹干后保存备用;各种实验动物以及人体活检组织均为新鲜材料,是免疫组化标本的主要来源。

在标本处理过程中,固定是非常重要的。固定剂的选择是免疫组化技术成功与否的基础,固定剂要能够快速固定抗原;防止抗原物质扩散;固定后的抗原能被抗体识别,不影响与抗体的结合反应。10%中性福尔马林液、Zenker固定液、Bouin固定液以及其改良的Zanbani固定液都是可供选择的理想固定液。单纯固定剂如丙酮、乙醇也常用于抗原的保存，尤以冷丙酮对冰冻切片的固定效果更令人满意，而乙醇加5%冰醋酸对于涂片抗原的保存较为理想。固定时间5～15min，吹干后保存于冰箱中备用。

2.切片 冰冻切片和石蜡切片是免疫组化最常用的制片方法，为了使抗原最大量的保存，首选的制片方法是冰冻切片。

冰冻切片标本取材体积要小，冷冻迅速，一般取大约2cm×2cm×1cm大小的组织块，用甲基纤维素或OCT包埋后迅速置液氮或异戊烷一干冰内，待冻成白色冻块后，储存于液氮罐内(不一定浸入液氮内，以防止融化时组织块膨胀而破裂)。一些新鲜组织也可立即经干冰迅速冰冻成块后，置Cryostol切片机进行切片。切片厚度为5～10μm，贴于载玻片上，放室温片刻，再用冷丙酮固定5～10min。然后吹干或不经固定液处理，直接吹干，储藏于低温冰箱保存备用。

石蜡切片是研究形态学的主要制片方法，它不但是观察组织细胞结构的理想方法，而且可用在陈旧石蜡包埋材料的免疫组化的回顾件研究。切片簿(厚度一般为2～3μm)而有连续性，蜡块又可长期保存。由于石蜡切片的标本中仅含有限的抗原，其标本的处理是很关键的。固定液的浓度要低，并尽可能缩短固定时间，组织在脱水处理时，要置于低温环境，将浸蜡时间恰当控制。包埋后绝不可过高加温组织块，蜡块最好保存在干燥低温条件下。

3.酶消化 石蜡包埋的材料大都用甲醛固定保存的，固定过程中由于醛键形成而使某些抗原决定簇被封闭，因此在进行免疫组化反应之前，需用酶消化处理切片，可使抗原决定簇重新裸露，否则染色结果不理想，甚至出现假阴性结果。常用的消化酶有胰蛋白酶、胃蛋白酶和蛋白酶K等。酶消化处理的时间与组织标本的固定时间有关，固定时间久，可适当延长消化时间，一般不超过1h。

4.稀释抗体 根据免疫组化技术方法的不同，抗体稀释度也有差异，方法越是敏感，抗体稀释度越高。但总的原则是要使阳性抗原物质着色鲜明，背景着色最浅或不着色。抗体稀释液可用0.01mol/L pH 7.4的PBS或TBS，如果存放时间长，可加少量防腐剂如NaN_3。

5.孵育(温育) 孵育是特异性抗体与标本中靶抗原进行的反应过程。孵育过程可保证抗原抗体反应的有效进行，切片标本的孵育环境在pH 7.4左右，而且一定要处在饱和湿度并且避光，防止抗体溶液蒸发。一般在带盖的塑料湿盒内进行孵育，孵育的温度可选择室温、37℃、4℃。抗原抗体反应最适宜温度以37℃为宜。

6.增强标本透过性 对涂片、细胞培养等标本，由于大分子抗体不易透过细胞膜，必须改善组织细胞的透过性，才能使免疫组化染色顺利进行。简单的方法是在PBS中加入0.2%～1% Triton-X-100，在染色前先浸泡涂片标本，也可通过反复冷冻与解冻法处理标本，以增强细胞膜的透过性。

7.设立对照 免疫组化染色结果的正确判断，一个重要因素就是要设立阴性和阳性对照片，只有这样才能正确评价染色结果排除各种因素的干扰。在试验中，阴性对照应用更广，它能排除染色过程中非特异染色和交叉反应所造成的假阳性结果。常用的阴性对照有：

(1)空白对照：可以排除组织细胞自发荧光，或所含生物素以及内源酶等物质。

(2)替代试验：可用与待测抗原相应的特异性抗体的同一动物免疫前血清；或同种动物非免疫血清；或与靶抗原无关的抗血清；或用缓冲液(PBS)替代。

(3)吸收试验：可用过量的已知抗原与抗体在4℃以下过夜反应，离心后再进行免疫组化染色，已知阳性片应呈阴性或弱阳性反应。

(4)抑制试验：多用于间接法。第一步先加非标记抗体，待充分反应后再加标记抗体，另一张切片可用正常血清或缓冲液代替非标记抗体。结果前者阴性后者应为阳性。

直接法可选择空白对照和替代试验；间接法、三步法可用吸收试验或抑制试验。

（二）免疫组织化学技术

免疫组织化学技术主要包括免疫荧光细胞化学技术、免疫酶细胞化学技术、亲和组织化学技术和免疫金银及铁标记免疫组织化学技术。其中BAS与荧光素、酶、胶体金、铁蛋白和凝集素等标记技术相结合是目前免疫组织化学中应用最为广泛的方法，常用于各种细胞内微量抗原的检测与定位研究，使各种免疫技术的灵敏度和特异性均得到明显提高。在寄生虫病诊断中应用免疫组织化学方法，抗原制备容易，只需要做成切片、涂片或压印片标本，不需提纯可溶性抗原。对于人体大多数寄生虫都较其他血清学方法敏感，图像鲜明，易于观察。近年来，在检测寄生虫抗体、抗原上都有应用，史志明等(1995)用肺吸虫成虫和童虫冰冻切片抗原作IFA及IES对比检测94份肺吸虫感染者和40例健康人血清，两法阳性率分别为93.6%、95.7%和89.4%、93.6%。假阳性率均为0。表明两法用于肺吸虫病的诊断均有较高的敏感性和特异性，且抗原定位良好。下面重点介绍免疫酶染色试验。

1.*原理* 免疫酶染色试验是以含寄生虫病原的组织切片，印片或培养物涂片用作抗原进行过氧化物酶特异免疫染色后在光镜下检视样本中的特异性抗体。在蠕虫和原虫感染中均有多种应用。

2.*操作方法* ①抗原组织作冰冻(5～10μm)或石蜡连续切片(4～8μm)排列于载玻片，经丙酮固定贮存于－20℃备用。原虫纯培养亦可制成分隔涂片，方法均同荧光染色法抗原制片。试验时先将抗原片在稀释的过氧化氢溶液浸泡15min，除去可能存在于组织中的内源性过氧化物酶；②抗原片用PBS冲洗后经Tris缓冲液(PBS，pH 7.6)10倍稀释的正常兔或羊血清培育10min，迅速以PBS洗涤后加检测样本(单个或系列稀释度)，置湿盒室温(20～25℃)或37℃培育30min；③PBS洗涤3次，每次5min，然后加兔或羊抗人过氧化物酶结合物(参照ELISA法)，结合物中可加入所用抗原组织片供体动物血清约1/25～1/3体积，用以阻断可能的交叉反应，降低背景色度；④抗原片以PBS洗涤3次后加联苯胺(DAB)底物溶液(饱和DAB液加等量pH 7.6硼酸缓冲液，用前按9∶1体积加入0.1% H_2O_2液)，室温显色10～15min后在光镜下观察反应结果。

3.*结果判定* 阴性：组织内抗原部位不呈现棕红色为“－”；阳性：组织内抗原部位(如血吸虫肝卵切片中的虫卵)呈现棕红色为“＋”；局部呈现清晰的棕红色为“＋＋”；呈现非常清晰的棕红色为“＋＋＋”。

该法简单，节省抗原；判断结果不需要特殊仪器；适合于现场应用。IEST可用作辅助诊断病人，考核疗效，血清流行病学调查及监测疫情的方法。目前主要应用于血吸虫病、丝虫病及囊虫病诊断，也可用来诊断华支睾吸虫病、肺吸虫病、包虫病和弓形虫病。

目前对该方法改进有：①用感染鼠肝组织内虫卵制成3～5μm厚的冰冻切片(或石蜡切片)作为诊断用固相抗原代替可溶性血吸虫卵抗原作IEST，具有取材容易和应用抗原经济的优点；②将冰冻切片置于载玻片上，可以反复使用载玻片，较一次性用的PVC薄膜/苯氯乙烯反应板价廉，显著地降低了检测费用；③判断结果时，应用普通光镜即可。染色标本不必即时检查。可保存很长时间，便于复查；④本法基本原理与环卵沉淀相似，但以虫卵切片代替整卵，反应在2h内便可完成，比COPT大大缩短了时间；⑤阳性血清进行系列稀释，可以半定量抗体水平。

本法对血吸虫病人的检测敏感性为93.6%～100%，健康人的假阳性为0.8%～3.2%，对肺吸虫病、肝吸虫病和姜片虫病的交叉反应，分别为4%、2.6%和4%(陈静卿等，1984；周维立，1984)。病鼠肝组织内虫卵冰冻切片抗原IEST，目前已在疫区扩大应用。现已研制成试剂盒，批量生产，供应现场应用。

九、寄生虫学特有的免疫诊断技术

(一)环蚴沉淀试验

环蚴沉淀试验(CPT)是旋毛虫病特有的免疫诊断技术。取活幼虫50～100条,放入凹载玻片内,加待检病人血清,封片,置潮湿容器内,37℃孵育24h,镜检在虫体口周或肛周表皮出现泡沫状或颗粒状沉淀物为阳性反应。此法有助于轻度感染的早期诊断,一般在感染后第3周末即可呈阳性反应,但活虫来源较困难。

(二)尾蚴膜试验

尾蚴膜试验(CHR)是血吸虫病免疫诊断技术之一。

1.原理　是当干的或活的血吸虫尾蚴与患者血清中特异性抗体接触时,因尾蚴表面具有抗原性,抗原抗体结合,在尾蚴体外形成透明而反射性强的膜状沉淀物。

2.操作方法　将受检血清置于凹玻片内(3滴),取干的或活的血吸虫尾蚴10～20条置血清内,覆以灭菌的盖玻片,用熔化的石蜡封边,置25～27℃温箱中24h后观察结果。

3.结果判定　①阴性反应"－"为体表无胶状物;②弱阳性反应"＋"为尾蚴体表局部有一层不明显的薄而平滑的胶状物;③阳性反应"＋＋"为尾蚴体表的局部有较厚而皱起的胶状物;④强阳性反应"＋＋＋"为尾蚴周围有较厚而透明的皱起,呈胶膜状。

CHR对早期血吸虫病人的诊断很有实用价值。一般在尾蚴感染后4～6周可出现阳性反应。对新感染病例本试验早期诊断价值较大,阳性率为95%以上。

(三)弓形虫染色试验

弓形虫染色试验(DT)是诊断弓形虫病特有的免疫诊断技术。

1.原理　当将活弓形虫滋养体与正常血清混合,在37℃孵育1h或室温孵育数小时后,大多数虫体失去原有的新月形特征,而变为圆形或椭圆形,此时若用碱性美蓝染色则胞质深染。相反,当将虫体与免疫血清和补体(辅助因子)混合时,则仍保持原有形态,对碱性美蓝也不着色。

2.材料和试剂

(1)辅助因子:取正常人血清,与弓形虫速殖子混合,于37℃作用1h,有90%以上虫体被美蓝染色,该血清方可使用,分装后置－20℃备用。

(2)抗原制备:用弓形虫速殖子经腹腔感染小鼠,3d后抽取腹腔液,以生理盐水离心(3000r/min,10min)3次,收集纯净虫体,用含补体的血清稀释后,将虫液调至约50个虫体/高倍视野。

(3)碱性美蓝溶液:将美蓝10g,溶于100ml浓度为95%的酒精内,制成饱和酒精溶液,过滤后取3ml再与10ml临时配制的碱性缓冲液(pH 11.0)混合。

(4)待检血清:经56℃ 30min灭活,4℃保存备用。

3.操作方法　取经生理盐水倍比稀释的待检血清,每管0.1ml,加抗原液0.1ml,置37℃水浴1h,加碱性美蓝溶液0.02ml/管,继续水浴15min,自每管取悬液1滴镜检。

4.结果判定　镜下计数100个弓形虫速殖子,统计着色和不着色速殖子比例数。以能使50%弓形虫不着色的血清最高稀释度为该血清染色试验阳性效价。≥1∶8为隐性感染,1∶256为活动性感染,≥1∶1024为急性感染。重复测定,效价上升4～8倍则有确诊价值。如母亲和小儿的血清抗体效价均＞1∶256是先天性感染的可靠诊断依据。初生婴儿的抗体可来自母体,如4个月后重复检查,抗体效价仍高可确定为感染。

(谢育昌)

第十二章　临床核酸和基因检验

一、临床核酸和基因扩增检验的质量保证

（一）标本采集

临床 PCR 实验室对各种临床标本应按照标准操作程序（SOP）采集，并对临床标本采集人员进行培训。标本采集要注意的重点是，所采集的临床标本部位一定要正确和采集的时间合适，并注意采用正确的标本容器，采集的方法程序对有些临床标本非常重要，如用于性病病原体检测的分泌物标本等。

1.标本采集的时间对扩增检测结果的影响　在疾病发展过程中，标本采集过早或过晚都可能会给出假阴性结果。当病原体感染机体后，特定的临床标本中，病原体含量能达到 PCR 检出下限的，并不能覆盖整个感染过程，可能只是在感染或疾病发生发展过程中的某一个时间段。如严重急性呼吸综合征（SARS）冠状病毒（SARSCoV）感染，其在感染发病后 3～4 天，即可以较高浓度出现于下或上呼吸道标本中，在第 10～13 日，在尿液和粪便中出现的浓度最高，而在血液中，则不但存在时间短，而且浓度低。又如乙型肝炎病毒（HBV）、丙型肝炎病毒（HCV）和人免疫缺陷病毒（HIV）感染等，机体感染后，在特异抗原和抗体出现以前，血循环中即可有较高浓度的病原体存在，而当抗体出现后，病原体的浓度在不同患者不同的感染阶段有可能是不一样的，有的可能会低于特定 PCR 或 RT-PCR 方法的测定下限，致使在特异性抗体存在的情况下，病毒核酸检测却为阴性的现象。

2.标本采集部位的准备　通常，在采集标本之前，需对标本采集部位进行清洁消毒，以去掉污染的微生物或其他杂物，但应适度，过度清洁消毒有可能会去掉或破坏靶微生物。这一点，在临床静脉血液标本的采集上，一般问题不大。但在泌尿生殖道分泌物标本的采集上，可能就影响很大，因此，标本采集部位的准备应由训练有素的人员进行。在临床上，经常有同道提出，泌尿生殖道分泌物标本中沙眼衣原体检出阳性率低，在这里面，可能就有相当一部分是由于标本采集的不规范所造成的。正确的泌尿生殖道标本采集方法是，应将拭子深入至尿道口 2～3cm 处用力转 1～2 圈。

3.标本的类型和采集量　在病原体的检测中，培养始终是“金标准”。这也决定了我们应该选择什么样的标本用于特定病原体的 PCR 检测。如血液用于 HBV、HCV 和 HIV 的检测，痰液用于肺结核的结核分枝杆菌的检测，泌尿生殖道拉网拭子用于衣原体的检测等。对于 PCR 扩增检测来说，在一个扩增反应管内只要有一分子病原体核酸，在理想反应条件就可以检测出来。但为尽可能检出存在的病原体，就要尽可能大量采集含病原体的标本。但 PCR 总反应液的体积是限定的，通常为 50μl，其中经核酸提取后标本的加入量则通常小于 10μl，因此，如果取 100μl 血清用于酚-氯仿经典方法核酸提取，核酸经沉淀后如用 100μl 水溶解，取 10μl 用于扩增，则按 10μl 含 1 分子病毒核酸计算，假定核酸提取效率为 100%，则可检测的最低限是每毫升 100 拷贝分子。而将标本量提高至 1000μl，其他不变，则可检测的最低限可达每毫升 10 拷贝分子。但因为临床实验室设备和操作可允许性及成本效益的考虑，标本量只能是选择一个合适的点。此

外，标本量大也会使得外源非相关DNA增多，有可能会影响测定的敏感性。

对于病原体含量低的标本，标本量的大小对测定非常重要，如采用核酸扩增检测技术进行血液筛查，特异抗原或抗体阴性的血液往往病原体含量低，因此，就有必要加大标本的用量。如果一种PCR方法可以测定出反应体系内仅含有的一分子靶核酸，则不能检出的概率可从液体标本中靶核酸的Poisson分布公式来计算：

$$PN = CN/N! \cdot e^{C}$$

式中C为液体标本中靶核酸分子的平均数量，N为标本中实际取得的数量，PN则是取得N拷贝分子数量的概率。

例如某血液标本中平均靶核酸分子的含量为10^3拷贝/ml，如取100μL标本用于提取，则实际取得的数量为100，于是取得100个分子的概率为：

$$P_N = 1000^{100}/(1001 \cdot e^{1000})$$

由于不同临床实验室所用的试剂盒在核酸提取、上样量和扩增条件上均可能不同，测定下限也有差异，因此，使用不同试剂盒进行定性测定有可能结果不一样。对于定量测定来说，对标本的收集和运输要求更为精确。

4.*采样质量的评价*　可通过下述几个方面评价标本的采集质量。血清(浆)标本可观察标本是否溶血、脂血及其程度，并明确这种情况是否会对相应的检测造成影响。对分泌物标本，则可从细胞组成、所需类型细胞的数量和核酸总量等方面进行评价。评价方法包括肉眼观察、显微镜下观察和化学分析等。例如，泌尿生殖道分泌物标本用于沙眼衣原体的扩增检测，则可以镜下观察是否有上皮细胞存在，因该病原体生存在上皮细胞内，如果镜下一个上皮细胞也没有或极少，则标本采集肯定是不合格，应重新采集。同样，痰标本如果白细胞数量极少，则并没有采到真正的痰。

5.*采样及运输容器*　标本的采集材料如棉签、拭子等均应一次性使用，运输容器应为密闭的一次性无菌装置，采样所用的防腐剂、抗凝剂及相关试剂材料不应对核酸扩增及检测过程造成干扰。如全血、骨髓和血浆样本，首先要抗凝，抗凝剂的选择很重要。一般应使用EDTA和枸橼酸盐作为抗凝剂，肝素因其对PCR扩增有很强的抑制作用，且在后面的核酸提取中很难去除，故应严禁使用。此外，标本运输中的保存液对其有稀释作用，因此应考虑稀释对测定的影响。现已有厂商专门有用于PCR检测标本采集的无核酸酶容器供临床PCR实验室选用。

6.*标本采集中的防污染*　标本采集最好采用一次性无菌及无核酸酶的材料，不用处理便可直接使用，采集中要特别注意污染，防止混入操作者的头发、表皮细胞、痰液等。如使用玻璃器皿，必须经0.1% DEPC水处理后高压灭菌，以使可能存在的RNase失活。

总而言之，标本的收集及适当的预处理，对用于PCR测定的核酸模板的成功提取，具有决定性作用。

(二)标本运送

标本一经采集，则应尽可能快地送至检测实验室。对于靶核酸为DNA的标本，如是在无菌条件下采集，则可以在室温下运送，建议采集后，在8h之内送至实验室。如为RNA，短时间内的运送如10min左右，则可室温下运送，如为较长时间，则应在加冰条件下运送。如标本中加入了适当的稳定剂如GITC的血清(浆)标本，则可在室温下运送或邮寄。靶核酸为RNA的标本，采集后建议在2h内送至实验室。所有临床标本在采集后送至实验室之前，均应暂放在2℃～8℃临时保存(如是血液须分离出血浆或血清)。

具体的临床PCR实验室，应根据待测靶核酸的特性，对各种临床标本的运送条件作出相应的规定。

此外，标本的运送还应充分考虑生物安全问题，应符合相应的生物安全要求。

(三)标本保存

由于靶核酸(尤其是RNA)易受核酸酶的作用而迅速降解，因此，标本的保存对于核酸扩增测定的有效性极为重要。检测靶核酸为 DNA 的标本,可在 2℃~8℃下保存 3 天。而检测靶核酸为 RNA 的标本,一旦采集送到实验室后,则应在-20℃以下冻存。

为使临床标本中可能存在的核酸酶失活,可加入 chaotropic 物质,最常用的是异硫氰酸胍盐(GITC),并同时与还原剂如β-巯基乙醇或二巯基乙醇一起使用。使用终浓度为 5mol/L 的 GITC,可使 RNase 不可逆地失活,如浓度低于 4mol/L,则失去对 RNase 的抑制作用,而使 RNA 迅速降解。使用 GITC 作为稳定剂保存靶核酸为 RNA 的标本,标本可在室温下稳定约 7 天。此外,如测定的靶核酸为血循环中的 RNA,为避免室温放置过久而致 RNA 的降解,最好不要使用血清标本,而应使用 EDTA 抗凝后尽快分离后的血浆标本。临床体液标本长期(超过两周)保存应在-70℃下。如为提取核酸后用于 DNA 扩增分析的样本,可于 10mmol/LTris,1mmol/LEDTA(pH7.5~8.0)缓冲液中 4℃下保存。用于 RNA 扩增分析的样本,则应于上述缓冲液中-80℃或液氮下保存。核酸的乙醇沉淀物则可于-20℃下保存。

二、病毒核酸的 PCR 检验

(一)HBV DNA PCR

【常见问题及注意事项】

1.试剂配制过程中的问题　在配制扩增反应混合液时,应计算包括质控、标准曲线、待测样本等在内的总反应液需要量,一次配好,以保证体系的均一性。反应混合液应充分复融,平衡至室温后再取用,以保证取液量的准确性。Taq DNA 聚合酶和 UNG 酶应在用前再从冰箱的冷冻室内中取出,以保证酶的活性不降低。

2.核酸纯化过程中的问题

(1)纯化用离心管的选择:应选择不含 Taq DNA 聚合酶抑制剂的离心管;尽量选用螺口或带扣离心管,防止煮沸时管盖崩开,造成样本间交叉污染。

(2)提取液应平衡至室温混匀后再取用。

(3)有吸弃上清步骤的提取方法,离心时应注意离心管的方向,吸弃上清时不要碰到沉淀部分,以免造成提取效率降低。

(4)将提取的核酸加到反应体系中后,应将纯化好的剩余核酸样本冻存,以免在扩增检测时出现意外需要重新检测。在结果确定后再将这些样本按生物污染废弃物进行处理。

此外,还应注意以下几点:①运行前应该对扩增参数设置,开始运行后,应等仪器运行 10min,状态均正常后再离开。②对于样本结果难以判断的扩增曲线,应逐一分析。③对于一些结果特殊的样本,例如 HBsAg、HBeAg、HBcAb 阳性的样本 HBV DNA 检测结果为阴性或结果较低时,应该查病人治疗服药或考虑样本是否含 PCR 反应抑制物等情况,以免错报结果。

【临床意义】

1.观察抗病毒药物疗效,指导用药　血循环中 HBV DNA 水平与 HBV 感染者病情和预后的关系密切,尤其是急性和慢性乙型肝炎患者。研究发现 HBV DNA 保持较高水平的急性肝炎患者易慢性化,而 HBV 复制水平较高的慢性肝炎患者不仅对干扰素治疗的反应性差,而且肝组织炎症反应更明显,病情更重,更易发生肝硬化和肝癌。根据《2000 年拉米夫定临床应用指导意见》,中国慢性乙型肝炎病人治疗的目的主要就是降低血清 HBV DNA,诱导 HBeAg 血清转换,使 ALT 正常化,改善肝脏组织学病变,改善疾病症状、体征,提高生活质量,降低肝硬化和肝癌的发生率。同时血清的 HBV DNA 滴度的动态变化还可以在临床上对用药的剂量、用药时间以及是否需要联合用药等提供参考。

2.器官移植中的作用　肝脏器官移植是目前肝硬化晚期治疗的唯一方法，但有约86%以上既往HBsAg携带者术后HBsAg重新出现。检测HBV DNA可用于观察免疫受损患者的HBV感染状况。肝移植后乙肝主要是复发，再感染者，复发的几率更高。定量检测HBV DNA对肝移植术后的跟踪观测具有较好的临床价值。

3.对阻断母婴传播的监测　联合应用高效价免疫球蛋白和乙肝疫苗可有效地阻断母婴传播，但仍有一些婴儿呈低反应，检测婴儿血循环中HBV DNA可对此进行监测，分析阻断失败的原因。

4.基因型检测的意义

(1)在病情较重的肝病患者中，C基因型的检出率高于B基因型；从无症状携带者，到慢性肝炎、肝硬化、肝癌不同人群中，C基因型的检出率逐渐增高，而B基因型的检出则逐渐降低。

(2)B基因型感染者的肝组织学活动指数、坏死性炎症与纤维化的评分均明显低于C基因型感染者。

(3)C基因型与肝癌的发生相关。不仅肝癌病人中C基因型的感染率明显高于B基因型，而且，C基因型感染者发生肝癌的年龄明显低于B基因型感染者。

(4)不同基因型HBV感染后的临床进程有所不同。如A基因型可能与慢性化有关。造成不同基因型HBV感染后临床疾病谱不同，可能与感染者的高HBV DNA阳性率、高HBeAg阳性率、高病毒滴度有关。长期高水平的HBV DNA导致炎症活动，进展到肝硬化。再者，C基因型感染者在病程中反复出现病情的加重，HBeAg仍不发生阴转，进一步加重了炎症。

(二)丙型肝炎病毒核酸(HCV RNA)的PCR测定

【常见问题及注意事项】

除了在HBV DNA检测中提到的问题以外，在HCV RNA检测中还应注意：①样本的采集和处理过程应特别注意RNase的污染，所用的器皿都应是不含RNase的。由于RNA易于降解，在吸弃乙醇一步应尽量吸干并不碰到沉淀(离心时注意离心方向)，这样在开盖烘干时可以尽量缩短时间。②逆转录酶的活性易受温度影响，在保存和取用时应特别注意。③在分析结果时，应分别分析标准系列(cDNA)和血清阳性质控(RNA)的检测结果，以便确定样本提取效率和逆转录效率是否达到要求。

【HCV RNA检测的临床意义】

HCV是引起输血后肝炎的主要因素，其在血中的含量极低，仅为HBV的1%。其免疫血标志只有抗-HCV和核心抗原两项，且至今病毒分离尚未成功，所以HCV的检测存在一些问题，因此，RT-PCR技术在HCV的检测中非常重要，其意义主要表现在：

1.HCV RNA可作为HCV感染诊断的指标　由于个体间免疫功能的差异，部分患者出现抗-HCV较晚，免疫功能低下者和经免疫抑制治疗者甚至可能不产生抗-HCV，因此HCV-RNA是HCV感染的确诊标志。即使在“窗口期”，也可检测出HCV RNA。

2.指导治疗　在新颁布的《丙型肝炎防治指南》中，已将HCV RNA和HCV的基因型检测列入实验室诊断方法。并规定了不同基因型治疗后转阴的指标。因此，HCV-RNA定量可指导用药，为疗效观察及预后判断提供客观指标。特别是建立在PCR扩增基础上的HCV基因型检测，与干扰素的药效与预后关系密切。

(三)人免疫缺陷病毒1型核酸(HIV-1RNA)的PCR测定

【常见问题及注意事项】

同前述HBV DNA和HCV RNA扩增检测。

【HIV-1RNA测定的临床意义】

PCR可用来追踪HIV的自然感染史。可在其他血清学和病毒学标志出现前检测病毒序列，这样可判定无症状而且血清学标志物阴性患者潜在的HIV的传播性;可用来监测常潜伏期(4～7年)患者,以及在抗病毒治疗期间病毒的水平;也可用于HIV-1血清阳性母亲的婴儿的HIV检测。在婴儿出生后最初的6～9个月期间,他们的血液中存在母体的抗体,因此用PCR可判定婴儿是否真正被HIV感染。

血液中HIV-1RNA的定量检测已被公认为可以预估患者病程,并可用于鸡尾酒抗病毒治疗效果的评估。利用病毒载量可在患者急性感染期间,处于“窗口期”时即可检测出高水平的病毒RNA含量。医师可利用结果判定患者疾病的进程和进展,以及可在接受抗病毒治疗过程中起监测与指导作用。可以在开始治疗前对病人进行HIV-1RNA水平检测,治疗过程中通过对HIV-1RNA的一系列测定来指导治疗。例如,如果RNA水平没有降低,那么就应该调整治疗或改变治疗方案;如果RNA复制受到抑制,那么就应持续治疗。

HIV-IRNA的定性测定用于献血员血液和血液制品检测,可大大缩短检测的“窗口期”,对于提高血液及血液制品的安全性具有重要意义。

(四)人乳头状瘤病毒核酸(HPV DNA)的PCR测定

【常见问题及注意事项】

1.样本的取材问题　在取样时,应采集到脱落细胞,可以通过镜检保证采样的质量。

2.对照　每次试验应设阳性及阴性对照。阳性对照最好采用载有HPV的重组质粒(每反应为100pg)或含有HPV的细胞系DNA。

3.检测与分析　由于HPV DNA一般为分型检测,因此在配反应混合液、上机以及分析结果时应做好实验记录,以免混淆。

【临床意义】

在临床上,根据HPV亚型致病力大小或致癌危险性大小不同可将HPV分为低危险型和高危险型两大类。低危型HPV主要引起肛门皮肤及男性外生殖器、女性大小阴唇、尿道口、阴道下段的外生性疣类病变和低度子宫颈上皮内瘤,其病毒亚型主要有HPV6,11,30,39,42,43型及HPV44型。高危型HPV除可引起外生殖器疣外,更重要的是引起外生殖器癌、宫颈癌及高度子宫颈上皮内瘤,其病毒亚型主要有HPV16,18,31,33,35,45,51,52,56,58型和HPV61型。80%的子宫颈癌是由16,18,31,45这四型HPV引起。也有学者将HPV分为低危型、中间型和高危型三类。低危型有HPV6,11,42,43,44型等,中间型有HPV31,33,35,39,51,52,53,55,58,59,63,66,68型等,高危型有HPV16,18,45,56型等。也有学者根据HPV感染部位的不同又可将HPV亚型分为生殖器类和非生殖器类两大类,生殖器类HPV亚型主要引起内外生殖器和肛门部位的病变,也可引起口腔、咽喉等部位的病变,如尖锐湿疣、宫颈上皮内瘤等,这类HPV最常见的亚型有HPV6,11,16,18,31,33型等;非生殖器类HPV亚型主要引起非生殖器及肛门区皮肤的病变,如扁平疣、寻常疣、跖疣及疣状表皮发育不良等,这类HPV最常见的亚型有HPV1.2,3,4,5,7,8,10,12,23,38,54型等。此外,也有学者根据感染部位不同把HPV分为嗜皮肤性和嗜黏膜性两大群,两群之间有一定的交叉,其中有1/3是黏膜性的HPV。尽管有近百种HPV亚型,但临床上最重要的有HPV6,11,16,18,31,33,35,38型等8个亚型,是引起肛门外生殖器尖锐湿疣和宫颈病变的主要HPV亚型。有些HPV亚型如HPV33型转化细胞通过多种途径。目前对HPV致癌研究较多的有2种HPV亚型即HPV16型和HPV18型。资料表明,HPV16,18型,E6、E7基因具有细胞转化功能,是潜在的致癌基因,为诱导细胞转化的某些阶段所必需,可能与宿主细胞的恶性表型的诱发和维持有关。由HPV16型和HPV18型引起的恶性转化模式的研究认为,由HPV引起的宫颈癌,其癌变主要是因为HPV中E6与P53结合导致P53降解、灭活所形成。目前研究认为,其癌变除HPV16、18型的E6蛋白特异性与野生型P53结合,并在E6相关蛋白参与下,通过依赖于辅酶的蛋白水解系统导致P53降解灭活外,HPV还可以插入等方式整合到人染色体的某一位点引起P53突变。因而,HPV16,18型感染后通过E6致P53灭活或突变,使其不能诱导细胞生长停滞和启动凋亡,从而成为HPV感染后宫颈癌变的关键步骤。根据带有HPV18DNA的HeLa的细胞和正常人黏膜上皮细胞株杂交的实验研究,ZurHansen提出一种假说:人类上皮中存在一种具有特殊功能的因子称为细胞干扰因子(CIF)。在生物的演化史中,CIF比特异性免疫因素更为古老,它的功能是阻止细胞的HPV基因游离型不能变为整合型,从而阻止细胞的癌变。在一定条件下,CIF失去功能,HPV DNA整合到细胞染色体上,从而引起癌变。由此可见HPV DNA整合到宿主细胞内是致癌的一个主要步骤。研究发现HPV DNA这种整合是随机克隆性整合,常常以单拷贝、多拷贝形式被整合到宿主的基因中,并且这种整合具有相同的位点,也相当固定,几乎都是在病毒基因E2中。E2区的DNA常抑制HPV编码的E6、E7蛋白的早期转录,引起该蛋白的超表达。E6、E7两种蛋白分别与P53和Rb抑癌基因结合,导致细胞增殖失控,继而发生癌变。

1.定量检测　目前对确定HPV载量的应用还不明确。有报道认为,高病毒载量是严重疾病引起的而非严重疾病的病因。

2.分型检测　HPV家族引起的疾病多种多样,从良性的疣到食管、喉、宫颈癌及许多头颈癌。研究表明特异HPV类型可预测高危宫颈上皮内瘤(CIN)。许多生殖器HPV类型与CIN1相关,与CIN2和CIN3相关的HPV类型可分为高致癌型和癌症相关型,包括HPV-16、-18、-31、-45及其他型别。

目前普遍使用的HC2检测可将HPV基因型分为低危型和高危型。基因分型能潜在地为个体危险性分类、决定治疗方案、流行病学研究及疫苗开发提供信息。

【不足之处】

许多高危宫颈损害与HPV-16或-18有关,有E6和E7位点的突变可以增加致癌可能性。采用通用引物的HPV分型方法对这种突变亚型有可能漏检。

HPV分型本身并不能确定不正常或导致恶性转化的不正常的存在。其他内在的或外在宿主相关的危险因子如环境、抑制基因突变及遗传因素也起着关键性作用。

(五)巨细胞病毒(CMV)的PCR检测

【常见问题及注意事项】

1.PCR抑制物的存在　存在于PCR检测过程中的抑制物种类很多,如未去除干净的标本中的蛋白、尿素、核酸酶以及标本提取过程中可能混入的有机溶剂等。首先,避免反复冻融,反复冻融后的CMV样本检测时敏感性降低,其原因可能是由于细胞经过反复冻融后释放出了DNase的抑制物造成的。其次,核酸提取对于尿液标本的PCR检测效率是至关重要的,尿液标本在扩增前进行核酸提取可以消除样本中的抑制物。此外,在检测期间还可应用内标来监测扩增过程中的抑制现象,排除假阴性结果,提高检测敏感性。

2.不同核酸提取方法效率的差异　由于PCR方法其检测的靶物质即为核酸(DNA或RNA),核酸提取效率对扩增结果至关重要,因此,就需要寻找合适的提取方法并严格按照操作说明进行以尽可能地提高PCR扩增效率。

3.为保证检测的有效性,病原体基因突变也不容忽视　目前的PCR检测结果得出,单用一对PCR引物可引起假阴性,主要原因可能是临床标本中HCMV毒株的不同或病毒基因组中极微小变异(及病毒拷贝数太低)所致。此外,即使引物设计所选的序列针对HCMV同一基因的不同部位,其PCR扩增结果也有明显差异。

4.内标(IC)的应用　应用内标技术来排除假阴性结果十分有效,因此使得PCR检测方法变得更加精确、可靠。内标分为竞争性和非竞争性两种。竞争性的内标与靶核酸具有相同的靶序列,在扩增时共享相同的引物序列,只是在大小或内序列上与靶核酸有所不同。非竞争性的内标则不含靶序列,其扩增需要一组不同的引物。如果样品和内标不出现扩增，则可能有扩增抑制物的存在。在PCR反应体系中加入1，10，100拷贝的内标并不会影响靶DNA的检测信号，而只有在内标拷贝数过高时竞争性影响才会被察觉到。因此，这种竞争性不会导致假阴性结果。内标方法的应用可以及时发现由于抑制物的存在而造成的假阴性现象。

【临床意义】

1.人群中感染CMV非常广泛，通常呈隐性感染，少数有临床症状。CMV感染可发生在产前、产时、产后。先天感染妊娠时，母体发生CMV感染时，病毒可经过胎盘传至胎儿，引起宫内感染。在查到的引起先天感染的病因当中，CMV最常见。有症状的新生儿可在出生后的第一个月之内死于并发症。而幸存儿常有神经系统的损伤，有可能在数月或至数年后出现听力缺陷或智力低下。新生儿出生时，在经过产道时与病毒接触，也可能被感染。但通常不出现症状或后遗症。产妇生产后，由于CMV可存在于血液、精液、宫颈阴道分泌物、尿液、乳汁、唾液、泪液等体液中，病毒可通过口腔、生殖道、输血或骨髓转移等多种途径传播。经输血而感染的早产儿死亡率较高。

2.PCR具有高度的敏感性，能检测出临床标本中少量的特异核酸，既可检出活动CMV感染，又可检出潜伏的感染。目前用于PCR扩增的引物序列均取自于国外，HC-MV毒株主要取自Towne和Ad169株，这两种毒株的DNA序列与我国流行的HCMV序列有无差异及这种差异是否影响PCR扩增的特异性和敏感性尚无研究报道。而这方面的研究又是推广和应用PCR检测HCMV的关键，因此，必须进行深入探讨，建立一种适合我国国情和HCMV流行检测的PCR方法。

3.研究CMV与肿瘤的关系：有资料显示CMV与宫颈癌、睾丸癌、前列腺癌、Kaposi肉瘤、成纤维细胞癌、Wilm肿瘤及结肠癌等肿瘤的发生有关，CMV引起肿瘤发生可能通过：①激活细胞，使细胞转化；②诱使细胞染色体畸变；③激活细胞癌基因。三者在肿瘤发生过程中可能相互促进。HCMV基因组中有3个诱导细胞形态转化的形态转化区，分别定名为mtrⅠ、mtrⅡ、mtrⅢ。mtrⅠ位于HCMVAD169基因组上U左侧末端的HindⅢE片段中，定位于0.123～0.140基因图谱之间。mtrⅡ和mtrⅢ定位于HCMV Towne株DNAXbal-E片段上，图单位0.680～0.770。用PCR扩增这些区域并进行克隆和测序，研究其转化细胞的功能及据这些区域设计PCR引物对上述肿瘤进行流行病学调查，研究CMV与肿瘤发生关系及机理具有重大意义。

三、细菌及其他非病毒病原体的核酸检测

(一)结核杆菌的PCR检测

【常见问题及注意事项】

1.试剂配制过程中的问题　在配制扩增反应混合液时，应计算包括质控、标准曲线、待测样本等在内的总反应液需要量，一次配好，以保证体系的均一性。反应混合液应充分复溶，平衡至室温后再取用，以保证取液量的准确性。DNA聚合酶应在用前从冰箱的冷冻室中取出，以保证酶的活性不降低。

2.核酸的纯化　纯化用离心管的选择：应选择不含DNA聚合酶抑制剂的离心管；尽量选用螺口或带扣离心管，防止煮沸时管盖崩开，造成交叉污染。

提取液应平衡至室温混匀后再用。

有吸弃上清步骤的提取方法，离心时应注意离心管的方向，吸弃上清时不要碰到沉淀部分，以免造成提取效率降低。将提取的核酸加到反应体系中后，应将纯化好的剩余核酸样本冻存，以免在扩增检验时出现意外需要重新检测。在结果确定后再将这些样本按生物污染废弃物进行处理。

3.扩增、检测、报告时应注意的问题

(1)运行前应该对扩增参数设置,开始运行后应等仪器运行 10min 状态稳定后离开。

(2)对于样本结果不易判断的扩增曲线应逐一分析。

(3)对于结果特殊的样本应检查病人的治疗服药情况以免错报结果。

(4)要注意临床“假阳性”问题:PCR 检测的是病原体核酸,不管结核杆菌是否为活的细菌,PCR 均能检出,因此,在经抗菌素治疗一个疗程后,必须两周后才能做 PCR 检测,以避免临床假阳性。

【临床意义】

结核杆菌为难培养的微生物,PCR 方法对结核杆菌感染的快速检测有重要应用价值。

1.结核杆菌感染的快速诊断　结核杆菌因其培养周期长,临床很难采用培养方法进行结核杆菌感染的快速检测,而采用 PCR 方法,则可以做到这一点。如通过对痰、血液、淋巴液、脑脊液、胸腹水等标本中结核杆菌的 PCR 检测,快速诊断肺结核、结合杆菌菌血症、淋巴结核、结核性脑膜炎、结核性胸腹膜炎等。

2.抗结核治疗的监测　在抗结核治疗中,采用 PCR 方法定期检测,可评价抗结核的药物疗效。

(二)淋病奈瑟菌的 PCR 检测

【临床意义】

在淋病奈瑟菌感染的实验室诊断中,尽管分泌物的分离培养是确诊淋球菌感染的可靠方法,但其操作费时繁琐,不适于大批量标本的检测,且特异性和敏感性受标本取材等因素的影响,直接涂片检测法虽快速简便,但敏感性和特异性较低,且难于与其他双球菌相区别而造成误诊。使用 PCR 方法进行检测,不但敏感性和特异性大大提高,而且操作简便快速,尤其适于泌尿生殖道感染的早期诊断及无症状的携带者的检测,为临床提供及时的诊断依据。

(三)幽门螺杆菌(HP)的 PCR 检测

【常见问题及注意事项】

样本提取过程中的问题:与胃黏膜标本相比,唾液 Hp 的检测阳性率在 24%～75%不等,主要是各实验室采用的模板 DNA 的提取方法不同。主要考虑以下因素:①通常是唾液标本直接离心,弃去上清,如果标本已呈溶菌状态,则会造成模板 DNA 丢失。如采用直接向标本中加入消化缓冲液,可获得较好的结果。②消化以后,若直接加入乙醇沉淀,往往会由于 DNA 浓度过低,造成沉淀效率低下。如用正丁醇反复抽提浓缩减少溶液体积,增加 DNA 浓度,使沉淀更为安全。

【临床意义】

1.Hp 感染的临床诊断　目前检测 Hp 的手段都依据活菌的存在,在 Hp 变为球形,数量少或死亡时难以检出。PCR 技术灵敏度高,特异性好,且具有快速、简便、价廉及自动化等优点,有望成为 Hp 的常规检测手段,并在 Hp 药物治疗效果的评价中有应用前景。

2.Hp 感染的流行病学调查　Hp 的来源及传播途径一直是 Hp 研究中亟待解决的问题。动物来源及粪口传播理论提出已久,却缺乏直接证据,已经有人从牙斑及唾液中培养出 Hp,并从人粪便中检出 Hp DNA,但检出率很低,应用 PCR 方法,可以提高检测灵敏度和检出率。有人用 Hp 引物扩增了猪、狒狒及绿猴胃内分离的螺旋样菌的 16S rRNA 基因,序列分析提示在 275 个可读碱基中,猪胃分离株与 Hp 仅有一个碱基(第 761 位核苷酸)的差异,而狒狒和绿猴胃内分离株与 Hp 序列完全一致,强烈提示这些动物胃内分离的细菌就是 Hp,从而支持动物是人 Hp 来源的理论。

3.抗 Hp 药物的筛选和评价　抗菌药物筛选是根据患者服药后是否仍能检测到病原菌,但由于 Hp 培养条件要求高,且易变性,用常规法很难检测到服药后仍残留的少量 Hp,造成假阴性,从而忽视治疗而导致残留菌的再次感染。PCR检测的高度敏感性有助于解决此问题，并且PCR可能检测到非可培养球形存在的Hp，这无疑为抗Hp药物的筛选和评价提供了重要指标。此外，由于病人口腔中也检测到Hp，这提示我们在研究制抗胃中Hp药物的同时，也要致力于开发针对口腔微生态环境而防治口腔中Hp的药物。

4.Hp的分子遗传学研究　PCR还可用于细菌的基因分离、克隆及特定基因的序列分析研究，如利用细菌通用引物和螺杆菌属特异，Hp种特异引物配对扩增动物胃内螺旋样菌DNA，以进行序列分析和细菌分类鉴定。

（四）沙眼衣原体的PCR检测

【临床意义】

当检测结果呈现阳性时，表示存在沙眼衣原体相关基因，在排除以下几种因素后可确诊为沙眼衣原体感染：①由于PCR方法所检测的靶物质为病原体核酸，已经死亡的病原体仍可检测出来，即感染后药物治疗有效的情况下，患处仍会有少量已死亡的病原体存在。应在停药2周后进行检测，以避免“临床假阳性”。若在用药期间进行病情的监测，则应与临床症状相结合，必要时应用培养方法进行确诊。②假阳性结果的出现：PCR反应检测的靶物质为核酸，如果操作不慎造成样本之间的污染，则可能出现假阳性的情况。因此，需要样本的运送和操作都要严格按照规程进行。

当检测结果呈阴性时，表示无沙眼衣原体感染，但仍需要排除以下几种因素：①排除PCR抑制物导致的假阴性现象，因此在结果的认定上需要注意。②耐药引起的基因突变也会导致扩增的失败，出现假阴性结果。在临床体征和症状很明显而多次PCR检测均阴性的情况下，要考虑到这种情况。

（五）肺炎支原体的PCR检测

【临床意义】

肺炎支原体是呼吸道感染较常见的致病菌，近几年有增加趋势，感染后除引起以往认为的非典型肺炎外，还可引起肺外各系统改变，且有死亡病例报道。采用PCR方法检测肺炎支原体DNA，可早期、快速、准确、敏感地诊断肺炎支原体感染。

（六）解脲支原体的PCR检测

【临床意义】

1.解脲支原体的致病性　解脲支原体是人类泌尿生殖道常见的共生微生物，为致病性比较弱的条件致病病原体。在成人主要通过性接触传播，新生儿则由母亲生殖道分娩时感染。成人男性的感染部位在尿道黏膜，女性感染部位在富颈。主要引起非淋菌性尿道炎（宫颈炎）、子宫内膜炎、绒毛膜羊膜炎、自然流产、早产、前列腺炎、附睾炎、不育症、低体重新生儿、新生儿肺炎、脑膜炎以及败血症等。

在临床标本中检测到解脲支原体，并不能确定是携带状态还是感染状态，具体须结合患者临床症状及其他相关性病病原体的检测来综合判断，临床实验室应对PCR检测结果做出适当的解释。

2.解脲支原体分型检测的意义　解脲支原体分为14个血清型，根据分子学特征分为两群：生物一群和生物二群。生物一群包括1，3，6，14基因组较小的血清型（0.75～0.76Mb）；生物二群包括其余10个基因组较大的血清型（0.88～1.2Mb）。有研究表明，在正常人群中以生物一群为主，而且是以生物一群中的血清1，3，6型的单纯感染为主。因此，像解脲支原体这种致病性比较弱的条件致病病原体，进一步分群分型是判断感染与携带的关键，而单纯从宫颈分离出解脲支原体并不意味着致病。

（七）刚地弓形虫的PCR检测

【临床意义】

1.对阻断母婴传播的监测　弓形虫可以通过宫内感染影响胚胎和胎儿的发育，导致流产死胎或胎儿生长迟缓、畸形，新生儿感染可导致青春期发育障碍等严重后果。通过对羊水中弓形虫的PCR检测可以判断婴儿的感染状况。

2.对弓形虫近期或远期感染的判定 弓形虫可以在人或动物细胞内持久地寄生，通过PCR方法可以检测不同生活周期的病原体核酸，判断感染的时间。

3.对免疫抑制和免疫缺陷患者和新生儿的检测 在免疫抑制和免疫缺陷患者和新生儿中，采用酶免疫的方法检测比较困难，采用PCR方法很好地解决了弓形虫的检测问题。

（艾 雷）

第十三章　分子生物学

第一节　基因的结构和功能

基因是编码一条多肽链或一个 RNA 分子所必需的全部 DNA 序列基因组是细胞所有染色体上全部基因和基因间的 DNA 总和。

基因产生功能分子的过程称表达，即遗传信息从脱氧核糖核酸(DNA)传给核糖核酸(RNA)，再通过翻译产生蛋白质的过程。

一、DNA 和 RNA

细胞内的核酸有两种类型，即 DNA 和 RNA，它们均为贮存遗传信息大分子物质。真核细胞的 DNA 分子约 95%位于染色体上，其余 5%位于线粒体，为双链线性(染色体 DNA)或环状(线粒体 DNA)分子，由两条核苷酸链组成，每条链的组成单位为脱氧核糖核营酸，每个脱氧核糖核苷酸由四种碱基即腺嘌呤(A)、鸟嘌呤(U)、胞嘌呤(C)和胸腺嘌呤(T)中的一种碱基、一个脱氧核糖和一个共价结合的磷酸基组成，两条链反向平行、碱基互补，并按 A-T，G-C 严格配对，通过互补碱基间形成的氢键结合成双螺旋真核细胞的 RNA 分子主要位于细胞质中，约占 75%，另有 10%在细胞核内，15%在细胞器中，为单链线性分子，其组成与 DNA 相似，区别在于 RNA 以核糖取代脱氧核糖，以尿嘧啶(U)取代胸腺嘧啶(F)。

二、DNA 复制

以 DNA 单链为模板，按照碱基互补配对原则合成新 DNA 链的过程，称为 DNA 复制。在 DNA 复制过程中，首先在解链酶的作用下 DNA 双链解开为两条单链，然后在 DNA 聚合酶的催化作用下以每一条单链为模板合成一条与其互补的新链，产生两条子 DNA 链。因为每条子 DNA 双链含有一条来自亲代 DNA 分子的旧链和一条新生成链，所以称为保留复制。

三、基因表达

所有细胞遗传信息的表达大多是单一途径：DNA 特异性决定 RNA 的合成，RNA 特异性决定多肽(然后形成蛋白质)的合成 DNA-RNA-多肽(蛋白质)，这种遗传信息的传递方式普遍存在，在分子生物学中称为中心法规。①转录：以 DNA 为模板，在 RNA 聚合酶作用下，合成 RNA 的过程称为转录。相反，以

RNA为模板，在逆转录酶作用下合成互补DNA(cDNA)，再以cDNA为模板合成双链DNA的过程称为逆转录。②翻译：以mRNA为模板合成蛋白质(多肽)的过程称为翻译。

人类基因的功能是多种多样的。一定数量的基因最终合成特异的多肽，具有不同的功能，包括结构蛋白(膜组分、骨架蛋白等)、转运蛋白、激素、受体、酶、调节性蛋白及信号分子等其余大多数基因编码蛋白质合成所必需的rRNA，tRNA，还有各种各样的参与RNIA剪接和其他功能的核内RNA(SnRNA)和胞浆RNA。

四、基因表达的调控

同一机体的不同组织细胞所含的基因都是相同的，但是并非基因组中所有的结构基因在各种不同细胞中都同时表达，而是根据机体不同的组织细胞、不同的发育阶段及不同的功能状态，有选择性、秩序性地在特定细胞，表达特定种类和数量的基因，这就是基因表达的调控，该调控是一个涉及基因组、转录、转录少舀、翻译和翻译后等各种水平的复杂过程。

五、基因突变和修复

基因突变是指DNA分子的改变，即基因的核苷酸排列顺序和组成的改变单个碱基的改变称为点突变，如果点突变引起一个氨基酸改变，称为错义突变，将引起蛋白质结构和功能的改变如果点突变引起一个氨基酸密码子被一个终止密码子替代，称为无义突变，将导致翻译提前终止，致使其编码蛋白质缺失，DNA链中插入或丢失1个或几个碱基，导致插入或丢失部位以后的密码子顺序发生改变，进而引起蛋白质结构和功能的改变，称为移码突变。

DNA损伤的修复系统主要有以下几个：①损伤碱基的直接修复；②切除修复，包括碱基切除修复、核苷酸切除修复和DNA交链的切除修复；③错配修复；④重组修复，又称复制后修复；⑤跨损伤DNA合成，这是一种利用损伤核苷酸为模板，通过IDNA聚合酶使碱基掺入到复制终止处进行DNA合成，从而延长DNA链的修复。

六、癌基因与抑癌基因

1.癌基因　是在自然或实验条件下，参与或直接导致正常细胞发生恶变的基因。分病毒癌基因和原癌基因两大类，前者为病毒中存在的、能诱导正常细胞转化为肿瘤细胞的致瘤基因，后者为存在于正常细胞中的癌基因同源性序列、起调节细胞生长和分化作用。己分离的癌基因有100多种，根据基因的结构及其产物的功能，可将原癌基因分为五大类：①生长因子类；②生长因子受体类；③细胞内信号传导蛋白类；④蛋白激酶类；⑤细胞核内转录调节蛋白类。

原癌基因具有正常生理功能，但功能异常时又具有潜在致癌能力。其致癌能力与这类基因的异常激活有关，异常激活可发生在下列情况：①点突变；②启动子插入；③甲基化程度降低；④基因扩增与高表达；⑤基因易位或重排。激活后的原癌基因称为癌基因，不适当地表达癌基因产物，使细胞增殖控制丧失而形成癌。

2.抑癌基因　是一类存在于正常细胞中的、与原癌基因共同调控细胞生长和分化的基因，也称抗癌基因、隐性癌基因。自从1986年人类第一个抑癌基因Rb被分离克隆和鉴定后，有许多抑癌基因逐步被克隆鉴定，并发现它们与许多肿瘤密切相关，迄今为止发现的常见抑癌基因有：①P53 基因：是一种与人类肿瘤相关性最高的基因；②Rb 基因；③PI6 基因；④APC 基因；⑤nm23 基因；⑥MCC 基因；⑦DCC 基因；⑧NF1 基因；⑨WT1 基因。

抑癌基因的根本作用是抑制细胞进入增殖周期，诱导终末分化和细胞凋亡，维持基因稳定，具有潜在抑制肿瘤生长的功能，当其发生突变、缺失或功能失活时，可导致细胞恶性转化而发生肿瘤、其作用机制可能通过抑制原癌基因的活化及表达，或通过使癌基因表达蛋白产物失活等，从而对细胞增殖起负调节作用。

（王志强）

第二节　基因组的结构和功能

一、概述

基因组是指细胞内所有 DNA 分子的总称。基因组中不同的区域具有不同的功能，有些是编码蛋白质的结构基因，有些是复制及转录的调控信号，有些区域的功能尚不清楚。基因组结构是指不同功能区域在整个 DNA 分子中的分布情况。

表 13-1　不同生物体中 DNA 的大小

	千碱基对/染色体	长度(m)	染色体数(单倍体)	形状
原核生物病毒 SV40	5.2	1.7	1	环状
噬菌体 φX174	5.4	1.8	1	线状单链
噬菌体 λ	46	15	1	线状
细菌大肠杆菌	4000	1300	1	环状
真核生物酵母	1000	330	17	
果蝇	41000	14000	4	
人	125000	41000	23	

不同的生物体，其基因组的大小和复杂程度各不相同。上表列出了从原核生物到真核生物较有代表性的生物体中 DNA 分子的大小。从表上可以看出，进化程度越高的生物体其基因组越复杂。

二、病毒基因组的结构和功能

病毒是最简单的原核生物，完整的病毒颗粒包括外壳蛋白和内部的基因组 DNA 或 RNA(有些病毒的外壳蛋白外面有一层由宿主细胞构成的被膜，被膜内含有病毒基因编码的糖蛋白。病毒不能独立地复制，必须进入宿主细胞中借助细胞内的一些酶类和细胞器才能使病毒得以复制。外壳蛋白(或被膜)的功能是识别和侵袭特定的宿主细胞并保护病毒基因组不受核酸酶的破坏。

1.病毒基因组的结构特点

(1)与细菌或真核细胞相比，病毒的基因组很小。如乙肝病毒 DNA 只有 3kb 大小，所含信息量也较小，只能编码 4 种蛋白质，而痘病毒的基因组有 300kb 之大，可以编码几百种蛋白质，不但为病毒复制所涉及的酶类编码，甚至为核苷酸代谢的酶类编码，因此，痘病毒对宿主的依赖性较乙肝病毒小得多。

(2)病毒基因组可以由 DNA 或 RNA 组成；病毒基因组的 DNA 和 RNA 可以是单链或双链的；可以是闭环分子，也可以是线性分子。如乳头瘤病毒是一种闭环的双链 DNA 病毒，而腺病毒的基因组则是线性的双链 DNA，脊髓灰质炎病毒是一种单链的 RNA 病毒，而呼肠孤病毒的基因组是双链的 RNA 分子。一般说来，大多数 DNA 病毒的基因组双链 DNA 分子，而大多数 RNA 病毒的基因组是单链 RNA 分子。

(3)多数 RNA 病毒的基因组是一条 RNA，但也有多条的 RNA。如流感病毒的基因组由八条 RNA 分子构成，每条 RNA 分子都含有编码蛋白质分子的信息；而呼肠孤病毒的基因组由双链的节段性的 RNA 分子构成，共有 10 个双链 RNA 片段，同样每段 RNA 分子都编码一种蛋白质。

(4)基因重叠现象普遍。即同一段 DNA 片段能够编码两种甚至三种蛋白质分子，这种现象在其他的生物细胞中仅见于线粒体和质粒 DNA，所以也可以认为是病毒基因组的结构特点。这种结构使较小的基因组能够携带较多的遗传信息。重叠基因是 1977 年 Sanger 在研究 ΦX174 时发现的。ΦX174 是一种单链 DNA 病毒，宿主为大肠杆菌，因此，又是噬菌体。它感染大肠杆菌后共合成 11 个蛋白质分子，总分子量为 25 万左右，相当于 6078 个核苷酸所容纳的信息量。而该病毒 DNA 本身只有 5375 个核苷酸，最多能编码总分子量为 20 万的蛋白质分子，Sanger 在弄清 ΦX174 的 11 个基因中有些是重叠之前，这样一个矛盾长时间无法解决。重叠基因有以下几种情况：

1)一个基因完全在另一个基因里面。如基因 A 和 B 是两个不同基因，而 B 包含在基因 A 内。同样，基因 E 在基因 D 内。

2)部分重叠。如基因 K 和基因 A 及 C 的一部分基因重叠。

3)两个基因只有一个碱基重叠。如基因 D 的终止密码子的最后一个碱基是 J 基因起始密码子的第一个碱基(如 TAATG)。这些重叠基因尽管它们的 DNA 大部分相同，但是由于将 mRNA 翻译成蛋白质时的读框不一样，产生的蛋白质分子往往并不相同。有些重叠基因读框相同，只是起始部位不同，如 SV40DNA 基因组中，编码三个外壳蛋白 VP1、VP2、VP3 基因之间有 122 个碱基的重叠，但密码子的读框不一样。而小 t 抗原完全在大 T 抗原基因里面，它们有共同的起始密码子。

(5)病毒基因组的大部分是用来编码蛋白质的，只有非常小的一份不被翻译，这与真核细胞 DNA 的冗余现象不同如在中 X174 中不翻译的部分只占 217/5375，G4DNA 中占 282/5577，都不到 5%。不翻译的 DNA 序列通常是基因表达的控制序列。如①X174 的 H 基因和 A 基因之间的序列(3906～3973)，共 67 个碱基，包括 RNA 聚合酶结合位，转录的终止信号及核糖体结合位点等基因表达的控制区。乳头瘤病毒是一类感染人和动物的病毒，基因组约 8.0Kb，其中不翻译的部分约为 1.0kb，该区同样也是其他基因表达的调控区。

(6)病毒基因组 DNA 序列中功能上相关的蛋白质的基因或 rRNA 的基因往往丛集在基因组的一个或几个特定的部位，形成一个功能单位或转录单元。它们可被一起转录成为含有多个 mRNA 的分子，称为多顺反子 mRNA，然后再加工成各种蛋白质的模板 mRNA。如腺病毒晚期基因编码病毒的 12 种外壳蛋白，在晚期基因转录时是在一个启动子的作用下生成多顺反子 mRNA，然后再加工成各种 mRNA，编码病毒的各种外壳蛋白，它们在功能上都是相关的；中 X174 基因组中的 D-E-J-F-G-H 基因也转录在同一 mRNA 中，然后再翻译成各种蛋白质，其中 J、F、G 及 H 都是编码外壳蛋白的，D 蛋白与病毒的装配有关，E 蛋白负责细菌的裂解，它们在功能上也是相关的。

7)除了反转录病毒以外，一切病毒基因组都是单倍体，每个基因在病毒颗粒中只出现一次。反转录病毒基因组有两个拷贝。

8)噬菌体(细胞病毒)的基因是连续的;而真核细胞病毒的基因是不连续的,具有内含子,除了正链RNA病毒之外,真核细胞病毒的基因都是先转录成mRNA前体,再经加工才能切除内含子成为成熟的mRNA。更为有趣的是,有些真核病毒的内含子或其中的一部分,对某一个基因来说是内含子,而对另一个基因却是外显子。如SV40和多瘤病毒的早期基因就是这样。SV40的早期基因即大T和小t抗原的基因都是从5146开始反时针方向进行,大T抗原基因到2676位终止,而小t抗原到4624位即终止了,但是,从4900到4555之间一段346bp的片段是大T抗原基因的内含子,而该内含子中从4900～4624之间的DNA序列则是小t抗原的编码基因。同样,在多瘤病毒中,大T抗原基因中的内含子则是中T和t抗原的编码基因。

2.RNA噬菌体的基因组结构和功能　目前研究最清楚的大肠杆菌RNA噬菌体是MS2,R17,f2和Qβ。它们的基因组小,只有3600到4200个核苷酸,包含四个基因。MS2.R17和f2具有几乎一样的基因组结构。在四个基因中有两个基因编码噬菌体的结构蛋白:一个是A蛋白的基因,长1178个核苷酸。A蛋白(称为成熟蛋白)的功能是使噬菌体能识别宿主,并使其RNA基因组能进入宿主菌,每个噬菌体一般只存在分子的A蛋白。另一个结构蛋白基因长399个核苷酸,编码外壳蛋白以构成病毒颗粒,每个噬菌体有180个分子。基因组的其他部分编码RNA复制酶和一个溶解蛋白,编码溶解蛋白的基因与外壳蛋白和复制酶的基因有部分重叠,但读框与外壳蛋白的读框不一样。在MS2、R17、f2基因组内有许多二级结构,RNA分子内碱基的自我配对,可能对防止RNase降解有一定作用。另外,在编码基因的5′和3′端各有一段非翻译序列,该序列对稳定RNA分子也有一定作用。

三、细菌基因组的结构和功能

细菌基因组的结构特点在许多方面与病毒的基因组特点相似,而在另一些方面又有其独特的结构和功能。

1.细菌染色体基因组结构的一般特点

(1)组通常仅由一条环状双链DNA分子组成细菌的染色体相对聚集在一起,形成一个较为致密的区域,称为类核。类核无核膜与胞浆分开,类核的中央部分由RNA和支架蛋白组成,外围是双链闭环的DNA超螺旋。染色体DNA通常与细胞膜相连。细胞膜在这里的作用可能是对染色体起固定作用。另外,在细胞分裂时将复制后的染色体均匀地分配到两个子代细菌中去。有关类核结构的详细情况目前尚不清楚。

(2)具有操纵子结构:其中的结构基因为多顺反子,即数个功能相关的结构基因串联在一起,受同一个调节区的调节。数个操纵子还可以由一个共同的调节基因即调节子所调控。

(3)在大多数情况下:结构基因在细菌染色体基因组中都是单拷贝,但是编码rRNA的基因往往是多拷贝的,这样可能有利于核糖体的快速组装,便于在急需蛋白质合成时细胞可以在短时间内有大量核糖体生成。

(4)和病毒的基因组相似不编码的DNA部分所占比例比真核细胞基因组少得多。

(5)具有编码同工酶的同基因:例如,在大肠杆菌基因组中有两个编码分支酸变位酶的基因,两个编码乙酰乳酸合成酶的基因。

(6)和病毒基因组不同的是:在细菌基因组中编码序列一般不会重叠,即不出现基因重叠现象。

(7)具有各种功能的识别区域:如复制起始区OriC,复制终止区TerC,转录启动区和终止区等。这些区域往往具有特殊的序列,并且含有反向重复序列。

(8)在基因或操纵子的终末:往往具有特殊的终止序列,它可使转录终止和 RNA 聚合酶从 DNA 链上脱落。例如大肠杆菌色氨酸操纵子后尾含有 40bp 的 GC 丰富区,其后紧跟 AT 丰富区,这就是转录终止子的结构。终止子有强、弱之分,强终止子含有反向重复序列,可形成茎环结构,其后面为 polyT 结构,这样的终止子无须终止蛋白参与即可以使转录终止。而弱终止子尽管也有反向重复序列,但无 polyT 结构,需要有终止蛋白参与才能使转录终止。

2.大肠杆菌染色体基因组的结构和功能　大肠杆菌染色体基因组是研究最清楚的基因组。

估计其基因组含有 3500 个基因,75 个操纵子。已知基因中 8%的序列具有调控作用。大肠杆菌染色体基因组中已知的基因多是编码一些酶类的基因,如氨基酸、嘌呤、嘧啶、脂肪酸和维生素合成代谢的一些酶类的基因,以及大多数碳、氮化合物分解代谢的酶类的基因。

除了有些具有相关功能的基因在一个操纵子内由一个启动子转录外,大多数基因的相对位置可以说是随机分布的。如控制小分子合成和分解代谢的基因,糖酵解的酶类的基因等。

在已知转录方向的 50 个操纵子中,27 个操纵子按顺时针方向转录,23 个操纵子按反时针方向转录,即 DNA 两条链作为模板指导 mRNA 合成的概率差不多相等。在大肠杆菌染色体基因组中,差不多所有的基因都是单拷贝基因。另外,由于大肠杆菌细胞分裂极快,可以在 20 分钟内完成一次分裂,因此,携带多拷贝基因的大肠杆菌并不比单拷贝基因的大肠杆菌更为有利;相反,由于多拷贝基因的存在,使 E.coli 的整个基因组增大,复制时间延长,因而更为不利,除非在某种环境下,需要有多拷贝基因用来编码大量的基因产物,例如,在有极少量乳糖或乳糖衍生物的培养基上,乳糖操纵子的多拷贝化可以使大肠杆菌充分利用的乳糖分子。但是,一旦这种选择压力消失,如将大肠杆菌移到有丰富的乳糖培养基上,多拷贝的乳糖操纵子便没有存在的必要,相反,由于需要较长的复制时间,这种重复的多拷贝基因会重新丢失。

大肠杆菌染色体基因组中,大多数 rRNA 基因集中于基因组的复制起点 oriC 的位置附近。这种位置有利于 rRNA 基因在早期复制后马上作为模板进行 rRNA 的合成以便进行核糖体组装和蛋白质的合成。从这一点上看,大肠杆菌基因组上的各个基因的位置与其功能的重要性可能有一定的联系。

3.线粒体 DNA 的结构和功能　线粒体是真核细胞内重要的细胞器,能量生成的场所,还参与脂肪酸的合成及某些蛋白质的合成。多年来的研究发现线粒体有其自己的一套遗传控制系统,同时也受到细胞染色体 DNA 的控制。下面阐述线粒体 DNA 的结构特点和功能,以及线粒体 DNA 遗传学上的特点。

(1)线粒体 DNA(mtDNA)的性质:mtDNA 与质粒 DNA-样,也是双链的超螺旋环状分子(原生动物中的草履虫及四膜虫的 mtDNA 是双链线性分子。碱基的组成也是 A.T.G 和 C。mtDNA 的分子量多在 $1\times10^6\sim200\times106$ 之间,一般来说,动物 mtDNA 较小,约为 10×10^6,植物的 mtDNA 较大,为 $70\times10^6\sim200\times10^6$。mtDNA 的复制属于半保留复制,可以是 θ 型复制,或滚环复制。另一种比较突出的特点是所谓 mtDNA 的 D 环复制,即二条 DNA 链不同时开始复制,而是一条在前,一条在后,因而在复制进行中生成 D 环。

(2)线粒体基因组:线粒体是生物氧化的场所,呼吸链中的某些蛋白质或酶的编码基因就在 mtDNA 上。线粒体还编码自己的 rRNA,tRNA,核糖体基因。

现在已知线粒体的基因组至少含有如下基因:①tRNA 基因:啤酒酵母 24tRNA 基因(下),粗链孢霉菌 40 个,人 22 个(上);②rRNA 基因:在人类 mtDNA 中有一个拷贝的 16S 及 12SrRNA 基因;③细胞色素氧化酶基因:细胞色素氧化酶有七个亚基,其中三个亚基 mtDNA 编码,四个亚基由细胞核 DNA 编码;④ATP 酶基因:ATP 酶分子量为 340KD.含有十个亚基,其中四个由 mtDNA 编码;⑤细胞色素还原酶(b,c 复制物)基因:此酶有七个亚基,其中一个由 mtDNA 编码。另外,还有一些抗药性基因也在 mtDNA 上。

哺乳动物 mtDNA 全长约 1650bp,环状分子。基因图分为两部分,外环表示从重链(H 链)上转录的基因,内环表示从轻链(L链)上转录的基因。可以看到从H链上转录的基因包括12S和16SrRNA基因,以及12条多肽链的基因。这12条多肽链包括3个细胞色素氧化酶的亚基,2个ATP酶的亚基,一个细胞色素b的亚基(cyt,b),NDl-5编码呼吸链中NADH脱氢酶的6个亚基。URF6由L链所编码,该蛋白质功能尚不清楚。tRNA的基因分散在编码rRNA和多肽链的序列之间或L链上,分别用其所携带的氨基酸表示。

与酵母mtDNA相比较,哺乳动物mtDNA的利用率较高,除与DNA复制起始有关的区域D环外,整个mtDNA基因组上基因之间无间隔区,基因中亦无内含子,甚至有基因重叠现象。另外,人mtDNA只有一个启动子位于不编码的D环上,转录从此开始,基本上沿顺时针合成一条多基因的RNA分子。在这多基因的前体RNA分子中,除有rRNA和各种蛋白质的编码序列外,还有tRNA分散在rRNA和编码蛋白质的序列之间。据认为,这些tRNA序列可作为核酸酶切割RNA前体的识别信息,使其在tRNA两端把RNA前体切开。这样,附近的tRNA、rRNA和mRNA即自然分开,经进一步加工成为成熟的rRNA、tRNA和mRNA分子。mRNA上的polyA尾是在其前体与tRNA分开通过加polyA加上去的。

4.真核生物染色体基因组的结构和功能 真核生物的基因组一般比较庞大,例如人的单倍体基因组由3×10^6bp碱基组成,按1000个碱基编码一种蛋白质计,理论上可有300万个基因。但实际上,人细胞中所含基因总数大概会超过10万个。这就说明在人细胞基因组中有许多DNA序列并不转录成mRNA用于指导蛋白质的合成。DNA的复性动力学研究发现这些非编码区往往都是一些大量的重复序列,这些重复序列或集中成簇,或分散在基因之间。在基因内部也有许多能转录但不翻译的间隔序列(内含子)。因此,在人细胞的整个基因组当中只有很少一部分(约占2%~3%)的DNA序列用以编码蛋白质。

(1)真核生物基因组特点

1)真核生物基因组DNA与蛋白质结合形成染色体,储存于细胞核内,除配子细胞外,体细胞内的基因的基因组是双份的(即双倍体),即有两份同源的基因组。

2)真核细胞基因转录产物为单顺反子。一个结构基因经过转录和翻译生成一个mRNA分子和一条多肽链。

3)存在重复序列,重复次数可达百万次以上。

4)基因组中不编码的区域多于编码区域。

5)大部分基因含有内含子,因此,基因是不连续的。

6)基因组远远大于原核生物的基因组,具有许多复制起点,而每个复制子的长度较小。

(2)高度重复序列:高度重复序列在基因组中重复频率高,可达百万(10^6)以上,因此复性速度很快。在基因组中所占比例随种属而异,占10%~60%,在人基因组中约占20%。高度重复序列又按其结构特点分为三种。

1)反向重复序列。这种重复序列复性速度极快,即使在极稀的DNA浓度下,也能很快复性,因此又称零时复性部分。反向重复序列由两个相同序列的互补拷贝在同一DNA链上反向排列而成。变性后再复性时,同一条链内的互补的拷贝可以形成链内碱基配对,形成发夹式或“+”字形结构。

倒位重复(即两个互补拷贝)间可有一到几个核苷酸的间隔,也可以没有间隔。没有间隔的又称回文,这种结构约占所有倒位重复的1/3。若以两个互补拷贝组成的倒位重复为一个单位,则倒位重复的单位约长300bp或略少。两个单位之间有一平均1.6kb的片段相隔,两对倒位重复单位之间的平均距离约12kb,亦即它们多数散布非群集于基因组中。

2)卫星DNA:卫星DNA是另一类高度重复序列,这类重复序列的重复单位一般由2~10bp组成,成串排列。由于这类序列的碱基组成不同于其他部分,可用等密度梯度离心法将其与主体DNA分开,因而称为卫星 DNA 或随体 DNA。在人细胞组中卫星 DNA 占 5%～6%。按照它们的浮力密度不同,人的卫星 DNA 可分为Ⅰ、Ⅱ、Ⅲ、Ⅳ四种。果蝇的卫星 DNA 序列已经搞清楚,可分为三类,这三类卫星 DNA 都是由 7bp 组成的高度重复序列:卫星Ⅰ为 5′ACAACT3′,卫星Ⅱ为 5′ACAAATT$_3$′。而蟹的卫星 DNA 为只有 AT 两个碱基的重复序列组成。

3)较复杂的重复单位组成的重复序列。这种重复序列为灵长类所独有。用限制性内切酶 HindⅢ消化非洲绿猴 DNA,可以得到重复单位为 172bp 的高度重复序列,这种序列大部分由交替变化的嘌呤和嘧啶组成。有人把这类称为 α 卫星 DNA。而人的 α 卫星 DNA 更为复杂,含有多序列家族。

4)高度重复序列的功能

Ⅰ参与复制水平的调节反向序列常存在于 DNA 复制起点区的附近。另外,许多反向重复序列是一些蛋白质(包括酶)和 DNA 的结合位点。

Ⅱ参与基因表达的调控 DNA 的重复序列可以转录到核内不均一 RNA 分子中,而有些反向重复序列可以形成发夹结构,这对稳定 RNA 分子,免遭分解有重要作用。

Ⅲ参与转位作用几乎所有转位因子的末端都包括反向重复序列,长度由几个 bp 到 1400bp。由于这种序列可以形成回文结构,因此在转位作用中即能连接非同源的基因,又可以被参与转位的特异酶所识别。

Ⅳ与进化有关不同种属的高度重复序列的核苷酸序列不同,具有种属特异性,但相近种属又有相似性。如人的 Q 卫星 DNA 长度仅差 1 个碱基(前者为 171bp,后者为 172bp),而且碱基序列有 65%是相同的,这表明它们来自共同的祖先。在进化中某些特殊区段是保守的,而其他区域的碱基序列则累积着变化。

Ⅴ同一种属中不同个体的高度重复序列的重复次数不一样,这可以作为每一个体的特征,即 DNA 指纹

Ⅵα 卫星 DNA 成簇的分布在染色体着丝粒附近,可能与染色体减数分裂时染色体配对有关,即同源染色体之间的联会可能依赖于具有染色体专一性的特定卫星 DNA 序列。

(王志强)

第三节　基因组的复制

一、DNA 复制的基本过程和共同特点

1.DNA 的复制的特征

(1)半保留复制:在 DNA 复制时,亲代的每一条链均可作为模板合成一条新链。一条来自亲代的旧链与一条新链以氢键相连,形成子代双链 DNA。由于两个子代分子中各有一条链来自亲代,而另一条链是新生成的,所以这就是半保留复制方式。

(2)复制的起始点与方向:DNA 分子复制时,在亲代分子的一个特定区域内双链打开,随之以双链为模板复制生成两个子代 DNA 双链分子。开始时,复制起始点呈现一叉形(或 Y 形),称为复制叉,随复制进行,复制叉向前移动。

1)复制的起始点:DNA 复制要从 DNA 分子的特定部位开始,此特定部位称为复制起始点。在原核生物中复制起始点常位于染色体的一个特定部位,即只有一个起始点。真核生物的染色体在几个特定部位

进行 DNA 复制，有多个复制起点。

2)复制的方向：复制的方向可以有三种不同的机制。其一是从两个起始点开始，各以相反的单一方向生长出一条新链，形成两个复制叉。例如腺病毒 DNA 的复制，其二是从一个起始点开始，以同一方向生长出两条链，形成一个复制叉。其三是从两个起始点开始，沿两个相反的方向各生长出两条链，形成两个复制叉，这种方式最为常见，称为双向复制。

(3)半不连续合成 DNA 的双螺旋结构中的两条链是反向平行的，当复制开始解链时，亲代 DNA 分子中一条母链的方向为 5′～3′，另一条母链的方向为 3′～5′。DNA 聚合酶只能催化 5′～3′合成方向。在以 3′～5′方向的母链为模板时，复制合成出一条 5′～3′方向的前导链，前导链的前进方向与复制叉的行进方向一致，前导链的合成是连续进行的。而另一条母链仍以 3′～5′方向作为模板，复制合成一条 5′～3′方向的随从链，因此随从链会成方向是与复制叉的行进方向相反的。随从链的合成是不连续进行的，先合成许多片段，即冈崎片段。最后各段再连接成为一条长链。由于前导链的合成连续进行的，而随从链的合成是不连续进行的，所以从总体上看 DNA 的复制是半不连续复制。

2.复制的过程和参与酶及因子　复制的过程分四个阶段。第一阶段，亲代 DNA 分子超螺旋的构象变化及双螺旋的解链，将复制的模板展现出来。第二阶段为复制的引发阶段，有引物 RNA 进行 5′～3′方向的合成。第三阶段为 DNA 链的延长，在引物 RNA 合成基础上，进行 DNA 链的 5′～3′方向合成，前导链连续地合成出一条长链，随从链合成出冈崎片段。去除 RNA 引物后，片段间形成了空隙，DNA 聚合酶作用使各个片段靠近。在连接酶作用下，各片段连接成为一条长链。第四阶段为终止阶段，复制叉行进到一定部位就停止前进，最后前导链与随从链分别与各自的模板形成两个子代 DNA 分子，到此复制过程就完成了。

(1)螺旋的松弛与解链包括超螺旋的构象变化及双螺旋的解链，参与者主要为拓扑异构酶、解链酶及单链结合蛋白等。

1)拓扑异构酶拓扑异构酶可改变 DNA 拓扑性质。在 DNA 复制时，复制叉行进的前方 DNA 分子总是产生超螺旋，拓扑酶可松弛超螺旋，还可以引入负超螺旋，有利于复制叉的行进及 DNA 的合成。在复制完成后，拓扑酶又可将 DNA 分子引入超螺旋，有利于 DNA 缠绕、折叠、压缩以形成染色质。DNA 拓扑酶有多种，主要有Ⅰ型及Ⅱ型。

拓扑异构酶Ⅰ(TopoⅠ)，将环状双链 DNA 的一条链切开一个口，切口处链的末端绕螺旋轴按照松弛超螺旋的方向转动，然后再将切口封起，拓扑酶Ⅰ松弛超螺旋不需 ATP 参与。

拓扑异构酶Ⅱ(TopoⅡ)，它的作用特点是切开环状双链 DNA 的两条链，分子中的断端经切口穿过而旋转，然后封闭切口。TopoⅡ在 ATP 参与下，将 DNA 分子从松弛状态转变为负超螺旋，为 DNA 分子解链后进行复制及转录做好准备。

2)解链酶：DNA 复制进行时，首先要在复制起点处解开双链，反应是在一类解链酶的催化下进行的。解链酶要通过 ATP 的分解获得能量，以解开双链。

大部分的解链酶在复制叉的进行中连续地解开 DNA 双链，它们与随从链的模板相结合，沿着模板的 5′→3′方向沿复制叉的进行而移动，例如解链酶Ⅱ、Ⅲ等。只有 rep 蛋白，(一种解链酶)是结合在前导链的模板上，沿模板的 3′→5′方向移动，所以在 DNA 复制时，一些解链酶与 rep 蛋白可能是分别在两条 DNA 母链上协同发挥作用，以解开双链。

3)单链结合蛋白(SSB)：单链结合蛋白与解开的 DNA 单链相结合，可稳定此单链以利于其发挥模板作用。SSB 也与复制新生的 DNA 单链相结合，以保护其免于被核酸酶水解。

(2)引发：DNA 复制开始时，先要有引发阶段，即有引物 RNA 的合成。前导链的引发较简单，在引发酶催化下，有一个短的 RNA 引物合成，继而从 RNA 引物的 3′末端开始连续进行 DNA 链的合成。随从链的合成是不连续的，引发阶段也比较复杂，有多种蛋白及酶参与，主要的是引发酶及引发前体。

1)引发酶：一种特殊的 RNA 聚合酶，可催化 RNA 短片段的合成。RNA 合成反应是以 DNA 为模板按碱基互补规律，加入核苷酸从 5′→3′方向合成 RNA 片段，称为 RNA 引物。RNA 引物的 3′末端为游离的羟基。

2)引发前体：引发前体包含有多种蛋白质因子。引发前体沿随从链的模板 DNA 顺复制叉的行进方向移动，它连续地与引发酶联合并解离，从而在不同部位引导引发酶催化合成 RNA 引物。这也为随从链的不连续合成准备了条件。

引发过程中合成了随从链的 RNA 引物，在引物 3′-OH 末端进行 DNA 片段的合成。

(3)DNA 链的延长：DNA 链的延长是在 DNA 聚合酶催化下，以四种三磷酸脱氧核苷为原料，进行的聚合作用。反应体系中有 DNA 模板、引物及 Mg^{2+} 的存在。聚合作用是自引物的 3′-OH 端上开始，以 5′→3′方向逐个加入脱氧核苷酸，使 DNA 链得以延长。

在原核生物及真核生物，DNA 聚合酶有几种类型。

1)大肠杆菌 DNA 聚合酶

①DNA 聚合酶Ⅰ：在随从链合成时，先合成了许多冈崎片段，而后由于 RNA 引物的去除形成了空隙，此时 DNA PolⅠ它催化聚合反应，延长了各个片段，从而填补了片段间的间隙，使以上片段得以靠近，为片段连接成长链创造了条件。所以 DNA polⅠ的聚合作用主要是在填补随从链片段间空隙上发挥作用。

DNA PolⅠ还具有 3′→5′外切酶活性可识别并去除错误的碱基，然后再继续进行聚合作用。这种活性在 DNA 复制中起了编辑作用，校对功能。DNA PolⅠ的校对活性对 DNA 复制的准确性起着重要作用。

DNA PolⅠ还具有 5′→3′外切酶活性。5′→3′外切酶活性也有修正错误的功能，补充其 3′→5′外切酶修正错误的作用。例如紫外照射产生的嘧啶二聚体，就是在其 5′→3′切酶作用下切除的。

②DNA 聚合酶Ⅱ：DNA PolⅢ具有催化 5′→3′方向的 DNA 合成反应的活性。它也有 3′→5′外切酶活性，而无 5′→3′外切酶活性。它在体内的功能还不清楚，可能在损伤修复中有特殊作用。

③DNA 聚合酶Ⅲ：DNA PolⅢ是一个由多种亚基组成，这些亚基组成两个亚单位而形成不对称的二聚体。DNA PolⅢ在 DNA 复制中链的延长上起主要的作用。

DNA PolⅢ结构中不对称的二聚体，同时分别催化着前导链和随从链的合成。

DNA PolⅢ也具有 3′→5′外切酶活性，所以对于 DNA 复制也有校对的功能，可停止加入或除去错误的核苷酸然后继续加正确的核苷酸。因此，DNA PolⅢ配合 DNA PolⅠ可将复制的错误率大大地降低，从 10-4 降为 10-6 或更少。当此片段接近前方的片段时，由 DNA PolⅢ的 5′→3′外切酶活性切除了 RNA 引物，造成了片段间的空间；继而 DNA PolⅠ催化进行 5′→3′方向的聚合作用，填补了片段间的空隙。

2)真核生物 DNA 聚合酶：真核生物 DNA Pol 有 α、β、、γ、δ 及 ε 五种。真核生物的 DNA 复制是在 DNA 聚合酶 α 与 DNA 聚合酶 δ 互配合下催化进行的，还有一些酶及蛋白质因子参与反应。DNA Polα 与引发酶共同起引发作用，然后由 DNA Polδ 催化前导链及随从链的合成。在链的延长中，有 PCNA(增殖细胞核抗原)参与，保障连续性 DNA Pol 的性质与 DNA Polδ 有相似之处，在有些情况下，它可代替 DNA Polδ 起作用，例如在 DNA 损伤时，催化修复合成。DNA Polγ 是线粒体中 DNA 复制酶。

DNA Polδ 及均有外切酶活性，因此也有编辑功能，校正复制中的错误。它们的 5′→3′外切酶活性可能在切除引物 RNA 中有作用。

3)连接酶：DNA 复制过程中，经过了链延长阶段后，合成出的前导链为一条连续的长链。随从链则是由合成出许多相邻的片段，在连接酶的催化下，连接成为一条长链。连接作用是在连接酶催化下进行的。连接酶的作用是催化各相邻的DNA片段以3′→5′磷酸二酯键相连接。连接反应中的能量来自ATP(或NAD^{+})。

(4)终止：终止区，在此区中包括有5个ter序列，其核心序列为GTGTGTGT，它们可以和Tus蛋白结合，阻止了解链酶发挥作用，促使复制的终止。

DNA复制完毕后，又可在拓扑酶作用下，在DNA分子中引入超螺旋结构，进行进一步的装配。

3.真核生物DNA的复制特点

(1)真核生物中复制：进行的速度约为50个核苷酸/秒，仅为原核生物的1/10，但真核生物染色体上DNA复制起始点有多个，因此可以从几个起始点上同时进行复制。

(2)真核生物DNA复制：过程中的引物及冈崎片段的长度均小于原核生物。真核100～200个核苷酸，原核长1000～2000个。

(3)其真生物DNA的复制：有DNA聚合酶及多种蛋白质因子参与，DNA聚合酶也有多种类型。其中DNA Polα及DNA Polδ在细胞核内DNA的复制中起主要作用。DNA Polδ催化前导链及随从链的合成，PCNA参与其作用。

DNA Pola与引物酶共同催化引发链的合成。DNA Polδ有3′→5′外切酶活性，因此有校正的功能。DNA Polγ是线粒体中的复制酶。

二、反转录作用及端粒酶

1.反转录作用　反转录作用即是以RNA为模板，由dNTP聚合生成DNA的作用。催化此反应酶为反转录酶或逆转录酶。

反转录酶具有多种酶活性，其催化的反应是：①RNA指导的DNA合成反应；②RNA的水解反应；③DNA指导的DNA合成反应。

反转录酶催化的DNA合成反应也是5′→3′合成方向。在DNA合成开始进行时，需要有引物。

反转录酶没有3′→5′外切酶活性，因此它没有校正功能，反转录作用的错误率相对较高。

2.端粒酶　真核生物线形染色体的末端具有一种特殊的结构，称为端区或端粒。端区结构中有核苷酸重复序列，一般在一条链上为TxGy，互补链为CyAx，x与y在1～4范围内，人的端粒区含有TTAGGG重复序列。

端区具有保护DNA双链末端，使其免遭降解及彼此融合的功能。端区的平均长度随着细胞分裂次数的增多及年龄的增长而变短，可导致核生物染色体稳定性下降，并导致衰老。其分子机制在于，线形DNA分子不能从末端核苷酸外合成RNA引物，如此染色体将逐代缩短。但是在生殖细胞、胚胎细胞和肿瘤细胞中，由于有端粒酶，所以并不出现这种情况。

端粒酶是一种由RNA和蛋白质组成的酶，RNA和蛋白质都是酶活性必不可少的组分。可看作是一种反转录酶。此酶组成中的RNA可作为模板，催化合成端区的DNA片段。端粒酶催化合成端区，在保证染色体复制的完整性上有重要意义。

（王志强）

第四节　DNA的损伤与修复

DNA存储着生物体赖以生存和繁衍的遗传信息，因此维护DNA分子的完整性对细胞至关重要。外界环境和生物体内部的因素都经常会导致DNA分子的损伤或改变，而且与RNA及蛋白质可以在胞内大量合成不同，一般在一个原核细胞中只有一份DNA，在真核二倍体细胞中相同的DNA也只有一对，如果DNA的损伤或遗传信息的改变不能更正，对体细胞就可能影响其功能或生存，对生殖细胞则可能影响到后代。所以在进化过程中生物细胞所获得的修复DNA损伤的能力就显得十分重要，也是生物能保持遗传稳定性之所在。在细胞中能进行修复的生物大分子也就只有DNA，反映了DNA对生命的重要性。另一方面，在生物进化中突变又是与遗传相对立统一而普遍存在的现象，DNA分子的变化并不是全部都能被修复成原样的，正因为如此生物才会有变异、有进化。

一、DNA的损伤

1.DNA损伤的原因

(1)DNA分子的自发性损伤

1)DNA复制中的错误：以DNA为模板按碱基配对进行DNA复制是一个严格而精确的事件，但也不是完全不发生错误的。碱基配对的错误频率约为10^{-1}～10 －2，在DNA复制酶的作用下碱基错误配对频率降到约10^{-5}～10^{-6}，复制过程中如有错误的核苷酸参入，DNA聚合酶还会暂停催化作用，以其3′→5′外切核酸酶的活性切除错误接上的核苷酸，然后再继续正确的复制，这种校正作用广泛存在于原核和真核的DNA聚合酶中，可以说是对DNA复制错误的修复形式，从而保证了复制的准确性。但校正后的错配率仍在10^{-10}，即每复制10^{10}个核苷酸大概会有一个碱基的错误。

2)DNA的自发性化学变化：生物体内DNA分子可以由于各种原因发生变化，至少有以下类型：

①碱基的异构互变：DNA中的4种碱基各自的异构体间都可以自发地相互变化(例如烯醇式与酮式碱基间的互变)，这种变化就会使碱基配对间的氢键改变，可使腺嘌呤能配上胞嘧啶、胸腺嘧啶能配上鸟嘌呤等，如果这些配对发生在DNA复制时，就会造成子代DNA序列与亲代DNA不同的错误性损伤。

②碱基的脱氨基作用：碱基的环外氨基有时会自发脱落，从而胞嘧啶会变成尿嘧啶、腺嘌呤会变成次黄嘌呤(H)、鸟嘌呤会变成黄嘌呤(X)等，遇到复制时，U与A配对、H和X都与C配对就会导致子代DNA序列的错误变化。胞嘧啶自发脱氨基的频率约为每个细胞每天190个。

③脱嘌呤与脱嘧啶：自发的水解可使嘌呤和嘧啶从DNA链的核糖磷酸骨架上脱落下来。一个哺乳类细胞在37℃条件下，20h内DNA链上自发脱落的嘌呤约1000个、嘧啶约500个；估计一个长寿命不复制繁殖的哺乳类细胞(如神经细胞)在整个生活期间自发脱嘌呤数约为10^{8}，约占细胞DNA中总嘌呤数的3%。

④碱基修饰与链断裂：细胞呼吸的副产物O_2、H_2O_2等会造成DNA损伤，能产生胸腺嘧啶乙二醇、羟甲基尿嘧啶等碱基修饰物，还可能引起DNA单链断裂等损伤，每个哺乳类细胞每天DNA单链断裂发生的频率约为5万次。此外，体内还可以发生DNA的甲基化，结构的其他变化等，这些损伤的积累可能导致老化。

由此可见，如果细胞不具备高效率的修复系统，生物的突变率将大大提高。

(2)物理因素引起的DNA损伤

1)紫外线引起的DNA损伤:射线引起的DNA损伤是最引人注意的。DNA分子损伤最早就是从研究紫外线的效应开始的,当DNA受到最易被其吸收波长(～260nm)的紫外线照射时,主要是使同一条DNA链上相邻的嘧啶以共价键连成二聚体,相邻的两个T、两个C或C与T间都可以环丁基环连成二聚体,其中最容易形成的是TT二聚体。人皮肤因受紫外线照射而形成二聚体的频率可达每小时5×10^4/细胞,但只局限在皮肤中,因为紫外线不能穿透皮肤。但微生物受紫外线照射后,就会影响其生存。紫外线照射还能引起DNA链断裂等损伤。

2)电离辐射引起的DNA损伤:电离辐射损伤DNA有直接和间接的效应,直接效应是DNA直接吸收射线能量而遭损伤,间接效应是指DNA周围其他分子(主要是水分子)吸收射线能量产生具有很高反应活性的自由基进而损伤DNA。电离辐射可导致DNA分子的多种变化:

①碱基变化:主要是由OH-自由基引起,包括DNA链上的碱基氧化修饰、过氧化物的形成、碱基环的破坏和脱落等。一般嘧啶比嘌呤更敏感。

②脱氧核糖变化:脱氧核糖上的每个碳原子和羟基上的氢都能与OH-反应,导致脱氧核糖分解,最后会引起DNA链断裂。

③DNA链断裂:这是电离辐射引起的严重损伤事件,断链数随照射剂量而增加。射线的直接和间接作用都可能使脱氧核糖破坏或磷酸二酯键断开而致DNA链断裂。DNA双链中一条链断裂称单链断裂,DNA双链在同一处或相近处断裂称为双链断裂。虽然单链断裂发生频率为双链断裂的10～20倍,但还比较容易修复;对单倍体细胞来说(如细菌)一次双链断裂就是致死事件。

④交联:包括DNA链交联和DNA-蛋白质交联。同一条DNA链上或两条DNA链上的碱基间可以共价键结合,DNA与蛋白质之间也会以共价键相连,组蛋白、染色质中的非组蛋白、调控蛋白、与复制和转录有关的酶都会与DNA共价键连接。这些交联是细胞受电离辐射后在显微镜下看到的染色体畸变的分子基础,会影响细胞的功能和DNA复制。

(3)化学因素引起的DNA损伤:化学因素对DNA损伤的认识最早来自对化学武器杀伤力的研究,以后对癌症化疗、化学致癌作用的研究使人们更重视突变剂或致癌剂对DNA的作用。

1)烷化剂对DNA的损伤:烷化剂是一类亲电子的化合物,很容易与生物体中大分子的亲核位点起反应。烷化剂的作用可使DNA发生各种类型的损伤:

①碱基烷基化:烷化剂很容易将烷基加到DNA链中嘌呤或嘧啶的N或O上,其中鸟嘌呤的N7和腺嘌呤的N3最容易受攻击,烷基化的嘌呤碱基配对会发生变化,例如鸟嘌呤N7被烷化后就不再与胞嘧啶配对,而改与胸腺嘧啶配对,结果会使G-C转变成A-T。

②碱基脱落:烷化鸟嘌呤的糖苷键不稳定,容易脱落形成DNA上无碱基的位点,复制时可以插入任何核苷酸,造成序列的改变。

③断链:DNA链的磷酸二酯键上的氧也容易被烷化,结果形成不稳定的磷酸三酯键,易在糖与磷酸间发生水解,使DNA链断裂。

④交联:烷化剂有两类,一类是单功能基烷化剂,如甲基甲烷碘酸,只能使一个位点烷基化;另一类是以双功能基烷化剂,化学武器如氮芥、硫芥等,一些抗癌药物如环磷酰胺、苯丁酸氮芥、丝裂霉素等,某些致癌物如二乙基亚硝胺等均属此类,其两个功能基可同时使两处烷基化,结果就能造成DNA链内、DNA链间以及DNA与蛋白质间的交联。

2)碱基类似物、修饰剂对DNA的损伤:人工可以合成一些碱基类似物用作促突变剂或抗癌药物,如5-溴尿嘧啶(5-BU)、5-氟尿嘧啶(5-FU)、2-氨基腺嘌呤(2-AP)等。由于其结构与正常的碱基相似,进入细胞能替代正常的碱基参入到DNA链中而干扰DNA复制合成，例如5-BU结构与胸腺嘧啶十分相近，在酮式结构时与A配对，却又更容易成为烯醇式结构与G配对，在DNA复制时导致A-T转换为G-C。

还有一些人工合成或环境中存在的化学物质能专一修饰DNA链上的碱基或通过影响DNA复制而改变碱基序列，例如亚硝酸盐能使C脱氨变成U，经过复制就可使DNA上的G栈变成A裙对；羟胺能使T变成C，结果是A裙改成C栎对；黄曲霉素B也能专一攻击DNA上的碱基导致序列的变化，这些都是诱发突变的化学物质或致癌剂。

2.DNA损伤的后果　上述损伤会最终导致DNA分子结构的变化，这种DNA分子水平上的突变是整体遗传突变的基础。

归纳DNA损伤后分子最终的改变，有以下几种类型：

(1)点突变：指DNA上单一碱基的变异。嘌呤替代嘌呤(A与G之间的相互替代)、嘧啶替代嘧啶(C与T之间的替代)称为转换；嘌呤变嘧啶或嘧啶变嘌呤则称为颠换。

(2)缺失：指DNA链上一个或一段核苷酸的消失。

(3)插入：指一个或一段核苷酸插入到DNA链中。在为蛋白质编码的序列中如缺失及插入的核苷酸数不是3的整倍数，则发生读框移动，使其后所译读的氨基酸序列全部混乱，称为移码突变。

(4)倒位或转位：指DNA链重组使其中一段核苷酸链方向倒置或从一处迁移到另一处。

(5)双链断裂：已如前述，对单倍体细胞一个双链断裂就是致死性事件。

突变或诱变对生物可能产生4种后果：①工致死性；②丧失某些功能；③改变基因型而不改变表现型；④发生了有利于物种生存的结果，使生物进化。

二、DNA修复

DNA修复是细胞对DNA受损伤后的一种反应，这种反应可能使DNA结构恢复原样，重新能执行它原来的功能；但有时并非能完全消除DNA的损伤，只是使细胞能够耐受这种DNA的损伤而能继续生存。也许这未能完全修复而存留下来的损伤会在适合的条件下显示出来(如细胞的癌变等)，但如果细胞不具备这修复功能，就无法对付经常发生的DNA损伤事件，就不能生存。所以研究DNA修复也是探索生命的一个重要方面，而且与军事医学、肿瘤学等密切相关。对不同的DNA损伤，细胞可以有不同的修复反应。

1.回复修复　这是较简单的修复方式，一般都能将DNA修复到原样。

(1)光修复：这是最早发现的DNA修复方式。修复是由细菌中的DNA光解酶完成，此酶能特异性识别紫外线造成的核酸链上相邻嘧啶共价结合的二聚体，并与其结合，这步反应不需要光；结合后如受300～600nm波长的光照射，则此酶就被激活，将二聚体分解为两个正常的嘧啶单体，然后酶从DNA链上释放，DNA恢复正常结构。后来发现类似的修复酶广泛存在于动植物中，人体细胞中也有发现。

(2)单链断裂的重接：DNA单链断裂是常见的损伤，其中一部分可仅由DNA连接酶参与而完全修复。此酶在各类生物各种细胞中都普遍存在，修复反应容易进行。但双链断裂几乎不能修复。

(3)碱基的直接插入：DNA链上嘌呤的脱落造成无嘌呤位点，能被DNA嘌呤插入酶识别结合，在K^+存在的条件下，催化游离嘌呤或脱氧嘌呤核苷插入生成糖苷键，且催化插入的碱基有高度专一性、与另一条链上的碱基严格配对，使DNA完全恢复。

(4)烷基的转移：在细胞中发现有一种06甲基鸟嘌呤甲基转移酶，能直接将甲基从DNA链鸟嘌呤06位上的甲基移到蛋白质的半胱氨酸残基上而修复损伤的DNA。这个酶的修复能力并不很强，但在低剂量烷化剂作用下能诱导出此酶的修复活性。

2.切除修复　是修复DNA损伤最为普遍的方式，对多种DNA损伤包括碱基脱落形成的无碱基位点、嘧啶二聚体、碱基烷基化、单链断裂等都能起修复作用。这种修复方式普遍存在于各种生物细胞中，也是人体细胞主要的DNA修复机制。修复过程需要多种酶的一系列作用：①首先由核酸酶识别DNA的损伤位点，在损伤部位的5′侧切开磷酸二酯键。不同的DNA损伤需要不同的特殊核酸内切酶来识别和切割。②由5′→3′核酸外切酶将有损伤的DNA片段切除。③在DNA聚合酶的催化下，以完整的互补链为模板，按5′→3′方向DNA链，填补已切除的空隙。④由DNA连接酶将新合成的DNA片段与原来的DNA断链连接起来。这样完成的修复能使DNA恢复原来的结构。

3.重组修复　切除修复在切除损伤段落后是以原来正确的互补链为模板来合成新的段落而做到修复的。但在某些情况下没有互补链可以直接利用，例如在DNA复制进行时发生DNA损伤，此时DNA两条链已经分开，其修复可用：①受损伤的DNA链复制时，产生的子代DNA在损伤的对应部位出现缺口。②另一条母链DNA与有缺口的子链DNA进行重组交换，将母链DNA上相应的片段填补子链缺口处，而母链DNA出现缺口。③以另一条子链DNA为模板，经DNA聚合酶催化合成一新DNA片段填补母链DNA的缺口，最后由DNA连接酶连接，完成修补。

重组修复不能完全去除损伤，损伤的DNA段落仍然保留在亲代DNA链上，只是重组修复后合成的DNA分子是不带有损伤的，但经多次复制后，损伤就被“冲淡”了，在子代细胞中只有一个细胞是带有损伤DNA的。

4.SOS修复　“SOS”是国际上通用的紧急呼救信号。SOS修复是指DNA受到严重损伤、细胞处于危急状态时所诱导的一种DNA修复方式，修复结果只是能维持基因组的完整性，提高细胞的生成率，但留下的错误较多，故又称为错误倾向修复，使细胞有较高的突变率。

当DNA两条链的损伤邻近时，损伤不能被切除修复或重组修复，这时在核酸内切酶、外切酶的作用下造成损伤处的DNA链空缺，再由损伤诱导产生的一整套的特殊DNA聚合酶链OS修复酶类，催化空缺部位DNA的合成，这时补上去的核苷酸几乎是随机的，但仍然保持了DNA双链的完整性，使细胞得以生存。但这种修复带给细胞很高的突变率。

应该说目前对真核细胞的DNA修复的反应类型、参与修复的酶类和修复机制了解还不多，但DNA损伤修复与突变、寿命、衰老、肿瘤发生、辐射效应、某些毒物的作用都有密切地关系。人类遗传性疾病已发现4000多种，其中不少与DNA修复缺陷有关，这些DNA修复缺陷的细胞表现出对辐射和致癌剂的敏感性增加。例如着色性干皮病就是第一个发现的DNA修复缺陷性遗传病，患者皮肤和眼睛对太阳光特别是紫外线十分敏感，身体曝光部位的皮肤干燥脱屑、色素沉着、容易发生溃疡、皮肤癌发病率高，常伴有神经系统障碍，智力低下等，患者的细胞对嘧啶二聚体和烷基化的清除能力降低。

环境和生物体内的因素都经常会使DNA的结构发生改变。DNA的复制会发生碱基的配对错误；体内DNA会有自发性结构变化，包括DNA链上的碱基异构互变、脱氨基、碱基修饰、DNA链上的碱基脱落等。外界射线的照射等物理因素，烷化剂、碱基类似物、修饰剂等化学因素都能损伤DNA的结构，变化包括有相邻嘧啶共价二聚体的形成、碱基、脱氧核糖和磷酸基团的烷基化和其他修饰、碱基脱落、DNA单链断裂、双链断裂、DNA链内交联、链间交联、DNA与周围的蛋白质交连等。最后能导致DNA的点突变、DNA核苷酸的缺失、插入或转位、DNA链的断裂等，结果可能影响生物细胞的功能和遗传特性，这些改变可能会导致细胞死亡、也有机会使细胞获得新的功能或进化，也可能细胞只有DNA结构的遗传性改变而没有表型变化，视DNA结构变化的部位、类型和范围不同而异。

生物在进化过程中获得的DNA修复功能，对生物的生存和维持遗传的稳定性是至关重要的。对有些DNA的损伤，细胞能将其完全修复到原样，如可将嘧啶二聚体切开、DNA单链断裂可重新连接、碱基缺失可再配对插入、加成的烷基可以移除、一条链上的碱基或核苷酸的错误可以切除并依赖互补链作模板而复制重新修复等。对DNA较严重的损伤，细胞可采取重组修复、SOS修复等方式进行反应，以期提高细胞的存活率，但不能完全消除DNA的损伤，会带给细胞较高的突变率。

DNA的损伤和修复与遗传、突变、寿命、衰老、辐射效应、肿瘤发生、某些毒剂的作用以及某些遗传性疾病等有密切的关系。目前对DNA损伤修复的认识还不透彻。

（王志强）

第五节　人体基因的表达

一、概述

1.基因表达的概念　一个细胞或病毒所携带的全部遗传信息或整套基因，称为基因组。基因表达就是基因转录及翻译的过程。在一定调节机制控制下，大多数基因经历基因激活、转录及翻译等过程，产生具有特异生物学功能的蛋白质分子，但并非所有基因表达过程都产生蛋白质，tRNA、rRNA编码基因转录合成RNA的过程也属于基因表达。

2.基因表达的时间性及空间性　基因表达的时间、空间特异性由特异基因的启动子(序列)和(或)性强子与调节蛋白相互作用决定。

(1)时间特异性：按功能需要，某一特定基因的表达严格按特定的时间顺序发生，这是基因表达的时间特异性。多细胞生物基因表达的时间特异性又称阶段特异性。

(2)空间特异性：在个体生长全过程，某种基因产物在个体按不同组织空间顺序出现，这就是基因表达的空间特异性。又称细胞特异性或组织特异性。

3.基因表达的方式

(1)组成性表达：某些基因产物对生命全过程是必需的或必不可少的。这类基因在一个生物个体的几乎所有细胞中持续表达，通常被称为管家基因。管家基因较少受环境因素影响，而是在个体各个生长阶段的大多数或几乎全部组织中持续表达，或变化很小。这类基因表达视为基本的或组成性基因表达。

(2)诱导和阻遏表达：与管家基因不同，另有一些基因表达极易受环境变化影响。在特定环境信号刺激下，相应的基因被激活，基因表达产物增加，这种基因是可诱导的，称为诱导。相反，如果基因对环境信号应答时被抑制，基因表达产物水平降低的，称为阻遏。诱导和阻遏是同一事物的两种表现形式，在生物界普遍存在，也是生物体适应环境的基本途径。

在一定机制控制下，功能上相关的一组基因，无论其为何种表达方式，均需协调一致、共同表达，即为协调表达。这种调节称为协调调节。

4.基因表达调控的生物学意义

(1)适应环境、维持生长和增殖。

(2)维持个体发育与分化。

二、基因表达调控的基本原理

1.基因表达的多级调控 基因的结构活化、转录起始、转录后加工及转运、mRNA降解、翻译及翻译后加工及蛋白质降解等均为基因表达调控的控制点。可见,基因表达调控是在多级水平上进行的复杂事件。其中转录起始是基因表达的基本控制点。

(1)基因结构的活化:DNA 暴露碱基后 RNA 聚合酶才能有效结合。活化状态的基因表现为:①对核酸酶敏感;②结合有非组蛋白及修饰的组蛋白;③低甲基化。

(2)转录起始:最有效的调节环节,通过 DNA 元件与调控蛋白相互作用来调控基因表达。

(3)转录后加工及转运:RNA 编辑、剪接、转运。

(4)翻译及翻译后加工:翻译水平可通过特异的蛋白因子阻断 mRNA 翻译翻译后对蛋白的加工、修饰也是基本调控环节。

2.基因转录激活调节基本要素

(1)DNA 序列:原核生物大多数基因表达调控是通过操纵子机制实现的。操纵子通常由 2 个以上的编码序列与启动序列、操纵序列以及其他调节序列在基因组中成簇串联组成。启动序列是 RNA 聚合酶结合并起动转录的特异 DNA 序列。多种原核基因启动序列特定区域内,通常在转录起始点上游-10 及-35 区域存在一些相似序列,称为共有序列。大肠杆菌及一些细菌启动序列的共有序列在-10 区域是 TATAAT,又称 Pribnow 盒,在-35 区域为 TTGACA。这些共有序列中的任一碱基突变或变异都会影响 RNA 聚合酶与启动序列的结合及转录起始。因此,共有序列决定启动序列的转录活性大小。操纵序列是原核阻遏蛋白的结合位点。当操纵序列结合阻遏蛋白时会阻碍 RNA 聚合酶与启动序列的结合,或使 RNA 聚合酶不能沿 DNA 向前移动,阻遏转录,介导负性调节。原核操纵子调节序列中还有一种特异 DNA 序列可结合激活蛋白,使转录激活,介导正性调节。

顺式作用元件就是指可影响自身基因表达活性的 DNA 序列。在不同真核基因的顺式作用元件中会时常发现一些共有序列,如 TATA 盒、CCAAT 盒等。这些共有序列就是顺式作用元件的核心序列,它们是真核 RNA 聚合酶或特异转录因子的结合位点。顺式作用元件通常是非编码序列。顺式作用元件并非都位于转录起点上游(5′端)。根据顺式作用元件在基因中的位置、转录激活作用的性质及发挥作用的方式,可将真核基因的这些功能元件分为启动子、增强子及沉默子等。

(2)调节蛋白:原核调节蛋白分为三类:特异因子、阻遏蛋白和激活蛋白。特异因子决定 RNA 聚合酶对一个或一套启动序列的特异性识别和结合能力。阻遏蛋白可结合操纵序列,阻遏基因转录。激活蛋白可结合启动序列邻近的 DNA 序列,促进 RNA 聚合酶与启动序列的结合,增强 RNA 聚合酶活性。

真核调节蛋白又称转录因子。绝大多数真核转录调节因子由某一基因表达后,通过与特异的顺式作用元件相互作用(DNA-蛋白质相互作用)反式激活另一基因的转录,故称反式作用因子。有些基因产物可特异识别、结合自身基因的调节序列,调节自身基因的开启或关闭,这就是顺式作用。具有这种调节方式的调节蛋白称为顺式作用蛋白。

(3)DNA-蛋白质、蛋白质和蛋白质相互作用:DNA-蛋白质相互作用指反式作用因子与顺式作用元件之间的特异识别及结合。这种结合通常是非共价结合。

绝大多数调节蛋白结合 DNA 前需通过蛋白质-蛋白质相互作用形成二聚体或多聚体。所谓二聚化就是指两分子单体通过一定的结构域结合成二聚体,它是调节蛋白结合 DNA 时最常见的形式。由同种分子形成的二聚体称同二聚体,异种分子间形成的二聚体称异二聚体。除二聚化或多聚化反应,还有一些调节蛋白不能直接结合 DNA,而是通过蛋白质-蛋白质相互作用间接结合 DNA,调节基因转录。

(4)RNA 聚合酶:DNA 元件与调节蛋白对转录激活的调节最终是由 RNA 聚合酶活性体现的。启动序列/启动子的结构,调节蛋白性质对 RNA 聚合酶活性影响很大。

1)启动序列或启动子与 RNA 聚合酶活性:原核启动序列或真核启动子是由转录起始点、RNA 聚合酶结合位点及控制转录的调节组件组成。会影响其与 RNA 聚合酶的亲和力，而亲和力大小则直接影响转录起始频率。

2)调节蛋白与 RNA 聚合酶活性：一些特异调节蛋白在适当环境信号刺激下在细胞内表达，随后这些调节蛋白通过 DNA-蛋白质相互作用、蛋白质-蛋白质相互作用影响 RNA 聚合酶活性，从而使基础转录频率发生改变，出现表达水平变化。

三、原核基因表达调控

1.原核基因调节特点

(1)σ 因子决定 mRNA 识别特异性：原核生物细胞仅含有一种 RNA 聚合酶，核心酶参与转录延长，全酶司转录起始。在转录起始阶段，σ 亚基(又称 σ 因子)识别特异启动序列；不同的 σ 因子决定特异基因的转录激活，决定 tRNA、mRNA 和 rRNA 基因的转录。

(2)操纵子模型的普遍性

(3)阻遏蛋白与阻遏机制的普遍性

2.乳糖操纵子调节机制

(1)乳糖操纵子的结构：大肠杆菌的乳糖操纵子含 Z、Y 及 A 三个结构基因，分别编码 β-半乳糖苷酶、透酶、乙酰基转移酶，此外还有一个操纵序列 O、一个启动序列 P 及一个调节基因 I。I 基因编码一种阻遏蛋白，后者与 O 序列结合，使操纵子受阻遏而处于转录失活状态。在启动序列 P 上游还有一个分解(代谢)物基因激活蛋白 CAP 结合位点，由 P 序列、O 序列和 CAP 结合位点共同构成 LAC 操纵子的调控区，三个酶的编码基因即由同一调控区调节，实现基因产物的协调表达。

(2)阻遏蛋白的负性调节在没有乳糖存在时，乳糖操纵子处于阻遏状态。此时，I 基因列在 P 启动序列操纵下表达的乳糖阻遏蛋白与 O 序列结合，故阻断转录启动。阻遏蛋白的阻遏作用并非绝对，偶有阻遏蛋白与 O 序列解聚。因此，每个细胞中可能会有寥寥数分子 β 半乳糖苷酶、透酶生成。

当有乳糖存在时，乳糖操纵子即可被诱导。真正的诱导剂并非乳糖本身。乳糖经透酶催化、转运进入细胞，再经原先存在于细胞中的少数 β-半乳糖苷酶催化，转变为别乳糖。后者作为一种诱导剂分子结合阻遏蛋白，使蛋白构型变化，导致阻遏蛋白与 O 序列解离、发生转录，使 β-半乳糖苷酶分子增加 1000 倍。

(3)CAP 的正性调节：分解代谢物基因激活蛋白 CAP 是同二聚体，在其分子内有 DNA 结合区及 cAMP 结合位点。当没有葡萄糖及 cAMP 浓度较高时，cAMP 与 CAP 结合，这时 CAP 结合在乳糖启动序列附近的 CAP 位点，可刺激 RNA 转录活性，使之提高 50 倍；当葡萄糖存在时，cAMP 浓度降低，cAMP 与 CAP 结合受阻，因此乳糖操纵子表达下降。

由此可见，对乳糖操纵子来说 CAP 是正性调节因素，乳糖阻遏蛋白是负性调节因素。两种调节机制根据存在的碳源性质及水平协调调节乳糖操纵子的表达。

(4)对调节机制的解释：大肠杆菌根据碳源性质选择代谢方式。

倘若有葡萄糖存在时，细菌优先选择葡萄糖供应能量。葡萄糖通过降低 cAMP 浓度，阻碍 cAMP 与 CAP 结合而抑制乳糖操纵子转录，使细菌只能利用葡萄糖。

在没有葡萄糖而只有乳糖的条件下，阻遏蛋白与 O 序列解聚，CAP 结合 cAMP 后与乳糖操纵子的 CAP 位点，激活转录，使得细菌利用乳糖作为能量来源。

四、真核基因表达调控

1.真核基因组结构特点

(1)真核基因组结构庞大:哺乳类动物基因组 DNA 长达 3×10^9 个 bp。

(2)单顺反子:真核基因转录产物为单顺反子,即一个编码基因转录生成一个 mRNA 分子,经翻译生成一条多肽链。

(3)重复序列:在原核、真核 DNA 中都有重复出现的核苷酸序列,但在真核更普遍。根据重复频率可将重复序列区分为高度重复序列(10^6 次)、中度重复序列($10^3\sim10^4$)及单拷贝序列。单拷贝序列在整个基因组中只出现一次或很少的几次。

(4)基因不连续性:真核结构基因两侧存在不被转录的非编码序列,往往是基因表达的调控区。在编码基因内部尚有一些不为蛋白质所编码的间隔序列,称内含子,而编码序列称为外显子,因此真核基因是不连续的。

2.真核基因表达调控特点

(1)RNA 聚合酶:真核 RNA 聚合酶有三种,即 RNA polⅠ、Ⅱ、Ⅲ,分别负责三种 RNA 转录。TATA 盒结合蛋白为三种聚合酶所共有。

(2)活性染色体结构变化:①对核酸酶敏感。②DNA 拓扑结构变化。天然状态的双链 DNA 以负性超螺旋的构象存在。当基因活化时,RNA 聚合酶前方的转录区 DNA 拓扑结构为正性超螺旋,后面的 DNA 则为负超螺旋,正性超螺旋不仅阻碍核小体结构形成,而且促进组蛋白 H2A·H2B 二聚体的释放,有利转录。③DNA 碱基修饰变化。在真核 DNA 有约 5%的胞嘧啶被甲基化为 5 甲基胞嘧啶,甲基化范围与基因表达程度是反比关系。处于转录活化状态的基因 CpG 序列一般是低甲基化的。④组蛋白变化。a.H1 样组蛋白减少。b.H2A-H2B 二聚体不稳定性增加。c.组蛋白修饰:最常见的修饰有乙酰化、泛素化,修饰后使核小体结构变得不稳定。d.H3 组蛋白巯基暴露。

(3)正性调节占主导:提高了蛋白-DNA 相互作用的指导性,经济有效。

(4)转录与翻译间隔进行:真核细胞有细胞核及胞浆等区间分布,转录与翻译在不同亚细胞结构中进行。

(5)转录后修饰、加工。

3.真核基因转录激活调节

(1)顺式作用元件:顺式作用元件是特异转录因子的结合位点,按功能特性,真核基因顺式作用元件分为启动子、增强子及沉默子。

1)启动子:真核基因启动子是 RNA 聚合酶结合位点周围的一组转录控制组件,每一组件含 7~20bp 的 DNA 序列。启动子包括至少一个转录起始点,以及一个以上的功能组件。在这些功能组件中最具典型意义的就是 TATA 盒,TATA 盒通常位于转录起始点上游-25~30bp,控制转录起始的准确性及频率。典型的启动子由 TATA 盒及上游的 CCAAT 盒和(或)GC 盒组成,这类启动于通常具有一个转录起始点及较高的转录活性。然而,还有很多启动子并不含 TATA 盒,这类启动子分为两类:一类为富含 GC 的启动子,最初发现于一类管家基因,这类启动于包括一个或数个分离的转录起始点;另一类启动子既不含 TATA 盒,也没有 GC 富含区,这类启动子可有一个或多个转录起始点,但多数转录活性很低或根本没有转录活性,而是在胚胎发育、组织分化或再生过程中受调节。

2)增强子:所谓强子就是远离转录起始点、决定基因的时间、空间特异性表达、增强启动子转录活性的 DNA 序列,其发挥作用的方式通常与方向、距离无关,可位于转录起始点的上游或下游。从功能上讲,没有增强子存在，启动子通常不能表现活性；没有启动子时，增强子也无法发挥作用。

3)沉默子：某些基因含有负性调节元件——沉默子，当其结合特异蛋白因子时，对基因转录起阻遏作用。

(2)转录调节因子

1)转录调节因子分类：转录因子，分为两类：①基本转录因子是RNA聚合酶结合启动子所必需的一组因子，为所有mRNA转录起动共有。②特异转录因子为个别基因转录所必需，决定该基因的时间、空间特异性表达，包括转录激活因子和抑制因子。

2)转录调节因子结构：所有转录因子至少包括两个结构域：DNA结合域和转录激活域；此外，很多转录因子还包含一个介导蛋白质-蛋白质相互作用的结构域，最常见的是二聚化结构域。①DNA结合域通常由60～100个氨基酸残基组成。最常见的DNA结合域结构形式是锌指结构和碱性α螺旋。类似的碱性DNA结合域多见于碱性亮氨酸拉链和碱性螺旋-环-螺旋。②转录激活域——由30～100个氨基酸残基组成。根据氨基酸组成特点，转录激活域又有酸性激活域、谷氨酰胺富含区域及脯氨酸富含区域。③介导二聚化的结构域——二聚化作用与亮氨酸拉链、螺旋一环一螺旋结构有关。

3)mRMA转录激活及其调节：真核RNA聚合酶Ⅱ不能单独识别、结合启动子，而是先由基本转录因子TFⅡD组成成分TBP识别TATA盒或启动元件，并有TFⅡA参与结合，形成TFⅡD-启动子复合物；继而在TGⅡAF等参与下，RNA聚合酶Ⅱ与TFⅡD、TFⅡB聚合，形成一个功能性的前起始复合物。在几种基本转录因子中，TFⅡD是唯一具有位点特异的DNA结合能力的转录因子，在上述有序的组装过程起关键性指导作用。这样形成的前起始复合物尚不稳定，也不能有效启动mRMA转录。然后由结合在增强子上的转录激活因子直接或间接与TFlID结合，从而影响前起始复合物的形成、稳定性以及RNA聚合酶的活性。

（王志强）

第六节　基因错误表达与精神疾病的关系

一、概述

从生物化学的角度讲，疾病的本质失由于各种原因引起的蛋白质质和量的改变所导致的蛋白质功能紊乱，这一方面包括蛋白质一级结构改变，蛋白质环境的变化以及蛋白质被修饰后导致的蛋白质空间结构的改变，即质的改变引起的蛋白质功能紊乱；另一方面包括蛋白质合成及降解变化，使一些蛋白质从无到有，由少到多或反过来使一些蛋白质由有到无，由多变少，即量的改变引起的蛋白质功能的紊乱。

从医学分子生物学的角度讲，基因结构及表达的改变使疾病发生发展的重要机制之一。它们不仅改变蛋白质的质，也改变蛋白质的量。现代医学也发现，几乎所有人类疾病的发生都不同程度地与遗传因素有关，这些遗传因素就使基因结构及表达地改变。

二、不同基因通过不同机制导致疾病的发生

1.基因结构改变导致蛋白质的结构或量变化引起疾病

(1)基因突变的类型

1)点突变。

2)缺失。

3)插入。

4)倒位。

5)基因突变和配子突变。

6)动态突变。

(2)不同的基因突变类型引起不同的遗传效应

1)因突变引起遗传密码的改变

①错义突变:DNA 分子中碱基的取代经转录产生的 mRNA 后,相应的密码子发生了变化,所编码的氨基酸也发生了变化,翻译成蛋白质后,突变前的氨基酸被突变后的另一种不同的氨基酸取代,使突变蛋白质的氨基酸组成和排列顺序都发生了改变。

②无义突变:碱基的取代,缺失或插入,使原来编码某种氨基酸的密码子变成了终止密码子,以这种 mRNA 为模板合成蛋白质时,翻译过程就会被提前终止,mRNA 中的遗传信息不能全部翻译成蛋白质,形成一条切短了的,不完全的多肽,使蛋白质的生物活性和功能发生改变。

③同义突变不一起蛋白质氨基酸组成和排列顺序发生任何改变的基因突变。

④移码突变:使阅读框移动的基因突变。基因的碱基序列中发生单个核苷酸,数个核苷酸的缺失或插入,或核苷酸片段的缺失或插入,导致突变区域之后的三联体密码子阅读框以为,突变区以后碱基序列所编码的多肽链的氨基酸序列与突变前的不同。

2)基因突变影响 hnRNA 的剪接

(3)结构基因改变导致蛋白质的结构或量变化引起疾病

1)结构基因的突变会改变蛋白质的一级结构,进而改变蛋白质的空间结构,造成蛋白质功能紊乱甚至丧失,引起相应的疾病。

2)结构基因的突变还可影响蛋白质合成的量,进而造成蛋白质功能紊乱,引起相应的疾病。

(4)基因调控序列变异导致表达水平变化引起疾病

2.细胞间信号异常导致基因表达异常引起疾病　人体的各种细胞间通过激素,神经递质,旁分泌信号等保持细胞间的联系。通过这些细胞间信号调节彼此的代谢。正常的细胞间信号能保证基因表达的正常时间特异性,空间特异性以及正常的表达水平。相反,错误的细胞间信号,会破坏基因表达的时间特异性和空间特异性使胚胎后的细胞合成胚胎型蛋白,或使一种细胞合成另一种细胞特有的蛋白质,还会使基因的表达水平过高或过低,这些都会导致疾病的发生。

3.细胞内因素导致基因表达异常引起疾病

(1)一异常的细胞内信号导致基因表达异常引起疾病。

(2)异常的 DNA 甲基化模式导致基因表达异常引起疾病。

4.不同的病原生物基因通过不同的方式引起疾病　外源性基因也就是病原生物的感染引起。

(王志强)

第七节　基因的遗传规律

一、遗传之父——孟德尔

孟德尔1822年出生于当时奥地利海森道夫地区的一个贫苦农民家庭，他的父亲擅长于园艺技术，在父亲的直接熏陶和影响之下，孟德尔自幼就爱好园艺。1843年，他中学毕业后考入奥尔谬茨大学哲学院继续学习，但因家境贫寒，被迫中途辍学。1843年10月，因生活所迫，他步入奥地利布隆城的一所修道院当修道士。从1851年到1853年，孟德尔在维也纳大学学习了4个学期，系统学习了植物学、动物学、物理学和化学等课程。与此同时，他还受到了从事科学研究的良好训练，这些都为他后来从事植物杂交的科学研究奠定了坚实的理论基础。1854年孟德尔回到家乡，继续在修道院任职，并利用业余时间开始了长达12年的植物杂交试验。

在孟德尔从事的大量植物杂交试验中，以豌豆杂交试验的成绩最为出色。经过整整8年（1856～1864）的不懈努力，终于在1865年发表了《植物杂交试验》的论文，提出了遗传单位是遗传因子（现代遗传学称为基因）的论点，并揭示出遗传学的两个基本规律——分离规律和自由组合规律。这两个重要规律的发现和提出，为遗传学的诞生和发展奠定了坚实的基础，这也正是孟德尔名垂后世的重大科研成果。

二、分离规律

在生殖细胞形成过程中，等位基因彼此分离，分别进入不同的生殖细胞中，这一规律称为分离律，是由奥地利著名遗传学家孟德尔于1865年通过豌豆杂交实验所发现，又称孟德尔第一定律。100多年来，这一规律被用来解释许多人类遗传病和性状的遗传规律。

豌豆具有一些稳定的、容易区分的性状，这很符合孟德尔的试验要求。所谓性状，即指生物体的形态、结构和生理、生化等特性的总称。在他的杂交试验中，孟德尔全神贯注地研究了7对相对性状的遗传规律。所谓相对性状，即指同种生物同一性状的不同表现类型，如豌豆花色有红花与白花之分，种子形状有圆粒与皱粒之分等。为了方便和有利于分析研究起见，他首先只针对一对相对性状的传递情况进行研究，然后再观察多对相对性状在一起的传递情况。这种分析方法是孟德尔获得成功的一个重要原因。

1.显性性状与隐性性状　大家知道，孟德尔的论文的醒目标题是《植物杂交试验》，因此他所从事试验的方法，主要是“杂交试验法”。他用纯种的高茎豌豆与矮茎豌豆作亲本（亲本以P表示），在它们的不同植株间进行异花传粉。结果发现，无论是以高茎作母本，矮茎作父本，还是以高茎作父本，矮茎作母本（即无论是正交还是反交），它们杂交得到的第一代植株（简称“子一代”，以F1表示）都表现为高茎。也就是说，就这一对相对性状而言，F1植株的性状只能表现出双亲中的一个亲本的性状——高茎，而另一亲本的性状——矮茎，则在F1中完全没有得到表现。

又如，纯种的红花豌豆和白花豌豆进行杂交试验时，无论是正交还是反交，F1植株全都是红花豌豆。正因为如此，孟德尔就把在这一对性状中，F1能够表现出来的性状，如高茎、红花，叫作显性性状，而把F1未能表现出来的性状，如矮茎、白花，叫作隐性性状。孟德尔在豌豆的其他5对相对性状的杂交试验中，都得到了同样的试验结果，即都有易于区别的显性性状和隐性性状。

2.分离现象及分离比　在上述的孟德尔杂交试验中，由于在杂种 Fl 时只表现出相对性状中的一个性状——显性性状，那么，相对性状中的另一个性状——隐性性状，是不是就此消失了呢？能否表现出来呢？带着这样的疑问，孟德尔继续着自己的杂交试验工作。

孟德尔让上述 F1 的高茎豌豆自花授粉，然后把所结出的 F2 豌豆种子于次年再播种下去，得到杂种 F2 的豌豆植株，结果出现了两种类型：一种是高茎的豌豆（显性性状），一种是矮茎的豌豆（隐性性状），即：一对相对性状的两种不同表现形式——高茎和矮茎性状都表现出来了。孟德尔的疑问解除了，并把这种现象称为分离现象。不仅如此，孟德尔还从 F2 的高、矮茎豌豆的数字统计中发现：在 1064 株豌豆中，高茎的有 787 株，矮茎的有 277 株，两者数目之比，近似于 3∶1。

孟德尔以同样的试验方法，又进行了红花豌豆的 Fl 自花授粉。在杂种 F2 的豌豆植株中，同样也出现了两种类型：一种是红花豌豆（显性性状），另一种是白花豌豆（隐性性状）。对此进行数字统计结果表明，在 929 株豌豆中，红花豌豆有 705 株，白花豌豆有 224 株，二者之比同样接近于 3∶1。

孟德尔还分别对其他 5 对相对性状作了同样的杂交试验，其结果也都是如此。

我们概括上述孟德尔的杂交试验结果，至少有三点值得注意：

（1）F1 的全部植株：都只表现某一亲本的性状（显性性状），而另一亲本的性状，则被暂时遮盖而未表现（隐性性状）。

（2）在 F2 里：杂交亲本的相对性状——显性性状和隐性性状又都表现出来了，这就是性状分离现象。由此可见，隐性性状在 Fl 里并没有消失，只是暂时被遮盖而未能得以表现罢了。

（3）在 F2 的群体中：具有显性性状的植株数与具有隐性性状的植株数，常常表现出一定的分离比，其比值近似于 3∶1。

3.对性状分离现象的解释　孟德尔对上述 7 个豌豆杂交试验结果中所反映出来的、值得注意的三个有规律的现象感到吃惊。事实上，他已认识到，这绝对不是某种偶然的巧合，而是一种遗传上的普遍规律，但对于 3∶1 的性状分离比，他仍感到困惑不解。经过一番创造性思维后，终于茅塞顿开，提出了遗传因子的分离假说，其主要内容可归纳为：

（1）孟德尔遗传规律

1）生物性状的遗传：由遗传因子决定（遗传因子后来被称为基因）。

2）遗传因子：在体细胞内成对存在，其中一个成员来自父本，另一个成员来自母本，二者分别由精卵细胞带入。在形成配子时，成对的遗传因子又彼此分离，并且各自进入到一个配子中。这样，在每一个配子中，就只含有成对遗传因子中的一个成员，这个成员也许来自父本，也许来自母本。

3）在杂种 F1 的体细胞中：两个遗传因子的成员不同，它们之间是处在各自独立、互不干涉的状态之中，但二者对性状发育所起的作用却表现出明显的差异，即一方对另一方起了决定性的作用，因而有显性因子和隐性因子之分，随之而来的也就有了显性性状与隐性性状之分。

4）杂种 F1 所产生的不同类型的配子：其数目相等，而雌雄配子的结合又是随机的，即各种不同类型的雌配子与雄配子的结合机会均等。

孟德尔的遗传因子假说，使得豌豆杂交试验所得到的相似结果有了科学的、圆满的解释。

4.分离规律的实质　孟德尔提出的遗传因子的分离假说，用他自己所设计的测交等一系列试验，已经得到了充分的验证，也被后人无数次的试验所证实，现已被世人所公认，并被尊称为孟德尔的分离规律。那么，孟德尔分离规律的实质是什么呢？

这可以用一句话来概括，那就是：杂合体中决定某一性状的成对遗传因子，在减数分裂过程中，彼此分离，互不干扰，使得配子中只具有成对遗传因子中的一个，从而产生数目相等的、两种类型的配子，且独立地遗传给后代，这就是孟德尔的分离规律。

三、自由组合律

孟德尔在总结一对相对性状遗传规律的基础上，进一步研究了两对以上相对性状的遗传。发现以下规律：两对或两对以上的等位基因位于非同源染色体的不同位点时，在生殖细胞形成过程中，非等位基因独立行动，可分可合，有均等机会组合到同一个生殖细胞中。这是由于在形成配子的减数分裂过程中，同源染色体要相互分离，非同源染色体随机组合进入不同的配子中。自由组合律又称孟德尔第二定律。

这里我们仅介绍他所进行的两对相对性状的杂交试验。

1.杂交试验现象的观察　孟德尔在进行两对相对性状的杂交试验时，仍以豌豆为材料。他选取了具有两对相对性状差异的纯合体作为亲本进行杂交，一个亲本是结黄色圆形种子（简称黄色圆粒），另一亲本是结绿色皱形种子（简称绿色皱粒），无论是正交还是反交，所得到的 F1 全都是黄色圆形种子。由此可知，豌豆的黄色对绿色是显性，圆粒对皱粒是显性，所以 F1 的豌豆呈现黄色圆粒性状。

如果把 Fl 的种子播下去，让它们的植株进行自花授粉（自交），则在 F2 中出现了明显的形状分离和自由组合现象。在共计得到的 556 粒 F2 种子中，有四种不同的表现类型。

如果以数量最少的绿色皱形种子 32 粒作为比例数 1，那么 F2 的四种衰现型（黄圆，315；黄皱，101；绿圆，108；绿皱，32）的数字比例大约为 9:3:3:1。从豌豆杂交试验结果看出，在 F2 所出现的四种类型中，有两种是亲本原有的性状组合，即黄色圆形种子和绿色皱形种子，还有两种不同于亲本类型的新组合，即黄色皱形种子和绿色圆形种子，其结果显示出不同相对性状之间的自由组合。

孟德尔在杂交试验的分析研究中发现，如果单就其中的一对相对性状而言，那么，其杂交后代的显、隐性性状之比仍然符合 3:1 的近似比值。

以上性状分离比的实际情况充分表明，这两对相对性状的遗传，分别是由两对遗传因子控制着，其传递方式依然符合于分离规律。

此外，它还表明了一对相对性状的分离与另一对相对性状的分离无关，二者在遗传上是彼此独立的。

如果把这两对相对性状联系在一起进行考虑，那么，这个 F2 表现型的分离比，应该是它们各自 F2 表现型分离比（3：1）的乘积：这也表明，控制黄、绿和圆、皱两对相对性状的两对等位基因，既能彼此分离，又能自由组合。

2.自由组合现象的解释　那么，对上述遗传现象，又该如何解释呢？孟德尔根据上述杂交试验的结果，提出了不同对的遗传因子在形成配子中自由组合的理论。

因为最初选用的一个亲本——黄色圆形的豌豆是纯合子，其基因型为 YYRR，在这里，Y 代表黄色，R 代表圆形，由于它们都是显性，故用大写字母表示。而选用的另一亲本——绿色皱形豌豆也是纯合子，其基因型为 yyrr，这里 y 代表绿色，r 代表皱形，由于它们都是隐性，所以用小写字母来表示。

由于这两个亲本都是纯合体，所以它们都只能产生一种类型的配子，即：

（1）YYRR-YR

（2）yyrr-yr

二者杂交，YR 配子与 yr 配子结合，所得后代 Fl 的基因型全为 YyRr，即全为杂合体。由于基因间的显隐性关系，所以 Fl 的表现型全为黄色圆形种子。杂合的 Fl 在形成配子时，根据分离规律，即 Y 与 y 分离，R 与 r 分离，然后每对基因中的一个成员各自进入到下一个配子中，这样，在分离了的各对基因成员之间，便会出现随机的自由组合，即：

1)Y 与 R 组合成 YR。

2)Y 与 r 组合成 Yr。

3)v 与 R 组合成 yR。

4)y 与 r 组合成 yr。

由于它们彼此间相互组合的机会均等,因此杂种 F1(YyRr)能够产生四种不同类型、相等数量的配子。当杂种 Fl 自交时,这四种不同类型的雌雄配子随机结合,便在 F2 中产生 16 种组合中的 9 种基因型合子。

3.孟德尔植物杂交实验 显隐性基因的存在,这 9 种基因型只能有四种表现型,即:黄色圆形、黄色皱形、绿色圆形、绿色皱形。

这就是孟德尔当时提出的遗传因子自由组合假说,这个假说圆满地解释了他观察到的试验结果。事实上,这也是一个普遍存在的最基本的遗传定律,这就是孟德尔发现的第二个遗传定律——自由组合规律,也有人称它为独立分配规律。

4.自由组合规律的验证 与分离规律相类似,要将自由组合规律由假说上升为真理,同样也需要科学试验的验证。孟德尔为了证实具有两对相对性状的 F1 杂种,确实产生了四种数目相等的不同配子,他同样采用了测交法来验证。

把 F1 杂种与双隐性亲本进行杂交,由于双隐性亲本只能产生一种含有两个隐性基因的配子(yr),所以测交所产生的后代,不仅能表现出杂种配子的类型,而且还能反映出各种类型配子的比数。换句话说,当 F1 杂种与双隐性亲本测交后,如能产生四种不同类型的后代,而且比数相等,那么,就证实了 F1 杂种在形成配子时,其基因就是按照自由组合的规律彼此结合的。实际测交的结果,无论是正交还是反交,都得到了四种数目相近的不同类型的后代,其比数为 1∶1∶1∶1,与预期的结果完全符合。这就证实了雌雄杂种 F1 在形成配子时,确实产生了四种数目相等的配子,从而验证了自由组合规律的正确性。

5.自由组合规律的实质 根据前面所讲的可以知道,具有两对(或更多对)相对性状的亲本进行杂交,在 Fl 产生配子时,在等位基因分离的同时,非同源染色体上的非等位基因表现为自由组合,这就是自由组合规律的实质。也就是说,一对等位基因与另一对等位基因的分离与组合互不干扰,各自独立地分配到配子中。

四、连锁与互换规律

自由组合律主要针对非同源染色体上的非等位基因的遗传规律。但许多基因位于同一染色体上,这一现象称为基因连锁。1909 年美国遗传家摩尔根及其学生在孟德尔定律基础上,利用果蝇进行的杂交实验,揭示了位于同源染色体上不同座位的两对以上等位基因的遗传规律,即著名的连锁与互换规律。其基本内容是:生殖细胞形成过程中,位于同一染色体上的基因是连锁在一起,作为一个单位进行传递,称为连锁律。在生殖细胞形成时,一对同源染色体上的不同对等位基因之间可以发生交换,称为交换律或互换律。

连锁和互换是生物界的普遍现象,也是造成生物多样性的重要原因之一。一般而言,两对等位基因相距越远,发生交换的机会越大,即交换率越高;反之,相距越近,交换率越低。因此,交换率可用来反映同一染色体上两个基因之间的相对距离。以基因重组率为 1%时两个基因间的距离记作 1 厘摩(cM)。

五、遗传规律的应用

孟德尔的分离规律和自由组合规律是遗传学中最基本、最重要的规律,后来发现的许多遗传学规律都是在它们的基础上产生并建立起来的，它犹如一盏明灯，照亮了近代遗传学发展的前途。

1.理论应用 从理论上讲，自由组合规律为解释自然界生物的多样性提供了重要的理论依据。大家知道，导致生物发生变异的原因固然很多，但是，基因的自由组合却是出现生物性状多样性的重要原因。比如说，一对具有20对等位基因(这20对等位基因分别位于20对同源染色体上)的生物进行杂交，F2可能出现的表现型就有220＝1048576种。这可以说明为什么世界生物种类为何如此繁多。当然，生物种类多样性的原因还包括基因突变和染色体变异，这在后面还要讲到。

分离规律还可帮助我们更好地理解为什么近亲不能结婚的原因。由于有些遗传疾病是由隐性遗传因子控制的，这些遗传病在通常情况下很少会出现，但是在近亲结婚(如表兄妹结婚)的情况下，他们有可能从共同的祖先那里继承相同的致病基因，从而使后代出现病症的机会大大增加。因此，近亲结婚必须禁止，这在我国婚姻法中已有明文规定。

2.实践应用 孟德尔遗传规律在实践中的一个重要应用就是在植物的杂交育种上。在杂交育种的实践中，可以有目的地将两个或多个品种的优良性状结合在一起，再经过自交，不断进行纯化和选择，从而得到一种符合理想要求的新品种。比方说，有这样两个品种的番茄：一个是抗病、黄果肉品种，另一个是易感病、红果肉品种，需要培育出一个既能稳定遗传，又能抗病，而且还是红果肉的新品种。你就可以让这两个品种的番茄进行杂交，在F2中就会出现既抗病又是红果肉的新型品种。用它作种子繁殖下去，经过选择和培育，就可以得到你所需要的能稳定遗传的番茄新品种。

(王志强)

第八节 精神疾病的特异性基因

一、概述

1.组织特异性表达 不同天然基因表达的组织特异性严格程度相差很大，这与基因内部或侧翼序列中存在的调节元件有关。细胞内存在组织特异性调节元件以及与这些元件相互作用的反式作用因子。利用这些顺式作用元件和反式作用因子，可以控制外源基因在特定组织中进行表达。例如对生长激素基因治疗的研究，早期研究采用SV40、MT-1等病毒基因启动子控制生长激素(GH)基因的表达，转基因动物体内生长激素超生理水平表达，产生了巨型鼠等，这种失控状态下的基因表达显然没有临床实用价值。生长激素以非适宜的模式分泌可产生强烈的不良反应如跛行、胃溃疡、关节炎、心肌肥大、肺炎及肾小球硬化症等。Maxwell等用人骨骼肌肌蛋白(HSA)或慢型肌钙蛋白启动子与GH连接、构建表达载体，肌内注射或脂质体包裹注射基因转染，慢型肌钙蛋白启动子控制的GH基因仅表达与慢型收缩性肌纤维细胞，而HSA启动子控制的GH基因则在慢型及快型肌纤维细胞中有表达，血液中GH水平可以维持在生理水平(波动±0.3ng/ml)。因此该表达载体可能应用于GH缺乏的儿童、老年或废用性肌萎缩的基因治疗。

2.诱导性转录调控 诱导性表达是细胞对体内外环境的适应性响应。有很多基因的转录都具有显著的诱导性，如胰岛素基因可为氨基酸及葡萄糖诱导，转铁蛋白基因可为雌激素诱导，金属硫蛋白基因可被Ca^{2+}、内毒素、Zn^{2+}、激素等诱导，转录水平可增加数倍乃至数百倍。若将这些基因的顺式作用元件用于构建表达载体，则可使载体携带的目的基因在特定信号的诱导下表达，从而可实施对治疗基因体内表达的启动、表达时机和表达水平的控制。

研究疾病状态下基因表达调控机制，可以发现一些能被病理信号诱导的顺式作用元件，将这些元件用于构建真核表达载体，在基因治疗研究中具有很大的意义。

3.干涉细胞内源性基因表达　当基因表达下调发生障碍、基因过度表达而导致疾病时，常常需要对基因的表达进行干预，使基因表达水平降低，或抑制特定基因的表达，以达到减少基因表达产物、治疗或缓解疾病的目的。

目前有许多方法可以利用外源因素影响细胞内基因表达，如三链 DNA、反义 RNA、反义 PNA、RNA 干涉、顺式作用元件 DNA 片段抑制反式作用因子等。研究这些干涉基因表达的因素的作用机制、应用这些因素干涉基因表达时的控制条件，对于基因的治疗具有重要意义。

RNA 干涉(RNAi)是一种干涉细胞内源性基因表达的方法：RNA 干涉是指外源性的 dsRNA 所致的细胞内有效的和特异性的基因封闭。

RNAi 的封闭作用是发生在转录后，称为转录后封闭(PTGS)，特异性基因封闭效应是因为发生了特异性 mRNA 的降解。这种降解是一种序列特异性核酸酶降解作用的结果，这种酶被称为 RNA 诱导的封闭复合物(RISC)，它是一种核糖核蛋白，具有核酸外切酶活性。

dsRNA 被降解成 25 个核苷酸的小片段 RNA，现普遍认为这些小片段 RNA 参与了 mRNA 的特异性识别。还有研究者认为这些小片段 RNA 可在一种 RNA 指导的 RNA 聚合酶作用下被扩增，从而使 RANi 可在生物体内得以传播。RISC 可以识别小片段 RNA 并与之结合，在小片段 RNA 的指导下识别同源 mRNA，最后利用其外切酶活性降解 mRNA。

二、精神疾病与特异性基因

多种精神疾病的发生与基因的变异有关，如精神分裂症、帕金森氏综合征、老年性痴呆等。以下以老年性痴呆为例来说明。

自从 1907 年 Alzheimer 描述了 Alzheimer 病(AD)以来，人们一直在探索着该病的病因。虽然 AD 的确切病因还不清楚，但可以肯定它与机体的衰老以及遗传有关。在过去的十多年中，人们在努力探索 AD 的基因特征，与 AD 有关基因的不断发现为我们揭示该病的病因带来了曙光。从遗传学角度来讲，AD 是一种复杂的基因病。通过基因分析已确定有三种导致早发家族性 AD(FAD)发病的基因，它们分别位于 1、14 和 21 号染色体上；而晚发 FAD 其发病的遗传“危险因素”位于 19 号染色体上。由此可见，从遗传角度来讲 FAD 是异质性的，而其表型的特点在于发病年龄的不同。但以上 4 个基因仅存在于半数的遗传性 AD 患者，说明还存在有待发现的其他的基因。而对于散发 AD 来讲，无论是早发的还是晚发的，其发病的“危险因素”均位于 19 号染色体上。目前大量资料表明，β 淀粉样肽(Aβ)的沉积在 AD 的发病中起重要作用。这也就提示，在 AD 的发病过程中有多种基因途径可导致同样的病理变化。

1.淀粉样前体蛋白(APP)基因

(1)APP 突变的发现：1991 年 Goate 等发现早发 FAD 患者 21 号染色体上 APP 基因 17 号外显子发生突变，这一突变致使该基因编码的 717 位缬氨酸被异亮氨酸、苯丙氨酸或甘氨酸所取代，由此人们对 AD 的研究进入了分子遗传学这一崭新的领域。

(2)APP 突变与 AD：APP 是一种广泛存在于全身组织细胞、具有膜受体蛋白样结构的跨膜糖蛋白，分子量为 110-135kD。APP 分子的大部分位于细胞外，羧基端在细胞质内。在 APP 合成后，经过 N-和 O-糖基化及酪氨酸硫化，在翻译修饰后或在此过程中于细胞内分泌途径中被裂解。正常情况下，APP 由 p 分泌酶裂解为可溶性 Aβ，裂解过程大多发生在 O-糖基化修饰之后。单分子的 Aβ 是一种 β 折叠的可溶性异质的多肽，含有28～43个氨基酸残基。基因突变或其他因素可以导致APP氨基酸序列或裂解部位的改变，从而产生易于沉淀的Aβ。另外，研究还发现Apo Eε4与可溶性Aβ具有很高的亲和力，这种结合也与促进Aβ沉淀有关。沉淀的Aβ聚合物对神经元具有毒性作用，可导致神经元的退行性病变。21-三体患者(Down综合征)到中年时β-淀粉样蛋白生成增加，产生类似于AD的病理变化。这很可能是由于Down综合征患者21号染色体上存在着能翻译成APP的三个基因拷贝，所以该综合征患者到中年几乎都不可避免地发展为AD。在APP基因中或在该基因周围发现了基因的突变，这也为Ap在AD中起主导作用提供了证据。细胞内转运和处理APP导致Aβ的产生。近来的研究发现，Aβ的产生与APP内在化有关。因为当APP内在化的量减少时，Aβ的释放也随着减少。家族性AD相关的APP基因的突变导致在Aβ区或其附近的某氨基酸被其他氨基酸替代。有些突变会影响Aβ的分泌。密码子717的突变似乎可以导致产生过多异常的Aβ肽，这种Aβ肽在C末端(Aβx-42)含有二个额外的氨基酸。对多极细胞的研究显示，80%～90%的α-分泌酶裂解的APP转运至MADIN-DARBY犬的肾脏细胞基底外侧面并由此分泌。现有资料提示家族性AD其APP的突变导致Ap释放质或量的改变，这是由APP细胞内转运的逆向作用造成的。因此，确定控制APP转运及内在化，以弄清Aα-沉积所经历的过程就显得越来越重要。最近发现的其他两个家族性AD基因，即早老素最终会为此过程提供最大的线索。

2.早老素基因(PS基因) APP基因的突变所致AD仅占FAD的2%～3%。而PS基因的突变则为大多数FAD的病因。

(1)PS基因的突变发现：1992年ScheHenberg等首先报道早发FAD和第14号染色体长臂的标志连锁，认为致病基因可能定位于14q24.3座位，这一结果得到后续研究的支持，并将该座位命名为AD3，之后将其命名为PS1基因。该基因与70%～80%的早发FAD有关，占AD总数的10%。PS2基因(STM2基因)位于第1号染色体。对伏尔加德国后裔的家族的研究发现，该家族PS2基因有一个错义突变。后来又在意大利血统的家族性AD中发现了另外一个PS2基因的突变。PS2基因突变家族AD发病较晚，多在70～80岁。

(2)PS基因突变的类型：PSI基因的突变包括错义突变、剪切位点突变。

1)错义突变：目前共发现有24种错义突变，它们均位于PS1基因的高度保守序列之中。这些错义突变均为点突变，仅存在于早发FAD患者中。

2)剪切位点突变：Cruts等报道与14号染色体连锁的2个早发家族性AD的家系，发现S182基因在5′端出现了两种不同的拼接形式。Perz等还发现了第9外显子的错误剪切。另外还有外显子8、外显子3错误剪切的报道。这些突变影响转录过程中mRNA的正常剪切，结果mRNA虽然能表达正常的蛋白质，但表达效率降低。

到目前为止尚未发现PS1基因的编码突变和无义突变。提示PSI基因的突变也许并不导致PS1蛋白功能的完全丧失，而只是获得性地改变了PS1蛋白的功能，进而改变AD的病理过程。另外，PS1基因的突变可能导致APP异常加工、转运及Tau蛋白等细胞骨架蛋白之间的相互作用异常及Ca^{2+}通道的破坏从而影响细胞内外Ca^{2+}的交换，最终导致AD的病理变化。

FAD的PS1、PS2及APP的突变似乎可以解释大多数早发家族性AD。不过，不具有PS1、PS2及APP突变的早发AD家族的存在则提示，至少还有其他早发FAD的基因尚未发现。

3.载脂蛋白E(Apo E)基因 1993年Strittmatter等发现Apo E的等位基因ε4与晚发AD相关联。Apo E基因是用位置性克隆技术确认的AD的易患位点，位于染色体19q12-13.2的保守基因簇中，其位点靠近与FAD有关的遗传标志。Apo E基因有3个常见的等位基因，即ε2、ε3、ε4。65%～75%散发AD病例及晚发FAD病例与Apo Etε4等位基因相关，而早发FAD与此基因无关。Apo Eε4等位基因可能是散发 AD 与晚发 FAD 重要的危险因子。

江三多等 54 例 AD 患者与 Apo Eε4 等位基因的关联分析发现，中国晚发性 AD 患者 Apo Eε4 基因频率高于正常人，证实了中国晚发性 AD 患者与 Apo Eε4 基因间存在关联；同时还发现中国早发性 AD 患者 Apo Eε4 基因频率也高于正常人，说明中国早发性 AD 患者与 Apo Eε4 基因间也存在关联。

AD 始发年龄的分布因 Apo E 基因型的功能而异，ε4 等位基因增加发病危险而且降低始发年龄的分布。Corder 等发现 Apo Eε4 等位基因数量与 AD 的患病率及发病年龄有关，随着该基因拷贝数的增加，AD 的患病率增加，发病年龄降低。所以携带 ε4 等位基因者发展成为 AD 的危险增加、年龄提前。

所有这些方法，都是在对基因表达调控机制研究的基础上发展起来的，利用这些方法又可以人为调控细胞内某些特定基因的表达，达到治疗疾病的目的。随着越来越多的基因被克隆，基因表达调控的研究将日益深入。对人类众多基因表达的调控机制的共性和个性会有更多的了解，而对这些调控机制的了解将会被用于对疾病的控制，在医学领域研究中具有重大而深远的意义。

（王志强）

第九节 常用的分子生物学检测技术

一、概述

分子生物学诊断技术是现代分子生物学与分子遗传学取得巨大进步的结晶，是在人们对基因的结构以及基因的表达和调控等生命本质问题的认识日益加深的基础上产生的。近年来，分子生物学诊断技术的方法学研究取得了很大进展，先后建立了限制性内切酶酶谱分析、核酸分子杂交、限制性片段长度多态性连锁分析等方法。1985 年由美国 Cetus 公司人类遗传学研究室 Mullis 等创立并随后迅速发展起来的 DNA 体外扩增技术(PCR)，以及 90 年代发展起来的 DNA 芯片技术，又将分子生物学诊断技术提高到一个崭新的阶段。

二、核酸分子杂交

具有一定互补序列的核苷酸单链在液相或固相中按碱基互补配对原则缔合成异质双链的过程叫核酸分子杂交。应用该技术可对特定 DNA 或 RNA 序列进行定性或定量检测。到目前为止，分子杂交技术在基因诊断中仍占重要地位，它按反应支持物可分为固相杂交和液相杂交两种，前者应用较广，有 Southern 印迹杂交、点杂交、夹心杂交(三明治杂交)、原位杂交和寡核苷酸探针技术等。核酸分子杂交主要涉及两个方面：待测的 DNA 或 RNA 以及用于检测的 DNA 或 RNA 探针。探针标记的好坏决定检测的敏感性。

1.Southern 印迹杂交　是最经典和应用最广泛的杂交方法。根据基因探针与待测 DNA 限制酶酶解片段杂交的带谱，可以直接确定宿主基因的缺陷所在或病原体的存在状态。

2.Northern 印迹杂交　基本原理与 Southern 印迹杂交相同，不同的是它检测 mRNA 而不是 DNA，因此可分析和了解基因的表达状态。由于 mRNA 比 DNA 更易受到各种因素的降解，所以整个操作过程须特别小心。

3.斑点杂交　将待测 DNA 或细胞裂解物变性后直接点在硝酸纤维素膜上(无须限制酶酶解)，与探针进行杂交反应。该技术对于基因拷贝数多的样品很适合，具有简捷快速的特点，一次可做大批量样品的筛查，适于流行病学调查和感染性疾病外源性致病基因的检测。目前斑点杂交技术在各实验室中得到较普及的应用。该技术可用来分析待测核酸片段中是否存在与探针同源的序列，同时还可半定量反映样品中的模板含量。其原理包括将提取的核酸片段变性后转移并固定于支持膜上，通过预杂交以除去非特异位点，然后以标记探针进行杂交。标记物有多种，以同位素标记的探针杂交后，可通过放射自显影分析结果.而以非同位素（如生物素、地高辛等）标记的探针杂交后，需加入对应的酶标记物（如亲和素、地高辛抗体），再经过显色反应后，利用光密度扫描仪进行量化检测。本方法特异性可靠，但灵敏度偏低，而且操作复杂，因此大大限制了该技术的普及应用。

4.分支链 DNA(bDNA)技术 近几年，bDNA 作为核酸直接量化检测技术已广泛应用于 HBV、HCV 和 HIV 等的研究。该方法主要是通过将磷酸化的捕获探针以共价键的形式结合在固相载体上，然后依次加入待测核酸和悬挂有多个支链的信号探针进行杂交，每个支链 DNA 都结合有放大信号的分子（如碱性磷酸酶），最后通过利用化学发光检测核酸的含量。bDNA 技术是目前核酸直接量化检测技术中灵敏度最高的方法之一。但该方法成本较高，不利于其普及应用。

5.原位杂交 直接在组织切片或细胞涂片上进行杂交反应。该技术可检出细胞中单拷贝 mRNA，估算病毒在宿主细胞中复制和转录的程度，对于病毒感染（特别是具有长潜伏期的病毒感染）和其他退行性疾病的诊断很有用。

6.液相杂交 液相杂交酶免疫法量化检测核酸扩增产物。这种方法同固相杂交量化检测核酸扩增产物原理大致相同，只是将反应体系换为液相环境。应用液相杂交量化检测维生素 D 结合蛋白基因，在 PCR 扩增时通过掺入法使产物上挂有地高辛分子，再通过液相杂交与标记有生物素的探针结合后，被包被有链亲和素的酶标微孔板捕获，利用辣根酶标记的地高辛抗体使酶反应底物（OPD 或 TMB）显色。据报道，核酸扩增产物与特异性探针在液相中的杂交效率要高于在酶标微孔板上的结合，液相杂交的灵敏度通常是固相杂交的 10～20 倍，可以检测到 pg 水平。

三、聚合酶链反应

PCR 是近年来发展起来的一种快速的 DNA 片段扩增技术，它通过分别与双链目的 DNA 序列两个 3′端互补的寡核苷酸引物，由 Taq DNA 聚合酶从 5′到 3′进行一系列 DNA 聚合反应，扩增出所需要的目的 DNA。由于每个循环中合成的引物延伸产物可作为下一循环中的模板，因而每次循环中靶 DNA 的拷贝数几乎呈几何级数增长，因此，20 次 PCR 循环将产生约一百万倍（2^{20}）的扩增产物。这种 1985 年由 Kary Mullis 建立的方法最早在美国 Cetus 公司人类遗传学研究室应用于人 β-珠蛋白 DNA 的扩增及镰刀形红细胞贫血病的产前诊断。随后迅速发展起来，将基因诊断提高到一个崭新的阶段。

PCR 反应的设计和优化：PCR 技术自建立以来，几年内就成为一项广为应用的研究技术。PCR 之所以得到普及主要是因为它灵敏、特异、高效、简便。按照最基本的定义，PCR 只不过是在适宜的缓冲液中将样本 DNA 与寡核苷酸引物、脱氧核苷三磷酸及热稳定的 Taq DNA 聚合酶结合起来，然后反复加热和冷却若干小时，直到获得所需的扩增量。但事实上，PCR 是一个比较复杂、迄今尚未完全明了的生物化学反应。在反应中各种反应成分之间的动态的相互作用决定着产物的质量。尽管在多数情况下，反应的最终结果比较好，但如果要获得更好的结果，就有很多参数需要进一步探讨。

由于 PCR 的应用很广泛，因此，不可能有这样一套条件，它在任何情况下都能保证反应成功地进行。但是，一般有一种标准反应，可以适用于大多数的 DNA 扩增反应，即使不能适应，它至少也确定了一个共同的起点，在此基础上可以作多种变化。标准PCR的体积通常为50μl或100μl，除样品DNA外，还包括50mMKCl，10mM Tris-HCl(Ph 8.4，室温)，1.5mM $MgCl_2$，100μg/ml明胶，0.25μM的各种引物，200μM的各种脱氧核苷酸(dATP，dCTP，dGTP和dTTP)，以及2.5单位的Taq DNA聚合酶。当然，样品DNA的类型是可变的，但通常都要具有102～105拷贝的模板(例如，0.1μg人基因组DNA)，通常还要加几滴矿物油，以密封反应，并防止反应体积的减小。利用这些条件可扩增DNA的靶序列的范围很大。当上述条件不能产生理想的结果时，即必须进行PCR的优化。

四、基因芯片技术

DNA芯片技术是近年出现的DNA分析技术，其突出特点在于高度并行性、多样性、微型化和自动化。高度的并行性不仅可大大提高实验的进程，并且有利于DNA芯片技术所展示图谱的快速对照和阅读。多样性是指在单个芯片中可以进行样品的多方面分析，从而大大提高分析的精确性，避免因不同实验条件产生的误差。微型化是当前芯片制造中普遍的趋势，其好处是可以减少试剂用量和减小反应液体积，从而提高样品浓度和反应速率。高度自动化则可以降低制造芯片的成本和保证芯片的制造质量不易波动。由于这些优点，它成为后基因组时代基因功能分析的最重要技术之一。

所有的DNA芯片技术都包含四个基本要点：DNA方阵的构建、样品的制备、杂交和杂交图谱的检测及读出。

1.DNA方阵的构建方法　DNA方阵的构建一般有三种方法：光蚀刻法合成寡核苷酸或肽核酸(PNA)、压电印刷法、预先合成寡核苷酸或PNA后再通过机械接触组成方阵。光蚀刻法主要由美国Affymetrix公司采用，其基本过程为：水银光有选择性地照射到有光掩蔽剂(M_{+}1)保护的玻璃片上，以去掉玻璃片上的光敏基因(X)，从而激活DNA的合成过程。在去掉光敏基因的特定部位偶联一个光保护碱基(A-X)。再将第二次光掩蔽剂(M_2)置于这个受光保护的碱基上。不断地去保护和偶联就可以得到30个碱基长度的寡核苷酸片段。光蚀刻法的优点在于精确性高，缺点是制造光掩蔽剂既费时又昂贵。

压电印刷法主要是美国加州Icye Pharmaceuticals公司和Protogen公司所采用，其原理类似于目前所用的喷墨打印机：打印机头在方阵上移动，在方阵每点上电流使喷头放大，并将装有某种碱基的试剂滴出1μl到晶片表面，然后固定。在洗脱和去保护后，另一轮寡核苷酸的延伸就可继续进行。这种合成方式的各步收率超过常规的多孔玻璃(CPG)合成法，一次可以合成40～50个碱基长度的寡核苷酸。压电印刷法由于不需要与载体表面直接接触，故有很高的效率，但制造工艺还不太成熟。

另一种方式是采用传统的CPG法合成的寡核苷酸或寡PNA，通过直接接触或用精细的微量加液管置于晶片上构成方阵。这种方式主要为美国加州的Narogen公司所采用。这个过程的关键在于方阵中各点都已电极化，从而能用可控电场将事先合成并经生物素标记的寡核苷酸固定到各点上。整个过程虽然看来十分烦琐，但在现代高效率机器人的帮助下，大规模利用这种技术生产DNA芯片已成为现实。它的优点在于芯片制造速度快、成本低，而且芯片之间制造误差小；其缺点在于：与原位合成法相比，构成方阵的DAN片段需事先合成、纯化，以及在制造DNA芯片前必须将如此大量具有微小差别的片段分别保存。

方阵构建分子的选择构成方阵的分子可视DNA芯片本身用途的不同而异。如果是测序、分析等位基因和检测点突变，一般采用8～10个碱基长度的DNA或新合成的DNA替代分子PNA；如果是mRNA的转录情况分析，则可采用分离的克隆cDNA构建方阵，因为其片段较长，适于图谱分析。

2.样品DNA或mRNA的制备　从血液或活组织中获取的DNA/mRNA样品在标记成为探针以前必须扩增以提高阅读灵敏度，但这一过程操作起来却有一定的难度。比如在一个癌细胞中有成千上万个正常基因的干扰，杂合癌基因的检测和对它的高效、特异地扩增就不是一件容易的事。因为在一般溶液中PCR扩增时，靶片段太少且不易被凝胶分离，故存在其他不同的DNA片段与其竞争引物的情况。美国Mosaic Technology公司发展了一种固相PCR系统。此系统包含两套引物，每套都可以从靶基因两头延伸。当引物和DNA样品及PCR试剂相混合时，如果样品包含靶序列，DNA就从引物两头开始合成，并在引物之间形成双链DNA环或“桥”。由于上述反应在固相中产生，因而避免了引物竞争现象，并可减少残留物污染和重复引发。

3.杂交　是DNA芯片技术中除DNA方阵构建外最重要的一步，其复杂的程度和具体条件的控制由芯片中DNA片段的长短和芯片本身的用途而定。如果是表达检测，杂交时需要高盐浓度、低温和长历时(往往要求过夜)，但严谨性要求则比较低。如果要检测是否有突变，因涉及单个碱基的错配，故需要在短时间内(几小时)、低盐、高温条件下高严谨性杂交。

杂交过程并不是一个简单的、在液相中探针与DNA片段按碱基配对规则形成双链的反应。影响杂交的因素很多，英国牛津大学Southem研究组发现，其中传阻因素的影响尤其重要：合适长度的DNA片段可有利于探针与之杂交；DNA分子中任何带正电或负电的残基都会影响杂交效率。另外，在有利于杂交双链形成的条件下，探针分子本身也有利于形成自身双链的二级结构甚至三级结构，使靶序列不易被探测到。解决杂交中诸多问题的最好方法就是用PNA代替DNA制成芯片。

PNA的结构及其优越性 PNA是丹麦科学家Nielsen于1991年首先合成。PNA的骨架由重复的N-(2-氨乙)-甘氨酸通过酰胺键相连构成，碱基则通过甲叉碳酰基与骨架相连。由于它不像DNA那样在核糖磷酸骨架中存在带负电的磷酸基团，因而杂交时不需盐离子以抵消DNA之间的静电排斥。这样DNA与PNA更易靠近而形成杂交分子，不会因静电斥力形成自身二级、三级结构，并且形成的DNA-PNA杂交分子的稳定性和碱基配对的特异性也大大提高。由于上述显著优点，虽然PNA的制造比DNA要麻烦一些，但仍大有限代DNA而成为芯片制造的首选材料的趋势。

4.杂交图谱　目前DNA探针大多采用荧光标记法，并根据各杂交点的荧光信号强弱用扫描同焦显微镜读出。它的优点是重复性好，缺点是灵敏度相对较低。为此，人们正在研究多种替代方法，如：质谱法、化学发光和光导纤维、二极管方阵检测、乳胶凝集反应、直接电荷变化检测等。其中最有前途的当推质谱法，因为它可以在各DNA方阵点上提供更多、更快、更精确的信息以供读出。用质谱法不仅可以准确地判断是否存在基因突变，还可精确地判断它位于序列的哪一位置上。不过由于在探针的化学合成上还存在一些问题，质谱法还不如荧光标记用得普遍。

由于杂交时产生序列重叠，会有成百上千的杂交点出现图谱上，形成极为复杂的杂交图谱。序列重叠虽然可为每个碱基的正确读出提供足够的信息，可提高序列分析的可靠性，但同时也大大增加了信息处理量。一般说来，这些图谱的多态性处理与存储都由专门设计的软件来完成，而不是通过对比进行人工读谱。

(王志强)

第十四章　血气分析

第一节　血气分析检验项目

一、血液酸碱度

这是判断酸碱平衡紊乱最直接的指标。血液 pH 的维持主要取决于 HCO_3^-/H_2CO_3 缓冲系统，正常人此缓冲系统比值为 24/1.2(即 20/1)。碳酸氢盐与碳酸的比值是决定血液 pH 值的主要因素，两者任何一方改变均能影响 pH 值，而且相互间可进行代偿性增高或减低。如二者同时按比例增高或减低，血液 pH 可维持不变。因此，pH 值改变不能鉴别是呼吸性还是代谢性酸碱中毒。目前，要求用国际单位制(SI)来表示物质浓度，pH 应改为[H^+](mmol/L)来表示。

【英文缩写】

pH。

【参考范围】

动脉血：7.35～7.45，均值 7.40，极限值为 pH 6.8～7.8；[H^+]：35.5～44.7nmol/L，极限值为 15.8～158nmol/L；静脉血：7.32～7.42，均值 7.37；[H^+]：38.0～47.8nmol/L。

【临床意义】

正常人血液的酸碱度始终保持在一定的水平，变动范围很小，当体内酸性或碱性物质过多，超出机体调节能力，或者肺和肾功能障碍使调节酸碱平衡的能力降低，均可导致酸中毒或碱中毒。酸碱平衡紊乱是临床上常见的症状，各种疾病都可能出现。

1.pH 正常

(1)正常人。

(2)存在轻度酸碱平衡紊乱，但机体可以自动调节到正常水平，临床上称为代偿性酸、碱中毒。

(3)存在强度相等的酸中毒和碱中毒，作用互相抵消，pH 表现为正常。

2.pH 升高　提示体内碱性物质过多，有超出机体调节能力的失代偿性碱中毒。

3.pH 降低　提示体内酸性物质过多，有超出机体调节能力的失代偿性酸中毒。

二、血液二氧化碳分压

指血液中物理溶解的 CO_2 气体所产生的压力。PCO_2 基本上与物理溶解的 CO_2 量成正比关系，而与

H_2CO_3 及 HCO_3^- 仅有间接关系。通常在37℃测定不接触空气的动脉血 PCO_2（简写为 $PaCO_2$），静脉血 PCO_2（$PvCO_2$）略高，因 CO_2 分子具有较强的弥散能力，故 $PaCO_2$ 基本上反映肺泡 PCO_2（简写为 $PACO_2$），能了解肺泡的通气情况。这是判断呼吸性酸、碱中毒的指标之一。

【英文缩写】

PCO_2。

【参考范围】

动脉血二氧化碳分压（$PaCO_2$）：4.67～6.00kPa（35～45mmHg），极限值＜1.33kPa（10mmHg）和＞17.29kPa（130mmHg）；静脉血二氧化碳分压（$PvCO_2$）：5.30～7.30kPa（45～55mmHg）。

【临床意义】

1.病理性增高　见于：①呼吸性酸中毒时，肺通气不足，致二氧化碳潴留；②代谢性碱中毒代偿期，由于体内碱性物质囤积过多，使机体代偿性肺通气减慢，二氧化碳潴留。

2.病理性降低　见于：①呼吸性碱中毒时，肺通气过度，致二氧化碳排出过多；②代谢性酸中毒代偿期，由于体内酸性物质囤积过多，使机体代偿性肺通气加快，二氧化碳排出过多。

三、血浆二氧化碳总量

指血浆中各种形式存在的 CO_2 总量，其中大部分（95%）是 HCO_3^- 结合形式，少量是物理溶解形式（5%），还有极少量是以碳酸、蛋白质氨基甲酸酯及 CO_3^{2-} 等形式存在。这是判断代谢性酸、碱中毒的指标之一。

【英文缩写】

TCO_2。

【参考范围】

动脉血：23～27mmol/L，平均25mmol/L；静脉血：24～29mmol/L，平均27mmol/L。

【临床意义】

1.病理性增高见于

（1）代谢性碱中毒时，由于碱性物质产生过多或肾功能紊乱，使肾脏排出 HCO_3^- 减少，重吸收 HCO_3^- 增加，导致 TCO_2 升高，这是 TCO_2 升高的主要原因。

（2）呼吸性酸中毒时，由于 CO_2 排出减少，也可使 TCO_2 增加。

（3）代谢性碱中毒合并呼吸性酸中毒时，TCO_2 显著升高。

2.病理性降低见于

（1）代谢性酸中毒时，由于酸性物质产生过多或肾功能紊乱，使肾脏排出 HCO_3^- 增加，重吸收 HCO_3^- 减少，导致 TCO_2 减低，这是 TCO_2 减低的主要原因。

（2）呼吸性碱中毒时，由于 CO_2 排出过多，也可使 TCO_2 减低。

（3）代谢性酸中毒合并呼吸性碱中毒时，TCO_2 明显减低。

四、血浆标准碳酸氢盐和实际碳酸氢盐

血浆标准碳酸氢盐指在标准条件下，也就是呼吸功能完全正常条件下的[HCO_3^-]，通常根据pH与 PCO_2 数据求得。血浆实际碳酸氢盐指血浆实际[HCO_3^-]，即指“真正”血浆（未接触空气的血液在37℃分

离的血浆)所含[HCO_3^-]。通常根据 pH 与 PCO_2 数据计算,也可以实际测定。但由于方法不同,结果有些差异。

【英文缩写】

血浆标准碳酸氢盐:SB;血浆实际碳酸氢盐:AB。

【参考范围】

血浆标准碳酸氢盐(SB):22～27mmol/L,平均 24mmol/L;血浆实际碳酸氢盐(AB):22～27mmol/L,平均 24mmol/L。

【临床意义】

1.[HCO_3^-]在正常范围　除正常的酸碱平衡外,急性呼吸性酸碱中毒早期,混合性酸碱中毒,如代偿性呼吸性酸中毒,代偿性呼吸性碱中毒+代谢性碱中毒。

2.[HCO_3^-]降低　代谢性酸中毒、呼吸性碱中毒代偿期。呼吸性碱中毒十代谢性酸中毒时明显下降。

3.[HCO_3^-]增高　代谢性碱中毒,呼吸性酸中毒代偿期。代谢性碱中毒合并呼吸性酸中毒时明显升高。

4.[HCO_3^-]异常病人　AB 与 SB 这两个指标结合起来分析,在酸碱平衡鉴别诊断上有一定价值。但也受呼吸因素的影响而继发改变。

(1)AB=SB,且同时升高,表示代谢性碱中毒,一般无呼吸性因素存在。

(2)AB=SB,且同时降低,表示代谢性酸中毒,一般无呼吸性因素存在。

(3)AB>SB,提示 CO_2 潴留,多见于通气功能不足所致呼吸性酸中毒。

(4)AB<SB,提示 CO_2 排出过多,多见于通气过度所致呼吸性碱中毒。

五、血液缓冲碱

指血液中所有具有缓冲作用的阴离子总和,包括 HCO_3^-、HPO_4^{2-}、血浆蛋白及血红蛋白阴离子等。

血浆缓冲碱(BBp):是由血浆中 HCO_3^- 和 Pr 组成。

全血缓冲碱(BBb):是由血浆中 HCO_3^-、Pr^- 和 Hb^- 加上少量 HPO_4^{2-} 组成。

细胞外液缓冲碱(BBecf):是由血浆中 HCO_3^- 和 Pr^- 及 Hb 相当于 50g/L 时的缓冲碱(BBHb5)。正常人 Hb 以 150g/L 计算,因血液在细胞外液中占 1/3 量,因此细胞外液缓冲碱以 50g/L 计算,但实际上并非 Hb 都是 150g/L,应根据病人实际 Hb 的 1/3 计算细胞外液缓冲碱。

正常缓冲碱(NBB):是指血液 pH 7.4、PCO_2 5.32kPa(40mmHg)、Hb 充分氧合、37℃、一个标准大气压下测得的 BB。NBB 随 Hb 浓度而变。

【英文缩写】

BB。

【参考范围】

全血缓冲碱(BBb):45.3～52mmol/L,平均 48mmol/L;血浆缓冲碱(BBp):40～44mmol/L,平均 42mmol/L;细胞外液缓冲碱(BBecf):48.3mmol/L。

【临床意义】

这是判断代谢性酸、碱中毒的指标之一。代谢性酸中毒时 BB 减少,代谢性碱中毒时 BB 增加。由于同时受呼吸因素、血浆蛋白及血红蛋白的影响,因此不能确切反映代谢变化,但 BB 比[HCO_3^-]值能更全面地反映体内中和酸的能力。

六、血液碱剩余

是指血液 pH 值偏酸或偏碱时，在标准条件下，即温度为 37℃、1 个标准大气压、PCO_2 5.32kPa（40mmHg）、Hb 完全氧合，用酸和碱将 1L 血液 pH 调至 7.4 所需加入之酸碱量就是 BE 或 BD。如需用酸滴定，表明受测血样缓冲碱量高，为碱剩余，用正值表示（即＋BE），见于代谢性碱中毒；如用碱滴定，表明受测血样缓冲碱量低，为碱缺失，用负值表示（即-BE），见于代谢性酸中毒。

【别名】

碱超，碱不足。

【英文缩写】

BE，BD。

【参考范围】

－3～＋3mmol/L，平均为 0mmol/L。

【临床意义】

判断代谢性酸、碱中毒的重要指标。

1.病理性增高　体内碱储存过量，提示代谢性碱中毒。

2.病理性降低　体内碱储存不足，提示代谢性酸中毒。

在呼吸性酸中毒或碱中毒时，由于肾脏的代偿作用，BE 也可分别出现正值增加或负值增加。

七、血液氧分压

指血液中物理溶解的 O_2 所产生的压力。这是缺氧的敏感指标，也可以帮助判断呼吸功能。

【英文缩写】

PO_2。

【参考范围】

动脉血氧分压（PaO_2）：10.0～13.3kPa（75～100mmHg）；静脉血氧分压（PvO_2）：4.0～6.7kPa（30～50mmHg）。

PO_2 在不同地区（高原、平原）有很大差异，高原地区 PO_2 低。PO_2 与年龄有一定的关系，随年龄增长 PO_2 下降。所以不同年龄 PO_2 正常值有差异，见表 14-1。

表 14-1　不同年龄组的 PO_2 正常参考值

年龄	PaO_2[kPa(mmHg)]
新生儿	6.65～9.30(50～70)
30 岁以下	11.79～13.30(90～100)
30～40 岁	11.31～12.64(85～95)
41～60 岁	9.98～11.97(75～90)
60 岁以下	8.65～10.64(65～80)

注：据统计分析，随着年龄增长 PO_2 每年下降 0.04～0.05kPa，到了 60～80 岁，每增长 1 岁，PaO_2 下降 0.133kPa。

【临床意义】

1.病理性降低

(1)肺部通气功能障碍,如支气管痉挛、黏膜肿胀、分泌物增多、慢性阻塞性肺气肿等使气道狭窄,通气受阻。

(2)肺部换气功能障碍,如肺泡周围毛细血管痉挛、血管栓塞、炎症、肺泡组织纤维化及肺不张、肺萎缩等,使肺泡组织不能有效地进行气体交换。

(3)氧供应不足。

(4) PaO_2 <7.31kPa(55mmHg)提示呼吸功能衰竭;<5.32kPa(40mmHg)即可出现口唇紫绀;<3.99kPa(30mmHg)提示慢性肺部疾病预后不良;<2.66kPa(20mmHg)时病人往往昏迷,有生命危险,但长期慢性缺氧病人和高原病人由于已耐受低氧环境,可例外。

2.病理性增高见于 ①输氧治疗过度;②麻醉和呼吸功能衰竭治疗过程中,由于呼吸器的使用也可造成血氧分压升高。

八、血液氧饱和度和血液氧含量

血液氧饱和度指与结合 O_2 的血红蛋白量占血红蛋白总量的百分比,血液氧含量指血液中溶解的 O_2 和血红蛋白结合的 O_2 的总和,二者与血液氧分压一起应用可判断组织缺氧程度和呼吸功能。

【英文缩写】

血液氧饱和度:$SatO_2$,O_2Sat,sO_2;血液氧含量:$CoritO_2$,O_2Cont,cO_2。

【参考范围】

动脉血氧饱和度(SaO_2):95%~98%;静脉血氧饱和度(SvO_2):60%~85%;动脉血氧含量:(CaO_2):6.7~9.8mmol/L(15~22ml/dL);静脉血氧含量:(CvO_2):4.9~7.1mmol/L(11~16ml/dL)。

【临床意义】

1.由于氧供应不足或肺部通气、换气障碍,导致组织缺氧,此时 PaO_2、SaO_2、CaO_2 均降低。

2.由于病人贫血,血红蛋白降低,血液携带的氧减少,因而 CaO_2 降低,PaO_2 和 SaO_2 正常。

3.由于心力衰竭、休克等原因,血循环淤滞,流经组织的血液量不足导致组织缺氧,此时,PaO_2、SaO_2、CaO_2 可正常,但 PvO_2、SvO_2、CvO_2 明显降低。

4.严重的酸中毒、酒精中毒时,组织利用氧减少,PaO_2、SaO_2、CaO_2 正常,但 PvO_2、SvO_2、CvO_2 升高。

5.一氧化碳中毒、高铁血红蛋白血症时,血红蛋白和氧结合的能力降低,PaO_2 正常,而 SaO_2、CaO_2 下降。

九、血红蛋白50%氧饱和时的氧分压

指血红蛋白50% SO_2 时的 PO_2。可从氧解离曲线求得,因氧解离曲线与血pH有关,也可根据病人血pH查得P50。在正常情况下,当温度37℃、pH 7.40、PCO25.32kPa(40mmHg)时,查氧解离曲线,P50为3.54kPa(26mmHg)。

【英文缩写】

P50。

【参考范围】

3.32～3.86kPa(25～29mmHg)。

【临床意义】

P50可反映血液运输氧的能力及Hb对O_2的亲和力。P50增加，提示氧解离曲线右移，O_2与Hb亲和力下降，Hb易释放氧(Hb不易结合O_2)。P50降低，提示氧解离曲线左移，O_2与Hb亲和力增加，Hb易结合氧(Hb不易释放O_2)。因此P50降低时，尽管SO_2较高，而实际上组织缺氧。

【附注】

影响P50因素较多，凡能影响O_2与Hb结合的因素均可影响P50，以下因素影响氧解离曲线而影响P50：④温度：体温高右移、体温低左移；②PCO_2：PCO_2增高右移，PCO_2降低左移，③pH：pH增高左移，pH降低右移。红细胞内2,5-DPG：增高右移、降低左移。

十、肺泡-动脉氧分压差

指肺泡气氧分压与动脉血氧分压之间存在的差值。A-aDO_2是非直接测定数据。

【英文缩写】

A-aDO_2。

【参考范围】

正常情况下也存在一定量的A-aDO_2，吸空气时为2.66kPa，吸纯氧时不超过6.65kPa。吸空气时儿童为0.66kPa，正常年轻人为1.06kPa；一般岁年龄增长而上升，60～80岁可达3.2kPa，但一般不超过4.0kPa。

【临床意义】

A-aDO_2是判断肺换气功能正常与否的一个依据，心肺复苏中反映预后的一项重要指标。当A-aDO_2显著增大时，反映肺淤血和肺水肿，提示肺功能严重减退。病理状态下A-aDO_2增加，主要有3个重要因素：解剖分流、通气/灌注比例失调及"肺泡-毛细血管屏障"的弥散障碍。

1.A-aDO_2显著增大表示肺的氧和功能障碍，同时PaO_2明显降低，这种低氧血症吸纯氧不能纠正。吸纯氧后PaO_2常低于79.8kPa，一般由肺内短路所致，如肺不张和成人呼吸窘迫综合征。

2.A-aDO_2中度增加的低氧血症，一般吸入纯氧可获得纠正，如慢性阻塞性，类肺部疾病。3.由于通气不足造成低氧血症，若A-aDO_2正常，则提示基础病因多半不在肺，很可能为中枢神经系统或神经肌肉病变引起肺泡通气不足。

4.PaO_2降低，而$PaCO_2$与A-aDO_2正常时，要考虑此种低氧血症是吸入氧浓度低所致，而不是肺部本身病变所致，如高原性低氧血症。

十一、阴离子隙

指血液中未测定的阴离子量，通常以(Na^+-Cl^--HCO_3^-)表示。这是判断代谢性酸中毒的重要指标，对许多潜在的致命性疾病的诊断可提供重要线索。

【英文缩写】

AG。

【参考范围】

8～16mmol/L，平均为12mmol/L。

【临床意义】

AG是早期发现代谢性酸中毒合并代谢性碱中毒、慢性呼吸性酸中毒合并代谢性酸中毒、呼吸性碱中毒合并代谢性酸中毒、混合性代谢性酸中毒及三重性酸碱失衡的有用指标。应用AG做指标时，应精确的测定血清电解质，已排除实验误差对AG的影响。AG增高提示肯定有代谢性酸中毒存在；在混合性酸碱紊乱的病人，代谢性酸中毒可以被其他现象掩盖，通过AG值可以发现许多潜在的有价值的线索。

十二、血红蛋白

当静脉血流经组织时，HbO_2 放出 O_2 而成为酸性较小的Hb。正是由于 HbO_2 和Hb的酸性差别才能使组织中生成的 HCO_3^- 运至肺部，转变成 CO_2 排出体外，从而运输和排出 CO_2。1gHb如100%的氧合时，可携带1.39ml O_2，Hb与 O_2 结合呈S形曲线，称为氧解离曲线，此曲线受到多种因素的影响而发生左移或右移。

【英文缩写】

Hb。

【参考范围】

男：120～160g/L；女：110～150g/L。

【临床意义】

Hb用于Beb、Beecf、SaO_2 等的计算。有的血气分析仪本身同时可测Hb浓度，有的需输入Hb浓度值，便可计算出上述指标。

（王伟娜）

第二节　血气标本采集

血液气体分析作为高科技的产物，以其迅捷、准确的特点，已愈来愈广泛地应用于临床各科疾病的监测之中，而其标本的采集技术与检验结果的准确性密切相关，正确认识标本采集过程中的干扰因素及尽量减少这些干扰因素的影响，对保证检验质量起着重要作用，下面介绍一下实际工作中对于血气分析标本的采集方法及注意事项。

1.采血人员的要求　要选择责任心强、工作认真、经验丰富，能掌握动脉血气标本采集工作的医务人员担任采血工作。

2.患者的生理状态　采血时患者应处于安静，呼吸稳定状态，否则如果患者大声喧哗、激动等均可导致换气过度使 PCO_2 下降。采血时间宜选在清晨空腹或饭后2h后，因为饭后迷走神经兴奋，胃黏膜碳酸酐酶作用加强，胃壁细胞向胃液中分泌 H^+，同时大量的 HCO_3^- 进入血液，此现象为“碱潮”，此刻采血则影响检测结果。

另外，患者的体温及血红蛋白浓度对结果有一定影响，故采血前应预先测定患者的体温及血红蛋白的浓度。

3.采血部位　取血要选择浅表、易于触及体表侧支循环较多的动脉，如桡动脉、肱动脉或股动脉。采血时禁止使用加压绷带，否则将影响结果的准确性。

4.采血器材　由于一次性注射器筒与栓之间可通过空气且摩擦力较大，采血时血液不能自行进入针筒，因此应选用高压灭菌玻璃注射器或专用配套血气采血管。

5.采血过程　使用肝素钠做抗凝剂，待肝素充分浸润针筒内壁后，将空气和多余肝素钠排掉，采血量以2～3ml为宜。血液中肝素的稀释比例应<5%，否则会造成pH、PCO_2偏低、PO_2偏高，其中的PCO_2下降最为明显，采血完成后应立即将针头刺入橡皮塞中封闭针头，否则，气体的进入可使pH偏高，PCO_2偏低，PO_2偏高。

6.血标本的储存及影响　采血后应立即送检，在尽可能短的时间内测定，测定时要充分混匀，如需存放，应置于4℃冰箱内，放置时间不超过1h。存放时间过长，对检验结果会造成pH下降、PO_2下降、PCO_2上升。

（王伟娜）

第十五章 骨髓检查

第一节 骨髓检查的意义

1.骨髓检查可用于造血系统疾病的诊断，如对白血病的鉴别诊断、各种贫血的鉴别诊断、多发性骨髓瘤和血小板增加或减少性疾病的诊断。

2.骨髓检查还可用于某些感染性疾病，如感染性心内膜炎时的骨髓培养有助于提高该病诊断的阳性率；在疟原虫和黑热病原虫感染时，通过骨髓检查有助于发现原虫并明确诊断。

3.某些恶性肿瘤时，通过骨髓检查可以确定是否有骨髓转移，因为骨髓是许多恶性肿瘤转移的好发部位。肺癌、乳腺癌、胃癌、前列腺癌易发生骨髓转移，可在骨髓检查中发现相应的肿瘤细胞。

4.用于骨髓干细胞培养、染色体核型检查、骨髓细胞免疫学分型试验等。

（陈海涛）

第二节 骨髓检查的方法

骨髓检查需要抽取骨髓标本，行骨髓穿刺术。骨髓穿刺一般是由有经验的医生和护士执行的特殊穿刺检查，穿刺前会为病人进行认真的消毒处理，并严格按无菌操作规程进行操作。术前会给病人注射麻药做局部麻醉，以减轻痛苦。

骨髓穿刺一般在病人的髂骨上进行。病人需要侧身卧床，医生会在髂后上棘或髂前上棘选取适当的部位进行穿刺，一般只抽取极少量的骨髓，不会使病人的骨髓量有明显减少，也不会影响病人的骨髓造血功能。抽取的骨髓标本一般需要立即做涂片处理或抗凝处理，以便进行各种化验检查。

在患某些血液病或怀疑有骨髓转移的恶性肿瘤时，骨髓检查可能要多次检查，用于判断疾病进展和治疗效果，此时患者应积极配合医生进行骨髓检查。骨髓纤维化或骨髓瘤等疾病，不能正常获取骨髓时，可考虑行骨髓病理穿刺，取骨髓组织，切片检查。

（陈海涛）

第三节 正常骨髓参考值

在骨髓化验报告单中，包括红细胞系、粒细胞系、淋巴细胞系、单核细胞系、浆细胞系等各类细胞在各个不同成熟阶段所占百分比；其他细胞如巨核细胞、网状细胞、吞噬细胞、内皮细胞、脂肪细胞等数量；还有经过计算的粒系和红系细胞比值；各类细胞的形态的描述；是否有寄生虫感染和表示骨髓增生情况的说明。

【参考值】

正常骨髓象为：

1.骨髓增生活跃。

2.粒细胞系约占有核细胞的40%～60%，其中原粒细胞＜2%，早幼粒细胞＜5%，中晚幼粒细胞各＜15%，杆状核粒细胞多于分叶核粒细胞，嗜酸粒细胞一般＜5%，嗜碱粒细胞＜1%。细胞大小、形态、染色基本正常。

3.幼红细胞总百率约占有核细胞的20%左右，其中原红细胞＜1%，早幼红细胞＜5%，中晚幼红细胞各约占10%。细胞形态、染色正常。

4.粒、红比值正常，为2∶1～4∶1。

5.淋巴细胞百分率约为20%(小儿可达40%)，均为成熟淋巴细胞。

6.单核细胞一般＜4%，浆细胞＜3%，均为成熟阶段细胞。

7.巨核细胞系通常于1.5cm×3cm骨髓片膜上可见巨核细胞7～35个，多为成熟型。

8.可见少量网状细胞、内皮细胞、组织嗜碱细胞等，虽然它们各占很低百分率，但却均为骨髓成分的标志。

9.核分裂细胞不易见到，仅约为10%。

10.成熟红细胞的大小、形态、染色大致正常。

11.附表给出的是正常骨髓各类细胞分布的参考值范围，仅供参考。

【影响因素】

1.制血骨髓涂片应结合实际情况，若是再生障碍性贫血可涂厚些，涂片要求头、体、尾分明，骨髓小体丰富，脂肪滴可见。

2.染色勿偏酸或偏碱，染色时间可根据室温不同做相应调整，染液冲洗要干净，勿留残渣于涂片上。

3.观察涂片要求全面、仔细，对整张涂片用低倍和高倍镜认真地观察，特别对尾部和边缘部分用油镜分类时须选择细胞分布均匀、互不重叠、结构清楚的区域以不重复走向进行。

4.由于计数方法上的缺陷，误差较大，若对同一份标本应至少观察2～3张骨髓涂片，取其均值。

5.在辨认细胞过程中，对每个细胞均应由表及里、全面分析，分清系列、阶段有否异常，如遇分类不明细胞时，要多观察几张涂片，并结合其他辅助检测手段，直至搞清。

6.根据形态出报告时，应十分慎重，要结合患者临床情况、外周血检查及有关检测报告结果，综合考虑，不能单凭经验和主观推断。

【临床意义】

1.骨髓增生程度(括号中为成熟红细胞与有核红细胞之比)。

(1)增生极度活跃(1∶1)：常见于大多数急、慢性白血病及红白血病等。

(2)增生明显活跃(10∶1)：常见急、慢性白血病和各种增生性贫血。

(3)增生活跃(20∶1)：常见于正常人及某些贫血。

(4)增生减低(50∶1)：常见于再生障碍性贫血及再生障碍性贫血一阵发性血红蛋白尿综合征。

(5)增生极度减低(300∶1)：见于典型的再生障碍性贫血。

2.粒系细胞改变(以下增高、减低均指其百分率的变化)。

(1)增高:见于各类型急性粒细胞性白血病、慢性粒细胞性白血病急变、慢性粒细胞性白血病、中性粒细胞细胞性类白血病反应。

(2)减低:见于再生障碍性贫血、粒细胞减少及缺乏症、急性造血停滞。

3.红系细胞改变

(1)增高:见于急性红血病及红白血病、各种增生性贫血、珠蛋白生成障碍性贫血、慢性病灶及慢性感染性贫血。

(2)减低:见于再生障碍性贫血、纯红细胞再生障碍性贫血等。

4.巨核系细胞改变

(1)增高:见于特发性血小板减少性紫癜、Evan综合征、急性大出血、急性血管内溶血、骨髓增殖性疾病,如真性红细胞增多症、慢性粒细胞性白血病、原发性血小板增多症等。

(2)减低:见于血液病,如再生障碍性贫血、急性白血病、骨髓纤维化、周期性血小板减少症等,其他疾病如药物或化学物质中毒及放射病等。

5.淋巴系细胞改变

(1)恶性增高:见于各型急性淋巴细胞性白血病、慢性淋巴细胞性白血病、慢性粒细胞性白血病急淋变、慢性淋巴细胞性白血病急淋变、淋巴瘤并发白血病、某些高分化性淋巴瘤。

(2)良性增高:见于传染性淋巴细胞增多症、传染性单核细胞增多症、淋巴细胞型类白血病反应及病毒性感染等。

6.单核系细胞改变

(1)恶性增高:见于各类型单核细胞性白血病及骨髓增生异常综合征。

(2)良性增高:见于活动性结核、传染性单核细胞增多症、疟疾及粒细胞缺乏症等。

7.浆细胞系改变

(1)恶性增高:见于多发性骨髓瘤、浆细胞性白血病。

(2)良性增高:见于再生障碍性贫血、某些寄生虫感染、某些慢性细菌性感染、粒细胞缺乏症、结缔组织病等。

8.组织细胞改变

(1)恶性增高:见于恶性组织细胞病。

(2)良性增高:见于某些感染引起的反应性细胞增多症,如结核、病毒性肝炎、伤寒、败血症等。

9.形态学变化

(1)大小变化:较正常细胞体积大的病理改变,常见于巨幼细胞性贫血、骨髓增生异常综合征、白血病和白血病化疗期间、重症感染等;细胞体积变小的疾病有缺铁性贫血、骨髓增生异常综合征、白血病等。

(2)胞质变化:缺铁性贫血、遗传性球形红细胞增多症、巨幼细胞性贫血、急性白血病中常见的内外浆、多发性骨髓瘤、传染性单核细胞增多症、各种严重病毒感染。胞质内颗粒异常可见于感染、类白血病、重金属中毒、白血病化疗期间、MDS、脾亢、各种类型贫血。胞质内有空泡出现可见于中毒、感染、灼伤、ITP、MDS、ALLL3和AML-M3和M5、淋巴瘤等。

(3)胞核的变化:常见核形异常的疾病有感染、中毒、溶血性贫血、巨幼细胞性贫血、MDS、白血病和白血病化疗期间、淋巴瘤、恶性组织细胞瘤、多发性骨髓瘤等。

10.骨髓象与血象必须联合分析 其重要性为:①有助于明确诊断;②有助于作出鉴别诊断;③有助于判断疗效。

(陈海涛)

第十六章　化学发光检测项目

第一节　生殖、生理、性激素

一、雌二醇

【英文缩写】

E_2。

【参考范围】

成年男性，20～60pg/ml；成年女性，卵泡期 30～58pg/ml；排卵期，96～420pg/ml；黄体期，70～216pg/ml。

【影响因素】

1.ECLIA 法溶血、脂血、黄疸标本与类风湿因子不影响结果，但标本应置于－20℃存放，并避免反复冻融。

2.标本与质控样品禁用叠氮钠防腐。

【临床意义】

E_2 是最重要的一种雌激素，男性肾上腺皮质网状带合成极少量 E_2，女性巢卵是合成雌激素的主要腺体，孕妇 E_2 全部来自胎盘合体细胞可高达正常人的 100 倍，E_2 对糖、Ca、P 代谢都有作用，能延年益寿，少量服雌激素有益，男性可以防止冠心病动脉硬化的发生。升高主要见于性早熟、妊娠、糖尿病孕妇、多胎、子宫原位癌。降低见于原发性闭经妇女、性功能幼稚女性、黄体功能不良、严重妊娠中毒症等。

二、孕酮

【英文缩写】

P。

【参考范围】

成年男性，(0.48±0.17)ng/ml；成年女性，卵泡期(0.79±0.47)ng/ml，排卵期(2.05±1.11)ng/ml，黄体期(13.6±4.25)ng/ml。

【影响因素】

1.待测标本及试剂上机前注意恢复至室温。

2.标本应置－20℃存放，并避免反复冻融。

3.在月经期和妊娠后，P在血中浓度变化较大。

【临床意义】

P主要在黄体细胞以及妊娠期的胎盘中形成，P的浓度与黄体的生长与退化密切相关。在雌激素作用下，P起着保证受精卵着床和维持妊娠正常进行，并促进孕腺发育，妊娠孕妇在先兆流产时、葡萄胎、绒毛膜癌、轻度妊娠毒血症多升高，严重时一般降低。P用于生殖诊断，排卵期的检出和黄体期的估计。增高见于妊娠、糖尿病孕妇、多胎、先天性肾上腺增生等。降低见于绒毛膜上皮癌、严重妊娠中毒症黄体功能不良，先兆流产等。

三、睾酮

【英文缩写】

T。

【参考范围】

成年男性，(5.7±2.8)ng/ml；成年女性，(0.52±0.24)ng/ml。

【影响因素】

1.ECLIA法溶血、脂血、黄疸标本与类风湿因子不影响结果，但标本应置于－20℃存放，并避免反复冻融。

2.标本与质控样品禁用叠氮钠防腐。

3.批号不同的试剂不能混用。

【临床意义】

雄激素T男性几乎全由睾丸的leydig细胞合成，并由LH调节，受垂体-下丘脑负反馈的影响。T促进男性第二性征的发育，维持前列腺的功能。增高见于睾丸间质细胞瘤、库兴综合征、甲状腺功能亢进、卵巢发育不全、特发性多毛症、女性男性化、使用ACTH等。降低见于先天性睾丸发育不全综合征、垂体功能减退、性发育不全、皮质醇增多症、骨质疏松症、阿狄森病、肝硬化等。

四、泌乳素

【英文缩写】

PRL。

【参考范围】

成年男性，86～390uIU/ml；成年女性，170～540uIU/ml。

【影响因素】

1.妊娠、肾脏疾病、雌激素治疗、甲状腺功能低下等情况均可使血中PRL水平改变。

2.某些药物可影响PRL的产生和释放。

3.因PRL睡眠时增高，起床后缓慢下降，最好在上午8:00～10:00安静状态下采血。

【临床意义】

PRL由垂体前叶合成并间歇性分泌，靶器官是乳腺，负责其成熟、分化。高浓度PRL对卵巢的类固醇生成和垂体促性腺激素的产生和分泌有抑制作用，可用于垂体微肿瘤、生殖生物学的研究及多种药物导致的高泌乳。增高见于垂体肿瘤、下丘脑病变、原发性甲状腺功能减退症、支气管癌、胃癌、肾功能衰竭、头颅咽管瘤、精神疾病、多囊卵巢、药物(如降压药、安定、避孕药、镇惊药等);妊娠和哺乳期妇女也可升高。降低见于垂体前叶功能减退症、单一性泌乳素分泌缺乏症、卵巢切除后、肾癌等。

五、促滤泡成熟激素

【英文缩写】

FSH。

【参考范围】

男性,2～12mIU/ml;成年女性,卵泡期10～25mIU/ml,排卵期8～20mIU/ml,黄体期2～10mIU/ml,绝经期30～110mIU/ml。

【影响因素】

1.空腹抽血后立即分离血清置冰箱冻存,如不能及时检测,在冰箱内保存不得超过15d。

2.放射性治疗和体内同位素诊断可影响该实验结果。

3.由于血清中FSH浓度有较大的变异性,仅用1次测定值解释结果应特别小心。

4.雌激素治疗和某些药物可以影响FSH的测定结果。

【临床意义】

1.FSH升高见于:①原发性卵巢功能低下、卵巢排卵障碍;②早期腺垂体功能亢进、完全性性早熟、原发性不孕、肾上腺皮质激素治疗后;③男性不育症、睾丸精原细胞癌、原发性或继发性闭经、溢乳闭经;④垂体FSH瘤,异位激素分泌综合征、Turner综合征。

2.FSH降低见于:①垂体性或下丘脑性性腺功能减退、腺垂体功能减退、席汉综合征、月经失调、子宫内膜异位症;②孕酮及雌激素治疗。

3.月经周期中测定血或尿中的FSH和LH峰,可准确判断排卵期,从而确定受精的最适时间,排卵前可见明显FSH峰,测定FSH的变化有助于鉴别闭经是在卵巢、垂体或下丘脑水平。

4.男性性功能低下及青春期延迟。在男性其他系统疾病时,血睾酮降低,不伴有FSH增高,提示严重疾病时有下丘脑垂体-性腺轴的功能受抑。

六、促黄体生成激素

【英文缩写】

LH。

【参考范围】

成年男性,2～10mIU/ml;成年女性,卵泡期3～13mIU/ml;排卵期,3～22mIU/ml;黄体期,3～15mIU/ml;绝经期,30～98mIU/ml。

【影响因素】

同FSH测定。

【临床意义】

LH和FSH同属促性腺激素家族,两者协同调节和刺激性腺(卵巢和睾丸)的发育和功能。LH和FSH从垂体的促性腺细胞中阵发性释放,经血流到达卵巢。在卵巢中LH和FSH-起刺激卵泡的成长和成熟，进而刺激雌激素和雄激素的生物合成。LH 水平在月经周期的中期呈现最高峰，诱导排卵和形成黄体。在睾丸的 Leydig 细胞内，LH 刺激睾酮的产生。LH 对下丘脑垂体卵巢系统的功能失常有重要作用。升高见于性腺发育不全综合征、性腺摘除后、睾丸精管发育不全综合征、多囊性卵巢综合征等。降低见于垂体前叶功能减退症、席汉综合征、下丘脑性闭经、继发性性功能低下等。

七、绒毛膜促性腺激素-β

【英文缩写】

β--HCG。

【参考范围】

0.2～5.6mIU/ml。

【影响因素】

1.绝经期妇女血液中有时可检出 HCG-β 样免疫活性物质。

2.近年来从恶性肿瘤患者血和尿中检出低分子量 β-HCG 样免疫活性物质，检出率为卵巢癌约 64%、子宫癌约 30%。

【临床意义】

正常早孕妇女可检出 HCG 以做早孕诊断；绒毛膜上皮癌、葡萄胎、多胎妊娠 HCG 升高，生殖细胞、卵巢、膀胱、胰腺、胃、肺和肝脏肿瘤时也可升高。降低提示流产、宫外孕、死胎等。有辅助诊断和判断疗效与预后的价值。

（吴　园）

第二节　甲状腺功能

一、总三碘甲腺原氨酸

【英文缩写】

TT_3。

【参考范围】

1.31～3.10nmol/L。

【影响因素】

1.不受饮食、运动影响，无日节律性，可在任何时候采血。

2.不受碘剂、汞剂、造影剂的影响，但受血清结合球蛋白的影响，TT_4 可呈非病理性增高

3.血清应避免反复融冻。

【临床意义】

增高主要用于甲状腺功能亢进；降低见于甲状功能减退，药物的影响如丙醇、糖皮质类固醇、胺碘酮等。

二、甲状腺素

【英文缩写】

TT_4。

【参考范围】

59～154nmol/L。

【影响因素】

同 TT_3。

【临床意义】

是甲状腺分泌的主要产物，也是构成下丘脑-垂体前叶-甲状腺调节系统完整不可缺少的成分，在 TSH 调节下分泌释放。血清中 99%以与其他蛋白质结合的形式存在，在检测时需考虑到结合蛋白质的状况。增高见于甲状腺功能亢进；降低见于原发性和继发性甲状腺功能减退。

三、游离三碘甲腺原氨酸

【英文缩写】

FT_3。

【参考范围】

2.8～7.1pmol/L。

【影响因素】

同 TT_3。

【临床意义】

是血清中甲状腺激素之一，起调节代谢作用，不受结合蛋白浓度和结合特性变化的影响。是反映甲状腺功能的灵敏指标。

1.升高见于　①弥漫性或结节性甲状腺功能亢进症、自主高功能性腺瘤、亚急性甲状腺炎或无痛性甲状腺炎的急性期；②甲状腺素（T_4）过量使用：垂体 TSH 肿瘤、绒毛膜上皮癌、卵巢肿瘤等异位 TSH 分泌；③垂体 TSH 肿瘤、绒毛膜上皮癌、卵巢肿瘤等异位 TSH 分泌；④甲状腺激素不反应症（垂体型或中枢型）。

2.降低见于　①原发性甲状腺功能减退症：先天性甲状腺发育不全、甲状腺激素合成酶障碍、特发性黏液性水肿、慢性淋巴细胞性甲状腺炎、医源性甲状腺功能减低症；②继发性（腺垂体性）甲状腺功能减退症，继发性（下丘脑性）甲状腺功能减退症。

3.综合评价多项甲状腺功能的指标，对甲状腺功能亢进诊断价值依次为 $FT_3>FT_4>T_3>T_4$，对甲低的诊断价值依次为 FT_4-TSH$>T_4>FT_3>T_3$。

四、游离甲状腺素

【英文缩写】

FT_4。

【参考范围】

12～22pmol/L。

【影响因素】

同 TT_3。

【临床意义】

FT_4 是甲状腺生理调节的一部分，对总代谢起作用，适合用于甲状腺抑制治疗的监测。其特点是不受结合蛋白浓度和结合特性变化的影响。增高见于甲状腺功能亢进、妊娠、使用激素等；降低见于甲状腺功能减退、低蛋白血症等。

五、促甲状腺素

【英文缩写】

TSH。

【参考范围】

0.27～4.2uIU/ml。

【影响因素】

1.采用血清检测。

2.在 4h 内分离血清，4℃冷藏可稳定 4d。

3.新生儿、年老、妊娠时 TSH 值偏高。

4.长期饥饿、长期低碘膳食、寒冷刺激及低氧血症升高。

【临床意义】

TSH 在垂体前叶的特异性嗜碱细胞内生成。垂体释放 TSH 是机体发挥甲状腺素生理作用的中枢调节机制，刺激甲状腺素的生成和分泌。

1.TSH 增高见于 ①原发性甲状腺功能减低症(甲低)、克汀病、甲状腺发育不全、特发性黏液性水肿、慢性甲状腺炎；②手术切除甲状腺后甲低、放射治疗、抗甲状腺药物治疗后甲低；③垂体 TSH 肿瘤(垂体性甲亢)、TSH 分泌不当综合征、缺碘性地方性甲状腺肿、异位 TSH 综合征、组织对甲状腺激素不敏感综合征；④急性传染性肝炎、肝硬化、原发性肝癌、糖尿病、原发性甲状腺功能减低症、垂体肿瘤伴泌乳闭经，甲状腺激素贮备减少症。

2.TSH 减少见于 ①原发性甲状腺功能亢进、自主性甲状腺腺瘤、亚急性甲状腺炎急性期、甲状腺激素替代治疗；②垂体或下丘脑性甲低、垂体肿瘤(泌乳素瘤，库欣病，肢端肥大症)、垂体功能减退症(Simmonds-Sheehan 综合征)、合并于垂体功能减低的继发性甲状腺功能减低症；③使用糖皮质激素、多巴胺、生长抑素等药物；④Digeore 综合征，抑郁症。

六、甲状腺球蛋白

【英文缩写】

Tg。

【参考范围】

0.01～85ng/ml。

【影响因素】

防止标本溶血。及时分离血清,如不当时测定,可冷冻储存。

【临床意义】

甲状腺球蛋白绝大多数由甲状腺细胞合成并释放进入甲状腺滤泡的残腔中。TSH、甲状腺体内碘缺乏和甲状腺刺激性免疫球蛋白等因素可刺激产生。在先天性甲状腺功能低下患者,检测可鉴别甲状腺完全缺损、甲状腺发育不全。甲状腺球蛋白也被认为是甲状腺体形完整性的特殊标志物。可用于鉴别亚急性甲状腺炎和假的甲状腺毒症。

七、抗甲状腺球蛋白抗体

【英文缩写】

Anti-Tg。

【参考范围】

2.1～70。

【影响因素】

1.防止标本溶血。

2.及时分离血清,如不当时测定,可冷冻储存。

【临床意义】

自身免疫性甲状腺炎、慢性淋巴细胞性甲状腺炎、甲状腺功能减退、亚急性甲状腺炎、甲状腺癌等升高。桥本甲状腺炎、甲状腺机能亢进病人血清中有高价自身抗体,尤以桥本甲状腺炎检出率为高,达90～95%。

八、抗甲状腺过氧化物酶抗体

【英文缩写】

Anti-TPO。

【参考范围】

0～34IU/ml。

【影响因素】

同抗甲状腺球蛋白抗体测定。

【临床意义】

与抗 TG 抗体大致相同,见于桥本甲状腺炎、甲亢、原发性甲状腺功能低下,有辅助诊断、疗效判定价值。某些病人抗 TG 抗体阴性,抗 TM 抗体阳性,故两种抗体同时测定,可提高抗甲状腺自身抗体检出水平。由于 TPO 除定位于微粒体外,也定位于甲状腺上皮细胞膜,其功能与甲状腺素的生物合成有关。因此目前认为抗 TPO 自身抗体可能干扰 TPO 的酶活性,并通过反应使甲状腺细胞损伤。

九、甲状腺素结合力

【英文缩写】

T-Uptake。

【参考范围】

0.8～1.3TBI。

【影响因素】

防止标本溶血，及时分离血清。

【临床意义】

甲状腺素是甲状腺调节系统的组成部分，参与机体的整体代谢活动。由于甲状腺素的大部分与运载蛋白质结合，因此在血清甲状腺结合力正常的情况下，测定总甲状腺素才能提供有价值的信息。血中游离的甲状腺素与结合的甲状腺素处于平衡状态。尽管游离的甲状腺素可能在正常范围，但运载蛋白质含量的变化仍可导致总甲状腺素的改变。甲状腺素结合力测定可了解甲状腺素的结合位点数(TBI)。总甲状腺素和 TBI 的商得出的游离甲状腺素指数，反映了 TBG 含量及甲状腺素含量这两种变化因素。

（吴　园）

第三节　心血管、糖尿病检测项目

一、胰岛素和胰岛素释放

【英文缩写】

INS、INS×4。

【参考范围】

空腹 INS3～17uU/ml，1hINS 19～86uU/ml，2hINS 11～74uU/ml，3hINS 5～28uU/ml。

【影响因素】

1.胰岛素和胰岛素原存在交叉免疫反应，测定值不代表生物活性的胰岛素。

2.进行本试验前，糖尿病病人用空腹服降糖药者应停药 1 周。

其他注意事项同葡萄糖耐量试验。

【临床意义】

升高见于肥胖、肝病、胰岛 β 细胞瘤、胰岛素受体异常症等。降低见于低营养状态、1 型糖尿病、脑垂体、肾上腺功能不全等。测定人血清胰岛素主要用于对糖尿病的研究，确定糖尿病的类型，胰岛 β 细胞的分泌功能，胰岛瘤的诊断。探讨冠心病机理，研究某些药物对糖代谢的影响及各种内分泌紊乱疾病，具有一定的意义。

二、C-肽和 C-肽释放

【英文缩写】

C-P、C-P×4。

【参考范围】

空腹 C-P1.02～3.48ng/ml，1hC-P 4.23～12.16ng/ml，2hC-P 3.42～8.75ng/ml，3hC-P 1.98～6.31ng/ml。

【影响因素】

1.标本留取同胰岛素试验。

2.胰岛素抗体与胰岛素原结合可使测定值异常升高。

3.尿潴留、神经性膀胱炎、尿路感染或尿标本保存不当,测定值减低。

【临床意义】

C 肽与胰岛素以等分子分数从 B 细胞分泌,因此,C 肽水平也能代表 B 细胞功能,且 C 肽的清除率比胰岛慢,轻度 DM 患者口服葡萄糖后,C 肽水平较低,和胰岛素反应一致。C 肽水平可以反应糖尿病程度和临床控制的效果。急性肝炎血清 C 肽可升高。肝硬化病人同时存在高胰岛素血症和高 C 肽血症,表明肝炎后期、肝硬化期伴有胰岛 B 细胞功能亢进。

三、胰高血糖素

【英文缩写】

GLU。

【参考范围】

<57.4pmol/L。

【影响因素】

1.胰高血糖素易受蛋白酶分解需加蛋白酶抑制剂(抑肽酶与 EDTA)。

2.促进分泌的因素:精氨酸、丙氨酸、肾上腺素、血管活性肠肽等多肽激素。

3.抑制分泌的因素:游离脂肪酸、高血糖、生长抑素等。

【临床意义】

用于胰高血糖素瘤及胰岛瘤的诊断,是糖尿病诊疗的重要指标。

1.增高见于:糖尿病、饥饿状态、急性胰腺炎、高渗透压状态、AMI、低血糖反应、外科手术、应激状态、肝硬化、肾功能不全。

2.降低见于:胰腺摘除、重症慢性胰腺炎、垂体功能减低症、不稳定型糖尿病、胰高血糖素缺乏症。

四、血栓素 B_2

【英文缩写】

TXB_2。

【参考范围】

(74.03±17.2)pg/ml。

【影响因素】

采血要顺利,取血后立即混匀。

【临床意义】

血栓素 A_2(TXA_2)主要是由血小板微黏体合成并释放的一种具有强烈促进血管收缩和血小板聚集的生物活性物质。其生物半衰期约 30 秒,而迅速代谢为无活性的 TXB_2。

五、6-酮-前列腺素 F1a

【英文缩写】

6-keto-PGF1a。

【参考范围】

(89.63±22.60)pg/ml。

【影响因素】

1.试验前 10d 停用阿司匹林类药物。

2.标本和标准品应低温保存。

3.试管等需涂硅处理或使用塑料制品。

【临床意义】

前列环素(PGI_2)是由血管壁内皮细胞合成和释放的一种抗血小板聚集和舒张血管的生物活性物质，生物半衰期约 3 分钟，迅速代谢生成 6-酮-前列腺素(6-keto-PGI_2)。在正常生理状态下血浆或组织 TXA_2 和 PGI_2 的浓度比例处于相对平衡，以保持机体内环境的稳定。由于某些病理因素引起 TXA_2 和 PGI_2 平衡失调是造成血小板聚集、血管痉挛或血栓形成的原因之一。因此，测定这两种化合物在血浆、组织及其他体液中的浓度，在基础医学理论研究、临床血栓形成的发病预测、疗效判断具有十分重要的意义。由于 TXA_2 和 PGI_2 的不稳定性，目前难以直接测定，国内外均以测定 TXA_2 和 6-keto-PGF1a 作为判断其浓度的指标。

六、内皮素

【英文缩写】

ET。

【参考范围】

(50.8±7.58)pg/ml。

【影响因素】

1.较理想的抗凝剂应首选枸橼酸钠，推荐抗凝剂浓度是 0.109mol/L 或 0.129mol/L。

2.参考值地方差异较大，应调查本地区的参考值。

3.一般以清晨餐前血标本为好。

【临床意义】

ET 是一种 21 个氨基酸组成的生物活性多肽，人的 ET 有三种基因表达，即 ET-1、ET-2、ET-3。其中，ET-1 活性最强，具有强烈的收缩冠状动脉、肾小动脉，刺激心钠素的释放，提高全身血压，抑制肾素释放等作用，是最强的收缩血管物质。ET 与心血管疾病、呼吸系统疾病、消化系统疾病、神经系统疾病以及妇产科疾病的发生有密切联系。

七、降钙素基因相关肽

【英文缩写】

CGRP。

【参考范围】

25～75pg/ml。

【影响因素】

1.为抑制蛋白酶需加抑肽酶500U/ml,采用EDrrA抗凝。

2.4℃分离血浆,－20℃以下冷冻,可稳定半年。

3.妊娠时CGRP水平升高,胎儿较低出生后逐渐升高。

【临床意义】

CGRP是近年来在人和哺乳动物体内发现的一种生物活性物质。广泛分布于中枢和外周神经系统及某些器官组织中,是目前已知的强舒血管物质。对各系统特别是心血管系统有着重要的作用。CGRP在机体病理条件下的防御和代偿意义受到高度重视。在正常生理状态下与ET浓度保持相对恒定。测定CGRP对于研究心肌缺血、脑卒中、高血压、体外循环、血管再通及组织移植具有广阔的临床前景。

八、心钠素

【英文缩写】

ANF。

【参考范围】

(0.375±0.077)mg/L。

【临床意义】

用于心功能、心力衰竭、慢性肾功能不全、高血压等的诊断和疗效观察。

九、血浆醛固酮

【英文缩写】

ALD。

【参考范围】

卧位50～175pg/ml,立位65～300pg/ml。

【影响因素】

1.血浆钾、钠离子变化对血浆醛固酮水平影响很大。

2.应采用平衡饮食,每日钠钾离子的摄入量分别为160mmol、0mmol,5～7d测定血、尿醛固酮水平。

3.口服避孕药、雌激素类药物、利舍平、普萘洛尔及使用肝素时结果偏低。

【临床意义】

是肾上腺皮质球状带合成和分泌的类固醇激素,是一种非常强的电解质排泄的调节因子,作用是增加钠离子的吸收和钾离子的排泄。血清ALD的含量与多种疾病有关,如肾性高血压、ALD增多症等。测定血清ALD对多种疾病的诊断具有重要意义。

十、肾素-血管紧张素Ⅱ

【英文缩写】

AngⅡ。

【参考范围】

(50.3±21.3)pg/ml。

【影响因素】

1.因受钠摄入量、体位和多种药物影响，随意留取的标本无临床价值。

2.需停用利尿药、雌激素、皮质类固醇激素、降压药等药物至少2周。

3.对原发性醛固酮增多症进行鉴别诊断时还应同时做血浆血管紧张素测定，立、卧位血、尿醛固酮测定。

4.4℃条件离心分离血浆并冷冻。

【临床意义】

肾素是由肾近球体细胞产生的相对分子量为40000的一种羧基蛋白水解酶。它作用于血管紧张素原产生血管紧张素Ⅰ(AngⅠ,10肽)。Angl在转化酶的作用下形成AngⅡ(8肽)。肾素-血管紧张素系统有多种功能，在调节人体血压、水和电解质平衡代谢过程中起着重要作用。另外，它与一些肾脏疾病及肾脏有关的一些疾病有密切的关系，如肾素瘤、肾动脉狭窄、Bartte′s综合症、Liddle综合征等。血浆肾素活性(PRA)和AngⅡ浓度测定已成为原发性和继发性高血压分型诊断、治疗及研究的重要指标，对一些有关肾脏疾病的诊断、治疗以及发病机理的探讨有着重要意义。

（陈海涛）

第十七章　女性不孕检验

第一节　输卵管通畅试验

一、输卵管通液

输卵管通液是通过导管向宫腔内注入液体，根据注液压力大小、有无回流及注入的液体量和患者的感觉来判断输卵管是否通畅的一种方法。由于操作简便，无需特殊设备，费用低，目前在基层应用广泛，但准确性不高。

（一）适应证

1.原发或继发不孕的常规检查，可初步了解输卵管通畅度，还可以疏通轻度输卵管炎引起的管腔粘连。

2.检查和评价输卵管吻合术、造口术、移植术后输卵管通畅度，又可防治术后输卵管管腔粘连。

3.宫腔注药，对轻度输卵管阻塞、输卵管管腔粘连或纤维膜性粘连有疏通输卵管功效。

（二）禁忌证

1.各种生殖器急性炎症和慢性盆腔炎急性发作者。

2.月经期或有子宫出血者。

3.有严重的心、肺疾患者或全身性疾病不能耐受手术者。

（三）时间

月经干净后3～7天(来月经的12天内)。

（四）术前准备

1.术前血常规和白带常规检查。

2.嘱患者排尿，双合诊查清子宫位置、大小及双附件情况。

3.对精神紧张、心率<100次/min，术前15min肌内注射阿托品0.5mg，防止输卵管痉挛。

4.通液常用药物有庆大霉素8万U，地塞米松5mg，糜蛋白酶5mg加0.9% NS 30～50ml，或0.5%甲硝唑30～50ml加地塞米松5mg。

（五）操作方法

膀胱截石位，消毒阴道、宫颈及宫颈管内，宫颈钳夹持宫颈前唇，探测宫腔大小，将双腔单囊通液管顺向放入宫腔，从注气管向小囊内注入3～5ml气体或液体，使小囊膨胀后将宫颈内口阻紧；从注液管缓慢注入液体30～50ml，注毕松开针栓，任其自行退出或抽吸。

如用锥形金属造影导管，导管插入宫颈管后，抵紧橡胶塞堵住宫颈外口，不让液体外漏，缓慢注入液体。

通液术后常规口服抗生素 3 天，15 天内禁止同房。

（五）判断标准

1.输卵管通畅　顺利注入 30～50ml 液体，无阻力或阻力小，液体无外漏，针栓自退或回吸液体＜3ml，无腹痛或腹痛轻。

2.输卵管通畅不良　注入 30～50ml 液体，阻力中等或压力先大后小，液体无外漏，针栓自退或回吸液体＜5ml，腹痛轻或中等。

3.输卵管阻塞　注液压力大，仅注入 5～10ml，针栓自退或回吸液体≥6ml，腹痛重，疼痛时间较长。

如选用压力表通液，初压一般为 13.3～16kPa。达到初压时停止通液，观察压力变化；如压力很快下降至 8kPa 或更低，证明输卵管通畅。如压力增加至 33.3kPa 停止注射，压力方会降至 8kPa，仍可证明输卵管通畅。如压力在 20～33.3kPa 时徐徐注入液体，证明输卵管管腔狭窄。压力在 20～33.3kPa，停止通液压力不下降，则为输卵管阻塞。通液时避免压力过高，最高不超过 33.3kPa，压力过高可能引起输卵管破裂。

（七）应用及评价

输卵管通液的优点是无需特殊设备，简便易行、副作用少，费用低廉，还有治疗作用，能多次重复操作，在基层或无子宫输卵管造影（HSG）检查条件时可作为输卵管通畅性的初步诊断和治疗之用，是目前最常用、应用最广泛的输卵管检查方法。如在输卵管通液术前和术后阴道 B 超检查对比，可通过盆腔内液体量多少变化来提高输卵管通液诊断的准确性，并且可发现输卵管积水。

输卵管通液缺点是无法观察子宫及输卵管的内部情况，无法判断何侧输卵管通畅或阻塞、阻塞部位及阻塞性质，假阻塞或假通畅率较高。如输卵管积水管腔粗大，一侧管腔可以容纳 20ml 以上的液体而产生通畅的假象。对怀疑输卵管积水者，通液术后做 B 超检查，可确诊有无积水。对诊断不明确或怀疑输卵管阻塞、积水或通畅不良伴粘连者，可做 HSG 确诊。输卵管通液与腹腔镜检查对照，诊断符合率为 46%～78%，因而不能作为输卵管阻塞的决定性诊断。

二、子宫输卵管造影

子宫输卵管造影（HSG）是通过导管向宫腔及输卵管注入造影剂，根据造影剂在宫腔和输卵管及盆腔显影情况判断宫腔和输卵管有无先天畸形或病理情况存在，了解输卵管是否通畅、有无梗阻及阻塞部位，并对子宫和输卵管的内部结构作出诊断，从而获得客观的诊断资料。

传统的子宫输卵管碘油造影在不孕症的诊断中已使用近百年。HSG 诊断准确率较高，是目前国内外输卵管通畅性检查定性、定位最常用的方法。由于 HSG 具有操作简单、价格低廉、并发症少，造影 X 线片还可供其他医生参考分析，诊断比较客观、明确，并且有一定的治疗作用，目前仍为评价输卵管功能的最经典、最常用的检查方法。

【适应证】

1.女性不孕的常规检查，通过输卵管造影术，可显示输卵管通畅或阻塞，阻塞部位、性质，还可以疏通轻度输卵管炎引起的管腔粘连。

2.可显示生殖道畸形的类型和性质，宫腔粘连程度。

3.诊断输卵管慢性炎症、积水及结核性病变。

4.了解输卵管绝育术后的输卵管情况，多用于输卵管结扎后需要进行输卵管吻合术者。

5.检查和评价输卵管吻合术、造口术、移植术和子宫畸形矫治术的手术效果，又可防治术后输卵管管腔粘连。

6.多次中孕期自然流产史怀疑有子宫颈内口闭锁不全者，于排卵后1～2天观察子宫颈内口有无松弛。

【禁忌证】

1.对碘过敏者。

2.有严重的心、肺疾患者或全身性疾病患者。

3.各种生殖器急性炎症和慢性盆腔炎急性发作者。

4.宫颈疑有癌变者。

5.检查当日体温37.5℃以上者。

6.产后、人工流产及药物流产后6周内或子宫出血期间，造影可能引起感染或油栓。

7.月经期或月经第12天后不宜造影，以免感染或造影剂逆行进入血管内。

8.妊娠期不宜造影，以免流产或造成胎儿放射性损伤。

【检查时间选择】

月经干净后3～7天检查(来月经的12天内)，不宜过早，因子宫内膜尚未完全修复，造影用的油剂可能进入血窦，形成栓塞；亦可能将经血及子宫内膜挤注入腹腔，引起感染或子宫内膜异位症。过晚因内膜生长过厚影响输卵管通畅度。术前3天禁止性生活。

【操作方法】

同输卵管通液。术前做碘过敏试验。造影导管有多种，过去常用输卵管造影金属导管，现在多数选用双腔单囊硅胶导管。如用双腔单囊导管，导管进入宫腔后，向囊内注入2～3ml气体或液体固定导管(如用带锥形橡胶塞的金属造影导管，橡胶塞距导管头必须<1.5cm，过长可致宫颈显影不全。用注射器将碘油充盈管腔，插入宫颈管内抵紧，拉紧宫颈钳使宫颈与导管头紧密相接后注药)，缓慢注入碘油5～8ml，至子宫输卵管全部显影后摄片，拭净阴道内碘油，24h后再摄一张盆腔平片。如用76%泛影葡胺、碘海醇或优维显等水剂造影剂，待子宫和一侧输卵管全段刚刚显影时立即摄片，以免快速进入盆腔的造影剂与子宫输卵管影重叠，导致输卵管走行、形态模糊不清，影响诊断；另一侧输卵管全段显影时立即再摄一张，造影剂自伞口流出时再拍片，至少摄2～4张片方便阅片。15～20min后摄最后一张片。

【子宫输卵管造影的正常表现】

子宫输卵管造影像是造影剂充满子宫腔及输卵管，然后迅速流入腹腔，并在腹腔内扩散的影像。所以，造影像是生殖器内腔的形状，而不是子宫输卵管的外形；因此，在正常像上也可因为造影剂充满的程度不同，生殖器的功能不同而有差异。

1.子宫颈管像　宫颈管长3～4cm，成人宫体占2/3，宫颈占1/3；宫颈管的形状分为3种基本型：①圆柱状(最多)；②纺锤状；③球状(最少)。

宫颈管的变异很大，很难照出完整的子宫颈管像，使用双腔单囊管造影不显示宫颈管。

2.子宫像　子宫在正位像上，子宫中位者宫腔呈倒置的三角形状，底边长约3.8cm，两侧壁长约3.4cm，碘油造影宫腔内造影剂密度均匀。宫腔下端为宫颈，其他两端为左右输卵管的起始部，和子宫角相一致；宫底及两侧壁对称地向腔内凹陷，子宫边缘应光滑整齐。

正常子宫腔的容积为5～7ml，<3ml为子宫过小。

3.输卵管像　解剖上输卵管左右各一，长8～14cm，细而弯曲，形态柔和，边缘光整，可分为4部分：间质部(在子宫角壁内，多不能见到)、峡部、壶腹部、伞端。输卵管造影时，常只能显示峡部和壶腹部，伞部较少显示。正常的输卵管像是从子宫角的尖端起，向骨盆外侧方向走行，开始细而稍弯曲，然后稍变宽，这是解剖上的峡部与壶腹部。输卵管峡部逐渐扩张向壶腹部移行，造影剂充满到一定程度即自伞口流入盆腔，并在盆腔内扩散。

正常输卵管很柔软，可见输卵管皱襞的影像。输卵管有3种走向：

(1)两侧平伸或向上行。

(2)在宫角处形成一弧形，然后向下。

(3)在子宫两侧弯曲绕行。

4.最后照片的影像　碘油造影最后的照片一般在24h后拍摄，该像的意义是观察造影剂在腹腔内扩散情况，除能了解输卵管通畅情况外，尚可发现腹腔内的异常如盆腔粘连和肿瘤。油性造影剂流入腹腔及扩散较慢，一般呈云雾状，说明输卵管通畅。碘水流入腹腔及扩散速度较快，在注入碘水后15～20min即摄最后一张片。

从输卵管流入腹腔的碘油，其扩散只限一侧，也可向对侧流动，其扩散的部位和程度有差别，因此，要判断两侧输卵管通畅的程度时，要注意这种情况。

造影剂有时残存在输卵管的壶腹部、子宫腔内或漏到阴道内，这时要和流入腹腔内的造影剂相鉴别。

【子宫输卵管造影结果判断】

1.输卵管通畅　正常的HSG图像显示子宫呈顶尖倒立的等腰三角形，子宫边缘整齐，无充盈缺损，宫颈与宫体长度比例约为1∶2。双侧输卵管峡部自左右子宫角处呈弧形细线状柔和地向骨盆外侧方向伸出，由上向外下走行，渐移行于壶腹部和伞部，然后造影剂进入盆腔扩散。最后一张X线片应未见子宫输卵管影，造影剂在盆腔内呈散在的云雾状涂抹。

2.输卵管通畅伴周围粘连　输卵管全部显影，走行柔软或僵硬，平行、下行或上行，碘油24h摄片或碘水20min后摄片盆腔有造影剂涂抹，但输卵管内有造影剂滞留，表示输卵管部分阻塞或狭窄，伞端或输卵管周围粘连。

3.输卵管阻塞

(1)子宫角部阻塞：输卵管全部不显影。

(2)输卵管峡部阻塞：只有峡部显影。

(3)输卵管伞端阻塞：输卵管全部显影，但无造影剂排出管外，最后一张X线片未见盆腔有造影剂涂抹。

(4)输卵管阻塞伴周围粘连：输卵管部分或全部显影，走行柔软或僵硬，未见造影剂自伞口流出，碘油24h摄片或碘水20min后摄片盆腔无造影剂涂抹，但输卵管影存在；输卵管管腔内有造影剂滞留，表示输卵管阻塞，伞端或输卵管周围粘连。

(5)慢性输卵管炎或输卵管结核致输卵管阻塞的输卵管形态：峡部僵直兼有扭折，呈锈铁丝状、串珠状或粗细不匀、凹凸不平的阶段性显影，或壶腹部、伞部闭锁，呈菊花蕾样，或出现龛影、脉管征等。

4.输卵管积水　造影剂充盈于扩张的输卵管管腔内，输卵管远端膨大呈长囊状，似腊肠形，或造影剂呈珠状积聚于输卵管内，碘水20min后或碘油24h后摄片，显示粗大的输卵管影仍存在，盆腔无造影剂涂抹。

5.输卵管结核性阻塞　盆腔平片中有多数钙化点，输卵管阻塞；输卵管壁出现灌注缺损，输卵管多处呈念珠状狭窄或菊花蕾状，或管壁僵硬狭细，有的可见钙化点。造影剂进入子宫、输卵管淋巴管、血管和间质；子宫腔轮廓不规则，边缘呈锯齿状、虫蛀样改变，有充盈缺损或小壁龛，管腔狭窄和变形。

6.盆腔粘连

(1)输卵管螺旋状弯曲或迂曲成团状聚集，或输卵管垂直上行至较高位；碘油24h摄片或碘水20min后摄片盆腔有或无造影剂涂抹，但输卵管影存在于原位置。输卵管管腔内有造影剂滞留，表示输卵管阻塞或虽通畅，但输卵管伞端或输卵管周围粘连。

(2)造影剂弥散呈现片状、圆形、椭圆形和团块状等形状不规则、边缘清楚的聚集。

7.子宫腔粘连

(1)宫腔内有一个或多个恒定的不规则充盈缺损,边缘清晰锐利。

(2)宫腔边缘不光整。

(3)注射造影剂压力过大,可致造影剂逆流入血管、间质。

(4)绝大部分病变仅限于宫腔,两侧输卵管仍可保持正常,此点可与生殖道结核相鉴别。

8.宫颈功能不全　在非孕期给予宫颈扩张器探查宫颈松弛度,一般选择8号Hegai扩张器,无阻力进入宫腔者即为宫颈内口松弛。在排卵后1～2天进行子宫输卵管碘油造影,操作时选用金属造影导管,橡胶塞距导管头必须≤1.5cm,导管头低于宫颈内口,能清晰显示宫颈管和内口情况。此时宫颈较增生期狭窄,正常为2.4～2.9mm,而宫颈功能不全者常>6mm,呈病理性扩张,直通宫腔即所谓烟囱状。

【并发症】

1.油栓　若宫腔或输卵管内有创面,距月经期过短,内膜有炎症,注射时压力过大,造影剂量过大等,碘油可能进入血管内。少量无症状,量多时发生咳嗽、胸痛、发绀、呼吸困难等,重者导致休克甚至猝死。透视下若发现碘油进入血管,立即停止注射,右侧卧位片刻,对症处理,必要时拍胸片了解有无造影剂进入肺部。水剂造影剂可以静脉注射,逆流入脉管内无明显症状。

造影剂逆流的X线征象:

(1)间质逆流:在宫腔周围较长时间出现细密而混浊的网状影。

(2)淋巴逆流:在宫体稍远处出现网状、条状影。

(3)静脉血管逆流:血管逆流成扭曲带状影,似蚯蚓样,由下而上疾驰,瞬间消失。如发生以上征象应立即停止注入碘油造影剂。

2.感染　引起原有炎症发作,或无菌操作不严导致子宫、附件感染,故应严格掌握指征及无菌操作;造影后半个月内禁止盆浴及同房,术后预防性服抗生素3天。

3.碘油吸收较慢　一般在腹腔几周内才能被吸收,有的可延迟数月,如不消失,可能引起异物性囊肿或粘连,亦可在输卵管狭窄部引起异物性肉芽肿而使管腔完全阻塞。尽量减少碘油注入量。

4.碘过敏反应　碘过敏表现为头晕、皮肤红斑、恶心、呕吐、呼吸困难、血压下降、休克等。应立即吸氧,静脉注射地塞米松20mg、10%葡萄糖酸钙10ml、抗过敏药、维生素C和扩容等抢救措施。

【注意事项】

1.对闭经或有月经紊乱史者,需排除妊娠后方可进行子宫输卵管造影。

2.对心率正常者,子宫输卵管造影术前15min常规肌内注射阿托品0.5mg,以防止刺激宫颈后引起的心脑综合征或各种原因引起的输卵管痉挛而造成的输卵管阻塞的假象。

3.输卵管造影后,若患者需要做宫腔镜或腹腔镜检查,建议在造影结束后3个月进行;因为子宫输卵管造影检查除了具有诊断作用外,并有一定的疏通输卵管、防止管腔粘连的治疗作用,检查结束后3个月内部分患者获得妊娠。

【应用及评价】

1.油性造影剂　常用40%碘油。由于碘油表面张力大、润滑,所含碘有消毒杀菌作用,推注时加一定压力,对轻度粘连有分离作用,可使狭窄部位通畅,扭曲部位伸展,有一定的治疗作用。碘油黏稠度高、密度大,流动速度慢,摄片时间较充足,可清晰显示子宫及输卵管轮廓,影像清晰,对比度高,阅片容易,诊断准确度较高。缺点是如推注时压力不足或输卵管管腔很细时高黏稠度的碘油较难通过,而误诊为输卵管阻塞或通畅不良。碘油吸收较慢,滞留在输卵管阻塞部位或滞留在盆腔粘连包块内时间长,油皂化后含有脂肪酸，刺激组织发生肉芽肿形成新的粘连，在输卵管狭窄部形成肉芽肿则可阻塞管腔。碘油还可造成腹膜炎症反应，加重输卵管炎或引起慢性腹膜炎。造影时推注压力过大碘油可进入血管，造成过敏反应甚至油栓性肺栓塞，严重者可导致死亡。碘油弥散较慢，需要24h后摄片复查，不方便患者。

2.水溶性造影剂　分为离子型和非离子型。离子型溶于水后发生电离反应，因此副作用较多，耐受性差，泛影葡胺为离子型。非离子型亲水性高，蛋白结合率低，毒性较低，对人体的影响小，碘海醇和碘曲伦属非离子型。目前临床上多推荐使用非离子型水溶性造影剂。碘水的优点是黏稠度低，流动快，吸收快，注入10～30min即被吸收，以后经肾脏排出，不产生异物反应，过敏反应、化学毒性和神经毒性较轻，可用作血管造影，输卵管造影时即使逆流入血管也无血管栓塞危险。碘水容易通过输卵管狭窄段，便于显示输卵管全貌并可及时了解造影剂在腹腔弥散情况。迅速完成摄片，患者术后20min即可复查X线摄片，减少往返于医院的奔波。缺点是流动快，需要放射科医生密切配合，快速准确掌握拍片时机。碘水显影不如碘油清晰，阅片较碘油片难，尤其在造影剂涂抹影和输卵管影重叠后，判断输卵管形态、走行和有无盆腔粘连准确度降低。

目前水溶性造影剂正逐渐取代碘油，尤其非离子型造影剂显影质量较好，副作用少而得到更广泛的应用。

3.影响子宫输卵管造影效果的因素　操作者手法不熟练或经验不足，可导致输卵管不通的假象。如输卵管痉挛时造成输卵管阻塞的假象；推注碘油压力不足或碘油黏稠度高，输卵管管腔很细时较难通过，以及子宫内膜增生阻塞输卵管入口时可使子宫输卵管充盈不全而误诊为输卵管阻塞或通畅不良；此时适当加压持续注入适量造影剂即可使输卵管良好显影。对子宫显影不满意或子宫过于前倾或后屈者，注射造影剂时牵拉子宫至中位，显示为等腰三角形，充分显影以免误诊。

HSG可以直观地显示子宫腔的大小、形态、有无畸形、宫颈内口松弛或狭窄、宫腔粘连，能显示输卵管形态、长度、走向、管腔直径，能较准确判断输卵管通畅、阻塞、阻塞部位、阻塞性质、输卵管积水、输卵管周围粘连及输卵管功能状态等，并可预测腹腔镜手术的必要性和预后。HSG在提供输卵管内部结构及确定阻塞部位方面，优于腹腔镜；但在明确盆腔内疾病及粘连方面，不及腹腔镜。HSG具有潜在的治疗作用，注药时加一定压力，可以使狭窄部位通畅，扭曲部位伸直，对子宫腔及输卵管管腔内轻度粘连有疏通及预防再粘连作用，检查后可以提高妊娠率。造影剂中的碘有局部杀菌作用，对细菌感染者能改善局部血运，对子宫腔有机械冲洗及分离宫腔粘连的作用；对阿司匹林、补佳乐治疗无效的薄型子宫内膜患者使用HSG能增加子宫内膜厚度。HSG诊断准确率较高，与腹腔镜通液检查相比，诊断输卵管通畅的阳性符合率(敏感度)约80%，两者均诊断输卵管阻塞的阴性符合率(特异度)为61.6%。盆腔粘连程度越轻，HSG与腹腔镜诊断的阳性符合率越高，提示HSG的敏感度越高。反之，盆腔粘连程度越重，HSG与腹腔镜诊断的阴性符合率越高，提示HSG的特异性越高。

随着B超、宫腔镜、磁共振在妇科临床上的广泛应用，对子宫占位性病变、宫腔粘连、子宫畸形等疾病的诊断已不再推荐进行HSG的检查。但目前HSG仍是评价输卵管通畅性的重要方法，尚不能被其他方法所取代。

三、子宫输卵管声学造影

子宫输卵管声学造影是在B超检查下向子宫内注入声学造影剂，观察其在子宫、输卵管及子宫直肠窝的影像。

目前临床常用的判断输卵管通畅性的超声诊断方法有经腹部二维B超、经阴道二维或三维B超子宫输卵管造影检查。经腹部B超可以观察子宫大小、形态、位置、输卵管的整体走行以及卵巢情况等，其可以在同一切面显示输卵管全段。但输卵管造影易受盆腔气体干扰，诊断准确率较低。经阴道二维及三维子宫输卵管造影能够清楚地显示输卵管走行、结构以及卵巢、子宫情况，不受肠道气体影响，有着较高的准确性。

（一）造影指征、时间、方法

同输卵管通液。

（二）常用超声诊断造影剂

1.*过氧化氢（双氧水）*　过氧化氢为正性造影剂（高回声），具有增强回声的效果，可观察其在子宫输卵管内的流动情况，以确定输卵管阻塞的侧别及部位，有时还可观察到由阻塞到通畅的变化过程，但影响输卵管远端的显示。

2.*声诺维*　第二代微泡造影剂，使子宫输卵管造影图像更为清晰。声诺维是血池造影剂，对黏膜无刺激、对人体无危害。声诺维微泡在输卵管远端仍保持完好，保证了输卵管全程清楚显影。

（三）操作方法及判断标准

【过氧化氢子宫输卵管造影】

1.*过氧化氢造影操作方法*　将双腔单囊导管放入宫腔后，向囊内注入2～3ml气体或液体固定导管，取出阴道窥器，置入阴道探头，超声探查子宫、附件及直肠窝情况。缓慢注入0.9%NS 5～10ml，使宫腔壁分离，观察子宫内膜、子宫病理改变及子宫畸形，寻找暴露子宫角部的最佳切面，继之注入1.5%～3%过氧化氢20ml，边注入边观察子宫角部气泡的溢出情况，并顺气泡流动方向追踪观察至输卵管伞部及子宫直肠窝，观察气泡流动及积聚情况。一般注液3～5ml即可显示宫腔结构，注液10～20ml可显示双侧输卵管。

2.*过氧化氢造影结果判断*

（1）输卵管通畅：注液阻力小，注入过氧化氢后显示宫腔分离小于7mm，继续注液后显示气泡回声自宫角迅速向两侧输卵管流动，输卵管全段充满气泡，气泡由伞端溢出，向盆腔扩散，卵巢周围反射状或环状强回声包绕，子宫直肠窝见液体及气泡，无腹痛或腹痛轻。

（2）输卵管通而不畅：注入液体阻力小，输卵管内气体流动缓慢或仅有细小气流通过，子宫直肠窝见少量液体及气泡，腹痛轻。

（3）一侧输卵管通畅：注液稍有压力，宫腔分离小于10mm，液体从一侧输卵管外溢，子宫直肠窝也可见液体及气泡，腹痛轻。

（4）输卵管阻塞：注入液体压力大，仅注入5～10ml，输卵管宫腔内无微气泡回声流动，并可见气泡回声积聚在阻塞部位（宫腔内出现反流），伞端无气泡溢出，卵巢周围无反射状或环状强回声，子宫直肠窝无液体及气泡，腹部胀痛。

【声诺维子宫输卵管造影】

1.*声诺维造影方法*　将双腔单囊导管放入宫腔后，向囊内注入2～3ml气体或液体固定导管，取出阴道窥器，置入阴道探头，超声探查子宫、附件及直肠窝情况。先注入0.9% NS 10ml＋庆大霉素8万U＋地塞米松（DXM）2mg，继之缓慢推注声诺维，阴道二维或三维B超观察两侧输卵管通畅度，同时观察卵巢、肠管间及子宫直肠窝造影剂的分布情况。

2.*声诺维造影结果判断*

（1）使用声诺维二维B超子宫输卵管造影，输卵管通畅度可参照过氧化氢判断标准。

（2）使用声诺维三维B超子宫输卵管造影判断标准。

1）输卵管通畅：宫腔形态呈凸面向前的高回声三角形，造影剂由两侧宫角迅速向两侧输卵管内延伸，输卵管全段结构走行清晰，造影剂自伞端呈瀑布状喷出。注液压力小，无腹痛或腹痛轻。

2)输卵管部分通畅：宫腔形态呈凸面向前的高回声三角形，输卵管呈纤细线状，部分局部回声明显减低或连续中断，走行迂曲、成角或反折，伞端有造影剂溢出。注液压力小，下腹部疼痛较轻。

3)输卵管阻塞：宫腔形态呈凸面向前的高回声三角形，输卵管不显示或显示中断。注液压力大，下腹部疼痛较重。

（四）不良反应及注意事项

部分患者有轻微下腹痛、头痛、心慌、恶心，可自然消失。

（五）应用及评价

子宫输卵管声学造影操作简便、无放射线、副作用少、准确性较高，效果优于普通输卵管通液，与腹腔镜检查相比（腹部B超），诊断符合率为50%。如用阴道B超，患者不需充盈膀胱，盆腔扫描清晰度高，与HSG准确性基本相同。缺点为对单侧输卵管阻塞的诊断准确率较低，不能观察输卵管内部结构，不能明确输卵管阻塞的确切部位，亦不易获得满意的图片。除碘过敏外，目前尚不能取代HSG而广泛应用。

采用声诺维造影剂三维子宫输卵管造影术，能够更加准确地反映输卵管的结构、走行、阻塞部位，诊断准确率达89.1%，并且获得的造影图像立体、形象、客观，更有利于临床医生的观察和判断。三维子宫输卵管造影技术是新兴的、安全的超声造影技术。该方法避免X线照射，操作简便，无需特殊准备，仅需数分钟即可得到结果。

四、宫腔镜下输卵管插管通液

宫腔镜检查是现代诊断宫腔内病变的金标准。宫腔镜可直接检视宫腔形态及输卵管开口情况，了解其病变严重程度和累及范围，排除炎症造成的息肉和粘连，并进行矫治手术；还可以行输卵管插管通液术，既是诊断输卵管通畅度的一种方法，也可以使输卵管管腔部分粘连及轻、中度梗阻得以分离和疏通，因此兼有诊断和治疗的功效。

（一）宫腔镜下输卵管插管通液术的适应证与禁忌证

【适应证】

1.原发或继发不孕症疑有输卵管近端阻塞，尤其是子宫角部阻塞者效果较好。

2.轻度管腔粘连或阻塞的患者。

3.输卵管成形术后，用以检查手术效果。

4.检查和评价各种绝育术后的效果。

【禁忌证】

1.绝对禁忌证

(1)急性生殖道感染。

(2)妊娠：有可能引起流产，大月份妊娠可能引起羊水栓塞。

(3)近期足月产、流产后或子宫穿孔史。

(4)浸润性宫颈癌、子宫内膜癌。

2.相对禁忌证

(1)大量子宫出血：大量出血时宫腔镜的视野全部被血液所遮盖，不仅难以查出病变，而且会增加出血。

(2)慢性盆腔炎：有可能使炎症扩散。

(3)严重心、肝、肾疾患,难以耐受膨宫操作者。

(4)子宫过度狭小或宫颈瘢痕,不能充分扩张者。

(二)手术操作方法

1.手术时间　一般选择在月经干净后2～5天内进行。此时的子宫内膜较薄,视野宽大而清晰。过早手术子宫内膜未完全修复或有经血残留,易将经血注入腹腔;过晚手术如在黄体期通液,则子宫内膜较厚,如用金属头则易损伤子宫内膜,将内膜带入腹腔。

2.术前检查　常规测量血压、脉搏和体温,妇科检查注意有无生殖道炎症。化验血、尿常规,血糖、阴道分泌物、心电图及阴道B超检查。

3.手术操作步骤　按常规经宫颈放入宫腔镜镜体,注入5%葡萄糖膨宫,膨宫压力13～18kPa。全面检查宫腔有无病变,先检查宫底和宫腔前、后、左、右壁,再检查子宫角及输卵管开口,注意宫腔形态,有无子宫内膜异常或占位性病变,必要时做活检。找到两侧输卵管开口看其是否正常,对准一侧输卵管开口,直视下插入输卵管导管深0.5～1cm即可,然后注入10～20ml亚甲蓝指示液。根据推注阻力,液体有无回流大致判断该侧输卵管是否通畅。一侧完成后同法检查另一侧,评判标准与输卵管通液术相同。

4.输卵管通畅度判断　插管通液时以液体反流和推注压力大小来判断输卵管通畅度。一般用10ml注射器注药,推注压力大者为输卵管阻塞,推注压力小者为输卵管通畅。推注液体过程中,如阻力偏大,可加压加速推注,如压力明显变小,可能为输卵管已疏通。

如有测压表,可根据压力指数判断。＜20kPa为阻力小,53.33～10.67kPa为阻力中等,＞133.33kPa为阻力大。

5.注意事项　插管通液时可同时用腹部B超监测注入液体的流向,以及输卵管内、卵巢窝周围或子宫直肠陷凹液体聚集状况。对输卵管通畅度不良或可疑患者做输卵管造影复诊。

在宫腔镜输卵管通液术中如发生急剧腹痛,要注意有否输卵管破裂。一般输卵管不通者,当注入液体10ml以上时,即有下腹胀痛感,但当压力放松液体回流至针筒内,痛感即消失,与输卵管破裂不同。

术后禁同房及盆浴2周。

(三)输卵管插管通液疗效及特点

宫腔镜对宫腔的探查直观、清晰,是诊断宫腔病变的金标准。宫腔镜在宫腔内病变的诊断有较高价值,同时还可行息肉摘除术或粘连分解治疗。宫腔镜检查不仅能发现引起不孕或反复流产的子宫异常或病变,有时还能找到导致输卵管阻塞的原因,如宫角部或间质部近段息肉、粘连瘢痕等。

宫腔镜下输卵管插管通液术可在直视下通过流经管腔的液体阻力、回流情况判断输卵管的通畅度。插管通液直接将液体注入输卵管管腔内,在输卵管管腔内形成较高的压力,容易使管腔轻度粘连、组织碎片及黏液栓、小血栓等被冲开。

宫腔镜下输卵管插管通液术仅对宫角和间质部近段输卵管梗阻起直接疏通作用,对远端病变疗效不满意,远端阻塞最好选择宫、腹腔镜联合手术。部分患者经插管通液治疗后其管腔虽被疏通了,但由于严重炎症等因素对输卵管造成的结构和功能破坏无法逆转,且输卵管周围的粘连亦无法解除,反而造成疏通治疗后异位妊娠率的增加。

宫腔镜直视下输卵管插管通液术与中西药结合治疗输卵管梗阻性不孕,有较为肯定的疗效。对部分输卵管管腔阻塞较难疏通者,术后加用活血化瘀的中药内服及保留灌肠治疗。该类中药具有活血化瘀、改善血循环,促使组织软化、松解粘连的作用。保留灌肠治疗后药物经直肠吸收,易达到病变部位,改善盆腔局部微循环,改善子宫输卵管内环境,使变硬、纤维化的输卵管软化而恢复功能,之后再做宫腔镜下输卵管插管通液,可以提高输卵管的复通率和术后受孕率。

输卵管插管通液的疗效高于宫腔注药，且腹痛明显减轻。缺点是宫腔镜无法观察及评价输卵管伞端及盆腔粘连情况，对输卵管远端阻塞、伞端积水治疗效果差。无腹腔镜监视下插管有时可能造成输卵管穿孔。

（徐广立）

第二节　不孕症的特殊检查

一、性交后试验

性交后试验（PCT）是检测精子对宫颈黏液穿透性和相容性的试验。

在接近排卵期时夫妻进行性交，性交后2～12h内采取宫颈管口黏液进行镜检。通过PCT可以获知宫颈黏液中的活动精子数目、精子是否能穿透宫颈黏液，是否具有较好的活动率和活动力；也可用于评价男性或女性配偶抗精子抗体阳性的意义。

（一）时间选择及要求

1.时间选择　PCT应选择在临近排卵期前进行。排卵时间可用基础体温、宫颈黏液评分、激素测定、B超检查来确定。

2.检查要求　在试验前禁止性交2～3天，以备有足够的精液量。性交时不能使用任何润滑剂，性交后不能进行阴道冲洗。性交后应卧床0.5～1h，以备射入阴道的精液有足够的时间液化和精子有足够的时间穿入宫颈黏液中。试验应在性交后2～12h进行。

（二）取材方法

将未用润滑剂的阴道窥器置入阴道，使用不带针头的1ml皮试注射器在阴道后穹隆吸取混合液标本，再用另一不带针头的1ml注射器插入宫颈管，吸取宫颈黏液后送检。

（三）诊断方法

性交后试验检查包括肉眼检查和显微镜检查两部分，目的是观察宫颈黏液生物物理特性、精子数量和活力。包括宫颈黏液数量、pH、透明度、细胞构成、拉丝度和羊齿植物叶状结晶型的特征。如宫颈黏液中存在活动精子，证实性交有效性和精子成活性，而活动精子数量则用于评估精液质量和受孕率。如果在宫颈和阴道标本中未发现精子，需询问是否在阴道内射精，射精后有无精液自阴道流出。

采集宫颈黏液标本，观察拉丝度，接近排卵期时宫颈黏液的拉丝度应超过8～10cm。将宫颈黏液置于清洁干燥的载玻片上，盖以盖玻片，在400f倍的显微镜下观察。在显微镜下，每高倍视野内有5～10条活动精子，即可视为阳性。可排除宫颈因素作为不孕原因的可能性；＜5条活动精子/HP为阴性，属于宫颈性不孕。以活动精子数目进行分级：

1.优秀　＞20条活动精子/HP。

2.良好　6～20条活动精子/HP。

3.及格　1～5条活动精子/HP。

（四）临床意义

阳性结果提示：不孕夫妇有正确的性交技巧，男方有正常的精液；女方阴道内环境适宜，宫颈黏液与男方精子有相容性，可以排除引起不孕的宫颈因素，以及男方或女方的精子自身免疫因素导致不育的可能，具有较高的受孕机会。

阴性结果提示：首先考虑有无性交方式的不当，可在指导性生活后重复进行。经排除性交技术不良及外用润滑剂等原因影响外，要考虑男性因素如功能性不射精、逆行射精或严重的精液不液化，双方尚需注意免疫因素，进一步做有关免疫方面的检测，复查局部有无炎症等。

（五）注意事项

1.性交后试验应选择在围排卵期进行，做该试验前应做宫颈黏液评分，有助于选择恰当的检查时机。

2.性交后试验不能代替常规的精液检查，特别是有精子形态学缺陷者，更应做镜检才能了解。

3.由于体内激素水平（特别是雌激素）及宫颈、阴道局部的炎症等影响，可能引起宫颈黏液的量及理化性质的改变，从而影响 PCT 试验结果。

4.如果首次试验结果阴性或不佳，应重复 PCT。

（六）临床治疗

1.在近排卵期宫颈黏液稠浊、量少者，可口服补佳乐每天 1～2mg，待宫颈黏液性状明显改善后酌情停药。

2.抑制子宫颈黏液中的抗精子抗体，用避孕套避孕半年，可同时口服泼尼松治疗，具体用法见有关章节。

3.必要时可选择精子洗涤后宫腔内人工授精助孕。

二、生殖激素测定的临床意义

下丘脑-垂体-卵巢构成一个轴系（H-P-O-A），下丘脑调节垂体功能，垂体调节卵巢功能，卵巢激素再作用于多种靶器官如子宫等，同时卵巢激素对下丘脑-垂体有正、负反馈调节作用。H-P-O-A 的功能正常，是维持女性生育功能的基本条件之一。月经的正常生理、卵子的发育成熟及受精、早期胚胎的着床发育，均是在内分泌系统和神经系统调控下进行的，有赖于体内正常的内分泌环境。

正常女性卵巢每月经历 1 次周期性变化。在卵泡早期，血清保卵泡激素（FSH）水平逐渐升高，卵巢内一组窦状卵泡群被募集，FSH 使颗粒细胞继续增殖，激活颗粒细胞的细胞色素 P450 芳香化酶，促进雌二醇（E2）的合成与释放。到月经周期第 7 天，被募集的发育卵泡群中 FSH 阈值最低的卵泡优先发育成为优势卵泡，优势卵泡生成和分泌更多的 E2，反馈抑制了垂体 FSH 的分泌，使其他卵泡逐渐退化。优势卵泡决定了该周期卵泡期的期限，血清及卵泡液 E2 水平与优势卵泡的体积呈正相关关系。月经周期第 11～13 天，优势卵泡迅速增大，分泌 E2，达到 1100pmol/L 左右，由于 E2 高峰的正反馈作用，垂体大量释放促黄体生成激素（LH）及 FSH，使卵母细胞最终成熟并发生排卵。排卵后的优势卵泡壁细胞结构重组，颗粒细胞与卵泡内膜细胞黄素化，约在排卵后 5 天内先后形成血体及黄体，黄体可生成与分泌孕酮（P）及 E2，为接纳孕卵着床及维持早期胚胎发育做准备，排卵后 5～10 天黄体功能最旺盛。若卵子未受精，黄体的寿命为（14±2）天，黄体退化使血 E2、P 水平下降，FSH 水平又升高，新的卵巢周期开始；若卵子受精着床，则黄体在人绒毛膜促性腺激素（HCG）作用下转变为妊娠黄体，至妊娠 3 个月末才退化。

检测女性 H-P-O-A 各激素的水平，对不孕症的病因诊断、疗效观察、预后判断及生殖生理作用机制的研究具有重要意义。

激素水平的测定一般抽取外周血检验，常用方法有放射免疫测定法和化学发光法。

（一）性激素 6 项测定要求

1.血清生殖激素检查前　至少 1 个月内未用过性激素类药物，避免影响检查结果（雌、孕激素治疗或促排卵治疗后复查除外)。月经稀发及闭经者,如尿妊娠试验阴性,阴道B超检查双侧卵巢无直径>10mm卵泡,子宫内膜(EM)厚度<5mm,也可作为基础状态。

2.按临床需要检查

(1)基础性激素:月经周期2~5天测定性激素称为基础性激素测定。基础LH、FSH、E2测定时间应选择月经周期2~5天进行,第3天最佳;周期短于28天者,检查时间不超过第3天;周期>30天者,检查时间最晚不超过第5天。泌乳素(PRL)、睾酮(T)可在月经周期任一时间测定。

(2)卵泡晚期(第12~16天):卵泡接近成熟时测定E2、LH、P,预测排卵及注射HCG的时机和用量;测定P估计子宫内膜容受力。

(3)PRL测定:可在月经周期任一时间测定,应在上午9~11时、空腹、安静状态下抽血。PRL显著升高者,一次检查即可确定;轻度升高者,应进行第2次检查,不可轻易诊断高泌乳素血症(HPRL)而滥用溴隐亭治疗。

(4)雄激素:常用的检测指标为血清睾酮、雄烯二酮、硫酸脱氢表雄酮。单独检测睾酮意义较小,评价高雄激素血症的生化指标主要依靠游离睾酮。

(5)P:选择黄体期测定(第21~26天),了解排卵与否及黄体功能。

(二)性激素6项测定的临床意义

【雌激素】

育龄期妇女体内雌激素(E)主要来源于卵巢,由卵泡分泌,分泌量多少取决于卵泡的发育和黄体功能。孕妇体内雌激素主要由卵巢、胎盘产生,少量由肾上腺产生。妊娠早期E主要由黄体产生,于妊娠10周后主要由胎儿-胎盘单位合成。至妊娠末期,E2为非妊娠妇女的100倍。

雌激素包括雌二醇(E2)、雌酮(E1)、雌三醇(E3)。E2是生物活性最强的雌激素,是卵巢产生的主要激素之一;E3是E2和El的降解产物,活性最弱,其活性相对比为100∶10∶3。

雌二醇检验值系数换算:pg/ml×3.67=pmol/L

1.雌激素基础值及月经周期变化

(1)基础E2:卵泡早期E2处于低水平,为91.75~165.15pmol/L。

(2)E2排卵峰:随卵泡发育E2水平逐渐升高,理论上每个成熟卵泡分泌雌二醇918~1101pmol/L。卵泡开始发育时,E的分泌量很少,至月经第7天开始卵泡分泌的E2量逐渐增加,排卵前1~2天迅速上升达到第1次峰值,称为排卵峰;自然周期排卵前E2可达918~1835pmol/L。E2排卵前高峰大多发生在LH峰前1天,持续约48h于排卵后迅速下降。排卵峰的出现预示在48h左右可能排卵,可根据LH值、卵泡大小及宫颈黏液评分考虑HCC用量及注射时间。

(3)E2黄体峰:排卵后E2水平下降,黄体成熟后(LH峰后的6~8天)E2再次上升形成第2高峰,称为黄体峰,峰值459~918pmol/L,约为排卵峰之半数。如未妊娠,E2峰维持一段时间后与P高峰同时下降,黄体萎缩时E水平急剧下降至早卵泡期水平。

2.雌二醇测定的临床意义

(1)诊断女性性早熟:E2是确定青春期启动及诊断性早熟的激素指标之一。8岁以前出现第二性征发育,血E2升高>275pmol/L可诊断为性早熟。

(2)E1/E2>1提示El的外周转化增加,为睾酮(T)增加的间接证据,如绝经后和多囊卵巢综合征(PCOS)。

(3)E2水平过高可见于颗粒细胞瘤患者、卵巢浆液性囊腺瘤患者、肝硬化患者、系统性红斑狼疮患者、肥胖者、吸烟者、正常妊娠及糖尿病孕妇。

(4)卵巢早衰隐匿期：基础 E2 升高、FSH 正常，是介于卵巢功能衰竭和正常者之间的中间阶段，即卵巢早衰隐匿期。随着年龄及卵巢功能衰竭，就会出现高 FSH、LH，低 E2 状态。

(5)卵巢功能衰竭：基础 E2 降低而 FSH，LH 升高，尤其 FSH≥40IU/L 时，提示卵巢功能衰竭。

(6)基础 E2、FSH、LH 均呈低水平，为低促性腺激素(Gn)缺乏症(如希恩综合征等)，提示病变在下丘脑-垂体。

(7)多囊卵巢综合征(PCOS)：雌激素维持在较高水平，无周期性变化，是 PCOS 的一个内分泌特征，这包括了 E2 和 E1 水平的升高，T 及 LH 分泌增多，FSH 分泌减少，LH/FSH＞2。

(8)妊娠早期 E 主要由黄体产生，于妊娠 10 周后主要有胎儿一胎盘单位合成。至妊娠末期，E2 为非孕妇女的 100 倍。E2 可作为流产患者保胎治疗的观察指标。

(9)预测超促排卵(COH)效果及妊娠率：

1)基础 E2＜165.2pmol/L 者，妊娠率明显高于 E2≥165.2pmol/L 者。

2)基础 E2＞293.6pmol/L，无论年龄与 FSH 如何，均提示卵泡发育过快和卵巢储备功能下降；在 IVF 周期中若基础 E2＞367pmol/L，COH 疗效不良，因卵巢低反应或无反应而造成的周期取消率明显增加，临床妊娠率下降。

(10)监测卵泡成熟和卵巢过度刺激综合征(OHSS)的指标：

1)促排卵治疗时，当卵泡≥18mm，血 E2 ≥1100pmol/L，停用 HMG，肌内注射 HCG10000IU。

2)促排卵治疗卵泡成熟时 E2＜3670pmol/L，一般不会发生 OHSS。

3)促排卵治疗时，有较多卵泡发育，E2 在 9175～11010pmol/L 时，为发生 OHSS 的高危因素。

4)超促排卵时 E2 在 14680～22020pmo/L 时，OHSS 发生率近 100%，并可迅速发展为重度 OHSS。

【孕激素】

孕激素(P)由卵巢、胎盘和肾上腺皮质分泌，在妊娠期主要来源于胎盘。月经周期中外周血的 P 主要来自排卵后所形成的黄体，其含量随着黄体的发育而逐渐增加。

卵泡期 P 一直在低水平，平均 0.6～1.9nmol/L，一般＜3.18nmol/L；排卵前出现 LH 峰时，成熟卵泡的颗粒细胞在 LH 排卵高峰的作用下黄素化，分泌少量 P，血 P 浓度可达 6.36nmol/L，P 的初始上升为即将排卵的重要提示。排卵后黄体形成，产生 P 浓度迅速上升；黄体成熟时(LH 峰后的 6～8 天)，血 P 浓度达高峰，可达 47.7～102.4nmol/L 或更高。若未妊娠排卵后 9～11 天黄体开始萎缩，P 分泌浓度骤减，于月经前 4 天降至卵泡期水平。整个黄体期血 P 含量变化呈抛物线状。

孕酮检验值系数换算：ng/ml×3.18＝nmol/L

P 测定的临床意义：

1.正常基础值　在整个卵泡期 P 应维持在＜3.18nmol/L，2.862nmol/L 是子宫内膜分泌期变化的最低限度。P 随 LH 峰出现开始上升，排卵后大量增加。

2.卵泡早期 P＞3.18nmol/L 预示促排卵疗效不良。

3.判断排卵　黄体中期 P＞16nmol/L 提示本周期有排卵(LUFS 除外)；P＜16nmol/L 提示本周期无排卵。

4.诊断黄体功能不全(LPD)　黄体中期 P＜32nmol/L 或排卵后第 6 天、8 天、10 天 3 次测 P 总和＜95.4nmol/L 为 LPD；反之，黄体功能正常。

5.黄体萎缩不全　月经 4～5 天 P 仍高于生理水平，提示黄体萎缩不全。

6.判断体外受精-胚胎移植(IVF-ET)预后

(1)肌内注射 HCG 日 P≥3.18nmol/L 应视为升高，可导致内膜容受下降，胚胎种植率及临床妊娠率均下降。P＞4.77nmol/L有可能过早黄素化。

(2)在IVF-ET长方案促排卵中,肌内注射HCG日即使无LH浓度的升高,若P(ng/ml)×1000/E2(pg/ml)＞1,提示可能卵泡过早黄素化,或卵巢功能不良,临床妊娠率明显降低。

7.妊娠监护

(1)P在妊娠期的变化:妊娠早期P由卵巢妊娠黄体产生,自妊娠8～10周后胎盘合体滋养细胞是产生P的主要来源。随妊娠进展,母血中P逐渐升高,妊娠7～8周血P为79.5～89.2nmol/L,妊娠9～12周血P约120nmol/L,妊娠13～16周血P约144.7nmoL/L,妊娠21～24周血P约346nmol/L,至妊娠末期P可达312～624nmol/L,分娩结束后24h内P迅速减退至微量。P是用于流产患者保胎治疗的重要观察指标。

(2)P在监护胚胎发育中的应用:早期妊娠测定血清P浓度,评价黄体功能和监测外源性P治疗作用,可明显改善妊娠预后。

妊娠早期P水平在79.25～92.76nmol/L范围内,提示宫内妊娠存活,其敏感性为97.5%,而且随着孕周的增长,孕激素水平缓慢增长。早期妊娠P浓度降低提示黄体功能不全或胚胎发育异常,或两者兼而有之,但有10%的正常妊娠妇女血清孕酮值低于79.25nmol/L。

妊娠期P＜47.7nmol/L,提示宫内妊娠发育不良或异位妊娠。

妊娠期P＜15.85nmol/L,提示妊娠物已死亡,无论是宫内孕或宫外孕。

8.鉴别异位妊娠　异位妊娠血P水平偏低,多数患者P＜47.7nmol/L,仅有1.5%的患者≥79.5nmol/L。正常宫内妊娠者90%的孕酮＞79.5nmol/L,10%的孕酮＜47.6nmol/L。血P水平在宫内与宫外孕的鉴别诊断中,可以作为参考依据。

【FSH和LH的测定】

FSH和LH均是由腺垂体嗜碱性Gn细胞所合成和分泌的糖蛋白激素,受下丘脑促性腺激素释放激素(GnRH)和雌孕激素共同调节。FSH作用于卵泡颗粒细胞上受体,刺激卵泡生长发育和成熟,并促进雌激素分泌。LH的生理作用主要是促进排卵和黄体生成,并促进黄体分泌P和E。

在生育年龄,FSH和LH的分泌随月经周期而出现周期性变化,FSH在卵泡早期水平略升高,随卵泡发育至晚期,雌激素水平升高,FSH略下降,至排卵前24h达最低,随即迅速升高,排卵后24h又下降,黄体期维持低水平。LH在卵泡早期处于较低水平,以后逐渐上升,至排卵前24h左右达高峰,24h后迅速下降,黄体后期逐渐下降。

FSH和LH的基础值均为5～10U/L,排卵前达到高峰,LH峰值可以达到40～200U/L。随着晚卵泡期分泌的E2呈指数上升,在2～3天LH水平增高10倍,FSH水平增高2倍,排卵通常发生在LH峰值后的24～36h。

测定卵泡早期的FSH、LH水平,可以初步判断性腺轴功能。FSH在判断卵巢潜能方面比LH更有价值。

FSH测定的临床意义。

1.正常基础值:月经周期第1～3天检测FSH,了解卵巢的储备功能及基础状态。FSH在卵泡期保持平稳低值,达5～10U/L。基础FSH与促排卵过程中卵子质量和数量有关,相同的促排卵方案,基础FSH越高,得到的卵子数目越少,IVF-ET的妊娠率越低。

2.排卵期FSH约为基础值的2倍,不超过30U/L,排卵后迅速下降至卵泡期水平。

3.基础FSH和LH均＜5U/L为低Gn闭经,提示下丘脑或垂体功能减退,而二者的区别需借助GnRH兴奋试验,也可见于高泌乳素血症、口服避孕药后、药物性垂体调节后等。

4.基础 FSH 值连续两个周期>12U/L,提示卵巢功能不良,促排卵疗效不佳。结合氯米芬(CC)兴奋试验、促生长激素释放激素激动剂(GnRH-a)兴奋试验可以更准确地判断卵巢储备功能,预测在 IVF-ET 中 COH 效果和妊娠率。

5.基础 FSH 值连续两个周期>20U/L,提示卵巢早衰隐匿期,预示 1 年后可能闭经。

6.基础 FSH 值连续两个周期>40U/L、LH 升高,为高 Gn 闭经,即卵巢功能衰竭;如发生于 40 岁以前,为卵巢早衰(POF)或卵巢不敏感综合征(ROS)。

LH 测定的临床意义。

1.正常基础值:5~10U/L,略低于 FSH,卵泡期保持平稳低值。

2.预测排卵:排卵前 LH≥40U/L 时,提示 LH 峰出现。LH 峰发生在 E2 峰之后突然迅速升高,可达基础值的 3~10 倍,持续 16~24h 后迅速下降至早卵泡期水平。排卵多发生在血 LH 峰后 24~36h,由于 LH 峰上升及下降均极快,有时检测的所谓峰值并非 LH 的最高值,需 4~6h 检测 1 次。尿 LH 峰一般较血 LH 峰晚 3~6h。LH 结合 B 超、宫颈评分等预测排卵更准确。

3.E2 峰后 LH<10U/L,卵泡>18mm,是注射 HCG 的最佳时机。

4.卵泡期如 E2 峰未达标而 LH>10U/L,预示 LUF、LUFS。

5.基础 LH<3U/L 提示下丘脑或垂体功能减退。

6.基础 LH 水平升高(>10U/L 即为升高)或维持正常水平,而基础 FSH 相对低水平,就形成了 LH 与 FSH 比值升高,LH/FSH>2,提示 PCOS。

7.FSH/LH>2 提示卵巢储备功能不足,患者可能对 COH 反应不佳。

8.LH 升高在临床上往往造成不孕和流产。这主要是由于卵泡期高 LH 水平(>10U/L)对卵子胚胎和着床前 EM 均有损害,特别是 LH 诱导卵母细胞过早成熟,造成受精能力下降和着床困难。

【泌乳素】

PRL 是由腺垂体嗜酸性的 PRL 细胞合成和分泌的一种多肽蛋白激素,受下丘脑催乳激素抑制激素和催乳激素释放激素的双重调节。PRL 在血循环中具有 3 种形式:

1.单节型　相对分子质量为 22000,称为小分子泌乳素,在血循环中占 80%~90%。

2.双节型　由 2 个单节型构成,相对分子质量为 50000,占 8%~20%,称为大分子 PRL。

3.多节型　有多个单节合成,相对分子量可大于 100000,占 1%~5%,称为大大分子 PRL。

小分子 PRL 具有较高生物活性,大分子 PRL 与 PRL 受体结合能力较低,但免疫活性不受影响,临床测定的 PRL 是名-种形态的 PRL 的总和,因此,在临床上有些患者的血清 PRL 升高,但生殖功能未受影响,主要因为血循环中多节型 PRLF 所占比例高所致。

垂体分泌 PRL 是呈脉冲式的,分泌不稳定,情绪、运动、乳头刺激、性交、手术、胸部创伤、带状疱疹、饥饿及进食均可影响其分泌状态,其随月经周期有较小的波动;具有与睡眠有关的节律性,入睡后 PRL 分泌增加,晨醒后分泌逐渐下降,上午 9~11 时最低。因此,根据这种节律分泌特点,测定 PRL 应在上午 9~11 时空腹、安静状态下抽血。

对闭经、不孕及月经失调者无论有无泌乳均应测 PRL,以除外高泌乳素血症(HPRL)。PRL 显著升高者,一次检查即可确定;首次检查 PRL 轻度升高者,应进行第 2 次检查。对已确诊的 HPRL,应测定甲状腺功能,以排除甲状腺功能低下。

泌乳素检验值系数换算:ng/ml×44.4=nmol/L

PRL 测定的临床意义:

1.非妊娠期 PRL 正常值　222~1110nmol/L。

2.妊娠期PRL变化 妊娠后PRL开始升高,并随妊娠月份逐渐增加,孕早期PRL升高约为非孕期的4倍,中期可升高12倍,孕晚期最高可达20f音,约8880nmol/L以上。未哺乳者产后4～6周降到非孕期水平,哺乳者PRL的分泌将持续很长一段时间。

3.PRL升高与脑垂体瘤 PRL≥1110nmol/L为HPRL。PRL＞2220nmol/L,约20%有泌乳素瘤。PRL＞4440nmol/L,约50%有泌乳素瘤,可选择性做垂体CT或核磁共振。PRL＞8880nmol//L,常存在微腺瘤,必须做垂体CT或核磁共振。多数患者PRL水平与有无泌乳素瘤及其大小成正比。血清PRL7平虽然在6660～8880nmol/L,但月经规则时要除外。

4.PRL升高与PCOS 约30%PCOS患者伴有PRL升高。

5.PRL升高与甲状腺功能 部分原发性甲状腺功能低下者促甲状腺素(TSH)升高,导致PRL增加。

6.PRL升高与子宫内膜异位症 部分早期子宫内膜异位症患者PRL升高。

7.PRL升高与药物 某些药物如氯丙嗪、抗组胺药、甲基多巴、利血平等可引起PRL水平升高,但多＜4440nmol/L。

8.PRL升高与闭经 PRL为4484.4～13320nmol/L时86.7%闭经。PRL＞13320nmol/L时95.6%闭经。垂体腺瘤患者94%闭经。

某些患者PRL水平升高在6660～8880nmol/ml,而没有相关临床症状或者其症状不能解释升高程度,需要考虑是否存在大分子PRL和大大分子PRL。

9.PRL降低 希恩综合征,使用抗PRL药物如溴隐亭、左旋多巴、维生素B_6等,泌乳素有不同程度降低。

【睾酮】

女性的雄激素主要来自肾上腺,少量来自卵巢。卵巢的主要雄激素产物是雄烯二酮和睾酮。雄烯二酮主要由卵泡膜细胞合成和分泌;睾酮主要由卵巢间质细胞和门细胞合成与分泌。排卵前循环中的雄激素升高,一方面促进非优势卵泡闭锁,另一方面提高性欲。女性血循环中主要有4种雄激素,即睾酮(T)、雄烯二酮(A)、脱氢表雄酮(DHEA)、硫酸脱氢表雄酮(DHEAS)。T主要由A转化而来,A有50%来自卵巢,50%来自肾上腺。女性的DHEA主要由肾上腺皮质产生。生物活性由强到弱依次为T、A和DHEA。T的雄激素活性为A的5～10倍,为DHEA的20倍。在绝经前,直接和间接来自卵巢的T占总循环总量的2/3,间接来自肾上腺的T占总量的1/3,因此血T是卵巢雄激素来源的标志。绝经后的肾上腺是产生雄激素的主要部位。

在生育期,T无明显节律性变化,总T的98%～99%以结合体的形式存在,仅1%～2%游离而具有活性。因此,测定游离T比总T能更准确地反映体内雄激素活性。

睾酮检验值系数换算:ng/ml×3.47=nmol/L

睾酮测定的临床意义:

1.正常基础值 女性总T为1.04～2.1nmol/L,生理上限2.8nmol/L;游离T＜8.3nmol/L。T在35岁以后随着年龄增加逐渐降低,但在绝经期变化不明显,甚至轻微上升;绝经后T＜1.2nmol/L。

2.性早熟 阴毛和腋毛过早出现,伴DHEAS＞1.1μmol/L,提示肾上腺功能初现。

3.PCOS T可能正常,也可能呈轻度到中度升高,但一般＜5.2nmol/L。A可有升高,部分患者有DHEAS升高。若治疗前雄激素升高,治疗后下降,可作为评价疗效的指标之一。

4.迟发型21-羟化酶缺陷 T升高并DHEAS升高,同时观察血17-羟孕酮(17-OHP)及ACTH激惹试验的DHEAS反应。

5.间质-卵泡膜细胞增殖症 T升高,但DHEAS正常。

6.产生雄激素的肿瘤　短期内进行性加重的雄激素过多症状，T＞5.2nmol/L、DHEAS＞18.9μmol/L、A＞21nmol/L 时，提示卵巢或肾上腺可能有分泌雄激素的肿瘤。

7.多毛症　40%～50%总 T 升高，游离 T 几乎均升高。女性多毛症若 T 水平正常时，多考虑毛囊对雄激素敏感所致。

8.DHEAS 是反映肾上腺雄激素分泌的最好指标，DHEAS＞18.2μmol/L 为过多。

9.T＜0.0694nmol/L，预示卵巢功能低下。

三、卵巢储备功能评估

卵巢储备功能，又称卵巢储备(OR)，是指卵巢产生卵子数量和质量的潜能，间接反映卵巢的功能。

正常女性生殖系统的受孕能力称为生育潜能。卵巢储备降低是指卵巢中的存留卵子量降到阈值以致影响了生育潜能，导致生育力低下。

卵巢储备功能因和生育与不孕症诊治关系密切而日益受人关注。在体外受精与胚胎移植(IVF-ET)治疗过程中，控制性超排卵(COH)并获得多个成熟的卵子是治疗成功的关键，而 COH 的效果又取决于卵巢的反应性。卵巢的反应性主要由卵母细胞的数量和质量，即卵巢储备功能来决定。卵巢储备减、低(DOR)在人群中的发生率约为 10%。卵巢储备功能减低受多种因素影响，如年龄、卵巢手术、盆腔放疗或化疗、吸烟、感染、卵巢血供下降以及基因、免疫系统异常等。正确评估卵巢的储备有利于确立个体化的 COH 方案。目前在临床上应用的评估卵巢储备的主要指标有年龄、基础卵泡刺激素(FSH)、FSH/LH(促黄体生成激素)、基础抑制素 B(INHB)、基础抗苗勒管激素(AMH)、基础雌二醇(E2)、氯米芬激发试验(CCCT)、FSH 卵巢储备试验(EFORT)、促性腺激素释放激素激动剂(GnRH-a)激发试验(GAST)、基础窦卵泡数、卵巢体积和卵巢间质动脉血流等。

(一)年龄

生育期妇女的生物年龄是预测卵巢储备功能的一个独立指标，也是临床上应用最广泛、最方便、最简单的指标。人类的生育能力随着年龄的增长而逐渐下降，尤其是 35 岁以上的高龄妇女其生育能力下降更加明显，其原因在于卵巢储备功能的降低，卵巢储备降低可能发生卵巢低反应。研究发现，年龄与卵巢反应性密切相关，35 岁以后，卵泡的数量急剧下降，易出现卵子细胞核异常(包括纺锤体异常和非整倍体异常)，其颗粒细胞的增殖率也下降，凋亡率同时升高，黄素化颗粒细胞经培养后产生的激素水平也急剧下降。38 岁以后卵泡的闭锁明显加速，40 岁以上被公认为是卵巢低反应的高危因素。高龄妇女在进行 IVF 治疗时，卵巢反应性降低，使用 Gn 剂量增加，获卵数减少，卵子质量下降，胚胎着床率降低，临床妊娠率减少，流产率增加，分娩率下降。即使获取的卵母细胞数量没有降低，但是妊娠率仍然低下，这表明卵母细胞的数量并不能弥补卵母细胞的质量下降。由于个体差异及多囊卵巢的影响，相同的年龄可能表现为不同的卵巢储备，PCOS 的患者卵巢储备功能减退的速度较同龄女性缓慢。

年龄与卵巢反应性密切相关，随年龄增加，与 IVF 的周期取消率呈正相关，与受精率和妊娠率呈负相关。因此，年龄是 IVF 妊娠率最强的单项预测指标。对于相同量的 COH 药物，卵巢的反应能力随着年龄的增加而逐渐减弱，且这种趋势在 35 岁以后尤为显著，说明存在隐匿性卵巢功能衰竭的可能。相反，年龄小的患者卵巢敏感，在高反应型者中，年龄＜30 岁的占 1/4。因此，不孕症患者以 30～34 岁间行 COH 效果最佳。

但是单纯用年龄因素评价卵巢储备能力具有很大的局限性。因为有的妇女从近 30 岁时即已开始不能生育，而有的妇女到 50 余岁时仍能妊娠，所以需要结合其他指标进行更确切的评价。

（二）基础 FSH

月经周期第 2～3 天的 FSH 值称为基础 FSH 值。基础 FSH 升高提示卵巢储备功能下降。FSH＜10U/L 为正常，可能为卵巢正常反应；FSH 在 10～15U/L，预示卵巢低反应；FSH＞20U/L，为卵巢早衰隐匿期，预示着 1 年后可能闭经。基础 FSH 检查简单易行，但是单用基础 FSH 不能准确地预测卵巢低反应，除非用较高的阈值（20～25U/L）。基础 FSH 升高对年轻健康和月经规律的妇女预测价值相当有限。＜35 岁的年轻妇女基础 FSH 升高预示卵巢储备下降、卵巢反应性降低，而非卵子的质量问题，但是周期妊娠率和累计妊娠率降低，可能伴流产率增加。基础 FSH 随年龄的增长而升高。基础 FSH 水平和诱发排卵及体外受精的成功率有密切关系。当 FSH＞8.78U/L 时获卵数最低，而受精率和优质胚胎率最高。当卵巢储备下降及对促性腺激素反应减退，同时 INHB 下降时，垂体激素代偿性的分泌量增加使 FSH 值上升。有数据表明，在一些妇女中即使是轻微的 FSH 值升高也预示着 5 年内绝经即将来临。

近年来，基础激素水平即月经周期的第 2～4 天的 FSH、LH、E2 水平，与卵巢反应性的妊娠结局的关系越来越引起人们的重视，其中较为肯定的是基础 FSH 水平与卵巢反应性及妊娠结局的关系。高 FSH 水平者卵巢反应性差（34.8%）的发生率明显高于正常 FSH 水平者（14.0%），优势卵泡数目少于正常 FSH 者，周期妊娠率（4.3%）明显低于正常 FSH 者（25.6%）。Scott 等人对 758 个体外受精周期作了回顾性研究，当 FSH 升高时妊娠率明显下降。FSH＜15U/L 时，其妊娠成功率约 24%；FSH 为 15～24.9U/L 时，妊娠率约 13%；FSH＞25U/L 时，妊娠率仅为 5%。值得提出的是，这几组中年龄并无差异（平均 35 岁左右）。

妇女的基础 FSH 水平在不同的月经周期可能有所波动。基础 FSH 值正常的患者中，其周期间差别较小，平均为（2.6±0.2）U/L；而基础 FSH 值较高的患者其变化幅度较大，为 4～25U/L，平均为（7.4±0.9）U/L。因此，FSH 基础值变化较大的患者提示其卵巢储备能力低下。

（三）基础 FSH/LH

月经周期第 2～3 天的 FSH/LH 值可以作为评估卵巢储备的指标，并与 IVF 前月经周期的长度和卵巢对 FSH 刺激的敏感性有关。生育年龄妇女的 FSH/LH 值升高是因为基础 FSH 提前升高而 LH 相对正常所致；部分妇女基础 FSH 值仍在正常范围内时，其 FSH/LH 值的升高主要是由基础 LH 水平降低所致。

FSH/LH 是反映卵巢年龄的标志，是卵巢年龄开始老化的预警指标，但也有部分患者是亚临床型功能性性腺功能减退。FSH/LH 是卵巢对 Gn 反应性的标志，若 FSH/LH 值升高＞2，即使基础 FSH 水平正常，但 LH 相对降低也预示卵巢储备降低，促排卵时卵巢低反应。

基础 FSH/LH 值较基础 FSH、基础 E2 更能敏感地反映卵巢储备功能。若患者的基础 FSH、LH 和 E2 值正常，基础 FSH/LH 值升高，提示可能为卵巢功能减退。LH 水平降低可能影响卵巢对 Gn 的反应性，在超排卵中需要增加 Gn 剂量，或可能需要添加 LH。

（四）基础雌二醇

月经周期第 2～3 天的 E2 值称为基础 E2 值。E2 是由两种卵巢细胞（颗粒细胞和卵泡膜细胞）产生的，因此把 E2 作为反映卵巢储备功能的标志。基础 E2 水平升高提示卵巢储备功能下降。基础 E2 水平升高可能是基础 FSH 升高前卵巢储备功能降低的表现，其升高早于基础 FSH 水平的升高。若基础 FSH 正常、E2 升高者，是介于卵巢功能正常和衰竭之间的中间阶段，即卵巢衰竭隐匿期。这是因为卵巢功能降低时，FSH 逐渐升高，在一定程度上 FSH 刺激卵巢基质和颗粒细胞产生较多的 E2，E2 负反馈作用于垂体又使 FSH 分泌降低，出现了 FSH 正常而 E2 升高，随着年龄及卵巢功能衰竭，就会出现高 FSH、LH，低 E2 状态。

在对卵巢储备力的评价中，将第 3 天的 E2 水平与年龄和基础 FSH 水平结合起来，能够更好地评价卵巢的储备能力。基础 FSH 水平正常，但 E2 水平升高，促排卵失败率增加，妊娠率下降。因此第 3 天测血 E2 和 FSH 水平比单一测定 FSH 或 E2 预测准确率更高。E2 水平对预计 IVF 周期的反应和结局具有更有价值的补充意义。

无论年龄与 FSH 水平如何，当第 3 天的 E2＞293.6pmol/ml，在促排卵的过程中，会因卵巢反应低或无反应而使周期取消率上升，临床妊娠率下降。

E2 水平反映卵泡活性，在月经周期的早期处于较低水平(＜183.5pmol/L)，以后稳步上升至排卵前达到最高峰。在月经早期出现高水平的 E2 值提示了卵泡发育的不恰当或不同步，上一周期存留的卵泡可能会干扰下一个周期卵细胞的发育和产生对 Gn 的低反应力。这些低反应的不同步的卵泡会产生大量的 E2 而通过负反馈抑制垂体 FSH，造成即使卵泡质量差而 FSH 值仍较低的假象。

(五)基础抑制素 B

月经周期第 2～3 天的抑制素 B(INHB)值称为基础 INHB 值。基础 INHB＜14.4pmol/L 提示卵巢储备功能下降，尽管基础 FSH、E2 水平正常，也可发生卵巢低反应。INHB 水平在 FSH、E2 上升之前，已开始下降，因此认为，INHB 是预测卵巢储备功能的敏感性指标。由于 INHB 主要由卵泡期正在发育的卵泡簇分泌，因而 INHB 较 FSH 更能直接反映卵巢的储备。

INHB 是转化生长因子 β 超家族的成员，是分子量为 31000～32000 的异二聚体糖蛋白激素，包括抑制素-A 和 INHB，均由生长的窦前和窦状卵泡的颗粒细胞产生。抑制素-A 主要在黄体期分泌(由优势卵泡及黄体分泌)，INHB 则主要在卵泡期分泌(由中小窦状卵泡分泌)，并可选择性地抑制 FSH 的分泌。INHB 的主要生理作用是对垂体 FSH 的合成和分泌具有负反馈调节作用，并在卵巢局部调节卵泡膜细胞对 Gn 反应。在 COH 周期 INHB 受 Gn 的调控，故测定 INHB 可对卵巢反应性做出及时评价，优于血清其他项目检查。INHB 在月经周期中上下波动，在早中卵泡期有一个分泌高峰，并且在 35 岁以上妇女中 INHB 值明显升高。

INHB 可作为卵巢储备功能的直接指标，而垂体分泌的 FSH 仅为间接指标。DOR 妇女基础 INHB 浓度下降先于 FSH 升高，说明 INHB 比 FSH 值更为敏感，更能直接反映卵巢储备。INHB 由小的窦状卵泡产生，基础卵巢内小窦状卵泡数量与基础 INHB 值是正相关，基础 FSH、体重指数与 INHB 呈负相关，因此，INHB 水平代表窦卵泡的数目，其预测卵巢反应的敏感性优于基础 FSH 水平。INHB 水平下降说明窦卵泡数目减少，提示卵巢储备功能降低，生育能力下降。

Seifer 等研究了 178 个生育辅助技术(ART)周期的 INHB 值，将 14.4pmol/L 作为界限。结果表明，虽然两组的年龄及基础 FSH 值和 E2 水平相当，但是基础 INHB＜14.4pmol/L 组对 COH 的反应差，妊娠率仅为 7%，周期取消率和流产率均明显高于 INHB＞14.4pmol/L 组，且后者的妊娠率为 26%。因此得出结论，INHB 值比基础 FSH 值和 E2 水平更能灵敏地反映卵巢的储备力，若将其与 FSH 和 E2 综合判断则更有价值。

国内研究报道:注射 FSH 后 1 天、5 天患者血清 INHB、E2 水平与卵巢反应性呈显著正相关关系。提示，重组人促卵泡激素(rFSH)刺激后早期血 INHB、E2 水平可较为准确地预测卵巢反应性。INHB、E2 水平越低，所需的 rFSH 总用量越多，rFSH 刺激天数越长。INHB 比 E2 更能敏感反映卵巢对 rFSH 的反应。注射 rFSH 后早期血清 INHB、E2 低水平，可预测卵巢的低反应性；反之可预测发生 OHSS。根据 INHB、E2 水平异常降低或增高，及时调整 GnRH-a 及 rFSH 的剂量，可能将改善卵巢的反应性，避免卵巢低反应或 OHSS 的发生。

(六)基础抗苗勒管激素

月经周期第 2～3 天的抗苗勒管激素(AMH)值称为基础 AMH 值。

AMH是转化生长因子β(TGF-β)超家族成员。AMH是由睾丸未成熟的Sertoli细胞及卵巢窦前卵泡和小窦卵泡的颗粒细胞分泌。AMH是卵泡生长发育的调节因子，AMH参与生理性卵泡形成过程中的两次重要募集：始基卵泡募集和优势卵泡募集。AMH通过旁分泌抑制卵泡从始基卵泡池进入生长卵泡池，从而调控始基卵泡的募集。AMH在始基卵泡向生长卵泡的转换期和早窦卵泡期通过AMH受体直接或间接影响卵泡的发育过程，可抑制卵泡的生长，防止卵泡过快过早消耗，保存卵巢的储备功能。过高的AMH对卵泡的生长和发育有抑制作用，缺乏AMH的卵泡对FSH更敏感。AMH水平在PCOS患者呈2～3倍增加，而其2～5mm卵泡的数目也增加2～3倍。随着卵泡逐渐增大，AMH生成逐渐减少至消失，直径＞9mm的卵泡几乎无AMH表达。AMH随年龄增加而下降，至绝经前和绝经期检测不出，是预测卵巢储备的标志物。

窦卵泡数目(AFC)代表卵巢中卵泡的数量，年龄代表其中卵子的质量，AMH对于数量和质量都有体现，反映了卵泡池中在外源性FSH刺激下可生长卵泡的规模。

在卵巢储备下降的一系列事件中，AMH的改变相对而言是最早的。对于有正常排卵性月经的女性而言，AMH比FSH、AFC和INHB更能准确反映卵巢生殖功能的下降和预测即将到来的绝经过渡期。

基础AMH＜9pmol/L用于预测卵巢储备能力降低的敏感性可达97%，高度提示卵巢储备降低，但需用AFC进一步证实。接受IVF/ICSI治疗的患者血清及卵泡液中AMH水平越高则受精率越高。因此，AMH可能成为预测受精率的指标。AMH预测妊娠结局的作用明显优于FSH。预测卵巢低反应时AMH与AFC的作用无显著差别。预测OHSS优于年龄和BMI。发生OHSS患者的基础AMH较正常人高6倍，提示AMH可能提前预测OHSS。

AMH水平不受垂体Gn的影响，在整个月经周期中数值变化不大，保持较恒定的水平，故AMH是唯一既能在卵泡期又能在黄体期进行测定的卵巢储备标志物。

血清AMH与早卵泡期FSH、INHB和E2相比，AMH可更早、更准确地预测妇女卵巢储备的变化，在监测卵巢储备力、预测IVF成功率及预防OHSS并发症等方面具有其他指标不可比拟的优势，从而在指导临床诊断和治疗中起重要作用，因此AMH在辅助生殖领域的应用有较大的发展空间。

(七)氯米芬激发试验

氯米芬激发试验(CCCT)方法为月经第3天测基础FSH值，月经第5～9天每天口服氯米芬(CC)100mg，第10天再测FSH值。结果判断：

1.卵巢储备功能差的患者第3天FSH可能在正常范围，但第10天FSH＞10U/L或服药前后FSH之和＞26U/L，E2轻度上升，此为CCCT异常，预示卵巢储备下降和卵巢低反应。

2.卵巢储备功能好的妇女，FSH水平会轻度上升或维持原水平，E2成倍上升。

该方法的机制可能是CC的抗雌激素作用可减弱雌激素对下丘脑的反馈抑制，促使垂体FSH分泌增加，FSH水平上升。但在卵巢储备和卵巢反应性良好的患者，其生长发育中的卵泡所产生的E2和INHB足以对抗CC激发的FSH水平过度上升。

Scott等人在普通不孕人群中运用CCCT研究了236例患者，有23例(10%)异常。年龄＜30岁异常率为3%，30～34岁为7%，35～39岁为10%，＞40岁为26%。CCCT异常的23例中仅7例基础FSH值升高，进一步提示CCCT较基础FSH更为敏感。

CCCT简单、经济，预测卵巢的低反应性准确率较高，预测卵巢的高反应的价值不如卵巢低反应，优于基础生殖内分泌激素指标和卵巢体积、MOD(系任一侧卵巢两个相互垂直平面最大径线的均值)等测量指标，尤其适用于相关的预测结果令人困惑、需进一步评估的情况。CCCT作为预测卵巢储备功能的方法之一，较基础FSH更敏感，但仍有一定的局限性，尤其对目前广泛开展的ART中，CCCT不能单独地预测

IVF 的结局，但 CCCT 能用于普通的不育人群。CCCT 较之年龄有更好的预测价值，但有时两者结合考虑仍是必须的。除年龄是影响卵巢储备功能外，有卵巢、输卵管手术史、多次促排卵史也是影响卵巢储备功能的因素。年龄≥35 岁、既往有卵巢或(和)输卵管手术史、多次促排卵史(尤其是超促排卵史)、基础 FSH 增高的不孕妇女，CCCT 可作为常规了解卵巢储备功能的一项检测方法。年龄>40 岁的人群中，CCCT 诊断价值不大，说明除卵巢本身以外，还有一些随着年龄增长而改变的其他生殖系统方面的问题。对 CCCT 异常的不孕症患者，应根据不孕的病因积极处理，适当进行 ART 治疗。

(八)GAST(GnRH-a 激发试验)

GnRH-a 对垂体的刺激作用是天然 GnRH 的 50～300 倍，在用药初期由于 GnRH-a 与垂体的 GnRH 受体结合后，可迅速而短暂地刺激垂体促性腺细胞释放大量的 Gn，即 GnRH-a 的初始"激发效应"。利用 GnRH-a 的 flareup 作用检测卵巢储备功能，因此命名 GAST。

方法：在月经周期第 2～3 天皮下注射 GnRH-a 制剂 0.75～1mg，在注射 GnRH-a 前和注射后 24h 分别测定血清 FSH、E2 水平。注射 GnRH-a24h 后 E2 较注射前增加 1 倍，考虑为卵巢储备功能正常。注射 GnRH-a 后 24hE2 升高≤1801pmol/L 或增幅<1 倍，FSH>10U/L 或给药前后 FSH 水平之和>26U/L 为 GAST 异常，预示卵巢储备下降和卵巢低反应。

该方法的特点在于它是定量的，E2 峰值水平的高低和成熟卵泡数量、可利用的胚胎的数量成正比，而其余评价卵巢储备功能的方法均是定性的(正常或异常)。但 GAST 对卵巢储备的预测并不优于 AFC、基础 FSH 及 INHB。

研究发现有较大幅度且迅速的 E2 升高者预示着有良好的治疗结果。GAST 的 E2 变化一般有 4 种模式：

1.A 型　E2 迅速地上升，然后第 4 天下降。

2.B 型　E2 延迟上升，第 6 天下降。

3.C 型　E2 迅速而持续地上升。

4.D 型　E2 对 GnRH-a 无反应。

临床上以 A 型最多见。临床的妊娠率在这 4 组中截然不同，它们分别为 46%、38%、16%和 6%。A、C 型反应提示卵巢高反应，要警惕 OHSS 的发生；B 型反应正常；D 型提示卵巢低反应。

E2 的最大值反映了卵泡的数量和成熟度，GnRH-a 激发试验较之基础 FSH 或年龄更能较好地反映出可利用的成熟卵子数量和可用来种植胚胎的数量。对拟行 IVF 的患者可以施行 GAST，根据早卵泡期 E2 的反应性，选择控制性超排卵方案。GAST 检查耗时、价格昂贵，仅局限于接受生育辅助治疗的患者做卵巢储备功能检测，尚不能用于预测普通不孕人群的生育潜能。

(九)超声检查

1.卵巢体积　基础状态(月经第 2～3 天)的卵巢体积是指在促排卵开始前的卵巢体积。卵巢体积的计算方法是经阴道三维超声测量卵巢 3 个平面的最大直径 D_1、D_2、D_3，体积 $V=D_1\times D_2\times D_3\times\pi/6$。

生育力和卵巢体积大小有关。超声检查不仅可了解卵巢体积，亦可观察卵泡数量和大小，能在不孕治疗前或治疗期间较直观地了解性腺的状态和活性。基础状态下卵巢体积小与卵巢储备的原始卵泡减少、卵泡生长的数目少有关，但并不与卵子的质量相关。卵巢体积<3cm3 提示在 IVF 周期中卵泡发育数、获卵数较少，周期取消率增加。

B 超研究已证实卵巢随着年龄的增长而发生退化，而这种退化程度可以被测量；另外还发现未治疗前的卵巢体积大小和能达到有效排卵所需要的 Gn 的量之间有很大的关联。B 超检测卵巢大小还可预测卵巢过度刺激综合征(OHSS)的可能性。临床上还可根据不同卵泡直径进行分级，而不同直径的卵泡产生的

E2 也不同，这在不孕症的治疗上有一定的参考作用。

应用卵巢最大平面的平均 MOD 替代卵巢体积的测量，在 IVF 治疗周期中计算更方便有效。MOD 系任一侧卵巢两个相互垂直平面最大径线的均值。以 20mm 作为 MOD 的界值，小于该值的患者 IVF 治疗结局较差。MOD 与卵巢体积的相关性高达 90%，普通超声即可测量，简单实用，有一定的指导和预测意义。

卵巢体积比基础 FSH、E2 水平对卵巢储备的预测价值更有意义。尽管基础 FSH、E2 水平正常，如果有卵巢体积的减少，则卵巢储备力已下降，卵巢体积＜$3cm^3$ 与卵巢体积＞$3cm^3$ 者相比，其获卵个数及促排卵失败率有明显差异。

2.基础窦卵泡数目　人类生育力和卵巢中的卵泡数有关，在 18～31 岁期间卵泡数最佳，31～37 岁卵泡数下降，37～45 岁卵泡数急剧下降，至 51 岁时卵泡数几乎等于零。在 25～45 岁有大量卵泡丧失，25 岁时每年卵泡减少率为 4%～8%，而 37 岁时就可上升至 12%。这就是著名的 Faddy 曲线。

基础窦卵泡数目(bAFC)是早卵泡期阴道超声下检测到的直径 2～9mm 的窦卵泡数目。AFC 预测卵巢储备降低的标准尚存争议。AFC≤5 个，为卵巢储备功能不良，卵巢反应低下的发生率升高，周期取消率显著上升，妊娠率下降。AFC 为 6～10 个时预示卵巢反应正常；AFC＞15 个时，预示卵巢高反应，OHSS 的发生率较高。

基础 AFC 可作为一个独立性预测因子，与其他预测卵巢储备功能的指标相比，AFC 是预测卵巢低反应性的最好指标。早卵泡期 AFC 与获卵率、HCG 日 E2 水平呈正相关，而与患者年龄、基础 FSH 水平、FSH/LH 值、Gn 用量呈负相关。AFC 对卵巢低反应的预测优于 FSH。对于基础 FSH 正常的患者，AFC 是一项良好的预测卵巢反应性及 IVF 结局的指标，在进行 COH 前早卵泡期通过超声检测窦卵泡数能帮助预测卵巢储备功能。

仅用 AFC 对预测是否妊娠的效力很差，因为 AFC 决定卵子的数量，而是否妊娠则取决于卵子的数量和质量。获卵数少的患者周期妊娠率较获卵数多者低，因后者大多有更多的优质胚胎可选用。

基础 AFC 指标成本低、重复性好、无创伤、易接受，作为单个预测卵巢储备和卵巢反应性的指标，是目前最为敏感、特异性最高的预测手段。AFC 预测卵巢反应准确性较高，周期间差异较小，与年龄并列，因此是卵巢储备和卵巢反应性预测的首选指标。相应预测价值优于卵巢体积、血流、基础 FSH、E2 和 INHB，可与基础 AMH 相当；优于或至少等同于复杂、昂贵而耗时的卵巢刺激试验。

3.卵巢动脉血流　卵巢动脉血流可作为反映卵巢储备功能的指标。在 IVF-ET 周期，监测卵巢血流，可在用药前预测卵巢反应性及卵泡成熟度，选择高质量胚胎进行移植，从而提高 ART 的妊娠率，也可预测卵巢对促排卵的反应情况。采用彩色多普勒监测基础状态下卵巢间质动脉血流指标，血流速度峰值(PSV)、阻力指数(RI)、搏动指数(PI)以及收缩期，舒张期流速比值(S/D)等。

如 RI、PI、PSV、S/D 低，说明血管阻力低，卵巢和子宫血流灌注好，卵巢储备较好。S/D、RI、PI 高，反映卵巢和子宫血流阻力高，灌注差，存在供血障碍，卵泡缺血缺氧，可使卵泡的发育、激素分泌受到影响，导致 IVF 周期不仅获卵数减少，进而使卵母细胞、胚胎质量和着床率、妊娠率下降。

目前，卵巢动脉血流与卵巢反应性的研究不多，尚不能用于临床上卵巢储备测定。

(十)结论

评价卵巢储备的主要目的是判断卵巢储备是否明显降低而影响生育潜能。由于对卵巢反应性尤其是卵巢反应低下的定义差异较大，给卵巢储备的评价带来很大的复杂性和变异性。近年来有许多研究致力于评价正常排卵妇女的卵巢储备能力，以期找到能预测其生育能力的途径，但迄今为止，没有任何一项单项指标能准确判断卵巢储备功能，预测卵巢对促排卵的反应性。采用各项卵巢储备标志物或检查预测卵巢不良反应的敏感性为39%～97%，特异性为50%。96%。多项指标结合应用检测卵巢储备能获得更好的效果，尚无公认的最佳的卵巢储备检测方法。

目前，最具特异性、最敏感的评价卵巢储备功能的单一检测方法是氯米芬激发试验，它是唯一一种既可用于普通不孕人群又可用于需ART的不孕人群的方法，是目前较好的一种方法。基础FSH、E2测定已被广泛深入地研究，简便、经济、易掌握，也不失为一种较好的评价卵巢储备功能的方法。基础FSH、E2水平预测效果明显优于年龄，但它在不同月经周期中的多变性和敏感性较差限制了它的应用。INHB被认为是能够最早、最直接反映颗粒细胞衰老程度的指标，作为评价卵巢储备功能的辅助指标很有发展潜力，但对妊娠的预测价值尚不能肯定，需与其他指标联合运用，其测定方法还存在技术和费用问题。GAST的特点在于它是定量的，对卵巢储备有较为直接的评估，而其余评价卵巢储备功能的方法均是定性的，但因其检测耗时、费用昂贵，对卵巢储备的预测并不优于AFC、基础FSH及INHB，故仅限于辅助生殖技术中应用。联合运用B超下窦卵泡计数、基础FSH值和INHB值能较有效地预测IVF患者的卵巢对Gn刺激的反应程度，以便于在以后的治疗中及时调整药物剂量。若预计发生卵巢低反应者，COH启动剂量应超过150IU/d；若可能发生卵巢高反应者，COH启动剂量应低于150IU/d，从而避免卵巢反应低下或卵巢刺激过度，获得最佳的卵泡数和卵子数，预防OHSS的发生，以期取得最佳的治疗结果。

四、宫腔镜在不孕症中的应用

在女性不孕症中，宫腔疾病和输卵管疾病是最常见的病因，其中输卵管因素占32.8%，子宫因素占30%～50%。针对这些病因，有多种诊治手段。近年来，由于纤维光学、冷光技术和有效膨宫介质的发展与采用，宫腔镜检查已广泛应用于临床，它能直接检视宫腔内病变，大大提高了不孕症的治愈率，被认为是现代诊断宫腔内病变的金标准。而且宫腔镜手术具有不开腹、无切口、创伤小、恢复快等优点，免去了传统手术的诸多弊端，使其在不孕症的治疗中具有无限的生命力和广阔的应用前景。

（一）宫腔镜检查和治疗

【适应证】

1.*异常子宫出血*　包括生育期、围绝经期及绝经后出现的异常出血，月经过多、月经过频、经期延长、不规则子宫出血等。对严重的功能失调性子宫出血，经规则治疗后无效，排除子宫内膜恶性病变患者，可考虑做子宫内膜切除术。

2.*异常宫腔内声像学所见*　B超、HSG、CT、MRI及彩色多普勒超声等检查方法显示的各种异常声像学所见。如胎儿骨片残留、断裂节育环或节育环嵌顿等宫内异物的确认和取出。

3.*不孕症和反复自然流产*　可观察宫腔、输卵管开口的解剖学形态及子宫内膜的情况，实施选择性输卵管插管通液、子宫纵隔切除术等。

4.*疑有子宫内膜癌及其癌前病变者。*

5.*宫腔粘连*　对部分性或完全性宫腔粘连可进行宫腔粘连分离术。

6.*宫腔内占位性病变*　宫腔镜检查确诊病变性质，如为黏膜下肌瘤或宫腔息肉，予以剔除。

【禁忌证】

1.体温达到或超过37.5℃时，暂缓手术。

2.急性或亚急性生殖道炎症。

3.严重的心、肺、肝、肾等脏器疾患，难以适应宫腔镜检查等手术操作者。

4.生殖系统结核未经抗痨治疗。

5.近期子宫穿孔史和宫腔操作史。

6.子宫大量出血。

7.宫颈过硬,难以扩张;宫腔过度狭小难以膨宫影响观察。

8.浸润性宫颈癌、子宫内膜癌。

9.早孕要求继续妊娠者,近期足月产者。

【术前评估】

宫腔镜检查前需要对受术者进行全面的评估和准备,主要包括病史、查体、化验检查和心理咨询。

1.病史　详细询问患者一般健康状况及既往史。

2.查体　常规测量T、P、BP,检查心、肺功能,注意有无盆腔炎症及急性阴道炎,对于合并炎症者应首先给予治疗。

3.化验检查　血、尿常规,血糖,阴道分泌物,心电图,阴道B超等。

【手术操作方法】

手术操作步骤:按常规经宫颈放入宫腔镜镜体,注入5%葡萄糖膨宫,膨宫压力13～18kPa。全面检查宫腔有无病变,先检查官底和宫腔前、后、左、右壁,再检查子宫角及输卵管开口,注意宫腔形态,有无子宫内膜异常或占位性病变,检查完毕,在退出镜体时再度详细观察宫颈管,必要时做活检或手术。术后禁同房及盆浴2周。

(二)宫腔镜对输卵管因素引起的不孕症的诊治

无论对于原发性不孕症或继发性不孕症,输卵管因素都是最常见的。传统的检查诊断方法有输卵管通液术、子宫输卵管碘油造影等,但由于这些检查方法均非直观性检查,具有一定的局限性,有时会出现较大的误差,难以做到完全定位诊断。传统的输卵管通液术使输卵管管腔获得的压力很小,很难起到扩张、疏通的作用,且注液时无法确定一侧或双侧输卵管不通。子宫输卵管造影有时会引起输卵管痉挛造成暂时性阻塞被误判为输卵管不通,而宫腔镜检查则可避免上述弊端。宫腔镜下能直视输卵管开口情况,并可直接插管通液,通过对两侧输卵管的通液情况的观察,可以区别输卵管梗阻的侧别、评估梗阻程度,成为诊断该疾病的最佳方法之一。

杨燕等对2145例不孕症患者行宫腔镜探查,其中输卵管阻塞1220例,包括输卵管双侧阻塞、单侧阻塞、双侧通而不畅、单侧通而不畅,检出率为56.88%。宫腔镜直视下输卵管插管通液的同时对输卵管也有疏通治疗作用,使用COOK导丝进行选择性输卵管插管通液,经插管进入输卵管时摩擦很小,能有效地机械分离输卵管粘连而不引起穿孔。此方法对近端输卵管阻塞效果良好,倘若注意操作技巧,亦能疏通部分输卵管远端阻塞。李丽娟等对837例临床诊断为不孕症的患者治疗进行分析,发现常规输卵管通液诊断为不通的患者行宫腔镜插管通液时复通率达86.28%,亦证明宫腔镜下输卵管插管加压注液(药)术是治疗输卵管性不孕症的有效方法。输卵管轻度粘连者予加压注液即可疏通,粘连严重者用导丝机械性疏通,大多可成功。

对于经宫腔镜下多次疏通无效的病例,则采用宫腹腔镜联合诊治。腹腔镜有助于监护输卵管通液情况,减少输卵管穿孔等并发症的发生,并能直观地评估输卵管的通畅情况。同时腹腔镜有助于发现输卵管的外在病变以及盆腔粘连、盆腔异位症等异常,在宫腔镜下输卵管插管通液的同时,进行粘连松解、异位病灶电灼、输卵管成形术等治疗,从而提高治愈率。有文献报道宫腔镜和腹腔镜联合手术诊治输卵管性不孕症的手术成功率达65.52%。

(三)宫腔镜对宫腔因素引起的不孕症的诊治

Brusco等对223位不孕妇女进行了宫腔镜检查,发现7.62%的患者有宫腔病变。宫腔镜可直观、准确无误地检视子宫内膜病变、宫腔形状，同时可定点取材进行活组织病理检查。宫腔镜作为宫腔病变诊断的金标准，已得到广大学者的认同。宫腔镜诊断女性不孕的宫腔病变有宫腔粘连、子宫纵隔、子宫内膜息肉、黏膜下肌瘤、子宫内膜异位症、子宫内膜炎、宫颈管异常、子宫输卵管结合部病灶等。

宫腔粘连综合征是最常见的引起不孕的宫腔病变，其发生与既往宫腔操作或宫内感染有关。宫腔粘连的诊断可采用子宫碘油造影、子宫探查术、经阴道超声或宫腔镜检查等方法，宫腔镜检查是诊治宫腔粘连的首选方法。宫腔镜能对粘连的部位、范围以及组织类型作出准确的诊断。在不孕症患者中，宫腔粘连的检出率约为 20%。同样，其他宫腔疾病如内膜息肉、黏膜下肌瘤、子宫纵隔、宫颈管异常等，宫腔镜检查也有其突出的直观优势，其诊断准确率明显高于其他辅助诊断技术。而子宫输卵管碘油造影、阴道超声、彩超、超声显像等辅助诊断技术在宫腔镜检查前采用，可提高宫腔镜诊断的阳性率。

宫腔粘连的治疗，应包括完善、准确地分离粘连，防止分离后再粘连和促进被损内膜修复。粘连完全分解的标准是：整个子宫腔恢复正常大小和形态，双侧输卵管口展示清晰，术后宫腔内放置 IUD 或宫形气囊，给予抗生素和雌、孕激素序贯治疗以促进内膜再生和预防再粘连。有关文献报道，经宫腔镜分离粘连后，月经恢复正常率为 75%，治疗后妊娠率可为 50%～61%。

宫腔镜电切手术使经宫颈切除黏膜下肌瘤或宫颈息肉成为现实，术后月经过多的缓解率＞90%，约 1/3 以上不孕妇女可获妊娠甚至足月分娩。子宫纵隔一般无特殊症状，多因婚后不孕或反复流产、死胎、早产或胎位异常而就诊时意外发现。经腹子宫纵隔切除术虽能在直视下完整地切除纵隔组织，但术后不可避免地形成子宫疤痕、粘连、继发不孕等并发症。宫腔镜下行子宫纵隔切除术，避免了手术的并发症，且子宫壁没有瘢痕，是一种很好的治疗方法。

宫腔镜诊治对于体外受精-胚胎移植（IVF-ET）的作用：在做 IVF 之前，行宫腔镜检查，可以排除宫腔、宫颈管病变，提高 IVF-ET 成功率。

五、腹腔镜

腹腔镜检查可直视下观察盆腹腔内病变的形态、部位，必要时取有关组织做病理学检查，对明确不孕原因有的放矢地实施手术治疗，对提高受孕机会具有重要意义。随着腹腔镜检查的开展和普及，许多以往通过常规检查未能明确病因的不孕症得以明确病因和治疗，比如轻度子宫内膜异位症、卵巢周围膜状粘连、卵泡过早黄素化等，目前腹腔镜已经成为不明原因不孕症的常规和首选检查。

（一）腹腔镜检查的适应证和禁忌证

1.适应证

（1）原发性和继发性不孕症、不明原因的不孕症：被列为使用腹腔镜检查不孕的首要指征。

（2）子宫内膜异位症的早期诊断、正确分期及病灶清除等。

（3）输卵管通畅度评价、输卵管吻合、输卵管伞部梗阻成形术和输卵管、卵巢粘连分离术等。

（4）怀疑子宫畸形者：如单角子宫、双角子宫、鞍形子宫等。

（5）怀疑盆腔粘连者：凡有产后感染史、盆腔炎史、盆腔手术史、阑尾手术史的不孕患者，应做腹腔镜检查，以便及早发现盆腔粘连，并行手术分离粘连。

（6）盆腔包块合并不孕者：腹腔镜检查有助于明确是否子宫、卵巢肿瘤或输卵管积水。如子宫肌瘤或子宫腺肌瘤剔除术，卵巢囊肿或巧克力囊肿的抽吸或摘除术，输卵管积水的结扎及切除术等。

（7）排卵障碍者：如多囊卵巢综合征、未破裂卵泡黄素化综合征、卵巢早衰和 Turner；综合征等。

（8）宫、腹腔镜联合手术：用于输卵管通畅性检查和治疗，宫腔粘连分离，子宫纵隔切除，黏膜下肌瘤切除等。

2.禁忌证

(1)各种生殖道急性炎症。

(2)月经期。

(3)不能耐受包括气管插管在内的麻醉。

(4)合并其他严重内科疾病不宜手术者:如心肺功能不全、肝功能异常、肾功能异常、凝血功能障碍等。

(二)手术注意事项

1.术前检查及手术时间

(1)术前检查:除手术前常规检查外,入院前还应完善不孕不育相关检查,如性激素6项、排卵监测、输卵管碘油造影、宫颈分泌物性病3项培养加药敏试验、优生优育检查等,对排卵障碍、内分泌失调、生殖道感染等情况在术前进行处理,便于保证术后可以尽快受孕。

(2)手术时间:选择月经干净后3~7天内,术前禁止性生活。

2.术前准备

(1)阴道准备:术前3天阴道用碘伏抹洗或臭氧冲洗,必要时阴道上药,防止术中术后逆行感染。

(2)肠道准备:术前当晚灌肠2次,术前10~12h禁食禁饮。

(3)宫腔镜及输卵管通液准备:对于子宫输卵管碘油造影提示输卵管间质部阻塞及宫腔粘连、病变或畸形的患者要做好宫腔镜的术前准备,比如宫颈管的扩张、术中宫腔镜输卵管插管及疏通导丝准备及输卵管通液的药物器械准备等。

(4)中转开腹准备:具备应对术中复杂及突发情况下紧急开腹的条件及技术。

(三)手术步骤

1.麻醉　选择气管插管全麻或持续硬膜外麻醉。

2.体位　膀胱截石位,头低脚高15°~30°。

3.消毒　上至剑突下,下至大腿上1/2,旁至腋中线,包括会阴阴道。

4.穿刺点　选择脐部上缘或下缘切口长1.5cm,腹腔充气1.73~1.87kPa,置入镜头,两侧下腹部切口0.5cm,直视下进操作套管。

5.手术内容　按顺序依次观察盆腔大体情况、腹腔积液性状、子宫直肠窝有无粘连及异位病灶、卵巢、输卵管情况,根据术中所见分离粘连,处理病灶,恢复盆腔正常解剖,经宫颈向输卵管通人亚甲蓝液体,如输卵管伞端未见亚甲蓝流出,根据阻塞部位行宫腔镜输卵管插管,利用导丝疏通后再行通液。

(四)并发症防治

不孕症腹腔镜检查和手术除了普通手术常见的出血、感染、脏器损伤、麻醉意外等并发症外,由于腹腔镜的特殊操作,还存在腹腔镜特有的一些并发症。

【腹腔镜特殊并发症的类型及防治】

1.穿刺并发症　是指由气腹针或者Trocar穿刺引起血管、脏器的机械性损伤。

(1)发生的相关因素

1)气针及第-Trocar穿刺为“盲穿”,可能损伤腹壁血管、网膜、肠管甚至腹膜后大血管,尤其是有盆腹腔手术史、盆腹腔粘连或腹膜后血管位置发生变异者更易发生。

2)过度肥胖或消瘦。

3)穿刺技术不当。

(2)防治措施

1)掌握手术适应证,提高手术技巧。在气腹针或第一 Trocar 穿刺时,患者应取平卧位,不要过早头低脚高位,充分提起腹壁,尽量增大腹壁与肠管之间的空间,旋转式进入,防止暴力突然进入腹腔,对肥胖或过度消瘦的患者要特别警惕,一旦穿刺异常,应立即想到并发症可能。辅助 Trocar 穿刺一定要在直视下进行。

2)术中腹壁小血管损伤时,可采用压迫、电凝、缝合止血,腹膜后大血管损伤应在压迫腹主动脉同时尽快开腹止血。术后才发现的皮下小血肿可以保守观察,多可自行吸收。

3)肠管的损伤根据术者手术能力在镜下或者开腹缝合。

2.气腹相关并发症　是指建立气腹过程中造成的损伤如皮下气肿、气体栓塞、死亡等。

(1)发生的原因及表现

1)气腹针未进入腹腔,充气时 CO_2 气体进入腹膜外间隙,充气过程中仪器显示腹腔压力迅速增高,皮下出现“捻发音”。

2)气腹针误穿刺入血管,充气时 CO_2 气体进入血管,气体栓塞导致患者突然呼吸循环衰竭死亡。

3)气腹针误穿刺入肠管,充气时 CO_2 气体进入肠管,患者出现嗳气或不停放屁现象,肝浊音界不消失。

4)CO_2 气体吸收形成高碳酸血症,可以造成局部酸性环境,引起术后膈神经牵涉性疼痛如肩膀及肋骨的疼痛,如果患者有心肺功能不全,可以造成呼吸性酸中毒。

(2)防治措施

1)明确气腹针进入腹腔内再充气,养成常规检查的良好习惯,穿刺成功后在气腹针针尾接含生理盐水的针筒,打开阀门,回抽无血,如生理盐水自动流入腹腔,证明腹腔内负压存在,气腹针在腹腔内,可以充气。形成气腹时充气速度不宜太快,开始时气流量设在 0.5～1L/min,压力升到 0.4kPa 时,改用 3～5L/min 的流速,直至维持腹内压 1.6～1.73kPa。

2)皮下气肿可自行吸收,一般不需要特殊处理,必要时穿刺排气。

3)术中注意监测生命征变化,气体栓塞应马上停止手术,头低脚高位,立即组织抢救。

3.能量器械相关并发症

(1)能量器械相关并发症的相关因素:电手术器械(电凝或者电切)、激光、超声刀可以造成电损伤或者热损伤,如肠道、膀胱输尿管损伤以及皮肤电灼伤等。

(2)能量器械相关并发症的预防:正确使用各种能量器械,保证术野清晰。

【其他手术并发症】

包括麻醉并发症、术后疼痛、感染、腹壁切口疝、神经的损伤等。

1.麻醉并发症　总的来说,腹腔镜手术麻醉并发症的机会较少,但腹腔镜术中,气腹的压力以及体位的影响,心肺的负担加重,麻醉的风险相对增加。

(1)并发症类型

1)心肺功能异常:血压升高,心率加快,心律不齐;血 PO_2 分压下降,PCO_2 分压升高;严重时心肺功能的衰竭。

2)误吸:胃内容物反流气道内造成误吸。

(2)预防措施

1)术前心肺功能的估价。

2)术前空腹 6h 以上或者胃内容的排空。

3)全麻为首选,有利于手术的放松以及术中的监测。

4)气腹的压力不宜过高,以≤2.13kPa 为宜。

2.*术后疼痛* 腹腔镜为微创手术,与开腹手术比较,腹腔镜手术术后疼痛较少,程度轻,主要疼痛为肋间或者肩膀的疼痛,切口疼痛较少。原因:①肋间或者肩膀的疼痛与 CO_2 气腹和残留气体的吸收有关。②切口的疼痛,与手术的直接创伤有关。

预防与处理:① CO_2 气腹压力不宜过高,充气速度不宜过快;②尽量缩短手术时间;③术后排空腹腔内气体;④必要时手术结束前盆腹腔内腹膜表面喷利多卡因或者其他麻醉药物。

3.*感染* 感染发生率低(包括切口及盆腔的感染),为腹腔镜的优点之一,但在全身或者局部抵抗力降低时,感染的机会增加。原因:①阴道炎症逆行感染;②术前有盆腔感染,术中术后扩散;③术后继发感染。

预防治疗:①术前认真检查,生殖道急性感染禁止手术。②术中止血完全,无菌操作。③术前、术后预防性应用抗生素。④术前、术后改善患者的一般状况,对于手术困难、手术较大,术后加强支持疗法。

4.*腹壁切口疝* 腹腔镜发生腹壁切口疝的机会少。原因:①切口过大;②腹壁筋膜薄弱;③切口感染。

预防:①对于 10mm 以上的腹壁切口,应缝合筋膜;②预防腹壁切口的感染。

5.*神经的损伤* 包括上肢臂丛神经以及坐骨神经的损伤,主要由于手术中上肢或者臀部受压或患者体型过瘦。

预防治疗:术中注意肢体摆放舒适,手术时间较长的应定时对肢体按摩,防止压迫缺血。保守治疗可采取针灸或者理疗,一般可自愈。

(徐广立)

参考文献

1.张曼.医学检验结果导读.北京:化学工业出版社,2015

2.王兰兰.医学检验项目选择与临床应用(第2版).北京:人民卫生出版社,2013

3.唐中,周京国.医学检验项目与临床应用.成都:四川大学出版社,2012

4.刘馨,关有良,刘洪新.医学检验的临床分析.北京:人民军医出版社,2011

5.曹元应.临床医学检验诊断学.广东:世界图书出版社,2014

6.巫向前.临床病例检验结果剖析.北京:人民军医出版社,2013

7.陈鸣,陈伟.检验数据临床解读(第2版).北京:人民军医出版社,2014

8.尚红.全国临床检验操作规程(第4版).北京:人民卫生出版社,2015

9.王治国.临床检验质量控制技术(第3版).北京:人民卫生出版社,2014

10.刘成玉.临床检验基础.北京:人民卫生出版社,2012

11.徐克前.临床生物化学检验.北京:人民卫生出版社,2014

12.王建中.临床检验诊断学图谱.北京:人民卫生出版社,2012

13.连国军,曹建明.卫生理化检验学.杭州:浙江大学出版社,2014

14.张秀明.临床检验标本采集手册.北京:人民军医出版社,2011

15.祁宏英.现代医学检验与临床.石家庄:河北科学技术出版社,2013

16.(美)费恩巴赫著,孙鸣,梁国威译.实验室检验和诊断手册(第8版).北京:人民军医出版社,2013

17.胡丽华.临床输血学检验技术.北京:人民卫生出版社,2015

18.刘兴欣.医学检验的全过程管理.检验医学与临床,2013,10:1330-1331

19.于红.浅析医学检验实验室中的生物安全防护对策.中国实用医药,2013,18:260

20.杨正萼,王雪.浅谈临床医学检验重要环节的质量控制.中国医学装备,2013,11:89-91

21.陈宏娟,鞠传余,闫海润,金红.医学检验实验室生物安全防护现状与措施.中华医院感染学杂志,2012,01:139-141

22.陈慧芬,吴瑛婷,樊民胜.浅谈医学检验中的伦理.中国医学伦理学,2012,01:29-30

23.何丽杰.影响医学检验分析前质量的因素.临床和实验医学杂志,2012,21:1748-1749

24.陈鑫,王延伟.流式细胞技术在医学检验中的应用研究进展.医学综述,2012,22:3822-3824

25.邱晓青,毛艳军,赵蓉蓉.药物对临床医学检验结果的影响分析.中国社区医师(医学专业),2011,04:145

26.王海英.分子生物学技术在医学检验中的应用进展.当代医学,2011,06:16

27.黄金,梁庆华.医学检验质量控制分析.检验医学与临床,2011,10:1264-1265

28.黄莲芬.分子生物学在医学检验中的应用.临床和实验医学杂志,2011,16:1301-1302

29.张达衡.浅谈分子生物学在医学检验中的应用.求医问药(下半月),2011,12:174

30.李壮.临床医学检验质量控制措施的分析.中国实用医药,2014,24:252-255
31.肖进.论临床医学检验质量控制的若干问题.大家健康(学术版),2014,16:10-11
32.聂尚丹,张孝侠,李印龙.医学检验实验室的分析前质量管理.中国当代医药,2010,01:135-136
33.赵宝霞,吕申,孙文平.血液病理学在医学检验专业的教学实践.检验医学与临床,2015,02:277-278
34.李廷廷.临床医学检验环节的质量控制分析.深圳中西医结合杂志,2015,05:180-181
35.张银涛.强化医学检验与临床科室的合作.中医药管理杂志,2015,16:144-146
36.冯铁成.临床医学检验质量控制措施的分析.世界最新医学信息文摘,2015,82:122-123

遇到UF-100提示红细胞较多、普通镜检不符合时，除了注意结晶的影响外，酵母样细胞和细菌团块的干扰是常见的问题。此时建议染色再检积累经验。因此再次强调采集样品时必须要注意留取清洁中段尿，室温样品放置时间不能超过2h，以免细菌繁殖，结晶增加。尿杯应加盖避免灰尘进入。

12.UF分析仪检测红细胞时出现假阴性的解释　一般来说这种情况很少出现，如果出现可以从以下几个方面来考虑问题：

(1)标本有无放置时间过长，引起红细胞溶血；标本中红细胞有无溶血，可用干化学法辅助验证。也许是真正的潜血阳性样本，没有红细胞。

(2)仪器的激光和电压有无偏移或波动，使分析仪的线性漂移，可能出现红细胞检测结果偏离。这种情况可使用UF分析仪的check液，采用QC程序检查仪器的工作状况和敏感度。

(3)注意标本是否弄错。

(4)特殊病例和特殊情况下，红细胞不易被染液染色或被其他染料染色，影响正常结果。例如接受过眼底荧光血管造影的患者，由于尿中有荧光染料，会明显影响UF的结果。

(5)服用过可以产生类似荧光染料作用的药物和抗生素；其他还有甲苯、汞类防腐剂、乙醇、甲醛溶液、戊二醛等影响了体外尿样本中红细胞的检测。

13.UF检测红细胞数量时没有红细胞来源信息的提示原因　UF检测出红细胞，主机软件要对RBC的数据进行鉴别，然后给出RBC来源的信息。其前提是未溶解红细胞数量(表示形态稳定的红细胞)、分布宽度、前向散射光、荧光等信息在仪器要求的范围界限内。如果上述信息出现异常、偏离常态，则拒绝报告RBC来源的信息。仪器的设定是未溶解红细胞达到一定数量，即Non-lysed RBC＞10/μl，RBC info才显示，才出现血尿来源的提示。

如果Non-lysed RBC≤20％，同时RBC(即RBC总数)≥15/μl，红细胞信息RBC info就不显示，提示可能有RBC溶血或细胞碎片增加，或细菌过多、结晶过多的干扰，显示镜检提示REVIEW。

如RBC(Fsc＞200ch)≥2.5/μl，即体积超过200ch的RBC达一定数量，提示结晶增多影响RBC，低可信性，显示REVIEW。

再如红细胞荧光脉冲宽度RBC-F1-DWSD≥40ch，荧光强度分布宽度过大，RBC≥20/μl，红细胞数量多，则提示RBC可能受酵母样细胞，如真菌、白色念珠菌等的干扰，提示REVIEW。

一般情况Non-Lysed RBC＞40％，遇到异常情况时可以从菜单进入研究界面查看。所以UF仪器的显示和提示有一定的原则或规则，该镜检的应及时镜检。

14.UF全自动分析仪提供主要的红细胞参数和临床意义　UF全自动分析仪提供主要的红细胞参数是70％红细胞前向散射光强度所在位置(RBC-P70Fsc)、60％红细胞散射光分布宽度(RBC-Fsc-DW)和非溶血性红细胞数和百分数。

红细胞参数的临床意义是评价尿液红细胞的来源。利用RBC-P70Fsc和RBC-Fsc-DW将红细胞形态分为3个区域，RBC-P70Fsc≥100ch和RBC-Fsc-DW＜50ch称为正常红细胞；RBC-P70Fsc≤80ch称为小红细胞；RBC-P70Fsc在80～100ch或RBC-P70Fsc≥100ch和RBC-Fsc-DW≥50ch区域的红细胞形态不确定。一般来说，位于RBC-P70Fsc≥100ch和RBC-Fsc-DW＜50ch的红细胞是非肾性的；RBC-P70Fsc≤80ch的红细胞可能是肾性的，也可能不是，这与红细胞新鲜程度、红细胞pH、渗透压等因素影响有关；位于其他位置的红细胞属于混合性的。

15.每份尿液标本都需要做尿液沉渣分析吗？尿流式细胞尿沉渣检测有阳性标本是否需要镜检？干化学法分析全部阴性标本要不要再镜检？　从理论上来说，完整的尿液常规检查应该包括尿液的物理性状观察、尿液化学成分的分析和尿沉渣检查3个部分，因此对于所有尿液样品最好都进行尿沉渣分析。但是由于传统镜检方法的低效率和大、中型实验室中样品量的压力，在常规尿液分析中，我们不得不采用筛查的方法排除阴性标本，减少镜检的样品量，尿干化学分析和 UF-100 尿流式细胞检测都是目前被认可的筛选方法。

一般来说，尿流式细胞检测后的阳性结果和干化学分析后全部阴性的样品，最好进行镜检确认。但是，尿流式细胞分析当测定结果没有超过用户设定的 Review Limits、出现红色背景的“+”号，或超过厂家设定的 Review Limits、出现红色背景的“*”号呈，即使细胞数较高，也可不复检。干化学分析后尿液颜色、浊度、蛋白、亚硝酸盐、红细胞、白细胞全部为阴性，并且分析仪符合实验要求，使用配套试带；或申请者没有要求镜检；或患者疾病与肾、泌尿系统疾病无关，可以不镜检。

三、尿液检验质量控制

1.尿沉渣分析在设备上的要求　要按照 NCCLS 文献 GP16-A(ISBN 1-56238-282-9)和我国《尿液沉渣检查标准化的建议》规定的内容执行。

2.国内有没有对尿液沉渣检查的指导性文件　2002 年中华检验医学分会血液学和体液学专家委员会在广州召开的全体委员会上一致通过并经全国检验学会常委会讨论决定的《尿液沉渣检查标准化的建议》文件，并建议全国检验界参考此文件规范实验室操作。

3.对尿液分析仪进行质量控制　除执行分析前的各项质量管理外，分析开始应定期用厂家提供的质控物或校正带检查仪器性能，并用质控物检查当天使用的或新开瓶的试带。在质控过程中，必须掌握质控的标准：

(1)每次必须使用“正常”和“异常”2 种浓度的质控物进行试验；1 天内最好使用同一份质控标本。

(2)质控物的测定结果由“正常”变成“异常”，或由“异常”，变成“正常”，均为失控。

(3)如果质控物某一膜块的测定结果与“靶值”相差±1 个膜块内是允许的，否则为失控。

4.尿试带法确证试验的基本要求　干化学法可造成一定的假阳性和假阴性，因此属于过筛试验在原则上阳性结果应以传统手工法复核，这是质量保证的重要环节上通过复核可发现许多药物或其他干扰。按 CCCLS 文件规定，尿液蛋白的确证试验为磺基水杨酸法。尿葡萄糖的确证试验是葡萄糖氧化酶定量法；尿胆红素的确证试验为 Harrison 法；尿白细胞、红细胞的确证试验是尿沉渣显微镜检查；对于其阴性结果与尿显微镜检查不一致的也应复查，为此尿沉渣显微镜不能废除而应加强。

5.分析尿试带质控操作步骤和失控原因

(1)确定质控方法和所有操作，以及失控解决方法。

(2)按照常规进行质控操作，制作质控图。

(3)采用下述流程分析失控原因。

6.室间质量评价　在每天进行内部质控的同时，应参加室间质评活动，以了解与其他实验室检测结果之间的可比性。

一些质评基本做法如下：

(1)制备各种不同浓度的尿液干化学分析质控品。

(2)按照主要试带厂商进行分组，如拜耳组、宝灵曼组、盈东组、京都组、桂林组和苏州组等，然后采用自身仪器设备和相应试带确定参考值，或采用参加单位测定结果均值作为参考值。

(3)可接受范围：阴性调查品测定结果阴性为可接受，若阳性判为不可接受；阳性调查品测定结果阳性作为可按受，范围为上下浮动一档，若阴性判为不可接受。

(4)若每批号调查品80%以上的分析项目在可接受范围,判为该批号调查品结果满意。

(5)若10批号调查品中,有8个或8个以上批号调查品结果满意,判定室间质评结果成功。若室间质评结果不成功,应书面通知该实验室,要求实验室及时查找原因和整改,并采取相应预防措施。

7.尿液沉渣标准化检查对材料与器材的要求

(1)留置标本的容器:收集的运送尿液容器应由透明且不与尿液成分发生反应的惰性材料制成;洁净、防漏、防渗,一次性使用;容积应大于50ml,圆形开口的直径大于4.0cm,较宽的底部和有安全的易于开启的密封装置,保证标本运送安全;用于离心尿液的离心管,应清洁、透明、带刻度,刻度上应至少标明10、1、0.2ml,容积应大于12ml,试管口有密封装置、锥形或缩窄的底部,最好使用不易破碎的一次性塑料或玻璃离心管;用于尿沉渣分析的容器、离心管、玻片必须能进行标记,便于患者标本的识别,且应保持干净。

(2)尿沉渣检测板:尿沉渣的量和压(涂)片厚度是标准化的重要环节,在普通玻片上随意滴加沉渣液或加盖玻片(甚至不加盖玻片),不能提供标准化的结果,建议使用标准化的沉渣计数板(计数池的计数单位每小格长、宽、高分别为2mm×5mm×0.1mm,即1μl)。

(3)离心机:采用水平式离心机。离心时应盖上盖,保证安全,机内温度应尽可能保持在低于25℃,离心机相对离心力(RCF)应在400×g左右。

离心机转速(r/min)与相对离心力(g)的换算公式为:

$$r/min=1000\times[g/(11.18\times 半径)]^{1/2}$$

$$r/min=1000\times[400/(11.18\times 半径)]^{1/2}$$

8.尿有形成分质量保证

(1)分析前质控:主要是如何取得合格尿标本。合格尿标本是保证尿有形成分结果的重要条件。以往主张留取尿成分相对浓缩的晨尿;但考虑尿液长期在膀胱中贮存的变化和留标本后能迅速送至实验室完成检验,因此可采取以控制饮水的二次晨尿(晨8~9点)取代,留尿后应迅速送至实验室以保证总时间不少于2h,因在高温长时间不避光的条件下如尿pH>7.5、尿渗透压300mosm/Rg时细菌生长等易造成红细胞、白细胞、管型等有意义成分的破坏。分析前质控还应注意:①合格容器:清洁,干燥有盖,有明显标记的一次性容器;②防止污染:应强调留取中段尿并应在留尿前在尿道口用消毒棉垫擦拭尿道口外口;女性应防止白带、经血污染,男性也应重视尿道口的不洁物污染,小儿应防止粪便进入尿液;还应防止各种不应进入容器的清洁剂、消毒液及外来物污染;③标本保存应强调新鲜尿,不能及时检查的尿标本置冰箱中,不应超过6h;尿中尽量不加入麝香草酚、甲醛等防腐剂,以免影响尿化学检查测定结果;④药物干扰:由于不少药物均干涉尿分析,也常可以尿中见到药物结晶,因此当化学检查出现假阳性、假阴性,尿中出现结晶时应询问病人药史,停药3d后复查以防止用药带来的干扰。

(2)分析中质控:强调尿有形成分检查的标准化。包括:①方法:包括所用器械如配套塑料离心管,定量沉渣板尿量;决不可在离心机停止转动前用手制动,以免因有形成分悬浮而倒去。为留取固定的沉渣尿(0.2ml),采用吸出法比倒弃上层尿液标准,倒在沉渣板上的混匀沉渣量也应固定检查;使用的显微镜也应检查(详见尿沉渣检查规程);②质控尿的应用:实验室可自制,即留取正常尿经双层滤纸过滤后有L基础尿中加入EDTA·K_2 0.1g、NaN_3 1g,加入经戊二醛固定后的红细胞、白细胞、管型,混匀后分装在10ml安瓿中冰箱保存,每次检查时取出作为质控尿按质控要求做图;③报告方式应采用××/L或××/μl定量报告。

(3)分析后质控:①听取患者、医生对尿有形成分检查的反馈意见;如与以往检查有较大出入,应重新采取新鲜、固定时间留取的尿标本复检;②对有形成分检查结果阳性率、阴性率的统计;对每日大于50份尿标本应快速镜检如分析结果大于 X+2s 时其误差来自识别或其他原因技术误差；③尿有形成分检查与化学检查相互关系，如隐血试验与红细胞、酯酶试验与白细胞、尿蛋白与管型等相互参照，寻求不一致的原因进行分析。做好对尿有形成分的质量管理是一项系统工程，必须认真、经常、负责地做好，以保证尿有形成分检查的可靠性。

（卢葵花）

第二节 粪便检查

粪常规检查主要用于：①诊断肠道感染性疾病：细菌性痢疾、阿米巴痢疾、伤寒、肠结核、急慢性肠炎、霍乱、伪膜性肠炎等，粪常规及粪培养有诊断及鉴别诊断价值。②肠道寄生虫病：蛔虫病、钩虫病、鞭虫病、蛲虫病、姜片虫病、血吸虫病、肝吸虫病等，可根据粪便找到相应虫卵而确诊。③消化吸收功能过筛试验：慢性腹泻患者粪便镜检，若有较多淀粉颗粒、脂肪小滴或肌肉纤维等，常提示为慢性胰腺炎，可进一步检查。④粪隐血可用于上消化道出血及肠道肿瘤的筛查。

一、粪样本的采集

1.留取似蚕豆大粪 1 块，置于不吸水的容器内。标本必须新鲜，防止尿液混入。

2.粪标本有浓血时，应当挑取浓血及黏液部分送检，外观无异常的要多点取样检查。

3.检查粪寄生虫及虫卵，应采取三送三检，因为肠道寄生虫排卵有周期性，以免漏诊。如检查蛲虫则不必送检粪样，而应于晨起排便前用棉签拭擦肛门周围，可得虫卵。

4.肠道阿米巴病滋养体，应在收集标本后立即送检，并注意保温，30min 内完成检验。

5.粪隐血试验，患者应素食 3d，并禁服铁剂及维生素 C，否则易出现假阳性。

二、粪一般检查

（一）粪颜色与性状

成人正常粪颜色呈黄褐色，婴儿为黄色或金黄色。

1.鲜血粪　直肠息肉、直肠癌、肛裂及痔疮等。痔疮常在排便之后鲜血滴落，而其他疾患则鲜血附于粪表面。

2.水样粪　消化不良或肠滴虫可致水样腹泻。

3.米泔样粪　白色淘米水样，见于霍乱、副霍乱患者。

4.柏油样粪　由于上消化道或小肠出血并在肠内停留时间较长，因红细胞破坏后血红蛋白在肠道内与硫化物结合形成硫化亚铁，故粪呈黑色；又由于硫化亚铁刺激肠黏膜分泌较多的黏液，而使粪黑而发亮，故称为柏油样粪。

5.白陶土色粪　各种原因导致的胆道阻塞时。

6.粥样或水样稀粪　见于非感染性和感染性腹泻（急性胃肠炎、食物中毒、伪膜性肠炎等）。

7.黏液性或脓血粪　见于痢疾、溃疡性结肠炎、大肠炎、小肠炎、结肠癌、直肠癌等。

8.细条状粪　细条状粪或扁片状粪见于直肠癌等所致直肠狭窄。

9.婴儿凝乳块粪　婴儿粪出现黄白色凝乳块，亦可见蛋花汤样粪，见于婴儿消化不良、病毒性肠炎和致病性大肠埃希菌性肠炎。

10.婴儿豆腐渣样粪　常见于真菌引起的肠炎。

11.果酱色粪　见于急性阿米巴痢疾，以血为主，血中带脓，呈暗红色稀果酱样。

（二）寄生虫体

肉眼可见蛔虫、蛲虫及绦虫等较大虫体或片段。

（三）结石

粪中可见到胆石、胰石、胃结石、肠结石等，最常见是胆石，见于用排石药或碎石术后。

三、粪细胞检查

【参考值】

红细胞：0/HP，白细胞：0或偶见/HP。

【临床意义】

1.红细胞　肠道下段炎症或出血、痔疮、阿米巴痢疾、细菌性痢疾、溃疡性结肠炎、结肠癌等疾患的粪中可见到红细胞。如阿米巴痢疾时粪中红细胞多于白细胞，成堆出现，并有破坏现象。细菌性痢疾粪则以白细胞为主，红细胞常呈散在。

2.白细胞　当肠道有炎症时白细胞增多，小肠炎症时白细胞数量不多，均匀混合于粪内。结肠炎症如菌痢时，白细胞大量出现，甚至满视野，并可见到退化的白细胞，还可见到边缘已不完整或已破碎、核不清楚、成堆的脓细胞。过敏性肠炎、肠道寄生虫病（如阿米巴痢疾或钩虫病）时粪中有时还伴有夏科-雷登结晶，如用瑞氏染液染色可见到嗜酸性粒细胞。

3.巨噬细胞　见于急性细菌性痢疾和溃疡性结肠炎。

4.其他　大量淀粉颗粒见于消化不良，大量脂肪表示脂肪消化不良，大量肌肉纤维见于蛋白质消化不良。

四、粪寄生虫检查

1.虫卵　蛔虫卵、钩虫卵、鞭虫卵、蛲虫卵、姜片虫卵、血吸虫卵、肝吸虫卵、肺吸虫卵、绦虫卵等。查到虫卵可做出诊断。

2.寄生虫成虫　显微镜下可见到阿米巴、鞭毛虫、孢子虫、结肠小袋纤毛虫、血吸虫等成虫。

五、粪隐血试验

【参考值】

阴性。

【临床意义】

1.阳性见于胃肠道恶性肿瘤、伤寒、溃疡病、肝硬化等所引起的消化道出血。

2.隐血持续阳性提示胃肠道肿瘤，间歇性阳性为其他原因的消化道出血。可进一步做胃肠道内镜检查。

3.粪隐血试验目前常用的有化学法和免疫法：免疫法测定特异性强、敏感性高，不受饮食和药物的干扰，主要用于检测下消化道出血，被认为是大肠癌普查的最合适指标。对50岁以上的无症状者，每年应做1次粪隐血检查。但有40%～50%患者上消化道出血未检出。

4.上消化道出血时，化学法比免疫法阳性率高，应选用化学法。化学法隐血试验患者应食素3d，服用铁剂、含高浓度过氧化酶的食物（萝卜）及大剂量阿斯匹林，易出现假阳性。服用大剂量维生素C可出现假阴性。

六、粪转铁蛋白试验

【参考值】

单克隆抗体胶体金法：阴性。

【临床意义】

粪转铁蛋白阳性见于消化道出血。粪转铁蛋白特异性高、稳定性好，是检测消化道出血的良好指标，与粪隐血试验联合，可明显提高消化道出血和大肠肿瘤的阳性检出率。

七、粪细菌检查

1.大肠埃希菌、厌氧菌和肠球菌是粪中主要的正常菌群，长期使用大量抗生素，菌群失调时，显微镜下可见大量球菌或真菌。

2.疑为霍乱、副霍乱时可做粪悬滴试验，阳性可帮助诊断。

3.必要时做细菌培养和药物敏感试验。致病菌为阳性时，常见于细菌性痢疾、伤寒、肠结核、急慢性肠炎等。

（卢葵花）

第三节　体液及排泄物检查

一、脑脊液检查

（一）一般性状检查

主要观察颜色与透明度，可记录为水样透明（白细胞200/μL或红细胞400/μL可致轻微混浊）、白雾状混浊、微黄混浊、绿黄混浊、灰白混浊等。脓性标本应立即直接涂片进行革兰染色检查细菌，并及时接种相应培养基。

1.红色　如标本为血性，为区别蛛网膜下隙出血或穿刺性损伤，应注意以下情况。

（1）将血性脑脊液试管离心沉淀（1500r/min），如上层液体呈黄色，隐血试验阳性，多为蛛网膜下隙出血，且出血的时间已超过4h，约90%患者为12h内发生出血。如上层液体澄清无色，红细胞均沉管底，多为穿刺损伤或因病变所致的新鲜出血。

（2）红细胞皱缩，不仅见于陈旧性出血，在穿刺外伤引起出血时也可见到。因脑脊液渗透压较血浆高所致。

2.黄色　除陈旧性出血外，在脑脊髓肿瘤所致脑脊液滞留时，也可呈黄色。黄疸患者（血清胆红素171～257μmol/L）的脑脊液也可呈黄色。但前者呈黄色透明的胶冻状。脑脊液蛋白不低于1.50g/L，红细胞高于100×10^9个/L，也可呈黄色。橘黄色见于血液降解及进食大量胡萝卜素。

3.米汤样　由于白（脓）细胞增多，可见于各种化脓性细菌引起的脑膜炎。

4.绿色　可见于绿脓假单胞菌、肺炎链球菌、甲型链球菌引起的脑膜炎、高胆红素血症和脓性脑脊液。

5.褐或黑色　见于侵犯脑膜的中枢神经系统黑色素瘤。

（二）蛋白定性试验

【原理】

脑脊液中球蛋白与苯酚结合，可形成不溶性蛋白盐而下沉，产生白色混浊或沉淀，即潘氏试验。

【结果判断】

阴性：清晰透明，不显雾状。

极弱阳性：微呈白雾状，在黑色背景下，才能看到。

阳性（+）：灰白色云雾状。

（++）：白色混浊。

（+++）：白色浓絮状沉淀。

（++++）：白色凝块。

【临床意义】

正常时多为阴性或极弱阳性。有脑组织和脑脊髓膜疾患时常呈阳性反应，如化脓性脑脊髓膜炎、结核性脑脊髓膜炎、梅毒性中枢神经系统疾病、脊髓灰白质炎、流行性脑炎等。脑出血时多呈强阳性反应，如外伤性血液混入脑脊液中，亦可呈阳性反应。

（三）有形成分检查

【细胞总数】

检验项目名称：细胞总数

采用的方法：细胞板计数

检验项目名称：白细胞计数

参考区间：正常人脑脊液中无红细胞，仅有少量白细胞。白细胞计数：成人$(0\sim8)\times10^6$/L；儿童$(0\sim15)\times10^6$/L；新生儿$(0\sim30)\times10^6$/L。以淋巴细胞及大单核细胞为主，两者之比约为7∶3，偶见内皮细胞。

附注：

1.计数应及时进行，以免脑脊液凝固，使结果不准确。

2.细胞计数时，应注意新型隐球菌与白细胞的区别。前者不溶于乙酸，加优质墨汁后可见不着色的荚膜。

3.计数池用后，应用75%乙醇消毒60min。忌用酚消毒，因会损伤计数池的刻度。

【细胞分类】

检验项目名称：细胞分类

采用的方法：直接分类法或染色分类法

参考区间：脑脊液白细胞分类计数中，淋巴细胞所占比例成人为40%～80%，新生儿为5%～35%；单核细胞所占比例成人为15%～45%；新生儿为50%～90%；中性粒细胞所占比例成人为0～6%，新生儿为0～8%。

临床意义：

1.中枢神经系统病变的脑脊液，细胞数可增多，其增多的程度及细胞的种类与病变的性质有关。

2.中枢神经系统病毒感染、结核性或霉菌性脑脊髓膜炎时，细胞数可中度增加，常以淋巴细胞为主。

3.细菌感染时(化脓性脑脊髓膜炎)，细胞数显著增加，以中性粒细胞为主。

4.脑寄生虫病时，可见较多的嗜酸性颗粒。

5.脑室或蛛网膜下隙出血时，脑脊液内可见多数红细胞。

【真菌检查-新型隐球菌检查】

检验项目名称：真菌检查-新型隐球菌检查

检测方法：

1.取脑脊液，以 2000r/min 离心 15min，以沉淀物作涂片，加优质经过滤的细墨汁 1 滴，混合，加盖玻片检查。

先用低倍镜检查，如发现在黑色背景中有圆形透光小点，中间有一细胞大小的圆形物质，即转用高倍镜仔细观察结构，新型隐球菌直径 5～20μm，可见明显的厚荚膜，并有出芽的球形孢子。

每次镜检应用空白墨水滴作为对照，以防墨汁污染。

2.球菌病人约有 50％阳性率。

报告方式：墨汁涂片找到“隐球菌属”。

二、浆膜腔积液检查

(一)标本采集的注意事项

1.由穿刺取得的标本为防止细胞变性、出现凝块或细菌破坏溶解等，送检及检查必须及时。

2.为防止凝固，最好加入 100g/L，乙二胺四乙酸二钠或二钾(EDTA 钠盐或钾盐)抗凝，每 0.1ml 可抗凝 6ml 浆膜腔积液，及时完成细胞涂片检查。

3.pH 测定应用肝素抗凝专用采样器。

(二)浆膜黏蛋白定性试验

【结果判断】

阴性：清晰不显雾状。

可疑(±)：渐成白雾状。

阳性(＋)：加后呈白雾状。

(＋＋)：白薄云状。

(＋＋＋)：白浓云状。

【附注】

在滴下穿刺液后，如见浓厚的白色云雾状沉淀很快的下降，而且形成较长的沉淀物，即 Rivalta 反应阳性。如产生白色混浊不明显，下沉缓慢，并较快消失者为阴性反应。

(三)总蛋白定量及白蛋白定量测定

【主要临床意义】

1.渗出液中含有较多的浆膜黏蛋白，故称 Rivalta 阳性，而漏出液为阴性，但如果漏出液经长期吸收蛋白浓缩后，也可呈阳性反应。有人主张用高清腹水白蛋白梯度(SAAG：血清白蛋白浓度减去腹水白蛋白浓度)来鉴别漏出液与渗出液，漏出液是指高 SAAG(≥11g/L)，渗出液是指低 SAAG(＜11g/L)。如 SAAG

<11g/L，一般不出现门脉高压。

2.炎性疾患（化脓性、结核性等）蛋白含量多为40g/L以上；恶性肿瘤为20～40g/L；肝静脉血栓形成综合征为40～60g/L；淤血性心功能不全、肾病综合征患者的腹水中蛋白浓度最低，为1～10g/L；肝硬化腹水多为5～20g/L。

（四）腺苷脱氨酶测定

【主要临床意义】

腺苷脱氨酶（ADA）能催化腺苷水解产生次黄嘌呤和氨，是重要的腺苷分解酶，以T淋巴细胞内含量最丰富，尤其与T淋巴细胞的数量、增殖和分化有关。结核性胸膜炎时显著增高，在40U/L以上，甚至超过100U/L。肝炎、肝硬化、肝癌低于20U/L。在结核性胸膜炎的诊断上有很重要参考价值。

（五）癌胚抗原测定

【主要临床意义】

癌胚抗原（CEA）可作为浆膜腔积液中的肿瘤标记物，大部分良性瘤在5μg/L以下，癌性在5μg/L以上，结核性胸腹水在2μg/L以下，对癌性胸腹膜炎诊断有重要意义。积液CEA与血清CEA比值大于1.0时，高度怀疑为癌性积液。积液CEA与血清CEA比值大于4.3是恶性变的一个指标，因为CEA绝大多数可由癌细胞直接分泌而来。同时CEA又可作为治疗指标的观察。

（六）显微镜检查

【主要临床意义】

1.以多形核白细胞为主，提示化脓性炎症或早期结核性积液。在结核性渗出液的吸收期可见嗜酸性粒细胞增多。

2.以淋巴细胞增多为主，提示慢性炎症。可见于结核性渗出液，病毒感染，系统性红斑狼疮的多发性浆膜炎等。

3.以间皮细胞及组织细胞增多为主，提示浆膜上皮脱落旺盛，可见于淤血，恶性肿瘤等。

4.心包积液有核细胞数量超过1000×10^6/L多提示为心包炎。

5.腹水有核细胞数量超过500×10^6/L，主要为中性粒细胞（大于50%），提示为细菌性腹膜炎。

6.积液中找到癌细胞是诊断恶性肿瘤的有力证据。

三、滑膜液检查

【标本收集】

滑膜液收集应用消毒注射器，正常时滑膜液量甚少，病理时则可多达3～10ml，因检查项目不同，容器不同，故应事先准备有关标本容器，微生物培养应置于灭菌消毒试管，显微镜检查应用肝素抗凝标本，每毫升约用肝素钠25U（不可采用肝素锂，草酸盐或EDTA干粉，以免造成人为结晶，干扰显微镜检查），如有可能，患者宜空腹4～6h，以达到血液内组分与滑膜内组分平衡，且血液标本应与滑膜标本在同一时间采集。采集后立即送检。

【临床意义】

滑膜液存在于关节面与滑膜围成的关节腔内，来自血管、毛细淋巴管的过滤液及滑膜细胞的分泌。关节发生炎症等疾病时，常累及滑膜，使其正常化学成分和细胞成分发生改变。滑膜液穿刺可用于关节炎的诊断和鉴别诊断。

四、精液检查

【标本收集】

1.在3个月内检查两次至数次,两次之间间隔应大于7天,但不超过3周。

2.采样前至少禁欲3天,但不超过7天。

3.采样后1h内送到检验科。

4.用清洁干燥广口塑料或玻璃小瓶收集精液,不宜使用避孕套内的精液。某些塑料容器具有杀死精子的作用,但是否合适应该事先做试验。

5.应将射精精液全部送检。

6.传送温度应在20℃~40℃。

7.容器必须注明患者姓名和(或)识别号(标本号或条码)、标本采集日期和时间。

8.和所有体液一样,精液也必须按照潜在生物危险物质处理,因为精液可能含有肝炎病毒、人类免疫缺陷病毒和疱疹病毒等。

【一般性状检查】

一般性状检查包括记录精液量、颜色、透明度、黏稠度和是否液化。

1.外观 正常精液呈灰白色或乳白色,不透明。棕色或红色提示出血。黄色可能服用某种药物。精子浓度低时精液略显透明。正常精液是一种均匀黏稠的液体,射精后立即凝固,30min后开始液化。若液化时间超过60min考虑为异常,应记录这种情况。正常精液可含有不液化的胶冻状颗粒。

2.量 用刻度量筒或移液管测定。正常一次全部射精精液量为2~5ml。精液量过多或过少是不育的原因之一。

3.黏稠度 在精液全部液化后,用Pasteur滴管吸入精液,然后让精液依靠重力滴落,并观察拉丝长度。正常精液呈水样,形成不连续小滴。黏稠度异常时,形成丝状或线状液滴(长度大于2cm)。也可使用玻璃棒或注射器测定黏稠度。

4.酸碱度 用精密试带检查。正常人pH为7.2~8.0,平均7.8。

(一)精子存活率

检验项目名称:精子存活率

采用的方法:精子低渗膨胀试验(HOS)

参考区间:在排精30~60min内,约有70%以上精子应为活动精子。精子低渗膨胀试验应有60%以上精子出现尾部膨胀。

附注:

1.如室温低于10℃时,应将标本先37℃温育5~10min后镜检。

2.某些标本试验前就有尾部卷曲的精子,在HOS实验前,计算未处理标本中尾部卷曲精子的百分数,实际HOS试验结果百分率就等于测定值减去未处理标本中尾部卷曲精子百分率。

3.HOS也是精子尾部膜功能试验。

(二)精子活力

检验项目名称:精子活力

参考区间:正常精液采集后60min内,a级+b级精子达50%以上。

结果判断：

a 级：快速前向运动：37℃时速度大于等于 25μm/s，或 20℃速度大于等于 20μm/s(25μm 大约相当于精子 5 个头部的长度，或半个尾部的长度)。

b 级：慢速或呆滞地前向运动。

c 级：非前向运动(速度小于 5μm/s)。

d 级：不动。

(三)精子计数

检验项目名称：精子计数

参考区间：正常男性精子数大于等于 20×10^{6}/ml。

附注：

1.收集精液前避免性生活 3～7 天。收集精液标本后应在 th 内检查，冬季应注意保温。

2.出现一次异常结果，应隔一周后复查，反复查 2～3 次方能得出比较正确的结果。

3.如低倍镜、高倍镜检查均无精子，应将精液离心沉淀后再涂片检查，如两次均无精子则报告"无精子"。

(四)精子形态观察

检验项目名称：精子形态观察

采用的方法：巴氏染色法

参考区间：正常人精液中正常形态者大于等于 30%(异常精子应少于 20%，如超过 20%为不正常)。WHO 参考范围见表 7-7。

结果判断：评估精子正常形态时应采用严格标准，只有头、颈、中段和尾部都正常的精子才正常。精子头的形状必须是椭圆形，巴氏染色精子头部长 4.0～5.0μm，宽 2.5～3.5μm，长宽之比应在 1.50～1.75，顶体的界限清晰，占头部的 40%～70%。中段细，宽度小于 1μm 约为头部长度的 1.5 倍，且在轴线上紧贴头部，细胞质小滴应小于正常头部大小的一半。尾部应是直的、均一的，比中段细，非卷曲，其长约为 45μm。

所有形态学处于临界状态的精子均列为异常。异常的精子可有：①头部缺陷：大头、小头、锥形头、梨形头、圆头、无定形头、有空泡头、顶体过小头、双头等；②颈段和中段缺陷：颈部弯曲、中段非对称地接在头部、粗的或不规则中段、异常细的中段等；③尾部缺陷：短尾、多尾、发卡形尾、尾部断裂、尾部弯曲、尾部宽度不规则、尾部卷曲等。

(五)精子凝集

检验项目名称：精子凝集

精子凝集是活动精子以各种方式，如头对头、尾对尾或头对尾等彼此粘在一起。以分级方式报告，从"－"(没有凝集)到"＋＋＋"(所有可动的精子凝集到一起)。凝集的存在，提示可能为免疫因素引起不育。

(六)非精子细胞

检验项目名称：非精子细胞

精液含有的非精子细胞成分，称为"圆细胞"，这些细胞包括泌尿生殖道上皮细胞、前列腺细胞、生精细胞和白细胞。正常人精液中圆细胞小于 5×10^{6}/ml。

正常精液中白细胞主要是中性粒细胞，数量不应超过 1×10^{6}/ml。过多提示感染，为白细胞精子症。

(七)其他成分

精液中可以有结晶体、卵磷脂小体、淀粉样体、脂滴、脱落上皮细胞等。

【参考区间】

如表 7-7 所示。

表 7-7 WHO 精液检查参考区间

检查项目	1987 年	1992 年	1999 年
射精量(ml)	≥2	≥2	≥2
pH	7.2～8.0	7.2～8.0	≥7.2
精子计数(10^6/ml)	≥20	≥20	≥20
总精子数/射精(10^6/次)	≥40	≥40	≥40
精子形态(%正常)	≥50	≥30	≥15(严格正常标准)
精子存活率(%)	≥75	≥75	≥50
精子活力(a、b、c、d 级)a 级(%)	≥25	≥25	≥25
a 级+b 级(%)	≥50	≥50	≥50

五、前列腺液检查

【标本收集】

临床医生做前列腺按摩术后,采集标本于清洁玻片上,立即送检。

【检查内容】

记录液体颜色、是否混有血液、有无脓块等。湿片镜检,高倍镜下观察白细胞、红细胞、卵磷脂小体,其次为上皮细胞、精子、淀粉样体等。革兰染色后检查细菌。

【检验项目名称】

卵磷脂小体

【采用的方法】

显微镜检查

【参考区间】

正常人卵磷脂小体为多量或满视野;白细胞少于 10 个/HP;红细胞少于 5 个/HP。

【临床意义】

前列腺炎时,白细胞增多,可找到细菌,卵磷脂小体常减少。前列腺癌时,可有血性液体,镜检见多量红细胞,细胞学检查可见癌细胞。前列腺患滴虫感染者亦可找到滴虫。

六、阴道分泌物检查

(一)清洁度检查

取阴道分泌物,用生理盐水涂片,高倍镜检查,根据所含白细胞(或脓细胞)、上皮细胞、杆菌、球菌的多少,分成Ⅰ～Ⅳ度,判定结果如表 7-8 所示。

表 7-8　阴道涂片清洁度判定表

清洁度	杆菌	球菌	上皮细胞	脓细胞或白细胞个数
Ⅰ	多	—	满视野	0～5 个/高倍视野
Ⅱ	中	少	1/2 视野	5～15 个/高倍视野
Ⅲ	少	多	少	15～30 个/高倍视野
Ⅳ	—	大量	—	＞30 个/高倍视野

【临床意义】

清洁度在Ⅰ～Ⅱ度内视为正常，Ⅲ、Ⅳ度为异常，多数为阴道炎，可见阴道霉菌、阴道滴虫等病原体。单纯清洁度增高而不见滴虫、霉菌者，可见于细菌性阴道炎。

（二）滴虫检查

阴道滴虫呈梨形，比白细胞大 2 倍，顶端有鞭毛 4 根，在温度 25℃～42℃下可活动。因此，在寒冷天，标本要采取保温措施。滴虫活动的最适 pH 为 5.5～6.0。

（三）霉菌检查

在湿片高倍镜下见卵圆形孢子，革兰染色后油镜下可见革兰阳性孢子或假菌丝与出芽细胞相连接，成链状及分枝状。找到阴道霉菌是霉菌性阴道炎的诊断项目。

（四）线索细胞及胺试验

线索细胞及胺试验是加德纳菌、动弯杆菌属等阴道病的实验室诊断依据。

1.*线索细胞*　为阴道鳞状上皮细胞黏附大量加德纳菌及其他短小杆菌后形成。生理盐水涂片高倍镜下可见该细胞边缘呈锯齿状，细胞已有溶解，核模糊不清，其上覆盖有大量加德纳菌及厌氧菌，使其表面毛糙，出现斑点和大量细小颗粒。涂片革兰染色后，显示黏附于脱落上皮细胞内的细菌为革兰阴性或染色不定的球杆菌，其中，柯氏动弯杆菌是一短小的（平均约 1.5μm）革兰染色不定菌，羞怯动弯杆菌是一长的（平均约 3.0μm）革兰染色阴性菌，阴道加德纳菌是一种微需氧的、多形性的革兰染色不定杆菌。线索细胞是诊断细菌性阴道病的重要指标。

2.*pH 值*　pH 试纸法检查。细菌性阴道病 pH 大于 4.5。

3.*胺试验*　阴道分泌物加 2.5mol/LKOH 溶液时出现鱼腥样气味。细菌性阴道病呈阳性。

七、胃液检查

【标本收集】

1.试验前一天停用影响胃酸分泌的药物，如抗胆碱酯类及碱性药物等。

2.试验前晚 8 时后禁食、禁饮、禁烟。有胃排空迟缓者，则在试验前 1～2 天进流质饮食。

3.由受试者空腹坐姿，插管抽取胃液。弃去残余胃液，连续抽取 th 胃液作为空腹胃液标本，计量，以此测基础胃酸分泌量。

4.皮下或肌内注射五肽胃泌素 6μg/kg，然后每 15min 留 1 份标本，共留取 4 次分别计量送检。

八、十二指肠引流液及胆汁检查

【标本收集】

按照胆汁来源不同，可分为甲、乙、丙、丁四管，在容器上必须注明。

采取标本后，应迅速送检，收到标本后，应尽快检查完毕，以免有形成分破坏。

九、痰液检查

【标本收集】

痰液标本收集法因检验目的的不同而异，但所用的容器须加盖，痰液勿污染容器外(用不吸水容器盛留)。

1.痰液的一般检查应收集新鲜痰，病人起床后刷牙，漱口(用3% H_2O_2 及清水漱3次)，用力咳出气管深处真正呼吸道分泌物，而勿混入唾液及鼻咽分泌物。

2.细胞学检查用上午9～10时深咳的痰液及时送检(早晨第一口痰在呼吸道停留久，细胞变形结构不清)应尽量送含血的病理性标本。

3.浓缩法找抗酸杆菌应留24h痰(量不少于5ml)，细菌检验应避免口腔、鼻咽分泌物污染。

4.幼儿痰液收集困难时，可用消毒棉拭子刺激喉部引起咳嗽反射，用棉拭子采取标本。

5.观察每日痰排出量和分层时，须将痰放入广口瓶内。

6.检验完毕后的标本及容器应煮沸30～40min消毒，痰纸盒可烧毁，不可煮沸的容器可用5%苯酚或2%来苏儿溶液消毒后才能用水冲洗。

(王永乐)

第八章　临床生物化学检验

第一节　蛋白质与非蛋白质含氮化合物检验

一、蛋白质与非蛋白含氮化合物

人体中蛋白质种类约有10万种之多，大部分是细胞或器官的结构蛋白，少部分是存在于细胞内外液的可溶性蛋白质。可溶性蛋白质的功能非常广泛，在许多疾病状态下体液蛋白质可出现异常。氨基酸代谢紊乱以遗传性为主，表现为氨基酸血症和氨基酸尿症，发病率虽低，但种类多、病情重。嘌呤核苷酸代谢紊乱可引起高尿酸血症和痛风，其患病率近年来急剧升高。

（一）血浆蛋白质

血浆蛋白质是血浆固体成分中含量最多的物质，其执行功能的部位主要在血浆而不在靶器官。血浆蛋白质的功能可分为两个方面，一方面是直接在血液中发挥作用，包括：①在血浆中运载弱水溶性的物质、维持血浆胶体渗透压、组成血液pH缓冲系统；②参与凝血与纤维蛋白溶解；③在血浆中起催化作用的血浆酶，如卵磷脂胆固醇酰基转移酶、假性胆碱酯酶等。另一方面则是在需要时进入某些组织中发挥作用，包括：①对组织蛋白起修补作用的营养蛋白，如白蛋白和前白蛋白；②组成体液免疫防御系统的免疫球蛋白（Ig）和补体；③抑制组织蛋白酶的蛋白酶抑制剂如α_1-抗胰蛋白酶、α_1-抗糜蛋白酶等；④参与代谢调控作用的蛋白质和肽类激素等。血浆蛋白质的功能及分类见表8-1。

表8-1　血浆蛋白质的功能及分类

功能及分类	功能特征
运输载体	运载、维持胶体渗透压、组成pH缓冲系统、组织修补
血浆脂蛋白	运输甘油三酯、胆固醇酯、胆固醇、磷脂等
白蛋白	运输游离脂肪酸、激素、无机离子、胆红素、药物等
转铁蛋白	运输铁
结合珠蛋白	结合血红蛋白
血色素结合蛋白	结合血红素
铜蓝蛋白	结合铜
视黄醇结合蛋白	结合视黄醇
甲状腺素结合球蛋白	特异高亲和力结合甲状腺激素

续表

功能及分类	功能特征
皮质素结合球蛋白	特异高亲和力结合皮质醇
类固醇激素结合球蛋白	特异高亲和力结合类固醇激素
凝血与纤溶蛋白	参与血液凝固、抗凝血、纤维蛋白溶解
纤维蛋白原，凝血酶原，凝血因子Ⅴ、Ⅶ、Ⅸ、Ⅺ、Ⅻ、ⅩⅢ，前激肽释放酶，HMW激肽原，抗凝血酶Ⅲ，纤维蛋白溶酶原等	
免疫球蛋白和补体蛋白	
Ig:IgG、A、M、D、E	排除外来抗原
补体:C1q、C1r、C1s、C2、C3、C4、C5、C6、C7、	参与机体的防御效应和自身稳定
C8、C9、B因子、D因子、备解素等	抑制组织蛋白酶活性
蛋白酶抑制物	
包括 α_1-抗胰蛋白酶、α_1-抗糜蛋白酶、α_2-巨球蛋白等6种以上	多种代谢调节作用
蛋白类激素	
胰岛素、胰高血糖素、生长激素等	代谢调节作用
血浆酶	
卵磷脂胆固醇酰基转移酶、假性胆碱酯酶等	

利用醋酸纤维素薄膜或琼脂糖凝胶电泳，能将血浆蛋白质分为白蛋白、α_1-球蛋白、α_2-球蛋白、β-球蛋白和γ-球蛋白5个区带即五类蛋白质，前白蛋白因含量少在电泳中不显示。除白蛋白外，每个电泳组分中均包含多种蛋白质，其中主要蛋白质的性质见表8-2。以下介绍目前临床上应用较多的血浆蛋白质。

表8-2 各电泳区带主要血浆蛋白质的性质

电泳区带	主要蛋白质	成人参考值(g/L)	半衰期(天)	分子量(kD)	等电点
前白蛋白	前白蛋白	0.2～0.4	2.5	55	4.7
白蛋白	白蛋白	35～52	15～19	66.3	4.7～4.9
α_1-球蛋白	α_1-抗胰蛋白酶	0.9～2.0	4	51.8	4.8
	α_1-酸性糖蛋白	0.5～1.2	5	40	2.7～4
	高密度脂蛋白	1.7～3.25		200	
	甲胎蛋白	3×10^{-5}		69	
α_2-球蛋白	结合珠蛋白	0.3～2.0	2	85～400	4.1
	α_2-巨球蛋白	1.3～3.0	5	720	5.4
	铜蓝蛋白	0.2～0.6	4.5	132	4.4
β_1-球蛋白	转铁蛋白	2.0～3.6	7	79.6	5.7
	低密度脂蛋白	2.5～4.4		300	
	C4	0.1～0.4		206	